|제2판|

The Principles and Practices of Acupuncture

침구치료의 이론과 실제

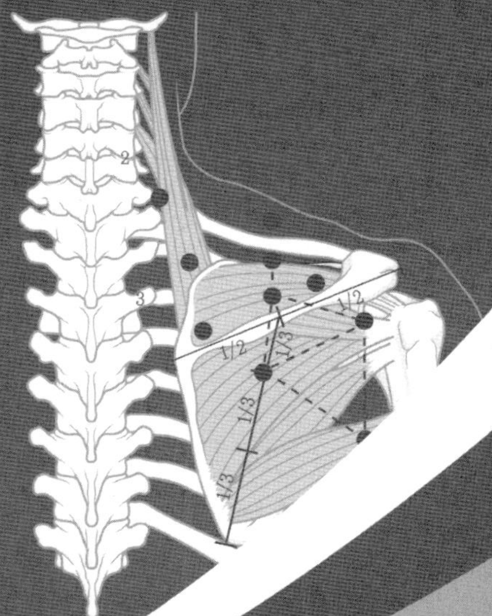

군자출판사

■ **박건종**

한신대 졸업(신학)
동의의전 졸업
연세대학교 연신대원 졸업(신약학)
전주대학교 선대원 졸업(신학)

■ **최훈**

전북대학교 의학전문대학원 교수
전 대한통증학회, 대한마취통증의학회 회장
전 아세사-오세아니아 국소마취-통증의학회 이사

침구치료의 이론과 실제 – 제2판

첫째판 1쇄 인쇄 | 2004년 1월 20일
첫째판 1쇄 발행 | 2004년 1월 30일
둘째판 1쇄 발행 | 2012년 5월 30일

지 은 이 박건종, 최훈
발 행 인 장주연
편집디자인 강미란
표지디자인 김명애
발 행 처 군자출판사
등 록 제 4-139호(1991. 6. 24)

본 사 (110-717)서울특별시 종로구 인의동 112-1 동원회관 B/D 6층
Tel. (02) 762-9194/5 Fax. (02) 764-0209

www.koonja.co.kr

*파본은 교환하여 드립니다.
*검인은 저자와의 합의 하에 생략합니다.

ISBN 978-89-6278-573-9

정가 45,000원

머리말

건강하게 오래 오래 살고 싶다는 소망은 인류의 역사가 시작되면서부터 변함없이 이어져 오고 있다.

사랑하는 사람이 질병으로 고통을 당하거나 심지어는 한창 나이에도 불구하고 먼저 세상을 떠나는 것을 바라보는 것은 이루 헤아릴 수 없는 고통과 슬픔이다. 그러므로 예로부터 수많은 의학자들이 질병을 극복하기 위한 끊임없는 연구와 노력을 계속해 왔고 앞으로도 그럴 것이다. 그러나 아직도 인류는 여전히 질병을 완전히 정복하지 못한 채 불안과 초조 속에 살고 있다. 그러므로 세간에는 사람의 마음을 현혹시키는 그럴듯한 사이비 종교들과 의술이 난무하고 있다. 이러한 삶 속에서 진정으로 몸과 마음을 건강하게 할 수 있는 방법은 없는 것일까?

필자는 어릴 때부터 병약한 몸으로 부모님을 노심초사하게 하면서 살아왔다. 그래서 나도 건강할 수 있고 다른 사람들도 질병에서 해방시켜 줄 수 있도록 침술을 공부해 왔다.

사람들이 사용하는 연장도 누가 어떻게 사용하느냐에 따라 수명이 길 수도 있고 짧을 수도 있듯이 우리 몸도 사는 동안에 어떻게 관리하느냐에 따라 건강할 수도 있고 그렇지 않을 수도 있을 것이다. 황제내경(黃帝內經)에서는 사람의 천수를 120년이라고 말하고 있다. 성경의 창세기 6장 6절에도 사람의 천수를 120년이라고 하였다. 그렇다면 6장 6부를 포함한 우리 몸은 120년을 살 수 있을 것이다.

우리가 이제까지 우리 몸을 잘 관리하지 못하여 생긴 질병을 치료하고 다시는 그러한 고통을 당하지 않도록 하기 위하여 그 동안 터득한 작은 지식과 임상 경험을 이 책자에 실어 드리니, 이를 토대로 아무쪼록 많은 사람이 건강하게 천수를 다하는 삶을 누리시기를 기원한다.

박 건 종

서 문

이 책은 박건종 목사님께서 전북대학교 평생교육원에서 수년 동안 강의하신 내용을 정리하고 보완한 것이다.

초판에서는 경혈학(經穴學)을 중심으로 기초이론과 질병별 처방을 곁들여 수록하였고, 이 수정 증보판에서는 초판에 없는 내용으로 장상학(藏象學)과 변증론치(辨證論治)를 포함시켰다. 또 경혈학(經穴學)과 다른 내용 일부도 잘못된 곳은 바로잡고 미흡한 부분은 보완하였다. 또한 여러 가지 이름으로 불려왔던 경혈의 이름도 자전적인 의미를 중심으로 교정하였다. 예를 들면 전중(膻中)인데, 대부분이 단중으로 불러 왔으나, "단"은 어깨를 드러낸다는 뜻으로 절간의 부처님상이 한쪽 어깨를 드러내 놓고 있는 것과 같은 것이며, 경혈 이름을 말할 때는 젖꼭지 사이라는 뜻의 "전"이라고 함이 옳다.

침술과 동양의학이 워낙 방대한 분야이므로 이 한 권에 침술 치료의 모든 것을 요약한다는 것은 불가능하고, 근래에 이르러 동양과 서양을 막론하고 침술에 대한 관심이 고조되어 많은 연구가 활발하게 진행되고 있기 때문에 계속해서 수정하고 보완해 가는 작업이 필요할 것이다.

아무쪼록 침술을 공부하는 많은 이들이 격려와 비판을 보내주시기를 바란다.

최 훈

개정 신판

서 문

이 개정 신판에서는 본문의 오류를 바로잡은 것은 물론이고, 책의 내용을 좀 더 포괄적이고 풍부하게 하기 위하여 종전에 간략하게 다루었던 변증론치(辨證論治)를 하나의 장으로 독립시켜 자세하게 수록하였으며, 치료편에서도 여러 가지를 추가하였다. 일상생활에서 받는 스트레스가 점점 더 심해져 가고 있는 오늘날 마약과 술, 담배 등의 오남용 내지는 중독현상이 심각한 현상으로 대두되고 있기 때문에 알코올과 니코틴 중독을 중심으로 한 약물중독의 여러 가지 치료법을 설명하였다. 또한 암이나 에이즈 등의 난치병을 비롯하여 최근에 유행하고 있는 신종플루까지 여러 가지 질병이 면역력이 떨어져서 발생하는 일이 많기 때문에 면역력을 강화하는 전략에 대해서도 수록하였으며, 임신과 출산, 그리고 산욕기의 전 과정에 걸쳐서 일어날 수 있는 여러 가지 문제점들을 모아서 다루었다. 혈성귀류(血性歸類), 사암도인의 침구요결(鍼灸要訣)도 포함시켜 환자의 치료에 있어서 옛 처방을 참조하여 치료의 영역을 넓히는데 도움이 되도록 하였다.

현대의학은 눈부시게 발전하여 암이나 에이즈 등 종전에는 난치 또는 불치로 여겨지던 질병들을 완치할 수 있는 길이 열리고 있으나, 진단과 치료 사이의 괴리는 여전히 극복되지 못하고 있으며, 비용 또한 갈수록 높아지고 있다. 뿐만 아니라 사스, 조류독감, 광우병, 구제역 등이 속속 등장하여 세계를 긴장시키고 있고, 헤아릴 수 없이 많은 애꿎은 생명들이 도축당하고 있다. 한의학과 침구치료는 이에 대한 대응책의 하나로 생각되며 더욱이 첨단 의학에 비해 엄청나게 비용이 적게 들고 효과가 크다. 침구를 전공하는 전문가들은 물론이고, 침구치료에 관심이 있는 학생들이나 일반 독자들에게 이 책이 널리 읽혀 이처럼 저비용 고효율의 의료가 널리 시행되기를 바란다. 또한 침구치료가 하루 빨리 법적으로 제도화 되어 일반 대중들은 물론 특히 경제적으로 어려움을 겪고 있는 많은 환자들과 노약자들에게 도움이 되었으면 한다.

이 책의 출판이 가능하게 한 장주연 사장님과 군자출판사 제위에게 감사를 드린다.

최 훈

목 차

제3장 변증론치(辨證論治) / 117

제4장 경혈학(經穴學) / 209

목차

제 1 장

기초 이론

01. 건강의 요소

1. 자연(自然)

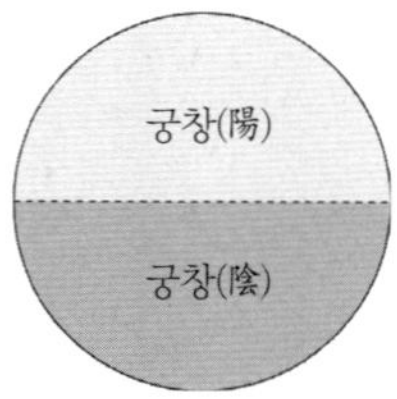

그림1-1. 우주의 음양 분리상태

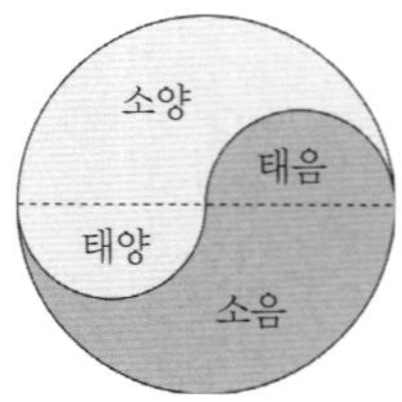

그림1-2. 음양의 변화와 균형

인간은 자연 속의 지극히 작은 한 부분이지만 또한 자연과 가장 밀접한 관계가 있다. 광대한 우주와 천체들, 암흑과 광명, 하늘과 땅과 바다, 그 가운데 있는 지구상의 모든 생명들, 그리고 햇빛, 공기, 물, 식품 등의 모든 자연은 사람들의 삶과 건강을 위한 보고(寶庫)이다.

그러므로 사람을 위하여 존재하는 자연을 잘 관리하고 보존하여 이용하면서 자연의 섭리에 순응하면 사람도 건강하게 되거니와, 자연을 훼손하거나 파괴하면서 자연의 이치를 거스르면 인간들은 건강의 요소들을 모두 잃어버리게 된다.

우주는 하늘 위의 궁창과 하늘 아래 궁창으로 나뉘는 데 이것이 우주적으로 음(陰)과 양(陽)으로 구분되는 것이다. 이 음(陰)과 양(陽)은 고정적으로 절반씩 나눠진 것이 아니고 계속적으로 생동의 변화를 준다. 양은 가장 큰 데서 점차 작아지고 양이 점차 작아지면 상대적으로 음은 커지게 된다.

이 음(陰)과 양(陽)의 변화는 일정한 주기에 의해서 변화되며 일정한 변화 속에서도 항상 음과 양은 수치적으로 동일하다.

이 수치는 시간의 변화, 계절의 변화, 풍(風), 한(寒), 서(暑), 습(濕), 조(燥)의 자연적 현상에서 생동하는 규칙적인 변화의 과정이다.

이 주기(週期)는 정상적으로 폭과 길이가 일정하게 같은 방향과 속도로 파장을 이루어가며 평형을 유지한다. 만일 파장을 형성하다가 평형을 잃게 되면 불균형 상태가 된다.

그림 1-4는 균형을 유지하였으나 부동(不動), 즉 정적(靜的)인 상태이므로 생동하는 것으로는 생각할 수 없다.

그림 1-5는 동적이면서 좌우의 진폭이 같아 일정한 균형을 유지해 주고 있다.

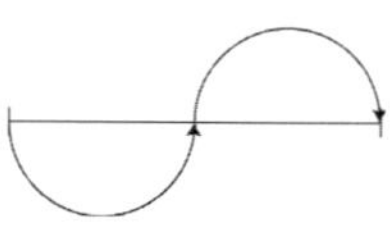
그림1-3. 음양의 주기

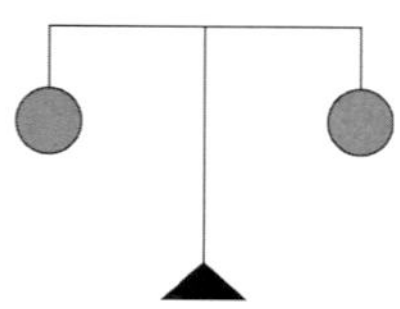
그림1-4. 부동으로 평행상태

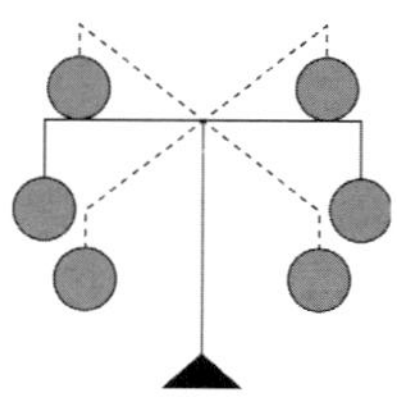
그림1-5. 동적인 균형상태

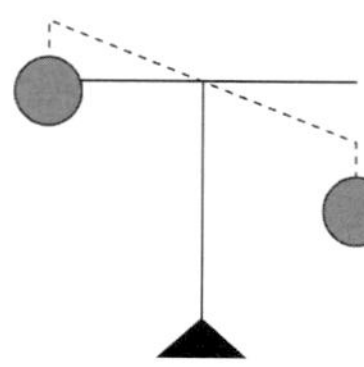
그림1-6. 주기의 불균형상태

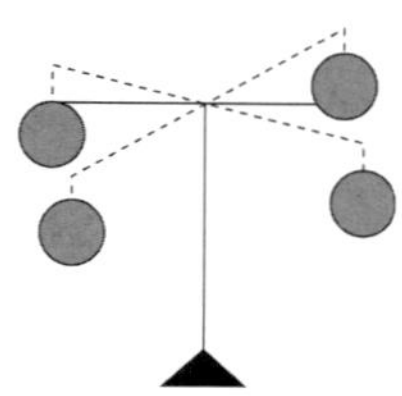
그림1-7. 좌우 진폭의 불균형

그림 1-6은 아주 기울어 있어서 균형 상태를 유지하지 못하고 불균형을 이루고 있다.
그림 1-7은 좌우의 진폭이 서로 달라 불균형을 이루고 있다.

이러한 현상들이 생기는 데는 중요한 원인들이 있는 데 크게 두 가지로 분류해 볼 수 있다.

2. 평형을 잃게 하는 요인(要因)

1) 외인(外因)

몸 밖에서 오는 영향으로 계절과 매우 밀접한 관계가 있다.

(1) 풍(風)

바람은 병의 시초이며 간이 주관하고 장기의 균형(평형)을 이루는데 매우 중요하다.
병증으로는 고혈압, 저혈압, 뇌로 인하여 생기는 지각이상, 신경장애, 반신불수(半身不隨), 구안와사(口眼喎斜), 전신경련(全身痙攣), 소아경풍(小兒驚風), 통증, 소양증, 풍진, 마비, 풍사(風邪), 발열, 두통, 두중(頭重), 성중(聲重)등의 병적 이상을 초래한다. 그리고 바람은 계절별로 큰 영향을 줄 수 있다.

① **봄바람:** 동풍(東風). 이 바람은 겨울 내 얼어붙어 있던 땅을 녹여주는 바람이며, 땅속 깊은 곳에 움츠렸던 생명을 소생시켜 움(싹)이 트게 하고 줄기가 나게 하며 꽃을 피우게 해준다. 그래서 봄바람은 포근한 어머니의 품과도 같은 온화한 바람이다.
② **여름바람:** 남풍(南風). 이 바람은 새로운 생명체를 무한하게 성장하게 해주는 바람이다. 줄기가 자라고 꽃이 열매를 맺고 자라게 해 주는 바람이다. 만물을 뜨겁게 달궈 주는 열정적인 바람이다. 이 바람에 모든 생물은 목적한 만큼 자라게 된다.
③ **늦여름바람:** 남서풍(南西風). 이 바람에 열매들은 자기의 고유한 맛을 간직한다. 늦여름은 내용적으로 성숙되는 계절이며 뜨거워진 열을 아침저녁으로 충분히 냉각시켜 준다. 한 낮에는 심한 열풍으로 뜨겁게 해 주며 습도를 유지해 준다.
④ **가을바람:** 서풍(西風). 서풍은 서늘하며 건조한 바람이다. 낙엽이 지게하고 과일을 완숙(完熟)시키며 모든 기운을 나무줄기로 모아 땅속으로 들어갈 준비를 하게 해준다.
⑤ **겨울바람:** 북풍(北風). 차가운 바람이다. 모든 것을 수장(守藏)하게 하며 식물은 땅속으로 생명체를 감추게 된다.

이 모든 바람은 계절에 맞게 불어 계절에 따른 인체의 기능들을 기르며 돕지만 계절에 맞지 않는 바람은 해풍(害風)으로 몸의 균형을 잃어버리게 만든다.
① 겨울은 봄을 오게 하는 계절.

② 봄은 여름을 오게 하는 계절.
③ 여름은 가을을 오게 하는 계절.
④ 가을은 겨울을 오게 하는 계절.
※ 여름은 늦여름을 오게 하는 계절.
늦여름은 가을을 오게 하는 계절.

그러나,
① 겨울은 여름의 계절을 억제한다.
② 여름은 가을의 계절을 억제한다.
③ 가을은 봄의 계절을 억제한다.
④ 봄은 늦여름의 계절을 억제한다.
⑤ 늦여름은 겨울을 억제한다.

장기	계절	장기에 미치는 영향
간(肝)	봄	간기능을 회복시켜 준다. 가을바람(西風)은 해롭다
심(心)	여름	심장기능을 회복시켜 준다. 겨울바람(北風)은 해롭다
비(脾)	늦여름	비장기능을 회복시켜 준다. 봄바람(東風)은 해롭다
폐(肺)	가을	폐기능을 회복시켜 준다. 여름바람(南風)은 해롭다
신(腎)	겨울	신장기능을 회복시켜 준다. 늦여름바람(南西風)은 해롭다

※ 그러므로 억제하는 계절풍은 인체 내의 장기를 해롭게 하여 평형을 잃게 한다.

(2) 한(寒)

차가운 기운은 한사(寒邪)를 일으켜 몸의 평형을 무너뜨리지만, 겨울의 한기(寒氣)는 신장을 튼튼하게 해주어 몸의 정기를 저장해주고 있으며 습의 기운을 막아 신장을 보호해 준다. 그러나 여름의 찬 기운은 심장을 아주 약하게 만들어 균형을 잃게 하고 심장을 허약하게 한다.

또한 한(寒)은

① **외사(外邪)**: 오한(惡寒), 발열(發熱), 두정통(頭項痛), 요배통(腰背通), 강직(强直), 전신통증(全身痛症), 무한(無汗).
② **내사(內邪)**: 근맥수축(筋脈收縮), 수족경련(手足痙攣), 수족한궐(手足寒厥), 복통(腹痛), 장통(腸痛), 설사, 구토, 설질홍(舌質紅)등을 일으킨다.

(3) 서(署: 더위)

더위는 하절기에 많이 있는 것으로 적당한 운동을 하지 않고 서늘한 곳만 찾아다니다 보면 모든 장기와 육체적 기능이 무력해져서 의욕을 상실하게 되며, 생기기 쉬운 질병으로는 두중증(頭重症: 머리가 무거운 증상), 흉고(胸高: 가슴이 답답한 증상), 권태(倦怠: 몸을 움직이고 싶지 않은 증상), 한출(汗出: 땀이 지나치게 흐르는 증상), 장열(腸熱)로 인하여 구갈(口渴: 입이 마르는 증상), 소변적삽(小便赤澁: 소변이 붉고 잘 나오지 않는 증상), 맥허신열(脈虛身熱: 맥박이 약하고 몸에 열이 나는 증상), 설질홍(舌質紅), 설태(舌苔: 혓바닥에 하얀 막이 끼는 증상), 설황(舌黃), 혼도(昏倒: 어지러워 넘어지는 증상), 인사불성(人事不省: 사람을 분별하여 알아보지 못함), 호흡절도(呼吸切道: 숨이 끊어질 듯한 증상)등이 있다.

(4) 습(濕)

습(濕)은 비장(脾臟)을 길러준다. 비장은 온 장기에 영양을 공급해 주며 혈을 생산하고 있으므로 튼튼하여야 한다. 비장은 항상 풍(風)에 의해서 억제를 받고 있으며 폐(肺)를 도와주고 있다. 습이 지나치게 되면 만병의 원인이 되고 중풍의 원인이 되기도 한다. 생기기 쉬운 질병으로는 지체권태(肢体倦怠: 몸을 움직이고 싶지 않은 증상), 체중절통(體重節痛: 몸이 무겁고 마디가 끊어지는 듯 온 몸이 아픈 증상), 관절번통(關節燔痛: 마디마디가 몹시 아픈 증상), 흉민(胸悶: 가슴이 답답하여 가득 차 있는 것 같은 증상), 소식(小食) 및 식욕감퇴, 소변불리(小便不利: 소변이 잘 나오지 않음), 설태후백(舌苔厚白: 혓바닥에 하얀 막이 두껍게 낀 증상): 피부포증(皮膚疱症: 피부에 물집이 생기고 발등이 붓는 현상), 하지무력, 족지소양(足指搔痒: 발가락이 가려운 증상), 설사(泄瀉) 등.

(5) 조(燥)

조(燥)한 기운은 폐(肺)를 기른다. 그러나 늘 열에 의해 억제를 받고 있다. 폐는 천기(天氣)를 공급받아서 위장의 곡기(穀氣)를 합하여 원기(元氣)를 생성하여 온 몸에 공급해 주는 일을 한다. 그러나 조(燥)한 기운이 지나치게 되면 간장을 해롭게 한다. 그러므로 간 기능이 약한 사람은 더욱 큰 병이 생길 수 있다. 조한 기운으로 폐(肺)를 상하면 폐가 신장(腎臟)을 도와주어야 하는데도 도와 줄 수가 없다. 또한 각 장부로 전병(傳病)되어 까닭 없이 슬퍼지고 울고 싶기도 하며, 손과 발이 기운이 없어 몸을 움직이려고 하지 않는다. 진음(眞陰)이 손상되어 점점 쇠약해지고 혈액이 소모되므로 피부가 꺼칠해지고 터지며 목구멍과 코가 건조해진다. 중초(中焦)에서는 수액이 적어지므로 번갈(煩渴)하고, 장과 위는 딱딱해져 변비증이 생기며, 마른기침이 나고 가래가 굳어져서 잘 나오지 않게 된다.

① **양조(凉燥)**: 머리가 아프고 오한(惡寒), 무한(無汗), 해수(咳嗽).

② **화조(火燥)**: 몸에 열이 생기며, 땀이 많이 나고, 입은 마르고 인후에 통증.

(6) 열(熱)

심화(心火)가 지나치면 병을 생기게 하고, 화는 내면으로는 어둡고 밖으로는 밝은 양정(陽精)으로 염상(炎上)하게 된다.

화(火)에는 군화(君火)와 상화(相火)가 있으며 군화(君火)는 심장(心臟)을, 상화(相火)는 간장(肝腸)과 신장을 도와주고 있다. 이것이 장기에 잠기어 있으며 몸 안의 모든 뼈가 따뜻하게 되므로 수명을 확고하게 하지만 상화(相火)가 발동하면 음핵(陰核)을 뜨겁게 해주므로 원기를 손상하게 된다. 이것이 음허(陰虛)하면 병이 되고 음절(陰絶)하면 죽는다.

2) 내인(內因)

내인(內因)이라 함은 병이 생기게 되는 몸 안의 조건을 말하는 것이다. 여기에는 일곱 가지가 있는데 모두 자기의 감정이기 때문에 칠정(七情)이라고도 한다.

① **희(喜)**: 심신(心身)을 상하게 하여 신기(神氣)가 황홀하고 언어가 복잡해진다.

② **노(怒)**: 간(肝)을 상하게 하고 역상(逆上)하여 상부에 피가 막히게 되므로 신기(神氣)가 혼란하게 된다.

③ **사(思)**: 심장(心臟)과 비장(脾臟)이 상하게 되니 권태감(倦怠感)이 생기고, 적게 먹고, 건망증(健忘症)이 생기고, 만성 심계항진(心悸亢進), 도한(盜汗), 쇠약(衰弱) 증상이 생긴다.
④ **우(憂)**: 폐(肺)를 상하게 되므로 원기(原氣)가 부조(不調)하여 기침과 담이 많아지고, 적게 먹고, 설사, 복명(腹鳴), 사지권태감이 생긴다.
⑤ **비(悲)**: 폐(肺)와 심장(心臟)이 상하여 신기(神氣)가 부족하게 된다. 비장(脾臟)이 상하여 큰 병을 앓게 된다.
⑥ **공(恐)**: 신장(腎臟)이 상하여 기(氣)가 위로 오르지 못하고 아래로만 내려가고, 의지가 없고, 겁이 나고 불안한 상태가 오며, 심하면 담(膽) 기능이 약해진다.
⑦ **경(驚)**: 심신이 불안하여 신지(神志)가 착란되고 언어이상이 생기기 쉽다.

이상이 내적 원인으로서 오장을 상하게 하여 평형을 잃어버리게 하는 중요한 요인들이다.

3. 건강한 삶을 위하여

사람은 우주 속에서 함께 살고 있다. 함께 산다고 하는 것은 공조(共助)관계를 유지하고 있다는 말이다. 다시 말해서 자연 속에 살고 있으니 자연의 섭리와 이치와 운행(運行)의 법도(法道)를 잘 알고 따라야 한다.

또한 자연은 창조 이후에 그의 질서와 법도를 바꾼 일도 없고 바꾸어지지도 않는다. 하루가 24시간이 되었다 30시간이 되는 일이라든지, 봄이 왔다가 가을이 온다든지, 하는 일도 전혀 없었고 앞으로도 없을 것이다. 그러나 우주 속에서 사는 인생들은 가지고 있는 지식의 과시로 자연의 섭리를 뒤집어 놓기도 하고 변하게도 만든다.

예를 들면 유전인자의 변형으로 과일과 채소를 크고 굵고 아름답게 만든다든지, 계절과 관계없이 어느 때든지 먹고 싶은 음식(식물)을 가꾸어 낸다든지, 더운 여름을 덥지 않게 만들고 추운 겨울을 춥지 않게 만들어 살고 있다는 것이다. 이러한 것들이 좋은 세상, 편리한 세상이라 불리고 있지만 과연 우리 인체에도 그 말이 적용될 수 있을는지…?

만일 자연을 임의로 바꿀 수 있다면 그 자연과 적응하도록 만들어진 우리의 정신과 육체는 어떻게 이것 속에서 적응할 것인가? 적응하지 못하면 무리가 생기고, 무리가 생기면 기능이 맞지 않고, 기능이 맞지 않으면 활동할 수 없고, 활동하지 못하면 침해되기 쉬운 질병에 대응하지 못하고 쇠퇴하여 병이 생기게 되는 것이니, 건강한 삶을 살기 위해서는 이러한 것들에 유의하지 않으면 안될 것이다.

4. 건강한 삶이란

사람은 모두 건강하게 살고 싶어 한다. 그러면 건강이란 말은 무엇을 뜻하고 있는가? 다만 육체적 질병의 고통을 느끼지 못하거나 고통스럽지 않은 것을 건강이라고 할 수 있을까?

혹자는 건강이란 사람이 신체적, 정신적, 사회적으로 정상적인 삶을 살아갈 수 있는 것이라고 말하고 있다. 의학자들의 말로는 모든 기능에 있어서 의학자들이 정한 건강의 기준치를 과부족하지 않은 상태라고도 한다.

그러나 질병 수치의 기준에 이상이 있어도 건강한 사람이 있다. 예를 들면 박○○선생은 공무원 신체검사 때마다 걱정을 한다. 그것은 고혈압의 수치(數値) 때문이다. 의사가 지시하는 수치를 유지하기 위하여 혈압강하제를 복용하여 120/80 mmHg를 유지시키면 피로를 못 견디고, 자연상태(170/100 mmHg)로 두면 활발하고 기분이 매우 좋다. 이런 경우에는 수치상의 정상만으로 건강한 사람이라고 말하기는 어렵다.

그렇다면 건강한 사람이란 신체적으로 외형과 내부에 이상이나 병적 장애가 없어 활동하기에 아무런 불편이 없고, 고통과 세균의 감염으로 인한 이상이 생기지 않을 뿐 아니라, 정신적, 사회적, 가정적으로 정상적인 삶을 살 수 있는 사람일 것이다.

그러므로 보편적으로 건강한 사람이라 하면

1) 외형적 체구가 균형을 이루고 있어야 하며,
2) 항상 손과 발이 따뜻하고 수기가 있어야 하며,
3) 복대동맥이 작게 움직여야 하며,
4) 위(胃)가 튼튼하여야 하며,
5) 신장(腎臟)이 튼튼하여야 하며,
6) 복부에는 필요 없는 잔주름이 많이 잡혀 있지 않아야 하며,
7) 등뼈가 반듯하며 구부러진 곳이 없고 등뼈 주변에 아픈 곳이 없어야 하며,
8) 맥박(脈搏)은 정상을 유지해야 하며, 맥이 뛰다 쉬는 부정맥(不整脈)이 없어야 하고, 촌구맥(寸口脈)과 인영맥(人迎脈)이 큰 차이가 없어야 한다.
9) 얼굴에 수심이 없고 항상 미소를 띠고 있어야 하며,
10) 양쪽 관자놀이 지나치게 홍조(紅潮)되어 있지 말아야 하며,
11) 엄지손가락 밑 손바닥 부분은 푸른색이거나 짙은 홍색이 되지 않음이 좋다.

이러한 사람이 일반적으로 건강한 사람이며 치아의 상태와 손톱, 발톱, 손가락의 형태, 얼굴의 화색 모두가 정상적인 사람이 건강한 사람이다.

5. 인체의 구조와 자연과의 관계

조물주는 우주를 완성하신 후에 사람을 만드셨다. 그러므로 사람의 품성은 조물주를 닮았고 형체는 우주(또는 자연)를 닮았으니 사람은 우주의 축소판이라 하여도 무리가 없을 것이다.

예를 들어 말하면 사람의 머리가 둥근 것은 우주(하늘)의 모양이요, 발이 울퉁불퉁한 것은 땅의 모양이니 발바닥이 두꺼운 것은 좋은 현상이다. 자연에 초목(草木)이 있고 인간에게는 모발(毛髮)이 있으며, 자

연에 흙과 돌이 있고 사람에게는 살과 뼈가 있으며, 자연에 수맥(水脈)이 있고 인간에게는 혈맥(血脈)이 있으며, 자연(우주)에 사시(四時)가 있고 사람에게는 사지(四肢)가 있으며, 하늘에 음양(陰陽)이 있고 사람에게는 남자와 여자가 있으며, 하늘에 오행(五行)이 있고 사람에게는 오장(五臟)이 있으며, 하늘에 육극(六極)(병(病), 우(憂), 빈(貧), 악(惡), 약(弱), 흉(凶))이 있고 사람에게는 육부(六腑)가 있으며, 지구상에 오대양육대주(五大洋六大洲)가 있고 사람에게는 오장육부(五臟六腑)가 있다.

하늘에 12시가 있고 사람에게는 12경맥(經脈)이 있으며, 하늘에 365도(度)가 있고 사람에게 365혈(穴)이 있으며, 하늘에 일월(日月)이 있고 사람에게는 안목(眼目)이 있으며, 하늘에 주야(晝夜)가 있고 사람에게는 기상(起床)이 있으며, 하늘에 뇌전(雷電)이 있고 사람에게는 희노(喜怒)가 있으며, 하늘에 우로(雨露)가 있고 사람에게는 제루(諸淚)가 있으며, 하늘에 금석(金石)이 있고 사람에게는 손톱과 이빨이 있으며, 하늘에 음양(陰陽)이 있고 사람에게는 한열(寒熱)이 있다. 이와 같이 무수하게 자연과 인체가 상응(相應)하고 있음을 볼 때 자연과 사람과는 뗄 수 없는 관계가 있음을 알 수 있다.

그러므로 우주를 모르면 인간을 알 수 없고, 우주의 운행 이치를 모르면 인간의 생동함을 어찌 알 수 있겠는가. 그러므로 조물주의 창조의 섭리와 운행의 역사(役事)를 잘 알고 이해하게 될 때 인간의 건강한 삶의 이치를 터득하게 될 것이다(동의보감).

6. 인간의 시작(태아)

우주 만물의 형기(形氣)의 시작은 하나님의 말씀이요 그 말씀이 계시매 형체가 이루어지게 되는데 그 현상을 동양철학으로 말하면 건(乾)이라 한다. 이 건(乾)에는 태역(太易), 태초(太初), 태시(太始), 태소(太素)의 4요소가 있다. 기(氣)가 생기기 전을 태역(太易)이라 하고, 기가 시작한 때를 태초(太初)라 하며, 형(形)의 시작을 태시(太始)라 하며, 질(質)의 시작을 태소(太素)라고 정의한다.

천지(天地)의 정기(精氣)는 만물의 형체로 이루게 되어 부(父)의 정기는 혼(魂)이 된다 하고 모(母)의 정기는 백(魄)이 된다 하며, 첫 달에는 우유의 낙(酪)과 같이 응결해 있다가 2개월 째 오얏 열매와 비슷하게 되며, 3개월 째 사람의 모습이 대강 형성되고, 4개월 째 남녀(男女)가 분별되며, 5개월 째 근골(筋骨)이 생기고, 6개월 째 털이 생기며, 7개월 째 혼(魂)이 놀면서 오른손을 움직이고, 8개월 째 백(魄)이 놀면서 왼손을 움직이고, 9개월 째 몸을 세 번 굴러서, 10개월 만에 비로소 체구가 완성되어 분만하게 되므로 달이 모자라면 빈약하게 된다.

대개 사람이 기(氣)를 받을 때는 9일 만에 음양(陰陽)이 정해지고 49일 만에 잉태된다. 그리고 7일 만에 한 번씩 변하게 되기 때문에 306일과 296일 만에 낳는 아이는 훌륭하고 286일과 266일 만에 분반되면 중간쯤이며 246일 만에 분만하게 되면 부족한 아이가 된다고 한다(동의보감).

7. 사람의 몸 구조(국가적 형태론)

사람의 몸을 구조적 측면에서 국가(國家)의 형태론(形態論)으로서 비유해 보면 가슴과 배는 궁궐(宮闕)과 같다고 하여 신궐(神闕), 신당(神堂), 거궐(巨闕) 등의 명칭이 붙어 있는 곳이 있고, 손과 발은 그의 성곽(城郭)과 같으며, 뼈는 백관(百官)과 같이 비유해서 보면 신(神)은 임금이요, 혈(血)은 신하요, 기(氣)는 백성이다. 그러므로 기(氣)를 아껴 온 몸을 온전하게 할 수 있다.

백성이 흩어지면 나라가 망하듯이 기(氣)가 흩어지면 몸을 지탱 할 수 없다. 기(氣)는 맑은 것이지만 탁(濁)해지기 쉽다. 기의 맑음은 건강이요 탁함은 병이 듦인데, 탁하게 되는 까닭은 흥락(興樂), 방탕(放蕩), 오류(誤謬), 불의(不義), 부정(不正) 등의 요인에 의한 것이기 때문에 이런 일들에 도취되지 말아야 할 것이다(동의보감).

사람에게 있어서 혈(血)과 기(氣)가 순조롭게 자기 몫을 지키면 질병이 침범하지 못하게 되는 것이니 이것을 정(正)이라 한다면 병은 사(邪)이다.

모든 지체와 내부의 장기들은 서로 돕고 자만하지 말아야 하는 것이지만 병사는 이러한 균형을 유지하지 못하도록 욕심을 더하게 한다. 이러한 조건이 몸의 균형을 무너지게 하고 부분적으로 허약한 증상을 만들어 주어 사기(邪氣)의 침입을 막아주지 못하여 병증(病症)을 일으키게 한다. 그러므로 우리의 지체(肢體) 어느 부분이든 지나치면 안 된다.

8. 오장(五臟)

사람의 내부에는 눈으로 볼 수 있는 장기 다섯 개와 눈에 보이지 않아도 일을 하고 있는 장기가 한 개 있으며, 이것들은 자연과 깊은 관계를 가지고 있고, 서로 돕고 서로 견제 해주면서 건강하게 운영되고 있다. 오장이 어떠한 기능을 하면서 서로 돕고 견제하여 주고 있는지 그림을 통하여 본다면

간(肝)은 심장(心臟)을 도와주고,

심장(心臟)은 비장(脾臟)을 도와주고,

비장(脾臟)은 폐(肺)를 도와주고,

폐(肺)는 신장(腎臟)을 도와주고,

신장(腎臟)은 간(肝)을 도와주는데 자기를 남기지 않고 다 도와주어야 한다. 만일 남겨두면 기가 평형을 유지하지 못한다.

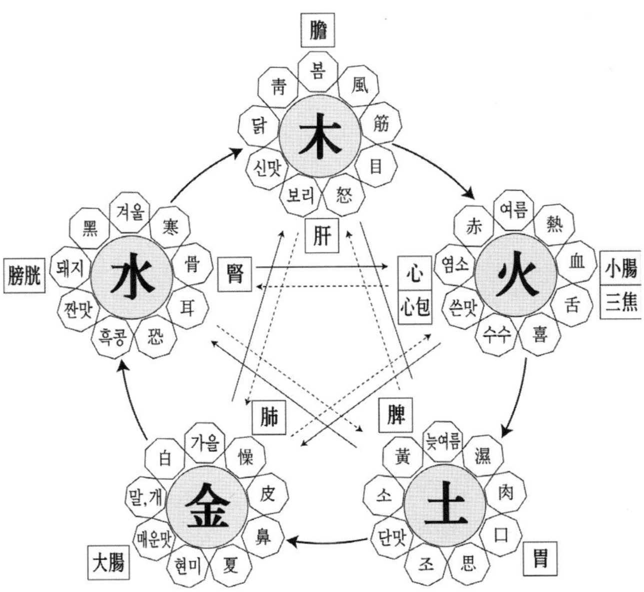

그림1-8.

오행지색체표(五行之色體表)

오행(五行) / 구분(區分)	목(木)	화(火)		토(土)	금(金)	수(水)
		군화(君火)	상화(相火)			
1. 육장(六臟)	간(肝)	심(心)	심포(心包)	비(脾)	폐(肺)	신(腎)
2. 육부(六腑)	담(膽)	소장(小腸)	삼초(三焦)	위(胃)	대장(大腸)	방광(膀胱)
3. 오체(五體)	근(筋)	혈(血) 맥(脈)		육(肉)	피(皮) 기(氣)	골(骨)
4. 오규(五竅)	눈(眼)	혀(舌)		입(口)	코(鼻)	귀(耳)
5. 오지(五志)	노(怒)	희(喜)		사(思)	우(憂)	공(恐)
6. 오미(五味)	신맛(酸)	쓴맛(苦)		단맛(甘)	매운맛(辛)	짠맛(鹹)
7. 오영(五榮)	손톱(爪)	색(色)		입술(脣)	솜털(毛)	머리털(髮)
8. 오색(五色)	청(靑)	적(赤)		황(黃)	백(白)	흑(黑)
9. 오성(五聲)	울부짖음(乎)	웃음(笑)		노래(歌)	울음(哭)	신음(呻)
10. 오음(五音)	각(角)(시)	치(徵)(레)		궁(宮)(솔)	상(商)(라)	우(羽)(미)
11. 오기(五氣)	풍(風)	열(熱)		습(濕)	조(燥)	한(寒)
12. 오시(五時)	춘(春)	하(夏)		장하(長夏)	추(秋)	동(冬)
13. 병재(病在)	근(筋)	오장(五臟)		혓바닥(舌本)	어깨(肩)	뼈사이(谿)
14. 오축(五畜)	닭(鷄)	양(羊)		소(牛)	말(馬)	돼지(豚)
15. 오곡(五穀)	보리(麥)	조(黍)(차조)		기장(稷)(메조)	벼(稻)	콩(豆)
16. 오수(五數)	삼(三), 팔(八)	이(二), 칠(七)		오(五), 십(十)	사(四), 구(九)	일(一), 육(六)
17. 오취(五臭)	누린내(臊)	탄내(焦)		향내(香)	비린내(腥)	썩은내(腐)
18. 오액(五液)	눈물(泣)	땀(汗)		맑은 침(涎)	콧물(涕)	뱉는 침(唾)
19. 변동(變動)	손에 쥠(握)	근심(憂)		구토(噦)	기침(咳)	떪(慄)
20. 천간(天干)	갑을(甲乙)	병정(丙丁)		무기(戊己)	경신(庚辛)	임계(壬癸)
21. 지지(地支)	인묘(寅卯)	사오(巳午)		진술축미(辰戌丑未)	신유(辛酉)	해자(亥子)
22. 방향(方向)	동(東)	남(南)		중앙(中央)	서(西)	북(北)
23. 오상(五常)	인(仁)	예(禮)		신(信)	의(義)	지(智)
24. 오정(五精)	혼(魂)	신(神)		의지(意智)	백(魄)	정지(精志)
25. 오역(五役)	색(色)	취(臭)		미(味)	성(聲)	액(液)
26. 오과(五果)	오얏(李)	살구(杏)		대추(棗)	복숭아(桃)	밤(栗)
27. 오채(五彩)	부추(구(韮))	염교(해(薤))		아욱(규(葵))	파(총(葱))	콩잎(곽(藿))

또한 도와줄 뿐 아니라 지나치지(과도) 않도록 억제도 해주어서 평형을 유지하게 하여야 한다.

간은 비를 억제해 주고,
심은 폐를 억제해 주고,
비는 신을 억제해 주고,
폐는 간을 억제해 주고,
신은 심을 억제하여 주어서, 모든 장기가 부족하거나 지나치지 않도록 모자라면 도와주고 지나치면 억제하여 주어서 평형을 이루어 건강하게 하는 것이니 이것이 조물주가 섭리하시는 건강하게 살 수 있는 방법이다.

봄은 여름이 올 수 있도록 준비하면서 자기 계절의 사명을 다하고,
여름은 가을이 올 수 있도록 준비하면서 자기 계절의 사명을 다하고,
가을은 겨울이 올 수 있도록 준비하면서 자기 계절의 사명을 다하고,
겨울은 봄이 올 수 있도록 준비하면서 자기 계절의 사명을 다하고,
장기(臟器)도 간(肝)은 심(心)의 기능을 다하도록 도와주면서 자기의 임무를 다하도록 스스로 기르며, 심장(心臟)은 비장(脾臟)을, 비장(脾臟)은 폐(肺)를, 폐(肺)는 신장(腎臟)을, 신장(腎臟)은 간(肝)의 기능을 다하도록 돕고 자기의 임무를 다하도록 자기를 기른다.

1) 오장과 환경과의 관계

(1) 방향과 건강

동향(東向)하면 간실(肝實)하기 쉽고,
서향(西向)하면 폐실(肺實)하기 쉽고,
남향(南向)하면 심실(心實)하기 쉽고,
북향(北向)하면 신실(腎實)하기 쉽고,
동남(東南)하면 담실(膽實)하기 쉽고,
서북(西北)하면 대장실(大腸實)하기 쉽고,
서남(西南)하면 비장실(脾臟實)하기 쉽고,
동북(東北)하면 위실(胃實)하기 쉽다.

(2) 계절과 건강

봄 인묘월(寅卯月) 3월 - 4월 간실(肝實)로 악화되기 쉽고,
여름 사오월(巳午月) 6월 - 7월 심실(心實)로 악화되기 쉽고,
가을 신유월(申酉月) 9월 - 10월 폐실(肺實)로 악화되기 쉽고,
겨울 해자월(亥子月) 12월 - 1월 신실(腎實)로 악화되기 쉽고,
한여름(長夏) 진무축미월(辰戊丑未月) 비장실(脾臟實)로 악화되기 쉽다.

(3) 환경과 건강

주위 환경이 어지럽고 복잡하면 신경(神經)이 과민(過敏)하여 화를 내기 쉬우며 간장(肝腸)이 상하기 쉽고,
주위 환경이 정리되지 못하고 시끄러우면 정신(精神)이 흥분(興奮)하여 번뇌(煩惱)하게 되니 심장(心臟)이 상하기 쉽고,

주위 환경이 복잡하여 고민(苦悶)하면 사지(四肢)가 무력(無力)하고 비장(脾臟)이 상하기 쉽고,
주위 환경이 복잡한 것으로 근심하게 되면 가슴이 답답하여지며 폐(肺)가 상하기 쉽고,
주위 환경이 복잡한 것으로 불안하고 초조하며 두려움이 생기게 되면 신장(腎臟)을 해치기 쉽다.

(4) 음식물과 건강

모든 음식물은 건강을 유지하기 위한 좋은 재료이다. 또한 건강할 때는 어떤 음식이든지 지나치지 않으면 해가 되지 않는다. 자기의 체질(體質)에 따라서 금기(禁忌)된 식품이라 하여 먹지 않게 되면 인체는 영양의 불균형을 이루게 될 것이다. 그러므로 먹을 수 있는 음식은 적당한 양으로 잘 먹는 것이 좋으나 지나치면 병이 된다. 그리고 병이 되었을 때에는 금기 식물은 먹지 않음이 좋다.

신맛을 가진 식물은 간(肝)을 기르지만 지나치면 간의 병을 일으키게 된다. 예를 들어 통풍(痛風)은 간에 산(酸)이 지나치게 되어 생기는 병이므로 술 같은 것은 매우 해롭다.

쓴맛은 심장(心臟)을 기르며 부족하면 더위를 먹게 된다. 그러나 지나치면 심장을 해롭게 한다.

단맛은 비장(脾臟)을 기르는 맛이다. 부족하면 저혈당(低血糖)으로 쓰러질 수도 있다. 그러나 지나치면 성인병(成人病)의 주병(主病)인 당뇨병(糖尿病)이 생긴다.

※ 그러나 당뇨 환자들이라도 당분이 과부족(過不足)하지 않도록 함이 좋고 비상용으로 당분을 휴대하고 다닌 것이 좋을 것이다.

매운맛은 폐(肺)를 기르는 맛이다. 부족하면 폐기(肺氣)의 허증(虛症)을 호소하지만 지나치게 매우면 폐기를 상하게 만들어 주기도 한다.

짠맛은 신장(腎臟)을 기르는 중요한 맛이다. 부족하면 신장기능이 허(虛)하고 지나치면 신실(腎實)의 병을 일으키게 된다.

※ 註: 사람들은 짠맛에 대하여 노이로제에 걸릴 만큼 두려워하고 있다. 짠맛은 신장 질환을 일으키게 하는 주범일 뿐 아니라 생명도 단명하게 한다는 것이다. 필자는 소금 유해론을 반박하면서 칠십여생을 살아 왔을 뿐 아니라 어떤 국에도 맛을 보지 않고 간장 두 수저를 넣고 먹는 습관이 있다. 그리고 밑지(무우를 된장 또는 고추장에 묻었다 먹는 것)를 간장에 찍어서 먹는다. 가족들의 성화가 이만 저만 하지 않지만 그 습관을 버리지 못하는 것이 아니라 나름대로의 지론이 있기 때문이다.

식물 중에 정목(楨木)은 염성(鹽性)이 높은 나무이다. 이 나무는 쓰러져 있어도 천년을 상하지 않고 지탱한다.

오리는 염성(鹽性)이 높은 날짐승이다. 닭과 비슷하나 닭이 먹으면 곧 죽을 만한 농약의 독성 모이라도 오리는 견디어 낸다.

포공영(민들레)은 염성(鹽性)이 높은 잡초이다. 그러나 이것으로 유방암을 치료한다.

옛날 농부는 삼복(三伏) 더위 속에서 논에 들어가 김을 맨다. 그러나 논바닥에 쓰러져 누운 사람은 하나도 없다. 이들은 마늘에 된장, 고추장, 새우젓 등 짠 음식을 먹고 있기 때문이다.

여름에 훈련장에서 강한 훈련을 받는 병사들은 소금을 탄 물을 수통에 담아 마신다. 일사병으로 쓰러지

지 않도록 하는 것이다.

지구상에는 많은 물이 있다. 이 물에는 담수(淡水)(맑은 물)와 염수(鹽水)(소금 물)가 있고, 담수는 염수의 1/1,000 밖에 되지 않는다.

여름철에 생기는 급성위경련(토사곽란(吐瀉癨亂))은 심한 복통을 수반한다. 이 복통은 어떠한 진통제로도 잘 진통되지 않는다. 그러나 소금(천일염) 한 수저(티스푼)를 입에 넣고 서서히 침에 녹여 먹으면 즉시 멈춘다. 때로는 식염 주사로도 멈추게 됨을 임상에서 많이 볼 수 있다.

우리 한국에서는 겨울철 반찬은 거의 가공식품(된장, 고추장, 밑지, 김치 등)들이 부식(副食)이었다. 또 이 부식으로 옛날 사람들은 밥 한 그릇이면 김치를 두 사발씩 먹어 두었다. 그러나 그 때의 사람들은 지금의 사람들 같이 신장염(腎臟炎)이나 신장증후군 증상을 갖는 일이 거의 없었다. 그렇다면 짠맛은 병에 대해서도 강한 저항력을 가지고 있다고 본다. 그러므로 짠 음식물에 대하여 지나치게 경계할 필요는 없다고 생각하지만 신장 질환을 앓고 있는 사람들은 조심해야 된다고 본다.

※ 註: 바다 소금 속에는 청산가리의 1,000배나 독한 비 독소가 들어있다. 이것이 체내에 내장되어 있으면 어떠한 병균도 침해하지 못한다.

(5) 지역식품과 건강

우리 주변에 자연스럽게 성장하는 초목이나 식품은 지역에 따라 특이한 것이 있다. 그런데 그것들은 그 지역 환경에서 발생하기 쉬운 질병을 치료하는데 도움이 된다. 또한 늘 복용하고 있으면 지역 특이의 질병에 감염되지 않을 수 있음을 많이 본다.

예를 들면,

① 바람이 많은 제주도는 풍사(風邪)로 인한 병이 많지만 그 지방 생산품인 귤은 모든 풍사를 예방 또는 치료해 주는 식품이요 약재이기도 하다. ※ 감기에 귤껍질을 사용.

② 피부병이 많은 대구에서는 피풍(皮風), 피부소양증등을 예방 치료하기 위한 재래종 사과(국광)를 많이 재배해 왔다.

③ 풍토병(風土病)

전주에는 전주지역의 풍토병을 예방 치료하는 콩나물.

선운사 주변의 풍토병을 예방 치료하는 고구마, 풍천 장어, 복분자.

섬 지방에 많은 신경통을 치료하는 후박(완도).

고혈압, 설사병이 많은 지역은 감나무.

기침이 많은 곳에 철쭉.

관절이 아픈 특정 지역은 우슬.

더위로 병이 생기는 병이 많은 더운 지방은 야자수, 바나나.

열대지방에 해열식품 키니네(말라리아 치료).

※ 註: 원래 사과는 과일보다는 병후 회복에 쪄서 그 물을 복용하는 식품으로 많이 사용해 왔다.

(6) 계절과 식품

계절은 계절에 알맞은 초목, 과일 등의 식품이 있어서 그 계절에 상하기 쉬운 장기를 강건하게 해준다. 계절과 관계없이 음식을 아무렇게나 먹을 수는 있지만 우리 몸속에 있는 장기들은 곤혹스러워 하고 있음을 알아야 한다.

① 봄

봄철은 만물이 생동하는 계절이며 인체는 간(肝)을 기른다. 그래서 간을 기르는데 필요한 맛을 가진 식품들이 생기게 된다. 봄에는 신맛이 나는 매실, 딸기 등이 먼저 열리고, 늦봄 초여름에는 살구가 등장한다.

㉮ 봄에 해로운 것: 매운맛의 음식(봄은 가볍게 된장에 냉이국 등이 좋다).

㉯ 봄에 이로운 것: 짠맛의 음식, 신맛의 음식, 쓴맛의 음식.

※ 짠맛은 봄에 간(肝)을 기르기 위한 상생(相生)식품이요, 신맛은 봄의 기운을 간에게 불어넣어 간을 기르는 것이요, 쓴맛은 여름을 준비하기 위한 상생식품이다.

※ 만일 봄에 간을 기르지 못하면 춘곤(春困)이 와서 잠을 자도 잔 것 같지 않고 피곤하며, 때로는 눈이 충혈되고 짜증이 자주 나며 화가 나게 된다. 이럴 때 간이 심히 나빠지게 된다.

② 여름

여름철은 만물을 무성케 하는 계절로 심(心)을 기르게 된다. 그래서 심장을 기르는 고들빼기, 쓴나물, 쑥, 익모초, 재래종 오이(재래종 오이는 꼭지가 아주 쓰다) 등의 쓴맛의 식품이 나온다.

㉮ 여름철에 이로운 음식

- 신맛의 음식: 여름의 심장을 기르기 위한 상생식품.
- 쓴맛의 음식: 여름의 심장의 기를 활성화 해주는 식품.
- 단맛의 음식: 늦여름의 비장(脾臟)을 기르기 위한 상생식품이요 신진대사의 빈번으로 부족한 당분을 보충하게 하는 음식
- 물: 지나치게 소모되는 수분을 공급하기 위해서 수분, 당분, 철분 등이 많은 식품을 여름에는 가릴 것 없이 많이 먹을 수 있다.

해열식품으로는 보리밥이 매우 좋다. 조상들이 더운 여름에 보리밥을 많이 먹었던 이유는 보리밥이 더위를 이기는 중요한 음식이기 때문이었다(바나나, 야자수 등도 좋다).

※ 특히 탈염분 탈수분되지 않고 더위를 조절할 수 있도록 식품에 신경을 써야 한다.

③ 가을

가을은 만물이 수장(守藏)을 준비하기 위하여 성숙되는 계절이다. 그러므로 천기(天氣)를 수장하여 건강을 유지할 수 있는 폐(肺)를 강화하기 위하여 매운 것을 먹는다.

매운맛은 폐를 기르는 맛이요 신장을 도와주는 맛이다.

㉮ 가을에 먹을 수 있는 것들

단맛의 음식은 폐를 기르는 상생식품(相生食品)이다(포도).

매운맛의 음식은 가을의 폐의 기를 활성화하게 해주는 식품(파, 마늘, 고추 등).

짠맛의 음식은 겨울의 신장을 기르는 것을 돕기 위한 상생식품(젓갈, 가공식품들, 김치 등).

㉯ 가을에 쓴맛은 매운맛을 억제하므로 그러한 식품은 절제하는 것이 좋다.

④ 겨울

겨울은 만물이 수장(守藏)하는 계절이다. 얼마만치 충분하게 저장되었는가 하는 것은 만물이 생동하는 봄이 오기 전부터 느낄 수 있으므로 충분히 준비해야 하는데, 겨울은 신장의 기를 저장하는 일을 하며, 신장은 정(精)을 생산 또는 저장하기 때문에 생명을 이어가게 하는 중요한 장기이다. 신장은 신이 머물러 있는 곳이라고 하여 중요시하고 있다. 그러므로 가을과 겨울에는 신장에 충분한 기가 함축되어 있어야 한다. 신장을 기르는 맛은 짠맛이다.

㉮ 겨울에 먹을 수 있는 것들

· 짠맛을 가진 가공 식품들(특히 2차 발효 식품).

· 매운맛: 겨울철의 신장(腎臟)을 기르기 위한 도와주는 상생식품.

· 신맛: 봄철의 간장(肝腸)을 길러주기 위한 상생식품(신 김치 등).

㉯ 먹어서는 안 되는 것들

· 해열식품(바나나, 야자수, 수박, 오이 등).

※ 계절의 식품들을 무시하고 임의로 먹고 싶은 것을 구별 없이 먹으면 해당 장기의 평형이 깨지고 병이 올 수 있으므로 아주 조심하지 않으면 안 된다.

우리는 무관심 속에서 장기를 쇠약하게 하고 병들게 만들어서 그 질병으로 고생을 하거나 천수를 다하지 못하는 안타까운 모습을 많이 본다. 지극히 작은 것이라도 유의하여 건강을 잃지 말아야 하겠다.

(7) 계절에 따라 유의할 점

봄에는 늦게 자고 일찍 일어나되 찬이슬이 맺힐 때 일어나 활동함이 좋다.

여름에는 더 늦게 자고 더 일찍 일어나되 닭 울기 전에 일어나야 하며, 해가 뜬 뒤에 일어나는 것은 너무 늦다.

가을에는 늦게 자고 일찍 일어나서 활동할 것이며 머리와 다리를 차게 한다.

겨울에는 일찍 자고 늦게 일어나되 해가 뜬 후에 활동함이 좋다. 겨울에는 뇌를 차게 하는 것도 잊지 말 것이다.

※ 한국의 재래식 가옥에서는 머리맡에 물이 얼어 있는 것을 볼 수 있다.

※ 대풍(大風), 대우(大雨), 대무(大霧), 대서(大暑), 대한(大寒), 대설(大雪)을 피하는 것이 좋으며 폭우(暴雨), 뇌성(雷聲), 혼암(昏暗)시에는 방안에서 정좌하고 피하는 것이 좋다.

여름에는 음식물이 소화가 잘 되지 않는 장무력증(腸無力症)이 생기기 쉬운 계절이어서 찬 음식이나 조금 기일이 지난 음식 등이 해롭다. 그러므로 여름에 풋과일, 얼음 등 찬 음식은 삼가야 하며, 복부를 따뜻하게 해서 혈기를 장성하게 해주어야 건강하다. 배꼽은 어느 계절을 막론하고 표출해서는 절대로 안 된다.

잠자리는 청결하게 하여야 심기(心氣)가 왕성하며, 신기(腎氣)가 쇠하여 정기(精氣)가 소설(疎泄: 버려지기 쉬움)됨을 막을 수 있다.

9. 기(氣)

기(氣)는 생명의 원천적인 에너지이다. 한자(漢字)의 "氣"는 气 안에 米가 들어있어 밥을 지을 때 모락모락 피어나는 영양분을 함유한 수증기를 연상시킨다.

1) 기(氣)의 세 근원

기(氣)는 부모로부터 수태시에 물려받은 **원기(原氣)**, 즉 선천지기(先天之氣)를 핵심으로 하여 **천기(天氣)**, 즉 대기(大氣) 또는 공기(空氣)와 **지기(地氣)**, 즉 곡기(穀氣)를 원천으로 하여 눈덩이처럼 만들어진다. 눈사람을 만들 때 핵심이 크고 눈밭이 풍부해야 크고 튼튼한 눈덩이가 만들어지는 것과 마찬가지로 원기와 천기와 지기가 모두 튼튼해야 튼튼한 기가 만들어진다. 천기와 지기를 후천지기(後天之氣)라고 한다.

2) 몸의 다섯 가지 구성 요소

① **기(氣)**: 모든 생명체의 생명 에너지. 우주의 모든 변화와 움직임의 근원.

② **혈(血)**: 혈관을 순환하는 액체이면서 순환과 전신을 자양하는 기능에 활력을 넣어주는 기(氣)를 포함한다. 기(氣)와 혈(血)은 상호 의존적인 기능.

③ **정(精)**: 모든 생명체의 필수 에너지. 부모로부터 물려받은 원기(原氣)와 일상생활에서 대기(大氣)와 곡기(穀氣)로부터 얻어지는 후천지기(後天之氣).

④ **신(神)**: 심장에 저장되어 있는 물질/비물질 정신적 정서적 동기를 부여하는 것.

⑤ **진액(津液)**: 눈물, 땀, 침, 젖, 점액, 위산, 활액(滑液), 생식기 분비물 등의 신체의 모든 기능적인 분비물. 진(津)은 폐를 통해서 피부와 근육을 습윤(濕潤)시키는 더 가볍고 더 순수하고 더 양적(陽的)인 액체인데 비해 액(液)은 비(脾)와 위(胃)에서 만들어져 장부(臟腑)와 뼈, 뇌(腦), 공규(空竅)를 습윤시키는 좀 더 끈끈하고 음적(陰的)인 액체이다.

이 다섯 가지는 상호의존적이지만 기(氣)가 모든 것의 중심에 있다.

3) 기(氣)의 다섯 가지 기능

① **추동(推動)**: 성장과 발육.
② **온화(溫和)**: 체온의 유지.
③ **방어(防禦)**: 스트레스와 병원(病原)에 대항.
④ **조절(調節)**: 혈(血)과 체액(體液)을 조절.
⑤ **대사(代謝)**: 기(氣), 혈(血), 체액(體液)의 대사.

4) 기(氣)의 종류

대기(大氣): 폐(肺)에서 적절한 호흡으로 만들어지는 생명 에너지. 공기(空氣)라고도 하며 곡기(穀氣)와 더불어 후천지기를 이룬다.

곡기(穀氣): 음식물을 소화해서 만들어내는 후천지기의 하나. 수곡(水穀)의 기 또는 중초의 기라고도 한다.

후천지기(後天之氣): 대기(大氣)와 곡기(穀氣).

경기(經氣): 십이경맥을 흐르는 기.

경락기(經絡氣): 경맥과 낙맥을 흐르는 기.

정기(精氣): 원기(原氣)와 후천지기로 만들어진 필수 에너지.

낙기(絡氣): 음양 경맥을 이어주는 낙맥을 흐르는 기.

청기(淸氣): 비장에 의해서 정제된 곡기와 폐에서 정제된 대기의 맑은 기.

영기(營氣): 중초에서 수곡정미로 만들어진 기로서 경맥 안을 돌면서 혈(血)을 생산하고 전신을 자양한다. 영기와 위기(衛氣)는 하루에 50번을 돌며, 자정(子正)에 서로 만난다.

위기(衛氣): 외부의 병인으로부터 몸을 보호하는 일차 방어선으로 혈(血)과 장기와 조직을 보호하는 얕은 기. 경맥 밖으로 근육이나 힘줄 또는 얕은 조직 사이를 돌면서 피모(皮毛)를 습윤시키고 땀샘과 땀구멍을 조절한다.

원기(原氣): 수태시에 부모로부터 전해지고 유전되는 기로서, 부분적으로 그 사람의 체질을 결정하며 신장(腎臟)에 저장되어 있다.

진기(眞氣): 근원이 무엇이든 몸 전체를 돌면서 몸을 자양하는 모든 기.

정기(正氣): 몸 전체에 스며들어 있어서 사기(邪氣)로부터 몸을 보호하는 진기(眞氣)의 부분. 정기(正氣)의 세 근원은 원기(原氣), 곡기(穀氣), 공기(空氣).

종기(宗氣): 공기(空氣)와 곡기(穀氣)로 만들어지며 심(心)과 폐(肺)를 자양하고 그 기능을 촉진시킨다. 심장, 숨쉬기, 말하기를 조절한다. 원기(原氣)와 혼동하기 쉽다.

02. 치병학(治病學)

자연(自然)을 영(靈)과 육(肉)으로 나눈다. 영(靈)(soul)은 정신(精神)(spirit)으로 이어지며 다시 기(氣)로 이어진다. 기에는 수(髓), 혈(血), 정(精)의 세 가지가 있다. 병이라는 울타리(고정 관념)를 뛰어 넘어야 나을 수 있다. 금오의 오행 이론에는 불교적인 색채가 스며들어 있다. 인도의 목사는 힌두교식 목사이다. 이것만이 옳다는 고정 관념을 깨뜨리고 수지침(手指鍼), 정경침(正經鍼), 이침(耳鍼), 두침(頭鍼), 등 모든 것이 일리가 있다고 믿어야 한다.

1. 질병에 영향을 미치는 인자들

1) 가풍(家風)(관습(慣習))

출가(出家) 후 병이 낫는 경우가 있다(특히 여자).

환자들은 전국의 유명한 의사를 다 찾아다니다 와서 의사를 멸시하는 경향이 있다. 의사는 환자에게 자기가 유명한 의사보다 낫다는 확신을 심어 주어야 한다. 어머니의 과잉보호는 환자에게 도움이 되지 않는다 - 어머니의 테두리를 벗어나야 나을 수 있다.

2) 환경(環境)

사상체질의 창시자 이제마는 자기의 병을 고치지 못했다. 이제마는 한국인으로는 희귀한 태양인(太陽人)이었는데 함경도에서 서울로 와서 고쳤다. 체질은 변할 수 없으나 환경을 바꿈으로써 체질로 인한 병은 고칠 수 있다.

여기에 몇 가지 그 예를 들어보기로 한다.

권도언(권일, 권일봉)은 작명학자이자 팔상체질(八象體質)의 창시자. 불임증 환자가 침으로 치료를 받으러 왔는데 침을 놓지 않고 이름을 바꾸라고 하여 이름을 바꾼 후 임신을 하였다.

난취(蘭臭)라는 여인의 이름을 바꿨다. 한국의 난은 향기는 좋으나 열매가 없다. 전국의 유명한 산부인과에서 30회의 인공 수정을 하였으니 냄새는 꽤나 피운 여자이지만 소용이 없었다.

주금희(朱金姬): 부모가 지어 준 이름이라 바꿀 수가 없어서 어릴 때부터 "죽음이" "죽음이"라고 부르니 오래 살 수가 없어 36세에 사망했다.

신경숙(申慶淑): 신경성 질환으로 체중이 30 Kg을 넘지 못하고 매일 신경 안정제로 살다가 이름을 혜

숙(惠淑)으로 바꾸고 나서 살을 빼야 할 정도로 건강해졌다.

귀순(貴順): 귀신이 들려 밤에 잠을 못 자고, 저녁이면 귀신이 이야기하자고 하여 귀신과 이야기한다. 은순(恩順)으로 개명하고 건강해졌다.

이와 같이 고정관념을 깨뜨리고 거기에서 벗어나지 못하면 아무리 좋은 약이나 침으로도 병을 고칠 수 없다.

동양인은 서양인보다 장의 길이가 2 미터 정도 길다. 그러므로 초식(草食, 섬유질 식품)을 해야 하는데 육식을 많이 하여 성인병을 얻는다.

3) 지역(地域)

고질적인 병이 다른 지방으로 이사를 한 후 나았다.

전주 동쪽에 있는 서쪽이 막히고 북동남쪽이 트인 마을을 예로 들어본다.

지형상 동쪽(肝, 膽)이므로 풍사(風邪)에 의한 통풍, 중풍, 좌골신경통, 관절염이 많을 것이다. 서쪽(肺)이 막혔으므로 폐허(肺虛) ↔ 대장실(大腸實)의 병이 많을 것이다.

폐허(肺虛): 잠을 잘 못 자고, 잠을 자고 일어나도 개운하지 못하다. 꿈을 많이 꾼다.

대장실(大腸實): 항체 생산 저하로 인한 병, 대장염, 변비, 복통, 소화불량 등.

관절염은 소장실(小腸實)이 가장 많다.

4) 습관(習慣)

심리적인 상태로 긍정적인 태도가 중요하다. 의사가 고개를 갸웃하거나 못 낫겠다고 하면 환자는 절대 치료되지 않는다.

환자는 때로는 자기 병이 중하다는 이야기를 듣고 싶어 하기도 한다. “당신은 암보다 더 어려운 병을 견디고 있다”고 하면 환자에게 용기를 줄 수 있고, 내가 이렇게 강한 사람이라고 집에 가서 할 말이 있다. 그러나 그 병을 나을 수 있다는 확신을 주어야 한다. 장모가 췌장암이어서 침으로 나았는데 쓸데없이 병원에서 확인하려고 해서 췌장암이 나았다는 말을 하는 순간 췌장암이라는 소리만을 듣고 기절하여 사흘 후에 돌아가셨다는 실화도 있다.

5) 체질

사상체질(四象體質): 소양(少陽), 소음(少陰), 태양(太陽), 태음(太陰).

삼일체질: 음실(陰實), 양실(陽實), 신실(腎實).

오행체질(五行體質)

팔상체질(八象體質): 목(木)(음,양), 토(土)(음, 양), 금(金)(음, 양), 수(水)(음,양).

금양(金陽)체질 환자는 몸에 금붙이를 붙이고 있으면 병이 절대 낫지 않는다. 일본의 한 여인이 병이 낫지 않아 권도언씨를 찾아갔더니 금니를 빼라고 해서 일본 치과에서 미친 짓이라고 빼주지 않아 한국에 와서 금니를 빼고 병이 나았다.

심장(心臟)은 음장기(陰臟器)이나 양(陽)으로 취급한다. 심장은 태양(太陽)이며 열을 발산하기 때문이다. 신(腎)도 양(陽)으로 취급하는 경우가 있다. 남성의 생식기를 생각하면 된다.

2. 침구치료(鍼灸治療)의 원리

1) 침구(鍼灸)는 자극요법(刺戟療法)이다

침구는 자극을 통하여 인체의 기능을 정상으로 회복시킨다. 즉 자극을 통하여 막힌 것을 통하게 하고(通), 정체된 것을 흐르도록 하며(活), 이로써 기의 평형 상태가 유지되고, 기의 순환뿐만 아니라 혈액 순환도 원활하게 되어 신진 대사가 촉진된다. 또한 항체 세포가 필요한 만큼 동원되며 호르몬 분비가 촉진된다.

자극의 양은 질병의 양과 같거나 약간 많아야 한다(질병 ≤ 자극).

병의 상태(크기)와 환자의 기의 상태 – 환자의 상태가 자극의 양을 감당하지 못하면 오히려 병이 된다. 그러므로 만성 노인 질환과 같은 때에는 환자의 기를 자극을 수용할 수 있을 만큼 상승시켜 주어야 한다.

2) 침은 신진대사(新陳代謝)를 촉진시킨다

침은 자극을 통하여 기능을 강화하여 노폐물을 배출시키고 부족함을 채운다. 죽은 세포보다 생성되는 세포가 많으면 성장 과정이고, 같으면 정체기이며, 적으면 쇠퇴 과정이다.

일본에 금냉회(金冷會)라는 모임이 있는데 신진대사를 촉진시켜 정력을 키우기 위하여 찬물에 고환을 담그는 모임이다. 찬물에 고환을 담그고 회음(會陰)과 항문에 자극을 주면서 3×12=36번 고환을 쓸어 올리면 정력이 몰라보게 좋아지면서 머리가 돋아난다. 또 날마다 요강에 밤톨만한 뜸쑥을 태우고 그 위에 앉아 있으면 부인병, 항문 질환, 대장 질환이 확 좋아진다. 20일이면 대장 출혈이 멈추고 검은 변이 황금색으로 변한다. 냉도 없어지고 한 달이면 생리통도 없어진다.

격(膈): 신진대사가 막힌 것. 혈격(血膈), 기격(氣膈), 정격(精膈), 수격(水膈), 열격(熱膈), 습격(濕膈), 등이 있고 일반적으로 기격(氣膈)이 가장 많다. 부인병은 거의 혈격(血膈) 때문이다. 혈격(血膈)은 간(肝), 심(心), 비(脾)때문이므로 부인병은 간, 심, 비를 치료한다. 간, 심, 비를 합쳐놓은 혈(穴)이 삼음교(三陰交)이므로 부인병을 치료할 때는 항상 삼음교(三陰交)를 취혈한다.

격(膈)을 뚫어주려면 음양(陰陽)을 통(通)해 주어야 한데 구체적으로는 상하(上下)를 통해주고, 전후(前後)를 통해주고, 좌우(左右)를 통해준다. 음양을 통해주는 기본적인 방법은 사관침(四關鍼)이다 사관은 양(陽)에서 하나 대장(大腸)을 취하고 음(陰)에서 하나 간(肝)을 취한다. 이와 같이 사관침은 신진대사를 촉진하는 기본적인 방법이므로 만병을 치료하는데 쓰인다. 한국 침구사협회는 사관침 놓기 보급운동을 전개하고 있다. 신진대사가 막히면(격(膈)), 울(鬱)이되고, 적(積)이되며, 심하면 붕(崩), 즉 암세포의 조건에 맞고 발암세포가 부착되면 암이 된다. 사관침만 놓을 줄 알면 침은 90% 달성한 것이다.

사관(四關) 가운데 합곡(合谷)은 낙태를 시키는 수가 있으므로 임신부에 있어서는 삼음교(三陰交), 복부(腹部)와 함께 금기(禁忌)이다. 사관침을 잘못 놓으면 벙어리나 귀머거리 등의 합병증을 초래할 수 있다. 이런 것은 옛날 한침을 쓸 때 불결하거나 굽은 침 때문에 간혹 발생한 것이며, 요즈음 쓰는 가는 침으로는 합곡(合谷)에서 후계(後谿)까지 뚫어도 그런 일이 없다. 백만분의 일 정도이다. 그러나 환자에게 미리 충분히 이해시켜야 한다. 또 침을 놓기 전에 전유연시키면 이런 사고가 예방된다. 전유연은 처녀의 젖가슴을 문지르듯 부드럽게 해야 한다.

합병증을 막기 위해 사관(四關) 대신 백회(百會)와 회음(會陰)에 침을 놓는다. 그러나 회음(會陰)은 위치상 취혈이 어려우므로 수지침의 A33과 A1으로 대신하는 것이 좋다. 양지(陽池)와 족삼리(足三里)를 쓰는 경우도 있다.

침치우발증을 예방하기 위해서는 곡지(曲池)를 선취하고, 침이 너무 아파 못 맞는 환자는 액문(液門)을 선취한다.

배꼽(A8)에 바람이 들면 병이 된다. 요즈음 젊은이들이 배꼽티를 입는 것은 좋지 않다. 배꼽티를 입으려면 복대를 대서 배꼽을 보호해야 한다. 일본 사람들은 비록 훈도시를 걸치더라도 복대(하라마키)는 사철 벗지 않는다.

또 이침(耳鍼), 족침(足鍼), 두침(頭鍼), 금사(金絲) 등도 효과가 있으므로 이로써 대신할 수 있다. 이침(耳鍼)은 수족 냉증, 알코올 중독, 금연 등에 좋다. 맨발로 걸어다니는 나라의 사람들은 병이 없는데 족침(足鍼) 효과 때문이다. 모든 장기는 중추신경을 통해 뇌로 연결되기 때문에 전체 본부인 머리에 침을 놓은 두침(頭鍼)도 효과가 좋다. 머리에는 200개 이상의 혈이 있다. 금사(金絲)도 효과가 좋고 두 번이면 허리디스크가 낫지만 치료 후에는 금사(禁絲)(이물질)가 되므로 잘 안 쓴다.

3) 침은 혈구(血球)를 증가시키거나 조절한다

백혈구와 적혈구를 모두 조절한다. 염증성 질환에 비경(脾經)을 치료하는 것은 백혈구를 조절하기 위함이다.

4) 침은 장기(臟器)를 활성화시킨다

당뇨병(糖尿病)을 침으로 치료하는 것은 침이 췌장(膵臟)의 기능을 활성화시켜 혈당(血糖)을 조절하기 때문이다. 당뇨병은 췌장 및 그와 관계가 있는 간(肝), 비(脾)(췌장(膵臟)은 동양의학편에는 없으나 독일의 Voll은 우측(右側)의 비경(脾經)을 췌장경(膵臟經)이라고 하였다), 위(胃), 신(腎), 방광(膀胱)을 치료한다.

간경변도 3주를 치료하면 간세포가 부활된다(간경변은 순수한 커피를 100 ml(50~200 ml)씩 매일 1회 항문에 주입하여 7일 정도 관장하면 효과가 있다(독일)).

5) 침은 불균형을 균형화시킨다

풍(風), 열(熱), 습(濕), 조(燥), 한(寒)의 외적인 원인과 칠정(七情)의 내적인 원인으로 인한 불균형이 평정된다.

음양요법(陰陽療法)으로 균형을 맞춰 주어도 병이 낫지 않은 경우가 있는데 이를 보완하는 것이 경락요법(經絡療法)이다. 그러나 오행(五行)과 경락요법으로 안 되는 병도 있다. 그 예가 화실(火實)−금실(金實)(화극금(火剋金)), 신실(腎實)−심실(心實)(수극화(水剋火))이다. 좌인(左人)과 우인(右人)의 경우도 마찬가지다.

침은 좌와 우, 상, 중, 하초(上, 中, 下焦)를 균형화시킨다.

반위(위암)는 태양인(太陽人)에 많다. 지역적인 식품과의 관계에 따라서 선취 조건이 다르다. 예를 들면 매운 것을 많이 먹는 사람은 폐(肺)를 선취하고 짠 것을 많이 먹는 사람은 신(腎), 방광(膀胱)을 선취한다. 섭생, 체질, 환경이 처방에 중요하다.

이상과 같이 여러 조건에 따라 기를 상승시키는 방법이 다르다.

중국 침법은 경락(經絡) 위주의 침법이지만 우리나라의 침법은 주로 음양오행(陰陽五行) 침법으로 인간을 자연의 축소판으로 본다. 따라서 자연과의 관계를 거스르면 안 된다.

밤 12시 이전의 잠은 12시 이후의 잠의 3배에 해당한다. 따라서 초저녁에 3시간만 자면 온밤을 자는 것과 같다. 나무는 낮에 탄산가스를 섭취하고 산소를 배출하므로 등산은 낮에 해야 하며, 나무는 살살 건드려 주는 것을 좋아한다. 365일은 365혈과 관계가 있고 12지에 따라 기맥(氣脈)이 열리고 닫힌다. 따라서 생활 패턴이 바뀐 현대인에는 자연의 리듬을 맞추지 못해 생기는 병이 많다. 그러므로 침구 치료에는 다음과 같은 사항들을 고려해야 한다.

3. 침구치료에서 고려해야 할 사항

1) 지역(地域)

(1) 외인(外因)

① **열(熱)**: 열대 지방에서는 심(心), 소장(小腸), 심포(心包), 삼초(三焦)를 선취한다. 상대적인 한(寒)도 치료한다.

② **한(寒)**: 신(腎), 방광(膀胱)을 치료한다. 상대적인 심(心)도 치료한다 가장 많이 쓰는 것이 심(心)과 신(腎)이다.

이북과 이남이 처방이 다른 것은 추운 곳과 따뜻한 곳이 차이 때문이다.

③ **조(燥)**: 고산지대. 폐(肺), 대장(大腸)을 치료한다. 미국은 서쪽이므로 이유 불문하고 태연(太淵), 중부(中府), 폐유(肺兪) 등을 치료한다.

④ **습(濕)**: 저지대. 비위(脾胃)를 치료한다.

⑤ **풍(風)**: 간담(肝膽)을 치료한다. 사우디아라비아는 국민의 90%가 디스크가 있다. 따라서 담(膽)을

먼저 치료하고 모자(母子) 관계의 소장(小腸)을 치료한다.

동쪽에서는 간(肝)(풍(風)), 서쪽에서는 폐(肺)(조(燥)), 남쪽에서는 심(心)(열(熱)), 북쪽에서는 신(腎)(한(寒))을 선취한다.

⑥ 온(溫)

2) 계절과의 관계

(1) 계절과 병

계절(季節)	장기(臟器)	원혈(原穴)	유혈(俞穴)	모경(母經)
봄(春)	간(肝)	태충(太衝)	간유(肝俞)	신(腎)
여름(夏)	심(心)	신문(神門)	심유(心俞)	간(肝)
늦여름(長夏)	비(脾)	태백(太白)	비유(脾俞)	심(心)
가을(秋)	폐(肺)	태연(太淵)	폐유(肺俞)	비(脾)
겨울(冬)	신(腎)	태계(太谿)	신유(腎俞)	폐(肺)

봄에는 간(肝)이 가장 허약하므로 춘곤증(春困症)이 잘 오고, 피로, 짜증이 많아진다. 봄에 계속 약을 올리면 간이 나빠져 가을에 금극목(金剋木)으로 죽게 된다. 여름에는 심장(心臟)이 허하고, 늦여름에는 비장(脾臟)이 허하며, 가을에는 폐(肺)가 허하고 겨울에는 신장(腎臟)이 허하다. 계절에 따라 생기는 병은 치료하기 쉽다. 그러나 계절에 맞지 않는 병, 예를 들면 개도 안 걸린다는 여름 감기는 치료하기 어렵다. 각 계절에는 그 계절에 해당하는 장기가 가장 허한 상태이므로 병을 불문하고 해당 장기를 보(補)해 준다. 일반적으로 모혈(募穴), 원혈(原穴), 배유혈(背俞穴)을 쓰는데, 형편에 따라 세 곳을 모두 쓰기도 하고 한 곳 만을 쓰기도 한다. 간단히 가장 많이 쓰는 곳이 배유혈이다.

간병(肝病) 환자는 가을에 치료하기가 힘드는데, 이때는 간을 치료하지 않고 금극목(金剋木)을 하지 못하도록 폐(肺)를 치료한다. 마찬가지로 여름에는 신장병(腎臟病)을 치료하기가 힘들다. 토극수(土剋水)를 못하도록 비(脾)를 치료한다. 여름 감기는 화극금(火剋金)이 원인이므로 심장을 치료한다.

같은 병이라도 계절에 따라 처방이 다를 수 있다. 예를 들어 봄은 간(肝)이 약해지기 쉬운 계절이고, 간이 약해지면 춘곤증이 생긴다. 따라서 봄에는 병을 불문하고 간을 보강하는 치료를 해 주어야 한다. 대개 계절에 따라 다음과 같이 원혈(原穴)과 유혈(俞穴) 및 모경(母經)을 치료해 준다.

모든 것이 허증(虛症)으로 나타나기 때문에 정격(正格)을 쓴다. 즉 봄에는 간정격(肝正格), 여름에는 심정격(心正格), 한여름에는 비정격(脾正格), 가을에는 폐정격(肺正格), 겨울에는 신정격(腎正格)을 쓴다. 그러나 선택하는 혈의 수가 너무 많기 때문에 약치방(略治方)을 쓴다.

감기를 예로 들면:

감기는 폐(肺) 즉 금(金)에 해당한다. 따라서 봄 감기는 금극목(金剋木)을 하지 못하고 금외목(金畏木)하기 때문에 발생한 것이다. 이는 폐(肺)가 허(虛)해져서 감기가 온다는 뜻이다.

그러나 여름 감기는 화극금(火剋金)을 하지 못하고 화외금(火畏金) 때문에 오는 것이므로 이때는 폐실(肺實)이 원인이다. 여름은 뜨겁기 때문에 자연스럽게 화극금(火剋金)이 되지만 폐(肺)가 실하면 화외금(火畏金)이 되는 것이다.

예를 들어 봄 감기는

① 병을 불문하고 기의 소통을 위해서 선취하는 사관(四關), 백회(百會), 양지(陽池) 가운데 사관(四關)을 취하고,

② 침치우발증(鍼治偶發症)을 막기 위한 곡지(曲池)(선택)를 취하며,

③ 금극목(金剋木)을 위한 폐정격(肺正格)을 쓴다. 허즉보기모(虛則補其母) 사기관(瀉其官)의 원칙에 따라 자경(自經)인 폐경(肺經)에서 태연(太淵)(토(土))을 보(補)하고 어제(魚際)(화(火))를 사(瀉)하며, 타경(他經)인 비경(脾經)(토(土))의 태백(太白)(토(土))을 보(補)하고 심경(心經)(화(火))의 소부(少府)(화(火))를 사(瀉)한다. 그러나 이 모두를 다 쓰지 않고 병의 증후에 따라 약치방(略治方)으로 태연(太淵)-어제(魚際)를 쓰기도 하고, 태백(太白)-소부(少府)를 쓰기도 하며, 태연(太淵)-소부(少府)나 태백(太白)-어제(魚際)를 쓰기도 한다.

④ 다음으로 발열, 기침, 콧물 등의 증후에 따라 오수혈(五輸穴)이나 각 혈들의 혈성을 따라 선택한다. 감기는 폐가 원인이므로 폐경에서 취하는 것이 원칙이다.

백인(白人)들은 피부가 희다. 백(白)은 금(金)이고 폐(肺)이다. 따라서 백인들은 폐가 가장 좋은 장기이면서 역으로 나이가 들면 가장 나빠진다. 백인 노인들이 대부분 검버섯이 피는 까닭은 그 때문이다. 폐를 치료하면 검버섯이 없어진다.

(2) 계절과 식품(맛)

계절에 맞는 맛을 내는 식품을 섭취하면 해당 장기가 튼튼해진다. 그러나 지나치면 병이 된다. 봄에는 신맛이 나는 매실이나 딸기 등이 간(肝)을 기르고, 여름에는 쓴나물, 씀바귀, 상추 등의 쓴맛이 심장(心臟)을 튼튼하게 한다. 늦여름에는 수박이나 참외 등 단 과일이 비장(脾臟)에 좋고, 가을에는 고추 등의 매운맛이 폐(肺)를 기르며, 겨울에는 김치 된장같은 저장 가공식품의 짠맛이 신장(腎臟)을 기른다.

요즈음 여름 식품으로 매실 냉면이 나왔는데, 찬것(수(水))과 신맛(목(木))은 모자 관계이어서 여름에는 일반적으로 심허(心虛)가 되기 쉬우므로 좋은 음식이지만 심실(心實)인 사람에게는 해로울 수 있다. 꼬들배기도 마찬가지이다.

(3) 계절과 상관없이 비위(脾胃)를 보(補)한다

모든 기맥에는 위기(胃氣)가 삼분의 이가 들어 있어야 하기 때문이다. 자기의 기(氣)만 있는 진장맥(眞藏脈)은 칼날이나 빨랫줄을 잡는 듯한 느낌이며 병맥(病脈)이다. 물고기 비늘을 거꾸로 만지는 듯한 맥도 진장맥이다. 위장(胃腸)의 원혈(原穴)인 충양(衝陽)을 자극하거나 수지침 A12의 곳을 자극하면 맥상(脈狀)이 달라진다.

3) 음식

채식, 육식, 오행식, 사상체질 음식. 편식을 말고 골고루 먹어야 건강하다.

4) 수면(睡眠)

심허증(心虛症)이나 폐허증(肺虛症)은 밤새 악몽에 시달리며 잠을 못 잔다. 보통 5시간 숙면하면 일상생활에 지장이 없다. 자정 이전의 잠은 새벽잠의 3배와 같다. 그러므로 노인들이 초저녁에 2시간만 숙면하면 문제가 없다. 요새 젊은 사람들은 낮과 밤이 바뀐 생활을 하고 있어 문제이고 음양의 기를 조화시켜 주어야 할 것이다.

5) 습관(習慣)

야행성, 주행성, 다혈질적 성격 등.

체질 개선 - 체질은 바꿀 수 없고 습관을 바꿔 체질에 맞춰야 한다. 습관은 수련을 통하여 얼마든지 억제할 수 있으나 억제된 습관은 돌발 상황에서는 돌출된다.

6) 유전(遺傳)

흔히 넘겨버리기 쉽다.

뇌졸중, 중풍, 고혈압 등의 가족력을 알아낼 때는 환자에게 불쾌감을 주지 않도록 자신의 이야기처럼 묻는다. 예를 들어 "우리 아버지는 중풍으로 돌아가셨는데 집안에 혹시 그런 비슷한 경우는 없었나요"하고 묻는다.

7) 지형(地形)

서쪽이 막힌 지형은 서풍이 지나가지 못하고 마을을 돌게 된다. 그러므로 담실(膽實)이 많다. 담실중풍(膽實中風)은 온 몸이 호랑이가 물어뜯는 듯이 아프다. 족임읍(足臨泣)에 침을 놓으면 이 통증이 없어진다. 표리(表裏) 관계인 간허(肝虛) → 신허(腎虛)도 많을 것으로 생각해야 한다.

정읍은 사방이 막혀 강력범이나 혁명가가 많이 나올 지형이다.

8) 지역의 특산물

어느 지역의 특산물은 대개 그 지역에 잘 생기는 병을 치료한다. 전주 콩나물, 대구 사과, 제주 감귤, 보길도의 후박나무 등등.

9) 환자의 연령과 병력

노인이나 허약한 사람은 침을 잘 참아내지 못한다. 따라서 많은 혈을 취혈하지 말고 조금씩 나누어 치료한다.

10) 감정의 변화(七情)

희(喜)-심(心), 노(怒)-간(肝), 사(思)-심(心)비(脾), 우(優)-폐(肺), 비(悲)-폐(肺)심(心), 공(恐)-신(腎), 경(驚)-심(心) 신영혼백(神靈魂魄).

11) 환자의 사고(思考)

환자가 적극적인 사람이면 침보다 뜸이 좋고, 소극적인 사람이면 뜸보다 침이 좋다. 환자가 긍정적이면 침이나 뜸이 없이도 대화만으로 기를 상승시킬 수 있고, 부정적이면 기의 상승이 어렵다. 매우 부정적인 사람에는 "당신은 죽을 것이니 치료받을 필요도 없이 가라"는 등의 극단적인 말이 "당신에게 치료받으면 나을 줄 알고 왔는데 무슨 소리요"라는 등의 긍정적인 사고를 유도할 수도 있다.

12) 환자의 형색

(1) 환자의 모습과 혈색

① 신색(神色)

하늘은 호흡기를 통하여 오기(五氣)를 주고 땅은 소화기를 통하여 오미(五味)를 준다. 이 오기(五氣)와 오미(五味)가 합쳐져 진액(津液)을 형성하여 이것으로 생명력을 얻는다. 수곡(水穀)의 정기가 오장에 안정되어 있어 혈액의 공급이 원활하게 이루진 것이 생명력이고 이것이 밖으로 나타나는 것이 신색(神色)이다. 즉 양기(陽氣)와 음기(陰氣)에 의해 생명 활동의 근본 에너지인 종기(宗氣)(또는 원기(元氣))가 생성되어 온 몸을 돌고 이것이 외부로 나타나는 것이 신색으로 다음의 세 가지 상태가 있다.

㉮ **득신(得神)**: 종기(宗氣)를 얻은 상태. 형색이 평안하고 고요하며 안정되어 있고 활기가 있으며 눈빛이 살아있다(정채(精彩)). 의식과 언어가 뚜렷하고 맑으며 기육(肌肉)이 정상이고 소화가 잘 되며 건강하다.

㉯ **실신(失神)**: 종기(宗氣)를 잃어버린 상태. 활동 불능 상태이며, 눈이 초점을 잃고 정신이 혼미하고 어지럽다. 형색이 무너져 초췌하고, 숨이 가쁘고, 이유 없이 설사를 하고, 전신 근육이 탈락되어 있으며, 졸도를 하거나 인사불성이 된다. 양손으로 침대나 옷을 더듬고, 눈을 감고 있으나 입은 벌리고 있으며, 소변을 가누지 못한다.

㉰ **가신(假神)**: 환자가 갑자기 눈이 빛나고, 언어가 분명해지고, 소생되는 것처럼 보인다. 불이 꺼지기 직전에 잠시 살아나는 것과 마찬가지이다. 죽기 직전에 일어나는 일로 회복으로 착각하는 수도 있다.

병이 아무리 중해도 신색(神色)이 있는 사람은 치료가 가능하지만, 병이 가벼워도 실신(失神) 상태의 환자는 치료가 어렵다.

② 얼굴의 색택(色澤)

사색(死色): 검고 푸른색이 얼굴 전체에 나타나 색택(色澤)을 잃어버리는 것. 오른쪽 볼에서 청색이 시작하고 턱 있는 쪽에서 검은 색이 시작되어 온 얼굴이 검고 푸른색으로 뒤덮여 빛을 잃고 있다.

(2) 맥진(脈診)

양 팔의 촌구(寸口), 관상(關上), 척중(尺中)맥으로 12장부의 허실을 진단한다.

세 군데에서 사맥(死脈)을 진단한다. 그곳에 맥이 이르지 못한 것(미지(未至))이 사맥(死脈)이고 예후가 좋지 못하다.

① **태계(太谿)**: 신장(腎臟)의 원혈(原穴). 안복사뼈와 아킬레스 힘줄 사이의 맥.

② **태충(太衝)**: 간경(肝經)의 원혈(原穴). 엄지와 둘째 발가락 사이를 더듬어 올라가 움푹하게 멈추는 곳. 간(肝)에는 혼(魂)이 들어있고 신(腎)에는 신(神)이 들어 있다. 맥이 간에 미치지 못하면 죽는다.

③ **충양(衝陽)**: 위경(胃經)의 원혈(原穴). 사맥(死脈)의 진단에 가장 중요한 곳이다. 모든 맥기에는 위기(胃氣)가 2/3 들어 있어야 하기 때문에, 위기가 없는 진장맥(眞藏脈)은 사맥이다. 태충(太衝), 태계(太谿)맥이 있어도 충양(衝陽)맥이 없으면 살 수 없다. 반면에 태충(太衝), 태계(太谿)맥이 없더라도 충양(衝陽)맥이 충실하면 살 수 있다.

(3) 신(神)과 형(形)

신은 있으나 형이 없을 때, 또는 형은 있으나 신이 없을 때는 살 수 없다. 신과 형은 항상 같이 있어야 한다. 간(肝)-청(靑), 심(心)-적(赤), 비(脾)-황(黃), 폐(肺)-백(白), 신(腎)-흑(黑)의 오색이 윤택하면 장기가 튼튼하고 윤기가 없으면 그 장기에 병이 있다.

기(氣)의 형태가 충실하면 형체가 충실하고, 곡기가 왕성하면 기운도 왕성하다. 또 맥이 왕성하면 혈액순환이 잘 된다. 그러나 기는 충실하나 형체가 충실하지 못하거나, 곡기는 왕성한데 기운이 없는 것, 또는 맥은 힘차게 뛰는데 피가 부족한 것 등은 병색이다.

기(氣)가 왕성한데 몸은 찬 것은 상한(傷寒).
기(氣)가 부족한데 몸은 열(熱)이 나면 더위에 상한 것.
걸을 때 힘이 없으면 탈기(脫氣) 상태.
음식을 적게 먹어도 기운이 왕성한 것은 뜨거운 음식을 먹을 때 그럴 수 있다.

이런 것들을 보면서 그 환자가 치료 가능한지를 판단해야 한다.

4. 치료 방향의 설정

경(經)의 성격과 혈(穴)의 성격을 이해하고 병의 원인을 분석하여 치료할 주혈(主穴), 배용혈(配用穴),

보조혈(補助穴)을 결정한다.

1) 경(經)의 성격

경(經)의 성격을 알고 해당되는 경에서 주혈(主穴)을 찾는다.

폐경(肺經): 폐(肺)의 질환에 사용한다. 종기(宗氣)가 폐에서 시작하므로 음식을 먹어도 기운이 없고, 활동하기 힘들고, 체중이 줄어드는 등 원인 모를 탈기 상태는 폐에 문제가 있다고 생각하고 폐를 살펴본다. 한방에서는 폐가 나쁘다고 하면 결핵만을 의미하는 것이 아니고 기능적으로 폐실(肺實)과 폐허(肺虛)가 있다. 폐가 다스릴 수 있는 것은 폐, 피부, 털이다. 따라서 피부의 이상은 반드시 폐경(肺經) 속에서 찾는다.

대장경(大腸經): 폐경(肺經)과 음양(陰陽) 관계가 있다. 대장의 병을 치료하고 항체세포를 생성하는 중요한 기능이 있으므로 피부, 장기, 자궁 등의 악성 종양이나 물혹 등은 대장과의 관계를 생각한다. 항체세포 생성을 촉진시키려면 대장을 보(補)한다: 대장토혈(大腸土穴)(곡지(曲池)), 모혈(募穴)(천추(天樞)).

위경(胃經): 지기(地氣), 곡기(穀氣)의 근본이며 전체 맥기(脈氣)를 주장한다. 따라서 기가 부실하면 위기맥을 찾아본다. 얼굴은 위(胃)에 속하므로 얼굴의 모든 병은 위장(胃腸)에서 찾는다. 예를 들어 여드름은 위열(胃熱) 때문이며, 무슨 병이든 얼굴을 찌푸리고 있으면 위의 병이므로 위장 치료가 우선이다.

비경(脾經): 자꾸 고민하고, 사색하고, 근심하는 것은 비장과 관계가 있다. 또 비(脾)는 조혈과 관계가 있으며 혈구를 조성하고 백혈구나 적혈구의 밸런스를 맞춰준다. 따라서 염증성 질환은 비장을 생각한다. 예를 들어 맹장염은 비장을 억제해 준다.

심경(心經): 심장은 장기의 어른이다. 순환기 질환, 흉곽의 질환, 정신 상태의 기능이 온전치 못할 때는 심장에서 찾는다.

소장경(小腸經): 소장에는 거의 큰 병이 없다. 그러나 소장과 가장 관계가 깊은 것은 관절이므로 모든 관절염이나 류마티스, 디스크 같은 관절과 척추 질환은 소장을 생각한다.

방광경(膀胱經): 수기(水氣)에 대한 병. 지배 영역이 넓고 크다. 눈(정명(睛明)), 앞이마, 상두, 후두, 남녀 생식기, 하퇴부를 지배한다. 일반적으로 혈전, 충혈, 종양 등 뇌 질환 일체와 양쪽 척추를 중심으로 중추신경을 다스린다. 따라서 좌골신경통이나 디스크는 방광에서 찾는다. 열 두 장기와 혈액 림프 등을 등에 있는 배유혈(背兪穴)에서 관장하므로 배유혈만 치료해도 6장 6부를 치료할 수 있다.

신경(腎經): 신장은 폐(肺)에서 수기(水氣)를 저장했다가 아래로 보내는 역할을 한다. 신수(腎水)는 충분히 하수구로 빠져나가야 하나 그러지 못하면 역상(逆上)하게 되어 허리, 옆구리, 간(肝), 폐(肺)까지 뻗치고 아프다. 복수나 부종은 신경(腎經)으로 치료한다.

심포경(心包經): 추상적으로 관상동맥(冠狀動脈)을 지배한다. 흉곽부 일체와 관상동맥은 심포에서 찾는다.

삼초경(三焦經): 상중하초(上中下焦)를 관장하므로 온 몸의 병과 모두 관계가 있다. 삼초는 거의 무시하고 많이 쓰지 않으나 삼초경의 원혈(原穴) 양지(陽池)는 어떤 병에도 중요하다.

담경(膽經): 일반적으로 통증을 다스린다. 몸의 측방, 측두, 귀를 다스린다. 정신적으로 결단력이 없는 사람에게도 사용한다.

간경(肝經): 소화불량 등 일체의 신경성 질환, 과민성 질환, 심장 질환을 치료한다.

이와 같이 경의 성격을 알아서 12경 가운데에서 주혈(主穴)을 찾는다.

2) 선취혈(先取穴)

백회(百會): 365혈을 한 자리에 묶어 놓은 통치혈(統治穴)이기 때문(모두 百, 모을 會).

합곡(合谷): 사관(四關)과 함께 취혈하나 합곡을 선취(先取)한다.

양지(陽池): 육장 육부가 삼초(三焦)에 모두 들어있으므로 삼초의 기를 평정하지 않고는 치료가 되지 않는다. 양지는 삼초의 원혈(原穴)이므로 선취. 이유 불문하고 양지를 선취하고 나머지 혈을 취하는 사람도 있다. 양지는 태극침법(太極鍼法)에 포함된다. 자궁후굴(子宮後屈)은 좌양지(左陽池)에 침 세 번이면 자궁이 바로 서서 요통이 없어진다.

※ **태극침법(太極鍼法):** 백회(白會), 양지(陽池)(좌(左)), 족삼리(足三里)(좌(左)), 중완(中脘), 관원(關元)(단전(丹田))에 침을 놓는다. 병의 근본을 잘 알 수 없을 때 태극침법(太極鍼法)을 쓰면 알 수 있다. 병이 중하면 모든 기가 흐트러진 바둑알처럼 흐트러져 버려 해당 장기에 들어가지 못하고 아무 곳이나 가까운 데로 들어간다. 이럴 때 태극침법(太極鍼法)을 쓰면 기가 자기 경락을 찾아 들어가므로 병의 근본을 알 수 있다.

머리에는 백회(百會), 손발에는 양지(陽池), 족삼리(足三里)가 중요하고, 복부에는 중완(中脘), 관원(關元)이 중요하다. 중완(中脘)은 머리에서 기를 끌어내릴 때 균형이 맞으면 그 이상 내려오지 못하게 하는 작용을 한다. 따라서 족삼리(足三里)를 쓸 때는 꼭 중완(中脘)을 쓴다.

족삼리(足三里)와 양지(陽池)는 좌측(左側)만 쓰는 까닭은 기(氣)가 좌측에서 시작하기 때문이다.

관원(關元) 대신 기해(氣海), 석문(石門)을 쓰기도 한다. 이는 단전(丹田)이 어디인지 확실하게 언급되어 있지 않기 때문이다. 석문(石門)은 여자가 석녀(石女)가 될 수 있는 혈(穴)이고, 음기(陰氣)와 양기(陽氣)가 함께 모여 작용하는 곳이 관원(關元)이므로 관원(關元)이 단전(丹田)일 것으로 생각된다.

중완(中脘)은 옛날에는 손(損) 없는 날을 받아 침을 놓았고, 전날에는 정한수로 목욕제계하여 몸을 깨끗이 하였다. 침을 놓은 후에도 조심스럽게 지켜보고 발침 후에 아무 일이 없으면 휴유하고 한숨을 쉴 정도로 어려운 혈이었다.

또 양지(陽池)에 침을 잘 못 놓으면 곰배팔이, 족삼리(足三里)에 잘 못 놓으면 백치가 되는 수가 있다. 그러므로 태극침법(太極鍼法)이 비밀스럽고 이로 인하여 사양길에 들어섰던 것이다.

위의 모든 혈보다 먼저 취하는 것이 침치우발증(鍼治偶發症)의 방지를 위한 곡지(曲池)이다. 침치우발증이 발생하면 ① 환자를 반듯이 눕히고, ② 가슴을 풀고, ③ 머리를 낮추고, ④ 더운물을 먹인 후, ⑤ 좌족삼리(左足三里) 혹은 양쪽 족삼리(足三里)에 침을 놓으면 일어난다. 일단 침의 후유증이 생기고 나면 그 병은 낫는다.

군사 정전위원회 북측 대표였던 인민군 중장 이상조가 소련에서 오전에 죽었다가 좌족삼리(左足三里)에 강자극을 받고 오후에 살아난 일화도 있다.

일반적으로 졸도했을 때의 회생혈은 백회(百會), 인당(印堂), 인중(人中), 회음(會陰), 십정혈(十井穴)이다. 소아 경풍(驚風)은 십정혈(十井穴), 인당(印堂), 인중(人中)에서 피가 안 나오면 소생이 불가능하다. 이 중 어느 곳에서나 피가 나오면 소생된다.

졸도는 기가 위로 올라가거나, 내려오거나, 막혀서 발생하는데 침치우발증은 기가 위로 올라가 발생한 것이다. 그러므로 족삼리(足三里)(左)에 침을 놓는 것이다.

건장한 젊은이가 환도(環跳)에 침을 맞고 졸도해서 족삼리(足三里)에 침을 맞고 소생한 일이 있다.

선취혈로 백회(百會), 합곡(合谷), 양지(陽池)는 필수혈이며 곡지(曲池)는 선택 사항이다. 한국인에게는 사관(四關) 못지 않게 양지(陽池)가 잘 맞는다.

사관침(四關鍼)은 순서(남좌여우(男左女右))가 맞지 않으면 전혀 효과가 없고, 또 전체를 취하지 않으면 효과가 없다.

3) 섭생, 체질, 환경을 고려한 취혈

선취혈 다음에는 환경 등을 고려해서 취혈한다. 성질이 급한 사람은 간화사(肝火瀉)를 먼저하거나 간화사(肝火瀉) + 심화사(心火瀉)한다.

간암에는 간승격(肝勝格) → 간정격(肝正格) → 간정격(肝正格) 계속, 또는 다시 간승격(肝勝格)으로 치료한다.

4) 주병(主病)에 따라 취혈

해당 장기의 원혈(原穴), 모혈(募穴)을 취혈한다.

상한(傷寒)은 전이되는 병으로서, 같은 증상의 병이라도 첫째 날과 10일 째의 치료가 다르다.

침을 잘 못 놓으면 병은 나으나 일년 후에 죽는다.

현재의 장기 가운데 육음(六淫) 칠정(七情)의 원인을 찾아내야 한다. 예를 들어 부모가 사망해서 생긴 병이면 애통해서 병이 난 것이다.

5) 주소증(主訴症)

원인 다음에는 경락상(經絡上) 어디를 다스릴 것인가를 생각해서 취혈한다. 두통의 원인이 감기인지 축농증인지에 따라 취혈이 다르다.

취혈의 원칙은 좌병우취(左病右取)하고, 원방처리(遠方處理)한다. 즉 왼쪽이 아프면 오른쪽에 침을 놓고 머리가 아프면 다리에 침을 놓는다. 하나의 병을 치료할 때 경(經)은 2개중 하나, 혈(穴)은 5개중 2개를 선택한다. 한자(漢字)로 혈의 이름이 무엇을 뜻하는지를 고려하여 취혈한다.

알레르기: 찬물 - 비정격(脾正格), 약물 - 간승격(肝勝格), 신경성 - 간승격(肝勝格)을 쓴다.

6) 병인(病因)

병의 원인이 무엇인가를 고려하여 취혈한다.

신경성 혹은 과민성 질환: 간(肝)이 과민한 현상이기 때문에 간을 억제한다. 금극목(金剋木)의 원리로 간경(肝經)의 금혈(金穴)인 중봉(中封)에 침을 놓거나 간승격(肝勝格)을 쓴다. 수지침에서는 간단히 명혈(命穴)(정경침의 원혈(原穴), F5, N5등 모두 끝마디에 있다)을 치료하며 허실(虛實) 불문하고 보사(補瀉)하지 않는다. 서암봉을 쓸 경우에는 항상 금색을 사용한다.

염증성 질환: 비(脾)를 억제한다. 비의 목혈(木穴)인 은백(隱白)(목극토(木剋土)) 또는 비승격(脾勝格).

세균성 질환: 대장(大腸)을 보(補)한다. 대장의 토혈(土穴)인 곡지(曲池)(토생금(土生金)).

원기부족(元氣不足): 폐(肺)를 보(補)한다. 폐의 토혈(土穴) 태연(太淵)(토생금(土生金)).

고민, 망상: 비(脾)를 억제한다. 비의 목혈(木穴)인 은백(隱白)(목극토(木剋土)) 또는 비승격(脾勝格).

공포, 두려움: 신장(腎臟)을 억제한다. 신장의 토혈(土穴) 태계(太谿)(토극수(土剋水)).

정격(正格)이나 승격(勝格)을 쓸 경우에는 자경(自經)과 타경(他經)을 같이 치료해준다.

어떤 목사는 모든 환자를 옷을 벗기고 12 배유혈(背兪穴)에 침을 놓고 내버려둔다. 육장 육부를 치료함으로써 병을 치료하는 것이다. 유태우씨는 어떤 조건이든 12 모혈(募穴)을 치료한다. 역시 같은 원리이다. 정경침에서는 각 경락의 대표혈인 원혈(原穴)을 쓴다.

예를 들어 위산과다의 경우 원인 치료를 먼저 한 다음 제산(除酸)시켜주는 것이 원칙이다. 원인이 신경성이면 간승격(肝勝格)을 쓴 다음 족삼리(足三里)를 써서 제산시킨다. 족삼리에 침을 놓으면 처음 약 5분간은 증상이 악화되어 통증이 더 심해지나 그 다음에는 제산되어 편안해진다.

7) 오행(五行)

어느 장기에도 목(木)풍(風), 화(火)열(熱), 토(土)습(濕), 금(金)조(燥), 수(水)한(寒)이 있어 상생(相生)과 상극(相剋)을 통해 균형을 이룬다.

자경(自經)에서도 치료하고 타경(他經)에서도 치료한다.
예). 폐실증(肺實症): 실즉사기자(實則瀉其子) 보기관(補其官)

자경(自經): 폐(肺)수(水)(−), 폐(肺)화(火)(+)
타경(他經): 신(腎)수(水)(−), 심(心)화(火)(+)

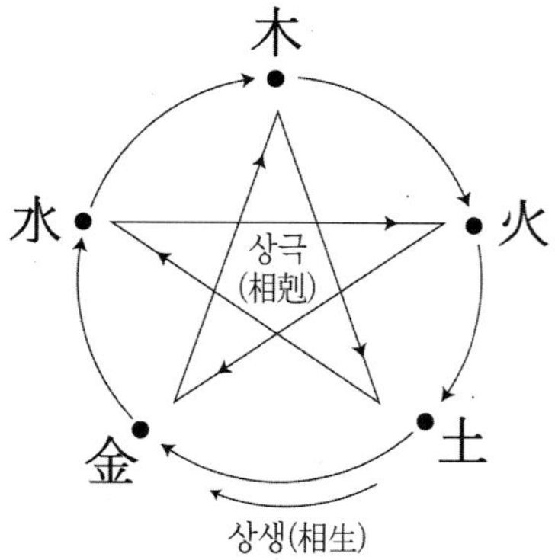

그림1-9.

오행(五行) 치료는 12경락에서 5혈씩 60혈로 치료한다. 상생(相生)과 상극(相剋) 관계를 이용하여 조화를 이루어준다. 승격(勝格)과 정격(正格) 육음(六淫)(풍격, 열격, 습격, 조격, 한격)을 쓴다.

정격은 허즉보기모(虛則補其母)하고 사기관(瀉其官)하며, 승격은 실즉사기자(實則瀉其子)하고 보기관(補其官)한다. 보기모(補氣母)하여 자(子)를 극(剋)하여 사기자(瀉其子)의 효과를 대신하기도 한다.

오수혈(五輸穴)과 오행(五行)과의 관계는 다음과 같다.

	정(井)	영(滎)	수(輸)	경(經)	합(合)
음장기(陰臟器)	간(肝)	심(心)	비(脾)	폐(肺)	신(腎)
오행(五行)	목(目)	화(火)	토(土)	금(金)	수(水)
양장기(陽臟器)	담(膽)	소장(小腸)	위(胃)	대장(大腸)	방광(膀胱)
오행(五行)	금(金)	수(水)	목(木)	화(火)	토(土)

수지침에서는 그림1-10과 같다.

온 몸이 안 아픈 곳이 없고 질병 투성이인 경우는 한 장기의 질환이 다른 장기에 영향을 미치는 경우일 수도 있고, 날짜와 시간에 따라 병을 일으키는 장기가 달라지는 경우도 있다. 상한(傷寒) 환자는 1일째와 7일째가 아픈 장기가 다르다. 또 오래된 병이 전이된 경우도 있다. 심허중풍(心虛中風)은 심허(心虛) → 폐실(肺實) → 간허(肝虛) → 비실(脾實) → 신허(腎虛) → 심실(心實)로 한 바퀴 돌면 치료를 안 해도 저절로 낫는다.

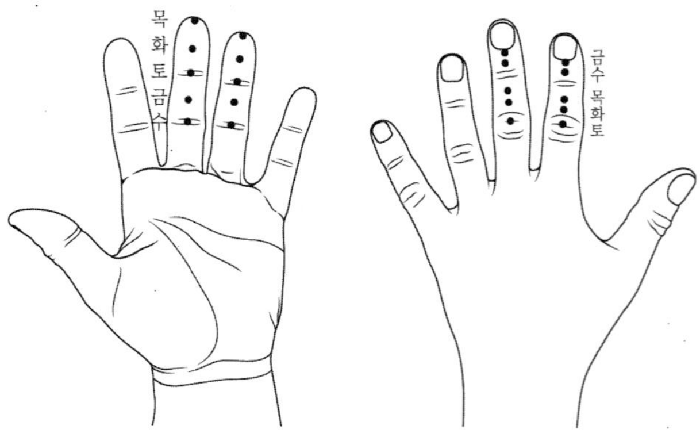

그림1-10.

8) 혈(穴)의 특성

① **혈성(穴性)**: 365혈마다 개규(開竅), 소풍(疏風), 통경(通經), 등등의 독특한 혈성(穴性)이 있다. 그 혈성에 해당하는 병의 주혈(主穴)이 된다.

예) 족임읍(足臨泣): 통증을 제거하는 혈로 편두통의 주혈(主穴)이다. 태양(太陽), 중완(中脘) 등은 보조혈(補助穴)이나 배용혈(配用穴)이다.

단본침법(單本鍼法)은 침 하나만으로 치료하는 것을 말한다.

예) 속쓰림-지양(至陽), 두통-낙각(洛却), 복통-양구(梁丘). 단본침법으로는 완치가 안되거나 재발하므로 보조혈과 배용혈을 쓴다.

9) 질병의 주지소(12장부)

육장(六臟)의 병: 간(肝), 심(心), 비(脾), 폐(肺), 신(腎), 심포(心包) – 장회(臟會)(장문(章門)).
육부(六腑)의 병: 담(膽), 소장(小腸), 위(胃), 대장(大腸), 방광(膀胱), 삼초(三焦) – 부회(腑會)(중완(中脘)).
기(氣)의 병: 기회(氣會)(전중(膻中)).
혈(血)의 병: 동맥(動脈), 정맥(靜脈), 혈액(血液)의 병 – 혈회(血會)(격유(膈兪)).
근육(筋肉)의 병: 근(筋)과 육(肉)의 병 – 근회(筋會)(양릉천(陽陵泉)).
맥(脈)의 병: 동맥(動脈), 정맥(靜脈), 부정맥(不整脈) – 맥회(脈會)(태연(太淵)).
골(骨)의 병: 골(骨) 이상(異狀), 골절(骨折) – 골회(骨會)(대저(大杼)).
수(髓)의 병: 뇌수(腦髓), 골수(骨髓) – 수회(髓會)(현종(懸鐘)).

10) 주치혈(主治穴)의 선택(위염(胃炎)의 예를 들어)

① 모든 병이 기(氣)의 부조화, 격(膈), 울(鬱), 체(滯), 등으로 순환이 안된 것이므로 사관통(四關通)한다

합곡(合谷)–태충(太衝), 합곡(合谷)–행간(行間), 합곡(合谷)–공손(公孫) 가운데 합곡(合谷)–공손(公孫)을 쓴다. 이때의 합곡(合谷)은 모두 제1합곡이다. 공손(公孫)혈의 혈성(穴性)인 청열(淸熱)을 이용하기 때문이다. 스트레스에 의한 위염일 때는 간이 스트레스를 다스리기 때문에 합곡(合谷)–태충(太衝)을 쓴다.

② 12장부의 허실을 보아 선택한다

실즉사기자(實則瀉其子), 허즉보기모(虛則補其母)–위염은 위실(胃實)이므로 위경(토(土))의 금혈(金穴)(여태(厲兌))이 주치혈(主治穴)이 된다.

③ 해당 장기의 혈성(穴性)에 의해 선택한다

위염(胃炎)은 위장, 비장, 대장에서 취혈.
토생금(土生金)이므로 여태(厲兌)가 주치혈(主治穴)이 되어야 하나 혈성(穴性)상 청위설열(淸胃泄熱)의 성질을 가진 내정(內庭)을 취한다.

④ 증후(症候)에서 주치혈(主治穴)을 찾는다.

복통이 심하면 위의 극혈(郄穴)인 양구(梁丘).
두통이 심하면 기가 머리에 상충된 것이므로 합혈(合穴)을 찾는다 – 족삼리(足三里), 척택(尺澤), 곡지(曲池), 소해(少海), 소해(小海). 위염에 의한 두통이므로 족삼리(足三里). 여기에 중완(中脘)과 머리의 나쁜 열을 씻어주는 견정(肩井)을 더한다. 대장의 곡지(曲池)를 쓸 수도 있다.

⑤ 오행(五行)

위승격(胃勝格).

⑥ 상극(相剋)

목극토(木剋土)를 이용한 함곡(陷谷): 병이 정지되었을 때 본혈(本穴)을 치료한다.

화극금(火剋金)을 이용한 해계(解谿): 병이 계속 진행될 때는 자혈(子穴)을 치료한다.

⑦ 계절 등의 요인을 고려한다

가을이면 곡지(曲池) 대신 척택(尺澤).

5. 침구치료의 법칙

질병의 증상이 다양하고 발생 기전도 여러 가지이므로 침구 치료의 효력을 극대화시키기 위해서는 일정한 원칙을 지키는 것이 좋다.

1) 허보실사(虛補實瀉)

허(虛)하면 보(補)하고 실(實)하면 사(瀉)한다. 실(實)은 사기(邪氣)가 왕성하고 허(虛)는 정기가 쇠약한 것이다. 질병은 이 두 가지 상태에서 발생하므로 그 병의 주 원인이 정기의 허약인지 사기의 왕성인지를 구별하여 적절히 보사(補瀉)한다. 음양오행의 법칙에 따라 자경(自經)과 타경(他經)에서 보사한다.

2) 청열산한(淸熱散寒)

열증(熱證)은 청열(淸熱)하고 한증(寒證)은 온한(溫寒)한다.

질병의 성질에는 열증(熱證)과 한증(寒證)의 두 종류가 있다. 열증(熱證)에는 청법(淸法)을 사용하고(치열이한(治熱以寒)), 한증(寒證)에는 온법(溫法)을 사용한다(치한이열(治寒以熱). 침과 뜸을 사용하여 청열시키고 온한시킨다.

3) 표본(標本)과 완급(緩急)

표(標)는 현상이고 본(本)은 본질이다. 즉 병의 원인은 본(本)이고 증상은 표(標)이다. 또 정기(正氣)는 본이고 사기(邪氣)는 표이며, 내장은 본이고 체표는 표이며, 장부는 본이고 경락은 표이다. 본(本) 치료는 질병을 근본적으로 치료하는 방법이며, 질병이 급하지 않을 때에는 본병을 치료하고(완즉치본(緩則治本), 표병이 본병보다 급할 대는 먼저 표병을 치료한 후에 본병을 치료한다(급즉치표(急則治標).

4) 국소치료와 경락치료

일반적으로 국소 증상에 대해서는 국소적인 치료를 실시한다. 입이 벌어지지 않을 때 지창(地倉)과 협거(頰車)를 취하고, 코가 막힐 때는 영향(迎香)과 거료(巨髎)를 취하며, 머리가 아플 때는 백회(百會)와 태양(太陽)을 취하는 방법 등이 이에 속한다. 병인 병기에 대한 대책으로 그 병이 소속된 경락의 혈에 치료를 하는 것이 경락 치료이다. 국소 치료와 경락 치료를 겸하면 효과가 좋은 경우가 많다.

5) 동병이치(同病異治), 이병동치(異病同治)

같은 병일지라도 병인 병기가 다를 경우에는 다른 방법으로 치료하고, 다른 병일지라도 병인 병기가 같으면 같은 방법으로 치료를 하는 것이다.

6) 계절, 기후, 거주 지역, 나이, 체질 등

앞서 설명한 것처럼 이와 같은 요인들을 고려하여 치료해야 좋은 효과를 얻을 수 있다.

6. 혈의 선택

1) 근부선혈(近部選穴)

가까운 곳의 혈을 선택한다. 이는 병든 장부나 지체 오관, 또는 가까운 부위의 혈을 선택하여 치료하는 것이다. 두통에 백회(百會)와 태양(太陽)을 취하고, 위통에는 중완(中脘) 양문(梁門),을 취하며, 무릎병에는 독비(犢鼻) 양릉천(陽陵泉)을 취하는 등이다.

2) 원부선혈(遠部選穴)

먼 곳의 혈을 선택한다. 병든 곳에서 먼 곳을 취하는 방법으로 위쪽의 병은 아래에서 취하고, 아래쪽의 병은 위에서 취하며, 허리의 병은 오금에서 취한다.

3) 자경선혈(自經選穴)

자경(自經)에서 먼 곳의 혈을 선택하여 치료한다. 즉 내장의 병은 내장에 소속된 경맥의 혈을 취하여 치료한다(해수, 천식-폐경(肺經)의 열결(列缺), 척택, 태연(太淵), 위통-족삼리(足三里), 상거허(上巨虛)). 또 오관(五官)의 병은 본 기관과 서로 통하는 경맥의 혈을 선택한다(귀병-족임읍(足臨泣), 중저(中渚), 외관(外關), 눈병-광명(光明), 액문(液門)).

4) 타경선혈(他經選穴)

질병의 발전 과정에서 어느 한 장부에만 국한되지 않고 다른 장부와 경락에 영향을 미치게 될 때 자경뿐만 아니라 타경에서도 취혈한다. 변증론치(辨證論治)에 근거해서 아주 복잡한 병을 치료하는 상용 방법이다.

5) 변증선혈(辨證選穴)

어느 한 질병을 상대로 혈의 주치 기능과 더불어 서로 다른 증후에 따라 혈을 선택하여 치료하는 방법이다. 혈성(穴性)에 따라 취혈한다(대추(大椎)-해열(解熱), 신문(神門)-안신(安神), 태충(太衝)-소간(疎肝).

6) 의시선혈(依時選穴)

시간에 따라 다른 혈을 선택한다. 천인상응(天人相應)과 장기법시(臟器法時)의 이론에 따른 것이다. 침구로 치료하기 힘든 병에 사용될 때 특수한 의의가 있다.

7) 동질성(同質性)이나 표리(表裏)관계 선혈

소장경(小腸經)과 방광경(膀胱經)은 같은 태양(太陽)으로 동질성이 있다. 그러나 수태양(手太陽) 소장경(小腸經)은 열(熱)이고 족태양(足太陽) 방광경(膀胱經)은 한(寒)이다. 소장의 열(熱)을 방광의 한(寒)이 식혀주고, 반대로 방광의 한을 소장의 열이 덥혀 주어 중화시킨다. 그러나 상하 교류가 막히면(격(膈)) 이런 작용을 못한다. 상단전(전중(膻中)), 하단전(기해(氣海))이 막히면 상하 교류가 안되고 대추(大椎)가 막히면 좌우 교류가 안 된다.

표리(表裏)관계가 있는 장기는 하나가 실(實)이면 하나는 허(虛)이다. 수태양(手太陽) 소장(小腸)에 병이 있으면 수태음(手太陰) 폐(肺)의 병이 있을 수 없다. 즉 화극금(火剋金)이므로 심실(心實) → 폐실(肺實)은 있을 수 없다. 그러나 좌인(左人)과 우인(右人)이 다르면(좌심열(左心熱)/우신한(右腎寒)) 가능하다. 좌심실(左心實), 우폐허(右肺虛)로 고혈압(高血壓)이 된 환자는 좌병(左病)과 우병(右病)을 따로따로 치료해야 한다.

7. 배혈(配穴) 방법

1) 전후배혈(前後配穴)

복배(腹背) 음양배혈법이라고도 한다. 흉복부와 배부(背部)의 혈을 배합하여 음양의 조화를 이루는 법이다. 모혈(募穴)과 배유혈(背兪穴)을 배합하는 방법도 여기에 속한다.

2) 상하배혈(上下配穴)

허리 위쪽과 허리 아래쪽을 상응하여 배혈하는 방법이다. 상병하취(上病下取) 또는 하병상취(下病上取)하거나 상하를 배합한다.

3) 좌우배혈(左右配穴)

좌병우취(左病右取) 또는 우병좌취(右病左取)한다. 경락의 분포가 대칭으로 되어 있으므로 내장의 병에는 좌우를 동시에 배합한다.

4) 표리배혈(表裏配穴)

장부와 경락의 음양 관계(표리 관계)를 근거로 한 것이다. 즉 어느 한 장부의 경맥에 병리 변화가 생기면 그 표리 경맥의 혈을 배합하여 치료하는 것이다. 음경(陰經)의 병은 양경(陽經)에서도 취하고 양경(陽經)의 병은 음경(陰經)에서도 취한다(폐(肺)의 병-합곡(合谷), 태연(太淵), 위장병-족삼리, 공손(公孫)).

5) 자경배혈(自經配穴)

오장육부에 병이 생기면 그 장부가 소속된 경맥의 혈을 취하여 치료한다. 오관(五官)의 병은 그 기관과 상통되는 경맥의 혈을 취한다.

6) 원근배혈(遠近配穴)

병소 가까운 곳과 먼 곳의 혈을 선택하여 배합한다(위병: 중완(中脘), 위유(胃兪)-족삼리(足三里), 내관(內關), 공손(公孫)).

8. 특정혈의 응용

모든 경(經)에는 공통된 혈성(穴性)을 가진 오수혈(五輸穴)과 요혈(要穴)이 있다. 경락이 속하는 장부는 다르지만 그 특성은 공통되어 있다.

1) 오수혈(五輸穴)

모든 경락에는 정(井), 영(榮), 수(輸), 경(經), 합(合)의 오수혈(五輸穴)이 있고 각 혈마다 자기가 속해 있는 경락에서의 공통된 특성을 가지고 있다. 기(氣)가 소생하여 점차 커져 가는 모양을 샘(정(井)), 우물(영(榮)), 개천(수(輸)), 강(경(經)), 바다(합(合))에 비유하기도 한다.

정(井): 기(氣)를 생성하는 곳으로 수류(水流)의 원천(源泉)과 같다고 하여 정(井)이라고 한다. 나쁜 기가 생성되면 병이 생기며, 물이 나쁘면 품어 내야 하는 것처럼 나쁜 기는 사혈(瀉血)해서 뽑아낸다.
응급치료혈(應急治療穴)이고 기사회생혈(起死回生穴)이다. 뇌일혈 고혈압 등 급할 때 사혈(瀉血)한다. 거의 손끝과 발끝에 있다.

12경 오수혈(五輸穴) 조견표(早見表)

	수태음 手太陰 폐경 肺經	수궐음 手厥陰 심포경 心包經	수소음 手小陰 심경 心經	수양명 手陽明 대장경 大腸經	수소양 手小陽 삼초경 三焦經	수태양 手太陽 소장경 小腸經	족양명 足陽明 위경 胃經	족소양 足少陽 담경 膽經	족태양 足太陽 방광경 膀胱經	족태음 足太陰 비경 脾經	족궐음 足厥陰 간경 肝經	족소음 足小陰 신경 腎經
정井	소상 少商	중충 中衝	소충 少衝	상양 商陽	관충 關衝	소택 少澤	여태 厲兌	규음 竅陰	지음 至陰	은백 隱白	태돈 太敦	용천 湧泉
영滎	어제 魚際	노궁 勞宮	소부 少府	이간 二間	액문 液門	전곡 前谷	내정 內庭	협계 俠谿	통곡 通谷	대도 大都	행간 行間	연곡 然谷
수輸 원原	태연 太淵	태릉 太陵	신문 神門	삼간 三間 합곡 合谷	중저 中渚 양지 陽池	후계 後谿 완골 腕骨	함곡 陷谷 충양 衝陽	임읍 臨泣 구허 丘墟	속골 束骨 경골 京骨	태백 太白	태충 太衝	태계 太谿
경經	경거 經渠	간사 間使	영도 靈道	양계 陽谿	지구 支溝	양곡 陽谷	해계 解谿	양보 陽輔	곤륜 崑崙	상구 商丘	중봉 中封	부류 復溜
합合	척택 尺澤	곡택 曲澤	소해 少海	곡지 曲池	천정 天井	소해 小海	삼리 三里	양릉천 陽陵泉	위중 委中	음릉천 陰陵泉	곡천 曲泉	음곡 陰谷

영(滎): 해당 장기의 기가 번성하는 곳, 즉 변압기와 같은 역할을 하는 곳이다. 간헐열(間歇熱)을 치료한다.

유(俞): 수(輸)와 같은 뜻으로 모자라는 기를 밖에서 보충한다. 체중절통(體重節痛)을 치료한다. 거의가 손목 발목에 있다.

경(經): 맥의 기가 통행하는 것으로 직행자(直行者)이다. 즉 기가 속히 목적지까지 간다. 한열(寒熱)이 교차되는 것을 치료한다(말라리아, 간암).

합(合): 맥기(脈氣)가 장부(臟腑)에 모여 있는 곳으로 두 개 이상의 골짜기에서 온 기가 합친 곳이다. 역기(逆氣)를 사(瀉)한다. 팔꿈치와 무릎에 있다. 모든 병은 거의 역기 때문에 생기기 때문에 합혈(合穴)이 중요하다.

오수혈은 오수혈의 혈성 이외에도 자기 고유의 혈성이 있다.

2) 요혈(要穴)

① **모혈(募穴)**: 해당 장기에 필요한 기(氣)를 모아 두는 곳. 해당 장기의 기가 운행하는 시간(예, 폐: 3~5시)에 모아 둔다. 그 시간에 모아두지 못하면 허(虛)가 된다. 해당 장기의 기를 원활히 운행할 수 있는 기의 보급 창고이다. 12장부의 모혈중 6개는 임맥에 있으며, 3개는 자경(自經)에 있고, 나머지 3개는 타경(他經)에 있다.

② **배유혈(背俞穴)**: 척추 양 옆 1.5촌(寸)으로 배열되어 있다. 전부 방광경에 있다.

③ **낙혈(絡穴)**: 12개의 장부에 기가 골고루 흐를 수 있도록 옮겨주는 혈. 분기점. 분기점이 제대로 일을 못해서 생기는 병을 낙혈병이라고 하며, 낙혈병은 낙혈로만 치료한다. 혹은 소장의 낙혈병으로 소장의 낙혈인 지정(支正)으로 치료한다. 15혈이 있다(12장부 + 임맥(任脈) + 독맥(督脈) + 비장(脾

유혈(兪穴) 모혈(募穴) 장부(臟腑) 배속표

장부(臟腑)	유혈(兪穴)	모혈(募穴)	장부(臟腑)	유혈(兪穴)	모혈(募穴)
심(心)	심유(心兪)	거궐(巨闕)	담(膽)	담유(膽兪)	일월(日月)
간(肝)	간유(肝兪)	기문(期門)	위(胃)	위유(胃兪)	중완(中脘)
비(脾)	비유(脾兪)	장문(章門)	대장(大腸)	대장유(大腸兪)	천추(天樞)
폐(肺)	폐유(肺兪)	중부(中府)	소장(小腸)	소장유(小腸兪)	관원(關元)
신(腎)	신유(腎兪)	경문(京門)	삼초(三焦)	삼초유(三焦兪)	석문(石門)
심포(心包)	궐음유(厥陰兪)	전중(膻中)	방광(膀胱)	방광유(肪胱兪)	중극(中極)

臟)에 대락(大絡)을 추가). 낙혈(絡穴)에서 또 분리되는 점을 손락(孫絡)이라 하며, 부락(浮絡)은 살이 두툼하게 올라와 있는 것이 보이고, 혈락(血絡)은 멍든 것처럼 파랗거나 빨갛게 보인다. 손락(孫絡), 부락(部落), 혈락(血絡)은 그 수가 얼마인지 아무도 모른다.

④ **원혈(原穴)**: 으뜸혈. 대표혈. 해당장기의 기의 허실을 분별한다. 병을 진단하고 치료한다. 실(實)이든 허(虛)든 항상 보(補)만 한다.

⑤ **극혈(郄穴)**: 틈바구니. 좁고 깊다. 급성 질환을 치료한다.
예) 공최(孔最)(폐(肺)): 치통(痔痛)과 각혈(咯血); 양구(梁丘)(위(胃)): 급성 복통

극혈표(隙穴表)

수手	수태음 폐(肺)	공최(孔最)	수手	수태양 소장(小腸)	양로(養老)
삼三	수소음 심(心)	음극(陰隙)	삼三	수소양 삼초(三焦)	회종(會宗)
음陰	수궐음 심포(心包)	극문(郄門)	음陰	수양명 대장(大腸)	온류(溫溜)
족足	족태음 비(脾)	지기(地機)	족足	족태양 방광(膀胱)	금문(金門)
삼三	족소음 신(腎)	수천(水天)	삼三	족소양 담(膽)	외구(外丘)
음陰	족궐음 간(肝)	중도(中都)	음陰	족양명 위(胃)	양구(梁丘)

⑥ **팔회혈(八會穴)**: 팔회혈은 8개 수혈의 주치(主治)에 근거하여 이름을 붙인 것이다. 회(會)라 함은 여러 경(經)이 교회(交會)한다는 뜻이 아니고 어느 한 회혈(會穴)이 단독으로 그 이름에 해당하는 병을 치료한다. 예를 들어 모든 근(筋)의 병은 양릉천(陽陵泉)으로 치료한다.

㉮ 장회(臟會) – 장문(章門)
㉯ 부회(腑會) – 중완(中脘)
㉰ 근회(筋會) – 양릉천(陽陵泉)
㉱ 맥회(脈會) – 태연(太淵)
㉲ 기회(氣會) – 전중(膻中)
㉳ 혈회(血會) – 격유(膈兪)
㉴ 골회(骨會) – 대저(大杼)
㉵ 수회(髓會) – 현종(懸鐘)

⑦ **기경팔맥(奇經八脈)**
손 – 후계(後谿)(小腸), 외관(外關)(三焦), 내관(內關)(心包), 열결(列缺)(肺).

발 – 신맥(申脈)(膀胱) 조해(照海)(腎) 임읍(臨泣)(膽), 공손(公孫)(脾).
기경팔맥(奇經八脈)의 치료는 8혈을 모두 사용한다.

9. 침법(鍼法)

침법에는 12가지가 있다.

산침(散鍼): 국부요법(局部療法)이다. 아픈 곳을 따라서 여기저기 침을 놓는다. 종전의 방법이라고 생각하지만 오늘날도 이런 침법이 있다.

보통은 어느 장기에 원인이 있는가를 생각하고 그 장기의 허실(虛實), 한열(寒熱) 등을 판단하여 침을 놓는다. 똑같이 원인을 다스리지만 중국은 경락(經絡) 위주이고 우리나라는 음양오행(陰陽五行) 위주이다.

1) 장자절법(長刺節法)

병자의 치료는 병자의 증상을 듣고(문진(問診)), 아픈 곳을 살피며(촉진(觸診)), 맥진(脈診)을 하여 병의 원인과 장부의 허실을 판단하여 치료하는 것이 상식이지만, 장자절법(長刺節法)은 맥진을 하지 않고 환자의 말을 듣고 진찰하는 것이며 혈(穴)과는 관계없는 부위에 치료한다. 가는 침으로 뼈에 닿을 정도로 침을 놓으면 낫는다. 이것은 근육의 분절, 마디의 분절을 치료하는 것을 말한다.

〈예시1〉 병이 머리에 있어 두통이 심할 경우

1. 장자절법(長刺節法)

가는 침으로 국부에 뼈가 닿을 정도로 찌르면 낫는다. 침으로 뼈와 살을 손상시키면 안 된다. 악영향을 미칠 수 있기 때문이다.

2. 단침요법(單鍼療法) 또는 국부요법(局部療法): 산침(散鍼)

참고되는 경혈(經穴)

백회(百會): 임맥(任脈). 신정(神庭)혈(전발제) 후방 정중으로 5촌. 양쪽 귀 꼭지가 맞닿는 점.
혈성(穴性): 머리를 맑게 하고 안정시켜준다. 상충된 열을 이롭게 함. 기의 원활한 소통을 위하여 막힌 통로를 뚫어준다. 전신의 혈을 통제한다.

후정(後頂): 백회(百會)의 후방 정중 1촌. 백회에서 뇌호(腦戶) 사이 1/3지점.
혈성(穴性): 머리를 맑게 하고 어지러운 증상을 멈춘다. 뇌혈관을 튼튼하게 한다.

솔곡(率谷): 담경(膽經). 이첨(耳尖)에서 수직상으로 1.5촌.
혈성(穴性): 상충된 열을 맑고 깨끗하게 한다. 알코올, 약물 독성을 해독한다.

천충(天衝): 담경(膽經). 솔곡(率谷) 뒤쪽 약간 낮은 곳.

혈성(穴性): 머릿속에 악혈(惡血)을 소산시킨다. 머리를 맑고 깨끗하게 한다.

두임읍(頭臨泣): 담경(膽經). 양백(陽白) 직상으로 전발제 후 0.5촌.

혈성(穴性): 풍사를 흩어버리고 열을 맑고 깨끗하게 함. 머리를 깨끗하게 하고 눈을 밝게 함. 코막힘을 시원하게 뚫어준다.

〈예시2〉 소복병(小腹病)

아랫배에 적(積) - 아랫배에 맥이 말 뛰듯 뛰거나 손바닥만하게 딱딱한 곳이 있다.

1. 장자절법(長刺節法)

피부에서 창자의 벽에 닿게 침을 찌르고 복중(腹中)의 기열(氣熱)을 아랫배로 당긴다 - 침의 방향을 하행(下行)으로 하고 긁어주거나 위에서 아래로 쓰다듬어 내려준다.

2. 단침요법(單鍼療法)

궐음유(厥陰兪): 제4흉추(양쪽 천종(天宗) 사이 높이) 측방 1.5촌.

거료(居髎): 상전장골극과 대전자(大轉子)를 잇는 중앙 점.

장문(章門): 액중선 직하 11 늑간. 굽힌 팔꿈치가 옆구리에 닿는 곳.

〈예시3〉 산증(疝症)

남자에만 있다. 고환(睾丸)에서 소장(小腸)까지 급통(急痛)이 있는 증세이다.

· **원인**: 기통(氣痛)으로 습열(濕熱)이 뭉치고 막혀서 탁액(濁液)이 모여 혈락(血絡)에 들어가 간경(肝經)에 유입되는 것으로 풍한(風寒)에 침범 당하고 노기(怒氣)에 충격으로 인함.

· **증후**: 요협(腰脇)을 위로 쳐받고 등줄기에서 왕래한다. 수족이 궐냉(한기가 심장으로), 장열(壯熱: 잘 식지 않는 열), 오한(惡寒), 대소변 불통, 고환의 비대, 음낭 비대, 통증, 자한(自汗).

· **종류**

1. **수산(水疝)**: 음낭이 붓고 땀이 나며 소양증, 요자산증(腰子散症: 아랫배에 물소리).

   신정격(腎正格): 경거(經渠)(폐금(肺金)), 부류(復溜)(신금(腎金)) - 보(補)
   태백(太白)(비토(脾土)), 태계(太谿)(신토(腎土)) - 사(瀉)

   신(腎)이 허약한 것이 원인이므로 신(腎)을 보(補)하는 방법으로 모경(母經)인 폐경(肺經)의 금혈(金穴) 경거(經渠)를 택하였고, 신경(腎經)의 금혈(金穴)인 부류(復溜)를 택한 것이다(금생수(金生水)). 또 신(腎)을 억제하는 토혈(土穴)인 태백(太白)과 태계(太谿)를 사(瀉)한 것이다(토극수(土剋水)).

2. **한산(寒疝)**: 고환이 땅기고 아픈 증상. 고환이 차고 딴딴하며 음경이 발기되지 않는다. 사암선생은 대장허(大腸虛)로 생각하고 치료하였다.

   대장정격(大腸正格): 족삼리(足三里)(위토(胃土)), 곡지(曲池)(대장토(大腸土)) - 보(補)
   양곡(陽谷)(소장화(小腸火)), 양계(陽谿)(대장화(大腸火)) - 사(瀉)

※ 신실(腎實), 심허(心虛), 대장허(大腸虛), 소장실증(小腸實症)인데, 사암선생은 특히 대장(大腸)의 허(虛)로 보고 처방하였다. 신실(腎實)로 본다면

신승격(腎勝格): 태백(太白)(비토(脾土)), 태계(太谿)(신토(腎土)) – 보(補)
용천(湧泉)(신목(腎木)), 대돈(大敦)(간목(肝木)) – 사(瀉)

3. **근산(筋疝)**: 음경이 붓고 가려우며, 혹은 힘줄이 땅기고 늘어지며 백물(白物)이 나와 정액과 같다. 사암선생은 간허증(肝虛症)으로 보고 처방하였다.

간정격(肝正格): 음곡(陰谷)(신수(腎水)), 곡천(曲泉)(간수(肝水)) – 보(補)
경거(經渠)(폐금(肺金)), 중봉(中封)(간금(肝金)) – 사(瀉)

4. **혈산(血疝)**: 변독(便毒), 가래톳, 림프선. 아랫배 양쪽으로 횡골(橫骨) 안쪽 끝의 횡문에 힘줄이 생긴다. 심허증(心虛症)이다.

심정격(心正格): 태돈(太敦)(간목(肝木)), 소충(少衝)(심목(心木)) – 보(補)
음곡(陰谷)(신수(腎水)), 소해(少海)(심수(心水)) – 사(瀉)

5. **기산(氣疝)**: 등쪽 신유(腎兪)혈에서부터 아래로 음낭까지 한쪽이 붓고 아프다. 폐허증(肺虛症)이다.

폐정격(肺正格): 태백(太白)(비토(脾土)), 태연(太淵)(폐토(肺土)) – 보(補)
소부(少府)(심화(心火)), 어제(魚際)(폐화(肺火)) – 사(瀉)

6. **호산(狐疝)**: 기왓장이 엎어진 것 같은 물체가 누우면 배로, 서면 낭중으로 들어가 아프다.
삼음교(三陰交)(비(脾)), 연곡(然谷)(신화(腎火)) – 보(補)
은백(隱白)(비목(脾木)), 태계(太谿)(신토(腎土)) – 사(瀉)

7. **퇴산(癩疝)**: 아랫배가 고환을 잡아 끌어 물수건을 짜는 것같이 아프고 음낭이 붓고 혹은 마비 증상을 일으킨다.
삼음교(三陰交)(비(脾)), 양릉천(陽陵泉)(담토(膽土)) – 보(補)
족삼리(足三里)(위토(胃土)), 태백(太白)(비토(脾土)) – 사(瀉)
이는 오행(五行)과 관계없이 경락(經絡)상에서 보사(補瀉)한 것이다.

2) 거자법(巨刺法)

거자법(巨刺法)은 방법과 치료하는 요령이 무자(繆刺)와 비슷하다. 무자의 자침은 낙맥(絡脈)이라면 거자는 경맥(經脈)에 자침하는 것이다. 사기(邪氣)가 경맥에 들어와 좌측맥이 성하면 우측에서 병이 나타나고 우측의 맥이 성하면 좌측에서 병이 나타난다. 그러므로 오른쪽에서 통증이 있으면 왼쪽에 병이 있으니 왼쪽의 경맥에 침을 놓는다.

※ 좌병우취(左病右取)하고 우병좌취(右病左取)하되 낙맥(絡脈)을 치료하면 낫지 않는다.

3) 수족음양유주법(手足陰陽流注法)

수음삼경(手陰三經): 폐(肺), 포(包), 심(心).
수양삼경(手陽三經): 대장(大腸), 삼초(三焦), 소장(小腸).

족음삼경(足陰三經): 간(肝), 신(腎), 비(脾).
족양삼경(足陽三經): 담(膽), 방광(膀胱), 위(胃).

중초(中焦) 중완(中脘)에서 곡기(穀氣)(음기(陰氣) 또는 지기(地氣))가 천기(天氣) 즉 양기(陽氣)를 받아들이는 폐에 들어가 원기(原氣)가 되어 전신에 순환하며 혈기와 영양을 공급하고 있다.

폐(肺)는 가슴의 중부(中府)에서 시작하여 엄지손가락 끝 소상(少商)까지 이어지고,

대장(大腸)은 손끝 상양(商陽)(둘째손가락 끝 부분)에서 출발하여 다시 팔로 거슬러 올라가 얼굴까지 가며 위(胃)로 전해준다.

위(胃)는 얼굴 승읍(承泣)에서 시작하여 양 볼과 옆머리 위로 올랐다가 가슴 젖꼭지 중심을 지나 복부를 거쳐 대퇴 및 하지 쪽으로 향하여 발가락 끝 여태(厲兌)까지 전해주고 비장(脾臟)으로 전해준다.

비(脾)는 엄지발가락 끝의 은백(隱白)에서 시작하여 발을 따라 위로 올라 가슴으로 들간 후 심(心)으로 전해준다.

심(心)은 겨드랑 밑 극천(極泉)에서 시작하여 팔을 따라 새끼손가락 소충(少衝)에 이르고 소장(小腸)으로 전해준다.

소장(小腸)은 새끼손가락 끝 소택(少澤)에서 출발하여 팔을 따라 어깨 뒤로해서 얼굴 옆 청궁(聽宮)에까지 이르고 방광(膀胱)으로 전해준다.

방광(膀胱)은 눈 안쪽 정명(睛明)혈에서 시작하여 앞이마 머리 위와 뒷부분을 지나 목 양옆과 척추를 중심해서 양편 두 줄기로 미골단 측방을 지나 둔부 대퇴부 후면 정중선을 따라 새끼발가락 끝까지 이르고 신장(腎臟)으로 전해준다.

신장(腎臟)은 발바닥 용천(湧泉)에서 시작하여 발목 안복사뼈를 돌아 발 안쪽으로 지나 하복부 정중선을 따라 양옆으로 가슴으로 올라가 쇄골중앙부 유부(兪府)까지 이르고 심포(心包)로 전해준다.

심포(心包)는 가슴 유두(젖꼭지)옆 천지(天池)에서 출발하여 가운데 손가락 중충(中衝)까지 이르고 삼초(三焦)로 전해준다.

삼초(三焦)는 손가락 끝 관충(關衝)(넷째 손가락 끝)에서 시작하여 팔 뒤쪽을 올라 어깨 뒤로 목을 지나 귓바퀴 뒤를 돌아 눈 옆 사죽공(絲竹空)에까지 이르고 담경(膽經)으로 전해준다.

담(膽)은 얼굴 옆 눈 외측 동자료(瞳子髎)에서 시작하여 옆머리를 돌아 몸의 옆으로 해서 발가락 규음(竅陰)에까지 이르고 간(肝)으로 전해준다.

간(肝)은 엄지발가락 내측 끝 태돈(太敦)에서 시작해서 안발목쪽으로 올라서 아랫배 경계 급맥(急脈)을 지나 배 옆으로 해서 가슴(흉골 및 유두직하) 기문(期門)에 까지 이르고 다시 폐(肺)로 전해준다. 폐(肺)는 새로운 기를 계속 생성하여 계속 온몸을 순행하는데 12시(12진)에 따라 전신으로 순행하여 기혈과 영양을 공급한다.

4) 진요경락(診要經絡)

진요경락(診要經絡)이란 진단에 필요로 하는 경락을 말하며 사시(四時: 춘하추동(春夏秋冬))에 따라 다른

치료법을 설명한다.

1, 2월은 동(東)에 해당하며 계절은 봄(春)이다. 봄은 얼어붙은 만물이 풀리고 만물이 생동하는 때이다. 목왕(木王)의 절기이므로 기(氣)가 간(肝)에 있으니 간을 잘 다스려야 한다. 봄에는 병기가 외표(外表)에 있으므로 오수혈(五輸穴)을 택하고 기육(肌肉)이나 주리(腠理)를 찌르는데 양보(陽輔: 담경(膽經), 경(經), 화혈(火穴))혈을 택하여 얕게 찔러 사혈(瀉血)하면 치료된다.

깊게 찌르면 오히려 해롭게 되므로 주의해야 된다. 봄에는 간(肝) 분야를 찔러야 하나 여름 분야인 손락(孫絡)에 찌르면 밥을 잘 못 먹어 기가 적어지게 된다.

봄에 가을의 자법을 쓰면 금극목(金剋木)하여 간(肝)이 상하여 혼기가 평안하지 못해서 놀라고 두려워하며 슬피 우는 좋지 못한 반응이 생기게 된다.

봄철에 겨울의 자법을 쓰면 양기(陽氣)가 장(腸)으로 들어가지 못하므로 사기(邪氣)가 신장(腎臟)으로 들어가 종창병이 생기고 말이 많아진다.

여름에 가을의 자법을 쓰면 심중이 허약하여 말이 없고 놀래며 두려워한다.

여름에 겨울의 자법을 쓰면 신기(神氣)가 밖으로 새어나가 소기(消氣)가 되고 노하게 된다.

가을철에 봄의 자법을 쓰면 마음이 방탕하고 욕심이 많아지고 할 일을 바로 잊어버리게 된다.

가을에 여름의 자법을 쓰면 눕기를 좋아하고 꿈이 많아진다.

가을에 겨울의 자법을 쓰면 때때로 추워서 덜덜 떨게 된다.

겨울에 봄의 자법을 쓰면 간기(肝氣)가 손상되어 드러누우면 잠이 오지를 않는다.

겨울에 여름의 자법을 쓰면 사람의 기(氣)가 위로 올라가(상충(上衝)) 신경통, 마비증이 생긴다.

겨울에 가을의 자법을 쓰면 자주 갈증이 생기게 된다.

여름의 병기는 체표의 얕은 곳에 있으므로 오수혈(五輸穴)의 상부에 있는 손락(孫絡)에서 사혈(瀉血)하면 낫는다. 심포경(心包經)의 간사(間使)혈이나 소장경(小腸經)의 지정(支正)혈을 얕게 찌른다. 깊게 찌르면 기가 흐트러지고 병은 더욱 깊게 들어간다.

가을에는 병기가 피부와 문리에 있으니 오수혈(五輸穴)중 폐경(肺經)에서 찾아 태연(太淵)이나 대장경(大腸經)의 합곡(合谷)에 자침한다. 병기가 위쪽과 아래쪽에 있어도 동일한 깊이로 자입한다.

겨울은 춥기 때문에 양기(陽氣)가 속 깊이 잠복하여 있으므로 침도 뼈에 닿도록 깊이 찔러야 한다. 겨울은 봄이 가까우므로 산침으로 얕게 찔러주어야 간에도 유익하다.

5) 자금론(刺禁論)

고전에 말하기를 왼쪽은 동방(東方)목(木)이므로 간병(肝病)은 왼쪽에 나타나고 오른쪽은 서방(西方)금(金)이므로 폐병(肺病)은 오른쪽에 나타난다.

심장(心臟)은 오장을 주장하며 얕은 곳에 있으나 신장(腎臟)은 작강지관(作强之官)이 되어 깊은 곳에 있다.

비(脾), 위(胃)는 소화 흡수하는 곳으로 비(脾)는 뜻을 주장, 위(胃)는 많은 식물을 받아들이므로 시장과 같은 곳이다.

횡격막(横隔膜)과 심장(心臟)과 횡격막 중간에 있는 황(肓)의 상부는 음양(陰陽)인, 수(水), 화(火)의 구역으로 변화를 일으키는 변천구역.

제7흉추 양쪽은 심기가 출입하는 구멍인 심포락(心包絡)이 있다.

(1) 심장(心臟)을 찌르면 1일 만에 죽지만 기분이 좋던 마음이 끊어지는 것 같다.
(2) 간장(肝腸)을 찌르면 5일 만에 죽는데 쉴 새 없이 말을 한다.
(3) 신장(腎臟)을 찌르면 6일 만에 죽는데 재채기를 많이 한다.
(4) 폐(肺)를 찌르면 3일 만에 죽는데 기침을 많이 한다.
(5) 비(脾)를 찌르면 10일 만에 죽는데 때때로 입 속의 침을 삼킨다.
(6) 쓸개(담(膽))를 찌르면 1일 만에 죽는데 쓴 물을 구토한다.
(7) 충양(衝陽)(위(胃)의 원혈(原穴))을 찔러 지혈이 안 되면 죽는다.
(8) 얼굴 중 눈으로 들어가는 혈액을 찌르면 실명.
(9) 뇌호(腦戶), 염천(廉泉)(벙어리) 연곡(然谷) 부근의 낙맥(絡脈)에서 피가 나지 않으면 종기가 된다.

술취한 사람이나 심하게 화를 내고 있는 사람에게는 침을 놓지 말아야 하고, 과도하게 피로한 상태, 막 음식을 배불리 먹은 상태, 배고픈 상태, 지나치게 갈증을 느끼는 상태, 놀란 상태에서도 침을 놓지 않도록 해야 한다.

6) 무자론(繆刺論)

무(繆)는 실오라기로 얽힐 무이다. 그러므로 무자법(繆刺法)이란 사기가 경락(經絡)과 낙맥(絡脈)에 머물렀을 때 치료하는 방법이다.

사기(邪氣)가 낙맥(絡脈)에 아직 병을 받고 있지 않을 때는 낙맥(絡脈)을 찌른다. 낙맥(絡脈)에 병이 있을때는 좌병우취(左病右取)하고 우병좌취(右病左取)한다.

※ 거자법(巨刺法)에도 좌병우취(左病右取)요, 우병좌취(右病左取)하는 법은 같을지라도 거자법에서는 경맥을 찌르는 것이고 무자법에서는 낙맥(絡脈)을 자(刺)함이 다르다.

낙맥(絡脈)에 들어온 사기(邪氣)는 손과 발에 병이 있는 곳이 일정하지 못하며 경락(經絡)에 들어가지 못한 것이어서 무자(繆刺)라 한다.

※ 사기(邪氣)가 피모(皮毛)에서 손락(孫洛)까지 들어왔다가 치료하지 않으면 손락(孫絡)이 막혀 불통(不通)하여 경맥(經脈)으로 들어가지 못하고 대낙맥(大絡脈)에 흘러 넘쳐서 기병(奇病)이 된다.

낙맥(손락(孫絡))병은 그 아픈 것이 경맥 근처에 있으며 맥진으로 나타나지 않고(십이경락에 속하지 않으므로) 경맥에는 이르지 못한 것이다.

*〈사례〉 증후와 처방

1. **족소음신경(足小陰腎經)**의 낙맥에 사기(邪氣)가 들어오면(아직 경락까지 못 들어오고 손락(孫絡)에 있다):
   · 갑자기 심장(心臟)이 심히 아프고,
   · 배가 붓고,
   · 옆구리가 아프다.
   1) 처방: 복부에 적(積)이 없으면 연곡(然谷: 족소음 신경(腎經)의 영혈(滎穴)) 앞에서 사혈하면 3~4시간 후면 낫는다. 만일 효과가 없으면 좌병우취(左病右取) 하거나 우병좌취(右病左取)하여 5일간 치료한다.
   2) 위치: 족 주상골 하연 움푹한 곳.
   3) 혈성: 자음보신(滋陰補腎: 음을 번성시켜 신장을 보한다).
      청열이습(清熱利濕: 열을 맑게 하고 습기를 이롭게).
      서근통락(舒筋通絡: 근육을 펴고 낙을 통하게 한다).
   *신장의 기능을 번성케 하고 간헐열(間歇熱)을 치료하고 신화혈(腎火穴)로 신장으로 화를 억제한다.
   *목구멍이 아프고 음식을 먹을 수 없고 노(怒)하며 위기(胃氣)가 상구(上口)에 올라가면 용천(湧泉: 수지침 J1(소상 소택) 자리). Voll에 의하면 용천이 아니고 지음(至陰) 반대쪽이 신장의 정혈(井穴)이다.

2. **수소양삼초경(手小陽三焦經)**의 낙맥에 사기가 들어올 경우
   1) 증상: 인후염증, 혀가 위로 말리우고 입이 마르며 심번증(心煩症: 가슴이 답답함), 삼초경맥상 통증, 손에서 머리끝까지 아픔.
   2) 처방: 관충(關衝) 좌병우취(左病右取)의 법으로 자침.
      바로 낫지는 않아도 시일이 지나면 낫지만 노인은 완치가 어렵고 새로운 병이면 여러 날 치료한다.
   3) 위치: 4지 척측 지갑방 0.1촌의 곳.
   4) 혈성: 소풍청열(疏風清熱: 풍을 흩어버리고 열을 맑게 한다).
      성신개규(醒神開竅: 정신을 깨우고 구멍을 열어준다).
   삼초(三焦)의 정혈(井穴): 기사회생, 응급처치, 삼초(三焦)의 기 생성.
   삼초(三焦)의 금혈(金穴): 조(燥)한 기운이며 삼초(三焦)에 억제를 당함.

3. **족궐음간경(足厥陰肝經)**의 낙맥에 사기가 들어올 경우
   1) 증상: 급작스런 고환통, 여자는 하복부에 적통(積痛).
   2) 처방: 태돈(太敦)(간의 목정혈(木井穴)).
   3) 위치: 엄지발가락 발톱 안쪽.
   4) 혈성: 소조간신(疏調肝腎: 간장과 신장의 기를 조절)
      행기활혈(行氣活血: 기의 다님과 피를 싱그럽게 한다).
      청열식풍(清熱熄風: 열을 맑게 뜨거운 바람을 흩어지게 한다).

4. **족태양방광경(足太陽膀胱經)**의 낙맥에 사기가 들어올 경우
   1) 증상: 머리, 목, 어깨가 아프다.

2) 처방: 지음(至陰)(방광경의 정금혈(井金穴)).
3) 위치: 새끼발가락 외측하방.
4) 혈성: 소풍청열(疏風淸熱: 풍을 없애고 열을 맑게 함), 조리충임(調理衝任: 임맥을 자극하고 조화시킴), 교정태위(矯正胎位: 태아를 바른 위치로 오게 함).
방광경(膀胱經)의 정금혈(井金穴): 기사회생, 구급, 방광(膀胱)과 모자(母子)관계.

B형. 증상: 땅기고 경련. 등줄기가 땅기고 옆구리가 땅기고 아플 때
처방: 목 뒤 협척(俠脊)혈을 수 차례 자침하고 빨리 주무른다.
* 몹시 아픈 곳이 나타나면 대추(大椎)혈과 그옆 1.5촌 대저(大杼)혈을 치료.

5. 수양명대장경(手陽明大腸經)

1) 증상: 흉중에 기가 집중되어서 숨이 차고 괴롭고 흉중에 열이 있다.
2) 처방: 상양(商陽)(대장경의 정금혈(井金穴)).
3) 혈성: 청양명열(淸陽明熱)(양을 맑게 하고 열을 깨끗이). 선폐이인(宣肺利咽)(폐를 다스리어 인후를 이롭게). 개규소궐(開竅蘇厥)(구멍을 열고, 기사회생, 응급처치, 대장을 이롭게 한다)

6. 족소양담경(足小陽膽經)

1) 증상: 환도(環跳) 부근이 아프고 대퇴근을 들수 없다.
2) 처방: 환도(環跳).
3) 혈성: 산풍거습(散風袪濕)(바람을 흐트러뜨리고 습(濕)을 제거). 서근이절(舒筋利節). 통경활락(通經活絡)(경을 통하게 하고 낙혈(絡穴)을 활성화시킨다).

찌르고 난 후에 차가운 느낌이 들면 오래 유침한다. 월사법(月死法)을 쓰면 바로 낫는다.
협통이 있고 심호흡을 못하면서 기침을 하면서 땀이 나면 규음(竅陰)(담(膽)정금혈(井金穴)).

7. **족소음신경, 수소음심경, 수태음폐경, 족태음비경, 족양명위경** 등 5개의 경에 사기가 낙맥으로 들어오면

1) 증상: 모두가 이중(耳中)에서 모이고 왼쪽 이마 모서리 위의 낙으로 모여든다.
전신의 혈맥에 움직이고 그 상태를 알 수 없다. 죽은 것 같다(가사상태).
2) 처방: 은백(隱白)(비(脾)정목혈(井木穴)), 여태(厲兌)(위(胃)정금혈(井金穴)),
소상(少商)(폐(肺)정목혈(井木穴)), 소충(少衝)(심(心)정목혈(井木穴)),
용천(湧泉)(신(腎)정목혈(井木穴)).
3) 혈성: 모두가 장기의 정혈(井穴)이므로 응급처치의 필수혈이다.

만일 낫지 않으면
대나무 대통 2개를 갖고 양쪽 귓구멍에 불고,
왼쪽 이마 모서리 옆 1촌(寸)되는 곳을 온침(溫鍼) 또는 온구(溫灸).
술 한 잔을 먹이거나 못 먹으면 입에 계속 적시어 준다.

8. 수궐음심포경(手厥陰心包經)

1) 증상: 팔뚝과 손바닥을 굽힐 수 없다.
2) 처방: 통리(通理: 심경(心經)의 낙혈(絡穴)).

3) 혈성: 영심안신(寧心安神), 소경통락(疏經通絡), 행기활혈(行氣活血)

4) 치료방법

통리(通里)혈을 주물러주고 압통점(아시혈)을 찾아 자침한다.

1일 1회씩 1회에 1침 2회에 2침.... 15일간에 침수를 늘려 15침이 되게 하고,

16일부터는 한 개씩 줄여서 30일에는 1침을 찌른다.

9. 양교맥(陽交脈)

1) 증상: 눈이 아프다(눈 안쪽 정명(睛明)혈부터 아프기 시작).

2) 처방: 신맥(申脈) 좌우혈을 자침.

10. 떨어져 타박상

1) 증상: 악혈(惡血)이 속에서 머물게 되고 꽉 차있는 것 같고 붓는다. 대소변을 볼 수 없다.

2) 원인: 상초(上焦)에서 궐음맥의 손상, 하초(下焦)에서는 신장(腎臟)의 낙(絡)이 상했음. 연곡(然谷)혈 위에서와 충양(衝陽)에서 사혈(瀉血).

※ 좌병우치(左病右治)의 이론을 준수한다.

자주 놀라 슬퍼하는 병도 연곡(然谷), 충양(衝陽)에서 치료한다.

대장경(大腸經) 낙맥(絡脈)속에 사기가 들어가면 소리가 들리지 않고 때때로 들리는 경우에는 소상(少商)(폐경(肺經)의 정목혈(井木穴))과 상양(商陽)(대장경(大腸經)의 정금혈(井金穴))을 사혈(瀉血)하면 소리가 들린다.

귀속에 통증이 있어도 소상(少商), 상양(商陽)을 치료한다.

신경통이 왔다 갔다 하면서 아픈 곳이 일정하지 않으면 아픈 곳 근육에 직접 치료한다(월사법(月死法)으로 치료함).

※ 이 방법은 기의 상태를 확인해야 하는데 일수를 다하면 탈진하고 다 못하면 사기가 빠져나가지 않는다.

월생법(月生法): 1일부터 15일까지는 날수대로 침을 더하고,

월사법(月死法): 16일부터 30일까지는 날수를 따라 침을 1개씩 감한다.

11. 족양명위경(足陽明胃經)

1) 증상: 코피, 윗니가 차갑다.

2) 처방: 여태(厲兌).

3) 혈성: 이기화위(理氣和胃), 영신소궐(寧神蘇厥), 소설사열(疏泄邪熱).

12. 족태음비경(足太陰脾經)

1) 증상: 요통, 소복통, 협통, 숨을 크게 들이쉬지 못함.

2) 처방: 요유혈(腰兪穴) 월사생법(月死生法)으로 좌병우취의 원리대로.

13. 오장 속에 사기가 있으면 혈맥이 땅기고 아프고 그쳤다가 발작한다.

*오장의 정혈(井穴)을 2일에 1회 치료

7) 조경론(調經論)

조경론(調經論)이란 병으로 인하여 발생된 장부의 허(虛)와 실(實)의 차이를 조화 또는 조절시켜 평형을 얻게 하는 방법을 말한다.

(1) 허실(虛實)이 되는 까닭

기혈(氣血)이 합하게 되므로 음양(陰陽)이 서로 떨어져 기가 흩어져 혈(血)로 들어가면 혈을 거슬려 경(經)으로 들어가 혈기가 떨어져 하나는 실(實)하고 하나는 허(虛)하게 된다.

혈(血)이 음(陰)으로 들어가면 음기(陰氣)가 왕성하게 되는데 심(心)은 양(陽)이라 수극화(水剋火, 신극심(腎剋心))하여 심경증(心驚症)이 생기고, 반대로 혈(血)이 양(陽)으로 들어가 양기(陽氣)가 왕성하게 되면 심신(心神)이 의지(意志: 주장(主張)하는 상태)가 없으니 미친병이 생기게 된다.

혈(血)이 양(陽)으로 들어가면 음(陰)이 허(虛)하여 내열(內熱)이 생기고 양(陽)이 음(陰)으로 들어가면 양기(陽氣)가 왕성해서 역시 열(熱)이 생기게 된다.

혈(血)이 횡격막(橫隔膜) 위로 올라가면 기(氣)는 횡격막 아래로 내려오게 되니 심번증(心煩症: 가슴이 답답하고 좌불안석 한다)과 심경증(心驚症)과 두려운 증상을 갖게된다.

혈(血)이 횡격막(橫隔膜) 아래로 내려오면 기(氣)는 횡격막위로 올라가게 되어 심신이 혼란해져 망각증상이 생긴다.

혈기(血氣)는 따뜻한 것을 좋아하고 찬 것을 싫어한다. 그러므로 차가우면 혈기는 흐르지 못하며 따뜻하면 양기(陽氣)가 왕성하여 혈액이 소실되어 없어지니 기(氣)가 양(陽)에 들어간즉 혈(血)이 허(虛)하고 혈(血)이 음(陰)에 들어가 음이 성하면 기가 허(虛)해진다.

기(氣)가 있으면 혈(血)이 없고 혈이 있으면 기가 없으니 혈기가 조화를 상실하면 허(虛)라 한다.

실(實)이란 낙(絡)과 손락(孫洛)이 경에 들어가 출입하고 혈기가 함께 있는 상태이다. 혈기가 함께 횡격막 위로 올라가면 대궐(大厥)이 되어 움직이지 못하고 정지가 되므로 폭사(暴死)하며 기가 반대로 회복되면 살 수 있다.

(2) 실(實)이 어떻게 생기는가?

음양(陰陽)은 경락(經絡)의 유주(流注)에서 모이며 양(陽)이 음(陰)으로 들어가면 음은 외측에서 가득하여 음양(陰陽)이 평균되어 그의 형체는 충실하고 삼부구후(三部九候: 상부, 중부, 하부 즉 촌(寸), 관(關), 척(尺)이 삼부이고 정(淨), 중(中), 침(沈)법으로 진찰하여 합하면 구후(九候)가 된다)의 맥이 일치되면 병이 없는 평인(平人)이라 한다.

사기(邪氣)는 풍(風), 우(雨), 한(寒), 서(署)의 육음(六淫)을 생기게 하는 것을 양사(陽邪)라 하며 희(喜), 노(怒), 공(恐), 우(憂), 경(驚), 비(悲), 사(思)의 칠정(七情)으로 생기게 되는 것을 음사(陰邪), 즉 음식물 거처 등에서 온다고 한다.

(3) 실(實)

① 비바람으로 인하여 객기(客氣: 病氣)가 피부에 닿으면 손락(孫洛)에 해당하는 모세혈관으로 전달되며, 낙맥(絡脈)에 병이 가득 차면 대경락(大經絡)으로 들어가(이때 혈기(血氣)와 사기(邪氣)가 함께 들어간다) 병기(病氣)가 된다. 그러면 맥(脈)이 긴대(緊大)(맥이 빠르고 크고 힘이 있음)하게 된다.
 * 풍한(風寒), 한상(寒傷), 식상(食傷)이 원인이 된다.

② 외부가 긴장되고 사기(邪氣)가 가득 차 있는 상태이며 손을 댈 수 없을 정도로 아프다.

(4) 허(虛)

① 한습(寒濕)으로 상하면 피부가 오므라들지 못하며 살이 단단하면 혈액이 흐르지 못하고 위기(衛氣: 음식의 양분이 피부를 튼튼하게 하는 기운)가 없어지는데 이러한 증상은 허(虛)라 한다.

② 허는 기(氣)가 부족한 것이어서 손으로 누르면 기가 좋아지고 따뜻해지니 시원하고 아프지 않다.

(5) 음실(陰實)

희노(喜怒)의 절제가 없으면 음기(陰氣)가 위로 역상(逆上)하니 아래는 허(虛)하고 아래가 허하면 양기(陽氣)가 달아나 없어져 음기(陰氣)가 실하게 된다.

(6) 음허(陰虛)

즐거우면 기는 아래로 내려가고 슬프면 기가 소실되므로 맥(脈)은 허(虛)하게 되고 이에 찬 음식을 먹으면 혈액이 흐르지 않고 기가 없어지게 되니 허(虛)라고 한다.

(7) 양허(陽虛)와 음허(陰虛)로 체표(體表)가 변화되는 까닭

양(陽)은 상초(上焦)에 기를 받아 피부와 살 속이 따듯한 상태이다. 한기(寒氣)가 외부에서 들어오면 상초가 통하지 않으니 한기가 탁해서 외부에 머물게 되므로 추워서 떤다.

음허(陰虛)하면서도 내부에 열이 생기는 것은 피로가 지나치면 형체가 마르고 기운이 쇠약하여 음식이 소화되지 않아 상초(上焦)에서 행하지 않고 하완(下脘) 하초(下焦)에 통하지 못하므로 대소변이 불통하니 위기(胃氣)는 뜨겁고 열기(熱氣)는 가슴에 머물기 때문에 열이 발생된다.

양(陽)이 성하여 외부에 열이 생기게 되는 것은 상초(上焦)의 피부가 수축하여 주리(腠理: 살갗)가 치밀하지 못하여 외열(外熱)이 생기기 때문이다.

음(陰)이 성한데 내열(內熱)이 생기는 까닭은 하초(下焦)의 찬 기운이 상초(上焦)로 올라가 가슴에 머물러 쌓여서 흩어지지 않으면 따뜻한 기운이 없어져 혈액이 응고되어 흩어지지 않으므로 혈맥(血脈)이 통하지 않고 맥이 성대하면서 맥이 잘 뛰지 않으므로 중초(中焦)가 차지게 된다.

음양(陰陽)이 합하고 혈기(血氣)가 합하여 병을 이룰 때 큰 낙맥(絡脈)을 취하고 영혈(榮穴)을 찾아 자침하고 위기(衛氣)를 찾아 조화되도록 사시(四時)(춘하추동(春夏秋冬))에 따라 침을 많게 또는 적게, 그리고 깊게 또는 얕게 찌르도록 한다.

신(神), 지(志), 혈(血), 기(氣), 육(肉)의 허실(虛實)은 모두 오장이 단독으로 맡는다고 한다.

12경맥(經脈)은 모든 낙(絡)이 365개 골절(骨節)이 있고 골절마다 병이 있어 경맥에 피해가 있다.

(8) 병(病)

① 맥(脈)에 병이 있으면 혈류(血流)를 조절한다.
② 혈액(血液)에 병이 있으면 낙맥(絡脈)으로 조절.
③ 기(氣)에 병이 있으면 위기(衛氣)를 조화.
④ 육(肉)에 병이 있으면 기육(肌肉) 부분을 자(刺)하여 조절.
⑤ 근(筋)에 병이 있으면 근(筋)을 조절.
⑥ 골(骨)에 병이 있으면 골(骨)을 조절.

육병(肉病)은 비(脾), 맥병(脈病)은 심(心), 근병(筋病)은 간(肝), 골병(骨病)은 신장(腎臟)에서 치료한다.

이상은 번침(燔鍼: 온구침법(溫灸鍼法))으로 치료하고 깊이 있으면(골(骨)) 화침(火針)으로 뜨겁게 치료한다.

· 아픈 곳을 잘 모를 때는 기경(奇經)의 양교맥(陽交脈) 신맥(申脈)과 음교맥(陰交脈) 조해(照海)를 자(刺)한다.
· 몸은 아픈데 삼부구후(三部九候)의 맥법으로 무병일 때는 무자법(繆刺法)으로 치료한다.
· 병처(病處)가 좌측(左側)에 있는데 우측(右側)에서 병이 나타나면 거자법(巨刺法)으로 치료한다.

8) 구자응구변론(九刺応九變論)

본편(本篇)은 『영추(靈樞)』의 관침편(官鍼篇)에서 발췌한 내용으로 9종류의 자침법(刺鍼法)을 병(病)에 따라 다르게 적응시키는 것을 말하고 있다. 즉 모든 침(鍼) 찌르는 방법이 9종(種)이 있는데 병변(兵變)에 따라 선택한다는 것이다.

① **수자(輸刺)**는 각 경락(經絡)의 영혈(滎穴)과 배부(背部)의 오장유혈(五臟兪穴)을 찌르는 것이다.
② **원도자(遠道刺)**는 원격치료법(遠隔治療法)이며 기를 소통시키고자 하는 것으로 병이 상부(上部)에 있으면 하부(下部)를 취(取)하는 것이고, 육부(六腑)의 기(氣)를 조절하고 육부(六腑)의 유혈(兪穴)을 치료한다(원침법(遠鍼法)).
③ **경자(經刺)**는 경맥(經脈)에 펼쳐진 낙맥(洛脈)에 응결된 지점을 찌르는 방법이다(낙혈 또는 아시혈(阿是穴)을 치료하는 방법이다).
④ **낙자(絡刺)**는 삼능침(三陵鍼)으로 소락(小絡)에 뭉쳐진 혈락(血絡)을 찌르는 방법이다(사혈법(瀉血法)).
⑤ **분자(分刺)**는 기육(肌肉)의 병을 치료하는 것으로 찌를 때는 기육(肌肉)의 중간을 찌르는 방법이다.
⑥ **대사자(大瀉刺)**는 종기가 있어서 농혈(膿血)이 모였을 때 침(鍼)을 종창에 직접 찔러 피, 고름을 방출시키는 방법이다.

⑦ **모자(毛刺)**는 가는 호침(毫鍼)으로 피부상(皮膚上)의 마비된 곳에 약자극(弱刺戟)을 주어 얕게 찌르는 방법이다.

⑧ **거자(巨刺)**는 우병좌취(右病左取), 좌병우취(左病右取)하는 방법이다.

⑨ **취자(炊刺)**는 따뜻한 침(鍼)을 찌르는 것인데, 침(鍼)을 뜨겁게 달궈서 마비된 곳을 찌르는 방법이다.

9) 십이자응십이경론(十二刺応十二經論)

『영추(靈樞)』 관침(官鍼)중에 있는 십이절자법(十二節刺法)을 발췌한 것이다. 십이경락(十二經絡)의 병변(病變)에 따라서 십이자법(十二刺法)을 적응시켜야 한다는 내용이다. 모든 십이자법(十二刺法)은 십이경락(十二經絡)에 적응되는 것이다.

① **우자(偶刺)**는 손으로 앞가슴이나 등줄기를 누르고 제일 아픈 곳에 앞가슴에서 한 개, 뒷등에서 한 개를 찔러 심통(心痛)과 심기(心肌)의 마비를 치료한다. 주의할 것은 직접 깊이 찌르지 말고 옆으로 뉘어서 찌른다.

② **보자(報刺)**는 보복한다는 뜻으로 통증이 일정하지 않고 왔다 갔다 하며, 상하(上下)로 이동이 심할 때에 사용한다. 방법은 먼저 제일 아픈 지점에 침을 찔러 놓고, 다음에 제2의 통처 2개소를 손으로 찾아서 그곳을 만지고 찔렀던 침을 뺀다. 그런 후 제2의 통처인 2개소를 다시 침으로 찌른다.

③ **회자(恢刺)**는 회복시킨다는 뜻이다. 이것은 제일 아픈 지점의 전후, 좌우에 침을 꽂아 놓고 침을 돌려서 끌어올리고 다시 꽂는 제삽법(提插法)을 써서 침기(鍼氣)가 크게 오면 근(筋)이 땅기던 것이 풀어지니, 이것은 근이 아프고 저리고 땅기는 것을 치료한다.

④ **제자(齊刺)**는 삼자법(三刺法)이라고도 하는 것으로, 최고 압통점에 1개를 찔러주고 양쪽 옆에 2개를 찔러주면 차가운 기운으로 인한 소기증(少氣症)에 좋다. 단 이것은 깊이 찌르는 방법이다.

⑤ **양자(揚刺)**는 최고 아픈 곳에 침 1개를 찔러 주고 전후, 좌우 사방에 4개를 꽂아 주는데 얕게 찔러 표피(表皮)에 한기(寒氣)가 머물러 있을 때 적용하는 것으로, 아픈 곳이 넓을 때에 이용한다.

⑥ **직침자(直鍼刺)**는 피부를 잡고 침을 돌려서 옆으로 횡자(橫刺)했다가 바로 빼는 방법인데 얕게 찌른다. 이것은 표피에 있는 한기(寒氣)를 없애는 방법이다.

⑦ **수자(輸刺)**는 곧바로 찌르고 빼는 것으로, 반드시 깊게 찌르는 것이다. 이것은 사기(邪氣)가 성(盛)하여 열(熱)이 된 것을 치료하는 방법이다.

⑧ **단자(短刺)**는 골이 아프고 저린 것을 치료하는 것이니, 침을 찌를 때에 시계방향으로 돌려가면서, 요동해 가면서 깊이 찔러 직접 뼈있는 데까지 찔러 두는 것으로, 뼈를 상하로 마찰하는 형상의 방법이다.

⑨ **부자(浮刺)**는 얕게 찌르는 수법으로 제일 아픈 곳의 옆을 얕게 찔러 기육(肌肉)의 경련과 땅기는 것에 적용한다. 이 병은 한기(寒氣)에서 오는 병이다.

⑩ **음자(陰刺)**는 신경(腎經)에서 냉기(冷氣)를 받아 가지고 중초(中焦)가 차가워진 것을 치료하는 방법으로 좌우의 태계(太谿)혈에 찌르는 방법으로 하지의 냉병(冷病)을 치료하는 방법이다.

⑪ **방침자(傍鍼刺)**는 제일 아픈 지점에 침 1개를 찌르고 그 양옆에 각 1개씩 찔러 놓는다. 이것은 마비, 신경통이 오래된 것을 치료하는 방법이다.

⑫ **찬자법(贊刺法)**은 찬조적 의미를 가진 방법이다. 직접 곧바로 찔렀다가 곧바로 빼는 것인데 여러 개의 침을 얕게 찔렀다가 출혈을 시키면서 뺀다. 종기를 치료하는데 이용한다.

10) 수족음양경맥자론(手足陰陽經脈刺論)

이것은 수족에서 음양경락(陰陽經絡)을 조절시키는 경맥자법(經脈刺法)을 설명하는 내용이다.

족양명위경(足陽明胃經)은 모든 음식물을 받고 저장하는 오장육부(五臟六腑)의 바다이다. 그러므로 그 맥(脈)은 대(大)하고, 혈(血)이 다(多)하며 기(氣)가 성하고 장렬(壯烈)하다. 위경(胃經)을 찌르려면 깊이 찌르지 말고, 또 기를 흩뜨리지 말아야 하고 너무 오래 꽂아 놓고 있어도 안 되며 사법(瀉法)을 써도 안 된다.

위경(胃經)은 침의 깊이가 육분(六分)이어야 하고, 십호(十呼)동안 머물러야 한다.

족태양방광경(足太陽膀胱經)은 침의 깊이가 오분(五分)이고 칠호(七呼)간 유침.

족소양담경(足少陽膽經)은 침의 깊이가 사분(四分)이며 오호(五呼)간 유침.

족소음신경(足小陰腎經)은 침의 깊이가 삼분(三分)이며 사호(四呼)간 유침.

족태음비경(足太陰脾經)은 침의 깊이가 이분(二分)이며 삼호(三呼)간 유침.

족궐음간경(足厥陰肝經)은 침의 깊이가 일분(一分)이며 이호(二呼)간 유침한다.

손에 있는 삼음(三陰), 삼양(三陽)경맥 즉 폐(肺), 대장(大腸), 심(心), 심포(心包), 삼초(三焦), 소장(小腸) 경맥은 내장과 심장에서 가까운 곳에 있으므로, 그 기운을 가까이서 받고 그 기가 빨리 오기 때문에 침의 깊이는 이분(二分)을 지나지 말아야 하며 유침(留鍼)도 이호(二呼)를 지나서는 안 된다. 이것을 지나치면 탈기(脫氣)되어 위험하다.

11) 표본론(標本論)

한 병에는 표(標)와 본(本)이 있다. 즉 치료의 방법에는 본치법(本治法)과 표치법(標治法)의 규칙이 있다. 표본(標本)에는 경중(輕重)과 순역(順逆)에 따라 선별된다. 치료할 때에는 급성병(急性病)일 경우 먼저 표치(標治)를 하고, 만성병(慢性病)에는 본치(本治)를 하는 변동적인 방법을 쓴다.

본편(本篇)은 『영추(靈樞)』의 병본편(病本篇)과 『소문(素問)』에 있는 표본병전론(標本病傳論)의 일부간을 발췌해서 설명한 것이다.

먼저 병이 들고 나중에 반대증상이 나타날 때에는 그 본(本)을 치료하고(예를 들어 한기(寒氣)를 받으면 찬 기운이 나타나는 것이 순서이고, 발열(發熱)되는 것은 반대증상이다), 먼저 반대증이 나오고 순서되는 증상이 나타나도 그 본병(本病)을 치료한다.

처음에는 춥다가 나중에 병이 생기면 그 본병을 치료하고, 먼저 병이 생기고 나중에 추운 사람도 그 본병을 치료한다.

먼저 열이 나고 나중에 병이 생기는 사람도 그 본병(本病)을 치료하며, 먼저 설사(泄瀉)를 한 다음에 나중에 다른 병이 생기는 것도 본치법(本治法)을 사용한다. 그러나 반드시 허실(虛實)을 조절해야 마침내 그 외의 다른 병들이 치료가 된다.

먼저 병이 발생된 이후에 가슴속이 그득하면(장만(脹滿)) 그 표병(標病)을 먼저 치료한다.

먼저 병이 발생된 이후에 설사(泄瀉)가 나오면 그 본병(本病)을 치료한다.

먼저 중초(中焦)가 그득한 다음에 심장(心臟)이 번거로우면 그 본병(本病)을 치료한다.

병의 원인에는 외사(外邪)가 있어, 내(內)에 잠복되어 있던 사기(邪氣)가 있을 때 대소변이 불리하면 그 표병(標病)을 먼저 치료하고 대소변이 잘 나오면 그 본병(本病)을 먼저 치료한다.

병이 발작할 때에 기가 왕성한 것이 남아 있으면 본병(本病)에 표병(標病)을 보는 것이니, 이때는 먼저 본병을 치료하고 나중에 그 표병을 치료한다.

병이 발작되어 운기(運氣) 부족하여 표병(標病)이 있다 해도 본기(本氣)가 크게 허약하면 먼저 표병(標病)을 치료하고 나중에 본병(本病)을 치료한다.

질병을 치료할 때에는 상세하게 병정(病情)을 연구하고 겸증(兼症)도 자세히 연구를 해서 조절시켜야 한다.

겸증(兼症)이 나타나면 겸증도 함께 치료해야 하고 겸증이 없으면 단독 치료를 한다. 먼저 대소변이 불리하며 후에 다른 병이 생기면 그 본병(本病)을 먼저 치료해야 한다.

12) 경락론(經絡論)

경락론(經絡論)이란 여기에서는 형태(形態)나 유주(遊走)에 대한 설명이 아니고 경락병(經絡病)이 얼굴에 나타나는 색택(色澤)으로 질병을 살펴보는 것이다. 경락과 얼굴의 색은 계절에 따라 달리 나타나는 것으로 경에는 항상 일정한 색(간(肝)-청색(青色), 심(心)-적색(赤色), 비(脾)-황색(黃色), 폐(肺)-백색(白色), 신(腎)-흑색(黑色))이 있으나 낙맥(絡脈)에는 일정한 색이 없고 병이 있으면 변화한다.

① 낙맥(絡脈)과 경맥(經脈)의 조화

- 음경(陰經)(간(肝), 심(心), 비(脾), 폐(肺), 신(腎), 심포(心包))에 나타나는 색은 해당 경에 나타나는 색과 같다.
- 양경(陽經)(담(膽), 소장(小腸), 위(胃), 대장(大腸), 방광(膀胱), 삼초(三焦))에 나타나는 색은 일정하지 않고 변화가 생기되 사계절 수시로 변한다.
- 한(寒)이 많으면 혈액이 응고되므로 청흑색(青黑色), 열(熱)이 많으면 혈액이 묽어서 황적색(黃赤色)이다.

* 이러한 것은 병이 아니다. 그러나 오색(五色)(청(青), 적(赤), 황(黃), 백(白), 흑(黑))이 모두 나타나면 병이다.

13) 골공론(骨空論)

몸에 있는 혈과 뼈와 뼈 사이의 공극(孔隙)을 오장육부와 관계지어 치료의 효과를 나타내는 위치를 설명한 것이다.

① 풍사(風邪)가 침입되면 춥고, 땀나고, 두통, 체증(滯症), 오한(惡寒)을 일으킨다. 풍부(風府)를 보(補) 또는 사(瀉)한다.
② 대풍(大風)(나병)으로 목이 아프면 풍부(風府)를 자침하고 의희(譩譆)혈을 뜸하고 손으로 눌러주면 숨을 내쉬며 의희혈에 손을 댄다.
③ 풍이 점차 심해지면 찬죽(攢竹)혈을 자(刺)한다.
④ 잠자다가 목이 뻣뻣하고 아파질 때는 거골(巨骨)을 치료한다.
⑤ 충격을 절상시에는 척중(脊中)을 치료한다.
⑥ 요통으로 전혀 움직이지 못할 때 상, 차, 중, 하료(上, 次, 中, 下髎)중 가장 압통이 심한 곳을 치료한다.
⑦ 서혜부에 림프선염이 있어 한열(寒熱)이 생기면 족양관(足陽關), 용천(湧川)을 치료한다.
⑧ 옆구리가 땅기고 아플 때는 의희(譩譆)를 치료한다.

14) 자수열혈론(刺水熱穴論)

수병의 병리와 치료를 말함.

신(腎)이 수액을 주장하고 있는 까닭은 신이 음(陰)의 끝에 있는 것이기에 물이 많은 곳이며, 폐(肺)는 태음(太陰)이다. 고로 물을 모두 저장한다.

신(腎)의 관문은 위(胃)이다. 고로 위에서 소화 불량이 생기면 물이 모여서 여러 종류의 병이 따르게 된다. 상하의 모든 피부에 물이 넘치게 되므로 부종이 되는 것이다.

신장(腎臟)은 물을 모으게 하는 장기이다.

과로가 심하면 신장에 땀이 나며 이때 풍(風)을 만나면 풍기가 땀구멍으로 들어가 피부 속에 병기가 모여 부종이 되는 것으로 이를 풍수(風水)라 한다.

(1) 수병(水病)을 다스리는 혈(腎俞 57혈): 물이 들어가고 나오는 곳

① 독맥(督脈)

㉮ 척중(脊中): 11번 극돌기하, 간염, 간질, 요배부 통증, 하지마비, 당뇨병, 소화탈항.

㉯ 현추(懸樞): 제1요추 극돌기하. 이질, 복통, 설사, 탈항, 요척통.

㉰ 명문(命門): 제2요추 극돌기하. 요통, 유뇨(遺尿), 유정(遺精), 음위(陰痿), 대하, 자궁내막염, 척추염, 신염, 이명.

* 보신통리(補腎通利)(소변을 이롭게).

㉱ 요유(腰兪): 천골과 미골 사이. 간질, 생리불순, 요통, 요실금, 하지마비, 하혈, 요부냉감.

㉲ 장강(長强): 미골 첨단. 치질, 탈항, 음낭 습진, 설사, 인산(引産), 음위, 전신경련, 유정.

* 임맥과 통하게 하고 장부를 조절한다.

② 배유혈(背兪穴)

㉮ 대장유(大腸兪): 척추요양관 수평선상 방개 1.5치. 장위의 기능조절.

㉯ 소장유(小腸兪): 제1천골 상료(上髎)혈 측방 1.5치. 소장(小腸)의 기능조절, 습기를 이롭게 하고 열을 맑게 한다.

㉰ 방광유(肪胱兪): 제2천골 차료(次髎)혈 측방 1.5치. 방광기능조절, 허리와 척추를 이롭게 한다.

㉱ 중려유(中膂兪): 제3천골 중료(中髎)혈 측방 1.5치. 좌골 신경의 기능 조절, 장의 조절.

㉲ 백환유(白環兪): 제4천골 하료(下髎)혈 측방 1.5치. 좌골신경의 기능조절, 요천골 기능조절.

③ 방광경(膀胱經), 신경(腎經), 위경(胃經)

㉮ 위창(胃倉): 제12흉추 수평선상 측방 3치. 위(胃)의 기능조절.

㉯ 황문(肓門): 제1요추 현추(懸樞)혈 측방 3치. 유방기능 조절, 신장 질환.

㉰ 지실(志室): 제2요추 명문혈 측방 3치. 신염, 요통, 유정, 음위, 음낭, 습진, 소변불리.

㉱ 포황(胞肓): 제2천골 방광경상평선 3치. 요통, 요폐, 복통, 둔통.

㉲ 질변(秩边): 제4천골 상평 정중선 측방 3치. 좌골신경통, 생식기 질환.
이상은 방광경락상의 혈들로 신장의 수병을 다스림.

㉳ 신경(腎經)의 횡골(橫骨), 대혁(大赫), 기혈(氣穴), 사만(四滿), 중주(中注).

㉴ 위경(胃經)의 기충(氣衝), 귀래(歸來), 수도(水道), 대거(大巨), 외릉(外陵).
이상은 신수(腎水)가 통화는 통로.

㉵ 조해(照海), 교신(交信), 부류(復溜), 축빈(築賓), 음곡(陰谷), 삼음교(三陰交)는 신맥(申脈)의 밑으로 행하는 곳이라 태충(太衝)(간경(肝經)의 태충(太衝)이 아니고 충맥(衝脈)과 신경(腎經)을 관장한다는 뜻).

(2) 치료법

① 봄에는 낙맥과 분육 사이를 취함.

② 여름에는 얕게 찌름.

③ 가을에는 유혈(兪穴)을 취함.

④ 겨울에는 정혈(井穴)을 취하고 애태의 음기를 역행시키고 영혈(榮穴)을 취하여 봄에 코피가 나지 않게 한다.

(3) 장자절법(長刺節法)에 의한 자침(刺針)

위와 같이 어렵게 따지지 않고 다음과 같은 형태를 형태별로 치료하면 된다.

① 근비(筋痺)

근육 경련과 관절이 아파서 걸음을 잘 걸을 수 없는 증상. 침은 아픈 곳의 분육간을 찌르되 뼈 가운데를 찌르면 안 된다.

② 기비(肌痺)

살이 모두 아픈 증상으로 한습(寒濕)에 상한 것이다. 대기육 소기육을 잘 알아서 그 경계에 찔러서 열감을 얻으면 낫는다. 침은 많이 놓고 깊게 찌르되 근골을 상하지 않게 조심해야 한다. 잘못되면 종기가 발생된다.

③ 골비(骨痺)

뼈가 아파서 들 수도 없고 골수까지 저리고 아픈 것이 찬 것에 닿는 것 같이 아프다. 침은 깊이 찌르되 근육이 상하지 않게 해야 하며 큰 뼈와 작은 뼈를 분별하여 찌르되 열감(熱感)을 얻어야 한다.

(4) 피부, 피층

피부는 우리 육체와 내장들의 울타리와 같다. 수없이 많은 오염물과 병원체들이 피부에 계속적으로 접촉되고 있다. 피부가 건강하지 못하면 병의 외적 원인인 육음(六淫)(풍열습조한(風熱濕燥寒))을 물리치지 못하고 이것이 내장으로 전달되어 병을 일으키게 된다(침구대성). 피는 맥의 부분이다. 사기(邪氣)가 들어가면 주리(腠理)가 열리고, 주리가 열리면 사기는 낙맥(絡脈)에 들어가 가득 차게 되고, 그러면 다시 경맥(經脈)으로 들어가서 경맥에서 오장(五臟)(간(肝), 심(心), 비(脾), 폐(肺), 신(腎))과 육부(六腑)(대장(大腸), 방광(膀胱), 담(膽), 소장(小腸), 심포(心包), 위(胃))로 들어가 큰 병이 생기는 것이다.

15) 기경팔맥법(奇經八脈法)

영구팔법이란 기경팔혈의 교회(交會)에 의한 8혈의 배혈 방법이다. 팔혈의 배혈은 팔괘(八卦)로 정하고 일자와 시간에 따라 수치를 계산하여 치료하는 방법을 정하는 것이다.

(1) 팔법의 팔혈 수치: 혈이 열리는 시간에 치료를 하기 위한 수치

신맥(申脈): 1, 조해(照海): 2, 5, 외관(外關): 3, 족임읍(足臨泣): 4,
공손(公孫): 6, 후계(後谿): 7, 내관(內關): 8, 열결(列缺): 9

(2) 팔법 교회 팔맥: 대개는 8혈을 모두 쓴다. 필요에 따라 둘씩 나누어 사용

일합(一合): 공손(公孫)-충맥(衝脈), 내관(內關)-음유맥(陰維脈).
심장, 가슴, 위장병을 치료한다.
이합(二合): 후계(後谿)-독맥(督脈), 신맥(申脈)-양교맥(陽蹻脈).
눈, 목, 귀, 어깨, 소장, 방광의 병을 치료한다.
삼합(三合): 임읍(臨泣)-대맥(帶脈), 외관(外關)-양유맥(陽維脈).
눈초리, 귀뒤, 뺨, 목, 어깨의 병을 치료한다.

사합(四合): 열결(列缺)-임맥(任脈), 조해(照海)-음교맥(陰蹻脈).
폐, 인후, 흉곽의 병을 치료한다.

(3) 팔혈 배합

공손(公孫)은 내관(內關)과 합하고, 열결(列缺)은 소화시키며 조해(照海)가 병을 다스린다.

임읍(臨泣)과 외관(外關)은 주객관계이고, 후계(後谿)와 신맥(申脈)은 화합(和合)하여 경(經)을 통하게 하고 안마한다.

팔법오호(八法五虎) 건원일시가(建元日時歌)

갑기일(甲己日)에는 병인시(丙寅時)부터 시작되고,
을경일(乙庚日)에는 무인시(戊寅時)부터 시작되고,
병신일(丙辛日)에는 경인시(庚寅時)부터 시작되고,
정임일(丁壬日)에는 임인시(壬寅時)부터 시작되고,
무계일(戊癸日)에는 갑인시(甲寅時)부터 시작되고,
이것을 오문(五門)이라고 한다.

팔법축일(八法逐日) 간지가(干支歌)

일진(日辰)의 천간(天干)과 지지(地支)에 숫자를 배당한 것이다.
갑(甲), 기(己), 진(辰), 술(戌), 축(丑), 미(未)일(日)은 십(十)이고,
을(乙), 경(庚), 신(申), 유(酉)일(日)은 구(九)이며,
정(丁), 임(壬), 인(寅), 묘(卯)는 팔(八)이고,
무(戊), 계(癸), 사(巳), 오(午)는 칠(七)이며,
병(丙), 신(辛), 해(亥), 자(子)는 육(六)이다.

팔법임시(八法臨時) 간지가(干支歌)

시간(時間)의 천간(天干)과 지지(地支)에 숫자를 배당한 것이다.
갑(甲), 기(己), 자(子), 오(午)는 구(九)이며,
을(乙), 경(庚), 축(丑), 미(未)는 팔(八)이고,
병(丙), 신(辛), 인(寅), 신(申)은 칠(七)이며,
정(丁), 임(壬), 묘(卯), 유(酉)는 육(六)이고,
무(戊), 계(癸), 진(辰), 술(戌)은 오(五)이며,
사(巳), 해(亥)는 사(四)에 속한다.

※일진(日辰)과 지지(地支) 시간(時間)은 알 수 있으나, 천간(天干)은 즉시 알 수가 없다. 그래서 다음과 같은 계산법을 쓰고 있다.

· 갑기일(甲己日)은 처음 자시(子時)가 갑자시(甲子時), 을축시(乙丑時).....부터 시작되며,
· 을경일(乙庚日)은 처음 자시(子時)가 병자시(丙子時), 정축시(丁丑時).....부터 시작되고,
· 병신일(丙辛日)은 처음 자시(子時)가 무자시(戊子時), 기축시(己丑時).....로 순서한다.
· 정임일(丁壬日)은 처음 자시(子時)가 경자시(庚子時), 신축시(辛丑時).....로 순서하고,
· 무계일(戊癸日)은 처음 자시(子時)가 임자시(壬子時), 계축시(癸丑時).....로 순서한다.

이것을 기준으로 시두(時頭)를 결정한다.

양일(陽日)(五陽干日: 甲, 丙, 戊, 庚, 壬日을 말한다)에는 구수(九數)로 나누고,

음일(陰日)(五陰干日: 乙, 丁, 己, 辛, 癸日을 말한다)에는 육수(六數)로 나눈다.

이러한 숫자로 나누어서 나머지가 되는 수가 팔괘혈(八卦穴)의 숫자에 해당하여 개혈(開穴)되는 것이고, 구수(九數)나 육수(六數)로 똑 떨어지면 九나 六이 팔괘혈(八卦穴)의 숫자가 되는 것이다.

예를 들어 갑자일(甲子日) 무진시(戊辰時)면

팔법축일(八法逐日) 간지가(干支歌)에서 갑(甲)=10, 자(子)=7,

팔법임시(八法臨時) 간지가(干支歌)에서 무(戊)=5, 진(辰)=5이다. 이 모든 수를 합하면 10+7+5+5=27이 된다. 갑일(甲日)은 양일(陽日), 구수(九數)이므로 27÷9=3으로 똑 떨어진다. 그러므로 9가 팔괘혈의 숫자가 되며 9는 팔법 팔혈의 수치에서 열결(列缺)에 해당한다. 즉 열결(列缺)혈이 열리는 것이다.

또 을축일(乙丑日) 임오시(壬午時)라면

일간지가(日干支歌)에서 을(乙)=9, 축(丑)=10, 시간지가(時干支歌)에서 임(壬)=6, 오(午)=9. 모두 합하면 9+10+6+9=34. 을일(乙日)은 음일(陰日)이므로 6으로 나눈다. 34÷6=5 나머지 4. 그러므로 나머지 숫자인 4가 팔괘혈(八卦穴)의 숫자이고 4는 임읍(臨泣)에 해당된다. 즉 이 시간에는 임읍혈(臨泣穴)이 개혈(開穴)되어 치료할 수 있다.

제2장

장상학
(藏象學)

1. 기원(起源)

중국 황제내경(黃帝內經)에서 유래되었다.

2. 장(藏)의 정의

사람의 몸 안에 자리잡고 있는 오장(五臟; 간(肝), 심(心), 비(脾), 폐(肺), 신(腎))과 육부(六腑; 담(膽), 소장(小腸), 위(胃), 대장(大腸), 방광(膀胱), 삼초(三焦))와 기항(奇恒)의 부(腑)(뇌(腦), 수(髓), 골(骨), 맥(脈), 포(胞))를 말한다.

3. 상(象)의 의의

1) 내장(內藏)의 해부 형태.
2) 내장(內藏)의 생리기능과 병리변화가 몸밖으로 반영된 현상.

장(藏)과 상(象)을 합하여 장상(藏象)이라 한다.

사람 몸의 생명 본질과 외계에 나타나고 있는 형상의 통일, 즉 물질대사(物質代謝) 형태의 결구(結球)와 생리기능의 병리변화를 개괄한 것으로 고대(古代)의 의학 개념이다.

장상학(藏象學)은 한의학 이론의 중요한 이론 체계로서 인체 생리 현상과 병리 현상의 깊은 관찰을 통하여 인체 장부(臟腑)의 해부 형태, 생리기능, 병리변화 및 그들의 상호관계를 연구하는 것이다.

4. 장상학설(藏象學說)의 3대 근간

1) 고대(古代)의 해부학적 지식.
2) 인체의 생리현상과 병리변화에 대한 장기적(長期的)인 관찰.
3) 장기적(長期的)인 의료 실천을 통하여 얻은 지식.

5. 장상학(藏象學)의 학술 내용

1) 오장(五臟)의 해부 생리와 병리.
2) 오장(五臟)과 인체의 기타 기관과의 관계.
3) 장(臟)과 부(腑)의 상호관계(相互關係).

6. 특징

1) 오장(五臟)을 중심으로 하는 정체관(整體觀).

장(臟)과 부(腑)를 음양(陰陽)으로 분류한다. 음(陰)과 양(陽)은 상대적 표리관계(表裏關係)로 하나의 정체(整體)를 형성한다. 심(心):소장(小腸), 폐(肺):대장(大腸), 비(脾):위(胃), 간(肝):담(膽), 신(腎):방광(膀胱), 심포(心包):삼초(三焦)는 내부적 연계를 가지고, 오장육부(五臟六腑)는 서로 다른 생리기능을 가지고 있어도 상호 배합해야 복잡한 정체적 생리활동을 완성하게 된다.

오장(五臟)과 인체의 기타 조직기관은 특정한 연계를 가지고 연결되어 정체(整體)를 이룬다. 예를 들면 심장(心臟)의 기능은 얼굴에 나타나고 혈맥(血脈)과 배합되어 혀에 반영되는 것이다.

오장(五臟)의 생리활동과 인체의 정신 정서의 변화, 사유활동은 밀접한 관계를 갖는다. 현대의학에서는 인체의 정신 사유와 정서 변화는 대뇌의 외계 사물에 대한 객관적 반응이라고 보고 있다. 따라서 오장(五臟)의 생리기능 사이의 평형과 협조는 인체 내부 환경의 상대적인 평형을 유지하는 중요한 요인이다.

장상학설(藏象學說)에서 말하는 오장육부(五臟六腑)의 해부적 위치와 형태, 생리기능과 병리변화는 이론 체계의 형성 연대가 다르므로 현대의학의 지식과 같지 않다.

01. 오장(五臟)

오장(五臟)은 모두 실질성(實質性) 기관이며 모두 정기(精氣)를 생산하고 저장하는 공통된 기능을 가지고 있다. 그 중에 심장(心臟)은 모든 것을 영도하는 주재적(主宰的) 기능을 가지고 있다.

1. 심장(心臟)

1) 심(心)의 해부 위치

흉강(胸腔) 안 양쪽 폐(肺)의 중간, 횡격막(橫膈膜) 위, 척추 앞, 흉골 뒤에 있다.

2) 심(心)의 구조와 기능

원추형으로 적홍색(赤紅色)이며 대략 자신의 주먹만 한 크기이다. 심장은 네 개의 방, 즉 우심방(右心房)과 우심실(右心室), 좌심방(左心房)과 좌심실(左心室)로 구성되어 있다. 심방과 심실 사이에는 심장 판막이 있으며, 우심방과 우심실 사이의 판막을 삼첨판(三尖瓣)이라 하고 좌심방과 좌심실 사이의 판막을 이첨판(二尖瓣) 또는 승모판(僧帽瓣)이라 한다. 판막의 안쪽에는 힘줄끈이 심실에서 돌출되어 나오는 유두근(乳頭筋)에 부착되어 판막이 심방쪽으로 뒤집혀지지 않도록 하고 있다. 전신을 돌아온 정맥혈(靜脈血)은 상대정맥과 하대정맥을 통하여 우심방으로 들어와서 우심방의 수축에 의하여 우심실로 들어간다. 이때 삼첨판은 혈액이 우심방으로 역류하는 것을 방지한다. 이어서 우심실의 수축에 의하여 폐동맥판(肺動脈瓣)을 거쳐 폐동맥으로 나간다. 폐동맥을 나간 정맥혈은 폐포(肺胞)와 모세혈관(毋細血管) 사이에서 탄산가스와 산소를 교환하여 동맥혈(動脈血)이 된다. 이 동맥혈이 폐정맥을 통하여 좌심방으로 들어간 다음 승모판을 거쳐 좌심실로 들어간다. 정맥혈이 폐에서 가스 교환을 거쳐 동맥혈이 되는 이 과정을 폐순환(肺循環)이라고 한다. 좌심실로 들어온 동맥혈은 좌심실의 수축에 의하여 대동맥판(大動脈瓣) 밖으로 나가서 전신을 순환하게 되는데 이 과정을 전신순환(全身循環)이라 한다.

태아(胎兒)는 폐순환(肺循環)이 없기 때문에 탯줄을 통하여 모체(母體)의 동맥혈을 받아들여 전신순환(全身循環)을 거쳐 역시 탯줄을 통하여 정맥혈을 모체에 되돌려 보낸다.

심장에 영양을 공급하는 관상동맥(冠狀動脈)(심포(心包)의 기능가운데 하나로 추측된다)은 대동맥에서 시작하여 좌우로 나뉘어 소동맥과 모세혈관을 이룬다. 심장에 공급되는 혈액은 대부분 관상동(冠狀洞)을 통하여 우심방으로 들어오고 일부는 전심장정맥(前心臟靜脈)과 테베스정맥, 소정맥을 통하여 우심방으로 들어온다.

심장은 성인의 경우 안정시에 약 70번 가량 박동하지만 여러 가지 신체 조건의 변화에 따라 자율신경과 호르몬의 조절을 받아 박동수가 변한다. 심장 박동의 근원은 전기적 현상이다. 동방결절(洞房結節)에서 자발적으로 발생한 활동전위(活動電位)는 일정한 통로를 통하여 방실결절(房室結節)에 도달하는 동안 심방을 수축시키고, 이어서 His 다발을 거쳐 Purkinje 섬유로 전달되어 심실의 근육을 수축시킨다. 심장의 이러한 수축과 이완으로 1분에 평균 약 5리터의 혈액을 전신으로 박출하며, 성인 평균 120/80 mmHg의 혈압이 형성된다.

활동전위를 시발하는 페이스메이커 지역이나 혹은 전도 경로 중의 어느 곳에 이상이 생겨 리듬과 흥분 전도 순서에 장애를 받으면 여러 종류의 부정맥(不整脈)이 나타나게 된다.

3) 심장(心臟)의 고전의학적 생리기능

장상학설(藏象學說)로는 심(心)을 실질성(實質性) 심장(心臟)인 혈육(血肉)과 의식(意識), 사유(思惟), 정서(情緖) 등의 정신 활동을 진행하는 뇌(腦)의 기능인 신명(神明)으로 나눈다.

(1) 혈맥계통(血脈系統)을 주관한다

심장(心臟)은 혈액을 주관한다. 혈액은 맥관(脈管)을 따라 운행하고 심장 박동에 의하여 전신으로 수송된다. 맥관은 경맥(經脈) 또는 혈부(血腑)라고 부르며 혈액의 통로이다. 심장(心臟)과 맥관(脈管)은 서로 연결되어 있으며 밀폐계통을 형성하고 있다. 심장의 박동은 전신의 맥관 속의 혈액을 추동(推動)하며, 맥관과 혈액순환은 상대적으로 독립된 계통을 형성하고 있다.

① 혈액(血液)을 순환시킨다. 심기(心氣)는 전신에 영양을 수송하는 혈액순환을 추동하는 동력기능이다. 심장 박동은 심기에 의한 것이며, 심기가 충족되어야 원활한 박동이 유지된다. 혈액은 혈액 자체의 충족함으로 운행되므로 맥상(脈象)은 혈액의 충족 상태에 따라 달라진다. 그러므로 부정맥(不整脈)을 치료할 때는 심장과 혈액을 모두 다스려야 한다.

② 혈액(血液)을 생산하여 보충한다. 위(胃)를 통하여 들어오는 수곡정미(水穀精微)를 비장(脾臟)이 폐(肺)로 올려보내고 다시 심장으로 보내서 혈액을 생산한다. 심장(心臟)이 건강하면 심장의 박동과 맥박이 힘이 있으며 얼굴 색이 홍적색(紅赤色)을 띤다. 그러나 심장이 약하면 박동과 맥이 힘이 없고 불규칙하며, 심기(心氣)와 혈액이 부족하고, 얼굴 색이 창백하고, 기혈(氣血)이 어체(瘀滯)되고, 혈맥이 지체(遲滯)된다. 입술과 혀가 청자색이며, 가슴이 답답하고 찌르는 듯한 통증이 있으며, 결맥(結脈), 대맥(代脈), 촉맥(促脈), 삽맥(澁脈) 등이 나타난다.

※ **결맥(結脈)**: 맥이 느리고 한 번씩 멎으며 규율이 없다. 음(陰)이 성하고 기(氣)가 약한 현상.
대맥(代脈): 맥이 허(虛)하면서 규칙적으로 멎는다. 장기(臟器)의 쇠약(衰弱), 풍증(風症), 통증(痛症).
촉맥(促脈): 맥이 빠르고 때때로 한 번씩 멎으며 불규칙하다.

양(陽)이 성한 실열증(實熱症), 기혈의 어체(瘀滯).

삽맥(澁脈): 맥이 느리며 순조롭지 못하고 칼로 참대를 긁는 것 같다.
기(氣)가 어체(瘀滯)되고, 혈(血)이 뭉치고, 정(精)이 손상되고, 혈(血)이 부족한 병증.

(2) 심(心)은 정신(精神), 의식상태, 신지(神志)를 주관한다

① 신(神)의 정의(定意)

신(神)이란 넓은 의미로는 인체 생명 활동의 외부 표현으로 인체의 형상, 얼굴 색, 안정(眼睛), 언어 응답, 사지 활동, 자태 등을 말하며, 좁은 의미로는 정신(精神), 정서(情緖), 의식(意識), 사유활동(思惟活動)을 말한다.

양정이상박자(兩精而相搏者) 위지신야(謂之神也)로서 양정(陽精)과 음정(陰精)이 상박(相搏)할 때 신(神)이 난다.

② 신(神)의 형성

정기(精氣)는 인체와 인체의 생명 활동을 유지하는 물질적 기초이며, 신(神)을 생산하는 물질적 기초이다.

③ 심(心)이 정신 의식 상태를 주관하는 생리작용

심(心)이 신(神)과 신지(神志)를 주관하는 생리기능으로 정신 상태에서 신명(神命)의 심(心)은 객관적 외계 자극을 받아들이고 정신 의식과 사유 활동을 진행하여 사물을 객관적으로 판단한다. 신명(神命)의 심(心)이 인체의 모든 생명활동을 주재하는 것으로 장부(臟腑) 가운데 가장 중요한 위치를 차지하고 있다.

오장육부(五臟六腑)의 통일 협조로 생명활동을 진행할 수 있는 것은 심장(心臟)의 통일적인 지휘하에서만 가능하다.

심(心)의 신지(神志)기능이 원활하지 못하면 실면(失眠), 다몽(多夢), 불안정, 광언(狂言) 또는 무반응, 실정기(失精氣), 혼미(昏迷), 인사불성(人事不省), 정신(精神) 의식(意識) 사유(思惟) 활동의 이상, 장부(臟腑) 기능의 저하로 생명이 위급(危急)해진다.

심(心)이 의식상태를 주관하는 생리기능과 혈맥(血脈)을 주관하는 생리기능은 일정한 관계를 가지고 있어야 하며, 그렇지 못하면 의식상태의 개변(改變)을 초래한다.

4) 심(心)과 기타 조직기관(組織機關)과의 관계

(1) 맥(脈)과 배합된다

맥(脈)은 혈액 운행의 통로이며 혈액이 일정한 궤도와 방향으로 순행(循行)하는 것을 억제하거나 촉진시킬 수 있다. 심(心)과 맥(脈)은 서로 통하여 하나의 밀폐된 혈액의 운행 계통을 형성한다. 심(心)은 혈(血)을 주관하고 혈액(血液) 운행(運行)의 동력(動力)이다. 맥(脈)은 혈부(血腑)로서 혈액 운행의 통로이며 혈액이 일정한 방향과 경로로 직행하는 것을 조절한다. 그렇지 못하면 세소맥(細小脈) 등의 비정상 맥이 나타난다.

(2) 심(心)의 기능은 얼굴에 발현된다

얼굴은 혈맥(血脈)이 풍부하고 전신의 기혈(氣血)은 모두 얼굴로 올라간다. 심(心)의 기능이 건전하면 혈액이 충만하고 순환이 순통(順通)하므로 얼굴 색이 붉고 윤택이 있으며 정기(精氣)가 있고 밝다. 심(心)의 기능이 건전하지 못하여 심기(心氣)가 부족하고 심혈(心血)이 부족하면 얼굴이 창백하고 윤기가 없다. 심맥(心脈)이 원활하지 못하면 얼굴 색이 자색(紫色)이 된다.

(3) 심(心)은 혀를 통하여 외계와 연결된다

심기(心氣)는 경맥(經脈)을 통하여 혀에 도달되어 혀가 정상적인 색깔과 형태를 지니게 하고 미각과 발음 등의 생리기능을 유지한다. 심(心)의 기능이 정상이면 혀가 붉고 만만하고 윤기가 있으며, 혀의 활동이 활발하고 미각이 영민(英敏)하며 언어가 확실하다.

심(心)의 병리변화(病理變化)로 신음(神陰)이 부족하면 설질(舌質)이 희고, 실하며, 만만(滿滿)하다. 심혈(心血)이 부족하면 설질(舌質)이 희고, 심화(心火)가 상염(上炎)하면 혀끝이 붉고, 심맥(心脈)에 어체(瘀滯)가 생기면 설질(舌質)이 암자색(暗紫色)을 띤다. 심(心)이 의식상태를 주관하는 기능이 정상이 아니면 혀가 굳고 꼬부라져 말이 똑똑하지 못하거나 실어증(失語症)이 생긴다.

5) 심(心)과 오지(五志), 오액(五液)과의 관계

(1) 기쁨(喜)이 심(心)에 소속된다

심(心)의 정서(情緖)가 기쁨이 되는 것은 심(心)의 생리기능과 정신 활동이 기쁨과 관계됨을 말한다. 기쁨은 양성(良性) 자극이지만 지나치면 심신을 손상시킨다. 즉 심(心)의 정서를 주관하는 기능이 지나치게 항진되면 너무 기뻐하고 멋없이 웃게된다. 반대로 그 기능이 지나치게 떨어지면 금방 슬퍼하게 된다.

(2) 땀(汗)이 심(心)에 소속된다

땀은 진액(津液)으로부터 양기(陽氣)의 증발에 의하여 땀구멍에서 생산된다. 혈액(血液)과 진액(津液)이 동일한 원천(源泉)에서 생산되므로 땀과 혈액도 동원(同源)이다. 혈(血)은 심(心)이 주관하고 땀은 혈(血)의 액(液)이므로 땀과 혈(血)은 생리상 밀접한 관계가 있으며, 병리상으로도 서로 관계가 있다. 보통 땀을 너무 많이 흘리면 혈(血)과 진액(津液)이 소모되어 심(心)의 기혈(氣血)이 손상되므로 가슴이 두근거리는 증상이 나타난다. 땀을 너무 많이 흘려 양기가 손상되면 심양폭탈(心陽暴脫)의 위험한 병증이 나타난다. 반대로 심(心)의 기혈(氣血)이 부족하면 병적으로 땀이 난다. 심기(心氣)가 허(虛)한 때 체표(體表)가 견고하지 못하여 나는 자한(自汗)이나 심음허(心陰虛)인 때 양(陽)이 음(陰)을 수렴시키지 못하여 나는 도한(盜汗)이 이런 것들이다.

6) 심포락(心包絡)

심포락(心包絡)은 심포(心包)라고도 부르며 심장(心臟) 외면을 둘러싼 조직이다. 그 위에 분포되어 있는 낙맥(絡脈)은 기혈(氣血)을 보위하고 심장 대신에 사기(邪氣)를 막는 작용을 가지고 있다.

장상학설(藏象學說)에서는 심은 군주(君主)로서 사기에 침범되지 말아야 하므로 외사(外邪)가 심(心)을 침범할 때는 먼저 심포락(心包絡)을 침범하는 것이다. 때문에 임상(臨床)에서 사기(邪氣)가 심(心)을 침범하였다는 것은 사실은 심포락(心包絡)을 침범한 것이다. 그때의 임상 표현은 심(心)의 정신상태를 통제하는 기능이 파괴되어 나타나는 증상들이다. 즉 외감 열병에서 온열(溫熱)의 사기가 체내로 침습하면 고열이 나고, 정신이 혼란되고, 잡소리를 하는 등의 심신이 손상된 병태가 나타나는데, 이것을 〈열(熱)이 심포(心包)에 침입했다〉라고 한다. 담음(痰飮)에 의하여 생기는 정신상태의 비정상은 정신이 혼미하고 흐리멍텅하여 의식장애가 일어나는 심신의 혼란상태로서 〈담음(痰飮)이 심포(心包)를 몽폐(蒙閉)한다〉라고 한다. 사실상 심포(心包)가 사기에 침범되어 나타나는 병리변화는 심(心)과 일치한다. 때문에 변증(辨證)과 치료에서는 기본적으로 둘이 같은 것이다.

2. 폐(肺)

1) 폐(肺)의 해부 위치

폐(肺)는 흉강내(胸腔內) 횡격막(橫膈膜) 위에서 좌우 양쪽으로 나뉘며 위로는 기관(氣管), 후두(喉頭)와 연결되고 코와 통한다. 그 위치는 오장육부(五臟六腑)에서 제일 높은 자리를 차지하고 있어서 모든 장부를 덮어주고 있다.

2) 폐(肺)의 구조와 기능

폐(肺)는 좌우로 분리되어 심장(心臟)과 더불어 흉강(胸腔)을 채우고 있는 장기이다. 우폐는 상, 중, 하 3엽으로 되어 있으며 좌폐는 상하 2엽으로 되어 있다. 흉강은 늑골과 근육으로 되어 있는 흉벽과 아래로 복강을 분리시키고 있는 횡격막(橫膈膜)으로 이루어져 있는 밀폐된 공간이다. 폐와 흉벽은 늑막으로 덮여 있어 그 사이를 늑막강(肋膜腔)이라고 하며 이곳에 약간의 윤활액이 있어 폐가 움직일 때 윤활유 역할을 해 주고 있다.

폐는 공기의 통로인 기도(氣道)와 가스 교환이 일어나는 폐포(肺胞)로 구성되어 있다. 기도는 비강과 구강 사이에서 시작하여 인두와 후두를 거쳐 하나의 기관이 되어 흉강으로 들어가 제5흉추 높이에서 좌우 두 기관지(氣管支)로 나뉜다. 기관지는 계속해서 둘씩으로 나뉘어 23회까지 분지되고 그 크기에 따라 기관지(氣管支), 소기관지(小氣管支), 말초소기관지(末梢小氣管支)로 불린다. 기도의 역할은 단순한 공기의 통로뿐만 아니라, 폐로 들어가는 공기의 습도와 온도를 유지해 주며, 공기중의 세균이나 미세입자를 걸러내어 섬모운동을 통하여 객담으로 배출시킨다. 폐포는 가스 교환을 위한 모세혈관과의 접촉면을 될 수 있으면 넓게 하기 위하여 꽈리 형태로 되어 있고, 총 면적은 약 70 m^2로 체표 면적의 약 30~40배에 이르며, 대략 테니스 코트와 맞먹는 넓이이다. 폐포의 주된 상피세포(上皮細胞)는 편평세포(扁平細胞)로 가스 교환에 관여하며, 과립세포(顆粒細胞)에서는 표면활성물질(表面活性物質)을 분비하여 폐포의 표면장력(表面張力)을 감소시켜 폐포가 쭈그러드는 것을 방지한다. 그밖에도 미립자(微粒子)를 포식하여 폐를 청소하는 대식세포(大食細胞)와, 림프구, 형질세포(形質細胞), 비만세포(肥滿細胞) 등이 존재한다. 비만세포는 헤파린, 히스타민, 그리고 알레르기 반응에 관여하는 폴리펩티드를 함유하고 있다. 기관지는 부교감신경의 자극에 의하여 수축하고 교감신경이 자극되면 확장된다.

호흡은 연수(延髓)의 호흡중추(呼吸中樞)에서 체내의 탄산가스 양에 따라 자율적으로 조절하며, 정상시에는 1분 동안에 16~20회씩 되풀이된다. 또 대뇌피질(大腦皮質)의 작용으로 수의적으로도 조절될 수 있다. 숨을 들이쉴 때는 횡격막(橫膈膜)과 외늑간근(外肋間筋)이 수축하여 흉강의 용적을 증가시켜 음압을 만들고, 내쉴 때는 이 근육들이 이완하여 흉곽 용적이 감소되어 수동적으로 공기가 폐를 빠져나가게 된다. 숨을 힘들여 들이쉴 때는 횡격막과 외늑간근 외에 사각근(斜角筋)과 흉쇄유돌근(胸鎖乳突筋)이 수축하여 흉곽의 거상을 돕는다. 힘들여 내쉴 때는 내늑간근(內肋間筋)과 복부의 근육들이 수축하여 늑골을 이동시키고 복압으로 횡격막을 밀어 올린다.

3) 폐(肺)의 고전의학적 생리기능

(1) 폐(肺)는 기(氣)를 주관한다

기(氣)는 일체가 생명활동을 유지하는 중요한 물질이다. 폐(肺)가 주관하는 기는 호흡(呼吸)의 기(氣)와 전신(全身)의 기(氣) 두 가지를 포함한다.

① 호흡(呼吸)의 기(氣)를 주관한다

폐(肺)가 호흡의 기를 주관한다는 것은 폐가 호흡기능을 관리하고 있음을 말한다. 때문에 폐는 호흡운동을 주관하는 기관이며 인체내외의 기체가 교환되는 장소이다. 즉 인체는 폐를 통하여 자연계의 청기(淸氣)를 흡수하고 체내의 폐기(廢氣)를 배출한다. 이로써 인체내부의 신진대사가 정상으로 진행된다.

고전의학에서는 호흡운동은 폐(肺)에서만 일어나는 것이 아니라 신(腎)의 협조에 의해서 완성되는 것이라고 본다. 즉 폐(肺)는 기(氣)를 주관하나, 신(腎)은 기(氣)의 근본으로서, 폐는 숨을 내쉬는 것을 주관하고, 신은 숨을 들여 쉬는 것을 주관하며, 양자가 상호 배합되어야만 호흡운동을 완성할 수 있는 것이다.

폐가 호흡을 주관하는 기능이 정상이면 기도가 순통하고 호흡이 고르게 된다. 만일 병사가 폐를 침범하여 호흡기능에 영향을 미치면 가슴이 순조롭지 못한 증상이 나타난다.

② 인체내의 기(氣)를 주관한다

이것은 폐(肺)가 전신(全身)의 기(氣)를 주관하고 조절함을 말한다. 폐가 전신의 기를 주관하는 기능은 다음의 두 가지로 표현된다. 하나는 기의 생산으로서 특히 종기(宗氣)를 생산한다. 인체는 호흡운동을 통하여 자연계의 청기(淸氣)를 폐로 받아들인다. 또 비위(脾胃)의 소화기능을 통하여 음식물을 수곡정미(水穀精微)로 전변(轉變)시켜 이를 비기(脾氣)의 기능으로 폐로 수송한다. 자연계의 청기(淸氣)와 비위(脾胃)로부터 얻은 수곡정미(水穀精微)는 폐 내에서 결합되어 흉부에서 종기(宗氣)가 된다. 종기(宗氣)는 위로 올라가 폐의 호흡운동을 촉진하며 심맥(心脈)으로 들어가 혈기(血氣)를 운행시켜 전신에 분포되고 각개의 장부조직을 온양(溫養)하여 그의 정상적인 기능활동을 유지시킨다. 그러므로 폐는 생명활동에서 중요한 지위를 차지하고 있으며 전신의 기를 주관하는 작용을 발휘하는 것이다. 때문에 폐의 호흡기능의 정상 여하는 종기의 생산에 영향을 줄뿐만 아니라 전신의 기의 생산에도 영향을 미친다. 다른 하나는 체내에서 기의 순행을 조절하는 작용이다. 기기(氣機)라는 것은 기의 운동변화를 말하며 승강(昇降)과 출입(出入)이 그의 기본형식이다. 폐는 호흡을 통하여 인체내의 기의 승강출입운동(昇降出入運動)을 조절한다.

폐(肺)가 전신의 기를 주관하는 기능이 정상이면 각 장부의 기는 왕성하게 된다. 반대로 폐가 전신의 기를 주관하는 기능이 파괴되면 기가 모자라 제대로 숨을 쉬지 못하고, 말소리가 낮고, 사지가 나른하고, 맥이 없는 기허(氣虛)의 증상이 나타난다.

폐가 전신의 기를 주관하는 것과 호흡의 기를 주관하는 것은 사실상 모두 폐의 호흡기능에 소속되는 것이다. 폐의 호흡이 고르게 진행되는 것은 기의 생산과 순행의 가장 기본적인 조건이다. 만일 폐의 호흡기능이 실조(失調)되면 필연적으로 기의 생산과 순행에 영향을 받으므로 폐가 전신의 기를 주관하는 기능과 호흡의 기를 주관하는 기능이 허약해진다. 때문에 폐가 전신의 기를 주관하는 기능은 주로 폐의 호흡기능에 의해 결정되는 것이다. 그러나 기의 부족과 승강출입운동(昇降出入運動)의 비정상상태 외에 혈액의 운행과 진액(津液)의 수송분포와 배설의 비정상 상태도 폐의 호흡운동에 영향을 주므로 호흡의 비정상상태를 초래하게 되는 것이다.

(2) 선발(宣拔)과 숙강(肅降) 기능을 주관한다

선발(宣拔)이라는 것은 폐기(肺氣)가 위로 분포됨을 가리키고, 숙강(肅降)이라는 것은 폐기(肺氣)가 아래로 하강되고 기도(氣道)의 청결을 유지하는 작용을 말한다.

폐(肺)가 선발(宣拔)을 주관하는 생리기능은 다음의 세 가지로 나타난다. 하나는 폐의 기화기능(氣化機能)을 통하여 체내에 생산된 폐기(廢氣)를 배출하는 것이다. 또 하나는 비(脾)로부터 수송 분포되어온 진액(津液)과 수곡정미(水穀精微)를 전신의 피모(皮毛)에까지 분포시키는 것이다. 세 번째는 위기(衛氣)를 발산시켜 주리(腠理)의 개합(開闔)을 조절하여 신진대사(新陳代謝) 후에 체내에서 생산된 땀을 체외로 배출하는 것이다. 때문에 폐의 선발(宣拔) 기능이 소실되면 호흡이 순조롭지 못하고, 가슴이 답답하며, 기침과 천식이 나타나고, 땀이 나지 않는 등의 증상들이 나타난다.

폐의 숙강기능(肅降機能)은 아래의 세 가지로 표현된다. 하나는 자연계의 청기(淸氣)를 흡수하여 아래의 신(腎)으로 내려 보내 호흡을 깊고 평온하게 유지시키는 것이다. 또 하나는 폐의 위치가 제일 높아 폐에서 흡수된 청기(淸氣)와 비(脾)에서 수송 분포되어 온 수곡정미(水穀精微)를 아래로 분포시키는 것이다. 세 번째는 폐와 기도(氣道)내의 이물을 숙청하여 기도의 청결을 유지하는 것이다. 때문에 폐의 숙강기능(肅降機能)이 파괴되면 호흡이 짧고 얕고 기침이 생기고 가래와 각혈(咯血) 등의 증상들이 나타난다.

폐의 선발기능(宣拔機能)과 숙강기능(肅降機能)은 상호 대립되는 통일체이다. 생리상태(生理狀態)에서는 상호 의존하고 상호 제약하나 병리상태(病理狀態)에서는 또 서로 영향을 미친다. 때문에 정상적인 선발(宣拔)이 없으면 정상적인 숙강(肅降)이 있을 수 없고, 정상적인 숙강(肅降)이 없으면 정상적인 선발(宣拔)도 있을 수 없다. 선발(宣拔)과 숙강(肅降)이 정상이어야만 호흡이 고르고 체내외의 기체 교환이 정상으로 진행될 수 있다. 만일 양자의 기능이 실조되면 상응된 병리상태가 나타나 기침 혹은 천식 등의 증상이 나타난다.

(3) 수도(水道)를 통조(通調)시킨다

통조(通調)의 통(通)은 소통시킨다는 뜻이고, 조(調)는 조절한다는 뜻이며, 수도(水道)는 수액(水液)을 운행시키고 배설시키는 통로라는 뜻이다. 폐(肺)가 수도(水道)를 통조(通調)시키는 기능이란 폐의 선발기능(宣拔機能)과 숙강기능(肅降機能)으로 수액이 체내로 분포 운행되고 배설되는 것을 말한다. 즉 폐의 선발기능(宣拔機能)은 진액(津液)과 수곡정미(水穀精微)를 전신에 수송 분포시켜 각개 장부와 기관을 영양하고 윤택하게 할뿐만 아니라, 주리(腠理)의 개합(開闔)을 관리하고 땀의 배설을 조절하여 체내에 넘쳐나는 수액을 땀의 형식으로 체외에 배출시킨다. 폐의 숙강기능(肅降機能)은 흡수된 청기(淸氣)를 아래의 신(腎)으로 내려보낼 뿐만 아니라 체내의 수액을 부단히 아래로 수송시켜 요액(尿液)을 생산하여 신(腎)과 방광(膀胱)의 기화작용(氣化作用)으로 소변의 형식으로 체외로 배출시킨다. 이것이 인체의 수액대사에서 폐가 발휘하는 작용이며 폐가 수도(水道)를 통조(通調)시키는 기능이다. 때문에 〈폐는 수(水)의 운행을 주관한다〉라고도 말하는 것이다. 또한 폐의 위치가 제일 높고 체내의 수액대사에 참가하므로 〈폐는 수(水)의 상원(上原)이다〉라고도 말한다. 만일 폐의 수도(水道)를 통조(通調)시키는 기능이 감퇴되면 수액(水液)이 체내에 멎거나, 땀과 음(陰)이 생기며, 심하면 수(水)가 넘쳐나 부종(浮腫)이 나타나게 된다.

(4) 백맥(百脈)은 폐(肺)에 모이고 심(心)을 도와 혈(血)을 운행시킨다

폐(肺)는 기(氣)를 주관하고, 심(心)은 혈(血)을 주관하며, 전신의 혈과 맥은 모두 심에 소속된다. 심장의 박동은 혈액 운행의 기본 동력이며, 혈액의 운동은 또 기(氣)의 추동작용(推動作用)에 의하고, 승강운동(昇降運動)에 의하여 전신으로 운행된다. 폐는 전신의 기를 주관하고 백맥(百脈)을 연결하고 전신의 기의 운행을 조절하므로 심(心)을 도와 혈액순환을 순조롭게 한다. 때문에 혈액의 운행은 폐기(肺氣)의 분포와 조절에 의한 것이다. 폐(肺)가 심(心)을 도와서 혈을 운행시키는 작용은 폐와 심의 생리와 병리상에서 기와 혈이 밀접한 관계를 가지고 있음을 설명한다. 만일 폐기(肺氣)가 쇠약해져 심을 도와서 혈을 운행시키지 못한다면 심의 혈맥을 주관하는 생리기능이 저하되며 혈의 순행에 장애가 생기므로 가슴이 답답하고, 가슴이 두근거리고, 입술이 파래지는 증상이 나타난다.

(5) 폐는 치절기능(治節機能)을 주관한다

치절(治節)이라는 것은 다스리고 조절한다는 뜻이다. 인체의 각개 장부와 조직이 일정한 규율로 활동하는 것은 폐(肺)가 심(心)을 협조하여 다스리고 조절하기 때문이다.

폐(肺)의 치절기능(治節機能)은 주로 아래의 네 가지로 표현된다. 첫째로 호흡을 주관하여 인체의 호흡운동을 절조가 있게 조절하는 것이다. 둘째는 폐의 호흡운동으로 기의 승강출입운동(昇降出入運動)을 조절하여 전신의 기의 운행이 순조롭게 되는 것이다. 셋째는 기의 승강출입운동(昇降出入運動)을 조절하여 심장을 도와 전신의 혈액운행을 추동하고 조절하는 것이다. 넷째는 폐의 선발(宣拔)과 숙강(肅降) 기능으로 진액(津液)의 분포, 운행과 배설(排泄)을 조절하는 것이다. 때문에 폐의 치절기능(治節機能)은 사실상 폐의 여러 가지 생리기능을 고도로 개괄한 것이다.

4) 폐(肺)와 기타 조직기관과의 관계

(1) 폐(肺)는 피부(皮膚)와 배합되고 그 기능여하는 모(毛)에 나타난다

피모(皮毛)는 피부, 땀구멍, 솜털 등의 조직을 포괄하며, 전신의 표면이고, 땀을 분비하고 피부를 윤택하게 하며, 호흡을 조절하고 외부의 사기(邪氣)를 방어하는 기능이 있으므로 인체를 보위하는 방어선이다.

피모(皮毛)와 폐(肺)와의 관계는 다음의 두 가지 방면으로 이해할 수 있다. 하나는 폐기(肺氣)의 선발기능(宣拔機能)으로 정기(精氣)가 피모(皮毛)에 수송되는 것이다. 피모(皮毛)는 폐(肺)에서 보낸 위기(衛氣)로 기혈진액(氣血津液)의 온양(溫養)을 받아 인체를 보위하고 외사(外邪)의 침습을 방어하는 작용을 발휘한다. 폐(肺)의 생리기능이 정상이면 피부가 치밀해지므로 외사(外邪)의 침습을 방어하는 역량도 비교적 강하게 된다. 때문에 폐(肺)는 피부와 배합되고 그의 기능이 모(毛)에서 나타난다고 한다. 반대로 폐기(肺氣)가 허약하면 폐(肺)가 위기(衛氣)를 선발(宣拔)하는 기능과 정기(精氣)를 피모(皮毛)로 수송하는 생리기능이 약해지므로 위표(衛表)가 견고하지 못하고 외사(外邪)의 침습을 방어하는 역량이 낮아진다. 때문에 감기에 걸리기 쉬우며 피모(皮毛)가 깔깔하게 말라드는 현상이 나타난다. 다른 하나는 피모(皮毛)의 땀구멍의 개합(開闔)은 폐(肺)가 호흡을 관리하는 기능과 관계된다. 즉 폐(肺)는 피모(皮毛)의 땀구멍의 개합(開闔)을 통하여 산기(散氣)하거나 폐기(廢氣)하는 형식으로 체온을 조절하며 호흡운동을 배합하는 작용을 발휘하고 있다. 고전의학에서는 땀구멍을 〈기문(氣門)〉, 〈현부(玄府)〉, 〈귀문(鬼門)〉이라고도 부르며, 이를 통하여 진액(津液)으로부터 생성된 땀을 배설시킬 뿐만 아니라, 폐(肺)의 선발(宣拔)과 숙강(肅降) 기능과 더불어 체내외의 기체 교환을 진행하는 것이다. 때문에 폐(肺)의 위기(衛氣)가 허약해져 체표가 견고하지 못하면 자한(自汗)이 나고, 호흡이 미약해지고, 외사(外邪)가 체표를 침습하면 땀구멍이 막혀 땀이 없어지고, 호흡이 곤란해지고, 숨이 찬 증상이 나타나게 된다.

(2) 폐(肺)는 코를 통하여 외계와 연결된다

코는 호흡의 통로로서 기체(氣體)들 통과시키는 기능을 가지고 있으며, 폐(肺)는 호흡을 관리하는데 코를 통하여 외계와 연결된다. 때문에 코를 폐규(肺竅)라고도 부른다. 그밖에 코는 냄새를 맡는 기능을 가지고 있다. 코의 이러한 후각기능과 기체를 통과시키는 기능은 모두 폐기(肺氣)의 작용에 의한 것이다. 폐기(肺氣)가 순조로우면 호흡이 순조롭고 후각이 예민하게 된다. 코는 폐규(肺竅)이므로 사기(邪氣)가 폐장(肺臟)을 침범하는 통로가 되고 있다. 때문에 병리상에서 외사(外邪)가 폐(肺)를 침습하면 폐기(肺氣)가 순조롭지 못하므로 코가 막히고, 콧물이 나고, 후각(嗅覺)이 예민하지 못하거나, 심하면 기침이 나고, 숨이 찬 증상이 나타난다. 때문에 코의 비정상적인 표현은 임상에서 폐(肺)의 병리변화를 예측하는 하나의 근거가 되고 있다.

5) 폐(肺)와 오지(五志) 오액(五液)과의 관계

(1) 오지(五志)에서의 근심이 폐(肺)에 소속된다

오지(五志)는 오장(五臟)에 소속되는데 그중 근심이 폐(肺)에 소속된다. 근심과 슬픔의 정서변화는 조금 차이가 있으나 인체의 생리활동에 대한 영향은 기본적으로 한 가지로서 모두 폐(肺)의 정서인 것이다. 걱정과 슬픔은 모두 양성자극(良性刺戟)이 아닌 정서변화이며 인체에 대한 주요한 영향은 기(氣)를 부단히 소모시키는 것이다. 폐(肺)는 기(氣)를 주관하므로 이것들은 폐(肺)를 손상시키기 쉽다. 반대로 폐(肺)의 생리기능이 감퇴되었을 때는 인체의 비양성자극(非良性刺戟)에 대한 저항력이 떨어지므로 슬픔과 근심 걱정의 정서변화가 더 쉽게 나타난다.

(2) 오액(五液)에서는 콧물이 폐(肺)에 소속된다

콧물은 코에서 분비되는 점액이며 콧구멍을 습윤(濕潤)시키는 작용을 가지고 있다. 오장(五臟)이 오액(五液)을 생산하는데 코는 폐규(肺竅)이므로 콧물은 폐(肺)에서 생산된다. 폐(肺)의 생리기능이 정상일 때는 콧물이 콧구멍을 습윤(濕潤)시키고 밖으로 흘러나오지 않는다. 그러나 만일 폐(肺)가 풍한(風寒)의 사기(邪氣)에 침습(侵襲)되었을 때는 코에서 맑은 콧물이 흐르고, 풍열(風熱)의 사기(邪氣)에 침습되었을 때는 끈끈하고 누런 콧물이 흐르며, 폐조(肺燥)인 때는 코가 마르고 콧물이 적어지거나 없어지게 된다.

3. 비(脾)

1) 비(脾)의 해부 위치

고전의학에서의 비(脾)는 현대 해부학에서 비장(脾臟)과 췌장(膵臟)으로 나누지만 그의 생리와 병리작용은 비장과 췌장만으로는 포괄할 수 없는 것이 많다.

비(脾)는 위(胃)와 연결되고, 횡격막(橫膈膜)아래의 상복부에서 왼쪽 옆구리 심부에 자리잡고 있으며, 위(胃)의 뒤쪽 왼쪽에 붙어 있다. 좌측 제8-11늑골 후부에 위치한다. 췌장은 위(胃)의 뒤, 하대정맥, 대동맥과 왼쪽 신장 앞에 있으며, 제1-2요추 높이에 있다.

2) 비(脾)의 구조와 기능

비장은 푸른색을 띤 암적색으로 길이 80~100 mm 내외의 타원형이며, 그 용량은 함유하고 있는 혈과,

특히 정맥간의 충실 상태에 따라 변동이 심하다. 횡격막(橫膈膜)에 접하는 횡격면은 불룩하고 매끄러우며, 내측으로는 위(胃), 신장(腎臟), 그리고 결장(結腸)과 접하는 면이 있다. 위(胃)와 신장(腎臟)으로 향하는 쪽의 중앙은 혈관과 신경 등이 지나가는 비문(脾門)이며 췌장의 꼬리와 접하고 있다.

비장의 실질을 비수(脾髓)(splenic pulp)라 하는데 세망조직(細網組織)과 혈관으로 되어 있으며 백수(白髓)와 적수(赤髓)로 구별한다. 육안으로 백색으로 보이는 부분이 백수(白髓)인데, 직경 0.2~0.7 mm의 구상 또는 방추상의 림프소절 또는 비소체(脾小體)(일명 말피기소체)로 되어 있으며 림프구의 집합으로소 종중심(種中心)을 가지고 있다. 적수(赤髓)는 많은 혈관을 가지고 있어 적색으로 보이며, 크게 늘어난 모세정맥관인 비동(脾洞)과 그 사이의 세망조직(細網組織)으로 되어 있다. 세망조직에는 림프구, 과립백혈구, 적혈구, 헤모시데린(적혈구의 파괴 산물), 대식세포 등이 들어있다. 비장의 혈액은 비정맥에서 문정맥을 거쳐 간으로 유입되며, 비장에서 파괴된 적혈구는 간(肝)으로 운반되어 담즙색소가 된다.

비장은 대체로 림프절과 같은 구조를 가졌다. 그러나 림프절과는 달리 림프모세관이나 림프관이 없다. 비장은 혈액의 유형 성분의 형성뿐만 아니라, 세망내피계(細網內皮系)의 하나로서 적혈구를 파괴하고, 생체내의 철분 대사와 중요한 관계가 있으며, 항체 생산 등에 관여한다.

췌장(膵臟)은 복막 뒤에 있는 장기이며 길이는 약 15 cm로 상위부와 좌하늑부의 후복벽을 가로지르고 있다. 췌장은 머리, 목, 몸통, 꼬리의 네 부분으로 나눈다. 머리는 십이지장의 오목한 곳에 밖혀 있는 가장 넓은 부분이고, 목은 머리 왼쪽의 잘룩한 부분이며, 몸통은 가운데 피라밋 모양의 부분으로 위(胃)의 뒤에 있고, 꼬리는 왼쪽 말단의 좁고 가는 부분이다.

췌장은 두 개의 배출 기관으로 배출된다. 대췌관(大膵管)은 꼬리에서 목까지 길게 뻗쳐 있고, 간췌관팽대(肝膵管彭大)에서 총담관(總膽管)과 합친다. 팽대부는 십이지장 벽을 뚫고 십이지장 하부 안으로 개구한다. 소췌관(小膵管)은 대췌관과 합류하거나 또는 단독으로 십이지장 안으로 개구한다.

췌장은 간동맥과 상장간막동맥의 췌십이지장동맥 가지와 합류한 비장동맥 가지로부터 혈액을 공급받고, 비정맥과 상장간막정맥으로 회수된다.

췌장은 내분비와 외분비를 겸한다. 외분비 췌장은 복합된 낭포선(囊胞腺)으로 장액성 낭포이며 췌액을 분비한다. 췌액중의 트립신은 단백질을 분해하고, 스테압신은 지방을 분해하며, 아밀롭신은 탄수화물을 분해한다. 내분비 기능은 섬세포(랑게르한스 섬) 부위에서 이루어진다. 섬을 구성하는 세포들은 분비 과립의 염색 반응에 따라 알파세포(20~30%), 베타세포(60~80%), 감마세포(2~8%)로 나눈다. 가장 많은 베타세포에서는 인슐린을 분비한다. 인슐린은 세포내에서 포도당 이용도를 증가시켜 혈중 포도당 농도를 하강시키고, 간이나 근육에서는 포도당을 당원질(글리코겐)로 전환시킨다. 인슐린 분비는 혈중 포도당과 글리코겐 양에 의해 조절된다. 성장호르몬, 부신피질호르몬, 아드레날린도 혈중 포도당을 증가시키므로 인슐린 분비에 간접적으로 영향을 미친다. 알파세포에서는 글루카곤을 분비하여 인슐린과 반대 작용을 하도록 한다. 즉 간의 글리코겐을 포도당으로 전환하여 혈중 포도당을 올린다. 델타세포에서는 소마토스타틴이 분비되며, 이는 글루카곤과 인슐린의 분비를 억제하는 신경전달물질로 알려져 있다.

췌장은 자율신경의 지배를 받는다. 췌장은 교감신경총으로부터 교감신경섬유를 받고, 복강신경총으로 따라 나온 미주신경으로부터 부교감신경섬유의 지배를 받는다.

3) 비의 고전의학적 생리기능

(1) 운화기능(運化機能)을 주관한다

운(運)은 운송(運送)한다는 뜻이고 화(化)는 소화(消化) 흡수한다는 뜻이다. 비(脾)의 운화기능(運化機能)은 비(脾)가 음식물을 수곡정미(水穀精微)로 변화시켜 전신의 각개 장부조직에 수송하는 생리기능을 말하는데, 실질적으로는 영양물질의 소화 흡수와 수송기능을 말한다. 비의 운화기능(運化機能)은 수곡(水穀)을 운화(運化)하는 기능과 수습(水濕)을 운화(運化)하는 기능을 포괄한다.

① 수곡(水穀)을 운화(運化)한다

수곡(水穀)을 운화(運化)한다는 것은 음식물을 소화하고 흡수하는 기능과 음식물로부터 소화 흡수한 수곡정미(水穀精微)를 운반하는 기능을 말한다. 음식물이 위(胃)에 들어간 후 음식에 대한 소화와 흡수는 위(胃)와 소장(小腸)에서 공동으로 진행되는 것이나, 반드시 위(胃)에서 분쇄되고 혼합되는 과정이 있어야 수곡(水穀)이 정미(精微)로 변화될 수 있다. 음식물이 소화 흡수된 후에도 그 수곡정미(水穀精微)가 비(脾)의 수송분포작용에 의하여 폐(肺)에 수송되어 올라가고, 폐(肺)로부터 심맥(心脈)으로 들어가 경맥(經脈)을 통하여 전신에 수송되어 오장육부(五臟六腑)와 전신의 각개 조직기관을 영양한다. 총체적으로 오장육부가 정상적인 생리활동을 유지하는데 필요한 수곡정미(水穀精微)는 모두 비의 운화작용(運化作用)으로 생산된다. 수곡정미(水穀精微)는 사람이 출생한 후 생명활동을 유지하는 영양물질의 주요한 근원이며 기혈(氣血)을 생산시키는 물질기초이다. 그중 수곡(水穀)의 운화(運化)는 비(脾)에 의한 것이므로 비(脾)를 후천(後天)의 원천(源泉)이라 부르며 기혈생산(氣血生産)의 원천이라고도 부른다.

비(脾)의 운화기능(運化機能)이 정상인 것을 습관상 〈비기건전(脾氣健全)〉이라 부른다. 오직 비기(脾氣)가 건전해야만 인체의 소화흡수기능이 정상적으로 진행되고, 기(氣), 혈(血), 진액(津液)의 생산에 충족한 양분을 제공하며, 전신의 장부와 조직도 충분한 영양분을 흡수할 수 있다. 반대로 비기(脾氣)가 건전하지 못하면 인체의 소화 흡수기능이 장애되어 배가 부르고, 설사를 하며, 식욕이 떨어지고, 나아가서는 피로하고 여위는 등 기혈(氣血)이 부족한 병리변화가 나타나게 된다.

② 수습(水濕)을 운화(運化)한다

수습(水濕)의 운화기능(運化機能)은 비(脾)가 수액(水液)의 신진대사를 조절하는 기능을 말한다. 이 과정에서 비(脾)는 수곡정미(水穀精微)를 운반하는 동시에 인체에 수요되는 수액(水液)을 전신으로 보내 각 조직기관을 영양하고 습윤(濕潤)시키며, 각 조직기관에서 이용되고 남은 수액을 제때에 폐(肺)와 신(腎)에 운송시켜 폐(肺)와 신(腎)의 기화작용으로 땀과 오줌으로써 피부와 방광을 통하여 체외로 배출시킨다. 이러한 과정을 통하여 체내의 수액평형을 유지하는 것이다. 때문에 비(脾)가 수습(水濕)을 운화(運化)하는 기능이 정상이어야만 체내 각 조직이 충분한 수분을 얻을 수 있을 뿐만 아니라 수액이 너무 많아 생기는 저류가 방지된다. 반대로 만일 비(脾)의 수습(水濕)을 운화(運化)하는 기능이 장애되면 필연적으로 수액이 체내에 머무르거나 몰리게 되므로 수습(水濕)이나 담음(痰飮) 등의 병리생산물이 생길 뿐만 아니라 심하면 수종(水腫)이 발생된다.

위에서 소개한 비(脾)의 두 작용은 상호 연결되고 상호 영향을 주는 것으로, 그중 한 기능의 실조는 다른 한 기능의 변화를 가져온다. 때문에 병리상에서는 흔히 양자가 동시에 나타난다.

(2) 혈(血)을 통솔하는 기능을 주관한다

이는 비(脾)가 혈액을 통솔하여 혈액으로 하여금 경맥(經脈) 속을 운행하게 하고 맥외(脈外)로 넘쳐나지 않게 하는 기능을 말한다.

비(脾)가 혈(血)을 통솔하는 기능은 기(氣)가 혈(血)을 거느리는 것에 의하여 실현된다. 비(脾)는 기혈(氣血)을 생산시키는 원천이며, 기(氣)는 혈(血)을 거느리고, 혈(血)은 기(氣)를 따라 운행한다. 비(脾)의 운화기능(運化機能)이 왕성하면 기혈(氣血)이 충만하고 기(氣)가 혈(血)을 거느릴 수 있으므로 고섭작용(固攝作用)이 강화되고 혈액이 맥외로 넘쳐 나오지 못하므로 출혈현상이 나타나지 않는다. 반대로 비(脾)의 운화기능(運化機能)이 약화되면 화원(化源)이 부족하여 기혈(氣血)이 허약해지고 기허(氣虛)에 의하여 통솔하는 능력이 없어지므로 혈은 맥을 떠나 출혈 현상이 나타난다. 고전의학에서는 비허(脾虛)로서 혈액을 통솔하지 못하여 일어나는 출혈 현상을 〈비불통혈(脾不統血)〉이라고 말한다. 임상에서는 피하출혈, 빈혈, 혈뇨, 월경과다 등으로 표현되는데 신체 하부의 출혈이 많이 나타난다.

(3) 비기(脾氣)는 상승시키는 기능을 주관한다

비기(脾氣)의 이러한 기능은 상승시키고 분포시키는 기능을 말한다. 비(脾)의 상승기능은 아래 두 가지를 포함한다. 하나는 비(脾)가 수곡정미(水穀精微)를 상승시키고 분포시키는 것이다. 이 기능을 비(脾)의 승청기능(昇淸機能)이라고 한다. 즉 수곡정미(水穀精微) 등 영양물질이 흡수된 후 비(脾)의 승청작용(昇淸作用)으로 심과 폐(肺)에 운반되어 기혈(氣血)이 생산되어 전신을 영양하는 것을 말한다. 때문에 비(脾)의 승청기능(昇淸機能)이 정상이어야 수곡정미(水穀精微)가 상승 분포되어 각개 장부조직기관이 충분한 영양을 얻을 수 있고, 따라서 이들의 기능이 정상적으로 발휘될 수 있다. 만일 비기(脾氣)가 허약하면 승청기능(昇淸機能)이 감퇴되어 수곡정미(水穀精微)가 상승 분포되지 못하므로 전신에 맥이 없고, 어지럽고, 배가 부르고, 설사가 나는 등의 증상이 나타난다. 다른 하나는 비기(脾氣)가 인체 내장의 정상적인 위치를 유지시키는 것으로 비(脾)의 승제기능(承制機能)이다. 내장의 조직기관이 복강 내에서 일정한 자리를 차지하고 내려앉지 않는 것은 비기(脾氣)의 승제작용(承制作用) 때문이다. 만일 비허(脾虛)로서 승제기능이 감퇴되면 중기함몰(中氣陷沒)이 생겨 내장의 하수(下垂)가 나타나는데 위하수(胃下垂), 신하수(腎下垂), 자궁탈수(子宮脫垂) 등을 볼 수 있다. 오랜 설사에 의해 탈항(脫肛) 병증이 나타날 때도 있다.

4) 비(脾)와 기타 조직기관과의 관계

(1) 근육과 배합되고 사지를 주관한다

비(脾)가 근육을 주관하는 기능은 비(脾)가 수곡정미(水穀精微)를 운화(運化)하는 기능에 의하여 형성된다. 비(脾)와 위(胃)는 기혈(氣血)을 생산하는 원천이며. 전신의 근육은 비(脾)가 운화(運化)하는 수곡정미

(水穀精微)에 의해 영양을 흡수하는데. 영양이 충족하면 근육이 발달되고 튼튼하게 된다. 때문에 인체의 근육의 건강 여하는 비(脾)의 운화기능(運化機能)과 관계된다. 예를 들어 비(脾)가 허약할 때는 영양이 모자라므로 근육이 여위고 맥이 없는 증상이 나타나며, 심하면 근육이 위축되어 활동을 할 수 없는 정도에까지 발전된다.

비(脾)가 사지를 주관한다는 것은 인체의 사지는 여전히 비기(脾氣)가 수송해온 영양이 있어야만 그의 정상적인 기능활동을 유지할 수 있음을 말한다. 비기(脾氣)가 정상적으로 운화(運化)하여 사지에 영양을 공급해주어야만 사지의 활동이 가볍고 원활하고 힘이 있게 되나, 만일 비기(脾氣)의 정상적인 운행이 장애되면 영양이 부족하여 사지를 움직이기 싫어하고, 맥이 없거나, 심하면 근육이 위축되어 움직이지 못하게 된다.

(2) 비(脾)의 기능 여하는 입술에서 나타난다

비위(脾胃)는 기혈(氣血)을 생산하는 원천이므로 입술의 색깔이 붉고 윤기가 있는가는 전신의 기혈(氣血) 상태를 반영할 뿐만 아니라, 실제에 있어서는 비(脾)의 운화기능(運化機能)의 건전 여하를 나타내는 것이다. 또 입술은 근육으로 구성된 것이고 비(脾)가 근육을 주관하므로 입술과 비(脾)의 관계는 밀접한 것이다. 즉 비기(脾氣)가 정상적으로 운화(運化)하면 수곡정미(水穀精微)의 생산이 충족하고 기혈(氣血)이 왕성하므로 입술이 붉고 윤기가 있고 광택이 있다. 반대로 비기(脾氣)가 정상적으로 운화(運化)하지 못하면 기혈(氣血)의 생산이 부족하여 입술을 자양할 수 없으므로 입술은 희고 윤기가 없거나 혹은 노르스름한 색을 띠게 된다.

(3) 입에 반응된다

비(脾)는 구강을 통하여 외계와 연결되어 입맛과 관계되는데, 음식에 대한 구미(口味)는 비(脾)의 운화기능(運化機能)과 밀접한 관계를 가진다. 즉 구미(口味)는 비(脾)의 승청기능(昇清機能)과 위(胃)의 강탁기능(降濁機能)의 정상 여하와 관계된다. 비기(脾氣)가 정상적으로 운화(運化)하면 구미(口味)가 정상이며 식욕도 증가되고, 비기(脾氣)가 정상적으로 운화(運化)하지 못하면 입이 심심하고, 맛이 없고, 달고, 느끼하고, 쓴 등 구미의 이상 증상이 나타나고 식욕도 낮아진다.

5) 비(脾)와 오지(五志) 오액(五液)과의 관계

(1) 오지(五志)에서 사고(思考)가 비(脾)에 소속된다

사(思)란 사고(思考), 고려(考慮)의 뜻으로 사람들의 의식(意識) 사유활동(思惟活動)의 한 종류이다. 정상적인 사고는 인체의 생리활동에 영향을 받지 않으나, 지나친 고려는 인체의 정상적인 생리활동에 영향을 미친다. 즉 지나친 사고는 기(氣)의 정상적인 운행에 영향을 주어 기체(氣滯)와 기결(氣結)이 생기게 한다. 장부의 생리기능에 대한 영향으로는 비(脾)의 운화기능(運化機能)에 대한 영향이 가장 심하다. 만일 지나치면 기(氣)가 중초(中焦)에 몰리므로 비기(脾氣)가 운행되지 못하여 운화기능(運化機能)이 장애된다. 그 결과 식욕이 없어지고, 복만(服滿)이 생기고 답답하며, 심하면 어지럽고, 숨이 차고, 가슴이 뛰고, 건망증 증상이 나타난다.

(2) 오액(五液)에서 침이 비(脾)에 소속된다

오액(五液)에서 침(涎)은 구강(口腔) 내의 진액(津液)으로서 타액(唾液)중에 비교적 맑고 묽은 부분을 말한다. 침은 구강을 보호하고 청결을 유지하는 작용을 가지고 있다. 식사를 할 때 많이 분비되어 음식물을 습윤(濕潤)시키고 용해시켜 삼키기와 소화가 쉽게 되도록 한다. 정상 상태에서는 침이 입으로 분비되나 밖으로 흘러나오지는 않는다. 만일 비위(脾胃)가 조화되지 못하면 침이 많이 분비되어 밖으로 흐르는 현상이 나타나는데, 이것으로 오액(五液)에서 침이 비(脾)에 소속됨을 설명한다.

4. 간(肝)

1) 간(肝)의 해부 위치

간(肝)은 복부, 횡격막(橫膈膜)의 아래, 오른쪽 옆구리 아래로부터 조금 왼쪽에 자리잡고 있다. 그러나 고전의학의 고서적에서는 간(肝)은 왼쪽이고 폐(肺)는 오른쪽이란 말이 있는데, 이것은 간(肝)과 폐(肺)의 생리기능으로부터 나온 말로서 해부 위치를 말하는 것은 아니다. 즉 간기(肝氣)는 왼쪽에서 위로 상승되고 폐(肺)기는 오른쪽에서 아래로 하강되기 때문이다.

2) 간(肝)의 구조와 기능

간(肝)은 혈관이 풍부하기 때문에 자홍색을 띤다. 간의 횡격면(橫膈面)은 횡격막(橫膈膜)의 만곡된 부위에 알맞도록 되어 있으며, 장측면(腸側面)은 우측 신장(腎臟), 위(胃), 십이지장(十二指腸)과 이웃하고 있다. 간(肝)은 네 개의 엽(葉)으로 구성되어 있다. 우엽(右葉)이 가장 크고 횡격면의 관상인대와 장측면의 종주열에 의해 좌엽(左葉)과 분리되어 있다. 미상엽(尾狀葉)과 방형엽(方形葉)은 간의 장측면에 있으며 간문(肝門)에서 전후로 분리된다. 간문은 간장 측면의 깊은 횡열이며 간동맥, 문정맥, 담관신경, 림프들이 통과한다. 미상엽은 간문 뒤 하대정맥과 구와정맥관삭의 열 사이에 있다. 간 하면에서 우엽과 방형엽의 움푹한 곳에 담낭이 부착되어 있다.

담즙은 간에서 생성되고, 담낭에 저장되며, 소장에서 소화에 이용된다. 담즙은 간세포로부터 담모세관으로 분비된다. 담모세관은 문맥관(門脈管) 안으로 담관(膽管)과 합해지고, 연속해서 큰 담관과 합해져 좌우 간관(肝管)이 된다. 이 관들은 좌우 간소엽과 간실질로부터 나오고 간문을 통과한다. 간외 담관은 간에서 나온 후 좌우 간관과 합해져 총간관(總肝管)을 형성한다. 총간관은 하면으로 달려 있고 담낭관(膽囊管)과 만나서 총담관(總膽管)을 이룬다. 총담관은 십이지장 높이에서 아래로 달려 있고 팽대부에서 췌장과 합해진다.

간은 두 곳의 혈관으로부터 혈액을 받는다. 즉 좌우 간동맥(肝動脈)으로부터 동맥혈을 받고, 문정맥(門靜脈)으로부터 장에서 흡수한 영양물질이 들어 있는 혈액을 받는다. 이 혈관들은 간실질 내에서 거듭해서 갈라져 간소엽의 말초에 도달하여 동양혈관(洞樣血管)이 된다. 동양혈관은 각 소엽 중앙에 방사형으로 모여 중심정맥(中心靜脈)으로 들어간다. 중심정맥은 소엽하정맥과 합치고, 이어서 더 큰 정맥과 합쳐 마지막에 간정맥(肝靜脈)이 된다. 세 개의 간정맥이 모여 간 후면의 하대정맥(下大靜脈)으로 들어간다.

간은 교감신경총으로부터 교감신경섬유를 받고, 왼쪽 미주신경으로부터 부교감신경섬유를 받는다. 담즙 분비는 신경 조절을 받지 않는다.

간의 주요 기능은 다음과 같다.

① 담즙을 합성한다. 담즙은 노란 갈색 액체로 담즙산염과 담즙색소와 수분으로 되어 있다. 담즙산염은 소장에서 지방유화에 이용된다.

② 글리코겐을 만들고 저장한다. 혈류를 따라 간으로 운반된 포도당은 글리코겐으로 변환되어 저장되고, 인체가 필요할 때 다시 포도당으로 재변환되어 혈류로 나아가 사용된다.

③ 혈액 응고인자를 합성한다. 프로트롬빈을 비롯한 혈액 응고 인자들을 간이 합성한다.

④ 혈장단백을 합성한다.

⑤ 요산(尿酸)을 만든다. 아미노산이 분해되어 생성되는 암모니아를 간에서 요산으로 전환한다. 혈액 속에 농축된 암모니아가 빨리 전화되지 않으면 혼수상태에 빠지고 심하면 사망에 이른다.

⑥ 해독작용. 간은 약물, 대사산물, 그리고 여러 독물질과 간의 분비물인 담즙을 해독한다.

3) 간(肝)의 고전의학적 생리기능

(1) 간(肝)은 소설기능(疏泄機能)을 주관한다

소(疏)는 순통(順通)한다는 뜻이고 설(泄)은 외설(外泄)하고 승발(承發)시킨다는 뜻이다. 즉 기(氣)의 운행을 순조롭게 조절하여 혈액(血液)과 진액(津液)의 운행을 추동(推動)하는 생리기능이다. 간(肝)의 소설기능(疏泄機能)은 주로 아래의 네 가지로 표현된다.

① 정서를 순조롭게 조절한다

간(肝)의 소설기능(疏泄機能)은 기(氣)의 운행과 혈액에 대하여 중요한 조절작용을 가지고 있다. 때문에 사람들의 정서변화는 심신운동의 반영이지만 간(肝)과도 밀접한 관계를 가지고 있다. 즉 간(肝)의 소설기능(疏泄機能)이 정상이고 기(氣)의 운행이 순조로워야 기혈(氣血)이 평화롭게 되어 마음이 편안하게 된다. 만일 간(肝)의 소설기능(疏泄機能)이 장애되면 기(氣)의 운행이 순조롭지 못하게 되어 비정상적인 정서변화가 일어난다. 이러한 변화는 일반적으로 소설기능(疏泄機能)이 모자라거나 너무 지나친 두 가지 방면으로 표현된다. 소설기능(疏泄機能)이 모자랄 때는 우울 상태로 표현되는데, 성질이 괴벽하고, 즐기기를 싫어하고, 가슴이 답답하고, 한숨을 쉬고, 양쪽 옆구리가 붓는 것처럼 아픈 등의 증상이 나타난다. 소설기능(疏泄機能)이 너무 지나친 때는 간기(肝氣)가 위로 치솟는 병리변화가 나타나므로 성질이 조급해지고, 성내기를 잘하며, 얼굴과 눈이 충혈되고, 머리와 눈이 부어나는 듯이 아픈 증상이 나타난다. 이것은 간(肝)의 소설기능(疏泄機能)이 정서에 영향을 미친 것이다. 반대로 정서의 자극, 특히 성내거나 지나친 우울 상태는 간(肝)의 소설기능(疏泄機能)을 파괴시켜 간기(肝氣)가 울결(鬱結)되거나 혹은 간기(肝氣)의 승설(昇泄)이 지나친 병리변화를 형성시킨다.

② 소화흡수(消化吸收)를 촉진시킨다

비(脾)와 위(胃)는 인체의 주요한 소화기관이다. 위기(胃氣)는 음식을 소장(小腸)으로 하강(下降)시키고, 비기(脾氣)는 흡수한 수곡정미(水穀精微)를 폐(肺)로 상승(上昇)시킨다. 이러한 비승위강(脾昇胃降)은 비(脾)와 위(胃)의 기본적인 소화 형식으로서 반드시 간(肝)의 소설기능(疏泄機能)의 작용하에서 정상적인 승강기능(昇降機能)이 유지될 수 있다. 오행(五行)에서 간(肝)은 목(木)에 소속되고 비(脾)는 토(土)에 소속되는 것으로서 간목(肝木)은 비토(脾土)를 억제할 수 있다. 때문에 만일 간(肝)의 소설기능(疏泄機能)이 장애되면 비(脾)와 위(胃)의 승강기능(昇降機能)을 약화시켜 위기(胃氣)가 상역(上逆)되거나 간(肝)과 비(脾)가 조화되지 못하는 병리변화가 형성되어 간기(肝氣) 울결(鬱結)의 증상 외에 트림이 나고, 메스껍고 토하거나, 혹은 복부가 뿌듯하고 설사가 나는 등 증상이 나타난다.

담낭(膽囊)은 간(肝)에 붙어 있고 간(肝)과 직접 통하여 담즙(膽汁)을 저장하므로 비교적 강한 소화작용을 가지고 있다. 담즙(膽汁)은 간(肝)의 여기(餘氣)가 모여 형성된 것으로 간(肝)의 소설작용(疏泄作用)하에서 장(腸)에 배설되어 소화를 돕는다. 때문에 간(肝)의 소설기능(疏泄機能)이 정상이어야 담즙이 정상적으로 분비되고 배설되며, 비위(脾胃)의 소화흡수기능을 돕는다. 만일 간기(肝氣)가 울결(鬱結)되면 담즙의 분비와 배설이 장애되므로 비위(脾胃)의 소화와 흡수를 방해하여 옆구리가 아프고, 입이 쓰고, 먹은 것이 소화되지 않고, 심하면 황달이 나타난다.

③ 혈(血)의 순행(循行)을 추동(推動)한다

혈액(血液)의 정상적인 순행(循行)은 기의 승강출입운동(昇降出入運動)에 의한다. 고전의학에서 〈기(氣)가 순행되면 혈(血)도 순행된다〉는 것은 혈액(血液)의 순행은 기(氣)의 추동(推動)에 의함을 말한다. 위에서 말한〈기(氣)〉는 심기(心氣), 폐기(肺氣), 비기(脾氣)를 포괄하는 외에 간기(肝氣)도 포함한다. 때문에 간(肝)이 소설기능(疏泄機能)이 정상이고 기(氣)의 운행이 순조로워야 혈(血)의 순행이 순조롭다. 만일 간(肝)의 병리변화로 소설기능(疏泄機能)이 파괴되면 기기(氣機)가 울결(鬱結)되어 혈액순환이 장애되고 어혈(瘀血)이 형성된다. 때문에 옆구리가 찌르는 것처럼 아프고, 부어 오르고, 여성은 월경이 고르지 않거나, 통경(通經), 폐경(閉經) 등의 증상이 나타난다.

④ 수액대사(水液代謝)를 촉진시킨다

수액(水液)의 신진대사(新陳代謝)는 주로 폐(肺), 비(脾), 신(腎) 등의 장부가 공동으로 완성하는 것이나, 간(肝)은 소설기능(疏泄機能)을 주관하므로 기(氣)의 운행을 조절한다. 그 결과 삼초(三焦)를 조절하여 수도(水道)를 소통시키므로 수액대사의 평형이 유지된다. 만일 간(肝)의 소설기능(疏泄機能)이 장애되면 기(氣)의 운행이 순조롭지 못하게 되고 수도가 통조(通調)되지 못하므로 수액의 수송분포와 대사의 장애가 초래되어 담(痰), 수(水) 등 병리생산물이 생겨 담핵(痰核), 수종(水腫), 복수(腹水) 등의 병증이 나타난다.

(2) 간(肝)은 혈(血)을 저장하는 기능을 주관한다

이것은 간(肝)이 혈액(血液)을 저장하고 혈량을 조절하는 작용을 말한다.

① 혈액(血液)을 저장한다

혈액(血液)의 근원은 수곡정미(水穀精微)이고, 비(脾)에서 생산되며, 간(肝)에 저장된다. 간(肝)에 저장된 혈액(血液)은 간(肝) 자체를 영양할 뿐만 아니라, 간(肝)의 양기(陽氣)가 너무 지나치게 항진하는 것을 억제하여 간(肝)의 소설기능(疏泄機能)을 유지시키고 협조와 평형을 가져오므로 출혈을 방지한다. 때문에 만일 간(肝)이 혈(血)을 저항하지 못하면 간혈(肝血)의 부족과 양기(陽氣)의 승설(昇泄)이 지나치는 등 병리변화를 일으킬 뿐만 아니라 출혈도 일으킬 수 있다.

② 혈량(血量)을 조절한다

정상에서는 인체 각 부분의 혈액이 상대적으로 안정된 상태를 유지한다. 그러나 각기 다른 생리변화에 따라 혈량의 분포도 일정한 변화를 가져온다. 즉 격렬한 활동을 할 때나 격앙되었을 때는 인체 각 부분의 혈액 수요량도 이에 따라 증가하므로 간(肝)에 저장되었던 혈액이 인체 각 부위로 분포되어 활동의 수요를 충족시킨다. 그러나 휴식시나 정서가 안정되었을 때는 신체 각 부분의 활동이 감소되고 인체 주위에서 혈액 수요량도 감소되어 일부분 혈액이 간(肝)에 다시 저장된다.

간(肝)이 혈(血)을 저장하는 기능이 장애되면 아래의 두 가지 정황이 나타난다. 하나는 혈액의 허손(虛損)을 초래한다. 즉 간혈(肝血)이 부족하여 전신의 생리적 수요를 충족시키지 못하는 것이다. 예를 들어 눈이 혈(血)의 보양을 받지 못하면 눈이 깔깔하고, 아찔하고, 혹은 야맹증(夜盲症)이 나타나며, 충임맥(衝任脈)에 혈액이 부족하면 혈해(血海)가 공허하게되어 월경의 양이 적어지고 심하면 폐경(閉經)이 생긴다. 다른 하나는 혈액이 제멋대로 순행하는 것이다. 즉 간(肝)이 혈(血)을 저장하지 못하므로 혈액이 제멋대로 순행하여 여러 가지 출혈증상이 나타난다.

간(肝)의 혈량조절기능은 혈액을 저장하는 기능을 전제로 한다. 오직 혈액이 충족하게 저장되어야만 효과적으로 혈량을 조절할 수 있다. 그러나 간(肝)에 저장된 혈(血)을 주위로 수송 분포하는 것은 사실상 간(肝)의 소설기능(疏泄機能)에 의한다. 때문에 혈(血)을 저장하는 기능과 소설기능(疏泄機能) 사이의 협조와 평형이 유지되어야 혈량을 조절하는 기능이 정상적으로 발휘될 수 있다. 즉 간기(肝氣)의 상승(上昇)과 외설(外泄)이 너무 지나치거나 혈(血)의 저장기능이 감퇴되면 출혈이 나타나고, 간기(肝氣)의 소설기능(疏泄機能)이 모자라고, 간기(肝氣)가 울결(鬱結)되어 어혈(瘀血)이 생긴다.

4) 간(肝)과 기타 조직기관과의 관계

(1) 힘줄과 배합된다

힘줄은 관절과 근육을 연결시키는 조직이다. 힘줄과 근육이 수축되거나 늘어나서 팔다리와 관절이 자유스럽게 움직일 수 있는 것이다. 힘줄의 기능은 간혈(肝血)의 자양에 의하므로 〈간(肝)은 운동을 주관한다〉라고 하는 것이다.

(2) 간(肝)의 기능 여하는 손(발)톱에 나타난다

〈손(발)톱은 힘줄의 나머지〉라고 하는데 역시 간혈(肝血)의 영향을 받는다. 때문에 간혈(肝血)이 충족해야만 손(발)톱이 단단하고, 맑고, 붉고, 윤기와 광택이 있다. 만일 간혈(肝血)이 부족하면 손(발)톱은 만만해지고, 엷고, 말라들고, 심하면 변형되고 갈라진다. 이것으로 손(발)톱의 형태와 색깔의 변화는 간(肝)의 병리변화를 판단하는데 일정한 가치를 가지고 있음을 설명한다.

(3) 간(肝)의 기능 여하는 눈에 반영된다

눈이 정상적인 시각기능을 발휘할 수 있는 것은 오장육부(五臟六腑)의 정기(精氣)가 혈맥(血脈)을 통하여 눈에 들어가기 때문이다. 오장육부는 모두 눈과 관계되나 그중 간(肝)이 눈과의 관계가 가장 밀접하다. 즉 간(肝)은 혈(血)을 저장하고 경맥(經脈)을 통하여 목계(目系: 눈이 뇌와 연결되는 낙맥(絡脈))와 연결되며, 간혈(肝血)이 눈을 자양하여 눈의 정상적인 시각기능을 발휘시키는 것이다. 때문에 눈은 간(肝)의 외후(外候)라고 보며 간(肝)의 기능여하는 눈에서 반영된다. 예를 들어 간혈(肝血)이 부족하면 눈이 자양받지 못하므로 두 눈은 깔깔하고, 말라들고, 시력이 감퇴되고, 간화(肝火)가 올라가면 눈이 붓고 붉고 아프며, 간양(肝陽)이 위로 항진되면 어지럽고, 눈이 아찔하고, 간풍(肝風)이 내동(乃動)하면 눈이 비뚤어지고 바람을 일으킨다.

5) 간(肝)과 오지(五志) 오액(五液)과의 관계

(1) 오지(五志)에서는 노여움이 간(肝)에 소속된다

성을 내는 것은 격동하였을 때의 일종의 정서변화로 인체의 생리활동의 한 가지 비양성(非良性) 자극이다. 간(肝)은 소설기능(疏泄機能)을 가지고 있으며 양기(陽氣)를 상승시키는 것이 그의 작용이므로, 만일 대노(大怒)하면 간(肝)을 손상시켜 간(肝)의 양기(陽氣)가 너무 지나치게 상승(上昇)되고 혈기(血氣)를 따라 올려 밀므로 피를 토하고 심하면 혼미가 나타나는데 이것을 기궐(氣厥)이라고 한다. 반대로 간(肝)의 음혈(陰血)이 부족하면 간(肝)의 양기(陽氣)가 상대적으로 왕성해지므로 작은 자극을 받아도 흔히 성을 낸다.

(2) 오액(五液)에서는 눈물이 간(肝)에 소속된다

눈물은 눈을 습윤(濕潤)시키고 보호하는 기능을 가지고 있다. 정상적인 정황에서는 눈물이 밖으로 흘러나오지 않을 정도로 분비된다. 그러나 병리상태에서는 눈물의 분비이상을 볼 수 있다. 만일 간(肝)의 음혈(陰血)이 부족하면 눈물의 분비가 감소되어 눈이 마르고 깔깔하고, 간경(肝經)에 습열(濕熱)이 있으면 눈곱이 많아지고 바람을 맞으면 눈물을 흘리는 증상이 나타난다.

5. 신(腎)

1) 신(腎)의 해부 위치

신(腎)은 허리의 척추 양쪽에 하나씩 자리잡고 있으며 제12흉추와 제2요추 사이에 위치하고 있고, 오른쪽이 왼쪽보다 조금 아래에 자리잡고 있다. 때문에〈허리는 신(腎)의 부(府)이다〉라고 말한다.

2) 신(腎)의 구조와 기능

신(腎)은 외형이 강낭콩과 같이 외측이 불룩하고 내측은 오목하다. 내측연 가운데 있는 오목한 곳을 신문(腎門)이라고 하며 동맥, 정맥, 림프관, 신경 등이 지나간다. 신문의 안쪽 공간을 신동(腎洞)이라 하고 신장 혈관과 신우(腎盂)가 자리잡고 있다. 신장은 종단면에서 신동(腎洞), 수질(髓質), 피질(皮質)의 세 부분으로 나눈다. 신우는 7~13개로 된 컵 모양의 소신배(小腎杯)가 모여 이루어진 몇 개의 관 모양의 대신배(大腎杯)로 이어진다. 각 소신배는 하나 또는 그 이상의 신유두(腎乳頭)와 접하고 있다. 수질(髓質)은 신실질의 안쪽 흑갈색 부분으로 8~18개의 원추형 추체로 구성된다. 수질체저는 피질과 접하고 있고, 첨은 신동 속으로 뻗어 있으며, 추체는 신유두 끝으로 개구하는 종관(終管)을 여러 개 갖고 있기 때문에 줄무늬 형태이다. 각 추체와 그에 상당하는 피질 조직이 신엽(腎葉)을 구성한다. 피질은 신실질의 바깥 부분으로 적갈색이고, 수질과 피막 사이에 있으며 추체 저위로 굽어 있고, 추체 사이의 부분을 신주(腎柱)라고 한다. 현미경적으로는 세뇨관을 구성하는 실질과 약간의 간질로 구성된 복합 관상샘이다. 각 세뇨관은 발생이 다른 두 부분이 신원(腎元)과 집합관(集合管)으로 구성된다. 신원은 오줌을 형성하는 기능적 단위이며 한쪽 신장에 약 100~300만개가 있다. 신원은 길고 꼬불꼬불한 상피관이며 신소체(腎小體), 근위곡세뇨관(近位曲細尿管), 헨레고리, 원위곡세뇨관(遠位曲細尿管)의 네 부분으로 되어 있다. 신소체는 사구체와 보우만낭으로 구성되는 구형 구조물이다. 사구체는 수입소동맥에서 시작되어 수출소동맥으로 나가는 모세혈관이 공 모양의 망을 형성한 것이고, 보우만낭은 사구체를 받치고 있어 컵 모양을 이룬다. 사구체의 요관극에서 시작하여 집합관까지 이르는 꼬불꼬불한 세뇨관은 근위곡세뇨관, 헨레고리, 원위세뇨관, 집합관의 네 부분으로 되어 있다. 사구체에서 여과된 혈액은 이 세뇨관을 지나면서 수분이 흡수되고 농축과 희석 과정을 거치면서 오줌이 형성된다.

신장은 복대동맥에서 나오는 신동맥(腎動脈)으로부터 혈액을 공급받고 신정맥(腎靜脈)으로 배출되어 하대정맥으로 들어간다. 신장은 복강신경총에서 나오는 교감신경섬유가 지배한다.

신장은 수분과 전해질 및 대사산물, 이물질 여과, 재흡수, 분비의 과정을 거쳐 소변을 형성하는 기능 이외에도, 혈압에 영향을 미치는 레닌을 분비하고, 적혈구 형성을 자극하는 에리스로포이에틴을 분비하며, 비타민디로 하여금 장에서 칼슘의 흡수를 촉진하도록 한다.

고전상에서의 신(腎)은 콩팥의 기능만을 말하지 않고 생식기능(生殖機能)까지 포함하고 있다. 남성 생식기계는 고환, 부고환, 정관과 정삭 등의 생식관, 정낭과 전립선 등의 부속선, 음경과 음낭 등의 외생식기로 구성되어 있으며, 고환에서 정자(精子)가 생산되고 남성 호르몬인 안드로겐이 분비된다. 여성 생식기계는 난소, 난관, 자궁, 질, 전정선, 부요도선, 회음부와 외생식기로 구성되어 있으며, 난소에서 난자가 생산되고, 여성 호르몬인 에스트로겐과 프로게스테론이 분비된다. 유방의 유선도 여성 생식기계에 포함된다.

부신(副腎)도 신(腎)의 기능에 포함된다. 부신은 피질과 수질로 구성되어 있으며, 각각 다른 호르몬을 분비한다. 부신 피질 호르몬은 다음과 같다.

· 염류코티코이드: 알도스테론은 나트륨 재흡수와 칼륨 분비를 촉진시킨다. 신장의 원위관, 타액선, 한선, 장점막에 작용한다. 전해질 균형, 정상적인 혈압과 혈량을 유지하는데 필수적이다.
· 글루코코티코이드: 탄수화물, 단백질, 지질의 중간 대사를 조절한다. 코티솔은 혈중의 포도당, 아미노산, 지방산의 양을 증가시켜 스트레스시에 에너지를 제공하고, 저항력을 증가시키며, 조직을 재생시키고, 감염반응과 면역반응을 억제한다.
· 성(姓) 스테로이드: 안드로겐과 소량의 에스트로겐과 프로게스테론이 분비된다.

부신 수질에서는 아드레날린과 노르아드레날린이 분비되어 교감신경계를 흥분시킨다. 아드레날린은 심박동수와 심장 활동 증가, 피부와 내장의 세동맥 수축, 혈압 상승, 혈관 수축, 기관지 확대, 동공 확대, 위장 활동 억제, 입모(立毛), 혈중 포도당 상승 등을 일으킨다. 노르아드레날린도 비슷한 작용이 있지만 혈당 상승과 기관지 확장은 일으키지 않는다.

3) 신(腎)의 고전의학적 생리기능

(1) 정(精)을 저장하고 생장 발육과 생식을 주관한다

정기는 인체를 구성하는 기본 물질이며 인체의 생장 발육과 각종 활동의 물질 기초이다. 신(腎)이 저장하는 정은 〈선천(先天)의 정(精)〉과 〈후천(後天)의 정(精)〉 두 가지를 포괄한다. 선천의 정은 부모로부터 물려받은 생식의 정으로서 배태 발육의 원시 물질이며 후손을 번식시키는 기능을 가지고 있다. 후천의 정은 인체의 생명 활동을 유지하는 영양물질이다. 즉 출생 후 음식을 섭취하고 비(脾)와 위(胃)의 운화기능(運化機能)을 통하여 생산된 수곡의 정기를 말한다. 주로 오장 육부에 분포되어 장부의 정기로 장부 기관을 영양하고 습윤(濕潤)시키는 작용을 한다. 이 둘은 근원은 같지 않으나 모두 신(腎)에 저장되어 있으며, 상호 의존하고, 상호 이용하는 관계를 가진다. 선천의 정은 후천의 정으로부터 부단히 배양되고 보충을 받아야만 그의 생리기능을 충분히 발휘할 수 있고, 후천의 정은 반드시 선천의 정의 활약과 도움이 있어야 생산된다. 때문에 양자는 상호 보조하는 관계로서 신(腎)에서 밀접하게 결합하여 신(腎)의 정기를 구성하여 생장 발육과 생식력을 촉진시키는 생리기능을 가지고 있다.

① 생식(生殖)을 주관한다

신정(腎精)은 배태발육의 원시적 물질이며 생식기능의 성숙을 촉진시킨다. 신정의 생산과 저장과 배설은 후대의 번식에 중요한 작용을 발휘한다. 생식기관의 발육과 생식능력은 모두 신(腎)의 작용이다. 사람은 출생 후 선천의 정과 후천의 정이 상호 자양하여 어릴 때부터 신기가 차츰 충만되고, 청춘시절에 도달하면 신정(腎精)이 부단히 왕성해져 생식기능을 성숙시키는 물질이 생산되는데 이것을 천계(天癸)라고 한다. 이로부터 성기능이 성숙되어 남자는 정액이 생산되고 여자는 규칙적으로 배란되므로 생육 능력을 가지게 된다. 그 후 중년기를 지나 노년기로 들어서면 신정이 차츰 쇠퇴하고 천계의 생산도 따라서 감소되거나 없어지므로 생식능력이 저하되면서 결국 소실된다. 이것은 신정이 생식기능에 대하여 결정적인 작용을 발휘하고 있음을 충분히 설명하고 있다. 때문에 신(腎)은 생식을 주관한다고 한다. 만일 신(腎)이 정을 저장하는 기능이 정상적이지 못하면 성기능의 비정상이 나타나며 생식기능이 저하된다.

② 생장과 발육을 주관한다

인체의 생장 발육과 사망 과정은 자연 규율로서 신정(腎精)의 성쇠와 밀접하게 관계된다. 어릴 때부터 신정이 차츰 충만되어 젖니를 갈고, 머리카락이 나게 되고, 청장년시절에 도달되면 신정이 극도로 왕성해져 인체의 발육도 왕성해지고, 영구치가 나고, 신체가 튼튼해지며, 근골이 강해진다. 늙으면 신정이 쇠퇴되어 신체도 쇠약해지고, 전신의 근골 운동이 활발하지 못하고, 이가 흔들리고, 머리카락이 빠지는 노화현상이 나타난다. 따라서 신정은 인체의 생장과 발육을 결정하는 근본이다. 만일 신정이 부족하면 인체의 생장과 발육에 영향을 미쳐 발육장애가 생기거나 늙기 전에 쇠약해지는 증상이 나타난다. 신(腎)의 정기의 작용은 신음(腎陰)과 신양(腎陽) 두 가지를 포괄한다. 인체의 각개 장부조직기관을 자양하고 습윤(濕潤)시키는 것을 신음(腎陰)이라 부르고, 인체의 장부조직기관을 추동(推動)하고 온화(溫和)시키는 것을 신양(腎陽)이라 부른다. 신음(腎陰)은 원음(元陰) 또는 진음(眞陰)이라고도 부르고, 신양(腎陽)은 원양(元陽) 또는 진양(眞陽)이라고도 부르며, 인체의 각개 생리기능에 극히 중요한 작용을 발휘한다. 양자는 상호 제약하고, 상호 의존하고, 상호 이용하여 각개 장부 음양의 평형을 유지시킨다. 만일 어떠한 원인으로 이러한 상대적인 평형이 파괴되고 자체로 회복되지 못하면 음허(陰虛) 혹은 양허(陽虛)가 생긴다. 음허(陰虛)인 때는 열이 나고, 어지럽고, 귀에서 소리가 나고, 허리와 무릎이 시큰거리고, 나른해지고, 가슴이 답답하고, 꿈이 많은 증상이 나타난다. 양허(陽虛)인 때는 피곤하고, 맥이 없고, 춥고, 사지가 싸늘하고, 허리와 무릎이 아프며, 소변이 맑고 길거나 소변을 통제하지 못하는 증상이 나타난다.

신음(腎陰)과 신양(腎陽)은 각개 장부의 음양의 근본이므로 신(腎)의 음양이 실조되었을 때는 기타 장부의 음양실조를 초래하며, 반대로 기타 장부의 음양실조가 오래가면 신(腎)의 정기를 소모시키므로 신(腎)의 음양실조가 초래된다.

신음과 신양은 모두 신의 정기를 물질기초로 하므로 신(腎)의 음허(陰虛) 혹은 양허(陽虛)는 신(腎)의 정기가 부족한 증상이다. 때문에 신음허 혹은 신양허가 일정한 정도로 발전되면 신양 혹은 신음에 미쳐 음양양허(陰陽兩虛)가 생긴다. 그 외에 신양(腎陽)을 명문화(命門火)라고도 부르며 신양허(腎陽虛)를 명문화부족(命門火不足) 혹은 명문화쇠(命門火衰)라고도 부른다.

(2) 수액(水液)을 주관한다

신(腎)의 수액을 주관하는 기능이란 신기(腎氣)와 기화기능(氣化機能)이 체내의 진액(津液)을 수송, 분포, 배설하고, 진액대사(津液代謝)의 평형을 유지하는 작용을 말한다. 때문에 고전의학에서는 〈신(腎)은 수장(水將)으로 진액(津液)을 주관한다〉라고도 한다.

생리적 상황에서 진액(津液)은 위(胃)의 섭취, 비(脾)의 운화(運化), 폐(肺)의 선발(宣拔)과 숙강(肅降), 신

(腎)의 증발(蒸發)과 기화기능(氣化機能)에 의하여 삼초(三焦)를 통해 전신에 수송되어 대사(代謝)되고, 대사 후의 진액(津液)은 땀과 오줌으로 체외로 배출된다. 그중 신기(腎氣)의 기화기능은 사실상 모든 진액(津液)의 신진대사(新陳代謝)를 영도하는 것이며, 폐(肺)와 비(脾)의 진액(津液)에 대한 기화기능은 모두 신기의 기화기능에 의한 것이다. 특히 오줌의 형성과 배설은 신(腎)의 기화기능과 좀더 직접적인 관계를 가지고 있다. 때문에 신(腎)은 수액을 주관한다고 하는 것이다.

(3) 기(氣)의 수납(收納)을 주관한다

신(腎)은 폐(肺)에서 호흡해 들여온 기(氣)를 받아들여 호흡을 조절하는 기능을 가지고 있다. 인체의 호흡운동은 폐(肺)가 주관하나, 흡수된 기(氣)는 반드시 아래의 신(腎)에 귀속되고, 신(腎)이 이것을 받아들여야 호흡이 순조롭게 진행될 수 있다. 즉 정상적인 호흡운동은 폐(肺)와 신(腎)의 협조에 의해 완성되는 것이다. 만일 신(腎)의 기(氣)를 받아들이는 기능이 감퇴되면 폐(肺)에서 호흡해 들인 기(氣)가 신(腎)에 귀속되지 못하므로 호흡할 때 숨을 들이쉬기가 곤란하고 움직이면 숨이 차는 병리변화가 나타난다.

4) 신(腎)과 기타 조직기관과의 관계

(1) 뼈와 배합된다

골격의 생리기능은 신정(腎精)과 밀접하게 관계된다. 이것은 신(腎)이 정(精)을 저장하고, 정은 골수(骨髓)를 생산시키고, 골수는 골격(骨格)을 보양하기 때문이다. 신정이 충족되면 골수가 충만되어 골격이 충분히 영양을 받게 되므로 생장 발육될 수 있고, 외상을 받아도 회복될 수가 있다. 때문에 신(腎)은 뼈를 주관한다고 한다. 만일 신정이 허약하면 골수가 공허해지므로 골격이 연약하고 무력하거나 심하면 골격의 발육장애가 나타난다. 어린아이들의 신문(숫구멍)이 늦게 폐쇄되거나 노인들의 뼈가 취약해져 골절이 쉽게 발생되는 것들은 모두 신정의 부족과 관계된다.

이(치아)는 뼈의 나머지이며 이와 뼈는 모두 신정(腎精)에 의해 형성되는 것이므로 이의 생장도 신정의 성쇠와 밀접하게 관계된다. 아이들이 이가 늦게 나는 것과 어른들의 이가 모자란 것은 신정이 약한 표현이다.

(2) 신(腎)의 기능 여하는 머리칼에서 나타난다

머리칼의 영양은 혈(血)에 의하므로 〈머리칼은 혈의 나머지이다〉라고 말한다. 그러나 머리카락이 나오게 되는 근원은 신(腎)에 있다. 이것은 신(腎)은 정(精)을 저장하고 정은 혈을 생산하고 정혈이 왕성해야 머리칼이 건실하고 윤기가 있게 된다. 때문에 〈신(腎)의 기능여하는 머리칼에 나타난다〉고 한다. 청장년은 정혈(精血)이 충족하므로 머리카락이 검고 광택이 있으나, 늙으면 정혈이 모자라 머리카락도 희고 마르고 흔히 떨어진다. 일반적으로 이것은 정상적인 생리현상이다. 그러나 만일 오래 병에 시달리면 쇠퇴현상이 일찍 나타나므로 머리카락도 드물고 마르고 떨어지거나 일찍 희어진다. 이것은 모두 신허(腎虛)로서 정혈(精血)이 부족한 증상이다.

(3) 귀와 이음(二陰)에 반영된다

① 귀에 반영된다

귀는 청각기관이며 그 청각기능은 주로 신정(腎精)의 보양에 의존된다. 때문에 귀는 신(腎)에 소속된다. 신(腎)은 정(精)을 저장하고, 정은 골수(骨髓)를 생산하고, 골수가 뇌에 모여 수해(髓海)가 보충되므로 청각이 예민하게 되는 것이다. 만일 신정이 부족하고 수해가 보충되지 못하면 귀의 기능이 저하되어 청력이 감퇴되거나 귀에서 소리가 난다. 그 외에 늙으면 청력이 흔히 감퇴되는데 역시 신정이 자연적으로 쇠약해지기 때문이다.

② 이음(二陰)에 반영된다

이음(二陰)은 전음(前陰)과 후음(後陰)을 말한다. 전음은 배뇨생식기관이고 후음은 대변을 배설하는 통로이다. 소변은 방광으로부터 배설되나 신(腎)의 기화기능에 의하여 진행된다. 대변의 배설은 원래 대장(大腸)의 수송기능에 의한다. 그러나 장상학설에서는 대장의 수송기능을 비(脾)의 운화(運化)에 소속시키고, 비(脾)의 운화(運化)는 신(腎)의 온화(溫和)와 습윤(濕潤)에 의하므로 대장의 배설기능도 신(腎)과 관계되는 것이다. 만일 신음(腎陰)이 부족하면 장액이 마르게 되어 변비가 생기고, 신양(腎陽)이 허약해지면 온화기능이 하강되므로 장한기체(腸寒氣滯)가 생겨 대변의 배설이 곤란해지며, 신양(腎陽)이 부족하여 비(脾)가 온화되지 못하여 운화기능(運化機能)이 하강될 때는 설사가 나타난다.

5) 신(腎)과 오지(五志) 오액(五液)과의 관계

(1) 오지(五志)에서는 무서운 것(恐)이 신(腎)에 소속된다

무서운 것과 놀라는 것은 비슷한 정서활동이다. 즉 경(驚)은 자기도 모르게 갑자기 놀라는 것이고, 공(恐)은 알기는 하나 무서워하는 것이며 담이 작다고도 한다. 이 두 가지는 인체의 생리활동에 있어서는 모두 비양성(非良性) 자극이다. 놀라움은 심(心)에 소속되고 무서움은 신(腎)에 소속되나 모두 심주신(心主腎) 기능과 관계된다. 이러한 자극은 모두 기기(氣機)의 분란을 일으켜 병을 발생시킨다. 예를 들어 무서움이 신기(腎氣)를 혼란시켜 대소변을 통제하지 못할 때가 있다.

(2) 오액(五液)에서는 타액(唾液)이 신(腎)에 소속된다

타액은 음식물을 습윤(濕潤)시키고 용해시켜 삼키기 쉽게 하고, 구강을 청결히 하고 보호하는 작용 외에 신정(腎精)을 자양하는 기능도 가지고 있다. 타액은 신정이 변하여 생긴 것이므로 타액을 많이 뱉거나 오래 뱉는다면 흔히 신정이 소모된다.

02. 육부(六腑)

육부는 담낭(膽囊), 위(胃), 소장(小腸), 대장(大腸), 방광(膀胱), 삼초(三焦)의 총칭이다.

이것은 형태상으로 본다면 관강성기관(管腔性器關)이고, 기능상으로 본다면 수곡(水穀)을 받아들여 소화 흡수시키고 찌꺼기를 수송하고 배설시키는 기능을 가지고 있다. 육부가 음식을 수송하고 소화시킬 때는 보통 수곡으로 충만되어 있으나 정기를 저장하지는 않는다. 육부의 기능은 하강시키고 통하게 하는 것이다. 만일 통하게 하고 하강시키는 기능이 실조되면 병리변화를 일으키게 된다.

1. 담낭(膽囊)

1) 담낭(膽囊)의 해부 위치

담낭은 간(肝)의 장측면의 움푹 들어간 곳에 붙어 있다.

2) 담낭의 구조와 기능

담낭(膽囊)은 담낭저(膽囊低), 담낭체(膽囊體), 담낭경(膽囊頸)의 세 부분으로 나뉜다. 담낭의 오른쪽 아래를 담낭저라고 하며, 담낭체와 담낭경은 위쪽, 뒤쪽, 왼쪽에 있다. 담낭경(膽囊頸)은 담낭관과 연결되고, 총담관(總膽管)과 합쳐진다. 담낭벽은 점막, 근육층 및 장막, 외막의 세 층으로 되어 있다.

담낭은 총간동맥(總肝動脈)의 가지인 담낭동맥(膽囊動脈)으로부터 혈액을 공급받고, 문정맥(門靜脈)의 지류인 담낭정맥으로 회수된다. 담낭은 교감신경간으로부터 교감신경섬유를 받고, 간신경총을 따라 나온 미주신경으로부터 부교감신경섬유를 받는다.

담낭은 십이지장에서 담즙이 필요할 때까지 담즙을 저장한다. 담낭 내부에서는 담즙으로부터 수분을 흡수하여 담즙을 5배로 농축시킨다. 그러므로 작은 공간에 많은 담즙이 저장될 수 있다. 농축된 담즙이 나올 때 콜레스테롤이 담석으로 침전되기도 한다. 지방이 풍부한 음식물이 십이지장으로 들어오면 십이지장 점막에서 콜레시스토키닌이 분비되어 담낭으로부터 십이지장으로 담즙이 분비된다.

간(肝)과 담낭의 경맥은 서로 낙속(絡屬)된다.

담낭 안에는 담즙이 저장되어 있으므로 담낭을 〈중청(中淸)의 부(府)〉라고도 부른다.

담낭의 해부 형태는 기타 부(腑)와 비슷하고 기능에서는 담즙을 저장하고 배설하여 음식의 소화를 돕는 육부(六腑)중의 하나이다. 담낭은 물질을 수송 전달시키는 기능이 없으나 정즙을 저장하는 기능을 가지고 있으므로 오장이 정기를 저장하는 작용과 비슷하여 기항(奇恒)의 부(府)라고도 부른다.

3) 담의 고전의학적 생리기능

담낭의 생리기능은 첫째는 담즙을 저장하고 배설하는 것이고, 둘째는 결단을 주관하는 것으로 정신, 의식, 사유활동 과정에서 결단할 수 있는 능력을 가지고 있는 것이다.

(1) 담즙을 저장하고 배설한다

담즙은 간(肝)에서 흘러내리며 간(肝)의 정기가 변화되어 형성된 것으로 담낭에 모인다. 또 간(肝)의 소설기능(疏泄機能)에 의하여 소장으로 흘러 내려가 음식물의 소화를 촉진시켜 비(脾)와 위(胃)의 운화기능(運化機能)이 정상적으로 진행될 수 있도록 해준다. 만일 간(肝)과 담의 기능이 비정상이면 담즙의 형성과 배설이 장애를 받게 되므로 비(脾)와 위(胃)의 소화기능이 영향을 받아서 먹기가 싫고, 배가 부르고, 설사가 나는 등의 소화불량 증상이 나타난다. 만일 습열(濕熱)이 간(肝)과 담에 몰리면 소설기능(疏泄機能)이 파괴되어 담즙이 밖으로 흘러나와 피부에 침습되므로 황달이 생기며, 몸, 눈, 오줌이 노랗게 된다. 담즙은 하강하는 것이 정상이나 만일 담기가 하강하지 못하면 담즙이 역상(逆上)하여 입이 쓰고 황록색의 쓴 물을 토하게 된다.

(2) 결단을 주관한다

담이 결단을 주관한다는 것은 담이 정신, 의식과 사유활동 중에서 사물을 판단하고 결정하는 기능을 가지고 있음을 말하며, 좋지 않은 정신 자극(예를 들어 대단히 놀라거나 무서운 것)을 없애서 기혈(氣血)의 정상적인 운행을 유지하여 장부 사이의 협조관계를 보장하는 중요한 기능을 가지고 있음을 설명한다. 담이 센 사람은 강렬한 정신 자극을 받아도 인체에 대한 영향이 크지 않을 뿐만 아니라 회복도 빨리 된다. 그러나 담기가 허한 사람은 악성 정신 자극을 받아 질병이 일어나는데 무서워하고, 흔히 놀라고, 실면(失眠)과 꿈이 많은 증상들이 나타난다.

담은 금(金)에서 나고, 금은 무(武)를 주관하는 고로 담을 중정지관(中正之官)이라 한다. 담은 강정과단(剛正果斷)한 기(氣)를 품수(稟受)받아 곧바르며, 의심이 없고, 사(私)가 없다.

담은 겨드랑이를 주관하고 결분(缺盆)혈이 담의 통로가 된다.

2. 위(胃)

1) 위(胃)의 해부 위치

위(胃)는 횡격막 아래, 복부의 상단에 자리잡고 있으며 위로는 식도와 연접되고 아래로는 소장과 연접된다.

2) 위(胃)의 구조와 기능

위(胃)는 분문(噴門), 위저(胃低), 위체(胃體), 유문(幽門)의 네 부분으로 나누어진다. 분문(噴門)은 짧은 식도 연접부로 부푼 주머니 모양이고, 위저(胃低)는 위(胃)의 오른쪽 맨 위 부분으로 대만(大彎)의 첫 부분이다. 위(胃)의 왼쪽 만곡을 소만(小彎)이라 한다. 위체(胃體)는 팽창된 중앙부이며, 유문(幽門)은 위(胃)의 마지막 부분이다. 유문(幽門)에는 넓은 유문동(幽門洞)과 좁은 유문관(幽門管)이 있으며 십이지장(十二指腸)과 연결된다. 유문(幽門) 개구부에는 유문괄약근(幽門括約筋)이 있어 규칙적으로 위(胃) 내용물을 십이지장(十二指腸)으로 보낸다. 위(胃)에서 분비되는 위액은 점액, 소화 효소, 염산 등이 혼합되어 있다. 점액은 위(胃)를 보호하는데 도움이 되며, 소화 효소는 주로 펩신이고, 염산은 소화 효소가 잘 작용할 수 있는 산도(酸度)를 유지해 준다.

위(胃)는 복강동맥의 가지인 좌우위동맥(소만), 좌우위대망동맥(대만), 단위동맥(대만)으로부터 직간접적으로 혈액을 공급받고, 문정맥의 지류로 회수된다. 위(胃)는 복강신경총에서 나오는 교감신경섬유와 미주신경에서 나오는 부교감신경의 지배를 받는다.

위(胃)는 식도로부터 음식물을 받아 기계적 화학적 작용을 가하여 큰 덩어리를 죽과 같이 만든다. 펩신은 고기와 식물 단백질을 더 작은 분자의 펩톤과 프로테오제로 분해하고 리파아제는 지방을 지방산과 글리세린으로 분해한다. 레닌은 우유단백질을 응고시킨다. 위액의 분비는 부교감신경의 흥분과 가스트린에 의해 촉진된다. 분해된 음식물은 물과 알코올을 제외하고는 위(胃)에서 흡수되는 것은 거의 없고 소장으로 내려간다. 위(胃)는 또 내적 인자를 분비해서 회장에서 비타민 B_{12}의 흡수를 촉진시킨다.

위(胃)를 〈위완(胃脘)〉이라고 부르며 상, 중, 하, 삼완으로 구분한다. 위(胃)의 상부를 상완(上脘)이라 부르며 분문을 포괄하고, 하부를 하완(下脘)이라 부르며 유문(幽門)을 포괄하고, 상하부 사이를 중완(中脘)이라 부른다. 분문(噴門)은 식도와 연결되고 유문은 소장과 연결되어 식물이 위부를 출입하는 통로가 된다.

3) 위(胃)의 고전의학적 생리기능

위(胃)의 생리기능은 주로 수곡(水穀)을 받아들이고 소화시키는 것이다.

(1) 수곡(水穀)을 받아들인다

음식물은 입으로부터 식도를 경과하여 위부에 용납되므로 위(胃)를 대창(大倉), 〈수곡(水穀)의 바다〉라고도 부른다. 인체의 생명활동에 수요되는 기혈(氣血)과 진액(津液)은 모두 음식물로부터 변화되어 생산되므로 위(胃)를 수곡기혈(水穀氣血)의 바다라고도 부른다. 위(胃)는 음식을 받아들이는 기관이므로 만일 위(胃)에 병리변화가 생기면 위(胃)의 수납 기능이 장애되어 음식을 먹으려 하지 않고, 위완부(胃脘部)가 부르고 뿌듯한 증상이 나타난다.

(2) 수곡(水穀)을 부숙(腐熟)시킨다

부숙(腐熟)은 음식물을 소화시켜 식미(食糜)를 형성하는 것을 말한다. 위(胃)는 입으로부터 식도를 경과

하여 들어온 음식물을 받아들이고, 위(胃)의 부숙작용으로 그것을 식미로 변화시키며, 초보적인 소화를 경과하여 흡수된 수곡정미(水穀精微)는 비(脾)의 운화(運化)에 의하여 전신에 분포되어 전신을 영양한다. 미처 소화되지 못한 식미는 소장으로 내려간다. 만일 위(胃)의 부숙기능이 낮아지면 음식물이 소화되지 못하고 아래로 수송되지 못하므로 위(胃)에 몰려 위완부(胃脘部)가 부르고, 아픈 증상이 생기며, 냄새가 나고 부패한 트림이 생긴다.

위(胃)가 수곡을 받아들이고 소화시키는 기능은 반드시 비(脾)의 운화기능(運化機能)과 배합되어야만 한다. 그래야 수곡(水穀)이 정미(精微)로 변할 수 있고 기혈(氣血)을 생산시켜 전신에 영양을 줄 수 있다. 때문에 비(脾)와 위(胃)를 합하여 〈후천(後天)의 근본〉, 〈기혈(氣血)이 생산되는 원천〉이라 부른다.

위에서 이미 소개한 이러한 기능과 특성을 합하여 〈위기(胃氣)〉라고 부르는데 고전의학에서는 위기(胃氣)를 매우 중시한다. 즉 사람은 위기(胃氣)가 근본으로서 위기(胃氣)가 강하면 오장이 왕성하고, 위기(胃氣)가 약하면 오장이 쇠약해지며, 위기(胃氣)가 있으면 살고 위기(胃氣)가 없으면 죽는다고 인정한다. 이것은 위기(胃氣)가 소화계통의 기능에 영향주어 인체의 영양 공급과 직접적인 관계를 가지고 있기 때문이다. 즉 위기(胃氣)의 성쇠는 인체의 생명 활동에서 매우 중요한 의의를 가지고 있다. 때문에 병을 치료할 때 위기(胃氣)를 충분히 보호하는데 주의해야 하며, 이것을 중요한 치료원칙으로 해야 한다.

(3) 통강기능(通降機能)을 주관한다

위는 〈수곡(水穀)의 바다〉로서 음식물이 위에 들어간 후 위의 부숙(腐熟)을 통하여 초보적으로 소화된 후 소장(小腸)으로 내려간다. 소장(小腸)에서 다시 맑은 부분인 영양물질과 조잡한 찌꺼기로 분별되어 찌꺼기는 대장(大腸)으로 내려가 대변으로 체외에 배출되는데, 이것은 위기의 하강작용에 의하여 완성된다. 때문에 위기(胃氣)가 주관하는 통강기능(通降機能)은 하행하는 것이 정상적인 상태이다. 즉 비(脾)와 위(胃)는 표리관계(表裏關係)로서 위기(胃氣)의 강탁기능(降濁機能)과 비기(脾氣)의 승청기능(昇清機能)이 상호 협조하여 음식물의 소화와 흡수기능을 공동으로 완성하는 것이다. 만일 위(胃)의 통강기능(通降機能)이 실조되면 음식물과 찌꺼기가 하행할 수 없어 위장(胃腸)에 몰려 식욕이 없어질 뿐만 아니라, 탁기(濁氣)의 상역(上逆)을 일으키므로 입에서 냄새가 나고, 먹지 못하며, 완부(脘部)가 답답하고, 배가 붓고 아프며, 변비 등의 병증이 나타난다. 만일 위기(胃氣)가 하강하지 못하면 위로 밀어 올려 메스껍고, 토하고, 트림이 나는 위기상역(胃氣上逆)의 병증이 나타난다.

(4) 기타

① 고전에 모든 양(陽)이 얼굴에 모인다고 했으니 얼굴의 모든 병은 위(胃)에 속하게 된다.
② 거허상렴(巨虛上廉)은 대장(大腸)에 속하고 거허하렴(巨虛下廉)은 소장(小腸)에 속한다.
③ 식상(食傷)에는 내정(內庭)혈에 이내정(裏內庭)까지 온기가 올 때까지 뜸을 뜬다. 족비근(足痞根: 뱃속이 더부룩한 증상)도 내정(內庭)혈을 사용한다.
④ 장경화(腸硬化)로 인한 수사성(水瀉性) 설사에는 양구(梁丘)혈.
⑤ 위암(胃癌)에는 양문(梁門), 상완(上脘), 중완(中脘)에 1일 3회 뜸을 뜬다. 쌀알 만한 뜸을 1회에 3

장 이상 뜬다.

⑥ 사영혈(四靈穴): 좌우의 가천(可天)(외릉(外陵)), 재천(在泉)(대거(大巨))의 네 혈을 말한다. 복부의 모든 병을 치료하고, 남성의 불임과 사정(射精)의 힘이 부족한 것을 치료하고, 소복근통(小腹筋痛)을 치료한다.

⑦ 복수(復水)에는 기충(氣衝)혈을 쓴다. 그러나 주의를 요한다.

⑧ 슬한(膝寒: 무릎에서 찬바람이 나는 증상)에는 비관(髀關)혈.

⑨ 갑자기 일어서지 못하는 병에는 비관(髀關)혈과 복토(伏兎)혈.

⑩ 하기(下氣), 역기(逆氣), 침치우발증(鍼治偶發症)에는 족삼리(足三里)혈.

3. 소장(小腸)

1) 소장(小腸)의 해부 위치

소장(小腸)은 속이 빈 관강기관으로서 뱃속에 자리잡고 있으며, 위 끝은 유문(幽門)과 연접되어 위(胃)와 통하고 아래 끝은 회맹연접 부분으로 대장(大腸)과 통한다. 소장은 음식을 더욱 소화시키는 기관이고 경락에 의해 심(心)과 연결된다.

2) 소장(小腸)의 구조와 기능

소장은 길이 약 6~7m로 십이지장(十二指腸), 공장(空腸), 회장(回腸)의 세 부분으로 되어 있다. 십이지장(十二指腸)은 길이 약 30 cm의 소장의 첫 부분이고, 유문(幽門)으로부터 십이지장공장곡까지 C자 형을 하고 있다. 유문부 조금 아래의 십이지장 벽에는 간췌장팽대부로 개구하는 총담관과 췌관이 있어 담낭과 췌장으로부터 담즙과 소화액이 들어온다. 소장의 두 번째 부분은 공장(空腸)이며, 길이 약 2.5 m이다. 공장은 십이지장공장연접에서 시작하여 제2요추 왼쪽 근처와 복강 좌하방의 회장과 연결이 시작되는 부위까지이다. 회장(回腸)은 약 3.7 m로 소장에서 가장 길이가 길다. 복부와 골반의 우하방에 위치하며 우장골와에서 대장과 연결된다.

소장벽은 영양 흡수를 촉진하기 위하여 윤상의 주름이 소장강 안으로 돌출해 있다. 따라서 소장의 길이가 늘어나지 않고도 흡수 면적이 크게 증가되어 있다. 소장 내부의 표면에는 많은 미세한 융모가 돌출되어 있어서 소장 내면의 흡수 면적을 더욱 증가시킨다. 각 융모 중심의 결합조직은 림프모세혈관과 많은 모세혈관을 가지며, 이곳을 덮고 있는 상피를 통하여 영양물이 흡수된다.

십이지장은 상하췌십이지장동맥으로부터 혈액을 공급받고, 공장과 회장은 상장간막동맥의 장동맥분지로부터 혈액을 공급받는다. 소장정맥은 문정맥의 대지류 하나와 상장간막정맥의 한 단위로 회수된다. 소장은 복강신경총으로부터 교감신경섬유를 받고, 미주신경으로부터 부교감신경섬유를 받는다.

소장은 소화와 흡수의 두 기능이 있다. 장 소화의 대부분은 십이지장에서 일어나고, 장 흡수세포 표면과 췌장에서 나오는 트립신, 키모트립신, 카복시펩티다제, 아밀라제, 리파아제 등의 여러 효소와 담즙과 장액이 섞이어 소화가 이루어진다. 소화 과정의 마지막 생성물인 아미노산, 모노사카라이드, 글리세라이드, 글리세롤, 지방산 등은 장상피를 통해 운송되어 결합조직 아래에 있는 림프세포관과 혈액 속으로 들어간다. 영양물의 흡수는 대부분 공장에서 이루어진다.

3) 소장의 고전의학적 생리기능

소장의 주요한 생리기능은 음식물을 받아 담고 소화시키며 맑은 것과 흐린 것을 분별하는 것이다.

(1) 물질을 받아 담고 변화시킨다(수성화물(受盛化物))

수성(受盛)은 물건을 받아들이고 담는 다는 뜻이며, 화물(化物)은 변화, 소화, 화생한다는 뜻이다. 소장의 수성기능(受盛機能)은 주로 두 가지로 표현된다. 하나는 위(胃)에서 초보적으로 소화된 음식물이 소장에서 일정한 시간 동안 머물러 더욱 소화되고 흡수되는 것이다. 만일 소장의 수성기능이 장애되면 복부가 뿌듯하고 아픈 증상이 나타난다. 소장의 화물기능(化物機能)은 위(胃)에서 초보적으로 소화된 음식물을 더욱 소화시켜 수곡(水穀)으로부터 인체가 이용할 수 있는 정미(精微)로 변화시키는 것이다. 만일 이 기능이 비정상적이면 소화흡수가 장애되어 배가 붓고 설사가 나는 증상이 나타난다.

(2) 맑은 것과 흐린 것을 분별한다(분청별탁(分清別濁))

소장은 위(胃)로부터 접수한 음식물을 더욱 소화시키는 동시에 맑은 것과 흐린 것을 분별하는 기능을 가지고 있다. 즉 분청별탁(分清別濁)하는 기능으로서 그중 분청기능(分清機能)은 음식물에서의 영양부분을 흡수하고 비(脾)의 승청(昇清)과 산정(散精)의 기능에 의하여 심(心)과 폐(肺)로 수송하고 전신에 분포하여 영양을 공급하는 것을 말한다. 별탁기능(別濁機能)은 두 방면에서 실현된다. 하나는 음식물의 찌꺼기를 난문(闌門)을 경과하여 대장에 보내 대변을 형성하고 체외로 배출하는 것이다. 다른 하나는 나머지의 수분을 신(腎)의 기화기능(氣化機能)을 통하여 방광(膀胱)에 보내 오줌을 형성하고 요도를 통하여 체외로 배출하는 것이다. 즉 소장은 수액의 신진대사에도 참여하는 것이다. 만일 소장의 이러한 기능이 정상이면 수액과 찌꺼기는 각각 제 길로 배출될 수 있으므로 대소변이 정상이다. 만일 소장의 기능이 실조되면 맑은 것과 흐린 것을 분별하지 못해 수액은 찌꺼기와 함께 후음으로 배설되므로 대변이 묽어지고 소변이 작아진다. 임상에서 이뇨(利尿)시키는 방법으로 설사를 치료하는 것은 바로 이 원리에 근거하여 확정된 것이다.

소장실증(小腸實症)의 주요 증상은 척추과민, 관절염, 류마티스, 상습성 두통, 권료홍적(顴髎紅赤), 언어장애, 불안, 어혈, 난시, 이명, 요추통, 하지무력, 속 쓰림, 수족궐냉, 항강(項强), 소화불량, 유정(遺精), 상지위비 등이다. 소장의 색은 붉은 색이므로 소장경(小腸經)의 권료(顴髎)혈(광대뼈 부위)에 붉은 색이 나타나면 울혈이 있으며 소장에 이상이 있다. 건강한 사람에게 이런 증상이 있으면 소장(小腸)의 모혈(募穴)에 어혈(瘀血)이 있는 것으로 본다.

소장허증(小腸虛症)의 주요 증상은 피부에 혹이 생기고 옴이 걸린다. 혹은 지정(支正)혈을 보(補)하여 치료한다.

여자들의 월경장애는 소장경(小腸經)과 심경(心經)의 이상으로 오게 되며, 소장유(小腸兪), 심유(心兪), 견중유(肩中兪), 요유(腰兪), 관원(關元), 거궐(巨闕) 등에 반응이 나타난다.

4. 대장(大腸)

1) 해부 위치

대장(大腸)은 관강기관으로서 복강 안에 자리잡고 있고, 그 위 끝은 회맹연접부(난문)에서 소장(小腸)과 연접되고 아래 끝은 항문과 연접된다. 대장과 폐(肺)는 경락(經絡)을 통하여 상호 낙속(絡束)된다.

2) 대장(大腸)의 구조와 기능

대장은 길이 약 1.5m이며 부위에 따라 맹장(盲腸), 충수(虫垂), 결장(結腸), 직장(直腸), 항문관(肛門管)으로 나눈다. 맹장(盲腸)은 대장의 첫 부분으로 길이 약 5cm의 큰 맹낭이다. 우장골와 부위에 있고 회맹연접에서 상행결장과 연결된다. 소장과 대장 사이에는 회맹판(回盲板)이 있어서 내용물이 소장으로 역류하는 것을 방지한다. 충수(虫垂)는 약 9cm의 가느다란 맹관이다. 충수는 많은 림프조직을 함유하고 있기 때문에 편도(扁桃)와 같은 림프기관으로 생각하기도 한다. 결장(結腸)은 가장 긴 부분으로 부위에 따라 상행(약 15cm), 횡행(약 50cm), 하행(약 30cm), S상결장(약 40cm)이 있다. 직장(直腸)은 약 15cm이며 골반강 안에 있다. 항문관(肛門管)은 약 4cm로 직장항문연접에서 항문까지이다. 여기에는 항문거근과 내외괄략근이 있어 배변을 조절한다.

맹장, 충수, 상행결장, 횡행결장 근위부 1/2은 상장간막동맥의 가지로부터 혈액을 공급받고, 횡행결장의 나머지 1/2과 하행결장은 하장간막동맥으로부터 혈액을 공급받는다. 직장에서 항문까지는 상, 중, 하 직장동맥으로부터 혈액을 공급받는다. 결장부분은 상장간막정맥의 지류에 의해서 회수되고, 나머지 부분은 하장간막정맥의 지류에 의해서 회수된다. 직장에서 항문까지는 직장정맥으로 회수된다.

외항문괄략근을 제외한 대장은 상장간막신경총을 따라 나온 교감신경섬유와 골반내장신경을 따라 나온 미골부분의 부교감신경의 지배를 받는다.

대장의 주요 기능은 미즙으로부터 물을 흡수하고 대변을 만들어 몸밖으로 배출될 때까지 저장한다. 또 장내 박테리아에 의해 비타민K와 비타민B 복합을 합성한다. 대변은 약 75%의 수분과 25%의 고형물질로 구성되는데, 여기에는 소화 안된 섬유질, 장내 세균, 지방, 담즙색소, 죽은 상피 등이 포함된다.

3) 대장(大腸)의 고전의학적 생리기능

대장(大腸)의 주요한 기능은 찌꺼기를 수송하고 대변을 배설하는 것이다. 대장은 소장(小腸)으로부터 내려온 미즙 속에 포함된 수분을 흡수하여 대변을 형성시키며, 항문(肛門)을 통해서 체외로 배출시킨다. 만일 대장에 병이 나면 수송기능이 파괴되므로 대변의 결과 양의 변화를 가져오며, 대변을 보는 횟수의 변화를 일으킨다. 예를 들어 대장이 허한(虛寒)할 때는 수분을 흡수하지 못하므로 소화되지 않은 대변을 보며, 배에서 소리가 나고 복통과 설사가 난다. 대장이 실열(實熱)일 때는 수분을 소모시키므로 대장 내부가 습윤(濕潤)되지 못해 건조해져서 변비가 생긴다. 만일 습열(濕熱)이 대장에 몰리면 기(氣)의 운행이 순조롭지 못해 복통이 생기고 뒤가 무지근하고 참지 못하며, 대변에 피고름이 섞이는 증상이 나타난다.

대장(大腸)은 피부병 치료에 특별한 효과가 있다(원래 피부는 폐(肺)와 대장(大腸)에 속했다).

대장(大腸)이 실(實)하면 장통(腸痛), 척추압통(脊椎壓痛), 피부병, 신경과민, 무기력, 변비, 연주창, 갑상선비대, 손발 저리는 증상, 잇몸이 붓고 코가 막힘, 전두통(前頭痛), 중풍, 입 마름증, 인후통 등이 발생한다.

악성종양을 포함한 종양성 질환은 필수적으로 대장경을 치료한다. 대장에서는 또 항체세포(A, B, T세포, 대식구(大食球) 등)를 생산하기 때문에 인체의 면역 기능과 중요한 관계가 있다.

설염(舌炎), 설비대(舌肥大), 구내염(口內炎)에는 온류(溫溜)혈이 기효하다.

합곡(合谷)과 곡지(曲池)혈은 상용(常用)혈로 중요하다. 합곡(合谷)혈은 특히 발한(發汗)혈로 감기 등에 긴요하게 쓰인다. 얼굴의 모든 병에는 수삼리(手三里)가 기효하다.

5. 방광(膀胱)

1) 해부 위치

방광(膀胱)은 골반강내 치골결합(恥骨結合)과 직장(直腸) 사이에 있으며, 위로는 수뇨관(輸尿管)과 연접되어 신(腎)과 통하고 아래로는 요도(尿道)와 연접된다. 방광은 구형으로서 오줌을 받아들이는 기관으로 인체의 하복부에 자리잡고 있다.

2) 방광(膀胱)의 구조와 기능

방광은 첨(尖), 경(頸), 체(體), 저(低)의 네 부분으로 나누어져 있다. 소변이 없을 때는 방광이 네 개의 삼각면을 가진 모양으로 치골결합까지 닿고, 소변이 차 있을 때는 공 모양으로 복강까지 올라간다. 빈 방광은 네 개의 삼각면을 갖는데, 상면과 두 개의 하면 후면으로, 상면은 복강 쪽을 향하고 두 하면은 측복벽을 향하며, 정중선에서 만나 방광의 전면을 이룬다. 후면은 직장을 향하고 방광저를 이룬다. 방광의 내면에는 후벽 부위에 요관구(尿管口)와 요도구(尿道口)가 있는 방광삼각이 있다.

방광은 내장골동맥의 가지로부터 나오는 전, 중, 하방광동맥에서 혈액을 공급받으며, 여성에서는 자궁, 질동맥의 작은 가지로부터도 혈액을 공급받는다. 방광정맥은 방광저와 하면을 따라 광범위한 정맥총을 형성하고 이는 내장장골정맥으로 들어간다.

방광은 제5요추-제2천추에서 분지하는 교감신경이 배뇨근의 이완과 내괄략근의 수축(소변의 저장)을 일으키고, 제2-3천추에서 분지하는 부교감신경이 배뇨근의 수축과 내괄략근의 이완(배뇨)을 일으킨다.

방광의 기능은 소변을 저장했다가 몸밖으로 배출시키는 것이다. 방광에 소변이 차면 방광벽의 신장수용기(伸張受容器)가 자극을 받아 척수를 통해 고위중추로 신호를 보내 수의적으로 조절되는 뇌 자율반사로 배뇨가 일어난다. 방광은 보통 300~350 ml의 소변을 저장한다.

3) 방광의 고전의학적 생리기능

방광의 주요한 생리기능은 요액(尿液)을 저장하고 배설하는 것이다.

(1) 요액(尿液)을 저장한다

인체의 수액대사과정에서 수액은 폐(肺), 비(脾), 신(腎)의 기능에 의하여 전신에 분포되어 인체를 습윤(濕潤)시키는 작용을 발휘한다. 수액은 인체에 이용된 후 신(腎)으로 귀결되며 신의 기화작용에 의하여 요액(尿液)으로 변하여 방광에 수송되며 저장된다.

(2) 소변을 배설한다

요액(尿液)이 방광에 저장된 후 일정한 양에 도달되었을 때는 기화작용(氣化作用)에 의하여 제때에 자주적으로 요도를 통하여 체외로 배출된다. 이것으로 보아 방광이 요액(尿液)을 저장하고 배출하는 기능은 전부 신(腎)의 기화기능(氣化機能)에 의함을 알 수 있다. 소위 말하는 방광(膀胱)의 기화기능(氣化機能)은 사실상 신(腎)의 기화기능에 소속되는 것이다. 그 외에 요액(尿液)은 진액(津液)으로부터 변화되어 생긴 것으로 요액(尿液)과 진액(津液)은 상호 영향을 받는 것이다. 즉 진액(津液)이 모자라면 소변이 작아지고 반대로 소변이 너무 많으면 진액(津液)은 손실되는 것이다.

방광의 기능은 요액(尿液)을 저장하는 것으로 방광의 병리변화는 주로 소변이 잦고 아프고 오줌을 참지 못하며 유뇨와 요실금 등으로 표현된다.

6. 삼초(三焦)

1) 삼초(三焦)의 해부 위치

삼초(三焦)는 상초(上焦), 중초(中焦), 하초(下焦)의 합칭으로 육부(六腑)중의 하나이다. 삼초(三焦)의 해부 형태는 아직 명확하지 못하나 지금은 보통 흉복강에 분포되어 있는 하나의 대부(大腑)라고 보고 있으며, 이것이 체내에서는 제일 큰 것으로 고부(孤腑)라고 부른다. 그 중에서 횡격막(橫膈膜) 이상 부분을 상초(上焦)라 하고 심(心)과 폐(肺)를 포괄하며, 횡격막 이하로부터 배꼽에까지를 중초(中焦)라 하고 비(脾)와 위(胃)를 포괄한다. 배꼽 이하로부터 이음(二陰)에 이르기까지를 하초(下焦)라고 하고 간(肝), 신(腎), 대장(大腸), 소장(小腸), 방광(膀胱), 자궁(子宮) 등을 포괄한다. 그중 간(肝)은 그 부위에 의하여 나누면 응당 중초(中焦)에 속해야 하나 신(腎)과 관계가 밀접하므로 신(腎)과 함께 하초(下焦)에 소속시킨 것이다.

2) 삼초의 구조와 기능

상초(上焦)는 위(胃)의 상구(上口)에서 납입(納入)을 맡고, 중초(中焦)는 중완(中脘)을 주관하여 수곡(水穀)의 소화를 주관하고, 하초(下焦)는 방광(膀胱)의 위에 있어서 청탁(淸濁)을 분별하여 배출하는 전도(傳道)의 역할을 맡고 있다(해장(海藏)). 상초(上焦)의 부(腑)가 기충(氣衝)에 있다(입문(入門)).

3) 삼초(三焦)의 고전의학적 생리기능

삼초(三焦)의 실질에 대하여서는 아직 통일된 인식이 없으나 그 생리기능에 대하여서는 기본적으로 인식이 통일되어 있다. 그 기능은 원기(元氣)를 통행시키고 수곡(水穀)을 운행시키는 것이다. 그러나 삼초(三焦)는 부위에 따라 생리기능도 각각 다르다.

(1) 원기(元氣)를 통행시킨다

원기(元氣)는 인체의 가장 근본적인 기(氣)이다. 이것은 신(腎)에 근원이 있고, 선천(先天)의 정(精)으로부터 변화되어 온 것으로 후천(後天)의 정(精)이 보양해야 되며, 인체장부의 음양(陰陽)의 근본이며 생명활동의 원동력이다. 원기(元氣)는 삼초(三焦)를 통하여 오장육부(五臟六腑)에 수송 분포되고 전신에 충만되어 각 장부조직기관의 기능활동을 유지시킨다. 때문에 삼초(三焦)가 원기(元氣)를 통행시키는 기능은 전신의 기화작용(氣化作用)과 관계된다. 삼초(三焦)는 기(氣)가 승강(昇降) 출입(出入)하는 통로이고 기화(氣化)하고 운행(運行)하는 장소이므로, 전신의 기(氣)를 주관하고 전신의 기(氣)의 운행과 기화기능(氣化機能)을 관리한다.

(2) 수곡(水穀)을 운행(運行)시킨다

인체의 수곡(水穀)과 수액(水液)에 대한 소화, 흡수, 분포, 배설은 여러 개의 장부가 참가하여 공동으로 완성하는 복잡한 생리과정으로서, 그중 삼초(三焦)가 중요한 작용을 하고 있다. 이것은 삼초(三焦)가 전신의 기(氣)를 주관하고 전신의 기화기능(氣化機能)을 관리하고 있기 때문이다. 만일 삼초(三焦)의 기능이 정상적이지 못하고, 인체의 기(氣)의 운행이 실조되어 기화기능(氣化機能)이 장애되면 음식물을 소화, 흡수, 수송, 배설할 수 없게 되므로, 식사의 양이 줄어들고 식체가 생기는 등 소화계통의 병증이 나타난다. 수액(水液)의 신진대사과정은 폐(肺), 비(脾), 위(胃), 장(腸), 신(腎)과 방광(膀胱) 등 여러 장부의 협동적 기능으로 완성되나, 반드시 삼초(三焦)를 통과해야만 정상적인 승강출입(昇降出入)이 진행될 수 있기 때문에, 삼초(三焦)의 기능이 정상적이어야 순조로운 신진대사를 유지할 수 있다.

만일 삼초(三焦)의 정상적인 생리기능이 장애되면, 기(氣)의 운행이 실조되어 폐(肺), 비(脾), 신(腎)이 수액(水液)을 조절하는 기능을 정상적으로 발휘하지 못하므로, 정상적인 진액(津液)의 대사가 진행될 수 없다. 때문에 체내의 수액(水液)이 범람하여 수종(水腫)이 나타나게 된다.

(3) 삼초(三焦)의 각 부위의 기능 특징

① 상초(上焦)는 안개와 같은 기능을 발휘한다

상초(上焦)의 기능이 안개와 같다는 것은 상초(上焦)가 선발기능(宣拔機能)과 위기(衛氣)를 주관하고 정미(精微)를 분포하는 기능을 가지고 있음을 말한다. 즉 상초(上焦)는 중초(中焦)의 비(脾)와 위(胃)로부터 오는 수곡정미(水穀精微)를 받아들이고, 심(心)과 폐(肺)의 선발(宣拔)과 수송분포기능을 통하여 수곡정미(水穀精微)를 전신에 분포시켜 전신을 영양하고 습윤(濕潤)시키는 작용을 발휘하기 때문에, 〈상초(上焦)는 안개와 같다〉고 하는 것이다.

② 중초(中焦)는 거품을 만드는 기능을 가지고 있다

중초(中焦)가 물질을 거품으로 만드는 기능은 비(脾)와 위(胃)의 수곡(水穀)을 운화(運化)시키고 기혈(氣血)을 변화 생산시키는 작용을 말한다. 위(胃)는 수곡(水穀)을 받아들여 부숙(腐熟)시키고, 비(脾)의 운화(運化)에 의해 수곡정미(水穀精微)가 형성되며, 이것으로 기혈(氣血)이 생산되어 비(脾)의 상승작용을 통하여 심폐(心肺)로 수송되어 전신을 영양한다. 즉 비(脾)와 위(胃)가 수곡(水穀)을 부숙(腐熟)할 때의 상태가 어떤 물질이 거품이 되어 떠다니는 상태와 비슷하므로, 중초(中焦)의 기능을 거품을 만드는 기능이라고 하였다.

③ 하초(下焦)는 물도랑과 같은 기능을 발휘한다

하초(下焦)의 기능이 물도랑과 같다는 것은 신(腎), 방광(膀胱), 대장(大腸), 소장(小腸) 등 장부가 맑은 부분과 흐린 부분을 분별하여 폐물(廢物)을 배설하는 작용을 가지고 있음을 말한다. 하초(下焦)는 음식물의 찌꺼기를 대장으로 수송하고 대변을 형성시켜 체외로 배출하며, 체내에 남아나는 수액을 신(腎)과 방광(膀胱)의 기화작용(氣化作用)을 통하여 오줌을 형성시켜 체외로 배출한다. 그러므로 〈하초(下焦)의 기능은 물도랑과 같다〉고 한다.

03. 기항(奇恒)의 부(腑)

기항(奇恒)의 부(腑)는 뇌(腦), 수(髓), 뼈, 맥(脈), 담(膽), 여자포(女子包) 등 6개의 장부조직을 포괄하며, 형태상에서는 대부분이 속이 빈 관강성(管腔性) 기관으로 부(腑)와 비슷하나, 기능상에서는 음식물을 소화 배설하는 통로인 것이 아니라 정기를 저장하므로 장(臟)과 비슷하다. 이들은 장(臟)도 아니고 부(腑)

도 아니므로 〈기항(奇恒)의 부(腑)〉라고 부른다. 기(奇)는 이상하다는 뜻이며, 항(恒)은 항상이라는 뜻이므로 기항(奇恒)의 부(腑)는 장부와 같지 않다는 뜻이다.

기항(奇恒)의 부(腑)에서는 담(膽)만이 육부(六腑)에 소속되어 표리(表裏), 낙속(絡屬)의 관계를 가지고 있는 외에, 다른 것들은 표리관계(表裏關係)도 없고 오행의 배속관계(配屬關係)도 없으며 오장육부(五臟六腑)와는 같지 않은 것들이다.

1. 뇌(腦)

1) 뇌(腦)의 해부 형태

뇌는 두개골 속에 자리잡고 있는 조직으로써 수(髓)가 모여 형성된 것이며 뇌를 수(髓)의 바다라고 부른다.

2) 뇌의 고전의학적 생리기능

(1) 정신사유를 주관한다

고전의학에서는 뇌(腦)와 정신사유활동(精神思惟活動)과의 관계에 있어서 이미 비교적 정확한 인식을 가지고 있다. 고전의학에서 뇌(腦)를 정신(精神)의 부(腑), 혹은 원신(元神)의 부(腑)라고 하는 것은 뇌가 정신사유활동의 기능을 주관함을 설명한 것이다.

뇌가 주관하는 정신사유활동이 정상이면 정신이 포만하고, 의식이 똑똑하고, 사유가 영민하고, 기억력이 좋고, 언어가 똑똑하고, 정서도 정상적이다. 그러나 이러한 기능이 혼란되면 정신상태가 혼란하고, 진정하지 못하고, 행동이 이상하고, 헛소리를 하고, 제멋대로 움직이고, 심하면 옷을 벗어 던지고 쌍소리를 하는 증상들이 나타나는데, 이것은 신명(神明)의 기능이 혼란된 실증(實症)이다. 정신상태가 희미하고, 사유가 명민하지 못하고, 어지럽고, 귀가 들리지 않거나 귀에서 소리가 나며, 사지가 나른하고, 다리가 시큰시큰하며, 기억력이 감퇴되는 증상이 나타나면 신명(神明)의 기능이 혼란된 허증(虛症)이다.

(2) 감각기능(感覺機能)을 주관한다

고전의학에서는 일찍이 〈내경(內經)〉에서부터 시각(視覺)과 청각(聽覺) 등의 생리현상과 병리변화를 뇌와 연결시켰다. 후세 학자들은 뇌의 부위가 제일 높고 모든 자극을 받아들이기 쉬우므로 귀, 눈, 입, 코의 자극이 뇌에 모인다고 인식하였다. 즉 뇌의 감각운동을 주관하는 기능이 정상이면 시각(視覺), 청각(聽覺), 미각(味覺), 후각(嗅覺) 등 모든 감각이 정상이 된다. 만일 이 기능에 장애가 있으면 허실을 불문하고 청각, 시각, 후각 등 감각운동이 비정상적으로 된다.

3) 뇌와 오장과의 관계

장상학설(藏象學說)에서는 뇌의 생리현상과 병리변화를 모두 심(心)에 귀결시켜 오장(五臟)에 소속시켰다. 즉 심(心)은 군주로서 오장육부를 총괄하여 신명(神明)은 만드는 곳이고, 정신이 들어있는 곳이므로, 사람의 모든 정신의식(精神意識)과 사유활동(思惟活動)을 심(心)에 귀결시켰다. 이로써 〈심(心)은 신(神)을 저장한다〉라고 한다. 동시에 신(神), 혼(魂), 백(魄), 의(意), 지(志)의 오종의 서로 다른 표현을 오장(五臟)에 소속시켰다. 즉 심(心)은 신(神)을 저장하고 기쁨을 주관하며, 간(肝)은 혼(魂)을 저장하고 성내는 것을 주관하며, 비(脾)는 의(意)를 저장하고 생각하는 것을 주관하며, 폐(肺)는 백(魄)을 저장하고 슬퍼하는 것을 주관하며, 신(腎)은 지(志)를 저장하고 무서워하는 것을 주관한다. 그중 심(心), 간(肝), 신(腎)과의 관계가 특별히 밀접하다. 때문에 정신의식(精神意識)과 사유활동(思惟活動)이 비정상적인 병증은 단순히 심(心)의 병리변화만이 아니고 기타 4개의 장(臟)과 관계가 있다. 또한 신(腎)은 정(精)을 저장하고, 정(精)은 수(髓)를 생산하고, 수(髓)는 뇌(腦)에 모이므로, 뇌(腦)와 신(腎)의 관계는 더욱 밀접한 것이다. 만일 신정(腎精)이 충만되어 수해(髓海)를 보양하면 뇌(腦)의 발육이 건전하여, 정력(精力)이 충분하고, 귀가 맑고, 눈이 밝고, 사유가 영민하고, 동작이 활달하게 된다. 만일 신정(腎精)이 허손(虛損)되어 골수(骨髓)를 보양하지 못하면 뇌수(腦髓)가 부족하게 되므로, 어지럽고, 기억력이 감퇴되고, 귀에서 소리가 나며, 사유활동이 영민하지 못하게 된다.

2. 수(髓)

1) 수(髓)의 해부 형태

수(髓)는 골강(骨腔)중의 기름과 같은 물질을 말한다. 수(髓)는 선천(先天)의 정(精)을 물질 기초로 하고, 후천(後天)의 정(精)의 보충을 부단히 받아들여 정상적인 기능을 발휘한다. 수(髓)는 골수(骨髓), 척수(脊髓), 뇌수(腦髓)로 구분한다.

보통 뼈 속에 있는 것을 골수(骨髓)라하고, 두개골 안에 있는 것을 뇌수(腦髓)라 하고, 척추관(脊椎管) 안에 들어 있는 것을 척수(脊髓)라고 부른다. 척수(脊髓)와 뇌수(腦髓)는 상하로 승강(昇降)하며 서로 통하는 것으로 합하여 뇌척수(腦脊髓)라고 부른다.

2) 수(髓)의 고전의학적 생리기능

(1) 뇌해(腦海)를 보양(保養)한다

음식물은 정기(精氣)로 변화되어 부단히 수(髓)를 생산시키고, 수(髓)는 위로 올라가 뇌수(腦髓)를 보양하여 뇌의 정상적인 생리기능을 유지시킨다. 만일 선천(先天)의 정(精)이 부족하거나 후천(後天)의 정(精)의 보양을 받지 못하면, 신정(腎精)이 부족되어 수(髓)를 생산하지 못하고 뇌를 충만시키지 못하므로, 수해(髓海)가 공허(空虛)하게 되어 어지럽고, 귀에 소리가 나고, 허리와 다리가 시큰시큰하고, 맥이 없고, 기억력이 감퇴되고, 어린아이들의 발육이 늦어지고, 숫구멍의 폐쇄가 늦어지고, 지력이 떨어지는 증상들이 나타난다.

(2) 골격을 자양한다

수(髓)는 뼈 속에 자리잡고 뼈는 수(髓)의 보양을 받는다. 신정(腎精)이 충족하면 골수(骨髓)가 충족해지므로, 골격을 영양하며, 생장과 발육을 촉진시키며, 뼈의 정상적인 기능을 유지할 수 있다. 만일 신정(腎精)이 모자라면 골수도 작아지고 골격을 자양하지 못하므로 신체는 허약해지고 발육이 늦어진다.

(3) 혈액(血液)을 변화 생산시킨다

신(腎)은 정(精)을 저장하고, 정(精)은 수(髓)를 생산하며, 골수(骨髓)는 조혈기관으로서 혈(血)을 생산한다. 때문에 정(精)과 수(髓)는 혈(血)을 생산하는 원천이다. 때문에 혈허증(血虛症)을 치료할 때는 통상적으로 보신첨정법(補腎僉正法)을 사용하는 것이다.

3. 뼈

1) 뼈의 해부 형태

뼈는 전신의 골격계통을 말한다. 뼈의 형태는 각기 다르다. 외면은 단단하고 내부는 연하거나 속이 비므로 골수를 담고 있다.

2) 뼈의 고전의학적 생리기능

(1) 골수(骨髓)를 저장한다

뼈는 수부(髓腑)로서 골수(骨髓)를 저장한다. 골수(骨髓)는 골격(骨格)을 보양하므로 골격이 굳세고 든든하게 된다.

(2) 형체(形體)를 지지한다

골격(骨格)은 굳센 것으로서 형체(形體)를 지지하고 장부기관조직(臟腑機關組織)을 보호하는 기능을 가지고 있다. 인체는 골격에 지지되어 정상적인 형태를 유지하는 것이다. 뼈가 형체를 지지할 수 있음은 골수(骨髓)의 영양에 의하는 것이고, 골(骨)은 수(髓)의 보양을 받아야만 그의 굳센 성질을 유지할 수 있기 때문이다. 만일 정수(精髓)가 허손(虛損)되어 뼈를 영양하지 못하면 오래 서지 못하고 몸이 흔들려 바로 걷지 못하는 증상이 나타난다.

(3) 운동(運動)을 주관한다

인체의 힘줄은 골격(骨格)에 붙고 근육(筋肉)과 연접되며, 근육과 힘줄의 신축작용(伸縮作用)에 의하여 골격(骨格)을 움직여 인체의 서로 다른 동작을 일으킨다. 때문에 인체의 모든 운동은 인체의 골격(骨格)의 작용을 떠날 수 없다.

총체적으로 뇌(腦), 수(髓), 뼈의 생리기능은 신(腎)과 관계된다. 신(腎)이 정(精)을 저장하고, 정(精)이 수(髓)를 생산하고, 수(髓)는 뇌(腦)를 보충하여 뼈를 보양하기 때문이다.

4. 맥(脈)

1) 맥(脈)의 해부 형태

맥(脈)은 맥관(脈管)으로서 심(心)과 통하는 관강이며 기혈(氣血)을 운행시키는 통로이다.

맥은 심(心), 폐(肺)와 밀접한 관계를 가지고 심(心)과 맥(脈)은 해부상에서도 직접 연접되어 있다. 혈(血)이 맥관(脈管) 속에서 운행하는 것은 기(氣)의 추동에 의한다. 심(心)은 혈(血)을 주관하고, 폐(肺)는 기(氣)를 주관하고, 맥(脈)은 혈(血)과 기(氣)를 운행시키고, 삼자는 서로 이용되는 관계로 각기 다른 기능을 가지고 있지만 서로 협조해야만 정상적인 기혈(氣血)의 순환운동(循環運動)을 완성할 수 있다. 맥(脈)은 기혈(氣血)을 운행시키는 통로이므로 습관상으로 혈맥(血脈)이라고 부른다.

2) 맥의 고전의학적 생리기능

(1) 기혈(氣血)을 운행시키는 통로이다

혈맥(血脈)은 기혈(氣血)을 일정한 궤도와 방향을 따라 순행하는 것을 통제하고 촉진시킨다. 기혈(氣血)은 혈맥을 따라 전신에 분포되어 각개 장부조직기관의 생리기능을 위하여 충족한 영양을 공급한다. 만일 혈맥 속에 순행하고 있는 기혈(氣血)의 양이 감소되면 영양이 모자라 전신의 기혈(氣血) 부족을 일으킨다. 만일 혈맥(血脈)에서의 기혈(氣血) 순행의 속도가 이상하게 되면 병리변화가 생기는데 늦을 때는 어혈(瘀血)이 생기고 빠를 때는 혈액(血液)이 제멋대로 순행하여 출혈이 나타난다.

(2) 전신의 기능여하를 반영한다

맥(脈)은 기혈(氣血) 운행의 통로로서 인체의 각개 장부조직과 긴밀히 연결되고 있다. 맥(脈)과 심(心)은 밀접하게 관계되는 것으로 심장의 박동은 혈액(血液)이 맥 속에서의 흐름을 추동하고, 심장의 박동과 함께 맥도 박동하는데 이것을 맥박(脈搏)이라 한다. 맥박(脈搏)의 형성은 심(心), 혈(血), 맥(脈)과 관계될 뿐만 아니라 전신 장부의 기능활동과도 밀접하게 관계된다. 전신의 기능이 왕성하면 기혈(氣血)이 충족하여 맥박(脈搏)도 완만하고 힘이 있으며, 기능이 감퇴되면 기혈(氣血)이 허손(虛損)되어 맥박(脈搏)도 허약하고 무력하게 되며 심하면 맥률이상(脈律異常)(부정맥(不整脈))이 나타난다. 즉 맥박(脈搏)은 전신상태의 기능여하를 반영하는 것으로 인체 기혈(氣血)의 다소와 장부기능의 성쇠는 맥박에 의하여 반영된다. 때문에 고전의학에서 맥을 보아 병을 진단할 수 있는 것이다.

5. 여자포(女子包)

1) 여자포의 해부 형태

여자포(女子包)는 포궁(胞宮) 또는 자궁(子宮)이라고도 부르며 하복부에서 방광(膀胱) 뒤 직장(直腸) 앞에 자리잡고 있으며 하구(下口)(포문 혹은 자문이라 부른다)는 질(膣)과 연접되고 거꾸로 놓은 배와 같은 형태로서 경도가 생기고 태아를 발육시키는 곳이다.

2) 여자포(女子包)의 고전의학적 생리기능

(1) 월경(月經)(달거리)을 주관한다

여자포(女子包)는 여자들의 발육이 성숙된 후 나타나는 월경(月經)을 주관하는 기관이다. 여자는 14살 전후가 되면 신기(腎氣)가 왕성해지고, 자궁(子宮)이 완전히 발육되고, 천계(天癸)의 작용 밑에서 충맥(衝脈)이 왕성해지고, 임맥(任脈)이 통하여 월경(月經)이 오기 시작하며 정액을 받아 임신할 수 있게 된다. 그러나 50살 전후가 되면 신기(腎氣)가 쇠퇴되고 천계(天癸)가 쇠갈(衰渴)되므로 충임맥(衝任脈)이 부족되어 월경이 문란(紊亂)하거나 없어지게 된다.

(2) 태아를 발육시킨다

여자는 발육이 성숙되면 월경(月經)이 제때에 오는 동시에 생육기능을 가지게 된다. 이때에 남성과 교합하면 정기를 받아들여 임신하게 된다. 여자포는 임신된 후 태아를 보호하고 발육시키는 주요한 기관이다.

총체적으로 여자포(女子包)의 생리기능은 신(腎)과 충임맥(衝任脈)과 밀접하게 관계되는 외에 심, 간(肝), 비(脾)와도 밀접하게 관계된다. 심(心)은 혈(血)을 주관하고, 간(肝)은 혈(血)을 저장하며, 비(脾)는 기혈(氣血)을 생산시키는 원천인 동시에 혈(血)을 통솔한다. 월경(月經)이 오는 것과 그 주기 및 태아를 발육시키는 것은 모두 기혈(氣血)의 충만과 혈액(血液)의 정상적인 조절작용이다. 만일 간(肝)이 혈(血)을 저장하는 기능과 비(脾)가 혈(血)을 통솔하는 기능이 감퇴되면 월경(月經)의 양이 많아지고, 주기가 짧아지고, 월경기간이 연장되며, 심하면 붕루(崩漏)가 나타난다. 만일 비(脾)가 기혈(氣血)을 생산시키는 기능이 감퇴되면 월경의 원천이 부족하여 월경의 양이 적어지고, 주기가 연장되고, 심하면 폐경(閉經)이 나타난다. 만일 정서의 자극으로 심신이 손상받거나 간(肝)의 소설기능(疏泄機能)이 영향을 받으면 월경실조 등 병리현상이 나타난다. 만일 월경이 고르지 않거나 문란해지면 임신에 영향을 받으므로 불임증의 원인으로 될 수 있다.

6. 정실(精室)

여자포(女子包)는 월경과 태아의 발육을 주관하는 여성생육기관이다. 상대적으로 남성의 생육기관을 정실이라고 하는데 정액을 저장하고 생육 번식시키는 기능을 가지고 있다. 정실의 이러한 기능은 신(腎)이 주관하고 충임맥(衝任脈)과 관계된다.

04. 장부(臟腑) 사이의 관계

인체는 하나의 통일적이고 유기적인 정체이며 장부(臟腑), 경락(經絡) 등 여러 가지 조직기관으로 구성되어 있다. 각개 장부, 조직, 기관의 기능 활동은 고립적인 것이 아니라 전체 활동의 한 구성 부분이다. 이들은 생리상에서 서로 연결되고, 서로 의존하며, 서로 제약할 뿐만 아니라, 병리상에서도 일정한 규율에 따라 서로 전변되고 서로 영향을 받는다.

1. 장(臟)과 장(臟) 사이의 관계

장(臟)과 장(臟) 사이의 관계는 오장(五臟) 사이의 관계를 말한다. 심(心), 간(肝), 비(脾), 폐(肺), 신(腎)은 각각 서로 다른 생리기능과 자체의 병리변화를 가지고 있으나 장과 장 사이의 고립된 것이 아니라 상호 밀접하게 연결되어있는 것이다.

1) 심(心)과 폐(肺)의 관계

심(心)과 폐(肺)는 모두 상초(上焦)에 자리잡고 있으며, 심(心)은 혈(血)을 주관하고, 폐(肺)는 기(氣)를 주관하며, 심(心)은 혈(血)의 순행을 주관하고, 폐(肺)는 호흡을 주관하므로, 심(心)과 폐(肺)의 관계는 기와 혈의 관계임을 알 수 있다.

심(心)은 혈맥(血脈)을 주관하고, 모든 혈맥(血脈)은 폐(肺)에 모이며, 폐(肺)는 종기(宗氣)를 주관하고 심맥(心脈)과 통하므로, 양자는 서로 어울려 혈(血)을 정상적으로 운행하고 인체 각개 장부조직의 신진대사를 유지하는 것이다. 기(氣)는 양(陽)에 속하고, 혈(血)은 음(陰)에 속하며, 혈의 순행은 심(心)이 주관하나 반드시 심기(心氣)의 추동작용에 의해야 하는 것이다. 흉부에 저장되어 있는 종기(宗氣)는 심맥(心脈)에 도입되어 혈액(血液)이 이것을 수송해야만 전신으로 분포될 수 있다.

인체의 모든 혈맥(血脈)은 폐(肺)로 모이므로 폐(肺)는 심(心)을 도와서 혈(血)을 운행하는데, 정상적인 혈액(血液) 순환이 있어야만 폐(肺)가 기(氣)를 주관하는 기능이 정상적으로 발휘될 수 있다. 종기(宗氣)는 심맥(心脈)에 들어가고 호흡을 관리하는 생리기능이 있으므로 혈액(血液) 순행과 호흡 사이의 평형과 협조를 유지하게 한다. 때문에 종기(宗氣)는 심(心)의 박동과 폐(肺)의 호흡 양자 사이의 연결 고리이다. 즉 심(心)과 폐(肺), 혈(血)과 기(氣)는 서로 의존하는 것이다. 때문에 폐(肺)의 기허(氣虛)나 폐(肺)가 숙강기능(肅降機能)을 잃었을 때는 모두 심(心)이 혈(血)을 운행하는 기능에 영향을 미치므로 혈액(血液)의 운행이 장애를 받아 어체(瘀滯)된 병증이 나타나는데, 가슴이 답답하고, 뛰고, 입술이 파랗고, 혀가 자색으로 되는 증상들이 생긴다. 반대로 심기(心氣)가 부족할 때는 혈행의 비정상으로 심맥(心脈)이 저어되며, 폐(肺)의 선발(宣拔)과 숙강기능(肅降機能)에 영향을 미치므로 기침이 나고 숨이 차는 폐기(肺氣)가 상충하는 증상이 나타난다. 이들은 모두 심폐(心肺)가 병리상에서 서로 영향을 미치는 것을 반영한다.

2) 심(心)과 비(脾)의 관계

심(心)은 혈(血)을 주관하고 혈(血)을 운행하며, 비(脾)는 혈(血)을 생산하고 혈(血)을 통솔하므로, 심(心)과 비(脾)의 관계는 혈(血)의 형성과 운행 두 가지 방면으로 나타난다.

(1) 혈액(血液)의 형성방면

비(脾)는 수곡정미(水穀精微)를 운화(運化)하여 혈액(血液)을 생산한다. 비기(脾氣)가 왕성하면 혈(血)의 생산기능이 정상으로 혈액(血液)이 충만되므로 심(心)이 정상적인 기능을 발휘할 수 있고, 반대로 비(脾)의 정미(精微)를 수송하고 혈액(血液)을 생산하는 기능은 심(心)의 협조가 있어야한다. 즉 심(心)의 양기(陽氣)는 비토(脾土)를 온양하여 비양(脾陽)이 쇠약하지 않게 하므로 비(脾)가 혈액(血液)을 생산하는 기능이 정상적으로 진행된다. 병리상에서도 심(心)과 비(脾)는 서로 영향을 미친다. 예를 들어 사상고려(思想考慮)가 지나치면 심혈(心血)을 소모시킬 뿐만 아니라 비(脾)의 운화기능(運化機能)에 영향을 미친다. 만일 비기(脾氣)가 허약하면 운화(運化)가 제대로 진행되지 못하므로 기혈(氣血)의 생산 원천이 없어진다. 때문에 혈허(血虛)가 생겨 심(心)은 보양을 잃게 된다. 만일 심(心)의 기능이 부족하면 양기(陽氣)가 허손(虛損)되어 비(脾)는 심양(心陽)의 온화작용(溫和作用)을 잃게 되므로 비기(脾氣)도 쇠약해진다. 이러한 병리변화는 최종적으로 모두 심비양허(心脾兩虛)의 병리변화를 초래하므로 가슴이 뛰고, 잠이 오지 않고, 꿈이 많고, 식사량이 적어지고, 피로하게 되는 증상들이 나타난다.

(2) 혈액(血液)의 운행방면

혈액(血液)의 정상적인 순행은 여러 개의 장부가 참여해야 하고 심(心)과 비(脾)가 밀접하게 배합해야 한다. 심기(心氣)는 혈액순환을 추동하고 비기(脾氣)는 혈액(血液)을 통솔하여 혈액(血液)으로 하여금 맥관 밖으로 흘러나오지 못하게 한다. 즉 심(心)과 비(脾)의 협조는 정상적인 혈액순환의 중요한 조건이다. 만일 심(心)과 비(脾)에 병리변화가 나타난다면 혈액순환이 필연적으로 영향을 받게 된다. 즉 혈액(血液)이 제멋대로 흘러 맥관 밖으로 넘쳐 나오는 병리변화가 생기므로 변혈(便血), 요혈(尿血), 피하출혈, 혹은 붕루(崩漏) 등 증상이 나타난다.

3) 심(心)과 간(肝)의 관계

심(心)은 혈(血)을 주관하고, 간(肝)은 혈(血)을 저장하며, 심(心)은 신(神)을 저장하고, 간(肝)은 소설기능(疏泄機能)을 주관하고 정신정서상태를 조절한다. 때문에 심(心)과 간(肝)의 관계는 이러한 기능사이의 관계로서 주로 혈액(血液)과 정신정서방면에서 나타난다.

(1) 혈액(血液)방면

심(心)은 혈(血)을 주관하므로 혈액(血液) 운행의 중심이고, 간(肝)은 혈(血)을 저장하므로 혈액(血液)을 저장하고 조절하는 중요한 장기이다. 양자는 서로 배합해야 혈액(血液)의 운행을 균등히 유지할 수 있다. 심(心)의 기능이 정상이면 혈액(血液) 운행도 정상적으로 진행되므로 간(肝)은 혈액(血液)을 받아들여 혈(血)을 저장하고 혈량(血量)을 조절하여 인체의 각종 활동의 수요에 적응시킬 수 있다. 마찬가지로 심(心)도 혈(血)의 영양을 받으므로 심(心)과 간(肝)의 혈액(血液)이 충족하면 간(肝)이 저장하는 음혈(陰血)은 간(肝)을 보양하고 간양(肝陽)을 억제하여 간(肝)의 소설기능(疏泄機能)을 원활하게 한다. 따라서 기혈(氣血)이 순통하고 혈액(血液)이 정체되지 않아 심(心)이 혈맥(血脈)을 주관하는 기능이 정상적으로 진행되는 것이다. 만일 심혈(心血)이 부족하면 간(肝)은 저장할 수 있는 혈(血)이 없어지고, 간(肝)이 혈(血)을 저장하지 못하면 심(心)은 혈(血)의 영양을 받지 못하므로 혈액(血液)의 운행도 필연적으로 순탄하지 못하게 된다. 때문에 임상에서는 심간혈허(心肝血虛)가 동시에 나타나는 때가 많다.

(2) 정신정서방면

심(心)은 정신상태를 주관하고, 간(肝)은 소설기능(疏泄機能)을 주관한다. 사람들의 정신의식과 사유활동은 주로 심(心)의 기능이지만 간(肝)의 소설기능(疏泄機能)과도 밀접하게 관계된다. 혈액(血液)은 정신정서활동의 물질기초이므로 심혈(心血)이 충족하고 간(肝)이 저장할 수 있는 혈(血)이 충족해야만 간(肝)의 소설기능(疏泄機能)이 원활해서 기(氣)의 운행이 순조롭고 기혈(氣血)이 조용하게 되어 정신상태가 유쾌해진다. 마찬가지로 간혈(肝血)이 왕성하고 간양(肝陽)을 억제하여 지나치게 항진되지 말아야만 소설기능(疏泄機能)이 원활해져 기혈(氣血)의 운행이 순조롭고, 심혈이 충만되고 심(心)이 혈(血)의 영양을 받아 정신정서상태도 정상이 된다. 즉 심(心)과 간(肝)은 모두 혈액(血液)의 자양을 받으므로 음혈(陰血)이 충족해야만 양자의 기능이 서로 협조할 수 있다. 반대로 정신자극이 지나치면 체내에 화가 생산되어 음혈(陰血)을 손상시키므로 심(心)과 간(肝)의 음허(陰虛)가 생기거나 심(心)과 간(肝)의 부조가 생겨 복잡한 임상증상이 나타난다.

4) 심(心)과 신(腎)의 관계

심(心)은 양장기(陽臟器)로서 화(火)에 속하고 신(腎)은 음장기(陰臟器)로서 수(水)에 속한다. 심(心)과 신(腎) 사이는 서로 의존하고 서로 제약하는 관계로서 이를 심신상교(心腎相交)라고 부른다. 심신상교(心腎相交)는 아래의 세 방면으로 나타난다.

(1) 수(水)와 화(火)는 서로 도와준다(수화기제(水火旣濟))

심(心)은 위에 자리잡고, 양(陽)에 속하고, 화(火)를 주관하며, 신(腎)은 아래에 자리잡고, 음(陰)에 속하고, 수(水)를 주관한다. 심(心)과 신(腎)의 수화승강(水火昇降) 이론에 의하면 심화(心火)는 위에 있으므로 반드시 신(腎)에 하강되어 신양(腎陽)과 함께 신음(腎陰)을 은허(隱虛)시켜야 하고, 신수(腎水)는 반드시 심(心)에 상승되어 심음(心陰)과 함께 심양(心陽)을 함양하여 심화(心火)의 항진을 방지해야 한다. 이것은 수(水)와 화(火)가 서로 도와주는 생리현상으로서 수화기제(水火旣濟)라고 부른다.

(2) 정(精)과 혈(血)은 서로 생산한다(정혈호생(精血互生))

심(心)은 혈(血)을 주관하고, 신(腎)은 정(精)을 저장하며, 정(精)과 혈(血)은 인체의 생명활동을 유지하는데 필수적인 물질이다. 정(精)과 혈(血)은 서로 자생하고 서로 전화하는 것으로, 혈(血)은 정(精)으로 전화되고 정(精)도 혈(血)로 전화될 수 있다. 정혈(精血)이 서로 자생하는 것은 심신상교(心腎相交)의 물질기초가 되고 있다.

(3) 정(精)과 신(神)은 서로 이용된다(정신호용(精神互用))

심(心)은 신(神)을 저장하고, 신(神)은 인체 생명활동의 근본이며, 정(精)을 보조한다. 신(腎)은 정(精)을 저장하고, 정(精)은 수(髓)를 생산하며, 수(髓)는 뇌(腦)에 집결되어 신(神)의 기능을 발휘한다. 정(精)은 신(神)이 들어 있는 곳이고 신(神)은 정(精)의 외부 표현이다. 때문에 사람들의 정신활동은 심(心)이 주관할 뿐만 아니라 신(腎)과도 밀접히 관계된다.

총체적으로 심신(心腎) 사이는 심신상교(心腎相交)에 의하여 이들의 정상적인 생리기능이 유지된다. 그러나 만일 심(心) 혹은 신(腎)의 음양실조(陰陽失調)로 심신상교의 생리기능이 파괴되면 여러 가지 병리변화가 발생된다. 예를 들어 신음(腎陰)이 부족하면 위로 심음(心陰)을 자양하지 못하므로 심음(心陰)이 허해 심양(心陽)을 억제하지 못하기 때문에 심양(心陽)의 항진이 발생된다. 이것을 심신불교(心腎不交)라고 하는데 임상에서는 가슴이 두근거리고, 잠이 오지 않으며, 꿈이 많고, 허리와 하지가 나른하고 시큰시큰하며, 남자에서는 유정이 생기고, 여자에서는 몽교(夢交) 증상들이 나타난다.

이외에 만일 신(腎)의 양허(陽虛)로서 체내에 수습(水濕)이 범람될 때는 심(心)을 침습(浸濕)하므로 가슴이 두근거리고, 수종이 생기며, 숨이 차는 수기롱심(水氣弄心)의 병리현상이 나타난다. 즉 심(心)과 신(腎)의 음양(陰陽) 사이는 밀접하게 관계되는 것으로 병리상에서도 서로 영향을 받는 것이다.

5) 폐(肺)와 비(脾)의 관계

비(脾)는 운화(運化)를 주관하고 기혈(氣血)을 생산하는 원천이며, 폐(肺)는 호흡을 주관하고 전신의 기(氣)를 주관한다. 비(脾)는 위(胃)에서 흡수된 진액(津液)을 운화(運化)하고, 폐(肺)는 선발(宣拔)과 숙강(肅降)기능을 주관하며 수도(水道)를 통조(通調)한다. 때문에 폐(肺)와 비(脾)의 관계는 기(氣)의 형성과 수액(水液)의 신진대사 두 방면으로 나타난다.

(1) 기(氣)의 형성방면

폐(肺)는 기(氣)를 주관하고 호흡을 관리하여 청기(清氣)를 흡수하며, 비(脾)는 운화(運化)를 주관하여 수곡정미(水穀精微)를 생산해서 폐(肺)에 수송한다. 수곡정미(水穀精微)는 폐(肺)에서 청기(清氣)와 결합하여 종기(宗氣)가 형성되는데 이것은 기(氣)의 주요한 물질기초이다. 비(脾)는 운화(運化)를 주관하므로 기혈(氣血)을 생산하는 원천이나, 비(脾)에서 생산되는 수곡정미(水穀精微)는 반드시 폐기(肺氣)의 선발(宣拔)과 숙강(肅降)작용이 원활해야만 전신에 분포될 수 있다. 동시에 폐(肺)의 생리활동에 필요한 정기(精氣)도 비(脾)와 위(胃)가 생산한 수곡정미(水穀精微)에 의해 보양되는 것으로 비(脾)는 폐(肺)의 기(氣)를 돕고 있는 것이다. 때문에 폐기(肺氣)의 성쇠는 대부분 비기(脾氣)의 강약에 의하여 결정된다. 총체적으로 폐(肺)의 호흡기능과 비(脾)의 운화기능(運化機能)은 기(氣)의 성쇠와 밀접하게 관계된다. 만일 비기허(脾氣虛)일 때는 통상적으로 폐기(肺氣)의 부족을 일으켜 기침이 나고, 숨이 차며, 폐병이 오래가면 비기(脾氣)가 손상되어 소화가 되지 않고, 배가 붓고, 설사가 나는 비기허(脾氣虛)의 증상들이 나타난다.

(2) 수액대사(水液代謝)방면

폐(肺)는 선발(宣拔)과 숙강(肅降)기능이 있어 수도(水道)를 조절하고, 비(脾)는 수습(水濕)을 운화(運化)하므로 모두 수액대사(水液代謝)의 중요한 기관이다. 인체의 진액(津液)은 비(脾)로부터 폐(肺)에 수송되고, 폐(肺)의 선발(宣拔) 숙강(肅降)기능을 통하여 전신에 분포되며 방광(膀胱)에 수송된다. 비(脾)가 수액을 운화(運化)하는 것은 폐(肺)의 선발(宣拔)기능의 협조가 있어야 하고, 폐(肺)의 선발(宣拔)기능은 비(脾)의 운화(運化)의 도움이 있어야 한다. 즉 비(脾)와 폐(肺)는 서로 어울려 수액의 대사과정을 조절하는 것이다. 만일 비(脾)의 운화기능(運化機能)이 소실되어 수액(水液)을 운화(運化)하지 못하고 습(濕)이 몰려 담(痰) 혹은 수(水)가 되면 폐(肺)의 선발기능(宣拔機能)에 영향을 받아 기침이 나게 된다. 즉 병은 폐(肺)에 나타나나 근원은 비(脾)에 있는 것이다. 반대로 폐병(肺病)이 오래가면 비(脾)에 영향을 미치므로 비(脾)가 수습(水濕)을 운화(運化)하는 기능이 소실되어 대변이 묽거나 심하면 수종(水腫) 등의 증상이 나타난다.

6) 폐(肺)와 간(肝)의 관계

간(肝)은 승발(昇發)을 주관하고 폐(肺)는 숙강(肅降)기능을 주관한다. 간(肝)은 상승되고 폐(肺)는 하강되어 기(氣)의 운행이 순조롭게 되고, 기혈(氣血)은 정상적으로 순행하고, 장부(臟腑)의 기능상태도 정상이 된다. 간(肝)과 폐(肺)의 관계는 주로 기기(氣機)의 승강(昇降)과 기혈(氣血)의 운행방면에서 나타난다.

(1) 기기(氣機)의 승강(昇降)

폐(肺)는 횡격막(橫膈膜)위에 자리잡고 기(氣)를 숙강(肅降)하며, 간(肝)은 횡격막(橫膈膜) 아래에 자리잡고 기(氣)를 승발(昇發)한다. 간(肝)은 왼쪽에서 상승되고 폐(肺)는 오른쪽에서 하강된다. 이러한 기(氣)의 인체 승강운동(昇降運動)이 정상적으로 진행되어야만 기(氣)의 기능이 정상적으로 발휘될 수 있다.

(2) 기혈(氣血)의 운행

간(肝)은 혈(血)을 저장하는 기능을 가지고 있고 전신의 기혈(氣血)을 조절하며, 폐(肺)는 기(氣)를 주관하고 전신의 기(氣)를 다스리고 조절한다. 폐(肺)가 전신의 기(氣)를 조절하는 기능은 혈(血)의 보양이 있어야 하고, 간(肝)이 전신의 각 부분으로 혈액(血液)을 수송하는 것은 반드시 기(氣)의 추동작용(推動作用)이 있어야 한다. 즉 전신 기혈(氣血)의 운행은 심(心)이 주관하나 폐(肺)의 치절기능(治節機能), 간(肝)의 소설기능(疏泄機能) 및 혈(血)을 저장하는 기능과 밀접하게 관련된다.

병리상태에서 간(肝)과 폐(肺) 사이의 생리기능이 실조(失調)되면 기기(氣機)의 승강(昇降)과 기혈(氣血)의 운행방면에 병리변화가 나타난다. 만일 간(肝)이 지나치게 상승하거나 폐(肺)의 하강이 모자라면 기(氣)와 화(火)가 위로 상역(上逆)하므로 기침이 나고, 숨이 차거나, 심하면 각혈 등의 증상이 나타나는데 이것을 "간화범폐(肝火犯肺)"라고 한다. 반대로 만일 폐(肺)의 숙강기능(肅降機能)이 실조되고 조열(燥熱)이 형성되면 간(肝)이 영향을 받으므로 간(肝)의 조달과 소설기능(疏泄機能)이 파괴되어 기침이 나는 동시에, 옆구리가 붓는 것처럼 아프고, 어지럽고, 머리가 아프고, 낯과 눈이 붉어지는 증상이 나타난다.

7) 폐(肺)와 신(腎)의 관계

폐(肺)는 수(水)의 상원(上原)이고, 신(腎)은 수(水)를 주관한다. 폐(肺)는 호흡을 주관하고 신(腎)은 기(氣)를 받아들이므로, 폐(肺)와 신(腎)의 관계는 주로 수액대사(水液代謝)와 호흡운동(呼吸運動)의 두 방면에서 나타난다. 이외에 금(金)은 수(水)를 생산하고 수(水)는 금(金)을 습윤(濕潤)하므로 폐음(肺陰)과 신음(腎陰) 사이에는 매우 밀접한 관계가 있다.

(1) 호흡운동방면

인체의 호흡기능은 폐(肺)와 신(腎)의 협조와 어울림에 의하여 정상적으로 유지될 수 있다.

폐(肺)는 호흡을 주관하고 신(腎)은 기(氣)를 받아들이므로, 폐(肺)의 호흡기능은 신(腎)이 기(氣)를 받아들이는 기능의 협조를 받아야 한다. 폐(肺)가 자연계에서 흡수한 청기(淸氣)는 폐(肺)의 숙강기능(肅降機能)에 의하여 신(腎)에 귀속되어야만 인체가 이용할 수 있게 된다. 즉 신(腎)에 정기(精氣)가 충만되고 기(氣)를 받아들이는 기능이 정상이어야 호흡은 평온하고 정상적으로 진행된다. 만일 신(腎)의 정기(精氣)가 부족하거나 혹은 폐(肺)의 기허(氣虛)가 오랜 시일 지속되면 신(腎)을 손상시켜 기(氣)를 받아들이지 못하게 되므로 움직이면 숨이 차는 증상이 나타난다.

(2) 수액대사(水液代謝)방면

신(腎)은 수(水)를 주관하는 기관으로 기화(氣化)의 기능을 가지고 있으며, 맑은 것을 상승시키고 흐린 것을 하강시키므로 수액대사가 정상을 유지하는 것이다. 폐(肺)는 수(水)의 상원(上原)으로서 선발(宣拔)과 숙강(肅降)기능을 가지고 있고, 수도(水道)를 통조(通調)하므로 상초(上焦)의 수액(水液)을 신(腎)에 수송하여 요액(尿液)으로 변화시켜 체외로 배출한다. 때문에 폐(肺)와 신(腎)이 서로 어울리고 기능이 협조해야만 수액대사(水液代謝)의 평형을 유지할 수 있다. 만일 폐(肺)가 선발(宣拔)과 숙강(肅降)기능을 잃고 수도(水道)를 통조(通調)하지 못하면 신(腎)의 병리변화를 일으키므로 소변이 적거나 수종(水腫)이 나타난다. 만일 신(腎)의 병리변화로서 기화기능(氣化機能)이 파괴되면 수액(水液)이 체내에서 넘쳐 폐(肺)로 올라가므로 폐(肺)의 기능이 장애를 받아 수종(水腫), 기침, 천식(喘息)과 숨이 차서 눕지 못하는 증상들이 나타난다.

(3) 음액(陰液)방면

폐(肺)와 신(腎) 사이의 음액(陰液)도 서로 자생하는 것이다. 폐(肺)는 금(金)에 속하고, 신(腎)은 수(水)에 속하며, 금(金)은 수(水)를 생산하므로 폐음(肺陰)이 충족하면 신(腎)에 수송되어 신음(腎陰)도 충족하게 되므로 신(腎)의 기능도 왕성하게 된다. 수(水)는 금(金)을 습윤(濕潤)하고 신음(腎陰)은 전신 음액(陰液)의 근본이므로 신음(腎陰)이 충족하여 경맥(經脈)을 따라 폐(肺)를 습윤(濕潤)시켜야만 폐(肺)가 평온한 상태로 되므로 숙강기능(肅降機能)이 정상이 된다. 때문에 병리상에서 폐음허(肺陰虛)는 늘 신음(腎陰)의 부족을 일으키고 신음허(腎陰虛)도 폐음(肺陰)을 습윤(濕潤)하지 못하므로 폐신음허(肺腎陰虛)가 나타난다. 이때는 권홍(顴紅)과 도한(盜汗)이 생기며, 마른기침이 나고, 가래에 피가 섞이고, 남자에서는 유정(遺精)이 나타나고, 여자에서는 월경이 고르지 못한 증상이 나타난다.

8) 간(肝)과 비(脾)의 관계

간(肝)은 소설기능(疏泄機能)을 가지고, 비(脾)는 운화기능(運化機能)을 가지며, 간(肝)은 혈(血)을 저장하고, 비(脾)는 혈(血)을 생산하고 통솔한다. 때문에 간(肝)과 비(脾)의 관계는 주로 소설(疏泄)과 운화(運化), 혈(血)의 저장과 통솔 사이의 관계로서 소화와 혈액(血液)의 두 방면에서 나타난다.

(1) 소화방면

비(脾)와 위(胃)의 운화기능(運化機能)과 정상적인 승강기능(昇降機能)은 간(肝)의 소설기능(疏泄機能)에 의하여 조절된다. 간(肝)의 소설기능(疏泄機能)이 정상이면 비(脾)의 운화기능(運化機能)이 건전하게 되어 음식은 정상적으로 소화된다. 이외에 비(脾)는 후천(後天)의 근본이고 수곡정미(水穀精微)의 원천이므로, 비기(脾氣)가 건전하게 운화(運化)되어야 수곡정미(水穀精微)가 간(肝) 자체를 보양하고 간(肝)의 소설기능(疏泄機能)이 정상적으로 발휘된다. 만일 간(肝)의 소설기능(疏泄機能)이 소실되어 비(脾) 혹은 위(胃)를 침범하면 비위(脾胃)의 정상적인 승강(昇降)과 운화(運化)가 영향을 받아 정신상태가 우울하고, 옆구리가 뿌듯하고, 배가 붓고, 식사량이 적어지고, 대변이 고르지 못한 간위불화(肝胃不和) 혹은 간비부조(肝脾不調)

의 병증이 나타난다. 반대로 비(脾)가 운화(運化)의 기능을 잃으면 수습(水濕)이 체내에 머무르고 나아가 열을 생산하므로 습열(濕熱)이 간(肝)과 담(膽)의 소설기능(疏泄機能)에 영향을 미처 황달(黃疸)이 생긴다.

(2) 혈액(血液)방면

간(肝)은 혈(血)을 저장하고, 비(脾)는 혈(血)을 생산하고 통솔하므로, 혈액(血液)의 순행은 심(心)이 주관하나 간(肝)과 비(脾)와도 밀접한 관계를 가지고 있다. 비기(脾氣)가 왕성하면 혈액(血液)의 원천이 충족하여 혈(血)을 생산하고 통솔하는 기능이 왕성하게 되고, 간(肝)이 혈(血)을 얻으면 간혈(肝血)이 충족해지므로 인체 생리활동의 수요에 근거하여 혈액(血液)을 조절할 수 있다. 그 외에 간혈(肝血)이 충족해야만 소설(疏泄)이 정상이고, 기기(氣機)가 순조롭고, 기혈(氣血)의 운행이 정상이 된다. 즉 간(肝)과 비(脾)가 서로 협조하여 혈액(血液)의 생산과 순환을 유지하는 것이다. 만일 비허(脾虛)로서 혈(血)을 생산하지 못하거나 비(脾)가 혈(血)을 통솔하지 못하면 출혈이 너무 많아지므로 간혈(肝血)의 부족이 생기게 된다.

9) 간(肝)과 신(腎)의 관계

간(肝)은 혈(血)을 저장하고, 신(腎)은 정(精)을 저장하며, 간(肝)은 소설기능(疏泄機能)을 주관하고, 신(腎)은 폐장기능(閉藏機能)을 주관한다. 간(肝)과 신(腎) 사이의 관계는 주로 정(精)과 혈(血) 사이의 서로간의 자생과 전화(轉化), 소설(疏泄)과 폐장(閉藏) 사이의 관계 등에서 나타난다.

(1) 수(水)는 목(木)을 함양한다

간(肝)은 오행(五行)에서 목(木)에 속하고, 신(腎)은 오행(五行)에서 수(水)에 속하며, 수(水)는 목(木)을 함양한다. 신음(腎陰)은 간음(肝陰)을 자양하고 간양(肝陽)의 지나친 항진을 방지하는데, 이러한 관계를 수(水)가 목(木)을 함양하는 관계라 부른다. 만일 신음(腎陰)이 부족하면 간음(肝陰)의 부족을 일으키고 음(陰)이 양(陽)을 억제하지 못하므로 간양(肝陽)의 항진이 나타나 머리가 어지럽고 눈앞이 아찔한 증상이 나타난다. 이것은 수(水)가 목(木)을 함양하지 못하는 병리변화이다. 그 외에 간음(肝陰)도 신음(腎陰)을 보조하는 것으로서 간음(肝陰)이 부족하면 신음(腎陰)의 허손(虛損)이 나타나 상화(上火)가 항진된 병이 나타난다. 혹은 간화(肝火)가 지나치게 왕성하면 신수(腎水)를 소모하므로 신음부족(腎陰不足)의 병증이 생긴다.

(2) 정(精)과 혈(血)의 자생

간(肝)은 혈(血)을 저장하고, 신(腎)은 정(精)을 저장하며, 정(精)과 혈(血)은 서로 자생한다. 정상적인 생리상태에서 간혈(肝血)은 신정(腎精)으로 자양되고, 신정(腎精)은 또 간혈(肝血)의 부단한 보충을 받으므로, 간혈(肝血)과 신정(腎精)은 서로 자생하고 전화하는 것이다. 정(精)과 혈(血)은 모두가 수곡정미(水穀精微)에 의해 생산되는 것이므로 "정혈동원(精血同原)" 혹은 "간신동원(肝腎同原)"이라고 한다. 병리상에서 정(精)과 혈(血)의 병리변화는 서로 영향을 받는다. 즉 신정(腎精)이 허손(虛損)되면 간혈(肝血)의 부족을 일으키고 반대로 간혈(肝血)이 부족하면 신정(腎精)의 허손(虛損)을 일으킨다.

(3) 소설(疏泄)과 폐장(閉藏)

간(肝)은 소설기능(疏泄機能)을 주관하고, 신(腎)은 폐장기능(閉藏機能)을 주관하여, 양자 사이는 서로 이용하고, 서로 제약하고, 서로 조절하는 관계이다. 즉 소설(疏泄)과 폐장(閉藏)은 서로 상반되는 통일체이다. 즉 간기(肝氣)의 소설기능(疏泄機能)은 신기의 폐장(閉藏)과 개합기능(開闔機能)을 억제하고 신기(腎氣)의 폐장기능(閉藏機能)은 간(肝)의 소설기능(疏泄機能)을 제약한다. 이러한 관계는 주로 여자들의 월경(月經)과 남자들의 배정(配精) 기능에서 볼 수 있다. 만일 간(肝)의 소설기능(疏泄機能)의 지나치면 신(腎)의 폐장기능(閉藏機能)을 잃게 되므로 여자에서는 월경이 앞당겨지고 양이 많으며, 남자에서는 유정(遺精)과 활설(滑泄)이 나타난다. 만일 신기(腎氣)의 폐장기능(閉藏機能)이 과도하면 간(肝)의 소설기능(疏泄機能)을 억제하므로 여자에서는 월경이 늦추어지고, 양이 작고, 심하면 폐경(閉經)이 생기며, 남자에서는 발기된 음경이 사그라들지 못하는 증상이 나타난다.

10) 비(脾)와 신(腎)의 관계

비(脾)는 후천(後天)의 근본이고, 신(腎)은 선천(先天)의 근본이다. 비(脾)와 신(腎) 사이의 관계는 선천(先天)과 후천(後天)의 관계로서, 주로 선천(先天)과 후천(後天)의 자생과 수액대사(水液代謝)에서 나타난다.

(1) 선천(先天)과 후천(後天)은 서로 자생한다

비(脾)는 수곡정미(水穀精微)를 운화(運化)하여 기혈(氣血)을 형성하므로 후천(後天)의 근본이고, 신(腎)은 정(精)을 저장하고 명화(命和)를 주관하므로 선천(先天)의 근본이다. 비(脾)의 운화(運化)는 반드시 신양(腎陽)의 온화기능(溫和機能)의 도움을 받아야만 정상적으로 진행될 수 있고, 신정(腎精)은 비(脾)가 운화(運化)하여 형성된 수곡정미(水穀精微)의 부단한 보충을 받아야만 충만될 수 있다. 이는 선천(先天)은 후천(後天)을 온양하고, 후천(後天)은 선천(先天)을 보양하며, 선천(先天)과 후천(後天)은 서로 자생하고 있음을 말한다. 병리상에서는 서로 영향을 주며 서로 병인이 될 수 있다. 만일 신양(腎陽)이 부족하면 비양(脾陽)을 온양하지 못하므로 복부가 차고 아프며, 대변이 묽은 증상이 나타난다. 비양허(脾陽虛)가 오랜 시일 지속되면 신양(腎陽)을 더욱 손상시켜 비신양허(脾腎兩虛)의 병증이 생기는데, 춥고, 사지가 차고, 면색이 희고, 허리가 시큰시큰하고, 아랫배가 차고 아프고, 소화되지 못한 대변을 보거나, 새벽에 설사하는 증상이 나타난다.

(2) 수액대사(水液代謝)방면

비(脾)는 운화(運化)를 주관하고, 신(腎)은 기화기능(氣化機能)을 주관하며, 양자가 밀접하게 어울려야 수액대사(水液代謝)가 정상적으로 진행될 수 있다. 만일 비병(脾病)이 신(腎)에 영향을 미치거나, 혹은 신병(腎病)이 비(脾)에 영향을 미치면, 모두 수액대사(水液代謝)를 장애하므로 수액(水液)의 정상적인 수송분포와 배설이 장애되어 소변이 적고 수종(水腫)이 나타난다.

2. 장(臟)과 부(腑) 사이의 관계

장부(臟腑) 사이의 관계는 사실상 장부(臟腑)의 음양(陰陽), 표리(表裏)의 배합관계(配合關係)를 말한다. 장(臟)은 음(陰)에 속하고 부(腑)는 양(陽)에 속하며 장(臟)은 이(裏)이고 부(腑)는 표(表)이다.

장부(臟腑)의 표리관계(表裏關係)는 생리상에서 서로 연결될 뿐만 아니라 병리상에서도 서로 영향을 미친다. 즉 장병(臟病)이 부(腑)에 미치거나 부병(腑病)이 장(臟)에 미치게 되면 장부(臟腑)가 동시에 병태로 되는 복잡한 상황이 생긴다.

1) 심(心)과 소장(小腸)의 관계

심(心)과 소장(小腸)은 오행(五行)에서 모두 화(火)에 속하며, 수소음심경(手少陰心經)과 수태양소장경(手太陽小腸經)을 통하여 서로 낙속(絡屬)되고 표리관계(表裏關係)를 형성한다.

심(心)은 혈맥(血脈)을 주관하고 혈액(血液)을 순환시킨다. 소장(小腸)은 위(胃)로부터 내려온 음식을 받아들이고 이것을 더욱 소화시켜 영양물질을 흡수한다. 심양(心陽)이 소장(小腸)을 온화해야 소장(小腸)이 음식물을 받아들일 수 있고 맑은 부분과 흐린 부분을 분별하는 기능이 정상적으로 진행될 수 있다. 소장(小腸)은 이 과정을 통하여 맑은 부분을 흡수하고, 이는 비(脾)의 승청작용(昇清作用)을 통하여 폐(肺)로 수송되어 혈(血)로 전변(轉變)되어 심혈(心血)을 부단히 보충하는 것이다.

심(心)과 소장(小腸)의 관계는 병리상에서도 서로 영향을 받는다. 만일 심(心)에 실화(實火)가 있으면 경맥(經脈)을 통하여 소장(小腸)에 영향을 미치므로 오줌이 적어지고 붉은 증상이 나타난다. 만일 소장(小腸)에 열(熱)이 있으면 역시 경맥(經脈)을 따라 심(心)에 영향을 미치므로 가슴이 답답하고, 혀가 붉고, 입과 혀에 궤양 등의 증상이 나타난다.

2) 폐(肺)와 대장(大腸)의 관계

폐(肺)와 대장(大腸)은 오행(五行)에서 모두 금(金)에 속하고, 수태음폐경(手太陰肺經)과 수양명대장경(手陽明大腸經)을 통하여 서로 낙속(絡屬)되며, 장부(臟腑)의 표리관계(表裏關係)를 형성한다.

폐(肺)는 기(氣)를 주관하고 수도(水道)를 통조(通調)하며, 대장(大腸)은 수송기능을 가지고 있고 진액(津液)을 주관하므로, 폐(肺)와 대장(大腸)의 관계는 주로 전달(傳達) 수송(輸送)과 호흡(呼吸)의 두 방면으로 나타난다.

(1) 전도수송(傳導輸送)방면

대장(大腸)의 전도수송기능(傳導輸送機能)은 폐(肺)기의 숙강기능(肅降機能)에 의한다. 폐기(肺氣)가 숙강(肅降)되어야만 대장(大腸)의 기(氣)도 따라서 하강하여 그의 전도기능(傳導機能)이 발휘되어 대변이 체외로 배출된다. 그 외에 대장(大腸)의 전도수송기능(傳導輸送機能)의 정상 여하는 폐(肺)가 수도(水道)를 통조(通調)하는 기능과 밀접하게 관계된다. 즉 폐(肺)의 통조기능(通調機能)과 대장(大腸)의 진액(津液)을 주관하는 기능이 정상이어야 대변이 정상적으로 배설될 수 있는 것이다. 만일 폐(肺)의 숙강기능(肅降機能)이 소실되고 진액(津液)이 아래로 대장(大腸)을 습윤(濕潤)하지 못하거나 대장(大腸)의 수송기능이 장애되면 변비로 인하여 대변을 보기 곤란하게 된다.

(2) 호흡방면

폐(肺)는 호흡을 관리하고 기(氣)를 하강시키며, 대장(大腸)도 육부(六腑)의 하나로서 기(氣)를 하강시키는 기능을 가지고 있다. 폐(肺)와 대장(大腸)의 기(氣)는 서로 통하는 것으로 대장(大腸)이 순조롭게 소통되면 폐기(肺氣)도 순조롭게 선발(宣拔)되므로 호흡이 고르게 된다. 만일 대장(大腸)에 열(熱)이 몰리면 부기(腑氣)가 순통하지 못하므로 폐(肺)가 숙강기능(肅降機能)을 잃게 되어 흉부가 답답하고 숨이 찬 증상이 나타난다.

3) 비(脾)와 위(胃)의 관계

비(脾)와 위(胃)는 오행(五行)에서 모두 토(土)에 속하고, 중초(中焦)에 자리잡고, 막으로 연결되며, 족태음비경(足太陰脾經)과 족양명위경(足陽明胃經)을 통하여 서로 연결되어 장부(臟腑)의 표리관계(表裏關係)를 형성한다.

비(脾)와 위(胃)는 후천(後天)의 근본으로서 음식물을 받아들여 소화하고 운화(運化)하는 생리기능을 가지고 있다. 비(脾)와 위(胃) 사이의 관계는 구체적으로 수납(受納)과 운화(運化), 상승(上昇)과 하강(下降), 건조(乾燥)한 것과 습(濕)한 것 등의 방면에서 나타난다.

(1) 수납(受納)과 운화(運化)

비(脾)는 운화(運化)를 주관하고, 위(胃)는 수납(受納)을 주관하는데, 수납(受納)과 운화(運化)는 서로 어울려 음식물의 소화흡수 및 정미물질(精微物質)의 수송분포(輸送分布)를 공동으로 완성하여 전신을 영양한다. 위(胃)의 수납(受納)은 음식물을 위(胃)에 받아들여 초보적인 부식과 소화를 통해 비(脾)가 운화(運化)하는 수곡정미(水穀精微)를 마련해 주는 과정이다. 비(脾)의 운화(運化)는 위(胃)가 수납기능(受納機能)을 완성하는데 수요되는 에네르기를 위(胃)에 공급하여 주는 것이다. 비(脾)가 운화(運化)를 주관한다는 것은 수곡정미(水穀精微)를 소화하고 흡수하고 분포하는 것이다. 수납(受納)과 운화(運化)는 서로 협조하여 수곡정미(水穀精微)를 형성하고, 수곡정미(水穀精微)는 상승하고 찌꺼기는 하강함으로서 인체는 건강하고 무병한 상태를 유지하는 것이다.

(2) 상승과 하강

비(脾)는 기(氣)를 상승시키고 위(胃)는 기(氣)를 하강시키며, 이러한 상승과 하강은 서로 협조된다. 비기(脾氣)가 위로 올라가면 수곡정미(水穀精微)는 분포될 수 있고 위기(胃氣)가 하강하면 음식물과 찌꺼기는 아래로 수송될 수 있다. 이러한 상승과 하강으로 기기(氣機)가 순조롭게 되므로 음식물의 소화흡수가 정상적으로 진행될 수 있다.

(3) 조(燥)와 습(濕)

비(脾)는 음장(陰臟)으로서 양기(陽氣)를 이용하며, 비양(脾陽)이 건전해야 정상적인 운화(運化)가 진행될 수 있으므로 건조한 것을 즐기고 습한 것을 싫어한다. 위(胃)는 양부(陽腑)로서 음(陰)이 충족해야만 수납기능(受納機能)을 정상적으로 발휘할 수 있으므로 습윤(濕潤)한 것을 즐기고 건조한 것을 싫어한다. 양자는 서로 어울려야 소화흡수와 운화기능(運化機能)이 정상적으로 발휘될 수 있다.

4) 간(肝)과 담낭(膽囊)의 관계

담낭(膽囊)은 간(肝)에 붙어 있고, 간(肝)과 담낭(膽囊)은 오행(五行)에서 모두 목(木)에 속하고, 양자는 족궐음간경(足厥陰肝經)과 족소양담경(足少陽膽經)을 통하여 서로 낙속(絡屬)되어 장부(臟腑)의 표리관계(表裏關係)를 형성한다.

간(肝)과 담낭의 생리관계는 주로 소화기능과 정신활동에서 나타난다.

(1) 소화기능방면

간(肝)은 소설기능(疏泄機能)을 주관하고 담즙을 분비하며, 담낭(膽囊)은 담즙을 저장하고 배설한다. 양자는 서로 협조하여 담즙을 소장(小腸)으로 내보내 비(脾)와 위(胃)의 소화기능을 촉진한다. 간(肝)의 소설기능(疏泄機能)이 정상이어야 담낭(膽囊)이 담즙을 저장하고 배설할 수 있으며, 담즙의 배설이 장애를 받지 말아야 간(肝)의 정상적인 소설기능(疏泄機能)이 발휘될 수 있다. 그러나 이러한 생리적 협조가 파괴되면 병리변화가 생기게 된다. 만일 간(肝)과 담(膽)에 화(火)가 왕성하면 낯이 붉고, 입이 쓰고, 목이 마르고, 답답하고, 성을 잘 내는 증상이 나타난다. 간(肝)과 담(膽)에 습열(濕熱)이 있으면 옆구리가 붓는 것처럼 아프고, 입이 쓰고, 식욕이 없어지고, 혹은 황달이 나타난다.

(2) 정신(精神)과 정서(情緖)방면

간(肝)은 모략(謀略)을 주관하고, 담(膽)은 결단(決斷)을 주관하며, 양자 사이에는 밀접한 관계가 있다. 만일 간(肝)과 담(膽)에 병리변화가 생기면 모략(謀略)과 결단(決斷)의 기능이 장애를 받게 된다. 즉 간(肝)과 담(膽)에 화(火)가 왕성하면 성질이 조급해지고, 성을 잘 내게 되며, 간(肝)과 담(膽)이 허약하면 겁이 많고, 잘 놀라며, 꿈이 많게 된다.

5) 신(腎)과 방광(膀胱)의 관계

신(腎)과 방광(膀胱)은 오행(五行)에서 모두 수(水)에 속하며, 족소음신경(足少陰腎經)과 족태양방광경(足太陽膀胱經)을 통하여 서로 낙속(絡屬)되며 장부(臟腑)의 표리관계(表裏關係)를 형성한다.

신(腎)은 개합(開闔)을 주관하고 수(水)를 관리하며, 방광(膀胱)은 요액(尿液)을 저장하고 소변을 배설한다. 방광(膀胱)이 오줌을 저장하고 배설하는 기능은 신(腎)의 기화기능(氣化機能)에 의존한다. 신기(腎氣)가 충족하면 방광의 개합(開闔)이 원활하게 되어 수액(水液)의 정상적인 대사를 유지할 수 있다. 만일 신기(腎氣)가 부족하면 기화작용(氣化作用)이 파괴되므로 방광(膀胱)의 개합(開闔)이 장애를 받아 소변을 보는 횟수가 많아지거나 오줌을 통제할 수 없게 된다. 이러한 병증은 노인들에게서 흔히 볼 수 있다.

3. 부(腑)와 부(腑) 사이의 관계

육부(六腑)는 물질을 수송하는 것이 그의 생리적 특징으로 육부(六腑) 사이의 관계는 주로 음식물의 소화 흡수와 배설과정에서 서로 연결되고 밀접하게 어울리는 것이다.

생리상에서 음식물은 위(胃)에 받아들인 후 위(胃)에서 부숙(腐熟)되고 초보적인 소화를 통하여 식미(食糜)가 되어 소장(小腸)으로 수송된다. 소장(小腸)에서는 이것을 받아들여 더욱 소화한다. 담(膽)은 담즙을 배설하여 소장(小腸)으로 보내며 소장(小腸)의 소화를 도와준다. 소장(小腸)의 소화흡수를 통하여 맑은 부분과 흐린 부분이 구분되며, 그중 맑은 부분(영양물질)은 비(脾)에 의해 수송되어 전신을 영양하고, 흐린 부분(수액(水液)과 찌꺼기를 말한다)의 수액(水液) 부분은 신(腎)과 방광(膀胱)에 수송되어 신(腎)의 기화작용(氣化作用)에 의하여 요액(尿液)이 되어 요도를 통하여 체외로 배출된다. 나머지 찌꺼기는 대장(大腸)으로 들어가 조화되고 항문으로 수송되어 체외로 배출된다. 위에서 설명한 음식물의 소화 흡수와 배설과정은 삼초(三焦)의 기화작용(氣化作用)에 의한다. 육부(六腑)의 이러한 수납, 소화, 흡수, 수송과 배설기능은 부단히 진행되는 것으로 순통(順通)되어야 하며 어체(瘀滯)되지 말아야 한다. 때문에 중의학에서는 육부(六腑)는 통하는 것이 정상적인 상태라고 말하는 것이다.

위에서 설명한 것과 같이 인체의 음식물에 대한 소화흡수와 폐물에 대한 배설은 육부(六腑)의 합작에 의하여 공동으로 완성되는 것이다. 그 외에 오장(五臟)도 참여해야 하는 것이다. 즉 비(脾)의 운화(運化), 간(肝)의 소설(疏泄), 신(腎)의 기화기능(氣化機能)이 필요하다. 즉 장부(臟腑) 사이의 밀접한 어울림이 있어야만 이 복잡한 생리과정을 완성할 수 있다.

제3장

변증론치 (辨證論治)

01. 팔강변증(八綱辨證)

팔강(八綱)은 표(表), 리(裏), 한(寒), 열(熱), 허(虛), 실(實), 음(陰), 양(陽)을 말한다. 팔강변증(八綱辨證)은 사진(四診)을 통해 수집한 자료들을 표, 리, 한, 열, 허, 실, 음, 양의 여덟 가지 증후로 요약하여 질병의 부위, 성질, 정사(正邪)의 강약을 설명하는 변증방법이다.

팔강변증은 각종 변증의 총강(總綱)으로서 중의학 변증의 기본방법이다. 질병의 임상 증상은 매우 복잡하나 모두 팔강으로 요약할 수 있다. 즉 병위(病位)의 낮고 깊음은 표증(表證)과 이증(裏證)으로, 질병의 성질은 한증(寒證)과 열증(熱證)으로, 정사(正邪)의 투쟁에서 사기(邪氣)가 왕성한 것은 실증(實證)으로 정기(正氣)가 허약한 것은 허증(虛證)으로, 질병의 종류는 음증(陰證)과 양증(陽證)으로 요약한다.

그 중 음양(陰陽) 두 강(綱)은 다른 육강(六綱)을 총괄하는 것으로 표증(表證), 열증(熱證), 실증(實證)은 양증(陽證)이고, 이증(裏證), 한증(寒證), 허증(虛證)은 음증(陰證)이다. 그러므로 음양(陰陽)은 팔강중의 총강(總綱)이다.

팔강은 질병의 발생과 진행과정에서의 몇 가지 주된 원인을 반영한 것으로 팔강 사이의 관계는 고립된 것이 아니라 서로 연결된다. 예를 들면 표리(表裏)는 한열허실(寒熱虛實)과 연계되고, 허실은 표리한열(表裏寒熱)과 연계된다. 즉 질병의 발생과 변화는 단순한 것이 아니라 통상적으로 표리, 한열, 허실이 복잡하게 교착되어있을 뿐만 아니라 어떤 상황에서는 표리, 한열, 허실 등의 증후의 성질도 서로 전화될 수 있다. 반면에 질병이 일정한 정도로 진행되었을 때는 진열가한(眞熱假寒), 진한가열(眞寒假熱), 진허가실(眞虛假實), 진실가허(眞實假虛) 등의 가상(假像)들도 나타난다.

일반적으로 팔강 사이에는 상겸(相兼), 협잡(夾雜), 전화(轉化), 진가(眞假) 등의 병적 현상이 존재하는 것으로, 팔강변증을 진행할 때는 반드시 팔강 각 증후의 특징들을 파악해야 할 뿐만 아니라, 그들 사이에 존재하는 서로간의 관계를 충분히 주의해야 질병을 전체적으로 인식할 수 있고, 정확하게 진단할 수 있으며, 더욱 좋은 치료 효과를 얻을 수 있다.

1. 표리(表裏)

표리(表裏)는 질병의 발병 부위와 병세의 경중(輕重)을 구별하는 하나의 상대적인 개념이다. 즉 신체의 표면과 체내의 장부를 상대적으로 비교한다면 신체의 표면은 표(表)이고, 체내의 장부는 이(裏)이며, 장(臟)과 부(腑)를 상대적으로 비교한다면 부(腑)는 표(表)이고, 장(臟)은 이(裏)이며, 경락(經絡)과 장부(臟腑)를 상대적으로 비교한다면 경락(經絡)은 표(表)이고, 장부(臟腑)는 이(裏)이며, 경락(經絡)에서 삼양경(三陽

經)과 삼음경(三陰經)을 상대적으로 비교한다면 삼양경(三陽經)은 표(表)이고, 삼음경(三陰經)은 이(裏)이다.

병세의 경중을 분석한다면 외감병에서 병사가 안으로 침입될수록 병은 중해지는 것이고, 병사가 밖으로 나올수록 병은 가벼워지는 것인데, 이러한 상대적 개념은 상한병(傷寒病)의 육경변증(六經辨證)과 온병(溫病)의 위기영혈변증(衛氣營血辨證)에서 더욱 중요한 임상적 의의를 가지고 있다.

표리(表裏)를 간단히 말하면 체표의 병은 표(表)이고 체내의 병은 이(裏)이다. 표리변증(表裏辨證)은 외감병(外感病)에 적용되며, 병의 경중과 진행 추세와 관계된다. 즉 표증(表證)은 병위(病位)가 얕고 가볍고, 이증(裏證)은 병위가 깊고 중하며, 표사(表邪)가 체내를 침범하면 병이 심해지고, 이사(裏邪)가 밖으로 제거되면 병은 가벼워진다.

질병의 경중과 진퇴를 이해하면 병의 변화규칙을 파악할 수 있으므로 치료의 주도권을 잡을 수 있고, 해독 또는 공격 등의 치료 법칙을 선택하는 근거를 마련할 수 있다.

1) 표증(表證)

표증은 육음(六淫)인 사기가 피부, 입, 코로 침입하여 발생되는 증후이다. 표증은 대개 외감병(外感病)의 초기 단계에서 볼 수 있으며, 급하게 발병되고, 병의 기일이 짧은 것이 특징이다.

임상증상 발열과 오한(또는 오풍)이 생기고, 오슬오슬 춥고, 머리와 몸이 아프며, 박백태(薄白苔)와 부맥(浮脈)이 나타난다. 코가 막히고 콧물이 나며 재채기가 나고 기침이 나는 등의 증상을 겸한다.

증후분석 육음인 사기가 피부를 침습하면 위기(衛氣)의 정상적인 선발(宣發)기능을 방해하고 기(氣)가 몰려 열이 난다. 위기(衛氣)가 정체되고 체표를 온화하지 못하기 때문에 오풍과 오한이 난다.

사기가 경락에 뭉쳐서 기혈이 정상적으로 순행하지 못하기 때문에 전신에 통증이 일어난다. 사기가 아직 안으로 침입하지 못하였으므로 설태에는 특별한 변화가 없이 박백(薄白)한 설태만을 볼 수 있다. 사기가 체표를 침습하고 정사의 투쟁이 밖으로 나타나므로 부맥(浮脈)이 나타난다. 폐는 피모를 주관하고 코는 폐규(肺竅)이므로 폐의 선발숙강기능이 장애되기 때문에 코가 막히고 재채기와 기침 등의 증상들이 나타난다.

2) 이증(裏證)

이증(裏證)은 병사가 체내의 장부(臟腑), 기혈(氣血), 골수(骨髓)를 침범하여 나타나는 증후이다. 이것은 표증과 상대적이다. 대개 외감병(外感病)의 중후기(中後期) 또는 내상병(內傷病)에서 볼 수 있다.

흔히 볼 수 있는 이증(裏證)의 원인은 아래의 세 가지이다.

① 외사가 풀리지 않고 체내에 들어가 장부를 침범하여 이증을 일으킨다.

② 외사가 직접 장부를 침범하여 이증이 발생된다.

③ 정서의 자극, 음식, 심한 노동, 피로 등의 병인이 직접 장부를 손상시켜 장부의 기능이 장애되면 기혈이 문란해져 각종 이증이 나타난다.

임상증상 이증의 병인은 복잡하므로 발병 부위와 증상도 복잡하다. 상세한 것은 한열허실변증과 장부변증에서 소개하기로 한다.

3) 반표반리증(半表半裏證)

외사가 겉으로부터 체내로 침습되는 과정에서 아직 체내에까지 침입하지 못하였거나, 또는 체내의 사기가 체표로 제거되는 과정에서 아직 체표에까지 제거되어 나오지 못하여 사기와 정기가 표리 사이에서 서로 싸우는 것을 반표반리(半表半裏)라고 한다. 이 증후에서는 한과 열이 서로 오가고, 가슴이 답답하며, 메스껍고, 식욕이 감소되며, 입이 쓰고, 목이 마르며, 어지럽고, 현맥(弦脈)이 나타난다.

4) 표증(表證)과 이증(裏證)의 구별 요점

표증과 이증을 판별하려면 주로 병의 한열, 허실, 설상, 맥상 등의 변화를 관찰해야 한다. 일반적으로 외감병(外感病)에서 새로 걸린 병은 표증이고, 오랜 병은 이증이며, 발열(發熱)과 오한(惡寒)이 동시에 나타나는 것은 표증(表證)이고, 열은 있지만 오한이 나지 않거나 오한이 나지만 열이 나지 않는 것은 모두 이증(裏證)이다. 표증은 설태의 변화가 적고, 이증은 설태의 변화가 명확하며, 부맥(浮脈)은 표증이고 침맥(沈脈)은 이증이다.

5) 표증(表證)과 이증(裏證)의 관계

체표와 장부는 경락을 통하여 서로 연결된다. 질병의 표리증은 어떤 상황에서 한데 겹치거나 또는 서로 전화된다.

(1) 표리동병(表理同病)

표증(表證)과 이증(裏證)이 동시에 나타나는 것을 표리동병이라 한다. 이것은 질병의 초기로부터 표증과 이증이 동시에 나타나기도 하고, 흔히 표증이 해제되지 않고 계속 체내를 침범하거나, 또는 본 병이 채 낫지 않은 상태에서 표병이 겸해 생기는 것이다. 즉 원래 내상병이 있는데 또 외감병을 겸하였거나 또는 원래의 외감병에 음식 등에 의한 손상을 겸한 것이다.

표리동병(表裏同病)은 흔히 한열과 허실이 함께 나타나는 것으로, 흔히 볼 수 있는 증후로서는 표한리열(表寒裏熱), 표열리한(表熱裏寒), 표허리실(表虛裏實), 표실리허(表實裏虛) 등의 증후들이다. 이것은 한열허실변증에서 소개하기로 한다.

(2) 표리출입(表裏出入)

① 표사(表邪)가 체내를 침범한다

병은 표증이고, 표사가 아직 풀리지 않고 계속 안으로 침범하여 들어가는 것을 말한다. 이것은 일반적으로 저항력이 저하되거나, 사기가 너무 강하거나, 병간호가 적당하지 않거나, 또는 제때에 적당한 치료를 하지 못한 것 등의 원인으로 발생된다. 표증일 때는 발열과 오한이 나타나는데, 음한증상(陰寒症狀)이 없어지고 도리어 오열(惡熱)이 생기며, 목이 마르고, 혀가 붉고, 설태가 노랗고, 오줌이 붉은 등의 증상이 나타나는 것은 표사가 체내로 침범해 들어가는 증후이다.

② 사기가 체내로부터 체표로 제거된다

이증(裏證)에서 병사가 안으로부터 밖으로 나오는 것을 말한다. 일반적으로 치료와 간호가 적당하여 저항력이 증가되어 발생한다. 신열이 나서 손발을 가만 두지 못하며, 기침이 나고 가슴이 답답하며, 따라서 열이 나고 땀이 나며, 피부에 사배(痧瘖) 또는 진(疹)이 나는 것 등은 병사가 안으로부터 체표로 제거되어 나오는 증후이다. 체표의 사기가 안으로 침습해 들어가면 병이 엄중해진 것이고, 체내의 병사가 밖으로 제거되어 나오면 병이 가벼워진 것이다. 표리출입의 변화규칙을 파악한다면 질병의 진행과 예후를 예측할 수 있다.

2. 한열(寒熱)

한열(寒熱)을 통해 질병의 성질을 분별할 수 있다. 즉 한증(寒證)과 열증(熱證)은 음양(陰陽)의 편성(偏盛)과 편쇠(偏衰)를 반영한다. 음(陰)이 성하고 양(陽)이 허한 증후는 한증(寒證)이며, 양(陽)이 성하고 음(陰)이 허한 증후는 열증(熱證)이다. 한열병은 한두 가지 증상으로 고립적으로 판별하는 것이 아니라 사진(四診)을 통하여 얻은 각종 증상과 체증을 종합 분석하여 한열 증후를 결정한다. 구체적으로 말하면 열증은 일련의 열상(熱狀)을 가진 증상과 증후를 말하며, 한증은 한상(寒狀)을 나타내는 증상과 증후를 말하는 것이다. 한열변증의 치료 원칙은 한증은 열성약을 쓰며, 열증은 한성약을 쓰는 것이다.

1) 한증(寒證)

한증(寒證)은 한사(寒邪)의 침습을 받았거나 또는 음(陰)이 성하고 양(陽)이 허해 나타나는 증후이다. 이 증후는 일반적으로 체외로부터 음한의 침습을 받았거나, 내상병(內傷病)이 오래되어 양(陽)이 소모되거나, 찬 음식을 먹거나 음한(陰寒)이 체내로부터 왕성해지는 것으로 발생된다.

임상증상 흔히 나타나는 증상은 찬 것을 싫어하고 따뜻한 것을 좋아하며, 얼굴색이 희멀겋고 사지가 차며, 허리를 꼬부리고 눕기를 좋아한다. 입이 촉촉하고 목이 마르지 않으며, 가래, 침, 콧물이 맑고, 소변이 맑고 양이 많으며, 대변이 묽다. 설색이 연하고, 설태가 희고 윤활하며, 맥상은 침(沈)하거나 긴(緊)한 것들이다.

증후분석 한사가 침습하면 음(陰)이 성해져 한증(寒證)이 생기거나 또는 양기(陽氣)가 부족하면 양(陽)이 허해져 한증(寒證)이 생기는 것이 한증의 기본 원인이다.

한사(寒邪)는 양기를 손상시키고 신체를 온화하지 못하기 때문에 춥고, 사지가 차며, 따뜻한 것을 좋아하고, 허리를 꼬부리고 눕기를 좋아한다.

음한이 성하여 진액이 손상되지 않으므로 입이 촉촉하고 목이 마르지 않는다. 한(寒)이 성하고 양이 쇠약해지면 수액을 온화하지 못하기 때문에 오줌, 콧물, 가래, 침 등의 배설물이 맑고 차다.

한(寒)이 비(脾)의 양기(陽氣)를 손상시키거나 이러한 상태가 오래 지속되면 운화기능(運化機能)이 장애되어 대변이 묽다. 양허(陽虛)로서 운화기능이 장애되면 한습이 내성(內盛)하게 되므로 혀의 색이 희고 설태도 희다.

양기(陽氣)가 허약하면 혈(血)이 순행하지 못하기 때문에 지맥(遲脈)이 나타나고, 한(寒)은 수축하는 특성을 가지고 있으므로 한사가 맥을 침습하면 혈관이 수축되어 긴맥(緊脈)이 나타난다.

2) 열증(熱證)

열증(熱證)은 열(熱)이 침습하거나 또는 양(陽)이 성하고 음(陰)이 허하며 인체의 기능이 항진되어 나타나는 증후이다. 이 증후는 일반적으로 화열(火熱)인 사기의 침습을 받거나, 한사(寒邪)가 열(熱)을 생산해서 체내를 침범하거나, 칠정(七情)의 자극으로 기(氣)가 몰려 열(熱)이 생산되거나, 음식에 절제가 없어 체내에 몰려 열(熱)이 되거나, 또는 과도한 성생활과 육체노동으로 양(陽)이 항진되는 병 등으로 발생된다.

임상증상 열증의 증상은 여러 가지이지만 대개는 열이 나고, 따뜻한 것을 싫어하고, 찬 것을 좋아하며, 목이 마르고, 얼굴이 붉고, 신열이 나서 손발을 가만 두지 못하며, 불안해하고, 가래와 콧물이 노랗고 진하며, 피를 토하거나 코에서 피가 난다. 소변이 붉고, 대변이 건조하며, 혀가 붉고, 설태가 노랗고 건조하며, 맥은 삭(數)하다.

증후분석 양열(陽熱)이 왕성하면 열이 나거나 따뜻한 것을 싫어하고 찬 것을 좋아한다.

열(熱)은 음(陰)을 손상시키므로 진액이 소모되어 소변이 적고 붉다. 진액이 소모되면 음액으로 보충해야 하므로 목이 마르고 찬 음식을 좋아한다.

화(火)의 성질은 위로 타오르는 것이므로 얼굴과 눈이 붉게 된다.

열(熱)이 심신(心神)을 교란하므로 신열이 나서 손발을 가만 두지 못하며, 불안해하고, 진액이 양열의 영향을 받으므로 가래, 콧물 등의 분비물이 진하고 노랗다.

화열(火熱)인 사기(邪氣)는 혈액을 손상시키고 혈액이 순행하지 못하기 때문에 피를 토하고 코피가 난다.

대장의 수송기능이 장애되므로 대변이 건조하다.

혀가 붉고 설태가 노란 것은 열의 증상이고, 혀가 마르고 진액이 적은 것은 음이 손상된 것이다. 양열(陽熱)이 왕성하여 혈행이 빨라지므로 삭맥(數脈)이 나타난다.

3) 한증과 열증의 구별 요점

한증과 열증의 구별은 어느 한 증상으로 고립적으로 판단하는 것이 아니라 질병의 전 과정을 종합적으로 관찰해야 하는데, 그 중 한과 열을 좋아하는가 싫어하는가, 구갈이 있는가 없는가, 낯빛이 붉은가 흰가, 사지가 찬가 따뜻한가와 대소변, 혀, 맥상 등이 중요하다.

	한열	구갈	낯빛	사지	대소변	설상	맥상
한증	오한이 나고 따뜻한 것을 좋아한다	목이 마르지 않는다	희다	차다	대변이 묽고 소변이 맑고 많다	설색이 희고 설태가 백니(白膩)하다	지맥 또는 긴맥
열증	따뜻한 것을 싫어하고 시원한 것을 좋아한다	목이 마르고 찬 것을 좋아한다	붉다	덥다	대변이 굳고 소변이 붉고 적다	혀가 붉고 설태가 노랗다	삭맥

4) 한증(寒證)과 열증(熱證)의 관계

한증과 열증은 음양성쇠가 다른 것으로 본질적으로 다르지만 또 서로 연계되므로 동시에 출현하여 한열이 겸한 복잡한 증후가 나타나거나, 또는 어떤 상황에서 서로 전화(轉化)될 수 있다. 질병의 진행과정에서 특히 질병의 위중한 단계에 있어서는 많은 가상(假像)들도 나타날 수 있다는 것에 주의해야 한다.

(1) 한열(寒熱)의 착잡(錯雜)

한사와 열사가 함께 나타나는데 그 특징으로는 위에 열(熱)이 있고 아래에 한(寒)이 있거나, 아래에 열이 있고 위에 한이 있거나, 표(表)는 한이고 이(裏)는 열이거나, 표는 열이고 이는 한인 것들로 나타난다. 이렇게 한열(寒熱)이 상(上), 하(下), 표(表), 리(裏)의 다른 부위에 교착되어 나타나는 증후를 한열의 착잡이라 한다.

① 상열하한(上熱下寒)

같은 시간에 인체의 상부는 덥고 하부는 찬 것을 상열하한이라고 한다. 즉 가슴에 번열증상이 나타나고 메스꺼운 증상이 심한 상열증(上熱證)에, 배가 아프고 따뜻한 것을 좋아하고 대변이 묽은 하한증(下寒證)을 겸한 것이 이러한 증후이다.

② 상한하열(上寒下熱)

같은 시간에 환자의 상부는 차고 하부는 따뜻한 증후를 상한하열증이라 한다. 즉 위완(胃脘)이 차고 아프며 맑은 물을 토하는 동시에, 소변이 잦고 아프며 적고 붉은 증상이 나타나는데, 이것은 위(胃)에는 한(寒)이 있고 방광(膀胱)에는 열(熱)이 있는 증후이다.

③ 표한리열(表寒裏熱)

체표에는 한(寒)이 있고 체내에는 열(熱)이 있는 것은 표리(表裏)에 한열(寒熱)이 교착된 증후이다. 이 증후는 일반적으로 원래 내열(內熱)이 있는 상태에서 또 풍한의 침습을 받았거나, 또는 외사가 안으로 들어와 열을 생산하고 표한(表寒)이 제거되지 않은 증후에서 볼 수 있다. 즉 춥고, 열이 나며 땀이 없고, 머리와 몸이 아프며 숨이 차고, 신열이 나서 손발을 가만 두지 못하며, 목이 마르고 부긴맥(浮緊脈)이 생기는 것으로 이것은 한이 표에 있고 열이 안에 있는 증후이다.

④ 표열리한(表熱裏寒)

이 증후 역시 한열이 교착된 증상으로 이한(裏寒)이 있고 또 풍열(風熱)의 침습을 받았거나, 또는 표열증(表熱證)이 제거되지 않았는데 하법(下法)을 잘못 써서 비위(脾胃)의 양기가 손상된 증후를 말한다. 즉 평소에 비위가 허한 데 풍열의 침습을 받았을 때 임상에서는 열이 나고 머리가 아프며 기침이 나고 후두가 아픈 표열증(表熱證)과, 대변이 맑고 양이 많으며 사지가 싸늘한 이한증(裏寒證)을 동시에 볼 수 있다. 한과 열이 동시에 나타날 때는 표리, 상하, 경락, 장부의 관계를 똑똑히 구별해야 하고, 또 한과 열이 어느 것이 중한가와 표본의 선후 관계를 구별하는 것이 매우 중요하다.

(2) 한열(寒熱)의 전화(轉化)

한열의 전화는 한열의 착잡(錯雜)과 다르다. 한열의 착잡은 한열이 동시에 나타나는 것이나, 한열의 전화는 질병의 성질이 변한 것이다. 질병이 일정한 단계로 진행되었을 때는 한증이 열증으로 변할 수도 있고 열증이 한증으로 변할 수도 있다.

① 한증(寒證)이 열증(熱證)으로 변한다

원래는 한증이나 후에 열증이 나타나며, 열증으로 인하여 한증이 소실되는 증후를 말한다. 일반적으로 온조(溫燥)한 약을 너무 많이 쓰거나, 또는 제때에 치료하지 못하여 한사가 제때에 발산되지 못했기 때문에, 양기가 편성하고 한사가 몰려 양으로 전화되어 열을 생산하여 나타나는 증후이다. 병의 초기에는 오한이 많고 발열이 적으며, 설태가 박백(薄白)하고 습윤하며, 맥이 부긴(浮緊)한 표한증(表寒證)이지만, 제때에 적당하게 치료하지 못하면 열이 심해지고 오한이 없어질 뿐만 아니라, 도리어 오열(惡熱) 증상이 생기며, 가슴이 답답하고, 목이 마르며, 혀가 붉고, 설태가 노랗고, 맥이 삭(數)한 이열증(裏熱證)이 나타나는데, 이것이 한증이 열증으로 변한 증후이다.

② 열증(熱證)이 한증(寒證)으로 변한다

본 병은 열(熱)이 난 후에 한증(寒證)이 나타나며, 한증으로 인하여 열증이 소실되는 증후이다. 이 증후 역시 치료를 제때에 적절하게 하지 못하여 생기는 것으로, 양기가 손상되거나 또는 사기가 너무 성하여 정기가 손상되고, 정기가 사기를 싸워 이기지 못하기 때문에 기능이 쇠퇴되어 나타나는 증후이다. 이 증후에는 한열(寒熱)의 전화(轉化)가 돌연이 나타나는 것도 있는데, 그 예로서는 고열 환자에서 땀을 많이 흘리며 멎지 않아 양이 땀과 함께 밖으로 나가거나, 토하고 설사가 너무 심하여 양이 진액과 함께 빠져나가서 체온이 갑자기 내려가고, 사지가 싸늘해지고, 얼굴색이 창백해지고, 맥이 미약한 허한증(虛寒證)(망양(亡陽))이 나타나는 것들이다.

또 병이 오래가거나 기일이 오래되어 차츰차츰 전화되는 것도 있는데, 그 예로서는 혈성이질(血性痢疾)이 오래 동안 낫지 않아 허한성 이질로 변하는 것이다. 이러한 것들은 모두 열증이 한증으로 전화되는 증후이다.

한열증이 서로 전화되는 것은 사기(邪氣)와 정기(正氣)의 성쇠를 반영한다. 즉 한증이 열증으로 전화되는 것은 인체의 정기가 아직 왕성하여 한사가 몰려 열로 변화되는 것이고, 열증이 한증으로 전화되는 것은 대개 사기가 성하고 정기가 허하여 정기가 사기를 이겨내지 못한 것이다.

(3) 한열의 진가(眞假)

병이 일정한 정도로 발전되어 한(寒)이 극도에 달했거나 열(熱)이 극도에 달했을 때는 질병의 본질과 상반되는 가상(假像)이 나타난다. 즉 진한가열증(眞寒假熱證) 또는 진열가한증(眞熱假寒證)이 나타나는데 이러한 가상은 환자의 생명이 위급할 때 나타나는 증후로서 세밀하게 관찰하지 않는다면 흔히 오진하게 된다.

① 진한가열(眞寒假熱)

진한가열(眞寒假熱)은 체내에는 진한(眞寒)이 있고, 체외로는 가열상(假熱象)이 나타나는 증후를 말한다. 이것은 음한이 내성하여 양을 밖으로 막아 음양(陰陽)과 한열(寒熱)이 격리되어 일어나는 것이므로 "음성격양(陰盛隔陽)"이라고도 한다.

임상 증상은 몸에서 열이 나고 얼굴이 붉고 목이 마르며 대맥(代脈)이 나타나므로 열증과 비슷하나, 자세하게 관찰하면 열이 나지만 도리어 이불을 덮기 좋아하고, 목이 마르지만 따뜻한 물을 좋아하며, 물을 마시려하나 많이 마시지 못하고, 대맥이 나타나지만 힘이 없는 증상 등이 나타나면서, 사지가 싸늘하고, 오줌이 맑으며 많고, 설사가 나고, 설색이 연하고 설태가 흰 것 등의 일련의 한증이 나타난다.

② 진열가한(眞熱假寒)

진열가한증(眞熱假寒證)은 체내에는 열(熱)이 있으나 밖으로 가한증(假寒證)이 나타나는 증후를 말한다. 이것은 양열(陽熱)이 내성하여 음을 밖으로 막아내어 일어나는 것이므로 "양성격음(陽盛隔陰)"이라고도 하며, 특징은 내열이 성할수록 사지가 싸늘해진다.

임상 증상으로는 손발이 싸늘하고 맥이 침(沈)하여 한증과 비슷하나, 자세하게 관찰하면 사지가 싸늘하지만 도리어 몸이 뜨겁고, 오한(惡寒) 증상이 생기는 것이 아니라 도리어 오열(惡熱) 증상이 생기고, 맥은 침삭(沈數)하나 동시에 힘이 있는 증상들이 나타나면서, 번열과 구갈이 생기고, 찬 것을 좋아하며, 소변이 붉으면서 적고, 변비 또는 설사로서 뒤가 무직하고, 설색이 붉고 설태가 노랗고 마르는 등의 열성 증상이 나타난다.

이때에 나타나는 한증은 질병의 가상(假像)이며 열증이 질병의 본질이다. 한열의 진가(眞假)를 판별하려면 질병의 전 과정을 알아야 하고, 다음의 두 가지를 주의하여 관찰해야 한다.

㉮ 일반적으로 사지, 피부, 얼굴색이 가상(假像)을 나타내고, 장부(臟腑), 기혈(氣血), 진액(津液) 등의 내부 상태는 질병의 본질을 반영하므로, 변증할 때는 반드시 이증(裏證)과 설상, 맥상 등을 중시해야 한다.

㉯ 가상(假像)은 반드시 진상(眞像)과 다른 것이다. 가열(假熱)로 나타나는 면홍(面紅)은 얼굴색이 희멀겋고 오직 광대뼈 주위만이 붉어지며 어떤 때는 심해지고 어떤 때는 가벼워진다. 그러나

진열(眞熱)로 나타나는 면홍(面紅)은 온 얼굴이 온통 벌겋게 된다. 가한(假寒)일 때는 흔히 사지에 싸늘한 증상이 나타나는데 흉복부는 도리어 뜨겁고, 온몸이 차갑지만 도리어 이불을 덮으려 하지 않으나, 진한(眞寒)일 때는 몸을 구부리고 눕기를 좋아하며 이불을 덮기 좋아한다.

일반적으로 한열의 진가를 판별할 때는 병을 전체적으로 심중하게 고려하여 종합적으로 판단해야 한다.

5) 한열(寒熱)과 표리(表裏)의 관계

한열과 표리와의 관계로 여러 가지 증후가 나타난다. 즉 위에서 소개한 표한리열증, 표열리한증, 표한, 표열, 이한, 이열 등의 증후가 나타난다.

(1) 표한증(表寒證)

표한증은 한사가 체표를 침습하여 나타나는 증후이다.

임상증상 오한(惡寒)이 중하고 발열(發熱)이 가벼우며, 머리와 온몸이 아프고 땀이 없으며, 설태는 박백(薄白)하고 습윤하며, 맥은 부긴(浮緊)하다.

증후분석 한사가 인체의 표면을 침습하면 위양(衛陽)이 손상되어 피부를 온화시킬 수 없으므로 오한이 나고, 정기와 사기의 투쟁으로 양기가 정체되므로 열이 나며, 한은 음사이므로 오한이 중하고 발열이 가볍다.

한사가 경맥을 막기 때문에 기의 순행이 순조롭지 못하여 온몸이 아프며, 한사는 수렴하는 성질을 가지고 있으므로 주리(腠理)가 폐쇄되어 땀이 나지 않는다. 부긴(浮緊)한 맥은 한사가 표를 속박한 증후이다.

(2) 표열증(表熱證)

표열증은 온열병사(溫熱病邪)가 체표를 침습하여 나타나는 증후이다.

임상증상 열이 나고, 풍과 한을 싫어하며, 머리가 아프고, 입이 마르거나 또는 땀이 난다. 혀끝과 변두리가 붉고 맥이 부삭(浮數)하다.

증후분석 열사가 체표를 침범하면 위기(衛氣)가 정체되어 열이 나고 오한이 생기며, 열은 양사이므로 발열이 중하고 오한이 가벼우며 구갈이 생긴다. 열(熱)의 성질은 상승 발산하는 것이므로 주리가 열려 땀이 많고, 열사가 위를 교란하므로 머리가 아프다. 혀끝이 붉고 맥이 부삭(浮數)한 것은 온열이 체표를 침범한 증후이다.

(3) 이한증(裏寒證)

이한증은 한사가 장부를 직접 침범하거나 또는 양기가 허약해져 나타나는 증후이다.

임상증상 춥고 사지가 싸늘하며 얼굴색이 희멀겋다. 입이 촉촉하고 목이 마르지 않거나 또는 목이 마르는데 따뜻한 것을 마시기 좋아하며, 움직이기 싫어하고, 말하기 싫어하며, 소변이 맑고 양이 많으며, 대변이 묽고, 설색과 설태는 희고 습윤하며, 맥은 침지(沈遲)하다.

증후분석 한사가 장부를 직접 침범하거나 양기가 허약해져 몸을 온화시킬 수 없으므로 춥고 사지가 싸늘하며 얼굴색이 희멀겋다.

체내에는 음한이 성하여 진액이 소모되지 않으므로 입이 촉촉하고 목이 마르지 않거나 또는 목이 마르지만 따뜻한 것을 좋아한다. 한(寒)은 음이며 정체되는 성질을 가지고 있으므로 인체의 기능이 저하되어 움직이기를 싫어하고 말하기를 싫어한다.

오줌이 많고, 대변이 묽고, 설색과 설태가 희고 습윤하며, 맥이 침지(沈遲)한 것들은 모두 체내에 한이 있는 것이다.

(4) 이열증(裏熱證)

이열증(裏熱證)은 외사(外邪)가 체내로 들어가 열(熱)로 전화되었거나 또는 열사(熱邪)가 장부를 직접 침범하여 체내의 이열(裏熱)이 왕성하게 되어 나타나는 증후이다.

임상증상 얼굴이 붉고 몸이 뜨거우며, 입이 마르고 찬물을 마시기 좋아하며, 말이 많고 안절부절못하며, 소변이 황적색이고 대변이 건조하며, 혀가 붉고 설태가 노랗고, 맥이 빠르다.

증후분석 이열(裏熱)이 극성하여 밖으로 나타나므로 얼굴이 붉고 몸이 뜨거우며, 열사가 진액을 손상시키고 대장의 전달기능이 장애되므로 대변이 건조해진다. 홍설(紅舌), 황태(黃苔), 삭맥(數脈)은 모두 체내에 열이 있는 것이다.

3. 허실(虛實)

허실을 통해 사기(邪氣)와 정기(正氣)의 성쇠(盛衰)를 판별할 수 있다. 허(虛)는 정기(正氣)가 부족한 것이고, 실(實)은 사기(邪氣)가 왕성한 것이다.

변증은 허실로 구분하는데, 허실은 또 표리, 한열과 연계되어 복잡한 증후들이 나타난다. 질병의 진행 과정에서 허실은 서로 전화될 뿐만 아니라, 허실이 착잡한 증상들도 나타난다.

허실의 치료 원칙으로 실증(實證)은 쳐야 하고(攻) 허증(虛證)은 보(補)해야 하는데, 다만 병을 정확히 파악해야 비로소 공보(攻補)를 적합하게 할 수 있으며 허허실실(虛虛實實)의 착오를 피할 수 있다.

1) 허증(虛證)

허증은 정기가 허약하여 나타나는 각종 증후들을 말한다. 허증의 발생은 선천적 부족과 후천적 부족의 두 가지 원인과 관계되는데 후천적 부족이 더 중요하다. 즉 영양실조로서 후천적 근본이 부족하거나, 칠정(七情)의 자극과 과도한 피로로서 장부의 기혈이 손상되거나, 성생활의 과도로서 신(腎)의 원기(元氣)가 손상되었거나, 오랜 병을 제때에 치료하지 못하여 정기가 손상된 등의 원인으로 허증이 발생된다.

허증은 음, 양, 기, 혈, 정, 진액과 장부가 손상된 각종 증후들이 있다. 여기에서는 흔히 볼 수 있는 양과 음이 손상된 증후만을 소개한다.

● 임상증상

양허(陽虛): 얼굴색이 담백색 또는 위황색(萎黃色)이고, 정신이 흐릿하며, 피곤하고, 맥이 없으며, 숨이 차고, 가슴이 두근거리며, 사지가 싸늘하고, 식은땀이 나며, 대변이 묽고, 소변을 조절하지 못하며, 혀가 실하고 색이 희며, 맥이 허하고 침지(沈遲)하다.

음허(陰虛): 손발이 뜨겁고, 가슴이 답답하며, 여위고, 얼굴이 붉으며, 입이 마르고, 조열(潮熱)과 밤땀이 생기며, 혀가 붉고 설태가 적으며, 맥이 허약하며 빠르다.

● 증후분석 각종 허증의 증상은 여러 가지이기 때문에 전체적으로 요약하기 곤란하나, 흔히 볼 수 있는 증후는 양허증(陽虛證)과 음허증(陰虛證)이다.

양(陽)이 허할 때는 양의 온화 통솔기능이 저하되므로 얼굴색이 희고, 사지가 차며, 맥이 없고, 피로하며, 숨이 차고, 대변이 묽고, 변을 조절하지 못하는 증상들을 볼 수 있다.

음(陰)이 허할 때는 음이 양을 억제하지 못하기 때문에 자양하고 습윤하는 기능을 잃게 되어 손발에 열이 나고, 속이 답답하고, 가슴이 두근거리며, 얼굴이 붉고 열이 나며, 땀이 절로 나는 증상들을 볼 수 있다.

양이 허하면 음한이 성해지므로 혀가 실하고 색이 희며 맥은 허하고 침지(沈遲)하다.

음이 허하면 양이 항진되므로 혀가 붉고 설태가 적으며 맥이 약하고 빠르다.

2) 실증(實證)

실증(實證)은 외사(外邪)의 침습을 받거나 또는 병적 산물이 체내에 쌓여 일어나는 각종 임상 증후를 말한다.

실증이 발생되는 원인은 다음의 두 가지이다.

① 하나는 침습된 외사가 강하고 체내의 정기도 왕성하여 정사의 투쟁이 격렬해져 발생되는 것이다.

② 또 하나는 내장의 기능이 장애되어 담음(痰飮), 수습(水濕), 어혈(瘀血) 등의 병적 생산물이 체내에 정체되어 발생된다. 침습된 외사의 성질과 만들어지는 병적 산물에 따라 나타나는 증상도 다르다.

● 임상증상 병을 일으키는 사기(邪氣)의 성질과 부위에 따라 발생되는 실증의 증상들도 다르다. 흔히 나타나는 증상들로서는 열이 나거나, 배가 뿌듯하고 아파서 누르지 못하게 하며, 가슴이 답답하고, 신열

이 나서 손발을 가만 두지 못하며, 심하면 정신이 혼미하여 헛소리를 하며, 숨소리가 크고 가래가 많아지며, 대변이 굳거나 또는 설사가 나고 뒤가 무직하다. 소변이 잘 통하지 않거나 소변을 깨끗하게 보지 못하고 아프다. 혀가 창백하고 마르며, 설태는 후니(厚膩)하고, 맥은 실하며 힘이 있는 것들이다.

증후분석 사기가 성하여 정기와의 투쟁이 심하면 양열(陽熱)이 항진되므로 열이 나고, 실사(實邪)가 심(心)을 교란하거나 심신(心神)을 에워싸면 신열이 나서 손발을 가만 두지 못하며, 심하면 정신이 혼미하게 되어 헛소리를 한다. 폐에 사기가 쌓여 폐의 선발숙강기능이 장애되면 가슴이 답답하고 숨이 차며 담(痰)이 성해져 가래소리가 들린다.

수습(水濕)이 체내에 정체되므로 기의 순행이 순조롭지 못하여 소변이 잘 통하지 않는다. 습열이 방광에 침습되면 소변을 깨끗이 보지 못하고 아프다.

사기와 정기가 서로 투쟁하여 혈맥을 충격하므로 맥이 실하고 힘이 있다. 습사가 증발되어 위로 치밀기 때문에 설태가 많고 두텁다.

3) 허증(虛證)과 실증(實證)의 감별 요점

허증(虛證)과 실증(實證)은 비록 정기(正氣)가 허하거나 사기(邪氣)가 성한 본질적인 차별을 가지고 있으나, 둘은 흔히 서로 겸해 있으므로 반드시 상세히 관찰해야 구별할 수 있다. 감별의 관건은 주로 아래의 몇 가지이다.

① 병의 기일(期日): 일반적으로 병의 기간이 긴 것은 허증이고, 병의 기간이 상대적으로 짧은 것은 실증이다.

② 소리: 허증은 정기가 부족하므로 소리가 낮고, 실증은 사기와 정기가 모두 왕성하므로 소리가 높고 강하다.

③ 통증: 허증은 눌러주면 통증이 가벼워지고 좋아한다. 실증은 사기가 왕성하여 누르면 아픔이 심하기 때문에 누르지 못하게 한다.

④ 설상: 실증은 위기(衛氣)와 사기(邪氣)가 동시에 존재하므로 설태가 두터우나, 허증은 정기가 없으므로 설태가 엷다.

⑤ 맥상(脈狀): 실증은 사기가 성하므로 맥박이 힘이 있으나, 허증은 정기가 허하므로 맥이 가라앉고 약하고 힘이 없다.

4) 허실의 착잡(錯雜), 전화(轉化)와 진가(眞假)

질병은 하나의 복잡한 과정으로 체질, 치료, 표리(表裏) 등과 관계되는 것이므로 허증(虛證)과 실증(實證)이 함께 나타날 수 있으며 전화(轉化)될 수 있다. 또 가상(假像)이 나타날 때도 있으므로 세심하게 관찰하지 않으면 오진하기 쉽다.

(1) 허실의 착잡(錯雜)

허증(虛證)에 실증(實證)을 겸하거나, 실증에 허증을 겸하거나, 또는 허실이 동시에 나타나는 것이 모두 허실이 착잡한 증후이다. 표허리실(表虛裏實), 표실리허(表實裏虛), 상허하실(上虛下實), 상실하허(上實下虛) 등이 이러한 것이다. 허실이 착잡한 증후의 치료는 공보겸치(攻補兼治)의 법칙을 사용한다. 그러나 공보겸치의 방법을 사용할 때는 허실의 선후를 분별해야 하며, 약을 쓸 때도 경중선후(輕重先後)의 구분이 있어야 한다.

부녀자들의 건혈로증(乾血癆症)에서는 형체가 초췌하고 신체가 허약하며 피부가 건조하고 오심번열증이 나타나며 식사량이 적은 허상(虛像)이 명확하나, 설질은 자색이고 혀의 변두리에 어점(瘀點)이 있으며 월경이 정지되어 오래 오지 않으며 맥은 삽(澁)하고 힘이 있는 것은 허증에 실증을 겸한 것이다.

치료할 때는 반드시 어혈을 제거하고 새롭게 혈을 생산하는 방법을 사용해야 한다. 또 고창(鼓脹)으로 오래 고생하는 환자에 있어서 배가 붓고, 배의 근맥(筋脈)이 나타나며, 얼굴색이 노랗고 검고 광택이 없으며, 신체가 허약하고, 사지에 부종이 생기며, 식사하면 도리어 병이 중해지고, 대소변이 순조롭지 못하며, 혀가 심홍색이고, 혓바늘이 돋고, 설태가 건조하고 조잡하여 노랗고 끈끈하며, 맥상이 유완(濡緩)하거나 침세현삭(沈細弦數)한 것은 실증에 허증이 겸한 병이다. 치료할 때는 공보겸치(攻補兼治)의 법칙을 사용하거나, 보(補)를 위주로 하는 동시에 공(攻)하는 방법을 사용한다.

허약한 체질에 실증인 병에 걸렸거나, 건강한 사람이 실혈(失血) 또는 허로증(虛勞症)에 걸렸을 때의 치료도 다르다.

본 절에서는 실증에 허증을 겸했거나, 허증에 실증을 겸했거나, 허실이 동시에 나타나는 세 가지 병을 소개한다.

① 실증(實證)에 허증(虛證)을 겸하였을 때

이러한 병은 실증인 병적 과정에서 정기가 더욱더 손상되었거나, 원래의 체질이 허약한 환자가 또 새롭게 외사의 침습을 받아 발생된다. 이 병의 특징은 실사(實邪)가 주된 것으로 정허(正虛)는 그 다음이다. 예를 들면 상한(傷寒)의 침습을 받았을 때 땀을 내거나 토하고 설사하는 방법으로 치료한 후 배가 더부룩하고 트림이 나는 증상이 나타나는 수가 있는데, 이것은 위(胃)에 담습(痰濕) 또는 어지러운 사기가 쌓여 있기 때문이며, 위기(胃氣)가 손상되어 실증에 허증을 겸한 병이다.

② 허증(虛證)에 실증(實證)을 겸하였을 때

이러한 병은 일반적으로 실증(實證)이 심하고, 병이 오래 지속되어 정기가 손상되고 아직 사기가 체내에 남아 있는 환자에서 볼 수 있다. 평상시부터 허약한데다 다시 외사에 침습된 환자에서도 볼 수 있다. 이 병의 특징은 정허(正虛)가 주된 것이고 실사(實邪)는 그 다음이다. 이 병은 대개 신음(腎陰)이 손상된 춘온병(春溫病)의 말기에 나타나는데, 사열(邪熱)이 간(肝)과 신(腎)의 음을 손상시켜 사기는 가벼우나 허증이 심한 증후에서 볼 수 있다. 이러할 때는 저열(低熱)이 없어지지 않고 혀색은 심홍색을 띠는 증상들이 나타나는데, 자음양액(滋陰養液)의 보법을 위주로 하는 동시에 체내에 남아 있는 사기를 제거하는 방법으로 치료해야 한다.

③ 허실(虛實)이 동시에 나타날 때

이러한 병은 다음의 두 가지 원인으로 발생된다.

㉮ 하나는 원래 엄중한 실증(實證)으로 시간이 오래되어 정기(正氣)가 손상되었으나 실사(實邪)가 감소되지 않았을 때 볼 수 있다.

㉯ 또 하나는 원래부터 정기(正氣)가 극히 허약한데다 또 다시 중한 사기(邪氣)에 침습된 때 볼 수 있다. 특징은 정기와 사기가 모두 허약하고 질병이 비교적 심한 것이다. 어린이들이 음식에 체한 병에서 음식이 채 소화되지 않은 묽은 대변을 보며, 배가 부어오르고, 신체가 여위고, 오후에는 신열이 나서 손발을 가만 두지 못하며, 식사량이 도리어 많아지고, 설태가 두텁고 어지러우며, 맥이 가늘거나 현(弦)한 증상들이 나타난다. 병은 식체 때문에 비와 위가 손상되어 허실이 동시에 나타나는 것이므로 치료는 소화기능을 돕는 약을 같이 써야 한다.

(2) 허실(虛實)의 전화(轉化)

질병의 진행과정은 곧 정기(正氣)와 사기(邪氣)의 투쟁과정이다. 정과 사의 투쟁이 증후상의 반응으로는 허실의 변화로 나타난다. 질병의 진행과정에서 어떤 병은 원래 실증이나 병사가 오래 동안 머물러 정기를 손상시켜 허증으로 전화된다. 또 어떤 것은 정기가 허하여 장부의 기능이 장애되며, 담(痰), 혈(血), 음식물 등이 쌓여 병을 일으키는데 이것은 허증으로부터 실증으로 변화된 것이다. 열이 나고 입이 마르고 땀이 나고 대맥(代脈)이 나타나는 것은 실열증(實熱證)이나, 치료가 알맞지 않아 병이 오래 지속되면 진액과 기가 손상되므로 여위고 얼굴색이 창백해지고 식욕이 감소되고 허약해지고 숨이 차고 혀에 설태가 적거나 또는 없어지고 맥이 약하고 힘이 없는 등의 증상이 나타나는데, 이것은 실증으로부터 허증으로 전화된 것이다.

원래 심비(心脾)의 기가 허약하여 가슴이 두근거리고 숨이 차는 증상이 나타나서, 오래 동안 치료하였으나 낫지 않을 뿐만 아니라, 갑자기 가슴이 아프고 멎지 않는 것은 기(氣)가 허하여 혈(血)이 정체되고 심맥(心脈)이 막혀 일어나는 증후이다. 이것은 허증이 실증으로 전화된 것으로 마땅히 활혈거어(活血祛瘀)와 지통(止痛)하는 방법으로 치료해야 한다.

(3) 허실(虛實)의 진가(眞假)

허증(虛證)과 실증(實證)에도 진가(眞假)의 구별이 있는데, 변증할 때는 복잡한 증후들 속에서 그 진가를 판별해서 질병의 본질을 파악할 수 있어야 "허허실실"의 착오를 범하지 않게 된다. 허실의 진가와 허실의 착잡은 증후가 다르기 때문에 주의하여 감별해야 한다.

① 가실(假實)

복부가 가득하나 실증과 달리 배가 뿌듯하고 아프며, 때로는 심하고 때로는 가벼우나 실증처럼 계속 뿌듯하고 아픈 것이 아니며, 배가 가득하나 누르면 아픔이 감소되며, 맥이 현맥(弦脈)이나 동시에 침지(沈遲)한 맥을 겸한 것들이 가실증이다.

② 가허(假虛)

말을 하기 싫어하나 말을 하게 되면 소리가 높고 탁하며, 설사가 나지만 설사 후 도리어 상쾌해지고, 음식을 먹지 않으나 어떤 때는 먹을 생각이 있거나 또는 먹을 때도 있고, 피로하지만 좀 움직이면 도리어 편안해지며, 흉복부가 그득하고 누르면 통증이 심해지고 통증 부위가 고정되어 있는 것들이 가허증이다. 옛 사람들은 맥상과 설상으로 허실진가를 구별해야 한다고 강조하였다.

그러나 임상에서는 허실의 진가를 판별하려면 맥상과 설상뿐만 아니라 다음의 몇 가지를 주의해야 한다.

㉮ 맥상이 힘이 있는가, 신(神)이 있는가, 얕게 짚을 때는 어떠한 맥이 나타나고, 깊이 짚을 때는 어떠한 맥이 나타나는가 등을 구별해야 한다.
㉯ 설질(舌質)이 실한가, 연한가, 아니면 여위고 마른가를 구별해야 한다.
㉰ 음성이 높은가 낮은가를 구별해야 한다.
㉱ 환자의 체질의 강약, 발병 원인의 신구(新舊)와 치료 과정을 분석해야 한다.

위에서 소개한 네 가지는 허실의 진가를 판별하는 요점이다. 또 더 의심스러운 증상과 더 주된 증상을 알아야 허실의 진가를 정확하게 구분할 수 있다.

5) 허실(虛實)과 표리한열(表裏寒熱)의 관계

허실은 대개 표리한열(表裏寒熱) 등의 몇 가지로 반영되어 여러 가지 증후를 일으킨다. 임상에서 흔히 볼 수 있는 것은 표허(表虛), 표실(表實), 이허(裏虛), 이실(裏實), 허열(虛熱), 실열(實熱), 허한(虛寒), 실한(實寒) 등의 병이다.

(1) 표허증(表虛證)

표허증(表虛證)은 두 가지이다. 하나는 풍사(風邪)에 침습되어 나타나는 표허증으로 외감병(外感病)의 표허증(表虛證)이고, 다른 하나는 폐와 비의 기허로서 위기(衛氣)가 체표를 견고하게 지키지 못하여 나타나는 것으로 내상병(內傷病)의 표허증(表虛證)이다.

임상증상 외감표허증(外感表虛症): 머리가 아프고, 목이 뻣뻣하며, 열이 나고, 땀이 나며, 오풍증(惡風證)이 생기고, 맥이 부(浮)하고 완(緩)하다.

내상표허증(內傷表虛症): 평상시에 저도 모르게 땀이 나고, 감기에 걸리기 쉬우며, 얼굴색이 창백하고, 숨이 차고 움직이면 심해지며, 피곤하고 맥이 없으며, 식욕이 감소되고, 대변이 묽으며, 혀와 설태가 희고, 맥이 세삭(細數)한 기허증(氣虛證)의 증상들이 나타난다.

증후분석 외감표허증(外感表虛症): 풍사(風邪)에 침습되어 일어나는 표증(表證)이다. 풍사가 태양경을 속박하므로 머리가 아프고 목이 뻣뻣하며, 양기(陽氣)가 체표로 떠오르므로 열(熱)이 나며, 주리(腠理)가 치밀하지 못하여 땀구멍이 열리므로 땀이 나고 바람을 싫어하며, 풍사가 체표를 침범하므로 맥이 부완(浮

緩)하다.

내상표허증(內傷表虛症): 주로 폐(肺)와 비(脾)의 기가 허해 발생된다. 폐는 피모를 주관하고 비는 근육을 주관하므로, 기가 허하면 체표의 주리가 치밀하지 못하고 위기(衛氣)가 체표를 보위하지 못하기 때문에 땀이 저절로 나며, 저항력이 낮아지므로 쉽게 감기에 걸리게 된다. 폐와 비의 기가 허하므로 얼굴색이 희고, 숨이 차고 움직이면 심해지며, 피로하고 식욕이 감소되며, 대변이 묽고, 혀와 설태가 희며, 맥이 세약(細弱)한 가허(假虛)의 증상이 나타난다.

(2) 표실증(表實證)

표실증(表實證)은 외사(外邪)에 침습되었을 때 양기(陽氣)가 체표에 집중되어 정기와 사기가 투쟁하며 주리(腠理)가 밀폐되어 나타나는 증후이다. 임상 증상은 표증인 증상에 땀이 나지 않고, 온 몸이 아프며, 맥이 부긴(浮緊)한 것이 특징이다. 대개 한사에 침습된 표한증(表寒證)에서 볼 수 있다.

(3) 이허증(裏虛證)

이허증(裏虛證)은 비교적 복잡하다. 각 장부(臟腑), 경락(經絡), 음액기혈(陰液氣血)의 손상으로 일어나는 것은 모두 이허증이다. 상세한 것은 관련된 장절에서 소개하기로 한다. 본 절에서는 한열과 관계되는 허한증, 허열증 두 가지만을 소개한다.

① 허한증(虛寒證)

허한증(虛寒證)은 체내의 양기(陽氣)가 허약하여 일어나는 증후이다.

임상증상 정기가 없고, 얼굴색이 희고, 사지가 싸늘하고 추우며, 배가 아플 때 눌러주는 것을 좋아하고, 대변이 묽으며, 소변이 맑고 양이 많으며, 숨이 차고 맥이 없으며, 혀는 희고, 맥은 약하거나 침지(沈遲)하고 힘이 없다.

증후분석 양기(陽氣)가 허약하므로 추동기능(推動機能)과 기화기능(氣化機能)이 저하되어 정기가 없고, 얼굴색이 희고, 숨이 차고, 맥이 없으며, 혀가 희고, 맥이 약하거나 침지(沈遲)하고 힘이 없는 증상이 생긴다.

양기가 허하여 신체를 온화하지 못하기 때문에 사지가 싸늘하고 추우며 복부가 싸늘하게 아프고 대변이 묽고 소변이 맑고 양이 많게 된다.

② 허열증(虛熱證)

허열증(虛熱證)은 체내의 음액(陰液)이 손상되어 일어나는 증후이다.

임상증상 두 볼이 붉고, 신체가 허약하고, 조열(潮熱), 밤땀(盜汗), 오심(惡心) 번열(煩熱)과 갈증이 생기며, 혀가 붉고 설태가 적으며, 맥은 세약하다.

증후분석 음액이 손상되었으므로 신체가 허약해지고, 음이 허하여 양(陽)을 억제하지 못하기 때문에 허열(虛熱)이 생겨 체내를 교란하므로 오심번열(惡心煩熱), 조열, 밤땀이 생긴다.
허열이 타오르므로 얼굴이 붉고 목이 마르며 혀가 붉고 설태가 적다.
음혈(陰血)이 부족하여 체내에 허열(虛熱)이 생기므로 맥이 세약하다.

(4) 이실증(裏實證)

이실증(裏實證)도 비교적 복잡하다. 이것은 각 장부경락조직(臟腑經絡組織)과 관계될 뿐만 아니라 또 여러 가지 다른 사기(邪氣)와도 관계된다. 구체적인 병은 상관된 편장에서 소개하기로 한다. 본 절에서는 한열과 관계되는 실한증, 실열증 두 가지만을 소개한다.

① 실한증(實寒證)

실한증(實寒證)은 한사(寒邪)가 인체를 침습하여 양기를 손상시켜 일어나는 증후이다.

임상증상 춥고, 따뜻한 것을 좋아하며, 얼굴색이 창백하고, 사지가 싸늘하다. 배가 아프고 누르지 못하게 하며, 배에서 꾸룩꾸룩 소리가 나고 설사를 한다. 가래가 끓고 기침이 나며, 입이 촉촉하고 침이 많다. 소변이 맑고 양이 많으며, 설태가 희고 습윤하며, 지맥(遲脈) 또는 긴맥(緊脈)이 나타난다.

증후분석 한사(寒邪)가 체내에 침범하여 양기(陽氣)가 정체되므로 춥고 따뜻한 것을 좋아하고 사지가 싸늘하다. 음한이 쌓이고 경맥이 통하지 않으므로 복통이 나타나고 누르지 못하게 한다. 양기가 위로 얼굴을 자양하지 못하기 때문에 얼굴색이 희고, 한사(寒邪)가 중초의 양(中陽)을 손상시키므로 운화기능(運化機能)이 장애되어 배에서 꾸룩꾸룩 소리가 나고 설사를 한다.
한(寒)이 폐(肺)를 침범하면 가래가 생기고 기침이 나며 숨이 차다.
입이 촉촉하고 침이 많고 소변이 맑고 양이 많으며 설태가 희고 습윤한 것은 모두 음한이 성한 증후이다. 맥(脈)이 느리거나 긴장된 것은 한(寒)이 혈행을 막은 현상이다.

② 실열증(實熱證)

실열증(實熱證)은 양열(陽熱)의 사기가 인체를 침습하고, 진액(津液)이 열(熱)때문에 손상되어 일어나는 증후이다.

임상증상 열(熱)이 심하고, 입이 마르고, 찬 것을 좋아하며, 얼굴과 눈이 붉고, 신열이 나서 손발을 가만 두지 못하거나, 정신이 혼미하여 헛소리를 한다. 복부가 뿌듯하고 아파 누르지 못하게 하며, 대변이 굳고, 소변이 붉고 양이 적다. 혀가 붉고 설태가 노랗고 건조하며, 홍활(洪滑)하고 삭(數)하고 실한 맥이 나타난다.

증후분석 체내에 열사(熱邪)가 성하므로 열이 나고 찬 것을 좋아하며, 화열이 타오르므로 얼굴과 눈이 붉어지며, 열(熱)이 심신(心神)을 교란하므로 안정하지 못하거나 심하면 정신이 혼미하여 헛소리를 한다. 열이 위장에 몰리므로 배가 뿌듯하고 아프며 누르지 못하게 하고 대변이 굳다.

열이 음액(陰液)을 손상시키므로 소변이 붉고 적고 목이 마르고 찬물을 많이 마신다.
혀가 붉고 설태가 누런 것은 진액이 손상된 것이며, 열은 양사(陽邪)이므로 혈액을 추동시켜 맥이 홍활삭실(洪滑數實)하게 나타난다.

4. 음양(陰陽)

음양(陰陽)은 팔강(八綱)의 총강(總綱)이다. 모든 질병은 그의 병리적인 특징에 근거하여 음(陰)과 양(陽)의 두 가지로 나눌 수 있다. 그러나 질병이 엄중할 때나 신체의 근본이 손상되었을 때는 직접 음양을 사용하여 증후를 명명하는데, 진음부족(眞陰不足), 진양부족(眞陽不足), 망음(亡陰), 망양(亡陽) 등이 이러한 것들이다.

1) 음증(陰證)과 양증(陽證)

(1) 음증(陰證)

"음(陰)"의 일반속성에 부합되는 모든 증후를 음증이라고 한다. 즉 이증(裏證), 한증(寒證), 허증(虛證)들이 모두 음증이다.

임상증상 서로 다른 질병이 나타내는 음증은 같지 않으며 각자의 특징들을 가지고 있다. 그러나 일반적으로 얼굴이 암담하고, 정신이 흐릿하고, 몸이 무겁고 누워있기를 좋아한다. 맥이 없으며 말소리가 낮고, 식욕이 감소되며, 입맛이 없고, 목이 마르지 않으며, 대변이 묽고 비린내가 나고, 소변이 많고 맑은 증상들이 나타난다.
혀는 희고 크고 부드럽고, 맥은 침지(沈遲)하거나 미약하거나 세삽(細澁)한 맥상이 나타난다.

증후분석 정신이 흐릿하고 맥이 없고 말소리가 낮은 것은 허증의 증후이다.
춥고 사지가 차고 입이 촉촉하고 갈증이 생기지 않으며, 대변이 묽고 비린내가 나며, 소변이 맑고 많은 것은 이한증의 증후이다.
혀가 희고 크고 부드럽고, 침지(沈遲) 미약(微弱) 또는 세삽(細澁)한 맥이 나타나는 것은 모두 허증 또는 허한증의 체증이다.

(2) 양증(陽證)

"양(陽)"의 일반속성에 부합되는 모든 증후를 양증이라고 한다. 즉, 표증(表證), 열증(熱證), 실증(實證)은 모두 양증이다.

임상증상 질병에 따라 나타나는 양증도 다른 것이나 일반적으로 얼굴색이 약간 붉고, 열이 나고, 몸이 뜨겁고, 안정하지 못하고, 불안해하며, 말소리가 높고, 헛소리를 하며, 숨이 차고, 숨소리가 세며, 가래가 끓고, 갈증이 생기며, 대변이 굳거나 또는 냄새가 역하고, 소변이 적고 붉다. 혀가 붉고, 설태가 노랗거나 검고, 혓바늘이 돋으며, 부삭(浮數), 홍대(洪大) 또는 활실(滑實)한 맥이 나타난다.

증후분석 양증(陽證)은 표증(表證), 실증(實證), 열증(熱證)이다.

오한(惡寒)과 발열(發熱)이 동시에 나타나는 것이 표증(表證)의 특징이다.

얼굴색이 약간 붉고, 신열이 나서 손발을 가만 두지 못하며, 몸이 뜨겁고 입이 마르고 물이 마시고 싶은 것은 열증(熱證)의 증후이다.

음성이 실하고, 숨소리가 세고 숨이 차며 가래소리가 나고, 대변이 굳은 것 등은 실증의 증후이다.

혀가 붉고, 설태가 노랗거나 검고, 혓바늘이 생기며, 부삭(浮數) 홍대(洪大) 활실(滑實)한 맥은 모두 실증의 증후이다.

(3) 음증(陰證)과 양증(陽證)의 감별 요점

사진(四診)에 근거하여 음증과 양증은 아래와 같이 구별한다.

음양의 소장(消長)은 상대적인 것으로 양이 성하면 음이 쇠퇴되고, 음이 성하면 양이 쇠퇴된다. 치료에서는 음양의 평형을 맞춰 주어야 한다.

홍맥(洪脈)이 나타나고, 혀가 붉고 설태가 건조하며, 입이 마르고 열이 심한 증상이 나타나면 양이 성해 음이 쇠약해진 것이므로, 치료에서는 양을 억제하고 음을 보충해야 한다.

침지(沈遲)한 맥이 나타나고, 혀가 희고 설태가 습윤하며, 복통과 설사가 나타나면 음이 성해 양이 허약해진 증후이므로, 양(陽)을 온화하고 음(陰)을 억제하는 방법으로 치료해야 한다. 그러나 어떤 병에서는 음만 허할 뿐 양이 성하지 않거나, 양만 성할 뿐 음이 허하지 않을 때는, 그 허해진 음 또는 성해진 양만을 치료하여 음양의 평형을 유지시켜야 한다. 조열(潮熱)을 예로 들면 맥이 세삭(細數)하고 힘이 없으며,

4진	음증(陰證)	양증(陽證)
망진(望)	얼굴색이 창백하고 윤기가 없다. 온몸이 무겁고 눕기를 좋아하며, 피곤하고, 맥이 없고, 정신이 흐리멍텅하다. 혀가 희고 연하며, 설태가 윤활하다.	얼굴색이 약간 붉거나 벌겋고, 몸이 뜨겁고, 찬 것을 좋아하며, 신열이 나서 손발을 가만 두지 못한다. 입술이 마르고 갈라지며, 혀가 붉고, 설태가 노랗고 마르며 또는 검거나 혓바늘이 선다.
문진(聞)	말소리가 낮고, 조용하게 있기를 좋아하며, 호흡이 미약하고 숨이 차다.	말소리가 높고 말이 많고 답답해하며, 숨결이 거세고 숨이 차며 가래가 끓고, 미친 것처럼 욕을 한다.
문진(問)	대변이 비린내가 나고, 식욕이 감소되고 입맛이 없고, 목이 마르지 않고 따뜻한 것을 마시기 좋아하며, 소변이 맑고 양이 많거나 또는 적다.	대변이 굳거나 변비가 생기며 냄새가 역하고, 음식을 싫어하고, 입이 마르고 물을 마시려 하며, 소변이 붉고 적다.
절진(切)	배가 아프고 눌러주는 것을 좋아하며, 춥고 손발이 싸늘하다. 맥은 침미세삽지약(沈微細澁遲弱)하며 힘이 없다.	배가 아프고 누르지 못하게 하며, 몸에 열이 나고 손발이 뜨겁다. 맥은 부홍삭대활실(浮洪數代滑實)하고 힘이 있다.

혀가 붉고 진액이 적거나 설태가 없으며, 얼굴이 붉고 입술도 붉고 오심번열증이 나타나며, 기침과 밤땀(盜汗)이 나타난다면 음이 허하여 일어나는 조열(潮熱)이므로 음을 보충하여 양을 억제해야 한다. 반면에 맥이 가라앉고, 혓바늘이 생기며, 신열이 나서 손발을 가만 두지 못하고, 기침이 나며, 가슴이 답답하고, 대변이 굳고 미친 듯이 헛소리를 하는 증상들이 나타나면 양(陽)이 지나친 조열(燥熱)임을 알 수 있으므로 양을 억제하여 음을 보존해야 한다. 음양이 착잡된 복잡한 변화들은 표리, 한열, 허실 등에서 이미 구체적으로 서술하였으므로 중복하지 않는다.

2) 진음부족(眞陰不足)과 진양부족(眞陽不足)

진음부족(眞陰不足)과 진양부족(眞陽不足)은 신음(腎陰)의 부족과 신양(腎陽)의 부족을 말한다. 신(腎)은 선천의 근본이므로 신의 충족 여부는 환자의 체질과 관계된다. 타고남이 부족하면 신음과 신양이 허하고, 발병조건에 따라 진음부족 또는 진양부족의 병증후가 나타난다.

(1) 진음부족(眞陰不足)

허화(虛火)가 위로 타오르면 얼굴색이 희지만 양 볼과 입술이 붉고 입이 마르며, 혀가 건조하고 붉고 설태가 없어진다. 가슴이 답답하고, 머리가 어지럽고, 귀에서 소리가 나며, 허리와 다리가 시큰시큰하게 나른해지고, 밤땀, 악몽, 유정이 나타난다. 대변이 굳고, 소변이 적으며, 손발바닥에 열이 나고, 맥이 빠르며 힘이 없는 증상들이 나타난다.

(2) 진양부족(眞陽不足)

얼굴색이 희멀겋고, 입술이 희며, 입이 촉촉하고, 기침이 나고, 숨이 찬다. 몸이 붓고, 땀이 저절로 나며, 머리가 어지럽고, 음식을 먹으려 하지 않고, 배가 붓는다. 몸이 차고, 대변이 묽거나 또는 새벽에 대변을 본다. 양위(陽痿)나 정냉(精冷)이 생기며, 두 다리가 나른하고, 대맥(代脈) 또는 힘이 없는 맥이 나타난다.

3) 망음(亡陰)과 망양(亡陽)

망음(亡陰)과 망양(亡陽)은 질병이 위험한 증후로서 정확하게 변증하지 못하거나 제때에 구급하지 못하면 사망을 초래할 수 있다. 일반적으로 고열로 땀을 대량으로 흘리거나, 구토, 설사, 출혈 때 나타난다. 특히 땀을 지나치게 흘렸을 때 망음, 망양이 더욱 쉽게 나타난다. 음양의 소장(消長)은 상대적이다. 망음(亡陰)일 때는 음이 허하여 양이 항진되므로 일련의 열상(熱狀)이 나타난다. 그러나 허증에 속하는 것으로 비록 홍실(洪實)한 맥이 나타나지만 빠르고 힘이 없다. 망양(亡陽)일 때는 양이 쇠퇴하여 음이 항진되므로 일련의 한증(寒證)이 나타난다. 즉 허양(虛陽)이 밖으로 나오는 것이므로 맥이 부삭(浮數)하고 속이 빈 것 같고, 심할 때는 미약하여 없어질 듯한 맥이 나타난다.

망음(亡陰)일 때는 혀가 붉고 건조하지만, 망양(亡陽)일 때는 혀가 희고 습윤한 것으로도 망양과 망음을 구별할 수 있다.

망양 망음 변증 감별표

증상 / 증후	땀	사지	혀	맥	다른 증상
망음	땀이 따뜻하며 짜다	따뜻하다	붉고 건조하다	실하거나 빠르며 힘이 없다	몸이 뜨겁고 숨소리가 높고 갈증이 나며 찬 것을 마시려 한다
망양	땀이 차고 싱겁다	싸늘하다	희고 습윤하다	부삭하고 빈 것 같으나 미세하고 없어질 듯하다	몸이 차고 숨소리가 약하며 갈증이 없고 따뜻한 것을 마시려 한다

02. 장부변증(臟腑辨證)

장부변증(臟腑辨證)은 장부(臟腑)의 생리적 기능과 병적 증후에 근거하여 질병의 증상을 요약 분석하고 병을 연구하여 질병의 부위, 성질, 정사(正邪)의 성쇠 등의 상황을 판단하는 변증 방법이다.

장부변증(臟腑辨證)은 장병(臟病)의 변증, 부병(腑病)의 변증, 장부겸병(臟腑兼病)의 변증 세 부분으로 나눈다. 그 중 장병(臟病)의 변증이 장부변증의 주된 내용이다. 장과 부는 표리관계이고 병적 상태에서 서로 영향을 주므로, 전부터 부병의 병적 변화와 변증을 장병에 결부시켰으며, 부병을 단독으로 기술할 때가 비교적 적었다.

1. 심(心)과 소장병(小腸病)의 변증

심(心)은 가슴속에 자리잡고 심포락(心包絡)이 심을 에워싸고 있는데 이것을 심(心)의 성벽(城壁)이라고 한다. 심(心)의 경맥(經脈)은 소장(小腸)과 연결되며 둘은 표리관계(表裏關係)를 형성한다.

심(心)은 혈맥과 신명(神明)을 주관하고, 혀를 통하여 외계와 연결된다.

소장(小腸)은 체내에서 맑은 부분과 흐린 부분을 구분하고, 음식물을 소화 흡수하는 기능을 가지고 있다.

심(心)의 병증은 허실로 구분된다. 허증(虛證)은 오래 병에 시달려 정기가 손상되었거나, 선천적인 타고남의 부족이거나, 지나치게 고심하여 심을 손상시키는 등의 원인으로 심의 기(氣)와 양(陽)이 손상되거나, 심(心)의 음(陰)과 혈(血)이 소모되어 발생된다.

실증(實證)은 담(痰)의 정체, 화(火)의 교란, 한(寒)의 응결, 혈(血)의 정체와 기(氣)의 정체 등의 원인으로 발생된다.

심병에서 흔히 볼 수 있는 증상들은 가슴이 두근거리고 답답하며 아프고, 잠이 오지 않고 꿈이 많으며, 기억력이 쇠퇴되고 헛소리를 하는 것들이다.

소장의 병에는 주로 설사, 복통, 설창(舌瘡), 혈뇨(血尿) 등이 나타난다.

1) 심기허(心氣虛), 심양허(心陽虛), 심양폭탈(心陽暴脫)

이들은 심장의 양기허쇠, 기능감퇴, 양기의 갑작스런 외탈로 나타나는 증후이다. 대개 오랜 병에 의한 체질허약, 급한 병에 의한 정기의 손상, 선천적인 타고남의 부족, 고령에 의한 장기의 허약 등의 원인으로 발생된다.

● 임상증상

① **심기허(心氣虛)**: 가슴이 두근거리며, 무서워 정신이 아뜩하고, 가슴이 답답하고 숨이 차며, 활동한 후에 더욱 심해진다. 얼굴색이 담백색이거나 희멀겋고, 식은땀이 난다. 설색은 연하고, 설태가 희며, 허맥(虛脈)이 나타난다.

② **심양허(心陽虛)**: 심기허 증상의 바탕위에 춥고, 사지가 차고, 심전부가 아프고, 혀가 연하고, 붓고, 백활태(白滑苔)와 미세맥(微細脈)이 나타난다.

③ **심양폭탈(心陽暴奪)**: 식은땀이 대량으로 흐르고, 사지가 싸늘하고, 호흡이 미약하며, 얼굴색이 창백하고, 입술이 파랗고, 정신상태가 몽롱하거나 혼미하게 된다.

● 증후분석 심기허증(心氣虛症)은 심장과 정신기능상태가 쇠약해진 것이고, 심양허증(心陽虛症)은 심기허증의 바탕에서 허한 증상을 겸한 것이며, 심양폭탈증(心陽暴脫症)은 심양허증의 바탕에서 허탈(虛脫)과 망양(亡陽)증상을 겸한 것이다. 이것이 세 가지 증후의 변증 요점이다.

심기(心氣)가 쇠약하면 심장이 공허한 것처럼 뚝뚝 뛰고 다급한테, 가벼운 환자는 가슴이 두근거리고, 중한 환자는 두근거릴 뿐만 아니라 다급하고 무서운 감이 생긴다.

심(心)은 가슴속에 자리잡고 있으므로 심기(心氣)가 부족하면 흉중의 종기(宗氣)의 순행이 무력해지기 때문에 가슴이 답답하고 숨이 차다.

지나치게 피로하면 기(氣)가 소모되기 때문에, 움직일수록 심기가 더욱 허약해져 증상도 더욱 심해진다.

기허(氣虛)로서 체표가 치밀하지 못하면 저절로 땀이 난다.

심기가 부족해서 혈액운행이 무력하면 위로 자양하지 못하기 때문에 얼굴색이 담백색이거나 희멀겋게 되고, 설색이 연하고, 설태가 희게 된다. 혈행을 추동하는 힘이 부족하므로 맥이 허하고 무력하게 된다.

병이 더욱 진행되면 기허(氣虛)로부터 심양(心陽)이 손상되고, 신체를 덥히지 못하기 때문에 춥고 사지가 찬 증상도 겸한다. 양이 허할 때는 한(寒)이 성해지므로 한이 경맥에 응결되어 기의 순행이 장애되고 심맥이 막히기 때문에 심전부에 통증이 갑자기 나타나며 비교적 심하다.

혀색이 연하고 붓고 백니(白膩)한 설태가 생기는 것은 모두 양이 허하고 한이 성한 증후이다. 이때는 혈액을 추동하는 힘이 부족하므로 혈이 혈맥을 충만하게 채우지 못하기 때문에 미세한 맥이 나타난다.

심양(心陽)이 쇄되어 갑자기 밖으로 빠지면 양기(陽氣)가 체표를 보호하지 못하기 때문에 식은땀이 대량으로 흐르고, 신체를 덥히지 못하기 때문에 사지가 싸늘해진다.

심양이 쇠약해져 종기(宗氣)가 밖으로 빠지면 폐의 호흡기능을 돕지 못하기 때문에 호흡이 미약해지고 숨이 찬다.

양기가 소실되어 혈행을 추동하지 못하면 혈맥이 정체되어 혈액이 체표를 자양하지 못하기 때문에 얼굴색이 창백해지고 입술이 파랗고, 심신(心神)을 자양하지 못하면 신기(神氣)가 흐트러져 정신상태가 똑똑하지 못하게 되거나 심하면 정신이 혼미하게 된다.

2) 심혈허(心血虛)와 심음허(心陰虛)

심혈허(心血虛)와 심음허(心陰虛)는 심혈과 심음이 부족하여 심장(心臟)을 자양하지 못해 나타나는 증후이다. 대개 오랜 병으로 음혈이 소모되었거나, 너무 많이 실혈하였거나, 음혈의 생산이 부족하거나, 정서가 좋지 못하여 기와 화가 몰리고 음혈이 소모되는 등의 원인으로 발생된다.

임상증상 심혈허와 심음허의 공통적인 증상은 가슴이 두근거리고, 무서워 정신이 아뜩하고, 잠이 오지 않고 꿈이 많은 것들이다.

어지럼증과 건망증을 겸하고, 얼굴이 담백색이며 윤기가 없거나 위황색이고, 입술색이 연하고, 혀가 담백색이며, 세약(細弱)한 맥상 등이 나타나는 것은 심혈허이다.

오심번열(煩熱), 조열(潮熱), 밤땀(盜汗), 권홍(顴紅)이 생기고 혀가 붉고 진액이 적고 맥이 세삭(細數)한 것은 심음허(心陰虛)이다.

증후분석 진단에서는 위에서 소개한 심의 공통적인 증상에 혈허증(血虛證)이 함께 나타나는 것을 심혈허증(心血虛證)이라 하고, 음허증(陰虛證)이 함께 나타나는 것을 심음허증(心陰虛證)이라 한다.

혈(血)은 음(陰)에 속하는데 심의 음혈이 부족하면 심이 영양을 받지 못하기 때문에 심장의 박동이 안정되지 못하여 가슴이 두근거리고 무서워 정신이 아뜩한 증상이 생긴다. 심(心)의 신(神)이 음혈의 보양을 받지 못하면 심의 신이 안정되지 못하기 때문에 잠이 오지 않고 꿈이 많은 등의 공통적인 증상들이 나타난다. 그러나 음과 혈은 일정한 구별이 있으므로 나타나는 증상이 서로 다르다. 즉 혈허(血虛)일 때는 뇌수(腦髓)를 자양하지 못하기 때문에 어지럼증(眩暈)과 건망(健忘)이 나타나고, 얼굴을 자양하지 못하여 얼굴색이 희고 윤기가 없고 입술과 혈색은 연하고, 혈맥을 충만하게 채우지 못하기 때문에 세약(細弱)한 맥이 나타나게 된다.

그러나 음허(陰虛)일 때는 양(陽)이 항진되고 허열(虛熱)이 나타나므로 오심번열(惡心煩熱)과 오후의 조열(潮熱)이 생기며, 잠잘 때는 양기(陽氣)가 속으로 숨어 들어가 음액(陰液)을 증발시키면 밤땀이 생기며, 허열(虛熱)이 타오르면 권홍(顴紅)이 생기고, 혀가 붉고 진액이 적어진다.

세맥(細脈)은 음허(陰虛)를 나타내고 삭맥(數脈)은 열(熱)을 나타내는데 모두 음허 내열의 맥상이다.

3) 심화항성(心火亢盛)

심화항성증(心火亢盛症)은 심의 화가 체내에서 왕성하여 나타나는 증후이다. 대개 칠정(七情)에 막혀 기(氣)가 화(火)로 변하거나, 화열(火熱)의 사기가 체내를 침습하였거나, 기름진 음식과 술 담배를 좋아하고 이것을 오래 지속하여 몸속에 화열(火熱)이 성해지는 등의 원인으로 발생된다.

임상증상 가슴에 번열이 생기고, 밤에 잠이 들지 못하며, 낯빛이 붉고, 목이 마르며, 소변이 노랗고, 대변이 건조하며, 혀끝이 심홍색이고, 혀에 궤양(潰瘍)이 생겨 아프며, 맥이 빠르고 힘이 있다. 미친 것처럼 답답해하고, 헛소리를 하거나, 피를 토하거나 또는 코피가 난다. 피부에 창양(瘡瘍)이 생기고 벌겋게 붓고 열이 나고 아픈 증상이 나타날 때도 있다.

증후분석 심화항성증의 변증 요점은 혀와 맥(脈)과 관계되는 조직에 실화(實火)가 심한 증상이 나타나는 것이다. 심은 가슴 속에 자리잡고 있어서 심화(心火)가 심하면 심흉부에 번열이 생기고 답답하다. 심은 신명(神命)을 주관하는데 화열이 심의 신(神)을 교란하여 불면증이 생기고, 심한 환자는 미친 것처럼 답답해하고, 헛소리를 하고, 낯이 붉고, 목이 마르고, 소변이 노랗고, 대변이 굳으며, 맥이 삭(數)하고 힘이 있는 것은 모두 이열(裏熱)의 증후이다.

심은 혀를 통해 외계와 연결되며, 혀끝은 심과 밀접한 관계가 있으므로, 심화가 심할 때는 화열이 위로 타오르기 때문에 혀끝이 심홍색(深紅色)을 띤다. 혀의 맥락이 손상되면 혀에 궤양이 생기고 아프다.

심은 혈맥을 주관하므로 심화가 심하면 혈열(血熱)이 제멋대로 순행하므로 피를 토하거나 코피가 나타난다.

피부의 창양(瘡瘍)은 화독(火毒)이 체내에 쌓여 기혈의 운행이 순조롭지 못한 병적 현상이다.

심화항성증(心火亢盛症)과 심음부족증(心陰不足症)은 모두 심장병 증상과 열상을 나타내는데 전자는 실증(實證)이고 후자는 허증(虛證)으로 그 본질이 다르기 때문에 주의해서 감별해야 한다.

4) 심맥비조(心脈痹阻)

정기(精氣)가 허해서 허증(虛證)이 오래 진행되어 실증(實證)으로 변화되는 과정이다. 심맥비조증은 심의 혈맥이 여러 가지 원인으로 통하지 못하는 증후이다. 대개 나이가 많고 체질이 약하거나 또는 오랜 병으로 정기가 허해져 혈의 정체, 담의 응결, 한의 정체, 기의 정체를 일으키는 등의 여러 가지 원인으로 심맥비조증이 일어난다.

임상증상 가슴이 두근거리고, 무서워 정신이 아뜩해지며, 심흉부(心胸部)가 숨이 찬 것처럼 답답하고 아픈 것이 어깨, 등, 팔에까지 미치며 자주 발작한다. 통증이 바늘로 찌르는 것 같고, 혀가 암자색이고, 혀에 자반과 어점이 생기며, 세삽(細澁) 또는 결대(結代)한 맥이 나타나는 것은 어혈이 심맥에 몰린 증후이다.

담(痰)이 심해 몸이 실하고 무겁고 피로하며 답답하게 아프고, 백니태(白膩苔)와 침활맥(沈滑脈)이 나타나는 것은 담(痰)이 심맥에 몰린 증후이다.

갑자기 심하게 아프고, 따뜻하면 아픔이 가벼워지고, 춥고 사지가 차고, 설색이 연하고, 설태가 희고, 침지맥(沈遲脈) 또는 침긴맥(沈緊脈)이 나타나는 것은 한(寒)이 쌓인 증후이다.

붓는 것처럼 아프고 통증이 발작하는 것은 대개 정서의 변화와 관계된다. 혀가 담홍색 또는 암홍색이며, 설태가 엷고 희며, 현맥(弦脈)이 나타나는 것은 기(氣)가 정체된 증후이다.

증후분석 심맥비조증(心脈痹阻症)의 임상적 특징은 흉부가 숨이 막히는 것처럼 답답하게 아픈 것이 어깨, 등, 팔에까지 미치며, 자주 발작하는 것이다. 정기가 허약하고 양기가 부족하여 심(心)을 온양하지 못하기 때문에 가슴이 두근거리는 증상이 나타나며, 양기가 부족하여 혈액순환이 무력해지므로 나아가 어혈이 뭉치고, 담이 몰리고 음한이 쌓이며 기의 순행이 장애되는 병이 발생되기 때문에 심맥(心脈)이 막히고, 기혈의 운행이 순조롭지 못하기 때문에 통증이 나타난다.

수소음심맥(手小陰心脈)은 폐로부터 시작하여 겨드랑이와 팔의 안쪽을 순행한다. 심맥이 막힐 때는 기혈 순행이 순조롭지 못하기 때문에 경맥의 순행 경로에 따라 통증이 나타난다. 이것이 심맥비조증의 중요한 진단 근거이다.

이 병은 본허표실(本虛標實)의 병적 변화로서 통증은 사기가 심맥을 막은 것과 관계되므로 변증할 때는 반드시 어(瘀), 담(痰), 한(寒), 기(氣)의 병을 구분해야 정확한 진단을 내릴 수 있다.

허열(虛熱)이 심맥(心脈)을 막은 통증은 찌르는 것처럼 아픈 것이 특징이며, 암자색 혀, 혀의 자반(紫斑)과 어점(瘀點), 세삽(細澁) 또는 결대(結代)한 맥 등의 어혈(瘀血)이 체내에 몰린 증상을 겸한다.

담(痰)이 심맥에 막힌 통증은 답답하게 아픈 것이 특징이며, 환자는 담이 많고, 몸이 실하며, 무겁고 피로하며, 백니태(白膩苔)와 침활맥(沈滑脈) 등의 담이 체내에 성한 증상이 나타난다.

음한(陰寒)이 심맥(心脈)에 쌓인 통증은 심한 통증이 갑자기 발작하며, 따뜻하면 가벼워지는 것이 특징이다. 춥고 사지가 차고, 설색이 연하고, 설태가 희며, 침지(沈遲) 또는 침긴(沈緊)한 맥이 생기는 등의 한사가 체내에 쌓인 증상이 나타난다.

기(氣)가 심맥을 막은 통증은 붓는 것처럼 아픈 것이 특징이며, 통증의 발작이 대개 정신적 요인과 관계되며, 맥은 대개 현(弦)하고, 기의 정체로서 혈의 운행에 영향을 미치므로 가벼운 환자는 혀가 담홍색이고 중한 환자는 암홍색이다.

이 증후는 대개 단순한 혈허 또는 한사 등의 한 가지 원인으로 발생되지만, 두 가지 또는 그 이상의 원인으로 발생될 때도 있다. 예를 들면 기체혈어(氣滯血瘀), 기울담응(氣鬱痰凝), 기체혈어담조(氣滯血瘀痰阻), 한응기체혈어(寒凝氣滯血瘀) 등으로 그 중 담(痰)과 어혈(瘀血)이 겹친 것이 가장 많다. 그러므로 임상에서 반드시 각각의 병인과 그의 특징을 파악하고 전체적으로 분석해야 정확하게 진단할 수 있다.

5) 담미심규(痰迷心竅)

담미심규증(痰迷心竅症)은 담이 심규(心竅)를 막아 나타나는 증후이다. 습(濕)이 발전하여 담(痰)이 되었거나, 정서의 자극으로 기가 정체되어 담이 발생되어 본 병이 일어나게 된다.

임상증상 얼굴색이 어둑어둑하고, 상복부가 답답하고, 메스껍고, 의식상태와 말소리가 똑똑하지 못하고, 후두(喉頭)에서 가래소리가 들리며, 심한 환자는 정신이 혼미해지며, 백니태(白膩苔)와 활맥(滑脈)이 나타난다. 정신상태가 우울하고 표정이 무디고 혼자 중얼거리며 행동이 이상하다. 갑자기 토하며 후두에서 가래소리가 들리고, 눈이 위로 고정되며, 손발이 오그라들고, 짐승과 같은 이상한 소리를 낸다.

증후분석 담미심규증(痰迷心竅症)은 의식상태가 똑똑하지 못하고, 후두에서 가래소리가 들리며, 백니(白膩)한 설태가 나타나는 등이 변증 요점이다. 그러나 반드시 열과 허에 의한 병을 제외시켜야 한다.

이 증후는 간질(癎疾) 또는 만성병의 엄중한 단계에서 볼 수 있으며, 습사에 침습되어 중초가 막히고 담이 발생되어 담이 심규를 막은 환자에서도 볼 수 있다.

간질병은 정신상태가 이상하게 되는 질병(정신병의 일종)이다. 이것은 간기(肝氣)가 정체되어 담(痰)이 발생해서 심규를 막아 생기는 것이다. 간기가 정체되므로 간의 소설기능이 장애되어 의심이 많고, 생각이 많으며, 우울해하고, 표정이 무디고, 담이 심규를 막아 심신을 교란하므로 머저리처럼 혼자 중얼거리며 행동이 이상하게 된다.

간질병은 장부의 기능이 감소되고 담(痰)이 심경(心經)에 매복되어 있는 병으로 일단 체내의 간풍(肝風)이 심해지면 간풍이 담을 끼고 올라가 심규를 막으므로 병이 갑자기 발작하게 된다. 간풍은 동하기를 좋아하는 성질을 가지고 있으므로 풍담이 심규를 막으면 갑자기 까무러치고, 의식이 장애되고, 거품을 물고, 후두에서 가래소리가 들린다. 간은 힘줄을 주관하며 간풍에 의하여 눈과 힘줄이 수축하므로 두 눈이 위로 고정되고 손발이 오그라든다. 간기(肝氣)가 위로 치받으면 후두에 가래가 끓어오르므로 담과 기의 작용으로 짐승과 같은 이상한 소리가 생긴다.

외부의 습사가 체내로 침범하여 중초를 막으면 청양(淸陽)이 상승하지 못하고 탁기가 위로 치밀어 얼굴색이 어둑어둑하고, 위(胃)의 하강기능이 소실되고, 위기(胃氣)가 위로 상역하므로 메스껍고, 습사가 체내에 몰려 담이 발생되어 기(氣)를 따라 후두로 올라가므로 후두에서 가래소리가 난다.

담이 위로 심규를 막아 심신(心神)을 교란하므로 의식상태가 똑똑하지 못하고, 언어가 똑똑하지 못하며, 심한 환자는 의식이 상실된다. 백니태(白膩苔)와 활맥(滑脈)은 담이 내성한 증후이다.

6) 담화요심(痰火搖心)

담화요심증(痰火搖心症)은 담화(痰火)가 심신을 교란하여 나타나는 증후이다. 지나치게 고심하거나 성을 내는 정신적 자극으로 기가 정체되고 화로 변화되어 진액을 말려서 담을 생산하며, 체내에 담화가 성해지거나 또는 열사의 침습을 받아 열이 진액을 말려 담을 발생시키고 열담(熱痰)이 심을 교란하여 이 증후가 나타나게 된다.

임상증상 열이 나고, 숨소리가 크고, 얼굴과 눈이 벌겋고, 가래가 노랗고 끈끈하며, 후두에서 가래소리가 들리고, 미친 것처럼 조급하고 망령되게 움직이며, 헛소리를 한다. 혀가 붉고, 황니태(黃膩苔)와 활삭맥(滑數脈)이 나타난다.

잠이 오지 않고, 가슴이 답답하며, 시끄러워하며, 머리가 어지럽고 눈이 아찔하다. 언어가 착란되고, 때로는 웃고 때로는 울며, 사람을 가리지 않고 때리며, 물건을 부수고, 신열이 나서 손발을 가만 두지 못하며, 움직이기를 좋아하고, 힘이 정상적인 사람보다 세다.

증후분석 담화요심증(痰火搖心症)에서 외감열병(外感熱病)은 고열과 가래가 성하고 의식상태가 똑똑하지 못하는 것이 변증 요점이고, 내상잡병(內傷雜病)에서는 가벼운 환자는 불면증과 가슴이 답답한 것, 중한 환자는 정신이상으로 움직이기를 좋아하는 것이 변증 요점이다.

외감열병의 담화요심증은 사열이 왕성해서 체내로 침범하여 수액이 뜨거워져 담이 발생되고, 담열(痰熱)이 심규를 교란하여 발생된다.

체내의 열이 체표로 반영되므로 고열이 나타나고, 화열이 위로 치받으므로 얼굴과 눈이 벌겋게 되며, 열이 심하므로 기능도 항진되어 숨소리가 커지고, 열이 진액을 말려 담이 발생되므로 가래색이 노랗고 후두에서 가래소리가 들리며, 담과 화가 결합하여 심장을 교란하여 심신이 혼란되므로 미친 듯이 나대며 허튼 소리를 하게 된다. 홍색 혀, 황니태(黃膩苔)와 활삭맥(滑數脈)은 체내에 담화가 성한 것들이다.

내상병(內傷病)에서는 담화(痰火)가 심장을 교란하므로 불면증과 답답한 증상이 동시에 나타나며, 담이 기도(氣道)에 쌓이면 가슴이 답답하고 가래가 많아지고, 청양(淸陽)이 억제되면 어지럽고 아찔한 증상이 나타난다.

정신이 광란되는 것을 광증(狂症)이라 한다. 광증의 발생은 칠정(七情)과 관계되는데, 심한 정신자극을 받게 되면 기의 순환이 문란해지고 심화(心火)가 생겨서 진액으로부터 담이 생산되어 심규를 막고 심신을 교란하여 광증을 일으킨다. 담화가 심을 교란하여 심의 신(神)이 문란해지면 의식상태가 혼란해져 허튼소리를 하고, 때로는 웃고 때로는 울며, 친척과 남을 분별하지 못한다.

화(火)는 양(陽)이고 양은 동(動)을 주관하므로 신열이 나서 손발을 가만 두지 못하고, 제멋대로 움직이며, 사람을 때리고 물건을 부수며, 힘도 정상인보다 세다.

7) 소장실열(小腸實熱)

소장실열증(小腸實熱症)은 소장에 열이 심하여 나타나는 증후이다. 대개 심열(心熱)이 소장으로 전달되어 발생된다.

임상증상 가슴이 답답하고, 갈증이 생기며, 입과 혀에 부스럼이 생기고, 소변이 붉고 순조롭지 못하며 덴 것처럼 아프고 심하면 혈뇨(血尿)가 생긴다. 혀는 붉고, 설태는 노랗고, 맥은 삭(數)하다.

증후분석 소장실열증의 변증 요점은 심(心)에 화열(火熱)이 심한 증상과 소변이 붉고 덴 것처럼 아프고 순조롭지 못한 것들이다.

심과 소장은 표리관계로서 소장은 맑은 것과 흐린 것을 가리는 기능을 가지고 있으며 수액을 방광을 통하여 배출한다. 심열이 소장으로 전이되면 소변이 붉게 되고 덴 것처럼 아프고 순조롭지 못하게 된다.

열이 심하면 혈맥이 손상되므로 혈뇨가 나타나고, 심화(心火)가 심하면 심신(心神)을 교란하여 가슴이 답답하게 되며, 진액이 열에 의해 소모되므로 갈증이 생기며, 심화가 위로 치받으므로 입과 혀에 부스럼이 생긴다. 홍설(紅舌), 황태(黃苔), 삭맥(數脈)은 이열(裏熱)의 증후이다.

소장의 병은 흔히 볼 수 있는 병으로 소장실열증(小腸實熱症)뿐만 아니라 소장허한증(小腸虛寒症)과 소장기통증(小腸氣痛症)을 볼 수 있는데 "비양허(脾陽虛)"와 "한체간맥(寒滯肝脈)"에서 소개한다.

2. 폐(肺)와 대장병(大腸病)의 변증

폐는 가슴속에 자리잡고 있으며, 폐의 경맥은 대장을 연결하여 대장과 표리관계를 이룬다. 폐는 기를 주관하고 호흡을 관리하며, 선발과 숙강기능을 가지고 있고, 수도(水道)를 통하게 한다. 체표로는 피모가 폐에 배속되고, 코로 외계와 통한다.

대장은 전달기능을 주관하고 찌꺼기를 체외로 배설한다.

폐의 병은 허실로 나눈다. 허증(虛證)으로는 기허증(氣虛證)과 음허증(陰虛證)을 볼 수 있고, 실증(實證)으로는 풍(風), 한(寒), 조(燥), 열(熱) 등의 사기에 침습된 증후나 담습저폐증(痰濕沮肺症)을 볼 수 있다.

대장의 병으로는 습열내침증(濕熱內侵症), 진액부족증(津液不足症), 양기괴허증(陽氣壞虛症)을 볼 수 있다.

폐의 병에서 흔히 볼 수 있는 증상은 기침, 천식, 흉통, 각혈 등이다.

대장의 병에서 흔히 볼 수 있는 증상은 변비, 설사. 이질, 복통 등이다.

1) 폐기허(肺氣虛)

폐기허(肺氣虛)는 폐의 기능이 감퇴되어 나타나는 증후이다. 대개 오랜 병으로 인한 기침과 천식 또는 기의 생산 부족으로 발생된다.

임상증상 기침이 나지만 힘이 없고, 기가 부족하여 숨이 차고 움직이면 심해진다. 가래가 맑고 묽으며, 말소리가 무엇을 두려워하듯이 낮다. 얼굴색이 담백색이거나 희멀겋고, 피곤하고, 정기가 부족하고, 식은땀(自汗)과 오풍(惡風)이 나타날 때도 있고, 감기에 잘 걸린다, 설색은 연하고, 설태는 희며, 맥은 허하다.

증후분석 폐기허에서는 일반적으로 기침이 나고, 힘이 없고, 기가 부족하여 숨이 차며, 전신기능이 장애되는 것이 변증 요점이다.

폐기가 소모되고 종기(宗氣)가 부족하여 호흡기능이 감퇴되기 때문에 기침이 나지만 힘이 없으며, 기가 부족하고 숨이 차며, 움직이면 기가 소모되므로 증상이 더욱 심해진다. 폐기가 부족하므로 폐가 수액을 수송 분포하는 기능이 감소되어 수액이 폐에 멎고 기를 따라 상역하므로 맑고 묽은 가래가 생긴다.

후두는 발음기관으로 폐기가 보양하는데, 폐기가 왕성하면 말소리가 웅장하고, 허약하면 무서워하듯이 낮아진다. 얼굴색이 담백색이거나 희멀겋고 피곤하며 정기가 부족한 것은 모두 기허증에서 흔히 볼 수 있는 증상들이다.

폐기허일 때는 위기(衛氣)가 체표를 보위하지 못하기 때문에 식은땀이 나고 바람을 싫어하는 증상이 생기며, 방어기능이 저하되므로 외사의 침습을 받아 감기에 잘 걸린다. 설색이 연하고, 설태가 희고, 맥이 허한 것은 모두 기허의 증상들이다.

2) 폐음허(肺陰虛)

폐음허증은 폐음이 부족하여 허열(虛熱)이 생기는 증후이다. 대개 오랜 기침으로 음(陰)이 손상되었거나, 노충(癆蟲: 결핵균)이 폐를 침습하였거나, 열병으로 진액이 소모되어 발생된다.

임상증상 기침이 나지만 가래는 없거나 적으며 진하고, 목이 마르고, 여위고, 오후에는 조열(潮熱)이 나고 오심번열이 생기며, 밤땀이 나고 광대뼈 주위가 붉어진다. 심한 환자는 가래에 피가 섞이고, 목소리가 쉬고, 혀가 붉고 진액이 적으며, 세삭(細數)한 맥이 나타난다.

증후분석 폐음허(肺陰虛)에서는 폐병에 흔히 나타나는 증상과 음허(陰虛)로 생산되는 내열증상(內熱症狀)이 함께 나타나는 것이 변증 요점이다.

폐는 깨끗하고 습윤한 것을 좋아하는데 폐음이 부족하여 허열(虛熱)이 생기면 폐가 열에 증발되어 폐기가 상역하므로 기침이 나고, 진액이 열의 작용으로 담이 되므로 가래가 적고 진하다.

폐음이 손실되어 위로 인후를 습윤하지 못하기 때문에 목이 마르고, 밖으로 근육을 자양하지 못하기 때문에 여윈다.

허열이 생기면 오후에 조열(潮熱)이 나고 오심번열이 나타나며, 영음(榮陰)을 교란하여 밤땀이 생기고, 허열이 타오르면 광대뼈 주위가 붉게 된다.

폐의 혈맥이 열에 손상되면 혈이 혈관 밖으로 넘치므로 가래에 피가 섞인다.

후두가 음과 진액의 자양을 잃고 허열에 증발되면 목소리가 쉰다. 혀가 붉고 진액이 적고 맥이 세삭(細數)한 것은 모두 음허로 인해 생기는 내열(內熱) 증상들이다.

3) 풍한속폐(風寒束肺)

풍한속폐증(風寒束肺症)은 풍한의 침습을 받아 폐기가 억제되는 증후이다.

임상증상 기침이 나며, 가래가 묽고 색이 희며, 코가 막히고, 맑은 콧물이 흘러나오며, 약간 오한이 생기고, 열이 가볍고, 땀이 나지 않는다. 설태는 희고, 맥은 부긴(浮緊)하다.

증후분석 풍한속폐증(風寒束肺症)은 기침이 주된 증상으로 풍한표증(風寒表證)을 겸한 것이 특징이다. 풍한의 침습을 받아 폐기가 억제되어 폐의 선발기능이 장애되고 폐기가 상역하므로 기침이 난다. 한사는 음에 속하므로 가래가 묽고 희다.

코는 폐가 외계와 통하는 곳으로 폐기의 선발기능을 잃으면 코로 기가 순조롭게 통하지 못하기 때문에 코가 막히고 맑은 콧물이 난다.

폐(肺)는 기(氣)를 주관하고 위(衛)에 속하는데 폐위(肺衛)가 사기의 침습을 받으면 위기가 정체되어 오한이 생기고, 정기가 사기와 투쟁하므로 열이 나며, 땀구멍이 막혀 땀이 나지 않는다. 사기는 아직 체내로 침습되지 못하였으므로 설태는 변화되지 않는다.

부맥(浮脈)은 표증을 나타내고, 긴맥(緊脈)은 한증을 나타내는 것으로, 부긴맥은 풍한에 침습된 증후이다. 이 증후는 풍한표증과 비슷하나 각각 다른 점을 가지고 있다. 이 증후는 기침이 주된 것으로 풍한표증을 겸하지만, 표증은 일반적으로 가볍거나 경우에 따라 명확하지 않을 때도 있다. 풍한표증(風寒表證)은 오한과 발열이 주된 증상이며 기침은 있다 해도 매우 가볍다. 이것이 둘 사이의 구별점이다.

4) 한사각폐(寒邪客肺)

한사각폐증(寒邪客肺症)은 한사가 체내로 폐를 침범하여 나타나는 증후이다.

임상증상 기침이 나고 숨이 차며, 가래가 묽고 희며, 춥고 사지가 차다. 설색은 연하고, 설태는 희며, 맥은 지완(遲緩)하다.

증후분석 한사각폐증(寒邪客肺症)은 갑자기 기침이 나며 한증을 겸한 것이 특징이다. 한사가 폐를 침범하여 양기가 억제되고 폐기가 상역하면 기침이 나고 숨이 차다. 한은 음사에 속하므로 가래가 묽고 희고, 양기가 억제되어 체외로 나아가지 못하기 때문에 체표를 덥히지 못하여 춥고 사지가 차게 된다.

한은 응결되는 성질이 있으므로 기혈의 순행도 순조롭지 못하게 되며, 혀를 자양하지 못하여 설색이 연하고 설태가 희며, 맥관을 막아 지완(遲緩)한 맥이 나타난다.

한사각폐증(寒邪客肺症)과 풍한속폐증(風寒束肺症)은 모두 기침이 나고 가래가 묽고 흰 것이 주된 증후이다.

한사각폐증은 숨이 차고 추우며 사지가 차나 열이 없으며 기침이 심하고 병기일이 길지만, 풍한속폐증은 오한과 발열 등의 표증이 나타나면서 기침은 가볍고 병기일이 짧고 병이 비교적 가볍다. 이러한 것으로 둘 사이를 구별할 수 있다.

한사각폐증(寒邪客肺症)은 음증(飮證)의 음사정폐증(飮邪停肺症)과 비슷하다. 즉 둘은 모두 기침이 나고 숨이 차며 가래가 묽고 흰 증상이 나타나지만 병리적 성질, 발병의 특징, 가래의 양 등이 다르다. 다른 점은 아래와 같다.

① 둘이 모두 가래가 묽고 희지만 가래의 양을 비교하면 한사각폐증은 비교적 적고, 음사정폐증은 맑고 물처럼 묽고 거품이 섞이는 것이다.

② 병의 기왕력에 있어서 한사각폐증은 기왕력이 없고 갑자기 나타나는 급성 과정이다. 음사정폐증은 반복적으로 발작한 병력이 있고, 매년 겨울과 가을에는 중해지고 봄여름에는 가벼워지는 만성 과정이다.

③ 병리적인 성질에 있어서 한사각폐증은 실증(實證)이고, 음사정폐증은 본허표실증(本虛標實證)이다.

5) 담습저폐(痰濕沮肺)

담습저폐증(痰濕沮肺症)은 담습이 폐에 쌓여 나타나는 증후이다. 대개 비(脾)의 기가 허약해졌거나, 오랜 기침으로 폐가 손상되었거나, 한습한 사기의 침습을 받는 등의 원인으로 발생된다.

임상증상 기침이 나고, 가래가 많고 진하며, 색이 희고 뱉기 수월하며, 가슴이 답답하고, 심하면 숨이 차고 가래소리가 들린다. 설색은 연하고, 설태는 백니태(白膩苔)이고 맥은 활(滑)하다.

증후분석 담습저폐증(痰濕沮肺症)의 변증 요점은 기침이 나고 가래가 많고 진하며 색이 희고 뱉기 쉬운 것들이다. 이 증후는 급성병과 만성병에서 볼 수 있으나 만성병에 더 흔히 나타난다. 급성병에서는 대개 한습한 외사가 폐를 침습하여 발생된다. 폐의 선발숙강기능이 장애되어 진액이 수송 분포되지 못하기 때문에 수액이 몰려 담습이 발생되어 병이 발생된다. 만성병에서는 비기(脾氣)가 허약하여 수송 분포기능이 장애되고 수액이 몰려 담이 되어 폐를 침습하거나, 오랜 기침으로 폐가 손상되어 폐의 수송 분포기능이 장애되고 습이 담이 되어 폐조직을 손상시켜 병이 발생된다. 담습이 폐에 쌓이므로 폐기가 상역하여 기침이 나고, 가래가 많으며 진하고 끈끈하고 색이 희고 뱉기 쉬운 증상이 나타난다.

담습이 기도를 막아 폐기가 순조롭지 못하게 되므로 흉통이 생기고, 심하면 숨이 차고 가래소리가 들리게 된다. 설색이 연하고 설태가 백니(白膩)하며 맥이 활(滑)한 것은 모두 담습이 체내에 몰린 증상들이다.

6) 풍열범폐(風熱犯肺)

풍열범폐증(風熱犯肺症)은 풍열이 폐조직을 침범하여 위기(衛氣)의 병적 변화가 생기는 증후이다.

임상증상 기침이 나고, 가래가 진하고 노랗고, 코가 막히고, 누런 콧물을 흘리며, 몸에 열이 나고, 풍한을 약간 싫어하며, 목이 마르고 아프다. 혀끝이 붉고, 설태는 박황태(薄黃苔)이며, 맥은 부삭(浮數)하다.

증후분석 풍열범폐증(風熱犯肺症)은 기침과 풍열표증(風熱表症)이 함께 나타나는 것이 특징이다. 풍열이 폐를 침습하여 폐의 숙강기능이 장애되면 기침이 나고, 풍열은 양에 속하고 진액을 건조시켜 담을 생산하므로 가래가 진하고 색이 노랗다.

폐기의 선발기능이 장애되어 비규(鼻竅)가 순조롭지 못하고 열이 진액에 작용하므로 코가 막히고 노랗고 진한 콧물을 흘린다.

폐위(肺衛)가 사기의 침습을 받으면 사기와 다투어 열이 생기며, 위기(衛氣)가 억제되므로 풍한을 싫어하는 증상이 나타난다.

풍열이 위로 진액을 소모하면 입이 마른다. 후두는 폐의 문호로서 열이 폐에 몰리면 인후가 순조롭지 못하여 인후가 아프다. 혀끝이 붉고 박황태(薄黃苔)와 부삭맥(浮數脈)이 나타나는 것은 모두 풍열이 체표를 침습한 증후이다.

7) 열사옹폐(熱邪壅肺)

열사옹폐증(熱邪壅肺症)은 열사가 폐를 옹체(壅滯)시켜 나타나는 증후이다. 대개 습열(濕熱)의 사기가 코와 입으로 체내에 침입하거나, 풍열이 체내로 들어가 양열陽熱)로 변하여 폐에 내옹(內壅)되어 발생된다.

임상증상 기침이 나고, 가래가 진하고 노랗고, 숨이 차고 숨소리가 거칠고, 고열과 갈증이 생기고, 답답하여 안절부절못하며, 심한 환자는 비익(鼻翼)이 너풀거리고, 코피와 각혈이 생기거나, 흉통과 고름 같은 피가 섞인 누린내가 나는 가래를 뱉는 증상이 나타나며, 대변이 건조하고 소변이 적고 붉다. 혀가 붉고, 설태는 노랗고 맥은 활삭(滑數)하다.

증후분석 열사옹폐증(熱邪壅肺症)의 진단 근거는 폐병에서 흔히 볼 수 있는 증상과 이열증(裏熱證)이 함께 나타나는 것이다. 열사가 심하여 폐장에 정체되면 폐기가 상역하므로 기침이 나고, 열이 진액을 건조시켜 담을 생산하므로 가래가 진하고 색이 노랗다. 폐의 숙강기능이 장애되면 숨이 차고 숨소리가 커지고 호흡이 곤란하다. 이열이 체표로 증발되면 피부가 몹시 따갑게 되고, 체내로 음액을 손상시키면 갈증이 생기고 물을 마시기 좋아하며, 심신을 교란하면 답답하고 불안해한다.

담(痰)과 열(熱)이 합하여 폐에 정체되면 기도(氣道)가 장애되고 폐기가 정체되므로 비익이 너풀거리고 위험한 증상이 나타난다.

열이 폐락(肺絡)을 손상시키면 폐락(肺絡)이 터져 혈(血)이 넘쳐 나오므로 코피와 각혈이 생기고, 담(痰)이 폐락(肺絡)을 막으면 기체혈옹(氣滯血壅)이 생기고 기혈의 운행이 순조롭지 못하게 되므로 흉통이 생기고, 혈이 부패되어 고름이 생기면 고름 같은 가래에 피가 섞이고 누린내가 나는 가래를 토하게 된다.

이열(裏熱)이 심해 진액을 소모하면 대장이 습윤되지 못하기 때문에 대변이 건조해지고, 진액의 생산이 부족하면 소변이 적고 붉게 된다. 혀가 붉고 설태가 누런 것은 열을 나타내고 활삭맥(滑數脈)은 이열(裏熱) 또는 담열(痰熱)의 증후이다.

풍열범폐증(風熱犯肺症)과 열사옹폐증(熱邪壅肺症)은 모두 기침이 나고 가래가 진하고 누런 증상을 가지며 모두 외감열병에 속하지만 병리적 성질, 병의 경중과 예후 등은 다르다. 전자는 사기(邪氣)가 폐를 침습하고 풍열표증을 겸하며 병이 가볍고 기일이 짧고 예후가 좋으나, 후자는 열사(熱邪)가 폐장에 정체되어 병이 체내에 발생된 것이고 일련의 이열증(裏熱證)을 겸하며 병이 중하고 기일이 길고 제때에 치료해야 예후가 좋다.

8) 조사범폐(燥邪犯肺)

조사범폐증(燥邪犯肺症)은 가을철의 조사(燥邪)가 폐위(肺衛)를 침범하여 나타나는 증후이다.

임상증상 가래가 없이 마른기침을 하거나, 가래가 적고 끈끈하며 뱉기 힘들고, 입술, 혀, 인후, 코가 건조하다. 열이 나고 오한이 생기며, 흉통과 각혈이 생긴다. 혀는 붉고, 설태는 희거나 노랗고, 맥은 삭(數)하다.

증후분석 조사범폐증(燥邪犯肺症)은 폐병의 증상이 나타나는데 건조하고 진액(津液)이 적은 증상이 변증 요점이다. 조사(燥邪)가 폐의 진액을 손상시켜 폐를 습윤하지 못하기 때문에 폐의 숙강기능이 장애되어 가래가 없는 마른기침을 하거나, 또는 가래가 적고 끈끈하며 뱉기 힘든 증상이 나타난다. 조사가 진액을 손상시키고 기도(氣道)를 습윤하지 못하기 때문에 입술, 혀, 인후, 코 등의 부위가 건조하다.

폐는 위기(衛氣)가 통하는데 폐가 조사에 침습되면 위기가 막혀 고열과 오한 등의 체표의 증상이 나타난다.

조사가 화(火)로 변화되어 폐락을 손상시키면 흉통과 각혈이 생긴다.

조사가 진액을 소모시키면 양이 항진되므로 혀가 붉고, 사기가 폐위를 침범하였을 때는 설태가 희고, 폐를 침범하였을 때는 노랗다.

일반적으로 조사가 폐를 침범하였을 때는 삭맥(數脈)이 나타나는데, 폐위를 침범하였을 때는 맥이 부삭(浮數)하고, 진액의 손상이 명확할 때는 세삭(細數)한 맥이 나타난다.

본 증후를 진단할 때는 조사(燥邪)가 편온(偏溫)한가 편냉(偏冷)한가를 구분해야 할 뿐만 아니라 조사범폐증(燥邪犯肺症)과 폐음허증(肺陰虛證)을 구별해야 한다.

9) 대장습열(大腸濕熱)

대장습열증(大腸濕熱症)은 습열(濕熱)이 대장을 침범하여 나타나는 증후이다. 습열인 외사의 침입을 받았거나 식사에 절제가 없어 발생된다.

임상증상 복통(腹痛)이 생기고, 적백색이 혼합된 흐들흐들한 대변이 나오며, 뒤가 묵직하고 대변을 참지 못하거나, 노랗고 냄새가 역한 설사가 갑자기 발생한다.

항문이 덴 것처럼 아프고, 소변이 적고 붉으며, 갈증이 생긴다. 오한과 발열이 생기거나 또는 열은 나지만 오한이 없는 증상들은 겸한다.

혀는 붉고, 설태는 황니(黃膩)하고, 유삭(濡數) 또는 활삭(滑數)한 맥이 나타난다.

증후분석 대장습열증의 변증 요점은 대변 횟수가 증가되고, 흐들흐들한 대변 또는 누런 물 같은 대변을 보며, 습열이 체내에 쌓인 증상과 함께 나타나는 것이다.

습열이 대장을 침습하여 체내에 뭉쳐 기의 순행을 막으면 복통이 나타나고, 습열이 대장에 정체되어 고름이 발생되므로 농혈변(膿血便)을 보며, 장 속에 열(熱)이 있으면 기능이 항진되어 수시로 대변을 보려하므로 뒤가 무직하고, 습이 대장에 쌓여 기의 순행이 막히므로 대변이 순조롭지 못하고 뒤가 무직하다.

습열이 대장을 침범하여 열이 진액을 아래로 압박하므로 대변 횟수가 많아지고 누런 물 같은 대변을 보게 된다.

열이 심하므로 항문이 뜨끈한 감이 생기며, 수액이 대변으로 빠지므로 소변이 적어지고 황적색을 띤다. 갈증도 열로 인해 진액이 손상된 것이다.

사기가 체표에 머물러 있으면 오한과 발열이 생기고, 체내에 침입하면 열이 나지만 오한이 없어진다.

혀가 붉고 황니(黃膩)한 태는 습열의 증후이다. 습열로 인한 병으로 습이 열보다 중할 때는 유삭(濡數)한 맥이 나타나고, 열이 습보다 중할 때는 활삭(滑數)한 맥이 나타난다.

10) 대장액괴(大腸液塊)

대장액괴증(大腸液塊症)은 진액이 부족하여 대장을 습윤하지 못하는 증후이다. 대개 평소에 음이 부족하거나, 병으로 음이 손상되었거나, 열병 후 진액이 회복되지 못하였거나, 부녀자에서 산후출혈이 너무 많은 것 등의 원인으로 발생된다.

임상증상 변비가 생기고 뒤를 보기 힘들어 며칠에 한번 보며, 입이 마르는 증상이 나타난다. 입에서 역한 냄새가 나고 어지러운 증상이 생길 때도 있다. 혀가 붉고 진액이 적으며 세삽(細澁)한 맥이 나타난다.

증후분석 대장액괴증(大腸液塊症)은 대변이 건조하고 뒤를 보기 힘든 것이 주된 증상이다. 진액의 부족으로 장을 습윤하지 못하면 대변이 건조해지고 뒤를 보기 곤란하며, 대개 3~5일에 한번, 심하면 10여일에 한번 대변을 보게 된다.

임상에서 흔히 볼 수 있는 습관성 변비는 대부분 진액의 부족으로 생기는 것이다. 체내의 음이 손상되어 입과 목을 습윤하지 못하면 입과 목이 마르고, 대변을 수일간 보지 못하여 탁기(濁氣)가 밖으로 배출되지 못하고, 반대로 상역하면 입에서 역한 냄새가 나고 어지럽다.

음이 손상되면 양이 항진되므로 혀가 붉고 진액이 없어지게 된다. 진액의 부족으로 맥을 충만하게 채우지 못하기 때문에 세삽(細澁)한 맥이 나타난다.

11) 장허활사(腸虛滑瀉)

장허활사증(腸虛滑瀉症)은 대장의 양기가 허약해져 고섭(固攝)하지 못하는 증후이다. 대개 설사 등이 오래 낫지 않아서 발생된다.

임상증상 설사가 끝없이 나가거나 대변을 조절하지 못하며, 심한 환자는 탈항(脫肛)이 생기고, 배가 은은하게 아프고, 따뜻한 것과 누르는 것을 좋아한다. 설색은 연하고, 백활태(白滑苔)와 침약맥(沈弱脈)이 나타난다.

증후분석 장허활사증(腸虛滑瀉症)은 대변을 조절하지 못하는 것이 주된 증상이다. 오래 동안 설사가 지속되면 양기가 쇠약해지므로 대장의 고섭기능(固攝機能)이 파괴되어 설사가 끝없이 나고 심하면 조절할 수 없게 되어 탈항이 생긴다.

대장의 양기(陽氣)가 쇠약해지면 음이 성해지므로 체내에서 한이 생성되어 복부가 은은히 아프고 따뜻한 것과 눌러주는 것을 좋아한다. 혀색이 연하고 태가 백활(白滑)하고 맥이 침약(沈弱)한 것은 모두 양이 허하고 음이 성한 것이다.

3. 비(脾)와 위병(胃病)의 변증

비와 위는 모두 중초(中焦)에 자리잡고 있으며, 경맥을 통하여 서로 연결되어 표리관계를 이룬다.

비(脾)는 수곡을 운화하고, 위(胃)는 수곡을 받아들이고 소화하며, 비는 상승하고, 위는 하강하는 기능을 가지고 있다. 이 둘은 이러한 기능을 통하여 음식물을 소화하고 수송 분포하며, 기혈을 생산하는 근원이 되므로 후천적인 근본이라고 한다. 비(脾)는 또 혈을 통솔하고 사지와 근육을 주관하는 기능을 가지고 있다.

비와 위의 병은 모두 한열허실(寒熱虛實)로 나눌 수 있다. 비의 병은 대개 양기가 허약해져 운화기능이 감퇴되기 때문에 체내에 수습과 담음이 발생되고 혈을 통솔하지 못하는 것이며, 위의 병은 대개 수곡(水穀)을 받아들이고 소화하는 기능이 장애되고 위기(胃氣)가 상역하는 것이다.

비병(脾病)에서 흔히 볼 수 있는 증상은 배가 묵직하고 아프며, 설사, 부종, 출혈 등이다. 위병(胃病)에서는 상복부의 통증, 구토, 트림, 딸국질 등을 흔히 볼 수 있다.

1) 비기허(脾氣虛)

비기허증(脾氣虛症)은 비기(脾氣)가 부족해서 운화기능(運化機能)이 장애되어 나타나는 증후이다. 대개 영양부족이나 지나친 피로와 급성 또는 만성질환으로 일어나는 비기의 손상 등으로 일어난다.

임상증상 식사량이 적어지고, 배가 묵직하고, 식후에 더욱 심해진다. 설사가 나고, 사지가 나른하며, 숨이 차서 말하기를 싫어한다. 얼굴색이 노랗거나 희멀겋고, 붓고 여윈다. 설색은 연하고, 설태는 희며, 맥은 완약(緩弱)하다.

증후분석 비기허증(脾氣虛症)에서 운화기능이 장애된 증상과 기허증상이 함께 나타나는 것이 변증 요점이다.

비기가 부족해서 운화기능이 장애되어 소화가 안 되고 정미물질(精微物質)을 수송 분포하는 힘이 부족하므로 체내에 수습(水濕)이 생성되어 비기(脾氣)를 침습하기 때문에 허성복창(虛性腹脹)이 나타난다.

비와 위는 표리관계로서 비기가 부족하면 위기도 허약해지고 소화기능이 감퇴되므로 식욕이 감소되고 먹으려 하지 않는 증상이 나타난다.

식후에는 비기가 더욱 기능을 발휘하기 힘들기 때문에 복창이 더욱 심해지는데 "식후에 운화되지 못하는 것은 그 병이 비(脾)에 있다"라고 하며 이것을 비허복창(脾虛腹脹)이라 한다.

수습이 운화되지 못하고 아래로 밀리므로 설사가 나거나 굳은 대변이 묽게 된다.

비(脾)는 사지와 근육을 주관하므로 비기가 부족해서 사지가 자양되지 못하면 나른하고 맥이 없게 되며, 중초의 기가 부족하므로 숨이 차고 말하기 싫어하는 증상이 생긴다.

비허로서 수습이 운화되지 못하고 피부를 침습하므로 얼굴색이 희멀겋게 되고 부종이 생긴다.

비와 위는 후천의 근본으로 기혈을 생산하는 원천이므로 비기의 부족이 오래 지속되면 영혈(營血)이 허약해지기 때문에 기혈양허증(氣血兩虛證)이 나타난다. 기혈이 양허되어 근육이 혈의 자양과 기의 온화를 잃게 되므로 점점 여위고, 얼굴색이 노랗게 되며, 설태가 담백색이 되고, 완약(緩弱)한 맥이 나타나는데 모두 비기가 허약한 것이다.

2) 비양허(脾陽虛)

비양허증(脾陽虛症)은 비양(脾陽)이 쇠약해져 체내에서 음한(陰寒)이 성해져 나타나는 증후이다. 대개 비기허가 발전되어 발생되거나, 너무 찬 음식을 먹거나, 심양허(心陽虛)로서 화(火)가 토(土)를 생산하지 못하여 발생된다.

임상증상 배가 묵직하고, 식사량이 적어지며, 배가 아프지만 따뜻한 것과 눌러주는 것을 좋아한다. 대변이 물처럼 묽고, 사지가 따뜻하지 못하거나 무직하며, 전신에 부종이 생긴다. 소변이 순조롭지 못하며, 대하의 양이 많고 묽게 되는 때도 있다. 설색은 연하고, 혀가 붓고, 설태는 백활(白滑)하고 맥은 침지(沈遲)하며 힘이 없다.

증후분석 비양허증(脾陽虛症)에서는 비의 운화가 장애된 증상과 한증(寒證)이 함께 나타나는 것이 변증 요점이다. 비양이 허약해져 운화기능이 장애되므로 배가 묵직하고 식사량이 적어지며, 양허로서 음이 성해져 체내에 한이 생겨 기의 순환을 막기 때문에 배가 아프고 따뜻한 것과 눌러주는 것을 좋아한다.

수(水)와 한(寒)이 생겨 수습이 운화되지 못하고 아래로 밀리기 때문에 대변이 비기허의 대변보다 더 묽게 되며, 심하면 음식이 소화되지 못한 채로 나가 버린다.

사지는 비와 위가 주관하는데 비양이 허하면 사지를 온화하지 못하기 때문에 사지가 따뜻하지 못하다.

비양이 허하고 체내에 수습이 멎고 방광의 기화기능이 장애되므로 소변이 순조롭지 못하게 되며, 수습(水濕)이 피부와 근육에 몰리므로 사지가 무직하고 심하면 전신부종이 나타난다.

부녀자들에서는 대맥(帶脈)이 고섭(固攝)되지 못하기 때문에 수습이 아래로 흘러 백대하(白帶下)의 양이 많아지고 묽게 된다. 설색이 희고 혀가 붓고 백활태(白滑苔)가 나타나며 맥이 침지(沈遲)하고 힘이 없는 것들은 모두 양허로서 체내에 수와 한이 성해진 것들이다.

3) 중기하함(中氣下陷)

중기하함증(中氣下陷症)은 비기가 쇠약해져 위로 받드는 힘이 부족하고 아래로 함몰되는 증후이다. 대개 비기허가 더욱 악화되었거나, 오랜 설사, 또는 지나친 피로 등으로 발생된다.

임상증상 상복부가 쳐지고 묵직하며 식후에 더욱 심해진다. 대변의 횟수가 많아지며, 뒤가 무직하거나 또는 설사가 오래 멎지 않고, 심하면 탈항이 생긴다. 자궁탈수(子宮脫垂)가 생기거나, 소변이 뜨물처럼 혼탁해진다.

숨이 차고, 맥이 없고 사지가 나른하며, 머리가 어지럽고 눈이 아찔한 증상을 겸한다.

증후분석 중기하함증(中氣下陷症)에서는 비기허(脾氣虛)의 증상과 내장의 하수(下垂)가 함께 나타나는 것이 변증 요점이다. 비와 위는 기혈을 생산하는 원천이므로, 비기가 부족하여 운화기능이 장애되면 내장이 수곡정미의 자양을 받지 못하기 때문에 장기(臟氣)가 쇠약해지고, 위로 받드는 힘이 약해져 하수(下垂)가 나타나는데 임상에서는 위하수(胃下垂)가 흔히 나타난다. 위가 하수되므로 상복부가 무직하고 그득하며, 식후에는 기의 함몰이 심해지기 때문에 증상이 더욱 심해진다.

중초의 기가 함몰되기 때문에 때때로 뒤를 보려하고 항문이 무직하게 내려앉거나 설사가 오래 멎지 않고 탈항(脫肛)이 생긴다.

비기의 끌어들이는 힘이 부족하므로 자궁하수(子宮下垂)가 나타나기도 한다.

비는 정미한 물질을 운반하는 기능을 가지고 있는데, 비기허로서 수곡정미가 정상적으로 수송 분포되지 못하고 방광으로 밀리면 소변이 뜨물처럼 혼탁해진다.

중초의 기가 부족하면 전신기능이 장애되므로 숨이 차고 맥이 없고 사지가 나른하며 목소리가 낮고 말하기 싫어하는 증상이 나타난다.

청양(淸陽)이 위로 오르지 못하기 때문에 머리가 어지럽고 눈이 아찔해진다. 설색이 연하고 설태가 희고 맥이 약한 것은 모두 비기가 허약해진 것들이다.

4) 비불통혈(脾不統血)

비불통혈증(脾不統血症)은 비기(脾氣)가 허약해서 혈액을 통솔하지 못하여 나타나는 증후이다. 대개 오랜 병으로 비허가 생기거나 지나치게 피로하여 비가 손상되어 발생된다.

임상증상 혈변, 혈뇨, 피하출혈이 일어나고, 부녀자의 월경이 너무 많아지거나 붕루(崩漏) 등이 나타난다. 식사량이 적어지고, 설사가 나고, 정기가 없고, 맥이 없으며, 숨이 차고 말하기 싫어한다. 얼굴색에 광택이 없고, 설색이 연하고, 설태가 희며 세약(細弱)한 맥이 나타난다.

증후분석 비불통혈증(脾不統血症)은 비기허(脾氣虛)와 출혈(出血)이 함께 나타나는 것이 변증 요점이다. 비는 혈액을 통솔하는 기능을 가지고 있는데 비기가 허약하면 혈을 통솔하는 기능이 장애되어 혈액이 혈관 밖으로 넘쳐 나오기 때문에 여러 가지 출혈이 나타난다. 즉 위장으로 넘쳐 나오면 혈변(血便)이 생기고, 방광으로 넘쳐 나오면 혈뇨(血尿)가 생기며, 피하로 넘쳐 나오면 피하출혈(皮下出血)이 생기고, 땀구멍으로 스며나오면 근뉵(筋衄)이 생긴다.

비허로서 통혈기능이 장애되고 충맥(衝脈)과 임맥(任脈)이 고섭되지 못하면 부녀자들의 월경이 너무 많아지거나 심하면 붕루가 나타난다.

각종 출혈뿐만 아니라 비기허의 증상이 나타나는데, 운화기능이 장애되므로 식사량이 적어지고 설사가 나며, 중초의 기가 부족하므로 정기가 없고 맥이 없으며 숨이 부족하고 말하기 싫어하는 증상이 생긴다.

반복적으로 출혈하면 영혈(營血)도 허해지므로 근육과 피부가 자양되지 못하여 얼굴색에 광택이 없어진다. 설색이 연하고, 설태가 희며, 세약(細弱)한 맥이 나타나는 것들은 모두 허한 증후이다.

5) 한습곤비(寒濕困脾)

한습곤비증(寒濕困脾症)은 체내에 한습이 성해지고 중양(中陽)이 억제되어 나타나는 증후이다. 대개 음식에 절제가 없어 날 것 또는 찬 것을 너무 먹거나, 비를 맞거나, 물을 건너거나, 습한 곳에서 생활하거나, 또는 내습이 성한 여러 가지 원인으로 발생된다.

임상증상 상복부가 더부룩하고 답답하게 아프며, 식사량이 적어지고, 설사를 한다. 메스껍고, 입맛이 없고, 목이 마르지 않고, 머리와 몸이 무직하다. 얼굴색이 노랗거나 전신(눈, 얼굴, 전신의 피부)이 연기에 쐰 것처럼 노랗고 어두컴컴하다. 몸이 붓고, 소변이 적다. 혀가 붓고, 혀색은 연하고, 설태는 백니(白膩)하며, 맥은 유완(濡緩)하다.

증후분석 한습곤비증(寒濕困脾症)에서는 비의 운화기능(運化機能)이 장애되는 증상과 한습(寒濕)이 체내에 쌓인 증상이 함께 나타나는 것이 변증 요점이다. 비는 건조한 것을 좋아하고 습한 것을 싫어하므로, 한습이 체내로 침범하면 중양(中陽)이 억제되어 비기가 막혀 운화기능이 장애되기 때문에, 가벼운 환자는 상복부가 더부룩하고 답답하고, 중한 환자는 묵직하게 아프며 식욕이 감퇴된다.

습이 아래로 밀리면 대변이 묽어지거나 심하면 설사가 나며, 위의 하강기능이 소실되면 메스껍고, 한습은 음사(陰邪)로서 음은 진액을 소모하지 않으므로 입은 촉촉하고 목이 마르지 않다.

비는 근육을 주관하고 습은 무거운 성질을 가지고 있으므로 몸이 무직하고, 청양이 위로 올라가지 못하기 때문에 머리가 무엇으로 싸맨 것처럼 무겁다. 습기가 기의 순행을 방해하여 기혈의 순행이 장애되면 피부가 자양되지 못하기 때문에 얼굴색이 노랗게 되고, 비가 한습에 억제되어 양기가 발산되어 담즙이 밖으로 배출되므로 얼굴, 눈, 전신의 피부에 황달이 나타나는데 연기에 쐰 것처럼 노랗고 어두컴컴하다.

양기(陽氣)가 습에 억제되어 수습을 온화하지 못하고 수습이 체표로 넘치면 전신부종이 나타나며, 방광의 기화기능이 장애되면 오줌이 적어진다.

설색이 연하고, 혀가 커지고, 설태가 백니(白膩)하고, 맥이 유완(濡緩)한 것은 모두 체내에 한습이 성한 증후이다.

6) 습열온비(濕熱蘊脾)

습열온비증(濕熱蘊脾症)은 습열이 중초에 쌓여 나타나는 증후이다. 대개 습열인 외사에 침습되었거나 너무 기름진 음식을 먹어 체내에 습열이 생성되어 발생된다.

임상증상 복부가 더부룩하고 답답하며, 메스껍고, 식사하기를 싫어한다. 대변이 묽고, 소변이 노랗고, 신체가 무직하다. 귤껍질처럼 얼굴과 눈과 피부가 노랗고 선명하다. 피부가 가렵거나, 몸에 열이 자주 나는데 땀을 흘린 후에도 열이 내려가지 않는다. 홍설(紅舌), 황니태(黃膩苔), 유삭맥(濡數脈)이 나타난다.

증후분석 습열온비증(濕熱蘊脾症)에서는 비의 운화기능이 장애되고 체내에 습열이 쌓인 증상들이 함께 나타나는 것이 변증 요점이다. 습열이 비와 위에 쌓여 음식을 받아들이고 운화하는 기능이 장애되고 승강기능이 장애되므로 상복부가 더부룩하고 답답하며 식사량이 줄어들고 메스꺼운 증상이 생긴다.

비는 근육을 주관하는데 습은 무거운 성질을 가지고 있으므로 비가 습에 억제되면 몸이 무직하게 된다.

습열이 비에 쌓여 아래로 압박하면 대변이 묽고 시원하지 못하며, 소변이 적고 붉다.

습열이 비와 위에 쌓여 간(肝)과 담(膽)을 침습하므로 담즙(膽汁)이 제길로 순행하지 못하고 피부로 넘쳐 피부가 가렵고 귤껍질처럼 색이 선명한 황달이 나타난다.

습이 쌓여 열을 생산하고 열이 습에 매복되어 증발되어 오르므로 몸에 열이 자주 나고 땀을 흘려도 열이 내려가지 않는다.

홍설(紅舌), 황니태(黃膩苔), 유삭맥(濡數脈) 등은 모두 습열이 왕성한 것이다.

습열온비증(濕熱蘊脾症)과 한습곤비증(寒濕困脾症)은 병리적으로 모두 습이 비를 억제하여 나타나는 것이지만, 하나는 한을 겸한 한습(寒濕)이고, 하나는 열을 겸한 습열(濕熱)로서 임상 증상도 다르다.

7) 위음허(胃陰虛)

위음허(胃陰虛)는 위(胃)의 음액(陰液)이 손실되어 나타나는 증후이다. 대개 위병이 오래가거나, 열병 후기에 음액이 회복되지 않았거나, 평시에 매운 음식을 좋아하거나, 일이 뜻대로 되지 않아 기가 정체되고 화가 생겨 위음(胃陰)을 소모하는 등의 원인으로 발생된다.

임상증상 상복부가 은은하게 아프고, 배가 고프지만 음식을 먹으려 하지 않는다. 입이 마르며, 대변이 건조하고, 상복부가 더부룩하고 뿌듯하거나, 메스껍고 토한다. 혀가 붉고 진액이 적으며 세삭(細數)한 맥이 나타난다.

증후분석 위음허증(胃陰虛症)의 변증 요점은 위병과 음허의 증상이 함께 나타나는 것이다. 위음(胃陰)이 부족하면 위양(胃陽)이 항진되어 체내에 허열(虛熱)이 생겨 위에 쌓여 위기가 조화되지 못하기 때문에 상복부가 은은하게 아프고, 배는 고프지만 음식을 먹으려 하지 않는다.

위음(胃陰)이 손실되어 위로 인후를 습윤하지 못하면 입과 목이 마르고, 아래로 대장을 습윤하지 못하면 대변이 건조하게 된다.

위가 음액의 자양을 받지 못하면 위기가 조화되지 못하기 때문에 상복부에 더부룩하고 뿌듯한 증상이 생긴다.

허열의 교란으로 위기가 위로 상역하면 메스껍고 토한다. 혀가 붉고 진액이 적고 맥이 세삭(細數)한 것은 음허로서 체내에 허열이 생긴 것이다.

8) 식체위완(食滯胃脘)

식체위완증(食滯胃脘症)은 음식이 위에 정체되고 소화되지 않아 나타나는 증후이다. 대개 식사에 절제가 없이 폭음폭식하거나, 평소에 비와 위가 허약하여 운화 기능이 장애되어 발생된다.

임상증상 상복부가 뿌듯하고 답답하며, 심하면 아프고 신트림이 나거나 또는 시큼한 위 내용물을 토한 다음 뿌듯하고 아픈 증상이 가벼워진다. 방귀가 많고, 대변이 묽으며, 대변이 시큼하고 부패한 냄새가 난다. 후니태(厚膩苔)와 활맥(滑脈)이 나타난다.

증후분석 식체위완증(食滯胃脘症)은 상복부가 뿌듯하고 답답하며 트림이 나거나 시큼한 것을 토하는 것이 주된 증상이다. 위기가 정상일 때는 하강해야 하는데 음식이 상복부에 정체되고 위기가 정체되면 상복부가 뿌듯하고 답답하며 심하면 아프다.

위기가 조화되지 못하고 상역하면 위 속에 있는 부패한 음식물이 부패된 기체를 따라 위로 올라오므로 트림이 나거나 시큼한 것을 토하거나 부패한 음식을 토한다. 토한 후에는 사기가 소실되고 위기가 순조롭게 되므로 뿌듯하고 아픈 증상이 가벼워진다.

식체로서 기의 순행이 장애되고 체내에 습사가 생겨 이들이 아래로 밀리면 장 속에 기체가 차므로 역한 방귀가 많게 되고, 대변이 묽거나 시큼하고 역하고 어지러운 대변을 보게 된다.

체내에 음식이 정체되고 위의 탁기가 상역하면 설태가 두텁고 끈끈하다. 정기가 사기와 다투며 기혈이 왕성하므로 힘이 있는 활맥(滑脈)이 나타난다.

9) 위한(胃寒)

위한증(胃寒症)은 음한(飮寒)이 위(胃)에 쌓여 나타나는 증후이다. 대개 복부를 차게 하거나, 날 것과 찬 것을 과식하거나, 지나치게 피로하여 중초(中焦)가 손상되고 한사의 침습이 겹쳐 발생된다.

임상증상 가벼운 환자는 상복부가 계속해서 살살 아프고 중한 환자는 오그라드는 것처럼 통증이 심하다. 차면 더욱 심해지고 따뜻하면 가벼워진다. 입맛이 없고, 목이 마르지 않고, 맥이 없고, 정기가 없고, 몸이 차고 따뜻한 것을 좋아하고, 식후에 통증이 가벼워진다. 상복부에서 꾸룩꾸룩 물소리가 나고 맑은 물을 토하는 증상을 겸한다. 설색은 연하고, 백활태(白滑苔)와 지맥(遲脈) 또는 현맥(弦脈)이 나타난다.

증후분석 위한증(胃寒症)의 변증 요점은 상복부의 통증과 한증이 함께 나타나는 것이다. 한사가 침습하여 양기가 손상되는 것은 허한증이고, 양기가 억제되는 것은 실한증이다. 한사가 위에 쌓이면 경맥이 수축하므로 기의 순행이 장애되어 상복부에 통증이 나타난다.

한은 실사(實邪)로서 양을 만나면 소실되고 차면 응결되므로, 통증도 차면 심해지고 따뜻하면 가벼워진다.

입이 축축하고 목이 마르지 않는 증상은 음한이 진액을 소모하지 않았고 체내에 한사가 왕성한 것인데 이러한 위한증은 실증이다.

병이 계속 지속되면 통증이 반복적으로 발작하고 양기가 소모되어 점차 허증이 나타나는데, 이는 실증으로부터 허증으로 전화된 것이다.

중초의 기가 부족하면 맥이 없고 정기가 없으며, 양기가 신체를 온화하지 못하면 몸이 차고 따뜻한 것을 좋아하며, 식사 후에는 양기가 보충되므로 통증도 잠시 멎게 된다.

위기(胃氣)의 허한은 수곡정미를 온화하지 못하기 때문에 체내에 수액이 정체되어 수음(水飮)을 생산하는데, 수음이 위에 발생되면 상복부에서 꾸룩꾸룩 물소리가 들리고 위기를 따라 상역하면 맑은 물을 토하게 된다.

본 증후에서 양기가 부족한 것은 허증이고, 체내에 수음이 정체되는 것은 실증으로 질병은 허에 실이 겸한 증후로 발전된다. 체내에 음한이 성하고 위가 허약하여 수음이 생성되면 백니태(白膩苔) 또는 백활태(白滑苔)가 나타난다. 지맥(遲脈)은 한을 나타내고 현맥(弦脈)은 수음에서 흔히 나타난다.

10) 위열(胃熱)

위열증(胃熱症)은 위에 화열이 왕성하여 나타나는 증후이다. 대개 평소에 매운 것과 기름진 것을 좋아하여 화열(火熱)이 생기거나, 일이 뜻대로 되지 않아 기가 정체되어 화가 생성되거나, 열사(熱邪)가 체내를 침범하여 발생된다.

임상증상 상복부가 타는 것처럼 아프고, 신물을 토하고, 가슴앓이가 생기며, 먹은 즉시 토하거나 또는 목이 말라 찬 것을 마시려 한다. 보통사람보다 쉽게 배가 고프고, 잇몸(齒齗)이 아프고 붓고 궤양이 생기며, 잇몸에서 피가 나고 입에서 역한 냄새가 난다. 변비가 생기고 소변이 적고 붉다. 혀는 붉고, 설태는 노랗고 활삭맥(滑數脈)이 나타난다.

증후분석 위열증(胃熱症)의 변증 요점은 위병(胃病)의 증상과 열증(熱證)이 함께 나타나는 것이다. 위에 열이 심하고 낙맥에 기혈이 뭉쳐있게 되면 상복부가 타는 것처럼 아프고, 간(肝)의 경맥(經脈)에 화(火)가 쌓이고 토(土)를 침범하여 간과 위의 기화(氣火)가 상역하므로 신물을 토하고 구토가 생기며 먹은 즉시 토하는 증상이 나타난다.

위열이 심하여 진액이 소모되면 목이 마르고 찬 것을 마시기 좋아하고, 기능이 항진되면 음식이 잘 소화되어 남보다 빨리 배가 고파진다.

위(胃)의 낙맥(絡脈)은 잇몸(齒齗)을 연결하는데 위열이 위로 침습하고 기혈이 뭉치면 잇몸이 붓고 아프며, 심하면 궤양이 나타나고, 혈맥이 손상되면 잇몸에서 피가 나며, 위의 탁기(濁氣)가 상역하면 입에서 역한 냄새가 난다.

열이 진액을 손상시켜 대장을 습윤하지 못하면 변비가 생기고, 소변을 생산하는 원천이 부족하면 소변의 양이 적어지고 색이 붉다. 혀가 붉고 설태가 누런 것은 열증이며, 열은 기혈의 운행을 가속시키므로 활삭(滑數)하고 힘 있는 맥이 나타난다.

4. 간(肝)과 담병(膽病)의 변증

간(肝)은 오른쪽 옆구리 속에 자리잡고 있으며 담낭은 간에 붙어 있다. 둘은 경맥을 통하여 서로 연결되어 표리관계를 이룬다.

간은 소통하고 발산 승발하는 기능을 가지고 있으며, 혈액을 저장한다. 오체에서는 힘줄이 간에 배속되고, 눈을 통하여 체외로 나타나며, 기능 여하는 손발톱에 반영된다.

담낭은 담즙을 저장하고 배설하는 기능을 가지고 있으며, 소화를 돕고 정서활동과 관계된다.

간의 병은 허실로 구분된다. 허증(虛證)은 혈이 소모되었거나 음이 손상되었을 때 나타나고, 실증(實證)은 기가 정체되고 화가 왕성하거나 한(寒) 또는 습열(濕熱) 등의 사기에 침습되었을 때 나타난다.

간병에서 흔히 나타나는 증상은 흉협부와 아랫배가 빠근하게 아프거나 아픈 부위가 흔히 돌아다니며, 번열이 나고 초조해하거나 성을 잘 내며, 머리가 어지럽고 터지는 것처럼 아프고, 몸과 사지가 떨리고 손발이 경련을 일으키며, 눈병이 나타나고, 월경이 고르지 못하거나 고환이 빠근하게 아픈 것들이다.

담낭병에서 흔히 나타나는 증상은 입이 쓰고, 황달이 생기며, 잘 놀라고, 불면증이 생기는 것들이다.

1) 간기울결(肝氣鬱結)

간기울결증(肝氣鬱結症)은 간의 소설기능이 장애되고 기의 순행이 장애되어 나타나는 증후이다. 대개 정서가 장애되거나, 갑자기 정신자극을 받았거나, 갑자기 다른 병사에 침습되어 발생된다.

임상증상 흉협부(胸脇部) 또는 소복부(小腹部)에서 여기저기 돌아다니며 빠근하게 아프고, 가슴이 답답하고, 한숨을 쉬며 우울해하고, 성을 잘 낸다. 목에 매핵기(梅核氣: 이물감), 영류(癭瘤: 갑상샘비대증) 종괴(腫塊) 등이 생기며 현맥(弦脈)이 나타난다.

부녀자들에게서는 젖가슴이 터지는 것처럼 아프고, 월경이 올 때 아프거나 고르지 못하고 심하면 폐경(閉經)이 생긴다.

증후분석 간기울결증의 변증 요점은 정서(情緖)의 장애로서 간경(肝經)이 지나는 부위가 빠근하고 답답하게 아프고, 부녀자들의 월경이 고르지 못한 것들이다.

간기가 정체되고 경락의 기가 순조롭지 못하기 때문에 흉협부, 젖가슴, 소복부 등이 빠근하고 답답하게 아프거나 여기저기 돌아다니며 아프다.

간은 소설기능을 주관하므로 정서를 조절하는데, 기의 순행이 정체되면 소설기능이 소실되므로 정서가 우울해진다. 간기의 정체가 오래 동안 풀리지 않으면 정서를 조절하는 기능이 소실되므로 정서가 초조해지고 성을 잘 내게 된다. 기가 정체되어 담(痰)이 생성되고, 담이 기를 따라 상역하여 목구멍에 몰리면 매핵기(梅核氣)가 생기고 목에 몰리게 되면 영류(癭瘤)가 생기게 된다.

기의 병이 혈에 미치면 기체(氣滯)와 혈어(血瘀)가 나타나고, 충맥과 임맥이 실조되므로 월경이 고르지 못하거나 월경이 올 때 아프다. 기와 혈이 한데 엉키면 종괴(腫塊)가 발생된다. 혈맥은 간맥(肝脈)이다.

2) 간화상염(肝火上焰)

간화상염증(肝火上焰症)은 간경의 기와 화가 상역하여 나타나는 증후이다. 대개 정서상의 문제로 간기가 정체되어 화가 생성되거나 또는 열사가 체내를 침범하여 발생된다.

임상증상 머리가 어지럽고 터지듯이 아프고, 얼굴이 붉고 눈이 벌겋게 되고, 입이 쓰고 마르다. 초조하고 성을 잘 내며, 잠이 안 오고 무서운 꿈이 많다. 협부(脇部)가 덴 것처럼 아프고, 변비가 생기고, 오줌이 노랗다. 때때로 귀에서 소리가 나고, 귀가 붓고 아프고 고름이 생기거나, 피를 토하고 코피가 난다. 홍설(紅舌), 황태(黃苔), 현삭맥(弦數脈)이 나타난다.

증후분석 간화상염증(肝火上焰症)의 변증 요점은 간맥(肝脈)이 순행하는 부위로서 머리, 눈, 귀, 협부 등에 화가 심한 증상들이다.

화의 성질은 위로 타오르는 것으로, 간화가 경맥을 따라 머리와 눈으로 침습하고 기혈이 혈맥에서 들끓으면 머리가 어지럽고 터지는 것처럼 아프고 얼굴과 눈이 붉게 된다.

간과 담낭은 표리관계로서, 간열이 담낭으로 전달되면 담기가 위로 넘치므로 입이 쓰다. 진액이 화에 의해 소모되므로 입이 마른다.

간의 정서를 조절하는 기능이 장애되면 초조해지고 성을 잘 내며, 화열(火熱)이 신(神)을 교란하여 신이 안정되지 못하면 불면증과 악몽에 시달리게 된다.

체내에 간화(肝火)가 심하고 기혈이 간맥에 정체되면 협부가 뻐근하고 불에 덴 것처럼 아프다.

열이 심해 진액이 소모되면 변비가 나고 소변이 노랗게 된다.

족소양담경(足少陽膽經)은 귀를 순행하는데, 간열이 담낭으로 전이되고 담열이 경맥을 통해 밀려 올가가면 때때로 귀에서 소리가 난다. 열이 증발되어 영기(營氣)가 몰려 낙맥이 통하지 못하면 귀에 홍종열통(紅腫熱痛) 증상이 나타나며 심하면 고름이 생긴다.

낙맥이 열로 손상되면 혈열(血熱)이 제멋대로 운행하므로 피를 토하거나 코피가 난다. 홍설(紅舌), 황태(黃苔), 현삭맥(弦數脈)은 간경의 실화가 심한 증후이다.

3) 간혈허(肝血虛)

간혈허증(肝血虛症)은 간장의 혈액이 손실되어 나타나는 증후이다. 대개 비(脾)와 신(腎)이 손상되어 혈의 발생 근원이 부족해지거나, 만성소모성 질환으로 간혈이 지나치게 소모되어 발생된다.

임상증상 어지럼증, 귀울림(耳鳴)이 생기고, 얼굴이 희고 광택이 없고, 손발톱에 혈색이 나타나지 않는다. 밤에 잘 때 꿈이 많고, 시력이 장애되거나 야맹증(夜盲症)이 생긴다. 사지가 저리고 경련을 일으키며, 손발과 근육이 떨린다. 대개 부녀자들의 월경량이 적어지고 색이 연하고, 심하면 폐경(閉經)이 된다. 설색은 연하고, 설태는 희고 맥은 세약(細弱)하다.

증후분석 간혈허증(肝血虛症)의 변증 요점은 힘줄, 손발톱, 눈, 피부가 혈의 영양을 잃게 되는 증상과 전신의 혈허(血虛) 증상이 함께 나타나는 것들이다.

간혈이 부족하여 머리와 얼굴을 자양하지 못하기 때문에 어지럼증과 귀울림이 생기고, 손발톱이 자양되지 못하기 때문에 마르고 엷어지며, 혈이 부족하여 정신상태를 안정시키지 못하기 때문에 밤에 꿈이 많고, 눈을 자양하지 못하기 때문에 시력이 장애되거나 심하면 야맹증이 생긴다.

간은 힘줄(腱)을 관리하는데, 혈허로서 힘줄이 자양을 받지 못하기 때문에 경련이 생기고, 감각이 무디어지기 때문에 사지가 저리고 오그라들며, 관절운동이 장애되고 손발이 떨리고 근육이 뛰는 간풍내동(肝風內動)의 증상들이 나타난다.

부녀자에서 간혈이 부족하면 충맥과 임맥이 충족되지 못하기 때문에 월경의 양이 적어지고 색이 연하며 심하면 폐경이 된다. 설색이 연하고, 설태가, 희고 맥이 가는 것은 혈허에 흔히 나타나는 증후이다.

4) 간음허(肝陰虛)

간음허증(肝陰虛症)은 간의 음액(陰液)이 손실되어 나타나는 증후이다. 대개 정서가 유쾌하지 못하여 기가 정체되고 화가 생성되거나, 간병 또는 온열병 후기에 간음이 손상되어 발생된다.

임상증상 어지럼증과 귀울림이 생기고, 눈이 깔깔하고, 얼굴이 뜨끈뜨끈하고, 옆구리가 불에 덴 것처럼 아프고, 오심번열과 오후의 조열, 밤땀이 생기며, 혀가 붉고, 진액이 적으며, 현(弦)하고 세삭(細數)한 맥이 나타난다.

증후분석 간음허증(肝陰虛症)의 변증 요점은 간병(肝病)의 증상과 음허(陰虛)의 증상이 함께 나타나는 것이다. 간음이 부족하여 머리와 눈을 자양하지 못하기 때문에 어지럼증과 귀울림이 나타나며 두 눈이 깔깔해진다.

허열(虛熱)이 위로 타오르므로 얼굴이 뜨끈뜨끈하고, 간의 낙맥(絡脈)이 허열에 침습되므로 옆구리가 덴 것처럼 아프다. 체내에서는 허열에 의하여 오심번열과 조열(潮熱)이 생기며, 영음(營陰)에 영향이 미치므로 밤땀이 난다.

음액이 손실되기 때문에 목이 마르고, 힘줄이 자양되지 못하기 때문에 손발이 떨린다. 혀가 붉고 진액이 적은 것은 음허내열(陰虛內熱)의 증상이고, 현(弦)하고 세삭(細數)한 맥은 간의 음이 허한 증후이다.

간음허증(肝陰虛症)과 간화상염증(肝火上焰症)은 모두 열증으로 나타나지만, 전자는 허열증(虛熱證)이고 후자는 실화증(實火證)으로, 그 본질이 다르기 때문에 변증할 때 반드시 주의해야 한다.

5) 간양상항(肝陽上亢)

간양상항증(肝陽上亢症)은 수(水)가 목(木)을 자양하지 못하여 간양이 제멋대로 항진되어 나타나는 증후이다. 대개 간(肝)과 신(腎)의 음허로서 간양(肝陽)이 제자리를 지키지 못하거나, 성이 나거나 근심으로 체내에 기가 정체되고 화가 생겨 음액을 소모함으로써 음이 양을 억제하지 못하여 나타난다.

임상증상 어지럼증(眩暈)과 귀울림(耳鳴)이 생기고, 머리와 눈이 터지는 듯이 아프며, 얼굴과 눈이 벌겋게 되고, 초조하며 성을 잘 낸다. 가슴이 두근거리고, 건망증이 생기며, 잠이 오지 않고 꿈이 많다. 허리와 무릎이 시큰시큰하고, 머리는 무거우나 다리가 가벼워 바로 걷지 못하는 증상이 생긴다. 혀가 붉고, 맥이 현(弦)하고 힘이 있거나 또는 현(弦)하고 세삭(細數)한 맥이 나타난다.

증후분석 간양상항증(肝陽上亢症)의 변증 요점은 간양(肝陽)이 위로 항진되고, 신음(腎陰)이 아래로 손실되는 증상이 함께 나타나는 것이다. 간(肝)과 신(腎)의 음(陰)이 부족하여 간양의 상역을 억제하지 못하기 때문에 기혈이 위로 치받아 어지럼증과 귀울림이 생기고, 머리와 눈이 터지는 것처럼 아프고, 얼굴과 눈이 벌겋게 되는 증상이 생긴다.

간의 정서를 조절하는 기능이 장애되므로 초조하고 성을 잘 내며, 음허로서 심(心)이 자양되지 못하고 신(神)이 안정되지 못하기 때문에 가슴이 두근거리고, 건망증이 생기며, 잠이 오지 않고 꿈이 많다. 무릎은 힘줄이 많은 곳으로 간과 신의 음허로 근맥(筋脈)이 자양되지 못하기 때문에 허리와 무릎이 시큰시큰하고 힘이 없다.

간양이 위로 항진되고 신음이 아래로 손실되면 머리가 무겁고 발이 가벼워 바로 걷지 못한다. 혀가 붉고 맥이 현(弦)하고 힘이 있거나 또는 현(弦)하고 세삭(細數)한 것은 간과 신의 음허와 간양의 때문이다.

간기울결증(肝氣鬱結症), 간화상염증(肝火上焰症), 간음부족증(肝陰不足症), 간양상항증(肝陽上亢症)의 병은 점차 진행되는 것으로, 간기(肝氣)가 오래 정체되면 화가 생겨 간화가 타오르고, 화열이 심하면 간음이 손상되고, 간음이 부족하면 간양이 항진되고, 간양이 항진되면 다시 화(火)를 생성시킬 수 있다. 그러므로 이들의 임상 특징을 파악하고 이들 사이의 연계를 파악해야 제때에 정확한 판단을 내릴 수 있다.

6) 간풍내동(肝風內動)

갑자기 어지럽고 까무러치고 경련을 일으키거나 떠는 등의 증상은 모두 "동요(動搖)"하는 특징을 가지는 것으로 이러한 것들을 간풍내동이라 한다. 임상에서 흔히 볼 수 있는 증후들은 간양화풍(肝陽化風), 열극생풍(熱極生風), 음허동풍(陰虛動風)과 혈허생풍(血虛生風) 등의 네 가지이다.

(1) 간양화풍(肝陽化風)

간양화풍증(肝陽化風症)은 간양의 상역이 억제되지 못하여 풍을 일으키는 증후이다. 대개 장기적인 간과 신의 음허로서 간양이 제자리에 있지 못하고 갑자기 상역되어 나타나게 된다.

임상증상 어지러워 까무러칠 듯하고, 머리가 흔들리고 아프다. 목이 뻣뻣하고, 사지가 떨리고, 말이 똑똑하지 못하며, 손발이 저리고 제대로 걷지 못한다. 갑자기 까무러치고 의식이 소실되며, 눈과 입이 삐뚤어지고, 반신불수가 생기며, 혀가 뻣뻣해 말을 하지 못하고, 후두에서 가래 끓는 소리가 들린다. 혀가 붉고, 설태가 희거나 끈끈하고, 맥은 현(弦)하고 힘이 있다.

증후분석 간양화풍증(肝陽化風症)은 일반적으로 평소에 간양상항증(肝陽上亢症)이 있는 바탕에 갑자기 간풍내동(肝風內動)의 증상이 나타나는 것으로 진단할 수 있다. 평소에 간과 신의 음이 손실되고 간양이 제자리를 지키지 못하여 간양이 점점 항진되기 때문에 이미 중풍을 일으킬 수 있는 위험을 가지고 있다. 간양이 풍을 일으키고 위로 머리와 눈을 교란하면 어지러워 까무러칠 듯하고 머리가 떨리는 것을 억제하지 못한다.

기혈이 풍양(風陽)을 따라 상역하고 혈맥에 정체되므로 두통이 멎지 않으며, 풍이 힘줄을 수축하므로 목이 뻣뻣하고 사지가 떨리며, 족궐음간맥(足厥陰肝脈)은 혀와 통하는 것으로 풍양이 낙맥에 침습되므로 말소리가 똑똑하지 못하다.

간과 신의 음이 허하여 근맥이 자양되지 못하기 때문에 손발이 저리고, 위로는 풍이 동하고 아래로는 음이 허약하여 상성하허(上盛下虛)의 병적 상태가 되므로 흔들려서 걸음을 제대로 걷지 못한다.

풍양(風陽)이 갑자기 상승하면 기혈이 상역되고 간풍이 담을 끼고 청규(淸竅)를 막아 심신(心神)이 혼란되므로 갑자기 까무러치며 의식이 소실된다.

풍담(風痰)이 맥락에 몰려 기혈의 운행이 순조롭지 못하고, 근육 수축이 제대로 되지 못하고 정상적인 쪽으로 당겨지므로 반신불수가 생기고, 눈과 입이 삐뚤어지며, 생각대로 움직이지 못한다.

담(痰)이 혀뿌리에 정체되면 혀가 뻣뻣해지고 말을 못하며, 담이 풍을 따라 올라가면 후두(喉頭)에서는 담이 끓는 소리가 들린다.

홍설(紅舌)은 음허의 증상이고, 백태(白苔)는 사기가 아직 화를 생산하지 못한 것이며, 이태(膩苔)는 담이 섞인 증후이다. 맥이 현(弦)하고 힘이 있는 것은 풍양이 요동하는 증후이다.

(2) 열극생풍(熱極生風)

열극생풍증(熱極生風症)은 열사가 왕성해져 간풍을 일으키는 증후이다. 대개 사열(邪熱)이 심해 간경(肝經)을 침습하여 일어나게 된다.

임상증상 고열이 나고, 의식이 똑똑하지 못하고, 미친 것처럼 초조해하고, 심하면 다리를 등쪽으로 꼬고, 머리를 뒤로 젖히며, 눈을 위로 응시하고, 입을 열지 못하는 경련 증상이 나타난다. 혀는 홍색 또는 심홍색이고 맥은 현삭(弦數)하다.

증후분석 열극생풍증(熱極生風症)은 고열(高熱)과 간풍(肝風)이 함께 나타나는 것이 변증 요점이다. 열사가 심해 피부에 나타나므로 고열이 생기며, 열이 심포락(心包絡)을 침범하여 심신이 혼란되므로 정신이 똑똑하지 못하고 미친 듯이 초조해하며, 열이 간경(肝經)을 침범하고 진액을 소모시켜 간풍을 일으키므로 하지가 등쪽으로 꼬이고, 머리가 뒤로 젖혀지며, 눈이 위로 응시되고, 입을 꼭 깨무는 경련 증상들이 나타난다.

열사가 체내의 영혈(營血)을 침습하므로 혀는 홍색 또는 심홍색을 띤다. 현삭(弦數)한 맥은 간경에 화열이 있는 것이다.

(3) 음허동풍(陰虛動風)

음허동풍증(陰虛動風症)은 음액이 손실되어 간풍을 일으키는 증후이다. 대개 외감열병 후기에 음액이 소모되었거나, 오랜 내상병으로 음액이 허약해져 발병된다. 본 증후에서 외감열병 후기에 나타나는 것은 "위기영혈변증"에서 소개하기로 하고, 오랜 병에 시달려 일어나는 것은 "간음허증"에서 이미 설명하였다.

(4) 혈허생풍(血虛生風)

혈허생풍증(血虛生風症)은 혈이 허해 근맥을 자양하지 못하여 풍이 생성되는 증후이다. 급성 또는 만성 대량출혈이나, 오랜 병으로 인한 혈허증(血虛證)에서 흔히 볼 수 있다. 이 증후는 이미 "간혈허증"에서 소개하였다.

7) 한체간맥(寒滯肝脈)

한체간맥증(寒滯肝脈症)은 한사가 간맥에 쌓여 나타나는 증후이다. 대개 한사의 침습을 받아 발병된다.

임상증상 고환이 아랫배를 잡아당기며 아래로 드리우는 것처럼 뿌듯하게 아프고 싸늘하다. 또는 음낭이 수축되며 오그라드는 것처럼 아프다. 한을 만나면 심해지고 열을 만나면 가벼워진다. 설태는 백활(白滑)하고, 침현맥(沈弦脈) 또는 지맥(遲脈)이 나타난다.

증후분석 한체간맥증(寒滯肝脈症)의 주된 증상은 고환이 아랫배를 잡아당기며 드리우는 듯이 뿌듯하게 아프고 싸늘한 것이다. 족궐음간경(足厥陰肝經)은 외생식기를 돌아 소복부(小腹部)에 도달하는 것으로 한사(寒邪)가 간경을 침습해서 양기가 억제되어 기혈의 순행이 순조롭지 못하게 되므로 고환이 아랫배를 잡아당기며 아래로 드리우는 것처럼 뿌듯하게 아프고 싸늘하다. 한(寒)은 음사로서 수축하는 성질을 가지고 있으므로 근맥이 수축되어 음낭이 수축하고 오그라드는 듯이 아프다.

기혈이 한을 만나면 응결되고 열을 만나면 순조롭게 운행하므로, 통증도 한을 만나면 심해지고 열을 만나면 가벼워진다. 체내에 음한이 성하므로 설태가 백활(白滑)하다. 침맥(沈脈)은 이증(裏證)을 나타내고, 현맥(弦脈)은 간병을 나타내며, 지맥(遲脈)은 음한을 뜻하므로 이러한 맥들은 한이 간맥에 쌓인 것이다.

한체간맥증(寒滯肝脈症)은 대개 산기병(疝氣病)의 한산(寒疝)에서 볼 수 있다. 즉 이병은 소장(小腸)이 아랫배로 하수되어 음낭에 떨어지는 병으로, 아래로 드리우는 것처럼 뿌듯하게 아픈 특징을 가지고 있는 데 이것을 소장의 기통(氣痛)이라고도 한다.

8) 간담습열(肝膽濕熱)

간담습열증(肝膽濕熱症)은 습열이 간과 담에 쌓여 나타나는 증후이다. 대개 습열의 사기에 침습되었거나, 기름진 음식을 과식하여 습열이 생성되었거나, 비위의 운화기능이 소실되어 체내에 습이 생성되고 몰려 열을 생산하는 등의 원인으로 발생된다.

임상증상 옆구리가 덴 것처럼 따갑고 뿌듯하게 아프거나 또는 더부룩한 것이 생긴다. 식욕이 감소되고, 배가 붓고, 입이 쓰고 메스꺼우며, 대변이 순조롭지 못하고, 소변이 적고 붉다. 홍설(紅舌), 황니태(黃膩苔), 현삭맥(弦數脈)이 나타난다. 때로는 춥고 때로는 열이 난다. 황달이 나타나고 음낭에 습진이 생겨 참지 못할 정도로 가렵다. 고환에 종창열통(腫脹熱痛)이 생기며 부녀자들은 백대(白帶)가 노랗고 역하며 외음부가 가렵다.

증후분석 간담습열증(肝膽濕熱症)의 변증 요점은 오른쪽 옆구리가 뻐듯하게 아프고, 식욕이 감소되고, 오줌이 노랗고, 홍설(紅舌)과 황니태(黃膩苔)가 나타나는 것이다. 습열이 간담에 쌓여 소설기능이 장애되며 간기가 정체되므로 오른쪽 옆구리가 덴 것처럼 뜨겁고 뻐듯하게 아프다.

기체혈허(氣滯血虛)가 생기므로 갈비뼈 하단 아래에 더부룩한 것이 나타난다.

간목(肝木)이 비토(脾土)를 침범하므로 비의 운화기능이 장애되어 식욕이 감소되고 배가 붓고, 위기(胃氣)가 상역하므로 메스껍고, 담기(膽氣)가 위로 넘치므로 입이 쓰다.

습과 열이 체내에 쌓이는데 습이 많으면 대변이 묽고 열이 많으면 대변이 건조하다. 습열이 방광으로 밀리면 방광의 기화기능(氣化機能)이 장애되므로 소변이 적고 붉다. 홍설(紅舌), 황니태(黃膩苔), 현삭맥(弦數脈)은 습열이 간담에 쌓인 증상들이다.

간병이 담낭에 영향을 미쳐 기의 운행이 순조롭지 못하게 되고 정과 사가 다투기 때문에 어떤 때는 열이 나고 어떤 때는 오한이 나며 자주 변화된다.

습열이 증발되어 담즙이 제길로 흐르지 못하고 피부로 넘치므로 황달이 생긴다.

간맥(肝脈)은 외생식기를 에워싸고, 습열이 경맥을 따라 아래로 음낭을 침습하면 습진이 생기며 참지 못할 정도로 가렵다.

습열이 고환에 몰리고 기혈이 정체되면 고환의 종창열통(腫脹熱痛) 증상이 나타난다. 부녀자의 음도(陰道)가 습열의 침습을 받으면 대하가 노랗고 역하며 외음부가 가렵다.

9) 담울담요(膽鬱痰搖)

담울담요증(膽鬱痰搖症)은 담낭의 소설(疏泄)기능이 장애되고 담열이 체내를 교란하여 나타나는 증후이다. 대개 정서가 유쾌하지 못하여 소설기능이 장애되어 담(痰)이 생기고 화(火)로 변화되어 발생된다.

임상증상 쉽게 가슴이 두근거리며, 잠이 들지 못하고, 번열이 나서 진정되지 못하며, 입이 쓰고 메스껍고 토한다. 흉협부가 뻐듯하고 답답하며, 머리가 어지럽고 눈이 아찔하며, 귀에서 소리가 난다. 황니태(黃膩苔)와 현활맥(弦滑脈)이 나타난다.

증후분석 담울담요증(膽鬱痰搖症)의 변증 요점은 불면증이 생기고, 쉽게 놀라 가슴이 두근거리고, 어지럼증과 귀울림이 생기며 황니태(黃膩苔)가 나타나는 것이다.

담(膽)의 소설기능이 장애되고 기의 순행이 정체되면 담(痰)이 생겨 화로 전화된다. 담열(痰熱)이 체내를 교란하고 담기(膽氣)가 진정되지 못하기 때문에 쉽게 놀라 가슴이 두근거리며, 잠이 오지 않고, 번열이 나서 진정되지 못한다.

담기가 위로 넘치면 입이 쓰고, 담열이 위(胃)를 침범하여 위기(胃氣)가 위로 상역하면 메스껍고 구토가 생기며, 담기가 정체되면 흉협부가 뻐듯하고 답답하다.

담열이 경맥을 따라 위로 교란하므로 어지럼증과 귀울림이 나타난다. 황니태(黃膩苔)와 현활맥(弦滑脈)은 체내에 담열이 쌓인 증후이다.

5. 신(腎)과 방광병(膀胱病)의 변증

신(腎)은 두 개로서 양쪽 허리 속에 각각 하나씩 자리잡고 있으며, 신과 방광은 경맥을 통하여 서로 연결되어 표리관계를 이룬다.

신은 정(精)을 저장하고 생식기능을 주관하며 선천의 근본이다. 또 신은 뼈를 주관하고 수(髓)를 생산하며 뇌를 보충하고 영양한다. 오체(五體)에서는 뼈가 신에 배속되고, 귀에서 외계와 연결되며, 기능 여하는 머리카락에 반영된다. 수액(水液)을 주관하고 기를 받아들이는 기능이 있다.

방광은 오줌을 저장하고 배설하는 기능을 가지고 있다.

신(腎)은 원음(元陰)과 원양(元陽)을 저장하고, 인체의 생장발육과 장부의 기능의 근본이므로, 일단 원음과 원양이 손상되거나 소모되면 각 장부에서 병이 발생될 수 있기 때문에 신(腎)에는 허증(虛證)이 많다고 한다.

흔히 볼 수 있는 신병(腎病)의 증후로는 신양허(腎陽虛), 신음허(腎陰虛), 신정부족(腎精不足), 신기불고(腎氣不固), 신불납기(腎不納氣) 등이다.

신병(腎病)에서 흔히 나타나는 증상은 허리와 무릎이 시큰하고 나른하게 아프며, 귀에서 소리가 나거나 귀가 멀고, 머리가 희거나 일찍 빠지며, 이빨이 흔들리고, 양위(陽痿)와 유정(遺精)이 생기며, 정액이 적어 생육기능을 잃고, 부녀자들에서는 월경양이 적어지거나 없어지며, 수종과 대소변의 이상이 나타나는 것들이다.

방광병(膀胱病)에서는 습열증(濕熱證)이 흔히 나타나는데, 흔히 볼 수 있는 증상은 소변의 횟수가 잦고 참지 못하게 급해지고 아프며, 오줌이 없어지거나 조절이 안 된다.

1) 신양허(腎陽虛)

신양허증(腎陽虛症)은 신(腎)의 양기(陽氣)가 허약해져 나타나는 증후이다. 이 증후는 대개 평소에 양이 허약하거나, 고령으로 신이 허약해지거나, 오랜 병에 시달려 신이 손상되거나, 과도한 방사 등으로 발생된다.

임상증상 허리와 무릎이 시큰하고 나른하게 아프며, 춥고 사지가 찬데 하지가 더 심하다. 머리가 어지럽고 눈이 아찔하며, 정신상태가 흐릿하다. 얼굴색이 희멀겋거나 컴컴하다. 설색이 연하고 혀가 붓고, 설태는 희며, 침약(沈弱)한 맥이 나타난다. 양위(陽痿)가 나타나거나 부녀자의 자궁이 차서 임신되지 못한다. 설사가 오래 동안 멎지 않고, 소화되지 못한 대변이 나가며, 오경(이른 새벽)에 설사가 난다. 부종이 생기며, 허리 아래가 심하고, 누르면 움푹하게 자리가 생기고, 심하면 배가 붓고 전신부종이 생긴다. 가슴이 두근거리고 기침과 천식이 나타난다.

증후분석 전신기능저하에 한증(寒證)을 겸한 것이 신양허증의 변증 요점이다. 허리는 신(腎)이 들어있는 곳이며 신(腎)은 뼈를 주관하는데, 신양이 쇠약해지면 요부(腰部)와 골격을 온양하지 못하기 때문에 허리와 무릎이 시큰하고 나른하게 아프며, 피부를 온화하지 못하기 때문에 춥고 사지가 차다. 신(腎)은 하초

(下焦)에 자리잡고 있는데 양기가 부족하면 음한이 하부에서 더욱 심해지므로 발이 찬 증상이 더 명확하다.

양기가 부족하여 심(心)의 신(神)이 항진되지 못하기 때문에 정신상태가 흐릿해진다.

기혈순행이 무력하여 위로 얼굴을 자양하지 못하기 때문에 얼굴색이 희멀겋게 되고, 신양이 극도로 허약해져 탁음(濁陰)이 피부에 퍼지므로 얼굴색이 컴컴하고 광택이 없게 된다. 설색이 연하고, 혀가 크고, 설태가 희며, 침약맥(沈弱脈)이 나타나는 것은 심양이 허약해지고 기혈의 운행이 무력해진 증후들이다.

신은 생식기능을 주관하는데 신양(腎陽)이 부족하고 명문(命門)의 화(火)가 쇠약해지면 생식기능이 장애되므로 남자에서는 양위(陽痿)가 생기고 여자에서는 자궁이 차가워 임신되지 못한다.

명문(命門)의 화(火)가 쇠약하여 화가 토(土)를 생산하지 못하면 비의 운화기능이 장애되어 설사가 오래 멎지 않거나 소화되지 않은 대변을 보며 오경설(五更瀉)이 생긴다.

신양이 부족하면 방광의 기화기능이 장애되어 수액이 체내에 멎고 피부로 넘쳐 나오므로 수종(水腫)이 생긴다. 수습은 아래로 흐르는 성질이 있고 신은 하초에 자리잡고 있으므로 허리 아래의 수종(水腫)이 심하고, 눌러 생긴 옴폭한 자리가 제 자리를 찾아오지 못한다.

수습이 범람하여 기의 순행을 막으면 배가 붓고, 수습이 심(心)을 침범하면 심양이 손상되므로 가슴이 두근거리고 불안하며, 상역하여 폐(肺)를 침범하면 폐의 선발숙강기능이 장애되므로 기침과 숨이 찬 증상이 나타난다.

2) 신음허(腎陰虛)

신음허증(腎陰虛症)은 신의 음액(陰液)이 부족하여 나타나는 증후이다. 이 증후는 대개 오랜 병으로 신이 손상되었거나, 선천적으로 신음이 부족하거나, 방사가 과도하거나, 온조(溫燥)한 약을 과도하게 써서 음액이 손상되어 발생된다.

임상증상 허리와 무릎이 시큰시큰하게 아프고, 어지럼증이 생기고 귀에서 소리가 나며, 잠이 오지 않고 꿈이 많다. 남자에게는 양위(陽痿)와 유정(遺精)이 생기고 부녀자에서는 월경이 적어지거나 없어지며 붕루(崩漏)가 생기기도 한다. 신체는 여위고 조열(潮熱), 도열(盜熱), 오심번열(惡心煩熱), 갈증, 권홍(顴紅)이 생기며, 대변이 건조하고 소변이 노랗게 된다. 혀가 붉고 진액이 적고 맥이 세삭(細數)하다.

증후분석 신음허증(腎陰虛症)의 변증 요점은 신병(腎病)에서 생기는 증상과 음허(陰虛)로 인한 내열증상(內熱症狀)이 함께 나타나는 것이다. 신음이 부족하면 골수가 영양을 받지 못하고 골격이 허약해지므로 허리와 무릎이 시큰시큰하게 아프며, 뇌해(腦海)를 충족시키지 못하기 때문에 머리가 어지럽고 귀에서 소리가 난다.

심(心)과 신(腎)은 수(水)와 화(火)의 관계로서, 신(腎)의 수(水)가 심의 화(火)를 통제하지 못하면 심화가 항진되고 심신(心神)이 진정되지 못하기 때문에 불면증이 생기고 꿈이 많아지며, 상화(相火)가 항진되므로 음경(陰莖)이 쉽게 발기되며, 군화(君火)가 정실(正室)을 교란하므로 유정(遺精)이 나타난다.

부녀자에 있어서는 혈액이 주된 작용을 하는데, 음이 허하여 경혈(經血)의 근원 부족으로 월경량이 적어지거나 없어지며, 음허로 양항(陽亢)이 생기고 허열(虛熱)이 혈(血)을 압박하면 붕루(崩漏)가 나타난다.

신음이 손실되어 체내에 허열이 생산되면 신체가 여위고 조열(潮熱), 밤땀(盜汗), 오심번열(惡心煩熱), 갈증과 권홍(顴紅)이 생기며, 오줌이 노랗고, 대변이 건조해지며, 혀가 붉고, 진액이 적고, 세삭(細數)한 맥이 나타난다.

3) 신정부족(腎精不足)

신정부족증(腎精不足症)은 신(腎)의 정(精)이 손실되어 나타나는 증후이다. 이 증후는 선천(先天)의 정(精)이 부족하여 발육이 좋지 못하거나, 후천(後天)의 정(精)이 자양되지 못하거나, 방사의 과도 또는 오랜 병으로 신이 손상되어 발생된다.

임상증상 어린이들이 발육이 늦고, 키가 작고, 지력이 낮고, 동작이 민첩하지 못하고, 숫구멍(囟門)의 폐쇄가 늦고, 골격이 정상적으로 발육되지 못하고, 맥이 없다.

남자에서는 정액이 적어 생식기능이 저하되고, 여자에서는 월경이 없어져 임신되지 못하고 성기능이 장애된다. 성인에서는 조로현상(早老現象)이 생겨 머리가 빠지고, 이빨이 흔들리고, 이명이롱(耳鳴耳聾)이 생기며, 정신상태가 똑똑하지 못하고, 건망증이 생기며, 동작이 원활하지 못하고, 다리에 맥이 없다.

증후분석 신정부족증(腎精不足症)의 변증 요점은 성장발육이 늦어지고 생식기능이 장애되고 조로현상이 나타나는 것들이다. 신은 정을 저장하고 생식기능을 주관하며 생장발육의 근본이다. 신의 정이 부족하여 골수와 혈을 생산하지 못하고 뼈를 자양하지 못하면 어린이의 발육이 늦고 키가 작으며, 뇌를 보양하지 못하면 지력이 낮고 동작이 민첩하지 못하며, 정과 골수가 부족하여 골격을 자양하지 못하면 숫구멍의 폐쇄가 늦고, 골격 발육이 지체되며, 나른해진다.

신정(腎精)은 생식기능을 주관하므로 신정이 손실되면 남자는 정액이 적어져 생식기능이 저하되고, 여자는 월경이 없어져 임신되지 못하고 성기능이 장애된다.

신의 기능 여하는 머리칼에 반영되는데, 신의 정이 부족하면 머리칼이 자라지 않고 빠진다.

이빨은 골격의 한 부분으로 정기의 보양을 잃으면 흔들리며 심하면 일찍 빠진다.

귀는 신규(腎竅)이고 뇌(腦)는 수해(髓海)로서 정(精)과 수(髓)가 부족하면 뇌해가 공허하게 되므로 이명이롱(耳鳴耳聾)과 건망증이 생긴다.

정이 왕성해야 근골이 든든해지고 동작이 민첩하게 되는데, 정이 소모되면 근골이 허약하고 피로해지므로 동작이 원활하지 못하고 다리에 맥이 없으며, 신정(腎精)이 고갈되어 뇌를 자양하지 못하기 때문에 늙은이들의 정신상태가 똑똑하지 못하게 된다.

4) 신기불고(腎氣不固)

신기불고증(腎氣不固症)은 신기의 손실로 고섭(固攝)기능이 장애되어 나타나는 증후이다. 이 증후는 고령으로 신기가 손실되거나, 어린이의 신기(腎氣)가 충실하지 못하거나, 방사의 과도나 오랜 병으로 신이 손상되어 발생된다.

임상증상 얼굴색이 희고, 정기가 없고, 청력이 저하되며, 허리와 무릎이 시큰하고 나른하다. 소변이 잦고 맑으며, 오줌을 깨끗하게 배설하지 못하거나 또는 자리에 오줌을 싼다. 소변을 조절하지 못하고 밤에 소변을 보는 횟수가 잦다.

남자에서는 활정(滑精)과 조루가 나타나고, 여자에서는 대하가 맑고 묽거나 유산되기 쉽다. 설색이 연하고, 설태가 희며, 맥은 세약(細弱)하다.

증후분석 신기불고증(腎氣不固症)의 변증 요점은 신(腎)과 방광(膀胱)이 정상적으로 고섭(固攝)하지 못하여 나타나는 증상들이다.

신기가 손실되어 기능이 장애되고 기혈이 위로 귀를 보양하지 못하기 때문에 청력이 장애되고, 골격이 신기의 온양을 잃으므로 허리와 무릎이 시큰시큰하고 나른하다.

신과 방광은 표리관계로서 신기가 허하면 방광기능도 장애되므로 소변의 횟수가 많아지고, 오줌이 많고 맑으며, 심하면 소변을 조절하지 못한다. 배뇨기능이 약해지므로 오줌을 전부 깨끗하게 배설하지 못하고 소변을 본 후에도 오줌을 흘리는 증상이 나타난다.

신기가 미처 충만되지 않으면 뇌수가 부족하여 원신(元神)의 정상적인 작용이 약해지므로 어린이나 청소년에서 자리에 오줌을 싸는 증상이 생긴다.

밤에는 음기(陰氣)가 성하고 양기(陽氣)가 쇠약해지므로 신기가 부족하면 밤의 오줌횟수가 많아진다.

신이 정(精)을 저장하는 기능은 신기(腎氣)의 고섭작용(固攝作用) 때문이다. 신기가 부족하면 정액을 고섭하지 못하기 때문에 정액이 밖으로 빠져나가 활정(滑精) 또는 조루가 생기고, 대맥(帶脈)을 고섭하지 못하면 대하(帶下)가 맑고 묽게 되며, 임맥(任脈)이 자양되지 못하면 태기(胎氣)가 온양되지 못하여 유산되기 쉽다. 설색이 연하고 설태가 희고 맥이 침약(沈弱)한 것은 신기가 쇠약해진 증후이다.

5) 신불납기(腎不納氣)

신불납기증(腎不納氣症)은 신기(腎氣)가 허약해지고 원기(原氣)를 받아들이지 못하여 나타나는 증후이다. 이 증후는 대개 오랜 기침과 폐허(肺虛)로서 신(腎)이 손상되거나 지나친 피로로 신기가 손상되어 발생된다.

임상증상 기침이 오래 지속되고, 숨을 내쉬기는 쉽지만 들이쉬기 힘들며, 숨이 찬데 움직이면 심해진다. 움직이지 않아도 땀을 흘리며, 피로하고, 목소리가 낮고, 허리와 무릎이 나른하고 시큰시큰하다. 설색이 연하고, 설태가 희고, 맥은 침(沈)하다. 천식이 심해지며, 식은땀이 줄줄 흐르고, 사지가 차고, 얼굴색이 파랗다. 맥이 부대(浮代)하고 근(根)이 없다. 숨이 차고, 얼굴색이 붉고, 가슴이 답답하며, 목이 마르고, 혀는 붉고 맥은 세삭(細數)하다.

증후분석 기침이 오래 지속되고, 숨을 내쉬기 쉬우나 들이쉬기가 힘들며, 숨이 차고, 움직이면 심해지며, 폐와 신의 기허 증상이 나타나는 것이 신불납기증의 변증 요점이다.

신(腎)이 허하면 기(氣)를 받아들이지 못하기 때문에 숨을 내쉬기 쉬우나 들이쉬기가 힘들고 숨이 차며 움직이면 더욱 심해진다.

골격이 자양되지 못하기 때문에 허리와 무릎이 시큰시큰하고 나른하게 된다.

폐기허로서 체표를 고섭하지 못하기 때문에 식은땀(自汗)이 나고, 기능이 감퇴되므로 정기가 부족하고 말소리가 낮다. 설색이 연하고 설태가 희며 맥이 침약(沈弱)한 것은 기허의 증후이다.

양기(陽氣)가 허해지고 밖으로 빠져나가면 천식이 심해지며 식은땀이 줄줄 흐르고 사지가 차고 얼굴색이 파랗고, 허양(虛陽)이 밖으로 빠져나가면 맥이 부대(浮代)하고 근(根)이 없게 된다.

음과 양은 서로 의존하는 것으로 신기가 부족하면 음이 손상되어 평소에 음이 허할 때는 기음양허증(氣陰兩虛證)이 나타난다.

신이 허해 기를 받아들이지 못하면 숨이 차고, 음허(陰虛)로서 내열이 생성되면 열(虛熱)이 위로 타오르므로 얼굴색이 붉고 가슴이 답답하며 목이 마르고 홍설과 세삭(細數)한 맥이 나타난다. 이들은 모두 음허내열증의 증후이다.

6) 방광습열(膀胱濕熱)

방광습열증(膀胱濕熱症)은 습열(濕熱)이 방광에 쌓여 나타나는 증후이다. 이 증후는 대개 습열에 침습되었거나, 식사에 절제가 없어 몸 안에 습열이 생겨 방광을 침습하여 발생된다.

임상증상 소변이 잦고, 참지 못하게 급하고, 덴 것처럼 아프고, 황적색이고, 양이 적다. 아랫배가 뿌듯하고, 혈뇨가 나오며, 오줌에 사석(砂石)이 생긴다. 혀가 붉고, 설태가 황니(黃膩)하고, 맥은 삭(數)하다.

증후분석 오줌이 잦고 급하고 아프며 누런 것이 방광습열증의 변증 요점이다. 습열이 방광을 침습하여 열이 요도를 압박하므로 소변의 횟수가 잦고 급하고 덴 것처럼 아프다. 체내에 습열이 쌓이고 방광의 기화기능이 장애되므로 소변이 적고 황적색을 띠며 아랫배가 뿌듯하고 답답하다.

습열이 쌓여 열이 체표를 침습하면 열이 나고, 신장에 미치면 허리가 아프며, 음락(陰絡)을 손상시키면 혈뇨가 생긴다. 습열이 오래 쌓이면 오줌 속의 잡물질이 말라들어 돌이 생성되므로 오줌에 사석(沙石)이 섞인다. 홍설(紅舌), 황니태(黃膩苔), 삭맥(數脈) 등은 체내에 습열이 쌓인 증후이다.

6. 장부겸증(臟腑兼證)

인체의 장(臟)과 부(腑)는 생리적으로 서로 키워주고 서로 제약하는 관계를 가지고 있다. 어느 한 장 또는 한 부에 병이 생길 때는 그 장부의 증상이 나타날 뿐만 아니라, 다른 장과 부에도 영향을 미치므로 다른 장부의 증상도 나타난다.

둘 이상의 장(臟) 또는 부(腑)의 병이 동시에 나타나는 것을 장부겸증(臟腑兼證)이라고 한다. 장부 사이의 병적 전화는 일반적으로 표리(表裏), 생극(生剋), 승모(乘侮)관계를 가진 장부들에서 일어나므로 장부의 겸증도 이들 사이에서 흔히 나타난다. 그러므로 장부변증의 일반적 전화규칙을 파악하는 것은 질병의 발전을 분석하고 판단하는 데 중요한 의의를 가지고 있다.

표리관계로서 일어나는 장부겸증은 오장변증에서 이미 논하였으므로 여기에서는 흔히 나타나는 다른 장과 장, 부와 부의 겸증을 소개한다.

1) 심신불교(心腎不交)

심신불교증(心腎不交症)은 심(心)의 화(火)와 신(腎)의 수(水)가 서로 보조하는 관계가 소실되어 나타나는 증후이다. 이 증후는 대개 오랜 병으로 음이 손상되었거나, 방사에 절제가 없거나, 지나치게 고심하고 걱정하여 정서의 장애가 생겨 화가 생성되거나, 외감열병으로 심화(心火)가 항진되어 발생된다.

임상증상 가슴이 두근거리고, 잠이 오지 않고, 가슴이 답답하다. 머리가 어지럽고, 귀에서 소리가 나고, 건망증이 생기며, 오심번열(惡心煩熱)과 구갈(口渴)이 생긴다. 혀는 붉고, 맥은 세삭(細數)하다. 허리 아래가 시큰시큰하고 차며 무직한 증상이 생긴다.

증후분석 심신불교증(心腎不交症)은 불면(不眠)이 주된 증상으로 심화(心火)가 항진되고 신수(腎水)가 허약해진 증상을 겸한 것이 변증 요점이다.

심은 화이고 심화가 아래로 신수를 온화시켜야 신수가 차가워지지 않고, 신은 수이며 신수가 위로 심화를 억제해야 심화가 항진되지 않는다. 이렇게 수와 화가 서로 보조하여 심신의 음양이 조화되는 상태를 "심신상교(心腎相交)" 또는 "수화기제(水火旣濟)"라고 한다.

신수가 부족하여 심화를 억제하지 못하면 심양이 항진되고, 심화가 심해 아래로 신수에 영향을 미치면 신음이 손상되는데, 모두 심신불교의 병이다.

본 증후에서는 수는 아래에서 손실되고 화는 위에서 왕성해지므로 화수미제(火水未濟)로 심양이 항진되어 심신(心神)이 진정되지 못하기 때문에 가슴이 답답하고 두근거리며 잠이 오지 않게 되며, 수음(水飮)이 허하여 골수가 충만하지 못하면 뇌수(腦髓)가 자양되지 못하기 때문에 머리가 어지럽고 귀에서 소리가 나며 기억력이 장애된다.

요부(腰部)는 신이 들어있는 곳으로 음액의 영양을 잃으면 허리가 시큰거리고, 정실(精室)이 허화(虛火)에 요동치면 몽정(夢精)이 생긴다.

오심번열증(惡心煩熱症)과 구갈(口渴)과 홍설(紅舌), 세삭맥(細數脈)은 수가 손실되고 화가 항진된 증후이다.

심화가 제자리를 떠나 위로 항진되면 아래로 신수를 온화하지 못하기 때문에 신수가 응결되어 허리아래가 시큰거리고 무직하며 차다. 이것은 신의 음과 양이 아래에서 허약해진 또 한 가지 증후이다.

2) 심비양허(心脾兩虛)

심비양허증(心脾兩虛症)은 심혈(心血)이 부족하고 비기(脾氣)가 허약하여 나타나는 증후이다. 이 증후는 대개 오랜 병에 의한 허약이나, 지나친 피로와 걱정, 또는 만성출혈 등으로 발생된다.

임상증상 가슴이 뛰고 두근거리며, 불면증, 다몽(多夢), 어지럼증, 건망증이 생긴다. 얼굴색이 노랗고, 식욕이 감소되고, 배가 붓고, 대변이 묽으며, 정기가 없고, 나른하다. 피하출혈이 생기거나, 부녀자의 월경량이 적어지고 색이 연하거나 또는 월경이 질질 끌고 없어지지 않는다. 설색과 설질이 연하고 세삭(細數)한 맥이 나타난다.

증후분석 심비양허증(心脾兩虛症)의 변증 요점은 가슴이 두근거리고, 불면증이 생기며, 얼굴색이 노랗고, 정기가 없고, 식욕이 감소되며, 배가 붓고, 대변이 붉은 증상에 만성출혈을 겸한 것이다.

비는 기혈의 발생 근원이며 혈을 통솔하는 기능을 가지고 있다. 비기가 허약하여 혈의 생산이 부족하거나 통솔기능이 장애되어 혈이 혈관 밖으로 넘치면 모두 심혈의 손실을 일으킨다.

심은 혈을 주관하며 혈이 충만하면 기가 충족해지고, 혈이 허약하면 기가 허약해진다. 심혈이 부족하여 기를 생산하지 못하면 비기가 허약해진다. 그러므로 둘은 병리적으로 서로 영향을 미쳐 심비양허증(心脾兩虛症)이 생기는 것이다.

심혈(心血)이 부족하면 심(心)이 자양되지 못하기 때문에 가슴이 뛰고 두근거리며, 심신(心神)이 진정되지 못하기 때문에 불면증과 다몽이 생기며, 머리와 눈이 자양되지 못하기 때문에 어지럼증과 건망증이 나타난다. 근육과 피부가 자양되지 못하기 때문에 얼굴색이 노랗고 광택이 없다.

비기가 부족하여 운화기능(運化機能)이 장애되므로 식욕이 감소되고 배가 붓고 대변이 묽으며, 기허로서 기능이 감퇴되므로 정기가 없고 나른하다. 비허로서 혈을 통솔하지 못하기 때문에 피하출혈이 나타나고, 부녀자의 월경이 양이 감소되고, 색이 연하고, 질이 묽으며, 질질 없어지지 않는다. 설색과 설질이 연하고 맥이 세약(細弱)한 것은 모두 기혈부족의 증후이다.

3) 심간혈허(心肝血虛)

심간혈허증(心肝血虛症)은 심(心)과 간(肝)의 혈(血)이 부족하여 나타나는 증후이다. 이 증후는 대개 오랜 병으로 체질이 허약해지거나 지나치게 걱정하여 음혈(陰血)이 소모되어 발생된다.

임상증상 가슴이 두근거리고 건망증, 불면증, 다몽, 어지럼증과 귀울림이 생긴다. 얼굴색이 희멀겋고, 눈이 깔깔하며 시력이 똑똑하지 못하고, 손발톱에 광택이 없다. 사지가 저리거나 떨리거나 오그라든다. 부녀자들의 월경이 양이 적어지고, 색이 연하고, 심하면 폐경이 된다. 설색은 연하고 설태는 희며 세삭(細數)한 맥이 나타난다.

증후분석 심간혈허증(心肝血虛症)의 변증 요점은 심(心)과 간(肝)에서 생기는 증상과 혈허증(血虛證)에서 생기는 증상이 함께 나타나는 것이다. 심은 혈을 주관하고 간은 혈을 저장하는 동시에 소설기능과 혈량을 조절하는 기능을 가지고 있다. 심혈이 부족하면 간에는 저장할 혈이 없어지고, 간혈이 부족하면 혈액이 맥관으로 흘러 들어가게 조절하지 못한다. 그러므로 심혈이 허약하고 심이 자양되지 못하여 가슴이 급하게 두근거리고, 심신(心神)이 진정되지 못하여 불면증과 다몽이 생기며, 혈액이 위로 자양하지 못하여 얼굴색이 희멀겋고 어지럼증과 귀울림이 생긴다.

눈은 간혈(肝血)의 영양을 받아야 하는데 간혈이 부족하면 눈이 자양되지 못하기 때문에 눈이 깔깔해지고 물체가 똑똑히 보이지 않는다.

간은 근맥(筋脈)을 주관하고 손발톱과 관계되는데, 근맥과 손발톱이 혈의 영양을 받지 못하기 때문에 손발톱이 마르고 엷어지며, 사지의 감각이 예민하지 못하고 저리며, 근맥(筋脈)이 경련되므로 손발이 떨리거나 경련을 일으켜 움직이지 못한다.

부녀자들에 있어서는 혈(血)이 근본으로 간혈이 부족하면 월경의 근원이 결핍해져 월경의 양이 적어지고, 색이 연하고, 질이 묽으며, 심하면 월경이 소실된다. 설색이 연하고 설태가 희며 세삭(細數)한 맥 등은 혈허의 증후이다.

4) 심신양허(心腎陽虛)

심신양허증(心腎陽虛症)은 심과 신의 양기가 허약해지고 체내에 음한이 성해 나타나는 증후이다. 이 증후는 대개 오랜 병에 시달리거나 지나친 피로 등으로 발생된다.

임상증상 가슴이 급하게 두근거리고, 오한이 생기고, 사지가 싸늘하고, 정신상태가 몽롱하다. 소변이 적고 온몸이 붓는데 하지가 더욱 심하다. 입술과 손발톱의 색이 연하고 어두운 청자색을 띤다. 설색이 담암하고 청자색이며, 설태는 백활(白滑)하고 맥은 침(沈)하고 미세하다.

증후분석 심신양허증(心腎陽虛症)의 변증 요점은 심(心)과 신(腎)의 양기 쇠약으로 전신의 기능이 저하되어 나타나는 증상들이다. 신양(腎陽)은 전신 양기의 근본이고 심양(心陽)은 기혈순행과 진액운행의 동력으로, 심과 신의 양이 허하면 체내에 음한이 성해지고, 전신기능이 극도로 저하되며, 혈행이 정체되고, 체내에 수습이 몰리는 병이 나타나게 된다.

양기가 쇠약해져 심을 온양하지 못하면 가슴이 급하게 두근거리며, 양허로서 근육과 피부를 덥히지 못하면 오한이 생기고 사지가 싸늘해지고, 심신(心神)이 자양되지 못하면 정신상태가 몽롱해진다. 또 삼초(三焦)의 수액을 조절하는 기능이 장애되면 방광의 기화기능이 장애되므로 소변이 적어지고, 수액이 체내에 몰려 피부로 넘치므로 전신 부종이 생기며, 수액의 성질은 아래로 흐르는 것이므로 하지의 부종이 더욱 심해진다. 양허로서 혈액순환이 무력해지고 정체되므로 입술과 손발톱이 청자색을 띤다. 백활태(白滑苔)와 침(沈)하고 미세한 맥이 나타나는 것은 심신의 기가 쇠약해져서 음한이 성해지고 혈액순환이 정체되어 체내에 수액이 몰린 증후들이다.

5) 심폐기허(心肺氣虛)

심폐기허증(心肺氣虛症)은 심과 폐의 기허(氣虛)때문에 일어나는 증후이다. 이 증후는 대개 오래 지속되는 기침으로 심과 폐의 기가 손상되거나, 타고남의 부족이나 고령에 의한 체질의 허약 등으로 발생된다.

임상증상 가슴이 두근거리고, 기침이 나고, 숨이 차며, 맥이 없고, 움직이면 더욱 심해진다. 가슴이 답답하고, 가래가 맑고 묽으며, 얼굴색이 희멀겋고, 머리가 어지럽고, 정기가 없으며, 식은땀(自汗)이 나고, 목소리가 낮다. 설색은 연하고, 설태는 희며, 침약(沈弱) 또는 결대(結代)한 맥이 나타난다.

증후분석 가슴이 두근거리고, 기침이 나고, 숨이 찬 증상과 기허증의 증상이 함께 나타나는 것이 심폐기허증의 변증 요점이다. 폐는 호흡을 주관하고 심은 혈맥을 주관하며, 종기(宗氣)의 추동작용으로 이 두 가지 기능이 유지된다. 폐기가 허약하여 종기의 생산이 부족하면 심기가 허약해지고, 반대로 심기가 허약해져 종기가 소모되면 폐기가 부족하게 된다. 심기가 부족하여 심을 보양하지 못하면 가슴이 두근거리고, 폐기가 허약하여 숙강기능이 장애되면 기의 순행이 상역하여 기침이 난다.

기가 허하면 숨이 차고, 맥이 없고, 움직이면 기를 소모하므로 숨이 찬 증상이 더욱 심해진다. 폐기가 허약하여 호흡기능이 장애되므로 가슴이 답답하고, 수곡정미를 수송 분포하지 못하기 때문에 수액이 체내에 몰려 담이 되어 가래가 묽고 맑다.

기허로서 전신의 기능이 장애되고 근육과 피부와 뇌수를 자양하지 못하기 때문에 얼굴색이 희멀겋게 되고 어지럽고 피로하며, 체표를 고섭하는 기능이 약해지므로 식은땀(自汗)이 생기며, 종기가 부족하므로 목소리가 약하게 된다.

기가 허하면 혈이 허약해지므로 혀를 자양하지 못하여 설색이 연하고 설태는 희게 된다. 혈맥에서의 혈액운행이 무력해지거나 심맥의 기가 뒤를 잇지 못하기 때문에 침약(沈弱) 또는 결대(結代)한 맥이 나타난다.

6) 비폐기허(脾肺氣虛)

비폐기허증(脾肺氣虛症)은 비와 폐의 기가 허하여 나타나는 증후이다. 이 증후는 대개 오랜 기침으로 인한 폐허(肺虛)가 비에 영향을 미치거나, 음식에 절제가 없거나 지나친 피로로서 비가 손상되어 정미한 물질이 폐에 수송되지 못하여 발생된다.

임상증상 기침이 오래 멎지 않고, 숨이 차며, 가래가 묽고 색은 희다. 식욕이 감소되고, 배가 붓고, 대변이 묽다. 말소리가 낮고, 말하기 싫어하며, 피로하고, 얼굴색이 희멀겋고, 심하면 얼굴과 발이 붓는다. 설색은 연하고, 설태는 희고, 맥은 세약(細弱)하다.

증후분석 기침이 나고, 숨이 차며, 식욕이 감소되고, 배가 붓고, 대변이 묽은 증상들이 기허에 의해 생기는 증상들과 함께 나타나는 것이 비폐기허증의 변증 요점이다. 비는 운화기능을 주관하고 기의 생산원천이며, 비기가 부족하여 정미물질을 폐로 수송하지 못하면 폐기가 손상된다. 비의 운화기능이 장애되어 습이 몰려 담이 생성되고 폐에 몰리게 되므로 "비는 담을 생산하는 근원이고 폐는 가래를 저장하는 용기이다"라고 한다.

폐는 전신의 기를 주관하므로 폐기가 부족하면 선발숙강기능이 장애되어 비기에 영향을 미치기 때문에 결국 비기도 허약하게 된다. 오랜 기침이 멎지 않아 폐기가 손상되어 기침에 숨이 찬 증상이 생기며, 기허로서 수액과 진액을 분포하지 못하기 때문에 습이 몰려 담이 발생되고, 그 때문에 가래가 많아지고 묽고 희다.

비기가 허약하므로 피로하고 맥이 없고, 근육과 피부가 자양되지 못하기 때문에 얼굴색이 희멀겋게 되며, 수습이 범람하므로 얼굴과 발이 붓는다. 설색이 연하고 설태가 희며 세약(細弱)한 맥이 나타나는 것은 기가 허하기 때문이다.

비폐기허증(脾肺氣虛症)과 심폐기허증(心肺氣虛症)은 모두 기(氣)가 허한 증상을 가지고 있으나, 전자는 비병(脾病)에서 나타나는 증상을 겸하고 후자는 심병(心病)에서 나타나는 증상을 겸한 것이 구별되는 점이다.

7) 비신양허(脾腎陽虛)

비신양허증(脾腎陽虛症)은 비와 신의 양기(陽氣)가 손실되어 나타나는 증후이다. 이 증후는 대개 비와 신의 병으로 양기가 손상되었거나, 오랜 설사 또는 수습에 오래 동안 침습되어 신양(腎陽)이 허약해져 비양(脾陽)을 온양하지 못하거나, 비양이 오래 동안 허약해져 신양을 돕지 못해 결국 비신의 양기가 함께 허약해져 발생된다.

임상증상 얼굴색이 희멀겋고, 춥고, 사지가 차다. 허리와 무릎 또는 아랫배가 싸늘하게 아프다. 설사가 오래 지속되거나, 오경설사(五更泄瀉), 또는 소화되지 못한 설사가 난다. 소변이 적고, 얼굴과 발이 붓거나, 심하면 배가 북처럼 붓는다. 설색이 연하고, 혀가 붓고, 백활태(白滑苔)와 침세맥(沈細脈)이 나타난다.

증후분석 허리와 무릎과 아랫배가 싸늘하게 아프고 설사가 오래가며 부종이 생기는 증상과, 한증(寒證)에 의해 나타나는 증상들이 비신양허증의 변증 요점이다. 비(脾)는 후천의 근본으로 운화기능을 주관하고, 수곡정미를 수송 분포하며, 수습을 조절하는 기능을 가지고 있는데, 이는 명문화(命門火)의 온화기능에 의한 것이다.

신(腎)은 선천의 근본으로 장부를 온양하고 수액을 기화하는 기능을 가지고 있는데, 이는 비의 정기(精氣)의 보양을 받아야 된다. 비양의 쇠약이 오래 회복되지 못하여 운화기능이 약해지고 정미물질을 생산하지 못하여 신을 보양하지 못하거나, 수습이 체내에 지체되어 신양이 수액을 증발하는 기능에 영향을 주면 모두 신양부족(腎陽不足)이 생기는데, 이것은 비허가 신허를 일으키는 병리 현상이다.

반대로 신양이 먼저 쇠약해져 신양이 비양을 따뜻하게 하지 못하거나, 신허로 수액이 범람하여 비토(脾土)가 신수(腎水)를 억제하지 못하고 도리어 신수에 억제되어 비양이 손상되는데, 이것은 신병(腎病)이 비병(脾病)을 일으키는 병리 현상이다. 그러므로 비와 신의 양기는 생리적으로 서로 키워주고 서로 촉진하는 기능을 가지고 있으며, 병리적으로 서로 영향을 주므로 비양의 쇠약이나 신양의 부족은 어떤 상황에서 모두 비신양허증으로 발전될 수 있다.

비와 신의 양기가 허약해져 신체를 따뜻하게 하지 못하면 얼굴색이 희멀겋고, 춥고, 사지가 차고, 허리와 무릎이 싸늘하게 아프다. 음한이 성해서 기의 순행이 정체되면 아랫배가 싸늘하게 아프다.

오랜 설사는 양기를 손상시키고 비허가 신에 영향을 미쳐 명문의 화가 쇠약해지면 비양이 원래보다 더 허약해지므로 설사가 오래 동안 멎지 않는다. 새벽에는 아직 양기가 왕성해지지 못하고 음기가 매우 성하며, 대장의 부패한 찌끼를 내보내려고 하기 때문에 새벽에 설사가 나는데 이것을 “오경설사(五更泄瀉)”라고 한다.

소화되지 못한 묽은 물 같은 대변을 보는 것은 비와 신의 양기가 허약해져 수곡을 온화하지 못했기 때문이다.

양기(陽氣)가 허약하여 수습을 온화하지 못하고 방광의 기화기능이 장애되면 소변의 양이 적어지고, 수액이 빠질 길이 없게 되므로 근육과 피부에 넘쳐 얼굴과 발이 붓게 되고, 비토(脾土)가 신수(腎水)를 억제하지 못하고 도리어 신수의 침습을 받으므로 배가 북처럼 붓고 뿌듯하고 그득한 감이 생긴다. 설색이 연하고 혀가 붉고 백활태(白滑苔)와 침세(沈細)한 맥이 나타나는 것은 모두 양허음성(陽虛陰盛)으로 체내에 수한(水寒)이 심해진 증후이다.

8) 폐신음허(肺腎陰虛)

폐신음허증(肺腎陰虛症)은 폐와 신의 음액(陰液)이 부족하여 나타나는 증후이다. 이 증후는 대개 오랜 기침으로 폐음(肺陰)이 손상되어 폐허(肺虛)가 신(腎)을 침범하거나, 신음(腎陰)이 허약하거나 과도한 방사로 신허가 폐를 침범하여 발생된다.

임상증상 기침이 나고, 가래가 적거나 가래에 피가 섞인다. 목이 마르고, 말소리가 여위고, 허리와 무릎이 시큰하고 나른하며, 조열(潮熱), 권홍(顴紅), 밤땀(盜汗)이 나타난다. 남자에서는 유정(遺精), 여자에서는 월경불순이 나타난다. 설색이 붉고, 설태가 적고, 세삭(細數)한 맥이 나타난다.

증후분석 폐신음허증(肺腎陰虛症)의 변증 요점은 기침이 오래 지속되고 가래에 피가 섞이고 허리와 무릎이 시큰하고 나른하고 유정(遺精)이 나타나는 증상들과, 음허증(陰虛證)의 증상이 함께 나타나는 것이다. 폐와 신의 음액은 서로 영양하는 것으로 폐의 진액은 수송 분포되어 신을 영양하고, 신의 정기(精氣)는 위로 자양하여 폐를 영양한다. 이것을 "금수상생(金水相生)"이라 한다. 그러므로 병리적으로도 어느 장기로부터 발병되었던 간에 그 병이 발전되면 결국 폐신음허증(肺腎陰虛症)이 발생된다.

폐음(肺陰)이 부족하여 체내에 허열이 발생되고 폐의 숙강기능이 장애되면 기침이 나고 가래가 적어지며, 열사(熱邪)가 폐락(肺絡)을 손상시켜 혈이 혈관을 넘치면 가래에 피가 섞인다. 진액이 위로 입을 습윤하지 못하면 갈증이 생기고, 허열이 목구멍을 태우면 목소리가 쉬며, 근육을 자양하지 못하면 신체가 여윈다.

신음(腎陰)이 손실되면 허리와 무릎이 시큰하고 나른해지고, 신화(腎火)가 왕성하여 체내에서 허화(虛火)가 위로 증발되면 허열이 생기고 오후에 심해지는데, 이것을 "골증조열(骨蒸潮熱)"이라 한다. 허열이 위로 타오르면 권홍(顴紅)이 생기고, 영음(營陰)을 교란하면 밤땀이 생기며, 화가 정실을 교란하면 유정(遺精)이 생기고, 음혈이 부족하면 월경의 양이 적어진다.

9) 간신음허(肝腎陰虛)

간신음허증(肝腎陰虛症)은 간과 신의 음액이 손실되어 나타나는 증후이다. 이 증후는 대개 오랜 병에 시달렸거나, 방사에 절제가 없거나, 정서에 의한 내상(內傷) 등의 원인으로 발생된다.

임상증상 어지럼증, 귀울림(耳鳴), 건망증, 불면증, 다몽(多夢), 구갈(口渴)이 생긴다. 허리와 무릎이 시큰하고 나른하며 옆구리가 아프다. 오심번열(惡心煩熱), 권홍(顴紅), 밤땀(盜汗)이 생긴다. 남자에서는 유정(遺精)이 생기고, 여자에서는 월경이 적어진다. 혀가 붉고, 설태가 적고, 세삭(細數)한 맥이 생긴다.

증후분석 간신음허증(肝腎陰虛症)의 변증 요점은 허리와 무릎이 시큰하고 나른하며 옆구리가 아프고 귀울림과 유정(遺精) 등의 증상이 나타나는 동시에, 음허로 인한 내열의 증상이 함께 나타나는 것이다. 간과 신의 음액은 서로 키워주는 것으로 간음이 충족하면 아래로 신을 영양하고, 신음이 왕성하면 위로 간을 자양한다. 이것을 "간신동원(肝腎同原)"이라 한다. 병리적으로는 간음허(肝陰虛)가 아래로 신음(腎陰)에 영향을 미치면 신음부족이 생기고, 신음허가 위로 간을 자양하지 못하면 간음도 허약해지는 것으로, 둘 사이의 음액은 대개 한쪽이 왕성하면 함께 왕성하고, 한쪽이 쇠약하면 함께 쇠약해지는 병리적 특성을 가지고 있다. 신음이 허약하여 간양을 억제하지 못하면 간양이 항진되어 어지럼증, 귀울림, 건망증이 생기고, 허열이 체내를 교란하여 심신이 불안하게 되면 불면증과 다몽이 나타나며, 진액이 위를 습윤하지 못하면 갈증이 나타나고, 근맥을 자양하지 못하면 허리와 무릎이 시큰하게 나른해진다. 간음이 부족하여 간맥을 자양하지 못하면 옆구리가 은은하게 아프다.

음허로서 체내에 허열이 생겨 위로 증발되므로 오심번열이 생기고, 화가 위로 타오르므로 권홍(顴紅)이 생기며, 체내에서 영음(營陰)을 압박하므로 밤에 땀이 나고, 정실을 교란하므로 몽정(夢精)이 생긴다.

충맥과 임맥은 간과 신에 속하는데 간과 신의 음이 손상되면 충임맥이 손실되어 월경이 적어진다. 혀가 붉고 설태가 작고 세삭(細數)한 맥은 음허내열의 증후이다.

간신음허증(肝腎陰虛症)과 폐신음허증(肺腎陰虛症)은 모두 신음이 부족하여 체내에 허화가 심해지는 증상을 가지는데, 전자는 간음(肝陰)이 부족하여 간양(肝陽)이 항진되는 증후이고, 후자는 폐음(肺陰)이 허약해진 증후이다. 이것이 둘 사이의 구별점이다.

10) 간비부조(肝脾不調)

간비부조증(肝脾不調症)은 간의 소설기능과 비의 운화기능이 장애되어 나타나는 증후이다. 이 증후는 대개 정서가 유쾌하지 못하거나, 성을 내어 간이 손상되거나, 음식에 절제가 없거나, 과도한 피로로 비가 손상되어 발생된다.

임상증상 흉협부(胸脇部)가 뿌듯하고, 이곳저곳 돌아다니며 아프고, 한숨을 쉬고 정서가 우울해하거나 초조해하며, 성을 잘 낸다. 식욕이 감소되고, 배가 붓고, 대변이 묽으며, 뒤가 시원하지 못하며, 배에서 꾸룩꾸룩 소리가 난다. 방귀가 많아지고, 배가 아파 대변을 보려하며, 설사를 한 후에는 복통이 가벼워진다. 설태는 희거나 끈끈하며, 현맥(弦脈)이 나타난다.

증후분석 간비부조증(肝脾不調症)의 주된 증상은 흉협부가 뿌듯하게 답답하며, 이곳저곳 돌아다니며 아프고, 성을 잘 내며, 배가 붓고, 설사를 하는 것이다. 간과 비는 생리적으로 밀접한 관계를 가지고 있다. 즉 간의 소설기능은 비의 운화기능을 돕고, 비의 운화기능은 기의 순행을 소통시키므로 간의 소설기능을 돕는다. 그러므로 병적 상태에서는 서로 영향을 미쳐 간비부조증이 나타난다. 즉 간의 소설기능이 장애되어 기의 순행이 순조롭지 못하면 비의 운화기능이 장애되는데 이것을 "목횡모토(木橫侮土)"라 하며, 반대로 비의 운화기능이 장애되어 기가 중초에 정체되고 습이 체내에 몰리면 간기의 소설기능이 장애되는데 이것을 "토옹모목(土壅侮木)"이라고 한다.

간의 소설기능이 장애되고 기의 순행이 정체되므로 흉협부가 뿌듯하고 답답하며 이곳저곳 돌아다니며 아프다.

한숨을 쉬면 기의 순행이 어느 정도 순조롭게 되어 가슴이 답답한 증상이 가벼워지기 때문에 한숨이 자주 난다. 또 기의 순행이 정체되면 정신상태가 우울해지고, 간의 조절기능이 장애되면 초조하고 성을 잘 내게 된다.

비의 운화기능이 장애되어 기의 순행이 정체되므로 식욕이 감소되고 배가 붓는다. 기가 정체되고 습이 몰리므로 대변이 묽고, 배에서 꾸룩꾸룩 소리가 나고, 뒤가 시원하지 못하고, 방귀가 많아진다. 복부의 기의 순행이 정체되므로 복통이 생기며, 대변을 보면 기의 정체가 풀어지므로 복통도 가벼워지거나 없어진다. 이 증후에서는 한열이 명확하지 않기 때문에 설태가 하얗지만 체내에 습이 성하면 이태(膩苔)가 생긴다. 현맥(弦脈)은 간맥이다.

11) 간위불화(肝胃不和)

간위불화증(肝胃不和症)은 간(肝)의 소설기능(疎泄機能)과 위(胃)의 하강기능이 장애되어 나타나는 증후이다. 이 증후는 대개 정서적인 원인으로 기가 정체되어 화가 생성되거나, 또는 한사가 체내로 간과 위를 침습하여 발생된다.

임상증상 상복부(胃脘部)와 옆구리가 뿌듯하고 답답하게 아프며, 트림과 딸꾹질이 나오고 시큰한 물을 토하며, 신열이 나서 손발을 가만 두지 못하고, 성을 잘 낸다. 홍설(紅舌), 박황태(薄黃苔), 현맥(弦脈) 또는 대삭맥(代數脈)이 나타난다.

머릿골이 아프고, 차면 심해지고, 더우면 가벼워지며, 맑은 물을 토하고, 춥고 사지가 차다. 설색은 연하고, 백활태(白滑苔)와 침(沈)하고 현긴(弦緊)한 맥이 나타난다.

증후분석 간위불화증(肝胃不和症)은 대개 두 가지 부류의 증상을 나타내는데, 하나는 간이 정체되고 화가 생겨 위를 침범한 증상으로 완협부가 뿌듯하게 아프고, 신물을 토하고 답답하며, 홍설(紅舌)과 황니태(黃膩苔) 등이 나타나는 것이고, 다른 하나는 한사가 간과 위를 침범한 증상으로 머릿골이 아프고, 맑은 물을 토하고, 설색이 연하고, 백활태(白滑苔)가 나타나는 것이다.

간(肝)은 기를 승발하고 위(胃)는 기를 하강하는데 둘이 밀접하게 조화되어야 기의 승강이 평형을 유지할 수 있다. 그러므로 간기(肝氣) 또는 위기(胃氣)가 정체되면 간위불화증이 나타나게 된다.

간기가 정체되어 화를 생산하고 위를 침범하여 간위(肝胃)의 기(氣)가 정체되면 완협부(脘脇部)가 뿌듯하고 답답하게 아프고, 위의 하강기능이 장애되어 기가 상역하면 트림과 딸꾹질이 생기며, 체내에 간위의 기와 화가 쌓이면 신물을 토하고 답답하며, 간의 조절기능이 장애되면 초조하고 성을 잘 낸다. 홍설(紅

舌), 박황태(薄黃苔), 현(弦)하고 대삭(代數)한 맥은 모두 기화가 쌓인 증후이다.

한사(寒邪)가 간과 위를 침범하면 음한이 간맥(肝脈)을 따라 머리로 상역되어 경기(經氣)가 막히므로 머릿골이 심하게 아프고, 한사는 음사로서 양을 만나면 온화되나 한을 만나면 응결되므로 두통도 한을 만나면 심해지고 열을 만나면 가벼워진다.

위(胃)가 한사에 침습되고 중양(中陽)이 손상되면 수(水)와 진액(津液)이 운화되지 못하고 기가 상역되므로 맑은 물을 토하게 되고, 양기가 손상되고 피부를 덥히지 못하기 때문에 춥고 사지가 차다. 설색이 연하고, 백활태(白滑苔)가 생기고 침(沈)하고 현긴(弦緊)한 맥이 생기는 것은 한사가 체내에 성한 증후이다.

12) 간화범폐(肝火犯肺)

간화범폐증(肝火犯肺症)은 간경의 기화(氣火)가 상역하여 폐를 침범한 증후이다. 이 증후는 대개 정서불안으로 인해 간이 손상되었거나, 간경(肝經)의 열사(熱邪)가 상역하여 폐를 침범해 발생된다.

임상증상 흉협부가 덴 것처럼 아프고, 초조해하고, 성을 잘 낸다. 머리가 어지럽고, 눈이 붉고, 번열(煩熱)이 나며, 입이 쓰다. 진발성(進發性) 기침이 나며, 가래가 진하고 적으며 노랗고, 심하면 각혈이 생긴다. 홍설(紅舌), 박황태(薄黃苔), 현삭맥(弦數脈)이 나타난다.

증후분석 간화범폐증(肝火犯肺症)의 주된 증상은 흉협부(胸脇部)가 덴 것처럼 아프고, 초조해하고, 성을 잘 내며, 눈이 붉고, 입이 쓰며, 기침이 나는 것들이다. 간은 승발기능이 있고, 폐는 숙강기능이 있는데 선발과 승강기능이 서로 조화되어야 기의 순행이 평형을 이룰 수 있다. 간맥은 횡격막을 지나 폐로 올라가므로 간기의 승발기능이 지나치면 기화(氣火)가 경맥을 따라 위로 상역하여 폐를 침범하기 때문에 간화범폐증이 발생된다.

간경의 기화(氣火)가 체내에 쌓여 열(熱)과 기(氣)가 몰리므로 흉협부가 덴 것처럼 아프고, 간의 조절기능이 장애되므로 초조해하고 성을 잘 내며, 간화(肝火)가 위로 상역하므로 머리가 어지럽고 눈이 붉고, 체내에 기화가 쌓이므로 번열이 생기며, 열이 담기(膽氣)를 따라 상역하므로 입이 쓰고, 기화가 경맥을 따라 폐를 침범하여 폐의 숙강기능이 장애되므로 폐기가 상역하여 기침이 나며, 진액이 화의 작용으로 담(痰)이 되므로 가래가 노랗고 진하고 적어지며, 화(火)가 폐락(肺絡)을 손상시켜 혈(血)이 넘치므로 각혈이 생긴다. 홍설(紅舌), 박황태(薄黃苔)와 현삭맥(弦數脈)은 간경의 실화(實火)가 심해진 증후이다.

03. 기혈진액변증(氣血津液辨證)

기혈진액변증(氣血津液辨證)은 장부학설에서 기혈진액과 관계되는 이론을 운용하여 기, 혈, 진액의 병을 분석하고, 이것으로 발생되는 다른 증후를 판별하는 변증 방법이다. 기혈진액은 장부 활동의 물질 기초이며, 이들의 발생과 운행은 또 장부의 기능에 의한 것이다. 그러므로 장부에 병이 발생되면 기혈진액의 변화를 일으키며, 기혈진액의 병적 변화도 장부의 기능에 영향을 주게 된다. 그러므로 기혈진액의 병은 장부의 병과 밀접한 관계를 가지고 있으며, 기혈진액변증은 장부변증과 서로 결부하여 진행되어야 한다.

1. 기병(氣病)의 변증

기병(氣病)은 매우 많으므로 "내경(內經) 거통론(擧痛論)"에서는 "백병(百病)은 기(氣)로부터 발생된다"라고 하여 기병의 광범성을 지적하였다. 임상에서 흔히 볼 수 있는 기병(氣病)의 증후로서는 기허(氣虛), 기함(氣陷), 기체(氣滯), 기역(氣逆)의 네 가지로 요약할 수 있다.

1) 기허증(氣虛症)

기허증(氣虛症)은 장부조직기능이 장애되어 나타나는 증후이다. 오래 앓거나, 신체가 허약해지거나, 과도하게 피로하거나, 늙어서 신체가 허약해지는 등의 원인으로 발생된다.

임상증상 숨이 차고, 말하기 싫어하고, 정기(精氣)가 없고, 맥이 없고, 어지럽고, 눈앞이 아찔하고, 식은땀이 나는데, 움직이면 위의 증상들이 더욱 심해진다. 혀의 색은 연하고, 설태는 희고, 허맥(虛脈)으로 힘없는 맥이 나타난다.

증후분석 본 병의 변증 요점은 전신기능이 저하되는 증상들이다. 인체의 장부조직기능의 강약은 기의 성쇠와 밀접하게 관계되는 것으로, 기가 성하면 기능이 왕성하고 기가 쇠약하면 기능도 장애된다. 즉 원기(原氣)가 부족하여 장부조직의 기능이 쇠퇴되므로 숨이 차고 말하기 싫어하고 정기가 없고 맥이 없는 증상이 생긴다. 기허(氣虛)로서 청양(淸陽)이 상승하지 못하면 머리를 온양하지 못하기 때문에 머리가 어지럽고 눈앞이 아찔한 증상이 나타난다. 기허로서 땀구멍이 밀폐되지 못하고 체표를 보위하지 못하면 식은땀이 나고, 움직일 때는 기를 소모하므로 여러 가지 증상도 더 심해진다.

기허로서 혈맥을 추동하지 못하고 혈(血)이 혀를 자양하지 못하면 설색이 연하고 설태가 희며, 기허로서 혈의 순행이 무력해지므로 맥상도 무력하게 나타난다.

2) 기함증(氣陷症)

기함증(氣陷症)은 기허로서 위로 치받는 힘이 부족하여 아래로 함몰되는 증후를 말한다. 기허증(氣虛症)이 한층 더 발전되거나, 지나치게 힘을 써서 어느 장(臟)의 기가 손상 받아 발생된다.

임상증상 어지럽고, 눈앞이 아찔하며, 숨이 차고, 피로하다. 설사가 오래 지속되고, 배가 무직하게 내려앉고, 위하수(胃下垂), 간(肝)과 신(腎)의 하수, 탈항(脫肛), 자궁탈수(子宮脫垂) 등이 나타난다. 설색은 연하고, 설태는 희고, 맥은 약하다.

증후분석 내장(內臟)의 하수(下垂)가 기함증의 주된 특징이다. 내장이 일정한 위치에 고정되어 있는 것은 정기의 왕성과 위로 치받는 힘에 관계된다. 정기가 부족하여 위로 받드는 힘이 약하면 내장의 하수가 나타난다. 기함증은 기허증이 더 심하게 발전된 것으로 어지럽고, 아찔하고, 숨이 차고, 피로하며, 설색이 연하고, 설태가 희고, 약맥 등이 나타난다.

그러나 위하수(胃下垂)일 때는 배꼽주위, 간하수(肝下垂)일 때는 오른쪽 옆구리, 신하수(腎下垂)일 때는 양쪽 하복부에 무직한 증상이 생긴다.

탈항(脫肛)은 설사가 오래 지속되어 중초의 기가 함몰된 현상이나, 어린이들의 정기가 충실하지 못할 때, 대변이 건조하여 대변볼 때 너무 힘을 쓰고 시간이 길게 지속될 때도 발생된다.

자궁탈수(子宮脫垂)도 흔히 나타나는 증상으로 산후 너무 일찍 과중한 일을 하였을 때 나타나는데, 전신의 기허증상이 없다 하여도 기함증으로 보아야 한다.

3) 기체증(氣滯症)

기체증(氣滯症)은 인체의 어느 장부 또는 어느 부위의 기의 순행이 장애되어 순조롭지 못해 생기는 증후를 말한다. 기체증을 일으키는 원인은 여러 가지로서 병사가 체내에 쌓였거나, 칠정(七情)이 뭉쳤거나, 양기가 허약하고 운행이 무력해져서 발생된다.

임상증상 더부룩하고 답답하며 아프다.

증후분석 더부룩하고 답답하며 아픈 것이 기체증의 변증 요점이다. 병이 생긴 부위에 따라 국소가 더부룩하게 붓는 것처럼 아프거나, 여기저기로 돌아다니며 아프거나, 치미는 것처럼 아픈 것들이 기체증에 생기는 통증의 특징이다.

기의 운행은 순조로워야 하는데 일단 기가 정체되면 가벼운 환자에서는 더부룩하고 답답한 증상이 나타나고, 중한 환자에서는 통증이 생기게 된다. 이러한 증상은 장부, 경락, 근육, 관절을 막론하고 여러 부분에 나타날 수 있다.

기의 정체는 신체내부의 병적 변화로서 원인이 각각 다르므로, 변증할 때는 그 원인을 똑똑히 파악해서 원인에 따라 다르게 분석해야 한다. 예를 들면 식체(食滯)로 위기(胃氣)가 정체되고 경맥이 장애되는 것은 그 정체된 것을 풀어 주어야 한다.

병든 부위를 염두에 두어야 한다. 흉부(胸部)의 통증은 심과 폐의 병에서 흔히 나타나고, 협통(脇痛)은 간과 담낭의 병에서 흔히 볼 수 있으며, 사지와 관절의 통증은 경락의 병에서 흔히 볼 수 있다.

그러므로 기체증을 진단할 때는 임상 증상에 근거해야 할 뿐만 아니라, 병인을 판명하고 병의 위치를 확정해야 정확한 진단을 내릴 수 있다.

4) 기역증(氣逆症)

기역증(氣逆症)은 기의 운행이 장애되어 위로 치받는 증후를 말한다. 임상에서 흔히 볼 수 있는 것은 폐위(肺胃)의 기의 상역과 간기(肝氣)가 지나치게 상승하는 병적 변화들이다.

임상증상 폐기(肺氣)의 상역은 기침과 천식을 일으킨다. 위기(胃氣)의 상역은 딸꾹질, 트림, 메스꺼움과 오심 구토를 일으킨다. 간기(肝氣)의 상역은 두통, 어지럼증, 혼미, 까무러침과 피를 토하는 증상을 일으킨다.

증후분석 폐기(肺氣)의 상역은 외사에 침습되었거나 담에 막혀 폐기가 정상적으로 기를 선발숙강하지 못하기 때문에 기가 위로 치받아 기침과 천식이 나타난다.

위기(胃氣)의 상역은 한음(寒飮), 담탁(痰濁), 식체(食滯) 등이 위에 몰려 기의 순행을 방해하거나, 외사가 위를 침습하여 위의 순조로운 하강기능이 장애되어 위기가 위로 치받게 된다. 이것으로 딸꾹질, 트림, 메스꺼움과 구토가 생기게 된다.

간기(肝氣)의 상역은 성을 내는 등의 정서의 자극으로 간이 손상되고, 간기가 지나치게 상승하여 기(氣)와 화(火)가 위로 치밀어 두통, 어지럼증과 까무러치는 증상이 나타나고, 혈(血)이 기(氣)를 따라 치밀어 피를 토하는 증상이 나타난다.

2. 혈병(血病)의 변증

혈(血)은 맥관(脈管)속에서 순행하며, 체내로는 장부(臟腑)를 영양하고 체외로는 피부를 영양한다. 외사의 침습으로 장부의 기능이 장애되어 혈의 생리기능에 영향이 미치면 한열허실(寒熱虛實)의 병이 나타나게 된다. 임상에서 흔히 볼 수 있는 혈병은 혈어(血瘀), 혈허(血虛), 혈열(血熱), 혈한(血寒) 등의 병이다.

1) 혈허증(血虛症)

혈허증(血虛症)은 혈액이 부족하여 장부와 백맥(百脈)을 자양하지 못하기 때문에 전신의 허약이 나타나는 증후이다. 혈허증의 발생은 선천의 정(精) 부족, 비위(脾胃)의 허약으로 인한 후천의 원천 부족, 각종 급성과 만성 출혈, 오랜 병에 시달리는 것, 너무 고심하여 음혈(陰血)이 손상되는 것, 어혈이 경맥을 막아 새 혈(血)이 생산되지 못하는 것, 체내에 기생충이 기생하는 원인 등과 관계된다.

임상증상 얼굴, 입술, 손발톱의 색깔이 연하고 희고 광택이 없다. 머리가 어지럽고, 눈이 아찔하고, 가슴이 두근거리고, 불면증이 생기고, 손발이 저린다. 부녀자들의 월경이 양이 적어지고 색이 연하고 주기가 길어지거나 월경이 없어진다. 설색은 연하고, 설태는 희며, 맥은 가늘고 힘이 없다.

증후분석 혈허증(血虛症)은 체표의 피부와 점막 등의 조직이 담백색(淡白色)을 띠고 전신이 허약해지는 것이 특징이다. 장부조직은 혈액의 영양을 받는데, 혈이 왕성하면 피부가 붉고 윤기가 있고 신체가 단단하나, 혈이 허약하면 피부와 근육이 자양되지 못하여 얼굴, 입술, 손발가락, 혀 등이 담색(淡色)을 나타낸다.

혈허일 때는 뇌수(腦髓)를 자양하지 못하기 때문에 머리가 어지럽고, 눈이 자양되지 못하기 때문에 눈이 아찔해진다.

심은 혈맥을 주관하고 신(神)을 저장하므로 혈허로서 심이 자양되지 못할 때는 가슴이 두근거리는 증상이 생기고, 신이 자양되지 못하면 불면증이 생기게 된다.

혈허로서 경락이 자양되지 못하면 손발이 저리고, 혈관을 충족시키지 못하면 맥이 가늘고 힘이 없게 된다.

부녀자들에서는 혈이 더욱 중요한 것으로, 혈액이 부족하면 경혈의 원천이 없어지므로 월경량이 적어지고, 색깔이 연하게 되고, 주기도 길어지고, 심하면 경도가 없어지게 된다.

2) 혈어증(血瘀症)

혈맥을 떠난 피가 제때에 배출되지 못하거나 흩어지지 못하여 체내에 몰리거나, 혈액순행이 순조롭지 못하여 경맥 또는 장부조직기관 속에 정체되는 것을 어혈(瘀血)이라 한다. 어혈(瘀血)이 체내에 몰려 생기는 병을 혈어증(血瘀症)이라 한다. 혈어증을 일으키는 원인으로는 한(寒)의 응결, 기의 정체, 기의 쇠약과 외상(外傷)이 주된 것이다.

임상증상 통증이 바늘로 찌르는 것 같거나 칼로 베는 것 같고, 그 부위가 고정되고, 누르지 못하게 하며, 밤에 더욱 심해진다.

종괴(腫塊)가 체표에 생긴 것은 청자색을 띠고, 복강내에 생긴 것은 굳고 이동하지 않는데 이것을 적(積)이라 한다.

출혈이 반복적으로 생기고 멎지 않으며 색깔은 암자색이다. 대변의 색은 검다. 얼굴색도 검고, 피부는 건조하고 깔깔하며, 입술과 손발톱은 암자색을 띤다.

피하에 자반(紫斑)이 생기거나, 피부에 거미모양과 같은 모세혈관의 확장 증상이 나타나고, 복부에 확장된 혈관이 나타나며, 하지에도 확장된 혈관이 나타나는데 더부룩하게 아프다.

부녀자에게서는 월경이 없어진다. 설질은 암자색을 띠거나 또는 어반(瘀斑)과 어점(瘀點)이 나타난다. 맥은 세삽(細澁)하다.

증후분석 혈어증(血瘀症)의 변증 요점은 바늘로 찌르는 것처럼 아프고, 통증의 부위가 고정되고, 누르지 못하게 하고, 종괴(腫塊)가 생기고, 입술과 손발톱이 암자색을 띠고, 맥이 삽(澁)한 것들이다.

어혈이 체내에 몇고 경락을 막아 기의 순행을 방해하여 통증이 생긴다. 어혈은 형태가 있는 병사(病邪)로서 기의 운행을 방해하므로 바늘로 찌르는 것처럼 통증이 심하며 아픈 부위가 고정불변이다.

누르면 기의 순행이 더욱 방해되므로 통증이 심해지고, 따라서 누르는 것을 싫어한다. 밤에는 양기(陽氣)가 내장으로 들어가 버리므로 음기(陰氣)가 성해져 음혈(陰血)이 응결되어 정체되므로 밤에 통증이 더욱 심해진다.

어혈이 국소에 쌓여서 오래 동안 흩어지지 못하면 종괴로 변화된다.

자색은 어혈을 나타내는데 종괴가 피부와 조직 사이에 생기면 청자색을 띤다. 종괴가 복강내에 생기면 굳고, 그 형태가 만져지며, 밀어도 이동하지 않고, 누르면 아프다. 이것을 적(積)이라고 한다.

어혈이 경락을 막으면 기혈의 순행을 방해하고 혈이 경락을 따라 운행하지 못하고 혈관 밖으로 넘쳐 나오게 된다. 경맥을 떠난 혈이 몸 밖으로 배출되는 것을 출혈이라 한다. 출혈된 혈이 체내에 쌓여 응결된 것이 어혈인데, 이것이 다시 맥락을 막으므로 새로운 출혈의 원인이 된다. 그러므로 혈어증에서 나타나는 출혈의 특징은 반복적이고 혈색이 암자색(暗紫色)이며 핏덩이가 섞이는 것이다.

어혈이 체내에 몰려 기혈의 순행이 순조롭지 못하고 피부가 자양되지 못하면 얼굴색이 컴컴해지고, 피부가 조잡하고 깔깔해지며, 입술과 손발톱이 암자색을 띤다.

어혈이 생긴 부위에 따라 증상도 다르다. 피하에 생기면 피하에 자반(紫斑)이 생기고, 체표의 낙맥에 생기면 작은 혈맥들이 거미모양과 같이 확장되고, 간(肝)에 생기면 복부의 혈맥이 확장되고, 하지에 생기면 다리의 혈맥이 확장되어 서로 엉키게 된다.

어혈이 체내에 쌓이고 새로운 피가 생산되지 못하면 여자의 월경이 없어진다. 설질이 암자색(暗紫色)이고 맥이 세삽(細澁)한 것도 어혈의 증후이다.

3) 혈열증(血熱症)

혈열증(血熱症)은 장부(臟腑)의 화열(火熱)이 심해 혈분(血分)을 침습하여 나타나는 증후이다. 이 증후는 지나치게 피로하거나, 술을 너무 많이 마시거나, 지나치게 성을 내서 간이 손상되었거나, 방사가 과도한 등의 원인으로 생기게 된다.

임상증상 각혈, 토혈, 혈뇨, 육혈(衄血) 등의 출혈증과, 심홍색 혀와, 현삭(弦數)한 맥이 나타난다.

증후분석 혈열증의 변증 요점은 출혈과 발열 현상이다. 혈은 일정한 혈맥을 따라 순행한다. 장부의 화열이 혈분(血分)을 압박하여 혈열(血熱)이 끓어 넘치기 때문에 혈이 제길을 순행하지 못하고 혈관 밖으로 넘쳐 나오는데, 손상된 장부(臟腑)에 따라 출혈 부위도 다르다.

폐(肺)의 혈맥이 손상되면 각혈이 생기고, 위(胃)의 혈맥이 손상되면 토혈이 생기며, 방광(膀胱)의 혈맥이 손상되면 혈뇨가 생긴다. 육혈(衄血)은 코, 잇몸, 혀, 피부 등의 출혈로 나누는데, 속하는 장부에 화열

(火熱)이 심해 낙맥이 손상되는 것과 관계된다.

혈열증(血熱症)은 실증(實證)으로 기혈이 혈맥에 충만하므로 혀가 심홍색이고, 맥의 순행이 빠르고, 혈류가 왕성하므로 현삭(弦數)하고 힘이 있는 맥이 나타난다.

혈분의 화열이 왕성한 것은 내상과 외감으로 나누는데, 여기에서는 내상잡병만을 소개하고 외감병에서 혈열이 왕성한 것은 "위기영혈변증(衛氣營血辨證)"에서 소개하기로 한다.

4) 혈한증(血寒症)

혈한증(血寒症)은 국소의 혈맥이 한(寒)에 의해 응결되고 기(氣)에 의해 정체되어 혈액순행이 순조롭지 못한 증후를 말한다. 대개 한사의 침습을 받아 생기는 것이다.

임상증상 통증이 흔히 손발에 나타나며, 피부색이 암자색(暗紫色)이고 차고, 따뜻한 것을 좋아하고 찬 것을 싫어하며, 따뜻하면 통증이 가벼워진다.

아랫배가 아프고 춥고, 사지가 차고, 부녀자의 월경주기가 길어지고, 월경색은 암자색이고 핏덩이가 섞인다. 혀는 담암(淡暗)하고, 설태는 희며, 맥은 침지삽맥(沈遲澁脈)이 나타난다.

증후분석 혈한증(血寒症)은 손발이 아프고 피부색이 암자색(暗紫色)인 것이 주된 증상이다. 한은 음사로서 그 성질이 응결되고 수렴되는 것이므로, 혈맥이 한사에 침습되면 맥관이 수축되어 혈액순환이 순조롭지 못하게 된다.

손발의 혈맥이 정체되면 기혈의 운행이 순조롭지 못하기 때문에 국소가 차고 아프며 피부는 암자색을 띠게 된다.

혈은 더우면 순행하고 차면 응결되므로, 따뜻한 것을 좋아하고 찬 것을 싫어하며, 따뜻하면 통증이 가벼워진다.

이 병은 차게 굴거나 찬 음식을 먹어 한사가 혈맥을 침습하고 자궁(子宮)에 한(寒)이 발생하므로 어혈이 생기고, 아랫배가 차고 아프다.

양기(陽氣)가 억제되어 피부로 도달되지 못하기 때문에 춥고 사지가 차게 된다.

자궁이 정체되고 경혈이 막히므로 월경이 암자색을 띠고 핏덩이가 섞인다.

한이 경맥을 응결하여 기혈의 운행이 정체되고 혀를 영향하지 못하기 때문에 혀가 암담하고 설태가 희다. 침맥(沈脈)은 이(裏)를, 지맥(遲脈)은 한(寒)을, 삽맥(澁脈)은 어(瘀)를 나타내므로 본 병에서 나타나는 침지삽맥(沈遲澁脈)은 혈어증의 맥상이다.

3. 기혈동병(氣血同病)의 변증

기(氣)와 혈(血)은 서로 의존하고 서로 키워주며 서로 이용하는 밀접한 관계를 가지고 있으므로, 병이 생길 때도 서로 영향을 주게 된다. 즉 기병(氣病)에 혈병(血病)을 겸할 수 있는데 이것을 기혈동병(氣血同病)이라 한다. 흔히 볼 수 있는 기혈동병에는 기체혈어증(氣滯血瘀症), 기허혈어증(氣虛血瘀症), 기혈양허증(氣血兩虛症), 기불섭혈증(氣不攝血症), 기수혈탈증(氣隨血脫症) 등의 병이 있다.

1) 기체혈어증(氣滯血瘀症)

기체혈어증(氣滯血瘀症)은 기의 순행이 장애된 것으로부터 혈의 순행이 정체되어 나타나는 증후를 말한다. 정서가 유쾌하지 않거나, 외사의 침습으로 간기(肝氣)가 오래 동안 정체되어 기체혈어증(氣滯血瘀症)이 나타나게 된다.

임상증상 흉협부(胸脇部)가 답답하고, 아픈 부위가 자주 돌아다니며, 성질이 조급해지고, 늑골하연에 단단한 것이 만져지고, 바늘로 찌르는 것처럼 아프고 누르지 못하게 한다. 부녀자들의 월경이 없어지거나 아프고, 월경색이 암자색이고, 핏덩이가 섞이며, 삽맥(澁脈)이 나타난다.

증후분석 간맥(肝脈)이 지나가는 부위가 아프고 단단한 것이 생기고, 병의 기일이 긴 것이 변증 요점이다. 간(肝)은 소설기능(疎泄機能)을 주관하므로 기의 순환과 정서의 변화를 조절할 수 있다. 그러므로 정서가 정상적이지 못하거나 외사가 간맥을 침습하면 소설기능이 장애되고 간기가 정체되어 흉협부가 더부룩하고 답답하며, 여기저기 돌아다니며 아프고, 간기에 대한 제약이 소실되면 성격이 조급해지고 성을 잘 낸다. 간기가 너무 오래 정체되면 혈맥이 조화되지 못하기 때문에 혈액순환이 순조롭지 못하여 어혈이 체내에 몰려 옆구리 아래에 더부룩한 종괴(腫塊)가 생기게 된다.

기체증(氣滯症)과 혈어증(血瘀症)은 서로 인과관계로서 기체가 혈어를 일으키고, 혈어는 또 기의 순환을 저해하므로 통증이 심해지는데, 바늘로 찌르는 것처럼 아프며, 아픈 부위가 고정되지 않고, 누르지 못하게 한다.

간은 혈(血)을 저장하고 부녀자들의 경혈의 원천이므로 간혈이 정체되고 경혈이 순조롭지 못하면 월경이 없어진다.

간맥(肝脈)은 음부와 아랫배를 에워싸고 흐르므로 간기(肝氣)가 정체되고 혈행이 순조롭지 못하면 월경통이 나타난다.

자색(紫色) 혀와 삽맥(澁脈)은 모두 어혈이 체내에 있어 나타나는 증후이다.

2) 기허혈어증(氣虛血瘀症)

기허혈어증(氣虛血瘀症)은 기허(氣虛)로서 혈액순환이 무력해져 체내에 정체되어 나타나는 증후이다. 오랜 질병으로 기가 허해지고 어혈이 체내에 몰려 발생된다.

임상증상 얼굴색이 담백색이거나 어두컴컴하며, 맥이 없고, 숨이 차서 말하기 싫어하고, 흉협부(胸脇部)가 바늘로 찌르는 것처럼 아프고, 통증 부위가 고정되어 있으며, 누르지 못하게 한다. 설색은 암담하거나 혀에 자반(紫斑)이 생기고 침삽맥(沈澁脈)이 나타난다.

증후분석 본 증후는 허증(虛證)에 실증(實證)을 겸한 것으로 기허(氣虛)와 혈어증(血瘀症)이 함께 나타나는 것이 본 증후의 변증 근거이다. 얼굴색이 담백색이고, 힘이 없고, 숨이 차서 움직이거나 말하기를 싫어하는 것은 기허증(氣虛症)의 증후이다.

기허로서 혈액순환이 느려지면 혈액의 정체가 생기므로 얼굴색이 어두컴컴하게 된다. 혈액순환에 정체가 생기고 혈맥이 통하지 못하기 때문에 바늘로 찌르는 것처럼 아프고, 통증 부위가 고정되고 누르지 못하게 한다.

임상에서는 심(心)과 간(肝)의 병이 많이 나타나므로 흔히 흉협부(胸脇部)에 통증이 나타난다.

기허(氣虛)이면 혀색이 연하고, 혈어(血瘀)이면 혀색이 암자색을 띤다.

침맥(沈脈)은 이증(裏證)을 나타내고 삽맥(澁脈)은 어증(瘀證)을 나타내는데, 기허혈어증에서 흔히 볼 수 있는 변화들이다.

3) 기혈양허증(氣血兩虛症)

기혈양허증(氣血兩虛症)은 기허증(氣虛症)과 혈허증(血虛症)이 동시에 존재하는 증후이다. 오랜 병으로 기가 허하여 혈을 생산하지 못하거나, 또는 혈이 허하여 기를 생산하지 못하여 이 증후가 발생된다.

임상증상 머리가 어지럽고, 눈이 아찔하며, 맥이 없고, 식은땀이 난다. 얼굴색이 담백색이거나 담황색이고, 가슴이 두근거리며, 잠이 오지 않는다. 설색은 연하고 부드러우며, 세약(細弱)한 맥이 나타난다.

증후분석 기허증(氣虛症)과 혈허증(血虛症)의 증상이 함께 나타나는 것이 기혈양허증의 변증 요점이다. 숨이 차서 말하기 싫어하며, 맥이 없고, 식은땀이 나는 것은 비폐기허(脾肺氣虛)일 때의 증상이다.

가슴이 두근거리고 잠이 오지 않는 것은 심(心)이 혈의 영양을 받지 못해 생기는 증상이다.

혈허(血虛)로서 혈맥을 충족시키지 못하면 입술과 손발톱의 색이 연하고 희며, 세약(細弱)한 맥이 나타난다.

기혈양허(氣血兩虛)로서 얼굴과 혀를 자양하지 못하여 얼굴은 담백색 또는 연한 황색을 띠고, 혀색이 연하고 부드럽게 된다.

근육을 자양하지 못하기 때문에 체질이 허약해지고 여윈다.

변증할 때는 기혈양허증의 증상을 파악해야 할 뿐만 아니라, 장부학설을 이용하여 본병을 찾아야 병리적 본질을 알 수 있다.

4) 기불섭혈증(氣不攝血症)

기불섭혈증(氣不攝血症)은 기허(氣虛)로서 혈액을 통솔하지 못하여 출혈이 나타나는 증후이다. 오랜 병에 의한 기허(氣虛) 또는 만성출혈로서 기가 혈을 따라 소모되어 기허가 나타나는데, 기허로서 혈을 통솔하지 못하여 기불섭혈증이 나타난다.

임상증상 토혈, 혈변, 피하자반(皮下紫斑), 붕루(崩漏)가 나타나고, 숨이 차고, 피곤하고, 맥이 없으며, 얼굴색이 희고 광택이 없다. 혀색이 연하고 세약(細弱)한 맥 등의 증상이 나타난다.

증후분석 출혈현상과 기허증이 동시에 나타나는 것이 변증 요점이다. 혈액이 혈맥 속에서 순행하고 혈관 밖으로 넘쳐 나오지 않는 것은 기의 통솔작용 때문이다. 기허로서 통솔작용이 파괴되면 혈은 혈맥을 떠나 혈관 밖으로 넘치는데, 위장(胃腸)으로 넘쳐 나오면 토혈(吐血)과 혈변이 생기고, 피부로 넘쳐 나오면 피하자반(皮下紫斑)이 나타난다.

비(脾)가 허하여 혈을 통솔하는 기능이 약해지고 충맥과 임맥이 든든하지 못하면 점점 월경이 많아지거나 붕루가 생긴다.

기허일 때는 숨이 차고 피곤하고 맥이 없고, 혈허(血虛)일 때는 얼굴색이 희고 광택이 없어진다. 설색이 연하고 세삭(細數)한 맥 등은 모두 기혈이 부족한 증후이다.

출혈성 질환에는 열증이 많으나 기불섭혈증도 적지 않다.

둘 사이의 구별은 아래와 같다.

증 후	기 일	성 질	혈 색	설 상	맥 상,
기불섭혈증 氣不攝血症	만성병	허증	연하다	연하다	세약맥 (細弱脈)
혈열망행증 血熱妄行症	급성병	실증	선홍색이다	심홍색	현삭맥 (弦數脈)

5) 기수혈탈증(氣隨血脫症)

기수혈탈증(氣隨血脫症)은 대량출혈 때 기탈증(氣脫症)이 생기는 증후이다. 간, 위, 폐 등에 원래부터 병이 있는 바탕에서 혈맥이 갑자기 파열되거나, 외상 또는 부녀자의 하혈, 해산 등으로 기수탈혈증이 생기게 된다.

임상증상 대량출혈일 때 갑자기 얼굴색이 창백해지고, 사지가 싸늘해지며, 식은땀이 줄줄 흐르고, 심하면 까무러치며, 혀색이 연하고 미세(微細)하고 없어질 듯한 맥 또는 부대(浮代)하고 산(散)한 맥이 나타난다.

증후분석 대량출혈 때 갑자기 기탈증(氣脫症)이 나타나는 것이 기수탈혈증의 진단 근거이다. 기와 혈은 서로 의존하고 있는 관계로서 대량출혈이 있을 때는 기가 의존할 수 있는 곳을 잃기 때문에 밖으로 빠져나간다. 기가 밖으로 빠져나가고 양이 소실되어 얼굴을 자양하지 못하면 얼굴색이 창백해지고, 사지를 덥히지 못하면 손발이 싸늘해지며, 체표가 치밀하지 못하면 식은땀이 다량으로 흐르고, 신(神)이 기를 따라 흩어지면 까무러치는 증상이 나타난다.

기혈이 소실되고 밖으로 빠져나가 원기가 손상되고 혀가 자양되지 못하기 때문에 설색이 연해지고, 혈맥을 충족시키지 못하기 때문에 미세하고 없어질 듯한 맥이 나타나며, 양기가 밖으로 배출되어 소실되므로 부대(浮代)하고 산(散)한맥이 나타난다. 이러한 증후는 위급한 증후이다.

내출혈일 때도 기탈양망(氣脫陽亡)이 나타날 수 있으므로 특별히 주의해야 한다.

4. 진액(津液)의 변증

진액(津液)은 인체에 존재하는 정상적인 수액(水液)의 총칭으로 장부(臟腑)를 보양하고, 관절을 윤활하고, 피부와 근육을 영양하는 기능을 가지고 있다. 진액의 발생과 수송 분포는 주로 비의 운화기능, 폐의 조절기능, 신의 기화기능과 밀접하게 관계된다.

진액의 병은 일반적으로 진액부족(津液不足)과 수액정취(水液停聚)의 두 가지로 나눈다.

1) 진액부족(津液不足)

진액(津液)의 부족은 진괴(津壞) 또는 진상(津傷)이라고도 부르는데, 진액이 소모되고 적어져서 전신을 영양 습윤하지 못하여 나타나는 증후로서 내조증(內燥證)이다. 진액부족의 발생 원인은 진액(津液)의 생산 부족과 소모 과다의 두 가지이다.

비(脾)와 위(胃)가 허약하여 운화기능이 쇠약하면 진액의 생산이 감소되며, 음식을 지나치게 제한하거나 어떤 질병(예 식도의 종양, 구토 등)으로 장기적으로 식사량이 감소되어서도 진액 발생의 원천이 부족하므로 진액의 생산이 감소된다.

열(熱)이 심해 진액이 소모되거나, 땀을 너무 많이 흘리거나, 지나치게 토하거나 설사를 하면 진액이 대량으로 소실되므로 역시 진액부족의 증후가 나타나게 된다.

임상증상 목이 마르고, 입술이 말라 갈라지고, 피부가 말라 윤기가 없고, 소변이 짧고 적고, 대변이 마르고, 혀는 붉고 진액이 적고, 세삭(細數)한 맥이 나타난다.

증후분석 진액부족증은 피부, 입술, 혀, 목이 마르고, 오줌이 적고, 대변이 마르는 것이 변증 요점이다. 체내의 장부와 체표의 피부 등은 모두 진액의 영양과 습윤을 받아야 한다. 그러나 진액이 소모되어 목을 습윤하지 못하면 목이 마르고, 입을 습윤하지 못하면 입술이 갈라지며, 피부를 습윤하지 못하면 피부가 건조해진다. 아래로는 소변을 생산하지 못하고 대장을 습윤하지 못하면 소변이 적어지고 대변이 건조하게 된다. 진액이 부족하면 내열(內熱)이 발생되므로 혀가 붉고 진액이 적어지고, 맥이 세삭(細數)하게 된다.

2) 수액정취(水液停聚)

육음(六淫)에 침습되거나 칠정(七情)의 손상을 받으면 폐(肺), 비(脾), 신(腎)이 수액을 수송 분포하고 배설하는 기능에 영향을 받으므로 수액이 체내에 몰리는 수액정취(水液停聚)의 병이 나타나게 된다.

(1) 수종(水腫)

수액(水液)이 체내에 몰리고 피부에 범람되어 얼굴, 눈등, 사지, 흉복부, 나아가서는 전신에 부종을 일으키는 것을 수종이라 한다. 임상에서는 우선 양수(陽水)와 음수(陰水)를 구분하고 허실을 판단해야 한다.

① 양수(陽水)

수종(水腫)의 성질이 표(表), 열(熱), 실증(實證)에 속하는 것을 양수(陽水)라고 한다. 풍사 또는 습사 등의 침습을 받아 생긴다.

임상증상 얼굴이 붓는데 일반적으로 눈등으로부터 시작된다. 나아가서는 전신이 붓고, 소변이 짧고 적으며 병세가 신속히 발전하고 피부는 광택이 있다. 바람과 추위를 싫어하고, 열이 나며, 사지와 관절이 무직하다. 설태는 엷고 희며, 부긴맥(浮緊脈)이 나타난다. 인후가 붓고 아프며, 혀가 붉고, 부삭(浮數)한 맥이 나타날 때도 있다.

증후분석 병이 갑자기 일어나고, 신속하게 발전하며, 눈등부터 붓고, 상반신의 부종이 심한 것이 양수(陽水)의 변증 요점이다.

폐(肺)는 선발하고 숙강하는 기능을 주관하고, 수도(水道)를 통하게 하고 조절하며, 체외로는 피모를 주관한다. 풍사에 침습되면 폐위(肺衛)가 병에 걸려 발산하고 하강하는 기능이 장애되고 수도를 조절하는 기능이 소실된다. 그러므로 수액의 수송 분포가 안 되고 피부를 침범하여 풍(風)과 수(水)가 합해서 수종을 일으킨다. 이러한 증후를 풍수상박증(風水相搏症)이라 한다.

폐는 상초(上焦)에 자리잡고 있으므로 폐의 기능이 장애되어 수액(水液)이 체내에 머물러 일어나는 수종(水腫)은 눈등과 얼굴로부터 시작된다. 폐의 숙강기능이 장애되고 배설기능이 순조롭지 못하면, 물과 진액이 정상적으로 수송 분포되지 못하여 피부로 넘쳐 나와 전신에 미치며, 삼초가 정상이지 못하고 방광의 기화기능이 소실되면 소변이 짧고 적게 된다.

본 증후에서는 상초의 선발기능, 중초의 운화기능, 하초의 배설기능들이 소실되므로 물이 체외로 빠지지 못하고 피부로 넘치기 때문에, 병세의 발전이 빠르고 신속히 전신부종을 일으키며, 피부가 상대적으로 광택을 가진다.

풍사 때문에 일어나는 것이므로 우선 오풍(惡風), 오한(惡寒), 발열(發熱)과 사지가 무직하고 인후가 아픈 체표의 증상이 나타난다. 풍수(風水)때문에 발생되는 것으로 병은 실증(實證)이다.

설태가 엷고 희고 맥이 부긴(浮緊)한 것은 풍수편한증(風水偏寒症)이고, 혀가 붉고 맥이 부삭(浮數)한 것은 풍수편열증(風水偏熱症)이다.

② 음수(陰水)

수종의 성질이 이(裏), 허(虛), 한증(寒證)인 것을 음수라 한다. 오랜 병으로 인한 정기의 허약, 지나친 과로로 인한 내상(內傷), 절제 없는 성생활 등의 원인으로 발생된다.

임상증상 수종이 생기는데 허리 아래가 심하고, 누르면 움푹하게 자리가 남고 회복되지 않는다. 소변이 짧고 적으며, 상복부(胃脘部)가 그득하고 답답하다. 식욕이 감소되고 설사가 나며, 얼굴색이 희멀겋고 정기(精氣)가 없고 사지가 무직하다. 설색은 연하고, 설태는 희고 미끌미끌하고, 맥은 침(沈)하다.

부종이 날로 심해지고, 소변이 순조롭지 못하며, 허리와 무릎이 시큰하고 차고, 사지가 차다. 피곤하고 얼굴이 희멀겋고 어지럽다. 혀는 연하고 부어서 크고, 설태는 희고 미끌미끌하며, 맥은 느리고 가라앉고 힘이 없다.

증후분석 질병의 발생과 진행이 늦고, 부종이 발에서부터 시작되고 허리아래가 심한 것들이 음수(陰水)의 변증 요점이다. 비(脾)가 허약하여 수액을 운송하지 못하고 신(腎)이 허약하여 맑은 것과 흐린 것을 가리지 못하기 때문에 수액대사가 장애되어 피부에 부종이 나타나는 것을 음수(陰水)라고 한다. 물은 아래로 흐르는 성질을 가지고 있으므로 발에서부터 시작되고 허리 아래가 심하며, 누른 자리가 잘 일어나지 않는다.

비가 허약하여 수습을 운송하지 못하고 방광의 기화기능이 장애되므로 소변이 짧고 적다.
비(脾)의 병은 위(胃)에 영향을 주므로 중초(中焦)의 기능이 장애되어 상복부가 뿌듯하고 답답하며, 식욕이 감소되고 설사가 난다.

비는 근육을 주관하며 비허로서 수습이 체내에 멎으므로 얼굴색이 희멀겋고, 정기가 없고, 사지가 무직하다.

음수(陰水)일 때는 정기가 허약해지고 기혈이 혀를 영양하지 못하기 때문에 설색이 연하고, 수습이 성하므로 설태가 희고 미끌미끌하다. 병의 근본이 체내에 있으므로 침맥(沈脈)이 나타난다.
비허(脾虛)로 인한 수종이 오래되어 신양(腎陽)이 쇠약해질 때는 신(腎)의 개합기능이 장애되고 수액을 배설하지 못하여 음수가 발생될 수 있다. 신양허(腎陽虛)로 인한 수종은 비허(脾虛)에 인한 수종보다 엄중하다.

신과 방광은 표리관계로서 신양이 부족하면 방광의 기화기능이 소실되어 소변이 순조롭지 못하게 된다.

신양허(腎陽虛)로서 허리와 무릎 등을 온화하지 못하면 시큰하고 아프고 차다. 사지를 온양하지 못하면 사지가 싸늘하고 오한이 나고 피로하다.

얼굴색이 희멀겋고 어지러운 것은 신허로 수액이 체내에 머무른 증상이다.

혀색이 연하고 붓고, 설태가 희고 미끌미끌하고, 맥이 가라앉고 늦고 힘이 없는 것은 모두 신양이 쇠약하고 한기가 심하며 기혈을 온화하지 못하여 나타나는 증상들이다.

(2) 담음(痰飮)

담(痰)과 음(飮)은 장부기능(臟腑機能)이 장애되고 수액대사(水液代謝)가 장애되어 생기는 병이다.

① 담증(痰症)

담증(痰症)은 수액(水液)이 응결되어 장부, 경락, 조직 사이에 몰려 일어나는 병이다. 대개 육음(六淫)과 칠정(七情)으로 장부의 기능이 장애되어 발생된다.

임상증상 기침과 가래가 생기고, 가슴이 답답하고, 상복부가 뿌듯하다. 식사량이 적어지고, 메스껍고 맑은 물을 토한다. 어지럽고 아찔하며, 정신이 똑똑하지 못하고 미친 것처럼 발광하며, 후두에서 가래소리가 들린다. 사지가 저리고 반신불수가 생기며, 나력(瘰癧: 연주창)과 영류(癭瘤: 갑상선종), 젖의 종양 등의 병이 생기고, 후두에서 이물감이 나타난다. 설태는 백니태(白膩苔) 또는 황니태(黃膩苔)가 나타나며, 맥은 활맥(滑脈)이다.

증후분석 담증의 임상 증상은 여러 가지로서 예부터 "괴상(怪狀)한 병은 모두 담(痰)이다"라는 말이 있다. 가래 또는 맑은 물을 토하거나, 혼미상태일 때 후두에서 가래가 끓는 소리가 들리거나, 사지가 저리거나 또는 담핵(痰核)이 나타나면 담증이다. 설태는 이태(膩苔)이고 맥은 활맥(滑脈)인 것 등이 담증의 진단 근거이다.

담(痰)이 폐(肺)에 쌓이면 폐의 선발숙강기능이 장애되고 폐기가 치받으므로 기침이 나고 숨이 차며 가래가 생긴다.

담이 기의 순행을 방해하면 폐기가 순조롭게 순행하지 못하기 때문에 가슴이 답답한 증상이 나타난다. 담(痰)이 위(胃)에 쌓이면 위의 하강기능이 장애되어 상복부가 그득해지고 식사량이 적어지며, 위기가 상역(上逆)하면 메스껍고 맑은 물 등을 토한다.

위기가 담(痰)에 정체되고 청양(清陽)이 위로 상승하지 못하면 머리가 어지럽고 눈이 아찔하게 된다. 담(痰)이 심(心)을 막으면 심의 신(神)이 미혹되므로 정신상태가 몽롱하고 혼미하게 된다. 즉 전증(癲症)과 광증(狂症)은 담이 심규(心竅)를 막는 것과 관계된다. 이럴 때는 후두에서 가래 끓는 소리가 들리는데 담이 기를 따라 상승하기 때문이다.

담(痰)이 경락에 몰리면 기혈의 운행이 순조롭지 못하게 되므로 사지가 저리고 반신불수가 된다.

담(痰)이 피하와 근육에 엉키면 국소의 기혈운행이 순조롭지 못하며 덩어리처럼 응결되는데 목에서는 나력(瘰癧)과 영류(癭瘤)를 볼 수 있고, 사지에서는 담핵(痰核)이 나타나며, 젖에서는 종양이 생기고, 인후에서는 매핵기(梅核氣)가 나타난다.

담증일 때는 대개 이태(膩苔)가 나타나는데 백니태(白膩苔)는 담습(痰濕)을 뜻하고 황니태(黃膩苔)는 담화(痰火)이다. 활맥(滑脈)은 체내에 담이 존재한 것이다.

② 음증(飮症)

음증(飮症)은 맑고 묽은 수음(水飮)이 장부조직 사이에 몰려 일어나는 병을 말한다. 대개 장부기능이 쇠퇴되거나 저해되어 발생된다.

임상증상 기침이 나고, 숨이 차며, 가슴이 답답하고, 가래가 맑고 묽고 희고 양이 많으며, 후두에서 가래 끓는 소리가 들린다. 반듯이 눕지 못하며, 심한 환자는 가슴이 두근두근 뛰고, 하지가 붓고, 상복부가 그득하고 딴딴하며 물소리가 나고, 맑은 물을 토하고 식욕이 감소된다. 흉협부(胸脇部)가 무직하고 답답하게 아프며, 기침할 때마다 통증이 더욱 심해지는 때도 있다. 설태는 백활태(白滑苔)이고 맥은 현맥(弦脈)이다.

증후분석 여기에서 소개한 음증(飮症)은 수음이 폐(肺), 위장(胃腸), 흉협(胸脇)에 몰린 병이 주된 것으로 다른 음증은 "수종"과 "장부변증"에 관계되는 부분을 참고하기 바란다.

수음(水飮)이 폐(肺)에 몰리면 폐기가 상역하여 기침, 천식, 가슴이 답답한 증상이 나타나고, 수음은 맑고 묽은 음사(陰邪)이므로 가래도 맑고 묽으며 희고 양이 많다. 폐기(肺氣)가 치밀어 올라가고 하강하지 못하기 때문에 후두에서 가래 끓는 소리가 들리고 숨이 차서 반드시 눕지 못한다.

본 병은 대개 반복적으로 발작하는데, 오래 가면 심양(心陽)이 손상되고 수음이 심(心)을 침습하므로 가슴이 두근거리는 증상이 생긴다.

비(脾)와 위(胃)가 허하면 하지의 부종이 나타나고, 수음이 위장(胃腸)에 몰리면 기의 순행이 순조롭지 못하기 때문에 상복부가 그득하고 더부룩하게 된다. 위(胃)에 물이 있으므로 위(胃)에서 진수음(震水音)이 들리고, 물이 장 속에 들어 있으면 꾸룩꾸룩 물소리가 들린다.

수음(水飮)이 체내에 머물러 소화기능에 영향을 미치므로 위기(胃氣)가 위로 치받아 맑은 물을 토하며 식욕이 감퇴된다.

흉협부는 기가 승강하는 길로서, 수음이 흉협부에 몰릴 때는 기도가 막히고 경맥이 순조롭지 못하게 되기 때문에 흉협부가 무직하고 답답하게 아프다. 이때는 수음이 폐를 막으므로 폐기가 치받아 기침이 나고, 숨이 차며, 견인통(牽引痛)이 나타난다.

음(飮)은 음사(陰邪)이므로 백활(白滑)한 설태가 나타난다. 현맥(弦脈)은 수음병에서 흔히 볼 수 있는 맥상이다.

04. 육경변증(六經辨證)

육경변증(六經辨證)은 외감병(外感病)을 변증하는 하나의 방법이다. 이 변증 방법은 외감병의 발전 전화 과정 중에 나타나는 각종 증후들을 음(陰)과 양(陽)을 기본으로 삼양(三陽)과 삼음(三陰)으로 나누는 것이다. 즉 질병의 성질에 따라 삼양(三陽)을 태양병(太陽病), 양명병(陽明病), 소양병(少陽病)으로, 삼음(三陰)

을 태음병(太陰病), 소음병(少陰病), 궐음병(厥陰病)으로 각각 나눈다.

육경병은 경락과 장부의 병을 반영하며, 그 중 삼양병은 육부의 병을 토대로 하고, 삼음병은 오장의 병을 토대로 한다. 그러므로 육경병은 기본적으로 장부와 십이경의 병을 총괄한 것이다. 그러나 육경병의 중점은 풍한(風寒)이 밖에서 침입하여 일어나는 일련의 병적인 변화와 그의 전화규칙을 분석하는 것으로, 내상잡병(內傷雜病)의 장부변증(臟腑辨證)과는 다르다.

육경변증을 응용한다면 외감병의 진행과 변화의 규칙을 정확하게 파악할 수 있으므로 효과적인 치료를 할 수 있다.

1. 육경변증(六經辨證)의 개념

육경병(六經病)은 경락(經絡)과 장부(臟腑)의 병의 반영이며, 또 경락과 장부는 나눌 수 없는 유기적인 관계가 있으므로, 한 경의 병은 다른 경에 영향을 미칠 수 있다. 그러므로 육경병은 서로 전화될 수 있다.

일반적으로 육경의 전화는 양증(陽證)은 대개 태양(太陽)으로부터 시작하여 양명(陽明), 소양(少陽)으로 전화되고, 정기(正氣)가 부족하면 삼음(三陰)으로 전화될 수 있다. 음증(陰證)은 대개 태음(太陰)으로부터 시작되어 소음(少陰), 궐음(厥陰)으로 전화되며, 사기(邪氣)가 직접 삼음(三陰)으로 전화되는 때도 있다.

일반적으로 병사(病邪)의 전화는 대개 체표로부터 체내로, 실증(實證)으로부터 허증(虛證)으로 전화되며, 정기가 회복되고 사기가 쇠약해진 후에는 체내로부터 체표로, 허증(虛證)으로부터 실증(實證)으로 전화된다. 전자는 질병이 진행되는 과정이고, 후자는 병이 치료되는 과정이다. 이러한 전화과정에는 여러 가지 객관적 요소가 밀접하게 관계된다. 즉 병사의 경중, 체질의 강약, 치료의 적절성 여부 등이 모두 질병에 영향을 주는 주된 요인들이다. 환자의 체질이 약하거나 또는 적당하게 치료하지 못하였을 때는 원래 양증(陽證)이라 하여도 삼음(三陰)으로 전화될 수 있다. 그러므로 질병의 전화 형식은 고정적인 것은 아니지만 육경의 범위를 벗어나지 못하기 때문에, 육경맥증(六經脈證)의 경계선을 똑똑하게 파악한다면 육경병의 전화로 나타나는 증후를 확실하게 식별할 수 있다.

1) 태양병(太陽病)

태양(太陽)은 인체의 체표를 주관하므로 외사의 침습은 대개 태양으로부터 시작되며, 정기가 일어나 사기를 외부로 밀어내므로 먼저 나타나는 병도 태양병이다. 부(浮)한 맥이 나타나고, 머리와 목이 뻣뻣하게 아프고, 오한(惡寒)이 생기는 것이 태양병의 주된 증상으로, 침습한 병사가 무엇이든, 질병의 기일이 길든 짧든, 이러한 증상이 나타난다면 태양병으로 진단할 수 있다.

외사(外邪)가 체표를 침범하면 정기가 사기를 외부로 밀어내려 하므로 부(浮)한 맥이 나타난다. 족태양경맥은 머리에서부터 발로 신체의 배부를 순행하며, 태양경맥(太陽經脈)이 병사에 침습되면 그의 유연한 성질을 잃게 되므로 머리와 목이 뻣뻣하게 아프게 된다. 오한(惡寒)은 오풍(惡風)을 포함하며 외사에 침습되어 위양(衛陽)이 손상되어 나타난다.

침습된 병사와 체질에 따라 태양경병은 중풍(中風)과 상한(傷寒)으로 구분된다.

(1) 태양중풍증(太陽中風症)

태양중풍증(太陽中風症)은 외부로부터 풍사(風邪)가 침습한 것을 말하며, 갑자기 까무러치는 중풍을 말하는 것이 아니다. 태양중풍증의 주된 병은 영위(營衛)가 허약해져 일어난다.

임상증상 발열, 오풍(惡風), 두통, 부완맥(浮緩脈), 식은땀(自汗) 등이 나타나고 어떤 때는 콧소리와 구역질이 난다.

증후분석 태양(太陽)은 체표를 주관하고 영위(營衛)를 통섭한다. 위(衛)는 양(陽)으로 체표를 보위하는 기능을 가지고 있고, 영(營)은 음(陰)으로 영양하는 기능을 가지고 있다. 양이 체표에서 보위기능을 발휘하는 데는 음의 영양이 필요하고, 음이 영양하는 기능은 양의 보위가 필요한 것이다.

풍사가 침습하면 위(衛)에 병이 걸려 위양(衛陽)이 체표에서 왕성해지므로 열이 난다. 위양(衛陽)이 체표에서 떠돌기 때문에 체표를 제대로 보위하지 못하고, 땀구멍이 열려 영음(營陰)이 제자리를 지키지 못하고 땀으로 배설되기 때문에 식은땀(自汗)이 난다.

체표가 치밀하지 못하고 영음이 땀으로 배설되어 부족하게 되므로 부완(浮緩)한 맥이 나타난다. 땀이 나고 체표의 주리(腠理)가 듬성해지므로 오풍(惡風)이 생긴다.

콧소리와 구역질이 나는 것은 풍사가 쌓여 폐(肺)와 위(胃)의 기능이 장애되기 때문이다. 이 증후는 주리가 듬성해지고 땀이 나는 것이 주된 것이므로 표허증으로도 불리나 실제로는 태양상한증의 실증으로 절대적인 허증이 아니다.

(2) 태양상한증(太陽傷寒症)

이것은 한사(寒邪)가 체표를 침습하여 위양(衛陽)이 억제되고 영음(營陰)이 손상되어 나타나는 증후이다.

임상증상 발열과 오한이 생기고, 머리와 목이 뻣뻣하게 아프며, 전신이 아프고, 땀이 나지 않고, 숨이 차며, 부긴(浮緊)한 맥이 나타난다.

증후분석 사기(邪氣)가 체표에 쌓이므로 오한이 생기고, 위기(衛氣)가 사기(邪氣)와 다투므로 열이 난다. 초기에는 열이 나지 않을 때도 있는데 이것은 한사가 금방 침범하였고 위양(衛陽)이 억제되어 사기와 아직 다투기 시작하지 않은 현상이다. 그러나 위양이 억제되었으므로 반드시 사기와 다투게 되기 때문에 반드시 열이 나게 된다. 그러므로 이 증후는 임상에서 오한과 발열이 동시에 나타나는 때가 많은 것이다.

위양(衛陽)이 억제되고 영음(營陰)도 사기에 침습되므로, 근맥(筋脈)이 기(氣)와 음(陰)의 영양과 온화를 잃어 전신의 골절이 아프고, 주리가 치밀하게 되므로 땀이 나지 않는다. 정기가 밖으로 나가려 하나 한사가 체표를 속박하므로 부긴(浮緊)한 맥이 나타난다.

폐는 호흡과 피모를 주관하기 때문에, 사기가 체표를 침범하면 폐에 영향을 주게 되어 폐기의 순행이 순조롭지 못하게 되기 때문에 호흡이 곤란하고 숨이 차다.
이 증후는 땀이 없으므로 표실증(表實證)이다.

2) 양명병(陽明病)

양명병(陽明病)은 태양병(太陽病)이 낫지 않고, 병사(病邪)가 계속 체내로 침범하여 나타나는 증후이다. 외감병의 진행과정에서 양기(陽氣)가 왕성해지고 사기(邪氣)가 열을 발생하여 열이 가장 심한 단계에서 이 증후가 나타난다. 이 증후의 성질은 이실증(裏實證)이다.

(1) 양명병경증(陽明病經症)

열사(熱邪)가 전신에 퍼지고 양명의 경맥에 가득하나 대장에 건조한 대변이 아직 쌓이지 않은 증후이다.

임상증상 몸에 열이 몹시 심하고, 땀이 많이 나며, 목이 몹시 말라 물을 마시려 한다. 얼굴색이 붉고 가슴이 답답하다. 설태는 노랗고 건조하며, 맥은 홍대(洪大)하다.

증후분석 사기(邪氣)가 양명(陽明)을 침습하여 조열(燥熱)이 왕성해지고, 양명경맥(陽明經脈)에 사기가 가득하므로 온몸이 몹시 더워진다. 양명맥(陽明脈)은 얼굴을 영양하는데 열이 높아 위로 증발되므로 얼굴색이 붉고, 열이 진액을 압박하여 밖으로 배출하므로 땀이 많이 난다. 땀이 나지만 진액이 보충되지 못하기 때문에 목이 몹시 마르고 물을 마시고 싶다.
양명의 열이 성하므로 심신(心神)을 교란하여 가슴이 답답한 증상이 나타난다.
열이 심해 진액이 손상되어 설태가 노랗고 건조하다. 열이 심하면 양(陽)이 항진되며, 양명은 기혈(氣血)이 많은 경맥으로 열이 압박하기 때문에 홍대(洪大)한 맥이 나타난다.

(2) 양명병부증(陽明病腑症)

열사(熱邪)가 체내로 침범하여 대장의 찌꺼기와 함께 뭉쳐 건조한 대변이 쌓이는 증후이다.

임상증상 오후에 조열(潮熱)이 나고 손발에서 땀이 난다. 복부가 뻐듯하고 딴딴하게 아프며 변비가 생긴다. 신열이 나서 손발을 가만두지 못하고 헛소리를 하며, 심하면 의식상태가 똑똑하지 못하게 된다. 설태는 노랗고 건조하며 혀끝에 혓바늘이 돋고, 맥은 침실(沈實)하고 힘이 있거나 활삭맥(滑數脈)이 나타난다.

증후분석 본 증후는 중한 증후로서 양명병경증(陽明病經症)이 더욱 진행되어 발생된 것이다. 즉 양명병경증에서 열이 몹시 나고 땀을 많이 흘리거나 또는 발한제(發汗劑)를 오용하여 진액이 밖으로 배출되면 장 속이 건조해지고 이열(裏熱)이 더욱 심해지기 때문에 건조한 대변이 몰려 부증(腑證)이 발생된다.
사지는 양명의 기의 영양을 받으며, 양명경의 기는 오후에 왕성해지는 동시에 부(腑)의 실열(實熱)이 경(經)에 퍼지므로, 오후에 조열(潮熱)이 생기고 손발에 땀이 나며, 열과 장 속의 찌끼가 한데 몰려 장을 막아 버리므로 배꼽 주위가 뿌듯하게 아프고 변비가 생긴다.

사열(邪熱)이 심해 위로 심신(心神)을 교란하므로 헛소리를 하거나 정신상태가 똑똑하지 못하게 된다.

열이 안으로 쌓이고 진액이 소모되므로 설태가 노랗고 건조하며 혓바늘이 돋거나, 설태가 컴컴하고 말라서 갈라진다.

조열(燥熱)이 장 속에 쌓이고 사열이 심하므로 맥이 침실(沈實)하고 힘이 있거나 활삭(滑數)한 맥이 나타난다.

3) 소양병(少陽病)

소양병(少陽病)은 사기(邪氣)가 태양(太陽)의 체표로부터 양명(陽明)의 체내로 침습해 들어가는 과정으로 그 병의 위치는 표리(表裏) 사이에 있다. 그러므로 병리적으로는 표증에도 속하지 않고 이증에도 속하지 않는 반표반리(半表半裏)의 열증(熱證)이다.

임상증상 입이 쓰고, 목이 마르며, 눈이 아찔하고, 한열(寒熱)이 교차해서 나타난다. 흉협부(胸脇部)가 뿌듯하고, 식욕이 감소되고, 가슴이 답답하며, 잘 토한다. 설태는 희거나 노랗고 엷다. 맥은 현(弦)하다.

증후분석 소양(少陽)은 반표반리(半表半裏)에 자리잡고 있다. 소양에 병이 나서 담열(膽熱)이 열사(熱邪)에 증발되어 위로 상승하면 입이 쓰고, 진액이 열에 손상되므로 목이 마르다.

눈은 간담(肝膽)과 관계되며, 소양의 풍화가 위로 치받아 눈이 아찔해 진다.

열이 반표반리인 소양을 침범해서 정기와 사기가 다툴 때, 정기가 사기를 이겨내지 못하면 오한이 생기고, 정기가 사기를 이겨낼 때는 발열이 나타나므로 한열이 교차해서 나타난다. 이것이 소양병의 특징 가운데 하나이다.

소양경맥은 흉협부(胸脇部)를 순행하므로 열이 소양에 쌓이면 흉협부가 뿌듯해진다.

담열(膽熱)이 간에 쌓이고, 간(肝)이 위(胃)를 침범하여 위가 열에 교란되면 가슴이 답답해진다. 담기(膽氣)가 위를 침습하면 위의 하강기능이 저하되므로 위기(胃氣)가 위로 상역되어 때때로 구토가 나고, 간(肝)과 담(膽)이 병에 걸려 기의 순행이 장애되므로 현맥(弦脈)이 나타난다.

4) 태음병(太陰病)

태음병(太陰病)은 이허한습증(裏虛寒濕症)이다. 비(脾)는 태음(太陰)이고, 양명(陽明)인 위(胃)와 표리관계이므로 위양(胃陽)이 왕성하면 사기(邪氣)는 조열(燥熱)을 생산하고, 비양(脾陽)이 부족하면 사기는 한습(寒濕)을 생산한다. 그러므로 양명병은 이실증(裏實證)이고, 태음병은 허한증(虛寒證)이다.

비(脾)와 위(胃)는 모두 중초에 자리잡고 있으며 둘은 표리 관계이므로 이 두 경(經)의 병도 서로 전화될 수 있다. 예를 들면 양명병일 때 중초의 기가 허하면 태음병으로 전화될 수 있고, 태음병일 때 중양(中陽)이 점차 회복되면 양명병으로 전화될 수 있다.

임상에서는 삼양병(三陽病)에 중초의 기가 허한 환자는 비위허한증(脾胃虛寒症)으로 전화되기 쉬운데 이것을 "전경(轉經)"이라 하며, 평소에 체내의 양기가 허약하여 병의 초기부터 허한증(虛寒證)이 나타나는 것을 "직중(直中)"이라 한다. 전경(轉經)으로 생기거나 또는 직중(直中)으로 생긴 증후에서 아래에 소개하는 증상이 나타나면 모두 태음병(太陰病)이라 한다.

임상증상 복부(腹部)가 뿌듯하고 구토가 나며 식욕이 떨어진다. 목은 마르지 않고, 때때로 복통과 설사가 나며, 백니태(白膩苔)와 침완(沈緩)하고 힘이 없는 맥이 나타난다.

증후분석 비(脾)가 허(虛)하고 한(寒)하며 기의 순행이 순조롭지 못하면 복부가 뿌듯하며 답답하고, 한사가 복부에 쌓이면 때때로 복통이 생긴다. 이러한 태음병의 복창(腹脹)과 복통은 건조한 대변이 뭉쳐서 나타나는 양명병의 복통과는 다르다. 건조한 대변이 뭉쳐서 나타나는 양명병의 복통은 심하고 누르는 것을 두려워하나, 태음병은 허증으로 복창과 복통이 때때로 가벼워지고 따뜻한 손으로 눌러주는 것을 좋아한다.

중초(中焦)가 허한(虛寒)하므로 식욕이 감소되고 비기(脾氣)가 상승하지 못하기 때문에 한습(寒濕)이 아래로 밀려 설사가 난다.

하초(下焦)의 기능이 아직 손상되지 않아 진액이 위를 습윤시킬 수 있으므로 태음병에서는 목이 마르지 않다. 그러나 구토나 설사가 심할 때는 목이 마를 때도 있는데, 목은 마르지만 물이 마시고 싶지 않거나 또는 따뜻한 물을 마시고 싶고, 물을 마신다 하여도 양은 많지 않다.

한습이 태음을 침범하였으므로 백니태(白膩苔)와 침완(沈緩)하고 힘이 없는 맥이 나타난다.

5) 소음병(少陰病)

소음병(少陰病)은 전신적인 허한증(虛寒證)이다. 심(心)과 신(腎)은 소음경이며 인체의 근본이다. 심과 신의 기능이 쇠퇴되고 저항력이 감소되면 소음의 병이 나타난다. 소음병(少陰病)은 음(陰)에 의해 한(寒)이 생기거나 양(陽)에 의해 열(熱)이 생길 수 있으므로 임상에서는 한화증(寒化症)과 열화증(熱化症)의 두 가지로 나누고 있다.

(1) 소음한화증(少陰寒化症)

이것은 소음병에서 흔히 볼 수 있는 증후이다. 양기(陽氣)가 부족하고 병사가 체내로 침범해 들어가 음(陰)을 왕성하게 하고 한(寒)을 생산시켜 발생되는 것으로, 전신적인 허한(虛寒) 증상이 나타나는데 태음병(太陰病)의 장위허한증(腸胃虛寒症)과는 다르다.

임상증상 오한이 생기고, 사지를 오그리고 눕기를 좋아한다. 정신상태가 흐릿하고, 사지가 싸늘하며, 소화되지 못한 설사가 나고, 구역질이 나지만 토하지 않으며, 목이 마르지 않거나 또는 목이 말라도 따뜻한 물을 마시려하고, 소변이 맑다. 설색은 연하고, 설태는 희며, 침미(沈微)한 맥이 나타난다.

증후분석 소음한화증(少陰寒化症)은 심(心)과 신(腎)의 양(陽)이 허약하여 한사(寒邪)가 직접 소음(少陰)에까지 침범하거나 또는 한하법(汗下法)을 지나치게 써서 심과 신의 양기가 손상되어 발생된다.

양허(陽虛)로서 몸을 덥히지 못하기 때문에 오한(惡寒)이 생기고, 사지를 오그리고 눕기를 좋아하며, 사지가 싸늘해지고, 기혈(氣血)이 부족하므로 정신상태가 흐릿하고 정신을 차리지 못한다.

신양(腎陽)이 허약해서 비(脾)를 도와 수곡을 운화하지 못하기 때문에 소화되지 못한 설사가 나간다.

음한(陰寒)이 상역하면 위(胃)의 하강기능이 장애되고, 거듭 음한(陰寒)이 침습되어 양기(陽氣)가 억제되고 무력해지므로 구역질이 나지만 토하지 못한다. 체내에 음한이 성하므로 목이 마르지 않는다.

신양허(腎陽虛)로서 진액을 생산하지 못하거나, 설사가 심해 진액이 소실되어 갈증이 생길 때가 있으나 따뜻한 물을 마시려하며, 마신다 하여도 양이 많지 않다.

소변이 맑고 양이 많으며, 설색이 연하고, 설태가 희고, 침미(沈微)한 맥이 나타나는 것은 양이 허약하고 음이 왕성한 증상들이다.

(2) 소음열화증(少陰熱化症)

임상증상 가슴이 답답하고, 잠이 들지 못하며, 입이 마르고, 혀끝이 붉거나 또는 혀가 심홍색이다. 설태가 적고 세삭(細數)한 맥이 나타난다.

증후분석 대개 열사(熱邪)가 풀리지 않고 진음(眞陰)을 손상시켰거나, 평소에 음허(陰虛)로서 사기(邪氣)가 소음을 침범하여 양기(陽氣)가 성해져서 열을 생산하여 열이 진음(眞陰)을 손상시켜 발생된다.

신(腎)의 수(水)가 허약하여 심(心)의 화(火)를 억제하지 못하기 때문에 심화(心火)가 항진되어 가슴이 답답하고, 잠이 들지 못하며, 입이 마르고, 혀끝이 붉게 된다. 혀가 심홍색이며 설태가 작고 맥이 세삭(細數)한 것은 수쇠화왕(水衰火旺) 증후이다.

6) 궐음병(厥陰病)

궐음병(厥陰病)은 질병의 진행과정에서 대개 뒤 단계에 나타난다. 이 단계는 정기와 병사가 체내에서 서로 다투는 것으로 그 병리와 증상이 매우 복잡하다. 궐음경맥(闕陰經脈)은 간(肝)과 담(膽)을 연결하며, 위(胃)를 끼고 있으므로 간담(肝膽)과 위(胃)의 증상들이 나타난다.

음양이 대립되고 서로 저항하며 한열(寒熱)이 교차되는 것이 궐음병의 임상 특징이다.

임상증상 갈증이 멎지 않고, 가슴이 막히고 아프며, 가슴속으로부터 열이 나는 것 같고, 배는 고프지만 음식을 먹으려 하지 않고, 사지가 싸늘하고, 구토와 설사가 나며, 회충을 토할 때도 있다.

증후분석 궐음병(厥陰病)에서는 소설기능이 순조롭지 못하고 기의 승강(昇降)이 장애되므로 기의 순행이 문란해지고, 음양이 조화되지 않아 한열이 교차되는 증상이 나타난다.

갈증이 생기고 가슴이 막히고 열이 나며 아픈 것은 양열(陽熱)이 상역된 증상이다.

배가 고프지만 음식을 먹으려하지 않고, 사지가 싸늘하고, 구토와 설사가 나는 것은 음한(陰寒)이 아래로 침습된 증상이다.

위는 덥고 아래는 차서 회충이 장 속에서 안정되지 못하기 때문에 회충을 토하게 된다. 기의 순행이 문란해지고 음양의 기가 조화되지 못하기 때문에 사지가 싸늘해진다.

2. 육경병(六經病)의 합병(合病) 병병(竝病) 전경(轉經) 직중(直中)

1) 합병(合病)

두 개 또는 세 개의 경에 병이 동시에 발생되는 것을 합병(合病)이라 한다. 태양병상한증(太陽病傷寒症) 또는 중풍증(中風症)과 양명병(陽明病)이 동시에 나타나는 것을 "태양양명합병(太陽陽明合病)"이라 하고 삼양경(三陽經)이 동시에 발병하는 것을 "삼양합병(三陽合病)"이라 한다.

2) 병병(竝病)

한 경의 병을 철저히 치료하지 못하였거나 또는 한 경의 병이 낫기 전에 다른 경에 병이 나타나는 것을 병병(竝病)이라 한다. 예를 들면 태양병(太陽病)일 때 제대로 땀을 내지 못하여 양명병(陽明病)으로 전화된 것을 "태양양명병병(太陽陽明竝病)"이라 하고, 소양병(少陽病)이 더욱 진행되어 양명(陽明)에 미치거나 또는 소양병이 낫기 전에 양명병을 겸한 것을 "소양양명병병(少陽陽明竝病)"이라 한다. 병병(竝病)은 질병이 전화되는 과정이다.

3) 전경(轉經)

병사(病邪)가 체외로부터 침습하여 점차 체내로 들어가서 한 경의 증후로부터 다른 경의 증후로 전화되는 것을 "전경(轉經)"이라 한다. 여기에서 말하는 "전경(轉經)"은 질병이 일정한 규칙에 따라 변화되는 것을 말한다. 전경 여하는 주로 병사의 경중, 환자의 강약, 치료의 적정성 등의 세 가지 원인과 관계된다.

사기가 성하고 정기가 쇠약하면 전화가 발생되고, 정기가 성하고 사기가 약해지면 질병은 낫게 된다. 체질이 비교적 강한 사람은 병의 전화가 대개 삼양경(三陽經)에서 진행되고, 체질이 약한 사람은 쉽게 삼음경(三陰經)으로 전화된다.

4) 직중(直中)

환자가 평소에 허약해서 병사가 삼양경(三陽經)의 전화를 통하지 않고 직접 삼음경(三陰經)을 침범하는 것으로, 처음부터 삼음경의 병을 나타내는 것을 "직중(直中)"이라 한다.

05. 위기영혈변증(衛氣營血辨證)

위기영혈변증(衛氣營血辨證)은 외감온열병(外感溫熱病)에 사용하는 일종의 변증 방법이다. 이것은 상한육경변증(傷寒六經辨證)의 부족을 보충한 것이며 외감병변증학의 내용을 더욱 풍부하게 한 것이다.

위(衛), 기(氣), 영(營), 혈(血)은 곧 위분증(衛分證), 기분증(氣分證), 영분증(營分證), 혈분증(血分證) 등의 네 가지 다른 증후를 말한다. 온열병사(溫熱病邪)가 인체를 침범할 때 위기(衛氣)는 인체의 표면에 분포되어 있고 체표를 보호하는 기능을 가지고 있기 때문에 병사는 우선 위분(衛分)을 침범하게 되고, 병사가 위분(衛分)에 몰려 흩어지지 못하면 기분(氣分)으로 전화되어 들어가며, 정기(正氣)가 허약하고 진액(津液)이 부족하여 병사(病邪)가 체내로 들어가면 영분(營分)으로 들어가게 되고, 영분(營分)에서의 열이 계속 발전하면 혈분(血分)에 영향을 주게 된다.

1. 위기영혈변증(衛氣營血辨證)의 개념

위에서 소개한 바와 같이 위기영혈변증(衛氣營血辨證)은 온열병의 네 가지 다른 증후를 총괄한 것으로, 온열병의 진행과정에서 나타나는 천심경중(淺深經重)이 다른 네 단계를 말한다.

일반적으로 위분(衛分)으로부터 기분(氣分)으로 발전되고, 영분(營分)으로부터 혈분(血分)으로 발전된다. 그러므로 온열병사는 위분으로부터 혈분으로 점차적으로 깊이 들어가 병이 중해진다.

위분증(衛分證)은 체표를 주관하므로 병은 폐와 피모에서 나타나고, 기분증(氣分證)은 체내를 주관하므로 병은 흉격(胸膈), 폐(肺), 위(胃), 장(腸), 담(膽) 등의 장부에서 나타나며, 영분증(營分證)은 사열(邪熱)이 심영(心營)을 침범한 것으로 병은 심(心)과 심포락(心包絡)에서 나타나고, 혈분증(血分證)은 열사(熱邪)가 간(肝)과 신(腎)으로 깊이 들어간 것으로 병이 중하고, 혈이 제멋대로 순행하며 혈을 소모하게 된다.

1) 위분증후(衛分證候)

위분증후(衛分證候)는 온열병사가 체표를 침범해서 위기(衛氣)의 기능이 장애되어 나타나는 증후로서 대개 외감온열병(外感溫熱病)의 초기에 나타난다.

폐(肺)는 피모와 인체의 표면을 주관하므로 위분증후에서는 폐경(肺經)의 병에 의한 증상들이 나타난다.

임상증상 발열과 가벼운 오풍과 오한이 생기고, 혀의 변두리와 끝이 붉고, 맥은 부삭(浮數)하다. 흔히 두통, 가벼운 갈증, 기침, 인후부의 종통 등의 증상을 겸한다.

증후분석 온열병사(溫熱病邪)가 체표를 침범하여 위분(衛分)이 사기(邪氣)에 막히므로 발열과 가벼운 오풍, 오한이 생긴다. 온사(溫邪)는 양사(陽邪)이므로 대개 열이 심하고 오한이 가볍다.

온열병사가 체표를 침범하였으므로 혀의 변두리와 끝이 붉고 맥은 부삭(浮數)하다.

양사(陽邪)는 양락(陽絡)을 손상시키므로 청공(淸空)을 교란하여 두통이 생기고, 체표가 사기에 막히고 위기(衛氣)가 손상되어 폐(肺)의 선발숙강기능이 장애되므로 초기에는 목이 약간 마르다. 인후는 폐의 문호로서 온열이 위로 침습하므로 인후부의 홍종(紅腫)과 통증이 생긴다.

2) 기분증후(氣分證候)

기분증후(氣分證候)는 온열병사가 체내의 장부를 침습할 때 정기(正氣)가 성하고 사기(邪氣)가 실하므로 정사(正邪)의 투쟁이 격렬하여 양열(陽熱)이 왕성해지는 이열증(裏熱證)이다. 사기가 침범한 장부와 부위에 따라 나타나는 증후도 여러 가지이다. 흔히 볼 수 있는 것은 사열옹폐(邪熱壅肺), 열요흉격(熱搖胸膈), 위열항성(胃熱亢盛), 열결장도(熱結腸道) 등의 증후들이다.

(1) 사열옹폐(邪熱壅肺)

임상증상 몸이 뜨겁고, 번열이 생기고, 갈증이 생기며, 땀이 나고, 기침이 나며, 숨이 차고, 가슴이 아프다. 노랗고 진한 가래가 생기며 심하면 비익(鼻翼)이 너풀거린다. 혀는 붉고, 설태는 노랗고, 맥은 활삭(滑數)하다.

증후분석 열사(熱邪)가 폐(肺)를 침습해서 내열(內熱)이 심하기 때문에 몸이 뜨겁고 오한이 나타나지 않으며, 혀는 붉고, 설태는 노랗다. 폐(肺)에 열(熱)이 왕성해져 쌓여 있으므로 폐의 숙강기능이 장애되고 기의순행이 순조롭지 못하게 되기 때문에 기침이 나고 숨이 차며 가슴이 아프다.

열(熱)이 심해 진액(津液)이 담(痰)으로 변하므로 노랗고 진한 가래가 생긴다. 진액이 소모되므로 번열(煩熱)이 생기고 구갈(口渴)이 나타나며, 열이 진액을 밖으로 배출하므로 땀이 난다. 폐(肺)에 열(熱)이 쌓여 폐기(肺氣)가 상역되므로 비익(鼻翼)이 너풀거린다.

활맥(滑脈)은 담(痰)을 뜻하고 삭맥(數脈)은 열을 나타낸다.

(2) 열요흉격(熱搖胸膈)

임상증상 몸이 뜨겁고, 가슴이 답답하여 진정되지 못하며, 미황색(微黃色) 설태가 생긴다. 병이 심할 때는 열이 심해서 흉격(胸膈)이 불에 타듯이 번조불안(煩燥不安)해 하고, 입술이 마르고, 갈증과 변비가 생기며, 홍설(紅舌), 황태(黃苔), 활삭맥(滑數脈)이 나타난다.

증후분석 열사(熱邪)가 체내로 침범하여 흉격(胸膈)을 교란하고 막으므로 몸이 뜨겁고 가슴이 답답하여 진정되지 못한다. 가벼운 환자는 열이 심하지 않고 진액이 손상되지 않으므로 설태는 약간 노랗게 되나 갈증이 생기지 않는다. 중한 환자는 체내의 열이 많아지므로 열이 심하고, 흉격(胸膈)이 불에 타는 것처럼 번조불안해 한다.

열이 심해 진액이 손상되므로 갈증이 생기고 입술이 마르며, 진액이 장을 습윤하지 못하기 때문에 변비가 생긴다. 홍설(紅舌), 황태(黃苔)와 활삭맥(滑數脈)은 열사가 왕성한 증후이다.

(3) 위열항성(胃熱亢盛)

임상증상 열이 심하고, 얼굴색이 벌겋고, 가슴이 답답하며, 갈증이 심하고, 찬 것을 마시려 하고, 땀이 많이 나며 황조태(黃燥苔)와 홍대맥(洪代脈)이 생긴다.

증후분석 양명경(陽明經)에 열이 심하기 때문에 위열이 왕성해져 체표로 나오므로 몸이 심하게 뜨거워지고 얼굴색이 벌겋게 되며, 열이 심신을 교란하므로 가슴이 답답해진다.

열사가 진액을 밖으로 배출하므로 땀이 많이 나며, 열이 심하여 진액이 손상되므로 갈증이 심하고 물이 마시고 싶다. 이 증후는 육경변증의 양명경증과 비슷하다.

(4) 열결장도(熱結腸道)

임상증상 조열(燥熱)이 생기며 변비 또는 물 같은 대변이 나온다. 복부가 뿌듯하고 딴딴하며 아프고, 황조(黃燥) 또는 초황(焦黃)태가 생기며, 혓바늘이 돋고 침실(沈實)하고 힘 있는 맥이 나타난다.

증후분석 열이 장 속에 쌓이기 때문에 진액이 손상되고, 조열(燥熱)과 장 속의 찌꺼기가 한데 몰려 복기(腹氣)가 통하지 못하기 때문에 복부가 뿌듯하고 딴딴하고 아프며 변비가 생긴다. 때로는 건조한 대변이 대장에 쌓여 분수(糞水)가 옆으로 흘러내리므로 물같은 대변을 볼 때가 있는데, 이것을 "열결방류(熱結旁流)"라고 한다.

양명부실증(陽明腑實症)으로 체내에 조열(燥熱)이 심하므로 오후에는 조열(潮熱)이 나고, 황조(黃燥) 또는 초황색(焦黃色) 설태가 생기며, 혓바늘이 돋는다.

맥이 침실(沈實)하고 힘이 있는 것은 이열(裏熱)이 성한 증후이다.

3) 영분증후(營分證候)

영분증후(營分證候)는 온열병사(溫熱病邪)가 체내로 침입하여 병이 중해진 단계를 말한다. 영(營)은 맥(脈) 속에서 순행하며 심장과 통하므로 영분증후(營分證候)는 영음(營陰)이 손상되고 심신이 교란되는 병이다.

영분(營分)은 기분(氣分)과 혈분(血分) 사이에 자리잡고 있는 것으로 병사(病邪)가 영분으로부터 기분으로 나오는 것은 병이 호전되는 것이고, 영분으로부터 혈분으로 들어가는 것은 병이 심해지는 것이다.

임상증상 열이 밤에 심하지만 갈증은 심하지 않다. 가슴이 답답하고, 잠이 오지 않고, 정신상태가 똑똑하지 못하고, 헛소리를 한다. 반진(班疹)이 생기며, 설색은 심홍색(深紅色)이고, 맥은 세삭(細數)하다.

증후분석 열사가 영분(營分)으로 침습해 들어가 영음(營陰)이 손상되고 진음(眞陰)을 손상시키므로 몸이 뜨겁고, 밤에 더욱 심하지만 갈증이 심하지 않으며, 세삭(細數)한 맥이 생긴다.

영분의 열이 심하므로 설색은 심홍색을 띤다.

열이 혈락(血絡)을 침습하면 반진(斑疹)이 나타난다.

영기(營氣)는 심장과 통하는 것으로 심신이 교란되면 가슴이 답답해지고, 잠이 오지 않으며, 정신상태가 똑똑하지 못하고, 헛소리를 하게 된다.

그러나 이 증상은 양명부실증(陽明腑實症)과 구별해야 하는데, 양명부실증은 변비가 생기고 복부가 딴딴하고 아프며, 설태가 두텁고 어지러운 동시에, 정신상태가 똑똑하지 못하며 헛소리를 하는 증상이 나타난다.

4) 혈분증후(血分證候)

혈분증후(血分證候)는 위기영혈(衛氣營血)의 병적 변화의 최후 단계로서 온열병의 진행과정에 있어서 가장 중한 단계이다. 심(心)은 혈(血)을 주관하고, 간(肝)은 혈(血)을 저장하므로 열사(熱邪)가 혈분(血分)을 침습하면 반드시 심(心)과 간(肝)의 기능에 영향을 주게 된다. 열사(熱邪)가 오래 가면 진음(眞陰)이 소모되므로 신(腎)에 영향을 주기 때문에 혈분증후에서는 심(心), 간(肝), 신(腎)의 병이 중요한 것이다.

임상 증상으로는 영분증후의 증상이 더욱 심해지며, 모혈(耗血), 동혈(動血), 음상(陰傷), 동풍(動風) 등이 더욱 특징적이다.

임상증상 신열(身熱)이 밤에 심하고, 답답하고, 잠이 오지 않고, 심할 때는 미친 것 같고, 갈증이 심하지 않다. 토혈(吐血), 육혈(衄血), 혈변(血便), 혈뇨(血尿), 반진(斑疹) 등이 생긴다. 설색은 심홍색(深紅色)이고 맥은 삭(數)하다.

증후분석 혈분증후(血分證候)일 때는 열사(熱邪)가 몸속 깊이 침습하였기 때문에 사열(邪熱)이 영혈(營血)을 손상시키고 심신을 교란하므로 열(熱)이 밤에 더욱 심하고, 답답하고, 잠이 오지 않으며, 미친 듯한 증상이 생긴다.

혈은 혈맥 속에서 운행하는데 열사(熱邪)가 혈을 침습해서 혈락(血絡)이 손상되면 혈을 압박하여 혈의 순행이 어지러워져 토혈, 육혈, 혈변, 혈뇨, 반진 등이 나타난다. 설색이 심홍색(深紅色)이고 맥이 삭(數)한 것은 혈열(血熱)이 왕성해진 증상들이다.

2. 위기영혈변증(衛氣營血辨證)의 변증 요점

위기영혈변증(衛氣營血辨證)은 온열병(溫熱病)의 변증 강령이다. 위분(衛分), 기분(氣分), 영분(營分), 혈분(血分)은 온열병(溫熱病)이 얕은 데로부터 깊은 데로, 가벼운 것으로부터 중한 것으로 발전하는 네 단계이다.

위분증(衛分證)의 특징은 온열병사가 체표에 침습된 것으로 오한과 부맥(浮脈)이 나타난다.

기분증(氣分證)의 특징은 체내에 이열(裏熱)이 심한 것으로, 열은 심하지만 오한이 생기지 않고, 갈증이 비교적 심하다.

영분증(營分證)의 특징은 열사(熱邪)가 영음(營陰)을 손상시키고 심신을 교란하는 것으로 심열(心熱)이 밤에 심해지고, 가슴이 답답해지며, 정신상태가 똑똑하지 못하고, 혀가 심홍색(深紅色)이다.

혈분증(血分證)의 특징은 열(熱)이 심해 혈(血)을 요동치게 하는 것으로 영분증의 증상과 출혈(出血)과 자반(紫斑) 등이 나타나는 것이 주된 것이다.

위기영혈변증(衛氣營血辨證)과 육경변증(六經辨證)은 모두 외감질병(外感疾病)에 사용되는 변증 방법이나 사용되는 대상에 있어서는 일정한 구별을 가지고 있다. 즉 위기영혈변증은 온열병(溫熱病)에 사용되고, 육경변증(六經辨證)은 상한병(傷寒病)에 사용된다. 그러나 둘은 모두 얕은 데로부터 깊은 데로, 체표로부터 체내로 진행되는 같은 변증 규칙을 가지고 있다. 즉 위분증(衛分證)과 태양병(太陽病), 기분증(氣分證)과 양명병(陽明病)들은 비슷한 것으로 치료 방법과 처방도 같을 수 있다. 그러므로 이 두 가지 변증 방법은 임상에서 질병의 증상에 근거하여 서로 참조하여 이용해야 한다. 맥증(脈證)이 확실하고 변증(辨證)이 정확하다면 모두 치료 효과를 얻을 수 있다.

06. 삼초변증(三焦辨證)

이것은 주로 삼초(三焦)에 속하는 장부(臟腑)가 온병의 진행과정에서 나타내는 병적인 변화와 증후의 특징과 전화규칙이다.

1. 삼초변증(三焦辨證)의 개념

삼초변증은 상, 중, 하 삼초에 속하는 장부의 병과 증후를 서술하는 바탕에서 온병(溫病)의 초기, 중기, 말기를 설명하는 변증 방법이다. 여기에 포함되는 증후는 상초(上焦)는 수태음폐경(手太陰肺經)과 수궐음심포경(手厥陰心包經)의 증후이고, 중초(中焦)는 족양명위경(足陽明胃經)과 족태음비경(足太陰脾經)의 증후이며, 하초(下焦)는 족소음신경(足少陰腎經)과 족궐음간경(足厥陰肝經)의 증후이다.

1) 상초병(上焦病)

온병(溫病)은 병사(病邪)가 코와 입으로 침입하여 위에서 아래로 전화된다. 코는 폐와 통하므로 수태음경이다. 그러므로 온병의 초기에는 폐위(肺衛)가 병사에 침습된 증상이 나타난다.

온사(溫邪)가 폐(肺)를 침범한 후에는 두 가지 진행 경로가 있다. 하나는 순전(順轉)으로 병사가 상초(上焦)로부터 중초(中焦)로 전화되는 것으로 족양명위경(足陽明胃經)의 증후가 나타나며, 다른 하나는 역전(逆轉)으로 폐위로부터 수궐음심포경(手厥陰心包經)으로 전화되는 것으로 사기(邪氣)가 심포(心包)에 침입해 들어가는 증후가 나타난다.

임상증상 오풍, 오한이 가볍고, 몸에 열이 나며, 식은땀(自汗)이 나고, 목이 마르거나 또는 마르지 않으며, 기침이 나고, 오후에 열이 심하며, 맥은 부삭(浮數)하다.

사기(邪氣)가 심포락(心包絡)을 침습했을 때는 혀를 정상적으로 움직이지 못하고, 사지가 싸늘해지며, 의식장애가 생기고, 헛소리를 하는 등의 증상이 생긴다.

증후분석 사기(邪氣)가 상초를 침범하고, 폐는 피모와 체표를 주관하므로 오풍과 오한이 생긴다.

폐(肺)는 기를 주관하므로 폐에 병이 생기면 기를 조절하지 못하여 기가 정체되며 심열(心熱)이 생긴다.

기침은 폐기(肺氣)가 정체된 증상이다. 음(陰)이 화(火)의 침습을 받으면 음탁한 사기(邪氣)와 화열(火熱)이 결합되므로 오후에 열이 심해진다.

온열병사가 체표를 침습하였으므로 부삭(浮數)한 맥이 나타난다.

혀는 심(心)과 밀접하게 연결되는 것으로 온사(溫邪)가 심포락(心包絡)을 침범하면 혀를 원활하게 움직이지 못하며, 심양(心陽)이 체내에 정체되므로 사지가 싸늘해지며, 열이 심(心)을 손상시키고 심신(心神)을 교란하므로 의식장애나 헛소리를 하는 증상이 나타난다.

그러나 이 증후에서 나타나는 싸늘한 증상은 음한(陰寒)이 지나쳐 팔꿈치와 무릎 위까지 싸늘해지는 증상과는 다르므로 반드시 구별해야 한다.

2) 중초병(中焦病)

온병은 상초(上焦)에서부터 시작되는데, 순전(順轉)하여 중초(中焦)로 전화되면 비(脾)와 위(胃)의 증후가 나타난다. 비와 위는 비록 표리관계를 가지고 있으나 각각의 특성은 다르다. 위(胃)는 습윤한 것을 좋아하고, 건조한 것을 싫어하며, 건조하면 탁기(濁氣)가 통하지 못하고 정체된다. 사기가 중초(中焦)를 침입하여 건조한 병을 생산하면 양명경(陽明經)의 조열(燥熱) 증후가 나타나게 된다.

비(脾)는 건조한 것을 좋아하고, 습한 것을 싫어하며, 습은 비기를 억제하므로 비의 운화기능이 장애된다. 사기가 중초를 침입하여 습한 병을 생산하면 태양경(太陽經)의 습열 증후가 나타나게 된다.

임상증상 양명조열증(陽明燥熱症)은 얼굴과 눈이 벌겋고, 호흡이 세차고, 변비, 복만, 갈증이 생긴다. 입술과 혀가 말라 갈라지고, 설태는 황색 또는 초흑색(焦黑色)을 띠며, 침삽(澁)한 맥이 나타난다.

중초습열증(中焦濕熱症)은 얼굴색이 연하고 노랗고, 머리가 뿌듯하고, 몸이 무직하며, 가슴이 답답하고, 배가 고픈 줄을 모르고, 몸은 별로 뜨겁지 않고, 소변과 대변이 순조롭지 못하거나 또는 설사가 생긴다. 설태는 황니(黃膩)하고 유삭(濡數)한 맥이 나타난다.

증후분석 양열(陽熱)은 대개 위로 올라가기 때문에 얼굴과 눈이 붉어지고, 사열(邪熱)이 심하므로 숨소리가 세차고, 양명조열(陽明燥熱)로 진액이 손상되어 위(胃)를 습윤하지 못하기 때문에 신열(身熱), 복만(腹滿), 변비 등의 증상이 나타나면서 갈증이 생기며, 입술과 혀가 말라 갈라지고, 황색 또는 초흑색(焦黑色) 설태와 침삽(沈澁)한 맥 등의 진액(津液)이 정상적으로 수송 분포되지 못한 증상들이 나타난다.

중초(中焦)의 습열(濕熱)인 경우에는 열이 습을 위로 증발시키므로 얼굴색이 담황색을 띠고, 머리가 뿌듯하고, 몸이 무거우며, 습열이 정체되어 기의 순행이 순조롭지 못하고 승강기능(昇降機能)이 장애되므로 가슴이 답답하고, 배가 고픈 줄을 모르게 된다.

열이 습을 증발시켜 습이 체표에 정체되면 몸이 별로 뜨겁지 않게 된다. 습열이 중초를 막아 비의 운화기능이 장애되고 기가 소통하지 못하기 때문에 대소변이 순조롭지 못하거나 설사가 나게 된다. 황니(黃膩)한 설태와 유삭(濡數)한 맥은 모두 습열이 체내에 쌓인 증후이다.

3) 하초병(下焦病)

온열병사가 중초(中焦)에 오래 동안 몰려있으면 양명(陽明)의 조열(燥熱)이 하초(下焦)를 침습하여 음(陰)과 진액(津液)이 손상되고, 간(肝)과 신(腎)에 영향을 미치므로 간(肝)과 신(腎)의 음(陰)이 손상된 증후가 흔히 나타난다.

임상증상 ① 신음(腎陰)의 손상: 몸이 뜨겁고, 권홍(顴紅)이 생기고, 손발바닥이 뜨겁고, 입이 마르고, 혀가 건조하다. 답답하여 잠이 오지 않거나 피로한 증상이 나타난다. 설색은 심홍색(深紅色)이고 맥은 허(虛)하다.

② 허풍(虛風)의 내동(內動): 손발이 꿈틀거리고(蠕動), 정기(精氣)가 없고, 나른하고, 사지가 싸늘하고, 가슴이 몹시 두근거린다. 설색은 심홍색(深紅色)이고, 설태가 적고, 허약(虛弱)한 맥이 나타난다.

증후분석 온병은 대개 음액(陰液)을 손상시키는데 열사(熱邪)가 오래 동안 체내에 머물러 하초(下焦)에 침입되면 간(肝)과 신(腎)의 음(陰)이 손상되므로 사소허다(邪少虛多)한 증후가 나타난다.

주로 신음(腎陰)이 손상되었다면 일반적으로 허열증(虛熱證)이 나타난다. 얼굴이 붉고 손발바닥이 뜨거운 것은 허열(虛熱) 증상이고, 입이 마르고 혀가 건조하며 설색이 심홍색을 띠는 것은 음(陰)이 손상된 증후이다.

음정(陰精)이 손상되고 정기가 쇠약해지므로 정기가 없고, 나른하며, 허약한 맥이 나타난다.

허열(虛熱)이 체내를 교란하므로 가슴이 답답하고 잠이 들지 못한다.

음허(陰虛)가 더욱 진행되어 간(肝)의 혈맥을 영양하는 기능이 장애되면 수족연동(手足蠕動)이 생기는데 이것은 허풍내동(虛風內動)의 징조이다.

음기(陰氣)와 양기(陽氣)가 서로 조화되지 못하기 때문에 손발이 싸늘해진다. 음정(陰精)이 지나치게 손실되면 정기가 없고 나른한 증상이 나타나며, 심장(心臟)이 신수(腎水)의 영양을 받지 못하기 때문에 가슴이 심하게 뛴다.

2. 삼초 병적 변화의 전화규칙

삼초병의 각 증후는 온병의 진행과정에서의 세 단계를 나타낸다. 그 중 상초병후(上焦病候)는 온병(溫病)의 초기 단계를 나타내고, 중초병후(中焦病候)는 온병의 전성기 단계를 나타내며, 하초병후(下焦病候)는 온병의 말기 단계를 나타낸다.

이들의 전화에 있어서 일반적으로 수태음폐경(手太陰肺經)으로부터 시작되어 중초를 경과하여 하초로 전화되는 것을 순전(順轉)이라 한다.

병사(病邪)가 강하고 저항력이 비교적 허약할 때는 병사가 폐위로부터 수궐음심포경(手厥陰心包經)으로 전화되는데, 이것을 역전(逆轉)이라 한다.

삼초병의 전화는 병사의 성질과 저항력의 강약 등의 요인들과 관계된다. 음(陰)이 허한 체질에 저항력이 강한 사람은 온열(溫熱), 온독(溫毒), 풍온(風溫), 온역(溫疫), 동온(冬溫) 등의 병사의 침습을 받았을 때 중초(中焦)로 순전(順轉)되면 흔히 조화(燥化)되는 병으로 양명조화증(陽明燥化症)이 발생되고, 하초(下焦)를 침범하면 간신음허증(肝腎陰虛症)이 발생된다. 양(陽)이 허한 체질에 저항력이 약한 사람은 한습(寒濕)에 침습되었을 때 중초(中焦)에 순전(順轉)되면 흔히 습화(濕火)의 병이 생겨 태양습화증(太陽濕化症)이 나타나고, 하초(下焦)로 전화되면 습(濕)이 오래 몰려 양(陽)이 손상되는 증후가 나타난다.

서사(暑邪)만은 습열(濕熱)을 겸하므로 중초(中焦)로 전화되어 조화(燥火) 또는 습화(濕火)의 병을 일으킬 수 있으며, 하초(下焦)로 전화되어 음(陰) 또는 양(陽)을 손상시킬 수 있다. 이것은 습(濕)을 겸하는가 열(熱)을 겸하는가에 따라 결정된다.

삼초병은 위로부터 아래로 전화되는 것이나 이것은 일반적인 규칙으로서 고정불변된 것은 아니다. 어떤 때는 병사가 상초(上焦)를 침범하였으나 제때에 치료하여 병이 나았기 때문에 계속 전화되지 않기도 하며, 어떤 때는 상초(上焦)로부터 간(肝)과 신(腎)으로 전화될 때도 있는데, 이것은 육경병(六經病)의 순경전변(循經轉變)과 월경전변(越經轉變)과 비슷한 것이다. 어떤 때는 병의 초기부터 중초(中焦)의 태음병(太陰病) 증상이 나타나거나 또는 하초(下焦)의 궐음병(厥陰病) 증상이 나타날 때도 있는데 이것은 육경병(六經病)의 직중(直中)과 비슷한 것이다.

이초(二焦)의 병이 함께 나타나거나, 병사(病邪)가 삼초(三焦)에 전부 미치는 때도 있는데 이것은 육경병(六經病)의 합병(合病)과 병병(竝病)과 비슷한 것이다.

제4장

경혈학 (經穴學)

경락계통(經絡系統)

경락이란 경맥(經脈)과 낙맥(絡脈)을 통틀어 일컫는 말이다. 이 계통의 맨 바깥쪽에는 십이피부가 있고, 그 아래로 수많은 손락(孫絡)을 통하여 경근(經筋)으로 이어지며, 그 안쪽으로 낙맥을 통하여 정경(正經)으로 이어지고, 그 보다 깊이 경별(經別)이 자리하고 있으며, 맨 깊은 곳에 기경팔맥(奇經八脈)이 있다.

01. 십이피부(十二皮膚)

피부는 외부의 사기(邪氣)로부터 우리 몸을 맨 먼저 보호해 주는 조직으로서 정경(正經)에서와 마찬가지로 삼양(三陽)과 삼음(三陰) 지역이 위아래로 있어서 12지역을 이룬다.

피부는 신체의 표면에 기와 혈, 특히 위기(衛氣)를 순환시키고, 피부의 구멍을 조절하여 신체의 방어능력을 강화시킨다. 적절한 기능은 피부를 주관하는 폐기(肺氣)와 위기(衛氣)에 달려 있다. 외사(外邪)는 피부를 통해서 들어오고 나간다.

◇ 임상적 중요성

정경(正經)과 그 소속되어 있는 장부의 병은 밖으로 반영되어 피부에 나타난다. 예를 들면 병적인 피부감각, 손상, 변색 등으로 나타난다. 청록색으로 변색된 것은 통증이나 막힘이 있는 것이고, 불그레한 색은 열증이며, 창백하고 흰색은 허증이거나 한증이다. 피부는 피부병 또는 통증, 특히 만성 통증의 진단에 이용된다. 치료법은 얕게 침자하거나 매화침, 부황, 마사지, 괄사(중국식 긁는 기법) 등이 있다.

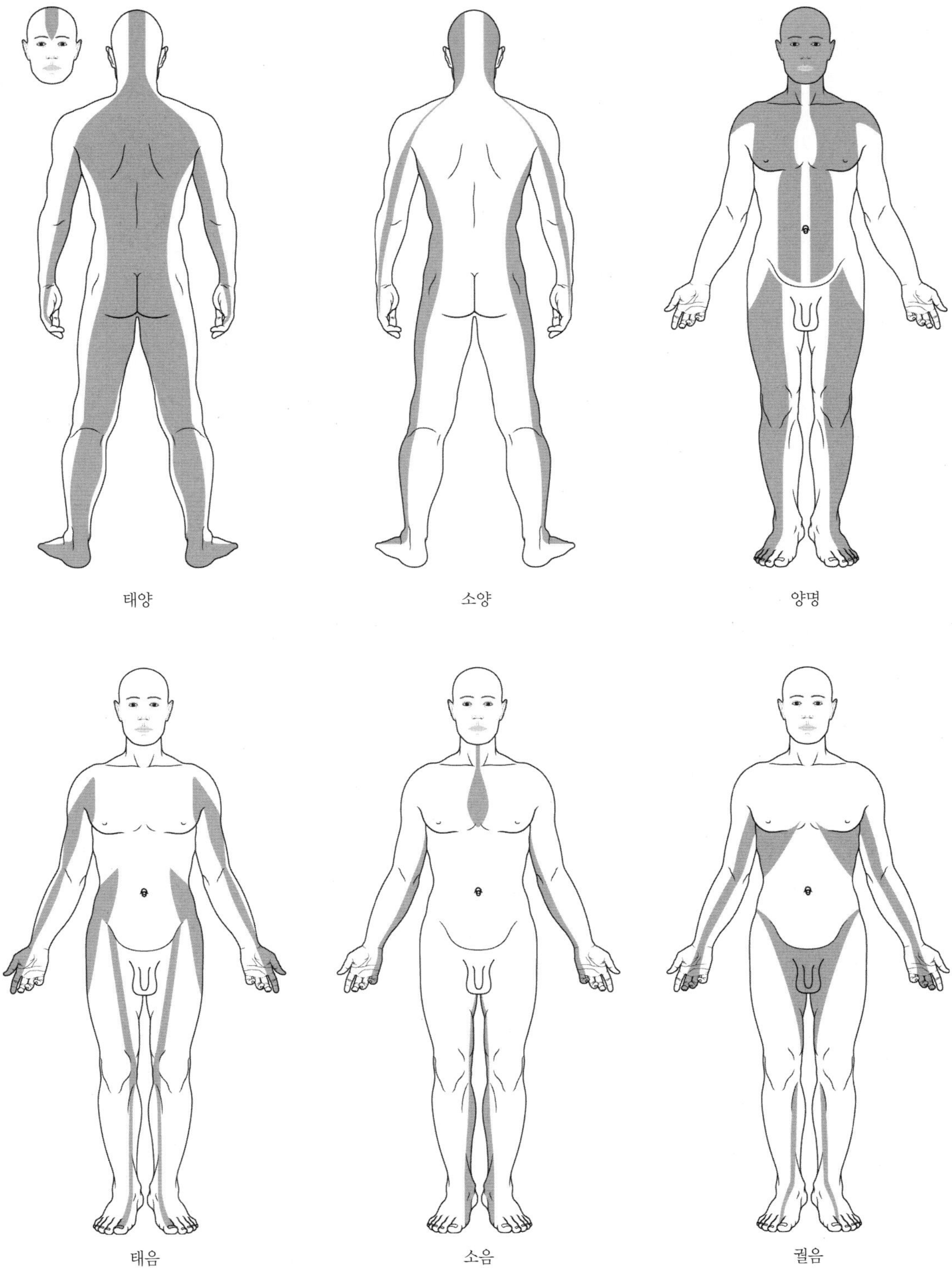

그림4-1. 십이피부

02. 십이경근(十二經筋)

경근은 몸의 표면에 위치하고 있어 외부의 사기가 침입하지 못하게 하는 방패역할을 하고 있다. 경근은 정경 위로 넓게 퍼져 있으며 위기(衛氣)를 간직하고 있다. 경근과 모세낙맥을 흐르는 위기는 피부에서 내장의 표면까지 보호하는 역할을 하고 있다. 위기의 역할은 피부의 구멍을 여닫고, 피부와 피하조직과 골격근을 촉촉하게 하고, 따뜻하게 하고, 자양한다. 현대 침구학에서는 위기를 횡격막, 가슴속과 뱃속의 장막, 골격근과 장부를 싸고 있는 근막 같은 중간엽 구조와 연계시키고 있다. 경근과 경별에서는 위기만이 흐르고, 정경과 낙맥에서는 위기가 영기(營氣)와 함께 흐르며, 기경팔맥에서는 위기와 원기(原氣)가 흐른다. 고전에는 위기가 동화작용과 대사에 의해서 생산된다고 한다. 위기는 밤에는 '맑은 증기'로 간에 들어 있다가 아침에 깨어날 때 눈으로 올라온다. 양경맥 안에서 몸의 표면을 낮에 25바퀴 돌고, 밤에는 경맥의

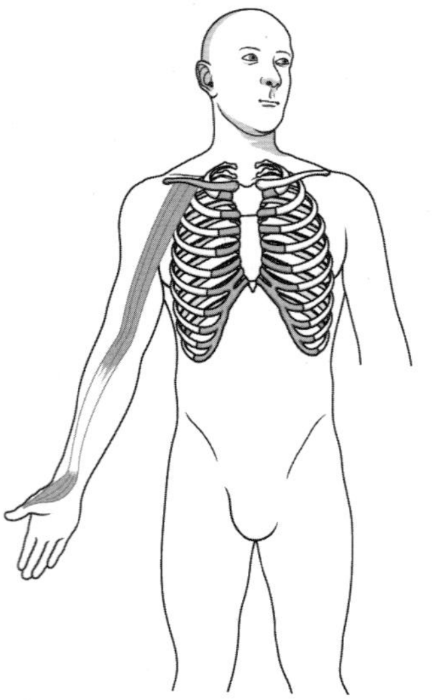

그림4-2. 수태음(水太陰)경근

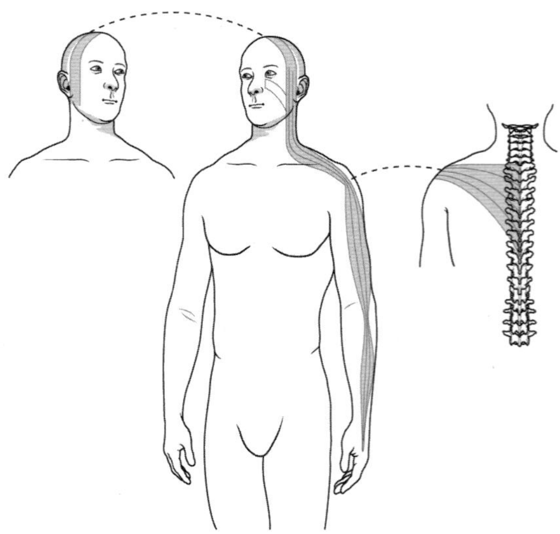

그림4-3. 수양명(水陽明)경근

그림4-2. 엄지손톱 노쪽 모퉁이의 소상(少商)에서 시작하여 엄지두덩을 지나 손목에서 태연(太淵)과 만나고, 아래팔의 앞 가쪽을 따라 몸쪽으로 올라가 척택(尺澤)에서 팔꿈치에 이르러 위팔두갈래근과 연결된다. 어깨세모근의 가쪽으로가서 봉우리빗장관절 근처에서 어깨 앞 지역과 연결된다. 겨드랑이로 진행하여 연액(淵腋)에서 손의 다른 음경근(심포, 심)과 만나고, 큰가슴근으로 깊숙히 진행하여 결분(缺盆)에서 빗장위오목으로 들어간다. 견우(肩髃)로 갔다가 다시 결분(缺盆)으로 돌아와 빗장위오목을 뚫고 흉곽과 갈비밑지역과 횡격막으로 퍼진다.

그림4-3. 둘째손가락의 상양(商陽)에서 시작하여 손목으로 가서 양계(陽谿)에서 결(結)한다. 아래팔의 뒤가쪽으로 달려 팔꿈치에 이르러 곡지(曲池)에서 결한다. 위팔의 가쪽과 어깨세모근으로 이어져 견우(肩髃)에서 다시 결한다. 여기에서 한 지맥이 대추(大椎)와 신도(神道) 사이에 붙는다. 주지맥은 견우(肩髃)에서 올라가 빗장위오목을 지나서 목 가쪽으로 이어져 턱각에서 결하고 두 지맥으로 갈라진다. 한 지맥은 광대뼈를 지나서 코의 가쪽으로 가고, 또 한 지맥은 얼굴 가쪽과 앞쪽으로 소장경근과 합류하여 본신(本神)에서 다른 양경근들과 합류한 후, 머리를 건너서 반대편 아래턱에서 끝난다.

마지막 혈로 가서 세 음경맥이 교차하는 안쪽복사뼈에 있는 혈(SP-6 삼음교)에서 합체한 후 간으로 돌아와서 음장기 안을 25바퀴 돈다.

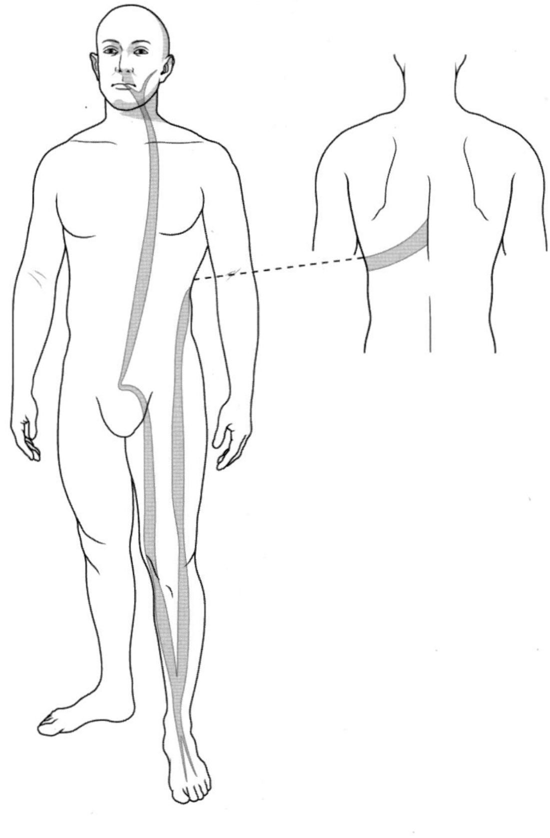

그림4-4. 족양명(足陽明)경근

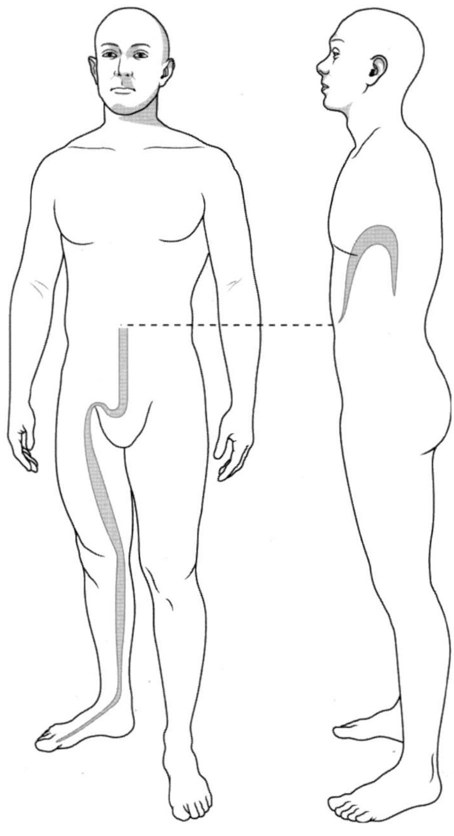

그림4-5. 족태음(足太陰)경근

그림4-4. 제2,3,4발가락을 에워싼 넓은 띠로 시작하여 발등을 지나 정강이 우묵한 곳에서 결(結)하고 두 지맥으로 나뉜다. 한 지맥은 다리 앞 가쪽을 비스듬히 올라가 무릎 가쪽에서 결한 다음, 넓적다리 앞 가쪽으로 올라가 엉덩이 앞지역에서 결한다. 여기에서 환도(環跳) 방향으로 한 지맥을 내고, 또 엉덩이 앞지역에서 복부 가쪽을 거쳐 아래쪽 가슴우리를 지나 뒤로 척추에 이른다. 다른 지맥은 다리 앞쪽으로 정강뼈를 따라 올라가 무릎뼈 높이에서 결한다. 여기에서 한 지맥이 종아리뼈머리로 가 양릉천(陽陵泉)에서 담경근(膽經筋)과 만나고, 넓적다리 앞쪽을 따라 올라가 샅고랑지역을 거쳐 곡골(曲骨)을 지나 중극(中極)에서 결한다. 이어서 복부를 지나 가슴지역을 거쳐 빗장위오목의 결분(缺盆)에서 결한 다음, 목의 앞 가쪽으로 이어져 아래턱각에서 결하고 세 지맥으로 나뉜다. 한 지맥은 귀 앞에서 끝나고, 또 한 지맥은 광대뼈로 올라가 권료(顴髎)에서 다른 양경근들과 만난다. 제3지맥은 입을 돌아 코 윗부분으로 올라가 방광경근과 연결되고, 이어서 아래 눈꺼풀을 따라 퍼진다. 방광경근은 윗눈꺼풀을 따라 퍼져서 두 경근이 눈 주위에 그물망을 형성한다.

그림4-5. 엄지발가락 안쪽 은백(隱白)에서 시작하여 발 안쪽 가장자리를 따라가 안쪽복사뼈 안쪽 상구(商丘)에서 결(結)한다. 정강뼈 안쪽을 따라 올라가 음릉천(陰陵泉)으로 가서 정강뼈 안쪽머리 앞에서 결한다. 중극(中極)으로 이어져, 거기에서 다리의 다른 음경근들과 만나고 세 지맥으로 나뉜다. 한 지맥은 음부지역으로 가고, 또 한 지맥은 앞정중선을 따라 올라가 임맥을 덮고 배꼽지역에서 결한 다음, 복부를 뚫고 들어가 갈비뼈와 가슴지역으로 퍼진다. 제3지맥은 몸 깊숙이 뚫고 들어가 척추지역의 비유(脾兪)에서 끝난다.

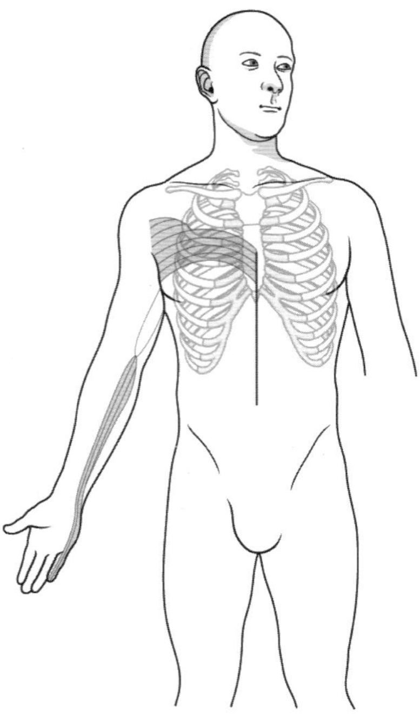

그림4-6. 수소음(手少陰)경근

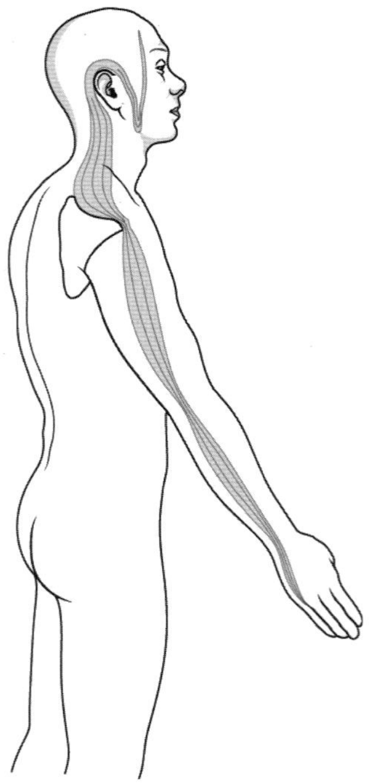

그림4-7. 수태양(手太陽)경근

그림4-6. 새끼손가락 노쪽 소충(少衝)에서 시작하여 손목으로 이어져 신문(神門)에서 결(結)한다. 아래팔 앞쪽과 자쪽을 따라 올라가 소해(少海)에서 결하고, 겨드랑이지역으로 이어져 폐경근과 만나며, 연액(淵腋)에서 손의 다른 음경근들과 만난다. 여기에서 깊은 곳으로 이어져 전중(膻中)에서 결하고, 위쪽 분문 입구로 내려가 횡격막을 뚫고 배꼽지역에서 끝난다.

그림4-7. 새끼손가락 자쪽 소택(少澤)에서 시작하여 손목으로 가서 양곡(陽谷)에서 결(結)한다. 아래팔 자쪽을 따라 팔꿈치로 올라가 소해(少海)에서 결하고, 겨드랑이와 그 뒤쪽으로 이어진다. 여기에서 한 지맥이 겨드랑이로 가서 결한다. 다른 지맥이 어깨뼈를 가로질러 퍼지고, 방광경근과 담경근 앞쪽과 위경근 뒤쪽으로 올라가 목 가쪽으로 가서 삼초경근과 만난다. 목에서 두 지맥으로 나뉜다. 앞지맥은 아래턱각으로 가서 결하고, 아래턱을 따라 귀와 광대뼈로 가서 눈확 가쪽에서 결한다. 뒤지맥은 꼭지돌기에서 결한다(여기에서 작은 지맥이 귀로 들어간다). 이 지맥이 귀 주위를 돌고 뺨으로 내려와 턱의 깨물근 닿는 곳에서 결하여 눈확 가쪽으로 이어지고, 머리의 앞 마루쪽의 본신(本神)에 도달하여 손의 다른 양경근들과 만난다.

위기가 강하면 외부의 사기(邪氣)는 몸의 표면에서 퇴출되고, 위기가 약하면 사기가 경근을 통해서 몸으로 들어와 정경으로 들어간다. 사기가 강하거나 위기가 약하면 사기가 직접 정경으로 들어가거나, 근육의 낙맥을 통해서 그 지역의 정경으로 들어간다. 사기가 더욱 강하거나 위기가 더욱 약하면 사기가 경별을 통해서 직접 장부로 들어간다.

방어막을 뚫고 들어간 사기는 그 사기에 약한 장부와 그 기능 영역으로 침입한다. 즉 풍(風)은 일차적으로 간과 근육으로 들어가고, 열(熱)은 심장과 영혼으로, 습(濕)은 비장과 정맥의 흐름으로, 조(燥)는 폐와 피부로, 한(寒)은 신장과 관절과 뼈로 침입한다. 그러나 사기의 침입은 일차적인 장부와 그 기능 영역에만 국한되지는 않는다. 환자가 감염, 면역 결핍, 환경의 변화에 민감한 질환이 있으면 위기의 생산과 순환과 기능에 대한 문제들을 명심하는 것이 중요하다.

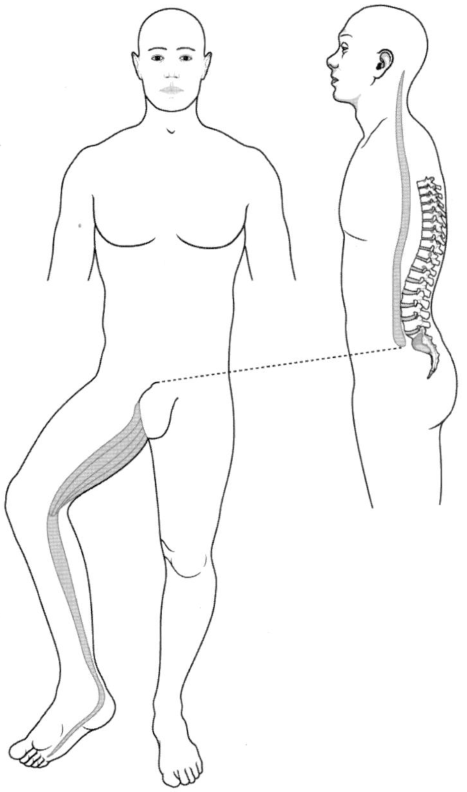

그림4-8. 족소음(足少陰)경근

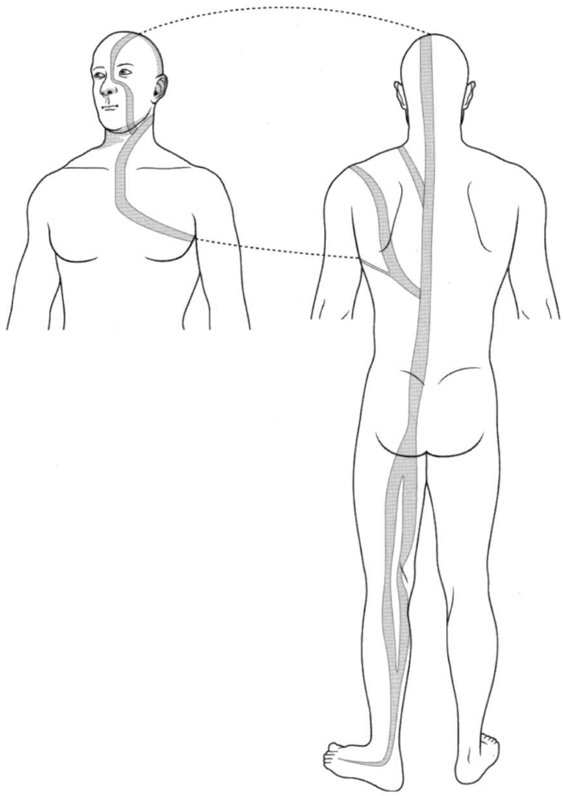

그림4-9. 족태양(足太陽)경근

그림4-8. 새끼발가락 엄지쪽에서 시작하여 발바닥을 대각선으로 횡단하여 비경근과 만나서 안쪽 복사뼈로 연결되어 결(結)한다. 거기에서 소지맥이 발꿈치뼈 안쪽부위로 간다. 대지맥은 다리의 뒤 안쪽으로 올라가 넙다리뼈 안쪽관절융기에서 결하고, 방광경근을 가로질러 넓적다리 뒤 안쪽으로 생식기지역의 중극(中極)과 곡골(曲骨)로 들어가 다른 음경근들과 만난다. 그런 다음 복부를 뚫고 척추를 따라 목덜미로 올라가 방광경근과 만난다. 생식기지역에서 안쪽지맥이 볼기를 지나 척추를 따라 근육 깊숙이 뒤통수로 올라가 방광경근과 만난다.

그림4-9. 새끼발가락 가쪽에서 시작하여 바깥복사뼈에서 결(結)한다. 여기에서 세 지맥으로 분리된다. 한 지맥은 발배뼈로 가서 결하고 발꿈치 위로 퍼진다. 또 다른 지맥은 다리 가쪽으로 올라가 정강뼈머리에서 결하고, 이곳의 양릉천(陽陵泉)에서 담경근, 위경근과 만난다. 주지맥은 아킬레스힘줄로 가서 장딴지근 두 갈래 지역에서 결하고, 장딴지근과 가자미근을 따라 올라가 오금주름 양쪽에서 결한 다음, 넓적다리 뒤로 올라가 볼기주름 중심에서 결하고, 넓은 띠로서 척추를 따라 올라가 천주(天柱)에서 결한다. 겨드랑이에서 한 지맥은 어깨로 올라가 견우(肩髃)에 도달한다. 또 한 지맥은 겨드랑이를 뚫고 앞가슴을 올라가 빗장위오목에서 다시 두 세지맥(細枝脈)으로 갈린다. 한 세지맥은 꼭지돌기의 완골(完骨)로 가고, 또 한 세지맥은 뺨으로 가서 권료(顴髎)에서 다른 다리의 양경근들과 만난다. 주지맥은 천주(天柱)에서 두 지맥으로 나뉜다. 한 지맥은 혀뿌리로 깊숙이 뚫고 들어가고, 또 한 지맥은 정중선 가쪽으로 머리를 통과하여 내안각에서 두 지맥으로 나뉜다. 한 지맥은 코 가쪽에서 결해서 뺨으로 내려간다. 또 한 지맥은 윗눈꺼풀을 지나 위경근과 만나서 눈 주위에 그물망을 형성한다. 그런 다음 눈확위지역으로 깊숙이 들어가서 입천장에서 끝난다.

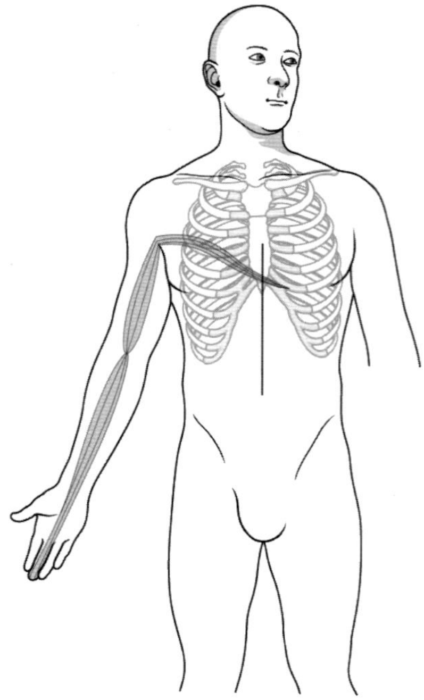

그림4-10. 수궐음(手厥陰)경근

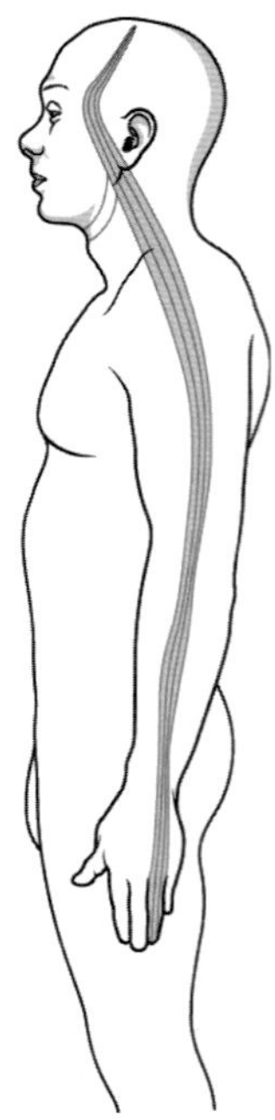

그림4-11. 수소양(手少陽)경근

그림4-10. 가운데손가락 끝에서 시작하여 손바닥 중심으로 퍼져서 폐경근과 만난 다음 손목 중심에서 결(結)한다. 아래팔 앞쪽과 위팔 앞 안쪽을 따라 겨드랑이로 올라가면서 팔꿈치의 소해(少海)와 옆가슴의 연액(淵腋)에서 결하고, 여기에서 손의 다른 음경근들과 만난다. 연액(淵腋)에서 두 지맥으로 나뉘어 한 지맥은 갈비지역의 앞, 옆, 뒤쪽으로 퍼지고, 또 한 지맥은 겨드랑이 밑에서 가슴으로 뚫고 들어가 가슴 가운데 지역의 전중(膻中)에 이르러 흉강으로 퍼지고 횡격막에서 결한다.

그림4-11. 가운데손가락 손톱 자쪽 모퉁이의 관충(關衝)에서 시작하여 손목으로 가서 양지(陽池)에서 결(結)한다. 아래팔 뒤쪽에서 소장과 대장경근 사이를 지나 따라 팔꿈치머리에서 결하고, 위팔 뒤쪽으로 올라가 봉우리 뒤쪽 모퉁이에서 결한 다음, 어깨 뒤를 지나 뒤통수 가쪽으로 가서 소장경근과 만난 다음 아래턱각으로 가서 두 지맥으로 나뉜다. 한 지맥은 안으로 들어가 혀뿌리로 뚫고 들어간다. 또 한 지맥은 귀 앞으로 올라가 외안각에서 결하고, 관자놀이를 지나 머리의 앞 마루쪽의 본신(本神)에서 끝나면서 손의 다른 양경근들과 만난다.

◇ 경근치료의 적응증

임상에서 가장 널리 쓰이는 경우는 넘어지거나 삐끗해서 근육에 강직이 오거나, 삐거나 다쳐서 멍이 들고 붓거나, 화상이나 찰과상 같은 급성 외상성 질환이다. 이런 상처의 치유 과정에는 위기가 결정적인 역할을 한다. 이런 외상성 질환의 치료에는 초심자라도 가장 빠르고 만족스러운 효과를 얻을 수 있다.

경근치료는 시간이 중요하다. 상처를 입은 후 12~24시간 안에 치료하는 것이 가장 결과가 좋지만 48~72시간 후에라도 극적인 효과를 볼 수 있다. 상처를 입고 나서 첫 2주 동안에는 생체가 치유되기 전에 연부조직의 적응반응으로 염증을 일으킨다. 상처 후 첫 10~14일 동안에 경근치료를 하면 신속하고 좋은 효과를 얻을 수 있다. 다치고 나서 몇 주가 지난 다음 문제가 근육, 근막, 뼈 등의 깊은 곳에 고착되었을 때도 경근치료를 할 수 있다. 효과가 좋지 않으면 바로 깊은 곳의 기를 움직이는 다른 치료로 이어

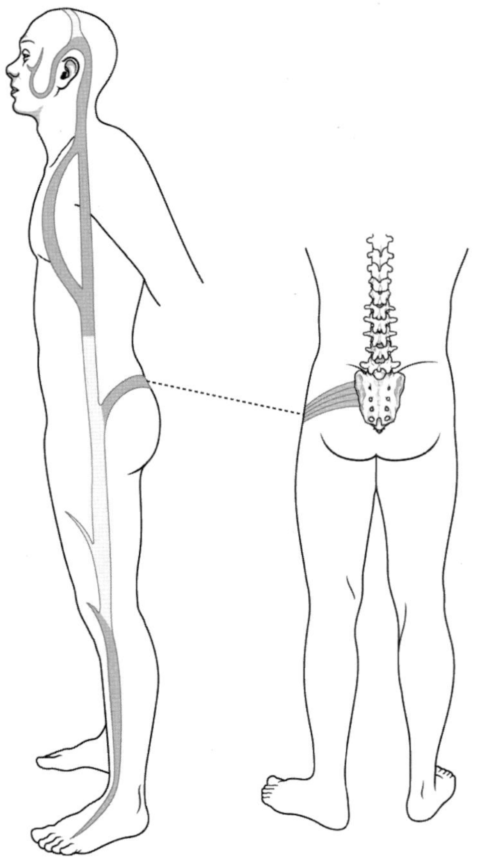

그림4-12. 족소양(足少陽)경근

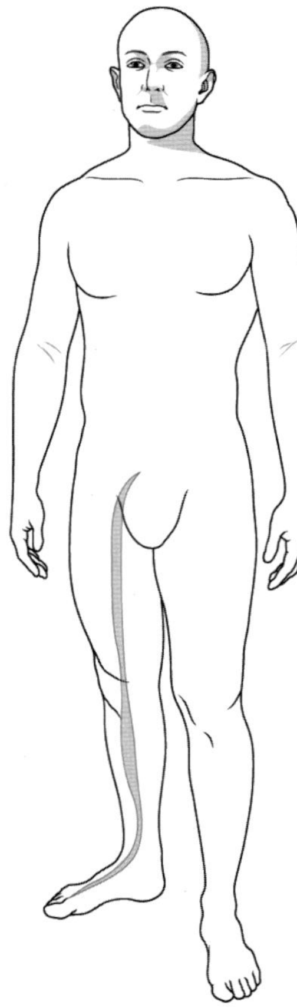

그림4-13. 족궐음(足厥陰)경근

그림4-12. 넷째발가락 가쪽에서 시작하여 바깥복사뼈 앞 아래쪽의 구허(丘墟)에서 결(結)한다. 다리 가쪽으로 올라가 종아리뼈와 무릎 가쪽에서 결한다. 종아리뼈에서 넓적다리 가쪽으로 계속 올라간다. 한 지맥은 비스듬히 복토(伏兎)로 가서 결한다. 주지맥은 다리로 더 올라가서 넙다리뼈 큰결절에서 결하고, 여기에서 한 지맥이 갈라져 나와 볼기와 엉치지역으로 퍼진다. 옆구리로 계속 올라가 아래쪽 갈비지역에서 두 지맥으로 나뉜다. 한 지맥은 가슴 가쪽을 지나 결분(缺盆)에서 결하고, 또 다른 지맥은 가운데겨드랑선을 따라 가슴으로 올라가서 빗장위오목에서 처음 지맥과 만난다. 결분(缺盆)에서 목 가쪽으로 올라가서 귀를 돌아 한 지맥이 귀꼭지에서 백회(百會)로 간다. 관자지역에서 한 지맥이 아래로 내려와 뺨과 아래턱을 통과하여 광대활을 건너서 권료(顴髎)에서 발의 다른 양경근들과 만나고 다시 두 지맥으로 나뉜다. 한 지맥은 가쪽으로 코 뿌리로 가고, 또 다른 지맥은 외안각으로 간다.

그림4-13. 엄지발가락 가쪽 끝에서 시작하여 발등을 거쳐 안쪽복사뼈 앞쪽에서 결(結)한다. 정강뼈 안쪽으로 올라가서 무릎 안쪽에서 결한다. 신경근과 비경근 사이로 넓적다리 안쪽을 더 올라가 샅고랑지역에 도달하여 중극(中極)에서 다른 음경근들과 만나고 생식기로 이어진다.

져야 한다. 상처를 입고 6주가 지나면 경근치료는 거의 효과가 없다. 그 시점에서는 근육힘줄층에 침을 놓아 근막과 근육의 압통점을 이완시켜야 한다. 그러나 이때는 경근보다는 정경이나 기경팔맥으로 기를 움직여야 한다. 경근치료는 효과가 빠르고 좋지만 침을 놓는 곳이 대개 아프기 때문에 환자와 친숙한 관계를 맺는 것이 중요하다.

◇ 환자의 평가

상처의 위치와 깊이를 알아야 하고, 어느 경근 영역인가를 알아야 한다. 보통은 한 두 경근의 영역 안에 있으며, 범위가 넓은 것은 두 세 경근 영역에 걸쳐 있기도 한다. 한 두 경근을 동시에 치료할 수 있지만 세 경근 이상의 치료는 효과가 더 이상 개선되지 않는다. 따라서 범위가 넓을 때는 다른 방법으로 치료한다. 경근치료는 주로 한쪽만 실시한다.

12개의 경근이 있으며, 정경의 위치에 따라 각각 손가락 끝이나 발가락 끝에서 시작하여 정경 위를 넓은 띠로 덮고 있고, 몸통이나 머리에서 끝나는 도중에 큰 관절에서 모인다(결(結)).

찰과상, 타박상, 화상, 삔 것 등 몸 표면의 외상이 경근치료로 가장 빠르고 완벽하게 치료되지만, 더 깊은 상처도 빨리만 치료하면 효과를 볼 수 있다. 예를 들면 허리가 자주 아픈 사람이 운동을 하다가 허리를 삐끗했을 때도 경근치료를 할 수 있다. 처음 치료할 때는 표면의 강직을 치료하고, 다음부터는 깊은 곳의 기를 활성화시킨다. 발목을 삐어서 몹시 붓고 멍이 들며 인대가 찢어지거나 뼈가 부러졌을 가능성이 있을 때도 사진을 찍기 전에라도 경근치료를 하여 통증을 없애고 부기를 줄일 수 있다.

◇ 치료 프로토콜

관련된 경맥의 손끝 발끝에 한쪽으로 침을 놓는다. 활성화된 기를 불러 모으는 머리나 몸통에 있는 모이는 혈에도 침을 놓는다. 상처 주위의 국소에도 침을 놓는다. 세 곳 모두에 침을 놓아야 한다. 즉:

① 손끝 발끝의 혈에 보법으로 침을 놓아 손상 부위를 지나는 경맥을 활성화한다.
② 활성화한 경맥의 적절한 모이는 혈에 중립 방법으로 침을 놓는다.
③ 상처 주위를 빙 둘러서 될 수 있는 대로 많은 침으로 얕게 침을 놓고, 가장 민감하고 뻣뻣한 근육에 침을 놓는다. 사법을 쓴다.

◇ 여러 경근을 그룹으로 묶기

기가 양경맥에서는 내려가고 음경맥에서는 올라가는 정경과 달리, 경근에서는 기가 항상 구심성(求心性)으로 손끝 발끝에서 몸통이나 머리로 흐른다. 그러므로 절반의 경근에서는 기의 흐름이 정경과 반대 방향이다. 시작은 항상 손발 끝에 있는 그 경맥의 첫 혈이나 마지막 혈이다.

경근은 시작하는 손발과 음양에 따라 네 그룹으로 묶을 수 있다.
각 그룹의 모이는 혈은 다음과 같다:
발의 음경(간, 신, 비): CV-2 **곡골(曲骨)**
손의 음경(심, 심포, 폐): GB-22 **연액(淵腋)**(제4 늑간강, 액중선상)
손의 양경(소장, 삼초, 대장): GB-13 **본신(本神)**(신정 두유 사이 가쪽 1/3(1.5촌))
발의 양경(담, 방광, 위): SI-18 **권료(顴髎)**

◇ 혈에 침놓기

침을 놓는 순서는 위기가 말초에서 손상부위를 지나면서 손상 때문에 막힌 것을 열고 정상적으로 흘러 모이는 혈로 가게 하는 것이다. 그래야 기가 정상적으로 흘러 손상된 조직이 낫고 통증이 없어진다.

손끝 발끝의 정혈(井穴)에 침을 놓고 돌리면 매우 아프기 때문에 침을 놓을 때 환자에게 기침을 시키는 등 주의를 다른 곳으로 돌리게 하는 것이 좋다. 엄지와 검지로 손잡이를 가볍게 돌려 보법을 쓴다. 침끝에 불꽃을 대거나 전기자극으로 보법을 쓸 수도 있다. 환자가 참을 수만 있으면 치료하는 동안에 몇 차례 보법을 쓴다.

국소혈은 꼭 경맥상의 혈이 아니어도 좋다. 만져서 아픈 곳이면 어디든 좋고, 상처 가장자리 어디에라도 좋다. 근육이 강직되어 있으면 강직의 중심에 얕게 침을 놓고, 근근막 수축의 정점과 만져서 가장 민감한 통증유발점에 침을 놓는다. 큰 바늘로 깊이 찌르면 반응성 강직과 통증이 추가로 생길 수 있다. 가는 침으로 얕게(1/2~2 cm) 찔러서 조작을 하지 않고 그대로 둔다(사법). 멍든 곳이든, 찰과상이든, 화상이든, 개방된 상처든 침은 상처 가장자리에서 1/2 cm 떨어진 곳에 1~2cm 간격으로 놓는다. 상처가 크면 넓은 간격으로, 작으면 좁은 간격으로 침을 놓게 된다. 국소치료에 손상된 경맥상의 혈을 찾을 필요는 없고, 손상 부위를 정확하게 치료하는 것이 중요하다. 관절에 경근이 모이는(결하는) 혈에 침을 놓는 것도 좋다(특히 그 혈에 압통이 있을 때). 위기는 근육 위로 부채처럼 퍼져나가기 전에 이 혈에 모인다.

모이는 혈에는 중립 방법으로 침을 놓는다. 즉 침을 찌르고 약간 조작하여 득기를 얻으면 그대로 둔다. 이론적으로는 모이는 혈의 위치가 꽤 정확하지만, 손가락으로 눌러보거나 두드려 보아서 가장 민감한 곳을 찾는 것이 좋다. 혈의 위치는 점이 아니라 지역이라는 개념으로 가장 민감한 곳을 찾아 침을 놓는다.

침은 20분 동안 유침시키거나, 침을 놓은 곳의 발적이 사라지면 뽑는다. 대개 45분을 넘기지 않는다. 침 주위에 발적이 생기는 것은 외상에 의한 양(陽)반응 때문에 생긴 열과 염증이 흩어지는 현상이다. 발적이 없어지는 것은 발산이 끝났다는 의미이다. 침 손잡이를 알코올에 적신 솜으로 감싸서 사법을 강화할 수 있다. 발적이 없다고 해서 그곳에 염증이 없다거나 잘 못 치료하는 것은 아니다. 그러나 이러한 상처는 20분 이상 사하면 안 된다.

◇ 운동 도중 발목을 삔 경우

저녁 때 운동하다 발목을 삐어 바로 붓고 욱신거려서 저녁 내 발을 올려놓고 얼음찜질을 했어도 계속 붓고 멍든 것이 나빠졌다.

상처 부위는 바깥복사뼈 주위로서 주로 방광경근 영역이었고 담경근 영역에도 걸쳐 있었다. BL-67 지음(至陰)과 GB-44 족규음(足竅陰)에 침을 놓고 돌려서 보법을 쓴다. 그런 다음 멍든 곳 주위의 혈(BL-61 복참(僕參), BL-64경골(京骨), GB-40 구허(丘墟), GB-41 족임읍(足臨泣))과 부은 곳 가장자리에 몇 개의 침을 놓고, 혈종 주위의 반상출혈 부위에도 침을 놓는다. 혈종에 직접 침을 놓지는 않는다. 모든 곳이 눌러서 아픈 곳이고, 침은 얕게 찔러 조작하지 않고 그대로 둔다. 방광경과 담경은 다리의 양경이므로 모이는 혈은 같은 쪽의 외안각을 지나는 수직선상의 광대활 밑에 있는 SI-18 권료(顴髎)이다. 이 근처를 두드려 보아 가장 아픈 곳에 침을 놓고 득기(得氣)을 얻는 다음 그대로 둔다.

40분 후에 엑스레이를 찍어 골절이 없음을 확인하고 부목을 대고, 발을 올려놓고 얼음찜질을 하라고 일러준 뒤 귀가시킴. 클러치를 짚고 걸으면서 욱신거림이 완전히 멎고 아픈 것도 반으로 줄었다고 한다.

다음날 오후 오른쪽 클러치만 짚고 내원. 손수 운전을 하고 왔다고 한다. 부은 것이 반으로 줄어들고, 반상출혈의 직경이 몇 cm 줄어들어 노란 흔적만 남았다. 국소혈 몇 개를 빼고 전날과 같은 치료를 했지만 압통은 훨씬 작았다. 45분 동안 치료한 후 점진적 저항운동을 당부. 휘파람을 불며 귀가. 이틀 후 지팡이를 짚고 내원. 안전하고 편안하게 운전했다고. 남아 있는 혈종에 직접 침을 놓고 방광경근 치료만 하고 치료를 마침. 일주일 후 전화로 확인해 보니 모든 것이 정상.

◇ 손의 화상

압력솥을 빨리 열다가 뜨거운 김에 손등을 데었다. 한 시간 동안 찬물에 담갔다가 내원. 제2,3,4손허리뼈 위에 물집. 첫마디뼈 위와 손목에 1도 화상.

물집은 주로 삼초경근 영역이고 대장경근에도 약간 걸쳐 있음. LI-1 상양(商陽)과 TH-1 관충(關衝)에 침을 놓고 부드럽게 보함. 짧고 가는 침으로 물집 둘레에서 1/2 cm 떨어진 곳에 1~1.5 cm 간격으로 물집을 둘러싸고(정경상의 혈은 없음), 모이는 혈인 오른쪽 관자노리의 GB-13 본신(本神) 근처 세 군데 압통이 있어서 세 곳 모두 침을 놓음. 편하게 눕히고 소독된 얼음물에 담갔다.

환자는 그 상태에서 잠이 들어 50분 후에 침을 뽑을 때 깨어나서 통증이 없다고 함. 드레싱하고 귀가. 그날 밤 잘 자고 다음날 진물 흐르는 곳을 벗겨 내고 같은 치료를 반복한 후 다시 드레싱. 이틀 후 대부분의 1도 화상은 정상으로 돌아왔고, 주 상처 부위에도 통증이 없다. TH-1 관충(關衝)에만 침을 놓고 국소치료도 침 수를 줄임. GB-13 본신(本神)에는 한 곳만 압통. 다음날 더 이상의 드레싱이 필요 없어졌다.

◇ 허리 삠

일주일 전 골프치다 허리를 삐끗한 후 허리가 빳빳하고 아픔. 전에 몇 번 허리가 아파 침상 휴식을 요한 일이 있고, 한 번은 디스크로 진단됨. 이번에는 급성 강직인데 전처럼 빳빳하지는 않았고 신경뿌리 증상은 없었다. L2-L5 사이의 척추 곁 근육이 강직되어 밧줄처럼 느껴졌고, BL-23, 24, 25, 52 신유(腎兪), 기해유(氣海兪), 대장유(大腸兪), 지실(地室) 지점에 분명한 압통이 있었다. 주로 오른쪽이 불편하고 아팠으나 왼쪽에도 근육 강직과 압통점이 있었다.

전에도 몇 번 허리가 아팠고 삔 후에 일주일이나 지났기 때문에 경근치료로 극적인 효과를 기대하기는 어려웠지만 근육 강직이 얕은 곳에 있었기 때문에 양쪽 방광경근을 치료. 양쪽 BL-67 지음(至陰)에 침을 놓고 짧게 돌림. 더 돌리려고 했더니 너무 아프다고 하여 한쪽 침에는 +클립을 연결하고 다른 쪽 침에는 -클립을 연결하여 저주파로 자극. 압통이 있는 방광경상의 국소혈에 가는 침을 수축된 근육 중심에 꽂았더니 통증이 심해서 처음에는 얕게 꽂았다. 모이는 혈인 SL-18 권료(顴髎)에 압통이 없어서 교과서대로 양쪽에 침을 놓았다.

침놓은 자리에 발적은 거의 없었고, 10분 후에 침을 강직 안으로 더 깊이 밀어 넣을 수 있었다. 20분 후에 침을 빼고 환자가 더 유연해 졌으나 허리를 굽히거나 앉으면 더 아프다고 하였다. 이번에는 강직 안으로 침을 깊이 찌르고, 정경의 족소음신경을 전기자극으로 보하여 소음-태양회로의 기를 움직이는 치료를 하였다. 허리 국소혈은 긴 침으로 깊이 꽂았고 12분 동안 유침하였다. 이 치료 후 통증과 강직이 충분히 없어져 환자가 만족하였다.

◇ 풍, 열, 한의 침입

경근치료는 외상성 질환 이외에도 열, 풍, 풍-열, 풍-한의 침입에도 사용할 수 있다. 열이 침입하면 햇빛에 타서 열꽃이 생기든가 호흡기 감염 때 입 주위에 열성 물집이 생기는 것 같은 염증이 생기고 피부에 발진이 생긴다. 열은 올라가는 성질이 있으므로 열이 침입해서 생기는 병은 몸의 윗부분에 많이 생긴다. 풍이 침입한 것은 바이러스 감염 초기와 같아서 근육통, 뻣뻣함, 피로감 등이 생긴다. 풍은 빨리 옮겨 다니므로 풍병의 증상은 몸의 여러 곳으로 옮아 다닌다. 풍-열이 얕게 침입했을 때는 뜨겁고 가려운 홍반이 생긴다. 풍-열이 침입했을 때는 몸이 아프고 떨리고 열이 나고 땀이 난다. 풍열은 정경으로 뚫고 들어가 박멸되거나 장부로 뚫고 들어갈 때 까지 여러 가지 증상을 나타낸다. 풍-한의 침입은 목이 뻣뻣하고 떨리며 열이나 땀은 나지 않는다.

사기의 침입 때도 외상 때와 마찬가지고 침놓는 시기가 중요해서 빨리 치료할수록 결과가 좋다. 며칠이 지나면 경근치료보다는 깊은 경맥의 치료를 해야 한다.

홍반이 나타나는 열의 침입은 하나 또는 몇 개의 경맥에 나타날 수 있고, 풍-열 홍반도 어느 경맥에서나 나타날 수 있지만, 풍-열이 정경을 침입할 때는 전형적으로 양경에서 음경으로 진행하면서 해당 조직에 이상을 일으킨다. 근육통과 뻣뻣함은 흔히 등세모근과 목 가쪽의 담경지역에 나타나거나 목과 등의 방광경지역에서 나타난다. 풍이 침입했을 때도 처음 증상은 위와 같은 지역에 나타난다. 족소양담경은 목(木)에 속하기 때문에 풍에 가장 약하고, 족태양방광경은 몸의 가장 바깥쪽에 있으므로 가장 먼저 공격을 받는다. 사기가 경근과 낙맥에 있을 때에는 경근치료로 물리칠 수 있고, 더 깊이 들어갔을 때는 깊은 경맥을 치료해야 한다.

풍, 열, 한의 침입 때도 치료는 외상 때와 비슷하다. 손끝 발끝 혈과, 국소혈, 모이는 혈에 침을 놓는다. 열병의 치료 때는 모든 침에 사법을 쓰고, 풍병 때는 손발의 혈에는 보법을 써서 위기가 약해지는 것을 막고 병이 더 진행되는 것을 차단한다. 풍-열 피부병은 사법을 쓸 수 있지만, 풍-한이나 풍-열이 정경을 침입했을 때는 전반적인 보법을 사용한다.

03. 십오낙맥(十五絡脈)

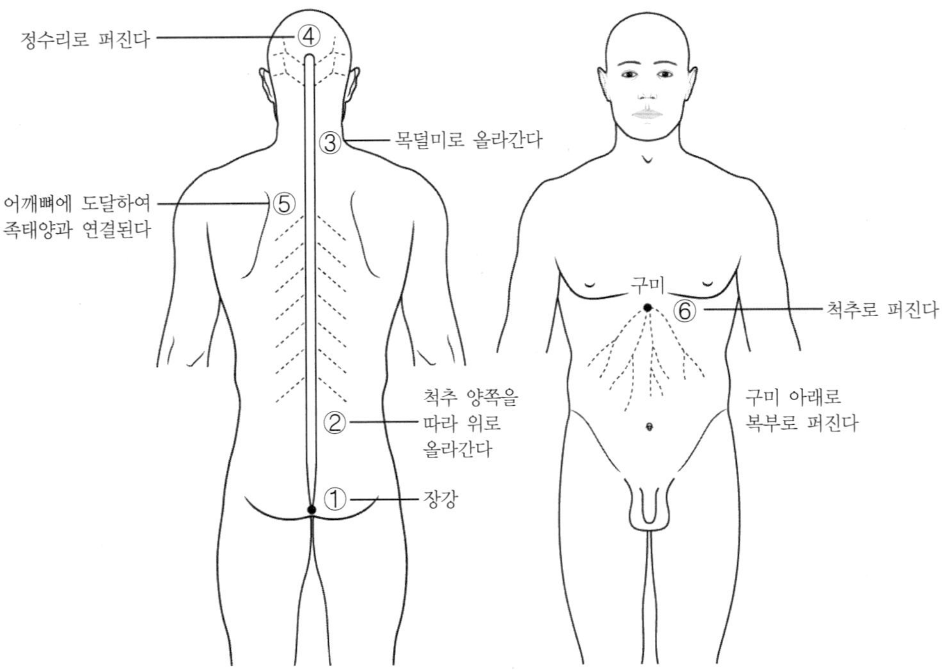

그림4-14. 독맥(督脈)의 낙맥(絡脈)

낙맥은 15/16대락(大絡)과 많은 더 작고 얕은 낙맥으로 나눌 수 있다. 낙맥 전체를 보면 온 몸에 걸쳐 그물망을 형성하고 있다. 그리고 모든 낙맥은 낙맥의 그물망 안에서 주된 역할을 하고 있는 비(脾)의 대락(大絡)(SP-21 대포(大包))과 연결되어 있다(영추(靈樞) 제10장). 낙맥은 정경(正經)계통과 더불어 몸 안뿐만 아니라 표면에도 기와 혈을 분포시키는 그물망을 형성하고 있다.

◇ 16대락(大絡)

전통적으로 15개의 대락이 있다. 그러나 위(胃)의 대락(허리(虛里))을 포함시키면 16개가 된다.

- 12낙맥은 12정경(正經)과 관계가 있고 사지에서 시작한다.
- 4낙맥은 흉곽에서 시작한다.
  - 2낙맥은 임맥과 독맥의 낙맥

- 비의 대락
- 위의 대락

부(腑)에서 시작하는 위의 대락(허리(虛里))을 제외하면 모든 15낙맥이 정경(正經)의 특수한 낙혈(絡穴)에서 시작한다. 정경(正經)상에 13낙혈이 있고 둘은 임맥과 독맥상에 있다. 낙혈은 소속되어 있는 경맥의 표리를 연결하는 신체 지역에서 더 작은 낙맥으로 나뉘는 곳에 위치한다. 그러므로 15/16 낙맥은 다른 모든 작은 낙맥을 조절하는 기능을 수행한다. 각 낙맥은 소속되어 있는 정경(正經)에 따라 고유한 병이 있다.

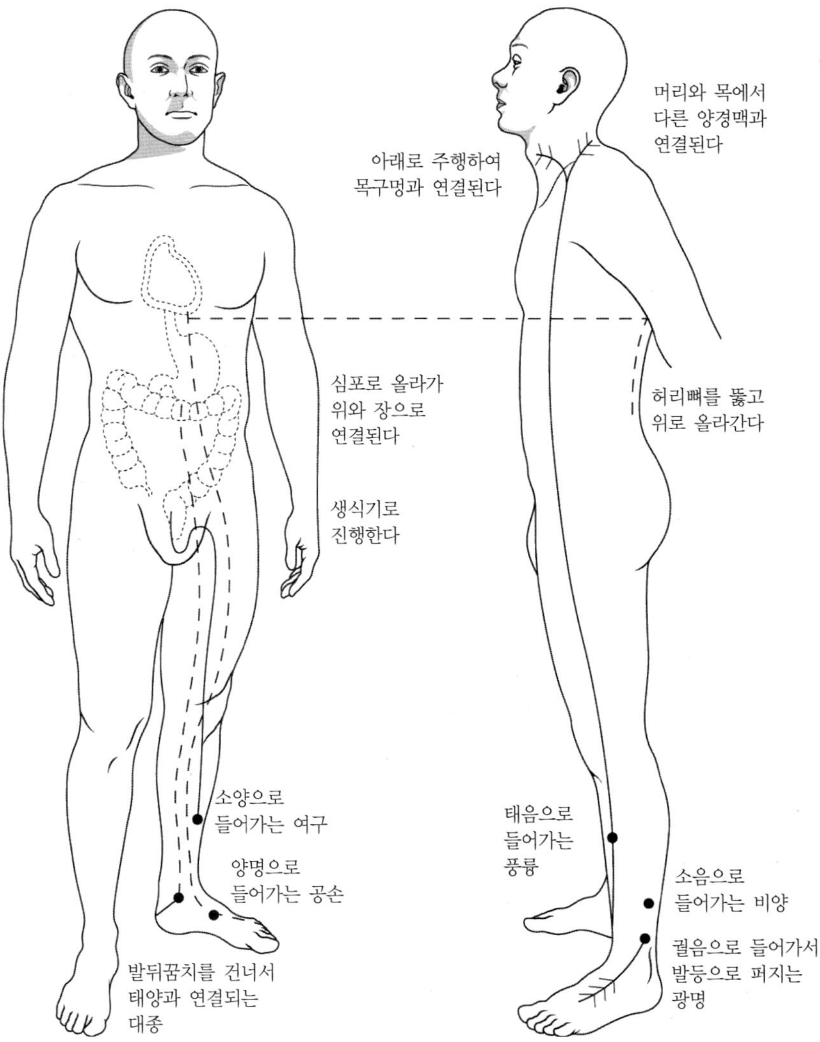

그림4-15. 발의 삼양락맥(三陽絡脈)과 삼음락맥(三陰絡脈)

◇ 얕은 낙맥

작은 얕은 낙맥들은 대락의 잔가지들이다. 여기에는 제3가지라고도 불리는 수직 가지인 손락(孫絡)이 있다. 손락은 신체의 표면에만 있는 것이 아니고 내장도 커버한다. 손락은 더 얕은 곳에 있는 부락(浮絡)으로 나누어진다. 부락은 또 다시 횡으로 더 작은 혈락(血絡)(혈관 그물망)으로 갈라진다.

외사(外邪)는 얕은 낙맥을 통해서 몸으로 들어오는 경향이 있다. 마찬가지로 정경(正經)이나 장부에 기와 혈이 정체되는 것과 같은 병도 피부의 변색이나 거미 정맥 같은 혈락의 증상이 나타난다.

◇ 임상적인 중요성

낙맥은 얕게 찌르는 자법을 통해서나, 매화침, 사혈, 부황, 괄사, 쑥뜸 같은 피부 감작법으로 도달할 수 있다.

새로운 병은 정경(正經)에 있고, 오래된(만성) 병은 낙맥에 있다.

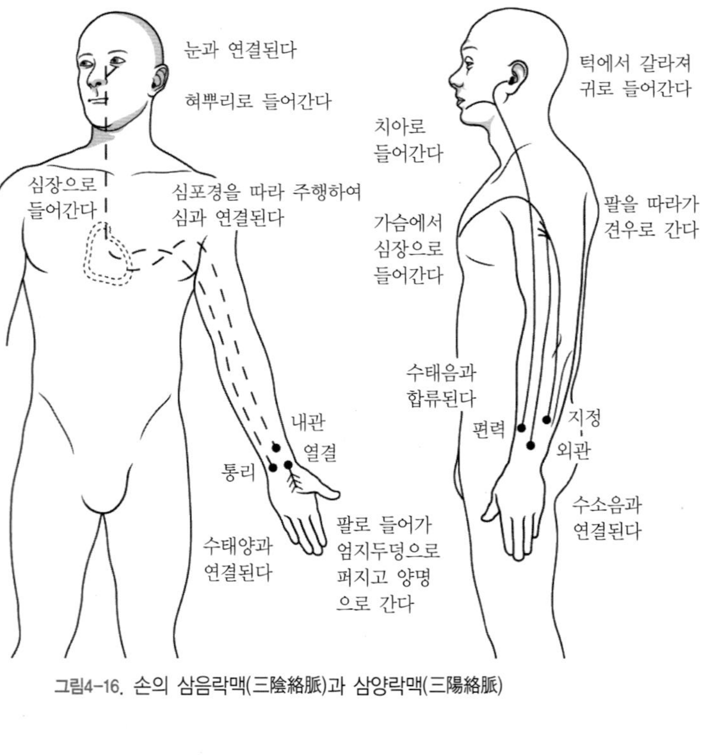

그림4-16. 손의 삼음락맥(三陰絡脈)과 삼양락맥(三陽絡脈)

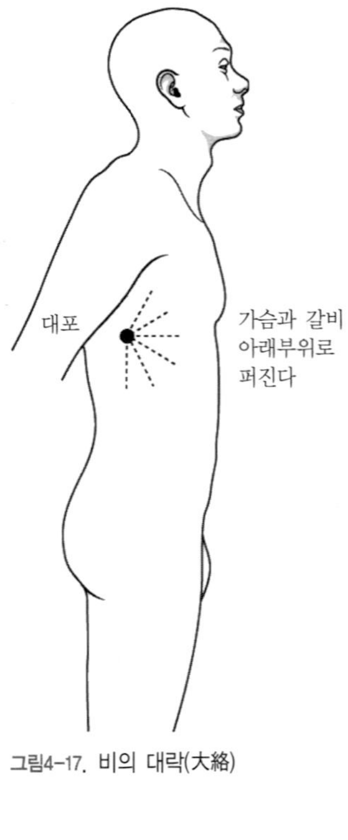

그림4-17. 비의 대락(大絡)

04. 십이정경(十二正經)

경맥(經脈)에는 정경(正經)의 십이경맥과 기경팔맥(奇經八脈)이 있다. 정경(正經)의 음기맥(陰氣脈)은 간(肝), 심(心), 비(脾), 폐(肺), 신(腎), 심포(心包) 기맥이며, 양기맥(陽氣脈)은 담(膽), 소장(小腸), 위(胃), 대장(大腸), 방광(膀胱), 삼초(三焦) 기맥이다. 음장기(陰臟器)는 내부가 실질(實質)로 차 있는 장기이고, 양장기(陽臟器)는 내부가 비어 있는 장기이다.

손에서는 음기맥(陰氣脈)이 몸 안에서 시작하여 손끝으로 내려오고 양기맥(陽氣脈)은 손끝에서 시작하여 몸 안으로 들어간다. 발에서는 음기맥(陰氣脈)이 발끝에서 시작하여 몸 안으로 들어가고 양기맥(陽氣脈)은 몸 안에서 시작하여 발끝으로 내려간다. 각 기맥은 낙혈(絡穴)을 통해서 서로 연결되며, 동맥(動脈)이 큰 동맥에서 작은 동맥과 미세한 혈관으로 나누어지듯 각 기맥도 수많은 손락(孫絡)으로 나누어져 있다. 손락의 수는 아무도 알 수 없다.

중초(中焦)의 중완(中脘)으로 들어온 지기(地氣)(곡기(穀氣))는 수분(水分)으로 내려가 일부는 기해(氣海)로 들어가고, 일부는 상완(上脘)을 거쳐 횡격막(橫膈膜)을 뚫고 폐(肺)로 들어가 한 바퀴 돌아서 중부(中府)에서 천기(天氣)와 만나 종기(宗氣)(원기(元氣))가 되어 몸을 순환한다. 그러므로 기(氣)의 순환은 폐경(肺經)에서 시작되며, 그 순환 순서는 다음과 같다.

폐(肺)(3시~5시) → 대장(大腸)(5시~7시) → 위(胃)(7시~9시) → 비(脾)(9시~11시) → 심(心)(11시~13시) → 소장(小腸)(13시~15시) → 방광(膀胱)(15시~17시) → 신(腎)(17시~19시) → 심포(心包)(19시~21시) → 삼초(三焦)(21시~23시) → 담(膽)(23시~1시) → 간(肝)(1시~3시). 여기에서 다시 폐(肺)로 들어가 새로운 순환을 시작한다.

◈ 혈(穴)의 위치

(1) 골도법(骨度法)

동신촌법(同身寸法)이라고 하는 신체 비율을 이용해서 혈의 위치를 정한다. 측정 단위인 촌(寸)은 분(分)으로 세분되며, 1촌은 10분이다.

신체 여러 부위에서 신체 비율이 촌으로 측정된다. 예를 들면 팔꿉 주름과 손목 사이는 12촌이다. 아래팔에서 촌은 항상 이 비율로 주어진다. 예를 들면 손목에서 4촌(寸)이면 팔꿈치와 손목 사이에서 손목 쪽으로 삼분의 일이 되는 지점이다.

신체 비율은 개인에 따라 차이가 많다. 이는 특히 복부에서 중요하다. 예를 들면 두덩결합에서 머리 쪽으로 1촌이면 이 지점(중극(中極)이 두덩결합에서 엄지손가락 1횡지 위가 아니고, 배꼽에서 두덩결합 상단까지를 5등분하여 (측정 테이프로 고무 밴드를 이용하든지 하여) 두덩 결합 상단으로부터 오분의 일이 되는 지점이다. 동신촌법(同身寸法)이 불가능할 때만 손가락촌법을 사용한다.

① 골도법(骨度法)에 의한 비율 측정

㉮ 얼굴 : 양쪽 두유(頭維) 사이의 거리는 9촌이다.

㉯ 가슴 : 복장뼈자루에서 칼돌기(검상돌기) 하단까지의 거리는 9촌이다. 그러나 가슴에서의 방위는 갈비뼈사이 공간에 근거를 두고 있다. 복장뼈자루에서 복장뼈몸통으로 이행하는 것은 복장뼈 연골연합에서 뚜렷하게 만져진다. 제2갈비뼈는 이 이행부위 가쪽에 있다. 제2갈비뼈사이 공간은 제2갈비뼈 아래에 있다.
두 젖꼭지 사이의 거리는 8촌이다.

㉰ 배 : 칼돌기 바닥에서 배꼽 사이의 거리는 8촌이다.
배꼽에서 두덩결합 상단까지의 거리는 5촌이다.

㉱ 팔 : 팔꿉 주름에서 겨드랑이 위쪽 주름가지의 거리는 9촌이다.
팔꿉 주름에서 손바닥쪽 손목 주름까지의 거리는 12촌이다.

㉲ 다리

가쪽: 넙다리뼈 큰돌기 가장 높은 곳과 무릎관절 틈(무릎뼈의 아래쪽 가장자리) 사이의 길이는 19촌이다.

무릎관절 틈과 바깥 복사뼈 가장 높은 곳 사이의 길이는 16촌이다.

안쪽: 두덩결합 상연과 넙다리뼈 몸통이 안쪽위관절융기로 이행하는 부위 사이의 길이는 18촌이다.

정강뼈 몸통이 안쪽관절융기로 이행하는 부위와 안쪽 복사뼈 사이의 길이는 13촌이다.

㉳ 몸 뒤쪽 : 양 꼭지돌기 사이의 길이는 9촌이다.
척추 가시돌기를 통과하는 정중선에서 어깨뼈 가시가 붙어 있는 어깨뼈 안쪽 가장자리까지의 길이 (환자가 팔을 늘어뜨리고)는 3촌이다.

㉴ 옆머리 : 앞이마 머리털선 한 가운데에서 뒷머리털선 한 가운데까지는 12촌이다.
눈썹 한 가운데에서 앞이마 머리털선까지는 3촌이다.
제7경추(C7) 가시돌기에서 뒷머리털선까지는 3촌이다.

(2) 지촌법(指寸法)

가운데 손가락 몸쪽 손가락사이관절(PIP)의 손바닥쪽 주름에서 먼쪽 손가락사이관절(DIP)의 손바닥쪽 주름까지가 1촌이다.

엄지손가락 가장 넓은 길이가 1촌이다.

가장 아래쪽에서 둘째와 셋째 손가락을 합치면 1.5촌이다.

가장 아래쪽에서 둘째, 셋째, 넷째 손가락을 합치면 2촌이다.

둘째, 셋째, 넷째, 새끼손가락을 합치면 3촌(일부(一扶))이다.

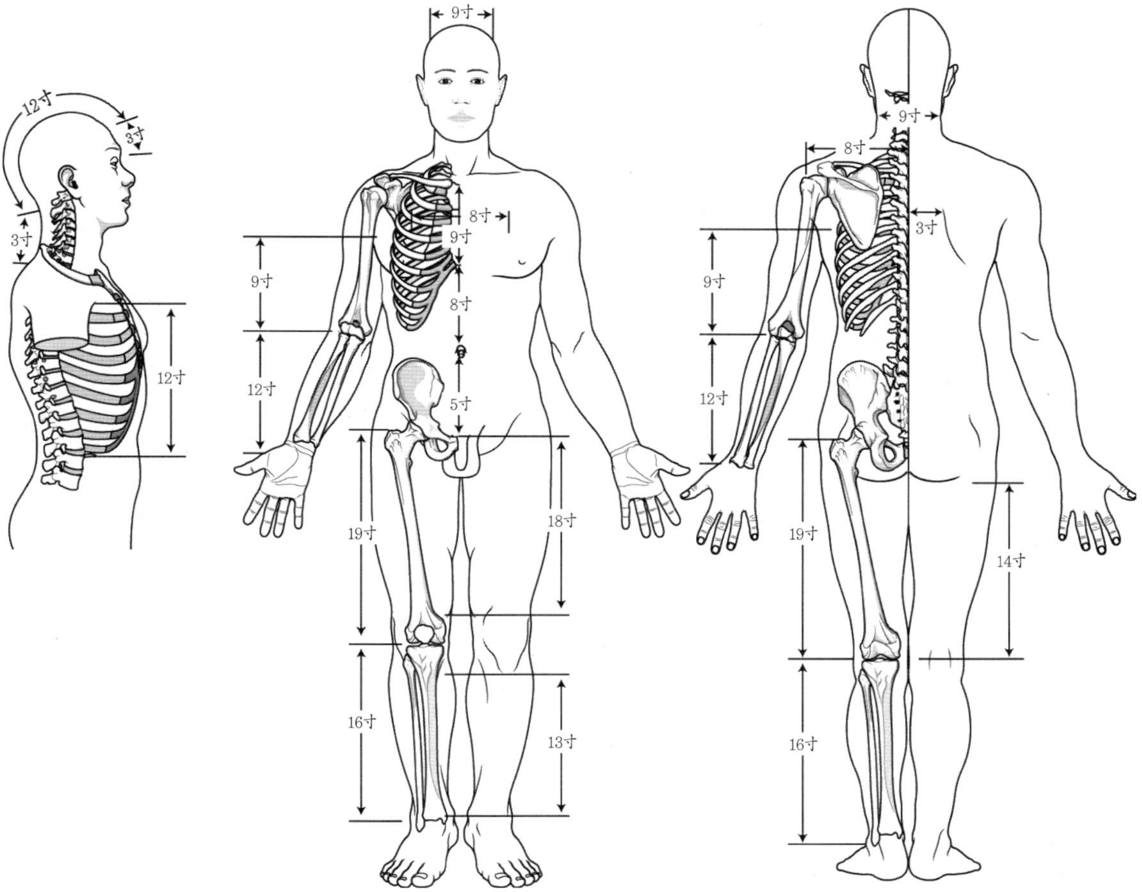

그림4-18. 골도분촌도(骨度分寸圖)

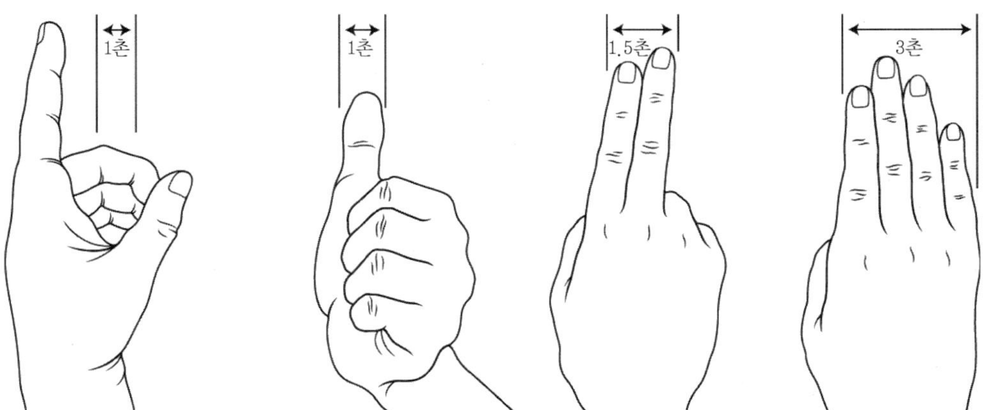

그림4-19. 지촌법(指寸法)

1. 수태음폐경(手太陰肺經)

서쪽(가을)의 건조(燥)한 기운이 금(金)을 생기게 하고, 이 금은 땅속에서 매운 맛을 얻어 이 매운 맛으로 폐를 기른다. 폐는 피모(皮毛)를 생기도록 하고 피모는 신장(腎臟)을 도와준다. 폐의 기운은 코로 뚫리고 코를 주관한다. 폐의 색은 백색(白色)이므로 살갗이 희고 윤택하면 폐가 튼튼하지만, 희고 윤기가 없으면 폐가 나쁘다는 것을 알 수 있다.

매운 맛은 폐를 기르지만 지나치면 폐가 상하게 되어 피부와 솜털을 상하게 되므로 쓴맛으로 중화시켜야 한다. 열이 많으면 피모(皮毛)가 상하게 되므로 찬 것으로 열을 식혀야 한다. 심장(心臟)이 폐를 주관하므로 심기(心氣)가 극실(極實)하게 되면 폐의 기운이 억제된다.

폐는 위(胃)에서 음식물로부터 얻은 곡기(穀氣)를 공급받아 코로 호흡하여 얻어진 천기(天氣)와 화합하여 원기(元氣)를 이루고 이 원기를 전신으로 운반한다.

◈ 폐경(肺經)의 기능

① 조기(造氣): 종기(宗氣)를 생성한다. 따라서 환자가 탈진되어 있으면 무슨 병이든 폐를 치료한다.
② 조기(調氣): 기를 조절한다.
③ 상충(上衝)되는 기를 조절한다.
④ 소화불량(消化不良)을 치료한다. 폐가 나쁜 결핵 환자는 소화가 안 된다. 그 이유는 폐실(肺實) → 비실(脾實)(子實 母實) → 위허(胃虛) 때문이다.
⑤ 신실(腎實)에 의한 신장염, 신우염 등을 치료한다.
⑥ 간(肝)을 억제한다(금극목(金剋木)).

그 외에도 폐는 이기(理氣), 생진(生津), 소풍(疎風), 해열(解熱), 청열(淸熱), 인후치료(咽喉治療), 지통(止痛), 거담(去痰), 이뇨작용(利尿作用)이 있다. 폐는 또 임맥(任脈)의 기를 소통시키고, 피부 질환을 치료하며, 치질, 신성고혈압(腎性高血壓) 등을 치료한다. 뇌(腦)를 소생시키며 위(胃)를 고르게 하기도 한다. 폐경의 태연(太淵)은 맥회(脈會)로서 맥을 고르게 한다. 따라서 심중에 열이 쌓여 격(膈)이된 고황병(膏肓病)을 치료할 수 있다.

따라서 감기에 열이 있으면 소풍해열(疎風解熱)하는 혈, 인후가 아프면 인후를 치료하는 혈을 취혈한다.

◈ 적응증

① 폐(肺), 대장(大腸), 소화기(消化器)의 병.
② 원기 부족, 원인 미상의 병.
③ 피부 질환: 발진, 소양증, 피부 종양, 백설풍(白屑風)(비듬) 기타.
④ 호흡기: 기관지, 인후, 편도선, 코.

⑤ 폐경락상의 질환: 견갑부(肩胛部), 팔꿉관절, 손목관절, 모지통(拇指痛).
⑥ 치질, 장출혈, 수장열, 신성고혈압(腎性高血壓), 상기(上氣).
⑦ 눈병(안질), 콧병(비색, 축농증), 딸기코.
⑧ 장궁노현(張弓弩弦), 위벽증(痿躄症).
⑨ 우협통(右脇痛).

실제로는 관심을 두지 않고 잘 안 쓰는 혈이 많은데, 다른 혈과 배합하면 놀라운 효과가 있는 혈들이 많다. 예를 들면 폐경(肺經)의 천부(天府)나 협백(俠白)은 정확히 찾기가 어려워 잘 쓰지 않는데, 중부(中府)에서 종기(宗氣)가 모아져 운문(雲門)으로 가서 여기에서 소실된 종기를 보충하여 천부(天府)로 들어간다. 천부(天府)에서는 상실되기 쉬운 천기(天氣)를 가득 채워두고 보충한다. 다음 협백(俠白)은 천기로 폐를 감싸고 폐를 보호한다. 그러므로 결핵이나 폐병은 천부(天府)와 협백(俠白)을 치료해야 하지만 실제로는 그렇지 못하고 있다. 폐는 천기를 받아들이면서 원기(元氣)를 생산하는 곳이므로 까닭 없이 체력이 떨어지고 기운이 없으면 폐를 치료한다.

◈ 순행노선(循行路線)

중초(中焦)의 위부(胃部)(중완(中脘))에서 시작하여 아래로 내려와 배꼽 부위에서 대장(大腸)과 연결된다. 수분(水分)에서 다시 상완(上脘)으로 올라가 위(胃)의 분문(噴門)을 통과해서 횡격막(橫膈膜)을 뚫고 폐로 들어간다. 폐계를 돌아서 목구멍으로 올라갔다가 겨드랑이 쪽으로 비스듬히 내려와 중부(中府)에서 밖으로 나온다. 이어서 제1늑간강에 있는 운문(雲門)으로 올라간 다음 심포경락(心包經絡) 외측으로 내려와 팔꿈치의 척택(尺澤)에 도달한다. 여기에서 요골(橈骨) 변연을 따라 내려오면서 공최(孔最)를 지나 팔목에서 요골동맥(橈骨動脈) 외측의 태연(太淵)으로 들어간다. 이어서 엄지두덩의 어제(魚際)를 지나 엄지손톱 밑의 소상(少商)에서 끝난다.

한 지맥이 손목 위의 열결(列缺)에서 둘째손가락 끝으로 내려와 상양(商陽)에서 대장경(大腸經)으로 연결된다.

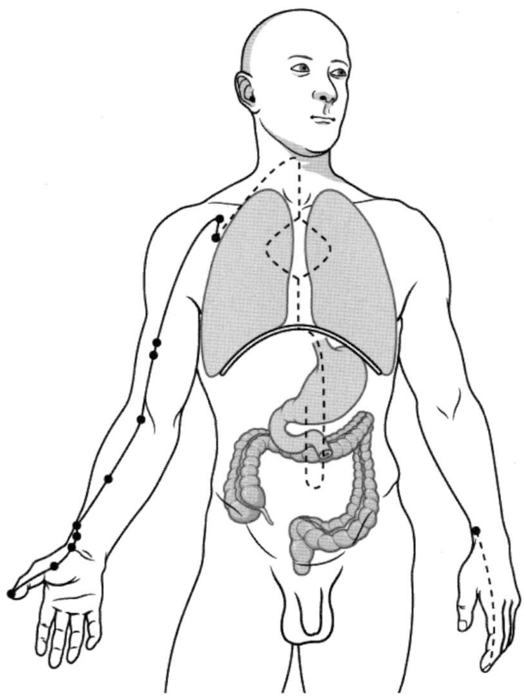

그림4-20.

중부(中府) LU 1

중앙 도시. 폐기(肺氣)가 도시처럼 모여 있는 곳. 폐의 모혈(募穴).

· **위치**: 운문(雲門)아래 1촌.
· **자침(刺針)**: 0.5-1촌 안쪽에서 바깥쪽으로 사자(斜刺).
· **혈성(穴性)**: 관흉이기(寬胸理氣), 소조폐기(疏調肺氣: 흩어진 폐기를 조화롭게 소통시킴), 생진윤조(生津潤燥: 진액(津液)을 생성하여 건조한 것을 윤택하게 함), 소풍해표(疏風解表: 풍사를 없애고 표피 증상을 좋게 함).
· **주치(主治)**: 폐 질환 일체, 감기, 기관지염, 견비통, 상지거상불능, 폐렴, 해수(咳嗽), 기천(氣喘), 흉통, 복창(腹脹).

인체 전체에 필요한 모든 기의 창고로서 기를 가득 모아 마지막 간(肝)까지 보내고 소멸된다. 이기(理氣), 진액(津液), 소풍(疏風), 청열(淸熱), 진통(鎭痛). 모든 폐 경락을 연결하고 소변 기능을 정상화한다. 폐의 모혈(募穴)로서 기관지 천식을 비롯한 폐의 모든 병, 대장의 병, 피부, 원기에 관한 병을 치료하고 모발을 길러준다. 어떤 병이든지 폐경(肺經)의 중부(中府)를 빼지 말아야 한다. 금피내침(金皮內鍼)을 3일간 유침한 후 뺀다. 6호 금색 서암봉도 좋다.

운문(雲門) LU 2

구름(天氣)이 드나드는 문. 인체의 최초의 문. 마지막 문은 기문(期門)이다.

· **위치**: 흉외선상(胸外線上)에서 쇄골 아래 움푹한 곳.
· **자침(刺針)**: 0.5-1촌 안쪽에서 바깥쪽으로 사자(斜刺).
· **혈성(穴性)**: 천기가 출입하므로 사기(邪氣)를 막아줌. 소조폐기(疏調肺氣), 소풍거담(疏風祛痰). 동요와 팽만감을 없애줌.
· **주치(主治)**: 기관지염, 감기, 해수, 천식, 편도선염, 폐렴, 상지거상불능, 상박신경통, 상지신경마비, 늑간신경통.

문지기가 나쁜 기를 막지 못하여 폐에 한사(寒邪)가 들어가면 감기에 걸린다. 기관지염, 해소, 천식, 견비통(肩臂痛)(어깨 앞쪽, 옆은 견갑(肩胛), 뒤는 견배(肩背)), 폐첨경화(肺尖硬化)(오십견(五十肩))를 치료한다.

· **폐첨경화(肺尖硬化)**: 심호흡이 없이 보통 호흡만 하면 폐첨까지 도달하지 못하며 맨 끝부터 모세혈관이 굳어진다. 경화된 폐첨이 어깨와 유착되면 팔이 안 올라간다. 억지로 팔을 들어올리면 폐가 찢어져 죽는다.

천부(天府) LU 3

하늘의 도시. 운문(雲門)에서 들어온 천기(天氣)를 저장하는 곳이다.

· **위치**: 쇄골 외단의 아래쪽과 척택(尺澤)의 중앙. 삼각근과 이두박근이 만나는 자리.

· **자침(刺針)**: 0.5-1촌 직자(直刺).
· **혈성(穴性)**: 소조폐기(疏調肺氣). 지혈(止血). 피를 식혀줌. 천기를 보충해 주는 창고이고 폐병을 막아주는 혈이다.
· **주치(主治)**: 상지통, 견관절주위염, 코피, 해수, 기천, 뇌충혈(척택(尺澤), 천부(天府)), 구토.

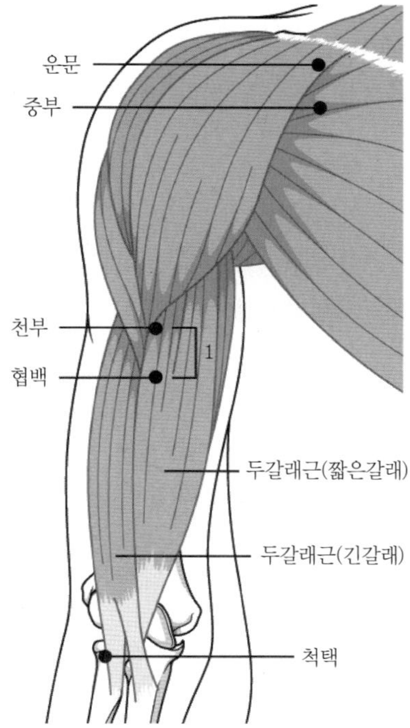

그림4-21.

협백(俠白) LU 4

폐(백(白))를 양팔에서 에워쌈(협(俠)).

· **위치**: 천부(天府) 아래 1촌.
· **자침(刺針)**: 0.5-1촌 직자(直刺).
· **혈성(穴性)**: 폐를 보호한다. 흉부의 기혈(氣血)을 조절한다.

폐병 환자는 얼굴이 창백하고, 얼굴이 희고 윤기가 있으면 폐가 건강하다. 즉 얼굴의 윤택으로 폐의 건강을 진단할 수 있다.

· **주치(主治)**: 견관절(肩關節)주위염, 오십견(五十肩), 경완증후군(頸腕症候群), 심장질환, 신경성 심계항진, 늑간신경통.

척택(尺澤) LU 5

전완부(척(尺))의 연못(택(澤)). 손목에서 팔꿈까지가 1척이었다. 합수혈(合水穴). 별명 귀수(鬼受), 귀당(鬼堂).

· **위치**: 팔꿈치 주름에서 이두박근 힘줄 외측.
· **자침(刺針)**: 0.5-1촌 직자(直刺).
· **혈성(穴性)**: 청열조폐(清熱調肺), 지해평천(止咳平喘: 기침을 멈추고 숨가쁨을 고르게 함), 거어지통(祛瘀止痛: 어혈을 없애고 통증을 멈춤), 소경통락(疏經通絡), 강역이수(降逆利水: 역기(逆氣)를 사한다).

연못에는 물이 있어야 한다. 폐의 기가 모여드는 연못이다. 오염된 물이 모여들면 병이 된다. 폐경(肺經)의 합혈(合穴)(두 개 이상의 지류에서 기가 모여들어 거기에 모여 있는 곳)로 역기(逆氣)를 바로잡아주는 곳이다. 폐의 기는 조(燥)한 것으로 위로 올라가(역기(逆氣)) 두중증(頭重症)을 일으키기 쉽다.

· **주치(主治)**: 해수(咳嗽), 기천(氣喘), 해혈(咳血), 인후종통(咽喉腫痛), 토사(吐瀉), 소아경풍(小兒驚風), 팔이나 팔꿈치 통증, 반신불수, 상박신경통, 하박신경통, 늑간신경통(왼쪽, 오른쪽은 구허(丘墟)). 뇌종양의 보조혈.

공최(孔最) LU 6

가장 넓은 구멍. 폐(肺)의 극혈(隙穴).

- **위치**: 척택(尺澤)과 태연(太淵) 사이 척택에서 5/12.
- **자침(刺針)**: 0.5-1.5촌 직자(直刺) 또는 사자(斜刺).
- **혈성(穴性)**: 소풍해표(疏風解表: 풍사(風邪)를 해소시키고 피부를 부드럽게 함), 선폐이기(宣肺理氣), 지해평천(止咳平喘), 청열이인(淸熱利咽), 지혈(止血). 급성 질환을 치료하는 곳.
- **주치(主治)**: 치질(痔疾), 탈항, 항문통(肛門痛), 치핵, 치루, 치출혈, 전완통, 수관절염, 모지마비, 편도선 비대. 화인청열(和咽淸熱)의 혈성(穴性)이 있으므로 인후통증(咽喉痛症), 해수(咳嗽), 기천, 급성 해혈(咳血)을 치료한다. **허약아(虛弱兒)**는 공최(孔最)와 비정격(脾正格).

치질(痔疾)은 공최(孔最)(한국)와 백회(百會), 장강(長强)을 치료하면 낫는다(+ 수지침 A1 오복침). 중국의 공최(孔最)는 척택(尺澤)과 태연(太淵) 사이의 직선상에 척택(尺澤)으로부터 5/12 지점이나 한국 고유의 공최(孔最)는 3/12 지점이다.

열결(列缺) LU 7

열(列)에서 빠져나갔다(결(缺)). 낙혈(絡穴). 팔맥교회혈(八脈交會穴)-통임맥(通任脈).

- **위치**: 요골 경상돌기 위 움푹한 곳. 양손 제1,2손가락을 교차하여 검지 끝이 닿는 곳.
- **자침(刺針)**: 손가락으로 피부를 집어 올려 위 또는 아래로 0.5-1촌 자침.
- **혈성(穴性)**: 선폐이기(宣肺理氣), 소풍해표(疏風解表), 통조임맥(通調任脈: 임맥과 경이 통해 기를 조절함), 이인쾌격(利咽快膈). 뒤통수와 머리를 받쳐준다. 수도(水道)를 통조한다.
- **주치(主治)**: 삼차신경통(三叉神經痛), 안면신경통(顔面神經痛) 및 마비, 인후종통(咽喉腫痛), 편도선염(偏桃線炎), 기관지천식(氣管支喘息)에 특효, 상풍(傷風: 바람기로 생기는 병), 복통, 흉통, 음경통(陰莖痛), 혈뇨(血尿).

폐(肺)의 기(氣)를 대장(大腸)으로 전달하는 낙혈(絡穴)이다. 따라서 폐와 대장의 질환을 동시에 치료할 수 있다. 낙혈(絡穴)의 병은 낙혈(絡穴) 하나만으로 치료한다.

소장경(小腸經)의 낙혈(絡穴)인 지정(支正)은 혹을 없앤다. 폐경(肺經)의 기를 임맥(任脈)으로 연결시킨다. 따라서 임맥을 폐와 연결시키려면 열결(列缺)을 쓴다. **기관지천식(氣管支喘息)**의 치료에 필수적인 혈이다. 천식으로 숨이 차서 견디기 어려운 사람이 열결(列缺)에 침을 맞으면 아무 불편이 없이 계단을 오르내릴 수 있다. 중국 열결은 문자 그대로 폐경(肺經)에서 벗어난 지점에 있으나(양손 엄지와 검지를 맞물려 요골 두상에 검지 끝이 닿는 곳) 한국의 열결은 경락상에 있다(태연(太淵)에서 1.5寸 상방). 임상적으로 기관지 천식의 치료는 한국 열결이 훨씬 좋다.

경거(經渠) LU 8

징검다리를 건너 경으로 돌아온다. 경금혈(經金穴).

- **위치:** 척택(尺澤)과 태연(太淵) 사이 태연에서 1/12.
- **자침(刺針):** 0.3-0.5촌 위쪽으로 사자(斜刺) 또는 직자(直刺).
- **혈성(穴性):** 폐 기능을 돕고 한열(寒熱)을 치료하는 곳이다.
- **주치(主治):** 편도선염, 해수, 천식(한열(寒熱)이 왕래한 경우), 식도경련(食道痙攣), 구토, 골역(矻逆), 결신(缺神), 발열(發熱), 기관지염(氣管支炎)(운문(雲門), 열결(列缺), 경거(經渠)).

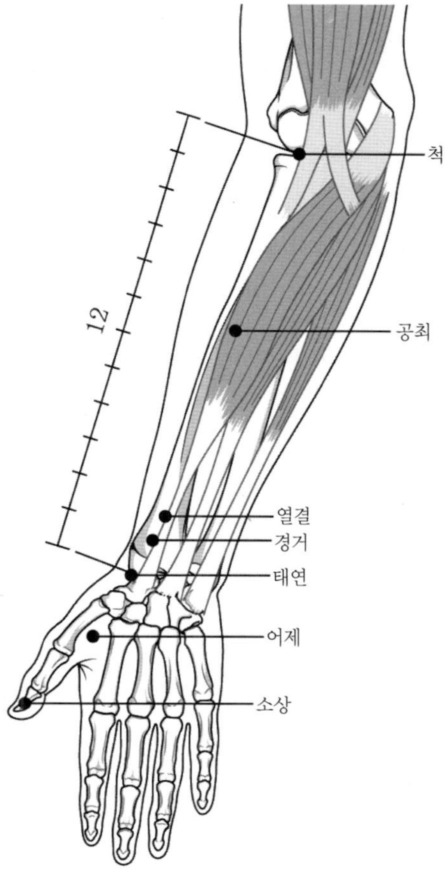

그림4-22.

태연(太淵) LU 9

큰 연못, 연(淵)>택(澤). 별명 태천(太泉), 귀심(鬼心).
폐의 기(氣)를 담아두는 곳. 원혈(原穴). 유토혈(兪土穴). 맥회(脈會).

- **위치:** 손목 주름 요골동맥(촌구맥(寸口脈))이 뛰는 곳.
- **자침(刺針):** 0.3-0.5촌 직자(直刺). 요골동맥을 피할 것.
- **혈성(穴性):** 청열선폐(清熱宣肺), 지해이인(止咳利咽), 소경통락(疏經通絡), 거풍화담(祛風化痰), 이폐지해(利肺止咳), 청숙상초(清淑上焦), 생진윤조(生津潤燥), 체중절통(体重節痛)을 치료한다.
- **주치(主治):** 늑간신경통(肋間神經痛), 결막염, 각막염, 엄지손가락 통증, 완관절염(腕關節炎).

폐(肺)를 대표하는 혈(穴)이다. 따라서 폐(肺) 질환 일체를 치료할 수 있다. 수지침에서는 원혈(原穴)은 허실(虛實)을 불문(不問)하고 보(補)만 한다(C9에 금색 서암봉, C9 + A28은 **코골이**를 치료하고 콧물 감기를 치료한다). 오수혈(五輸穴)의 유혈(兪穴)로 체중절통(體重節痛)을 치료한다. 온몸이 쑤시면 밤새도록 주무를 필요 없이 태연(太淵)에 침을 놓으면 거뜬하다.

어제(魚際) LU 10

물고기의 배. 영화혈(滎火穴). 별명 귀심(鬼心).

- **위치:** 손바닥 제1중수골 중앙.

· **자침(刺針)**: 0.5-1촌 직자(直刺).
· **혈성(穴性)**: 청폐열(淸肺熱), 이인후(利咽喉), 화위(和胃: 위 기능을 조화시킴), 선폐해표(宣肺解表), 청열이인(淸熱利咽), 소경통락(疏經通絡). 간헐열(間歇熱)을 치료한다.
· **주치(主治)**: 두통, 히스테리, 모지통(拇指痛), 모지마비(拇指痲痺), 모지굴신불능, 해수(咳嗽), 기관지천식(氣管支喘息), 각혈(咯血), 인후종통(咽喉腫痛), 실음(失音: 언어장애), 효천(哮喘: 심한 천식), 소아복학.

이곳에 푸른색이 있으면 위(胃)가 차고 찬 음식이 소화가 안 되며, 이곳이 홍조를 띄고 있으면 위(胃)에 열(熱)이 있는 사람이다(**여드름**은 위(胃)의 열(熱) 때문이므로 위의 열을 사(瀉)해주면 없어진다). 폐실(肺實) → 비실(脾實) → 위허(胃虛)인 때에 어제(魚際)를 쓰고, 위장병일 때는 쓰지 않는다.

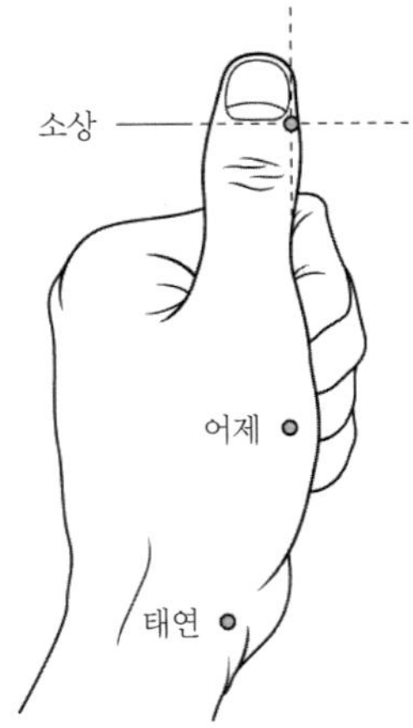

그림4-23.

중국 어제(魚際)는 손바닥을 펴서 엄지를 펴고 네 손가락을 굽힐 때 제3,4손가락 끝이 닿는 곳 사이이고 한국의 어제(魚際)는 모지(拇指) 장골두(長骨頭) 목(neck) 부분이다. 두 곳을 눌러보면 전달되는 느낌이 다르다.

소상(少商) LU 11

폐경(상(商))의 말단(소(少)). 여기의 상(商)은 오음(궁상각치우) 가운데의 상(商)이다. 삼상혈(三商穴) 가운데 하나로 기가 머무는 곳이다. 정목혈(井木穴). 별명 귀신(鬼信), 수귀곡(手鬼哭), 수귀안(手鬼眼)

· **위치**: 엄지손톱 엄지쪽 모서리 외하방 2 mm.
· **자침(刺針)**: 0.1-0.2촌 직자(直刺), 또는 위쪽으로 사자(斜刺). 사혈(瀉血).
· **혈성(穴性)**: 청폐이인(淸肺利咽), 소성뇌(蘇醒腦: 의식을 깨어나게 함), 진심거담(鎭心祛痰), 설열계폐(泄熱啓閉).
· **주치(主治)**: 뇌충혈, 뇌출혈, 중풍, 고혈압, 코피, 혼미(昏迷), 인후종통(咽喉腫痛), 편도선염, 이하선염, 해수, 발열(發熱), 식도협착(食道狹窄), 황달, 전광(癲狂), 지단마목(肢端痲木).

정(井)은 물이 솟아 나오는 곳이다. 폐의 기가 솟아 나온다. 샘물이 더러워지면 퍼내야 하듯 폐경(肺經)의 일체 사기(邪氣)를 사혈(瀉血)로 없애준다. 구급소생혈로 감기, 두중증(頭重症), 고혈압(高血壓), 중풍(中風)을 치료한다. 폐열(肺熱)로 뇌가 상할 때. 거담(去痰).

Voll에 의하면 림프의 정혈(井穴)로 모든 림프의 병을 치료한다. 편도선이 부어 침이 안 넘어갈 때 소상(少商)을 사혈(瀉血)하면 침이 넘어가는 것은 물론 몇 시간 후면 부기도 빠진다. **편도선염**, **인후염**, 가수들이 공연을 앞두고 **목이 쉴 때** 소장경의 소택(少澤)과 함께(좌우 네 곳) 사혈(瀉血)한다.

경락(經絡)의 유주(遊走)상으로 폐경(肺經)이 지나가는 손마디, 손목, 팔꿈치, 어깨의 관절을 치료할 때도 쓰인다.

2. 수양명대장경(手陽明大腸經)

◈ 대장경(大腸經)의 기능

대장(大腸)은 고전에서는 전도지관(傳道之官)이라 하였고 변화시켜 배출시킨다고 하였다. 대장은 항체를 생산하고 암을 치료하며 신경성 질환을 치료한다.

① 신경성 질환을 치료한다: 합곡(合谷), 곡지(曲池)

모든 신경성 질환의 기본 치료로 합곡(合谷)이 가장 좋다. 합곡은 제1, 제2, 택전류(澤田流) 합곡이 정삼각형을 이루고 있다.

신경성 질환의 치료는 의사에 대한 신뢰와 환자의 태도가 가장 중요하다. 의사를 믿지 못하면 아무리 좋은 처방을 해도 낫지 않는다. 남원에 엉터리 침을 놓는 목사가 있다. 사관침(四關鍼) 이외에는 멋대로 놓는다. 그래도 환자들이 나아서 다른 환자를 데리고 온다. 신경성 질환을 치료하는 가장 좋은 혈인 합곡(合谷)과 목사에 대한 신뢰로 낫는다. 또한 환자의 긍정적 생각도 중요한 작용을 한다. 정말 나았느냐고 물으면, "안 나았다고 하면 병이 생겨요" 또는 "나았다고 해 놓고 3일만 지나면 정말 나아요" 등의 대답을 한다.

② 면역기능 항진

대장경(大腸經)을 치료하면 대식구(大食球)를 증식시켜 몸에 침입한 바이러스까지 청소한다. 또 T-세포를 증식시켜 암세포를 박살낸다.

더러운 물에 사는 옴두꺼비의 피부에는 강력한 항체세포가 있어서 더러운 물을 견딘다. 대장의 오물을 견디는 것도 이와 같은 면역기능 때문이다.

항체세포 생성을 촉진시키려면 대장을 보(補)한다: 대장(大腸)토혈(土穴)(곡지(曲池)), 모혈(募穴)(천추(天樞)).

③ 피부암의 치료

합곡(合谷), 수삼리(手三里), 곡지(曲池), 견우(肩髃), 양로(養老), 천추(天樞).

◈ 적응증

① 대장(大腸)의 병과 신경성 질환, 혈변(血便).
② 악성 종양을 포함한 종양 일체.
③ 치아의 모든 질환(온류(溫溜)).
④ 소화기성 질환(소화불량, 복통, 설사, 변비, 특히 여름의 장 무력으로 오는 일체의 질환).
⑤ 요통, 좌골신경통, 디스크.
⑥ 모든 약물 중독(알코올, 약물).
⑦ 해충(벌 쏘인데 합곡(合谷)에 침을 놓으면 부기가 내리고 통증이 소실한다), 동물(뱀, 개) 물렸을 때.
⑧ 감기(발한 - 합곡(合谷)), 고혈압, 중풍(中風), 손에서 목까지 대장 경락상의 위치에 있는 질환.

⑨ 목에 무엇이 걸려 있는 것 같은 느낌(건해(乾咳)), 인후병.
⑩ 습두통(濕頭痛), 안질(眼疾), 비색(鼻塞), 비연(鼻淵), 구감병(口疳病), 연주창(連珠瘡).
⑪ 피부병.
⑫ 대하(帶下)(적대하, 황대하).
⑬ 태열(胎熱): 대장정격(大腸正格).
⑭ 척추디스크

◈ 대장경의 경성(經性)(cf. 폐는 거의 소풍(疏風), 해열(解熱))

① 개규소궐(開竅蘇厥): 막힌 구멍을 뚫어준다. 사관(四關) - 상하, 전후, 좌우를 모두 소통.
② 청열양명(清熱陽明): 몸의 열을 모두 해소시킨다.
③ 진정안신(鎭靜安神): 신경안정제 역할.
④ 조경활혈(調經活血): 모든 경을 조화시키고 혈액 순환을 활발히 해 준다.
피를 맑게 하므로 종양을 치료할 수 있고 기를 조화시킨다.

◈ 구급혈

십정혈(十井穴): (12 경락중 심포(心包)와 신장(腎臟)(용천(湧川))을 제외) 대표혈이 소상(少商)과 소택(少澤). 충분히 사혈한다. 심장교착통일 때는 소상(少商) 소택(少澤)을 사혈하면 비지땀을 흘리다가도 한숨을 쉰다.

족삼리(足三里): 침의 후유증으로 기절했을 때, 뇌의 충격으로 기절했을 때 강자극한다. 오전에 기절한 임산부를 오후에 족삼리(足三里)로 살려낸 일도 있다.

대장경은 둘째손가락 끝에서 시작하여 팔을 타고 올라가 코 옆의 영향(迎香)에서 끝난다. 유주상(遊走上)의 모든 부위와 곳병을 치료할 수 있다.

모든 경에 오수혈(五輸穴)이 있으며 공통적인 특징이 있다.

정혈(井穴)은 모두 손끝 발끝에 있으며, 유혈(兪穴)과 원혈(原穴)(음경(陰經)에서는 두 혈이 같고 양경(陽經)에서는 유혈 다음에 원혈이 있다)은 거의 팔목, 발목에 있다. 합혈(合穴)은 주관절(肘關節)이나 슬관절(膝關節)에 있다.

완과침법(腕髁鍼法)이란 오수혈(五輸穴)이 모두 들어있는 무릎 밑과 팔꿈치 아래쪽만을 치료하는 방법이다.

염증: 비장(脾臟).
종양: 대장(大腸).
모든 악성 종양의 치료: 대장경의 합곡(合谷), 수삼리(手三里), 곡지(曲池), 견우(肩髃). 특히 합곡(合谷) + 수삼리(手三里)는 안면의 종양에 효과가 좋다.
합곡(合谷): 기를 통해주는 혈성(穴性)이 있기 때문에 모든 병을 치료하는 효과가 있다.

곡지(曲池)도 침치우발증을 막고 역기(逆氣)를 내려준다.

모든 종양의 치료: 합곡(合谷), 수삼리(手三里), 곡지(曲池), 견우(肩髃).

뇌경색의 치료: 합곡(合谷), 수삼리(手三里), 곡지(曲池)의 기본 처방에 중극(中極), 중완(中脘), 족삼리(足三里), B24(가운데 손가락 끝마디) 오복사혈(피가 안나오면 치료가 안 된다), 소상(少商), 소택(少澤) 사혈(瀉血).

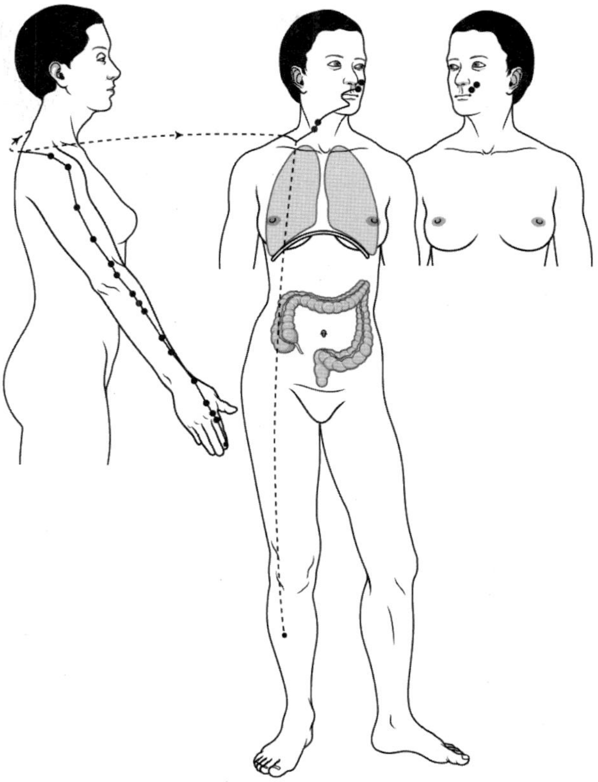

그림4-24.

◈ 순행노선(循行路線)

대장경(大腸經)은 둘째손가락 요골측 손톱 밑 상양(商陽)에서 시작하여 시지(示指) 요측연(橈側緣)을 따라 위로 올라가 이간(二間), 삼간(三間)을 거쳐 제1,2중수골 사이의 합곡(合谷)을 지나 손목에서 장모지신근과 단모지신근의 힘줄 사이에 있는 양계(陽谿)로 들어간다. 여기에서 요골전연(橈骨前緣)을 따라 편력(偏歷), 온류(溫溜), 하렴(下廉), 상렴(上廉), 수삼리를 거쳐 팔꿈치의 곡지(曲池)로 들어간다. 이어서 주료(肘髎), 수오리(手五里), 비노(臂臑), 노회(臑會)에서 삼초경(三焦經)과 교회한 다음 어깨로 올라가 견우(肩髃)로 들어간다. 여기에서 어깨 뒤로 돌아가 견갑골과 쇄골 사이의 거골(巨骨)을 거쳐 안쪽으로 소장경(小腸經)의 병풍(秉風)에서 교회(交會)하고 제7경추 극돌기 바로 밑에 있는 대추(大椎)에서 손발의 육양경(六陽經)과 만난다. 대추(大椎)로부터 쇄골 위의 위경(胃經)상의 결분(缺盆)으로 들어가서 폐(肺)를 거쳐 횡격막(橫膈膜)을 뚫고 내려가 대장(大腸)과 합류한 다음 위경(胃經)의 거허상렴(巨虛上廉)으로 내려가 하합(下合)한다.

또 한 지맥은 쇄골상와의 결분(缺盆)에서 목 가쪽으로 올라가 천정(天鼎), 부돌(扶突)을 거쳐 턱을 지나 아래 잇몸으로 들어가 임맥(任脈)의 승장(承漿)으로 들어간다 여기에서 위경(胃經)의 지창(地倉)을 지나 윗입술을 돌아 인중(人中)을 거쳐 반대편으로 가서 코 옆의 영향(迎香)에서 끝나면서 위경(胃經)과 연결된다.

상양(商陽) LI 1

오음(五音, 궁상각치우) 가운데 상(商)의 양(陽). 정금혈(井金穴).

· **위치:** 둘째손가락 엄지측 손톱 모서리 2 mm 상방.

· **자침(刺針)**: 0.1-0.2촌 직자(直刺) 또는 위쪽으로 사자(斜刺). 사혈(瀉血).
· **혈성(穴性)**: 청열양명(清熱陽明), 선폐이인(宣肺利咽), 개규소궐(開竅蘇厥), 소성뇌(蘇醒腦), 해표(解表). 구급혈(救急穴)-삼능침(三陵鍼)으로 사혈(瀉血).
· **주치(主治)**: 뇌충혈(腦充血), 난청(難聽), 편도선염, 인후종통(咽喉腫痛), 치통(齒痛), 눈다래끼(사혈(瀉血)), 요골신경통(橈骨神經痛), 열병, 혼미, 식지마목(食指麻木).

이간(二間) LI 2

두 번째 사이. 영수혈(滎水穴).

· **위치**: 둘째손가락 첫마디 뼈 바닥. 박건종 이간은 둘째 마디 주름 끝.
· **자침(刺針)**: 0.2-0.3촌 위 또는 아래쪽으로 사자(斜刺)하거나, 손바닥쪽으로 0.5촌 직-사자.
· **혈성(穴性)**: 기를 번성하게 하고 간헐열(間歇熱)을 다스림. 소풍청열(疏風清熱). 부종과 통증을 없앤다.
· **주치(主治)**: 고혈압, 중풍, 편도선염, 치통(齒痛), 견비통, 맥점종(麥粘腫), 소아 변비, 열병, 목적통(目赤痛), 코피, 구안와사(口眼喎斜).
· **오십견(五十肩)**: 이간(二間), 신맥(申脈) + 중부(中府), 천종(天宗), 견우(肩髃).
· **눈다래끼**: 이간(二間), 행간(行間) 사혈(瀉血).
신맥(申脈) - 중국의 신맥은 바깥 복사뼈 바로 밑이지만, 박건종식 신맥(申脈)은 복사뼈 아래 흰색과 붉은색의 경계 부위.

삼간(三間) LI 3

세 번째 사이. 유목혈(兪木穴).

· **위치**: 제2중수골두 윗쪽 엄지측.
· **자침(刺針)**: 0.5-2촌 후계(後谿)(SI 3)쪽으로 직자(直刺).
· **혈성(穴性)**: 청열양명(清熱陽明), 청리인후(清利咽喉: 인후 기능을 원활히 함), 개규소궐(開竅蘇厥). 설사열(泄邪熱), 이인후(利咽喉), 조부기(調浮氣). 체중절통(体重節痛)을 치료.
· **주치(主治)**: 견배신경통, 치통(齒痛), 식지마비, 인후종통(咽喉腫痛), 신열, 설사, 급성 폐렴, 소아 기침.

합곡(合谷) LI 4

기(氣)가 모여 있는 계곡. 원혈(原穴). 별명 호구(虎口), 함구(含口), 합골(合骨).

· **위치**: 제2중수골 중앙 외측(택전류(澤田流)).

엄지손가락 첫 마디를 반대편 1,2손가락 사이에 대고 가볍게 굽혔을 때 닿는 곳이 제1합곡이고 깊게 굽혔을 때 닿는 곳이 제2합곡이다. 세 합곡이 정삼각형을 이루고 있다. 사관통(四關通)인 경우에는 반드시 제2합곡을 쓴다. 가장 많이 쓰이는 혈이다. 발한(發汗)에 중요한 혈이다.

- **자침(刺針)**: 0.5-1촌 직자(直刺) 또는 1-1.5촌 위쪽으로 사자(斜刺).
- **혈성(穴性)**: 소풍해표(疏風解表), 청열양명(清熱陽明), 진정안신(鎮靜安神), 평간식풍(平肝熄風), 조경활혈(調經活血), 소경통락(疏經通絡: 모든 경의 막힌 것을 통하게 한다), 청열진통(清熱鎮痛), 청설폐기(清泄肺氣), 통강장위(通强腸胃).
- **주치(主治)**: 안면통, 시력 결핍, 동맥경화, 뇌일혈, 고혈압, 중풍, 외부 감염에 의한 두통, 눈에 핏발이 서고 아플 때, 어지러움, 코피, 얼굴 종양, 저작근 경련으로 입이 안 열릴 때, 오한, 발열, 위통, 복통, 변비, 설사, 자궁병으로 인한 폐경(閉經), 반신불수, 소아 경풍 등 백병(百病)에 쓰인다. 임산부에 주의-낙태의 위험이 있다.

양계(陽谿) LI 5

양(陽)의 계곡. 경화혈(經火穴).

- **위치**: 손목 관절 손등쪽 장단엄지신근 힘줄 사이 오목한 곳.
- **자침(刺針)**: 0.5-1촌 직자(直刺).
- **혈성(穴性)**: 한열(寒熱)을 치료한다. 청열진통(清熱鎮痛), 진정안신(鎮靜安神), 청열양명(清熱陽明). 소풍거사(疏風去邪), 통경활락(通經活絡), 거풍설화(祛風泄火). 손목관절을 이롭게 함.
- **주치(主治)**: 손목관절통, 모지통, 건초염, 두통, 반신불수, 소화불량, 요골신경통, 대장 질환.

팔목 관절이 움직이지 않을 때 소장경(小腸經)의 완골(腕骨)쪽으로 투침(透鍼)한다.

편력(偏歷) LI 6

선회(旋回) 통행. 낙혈(絡穴).

- **위치**: 양계(陽谿)와 곡지(曲池) 사이 중앙에서 1촌 아래가 온류(溫溜)이고, 온류와 양계 사이 양계에서 3/5 지점. 팔목관절 요골측 횡문 상방 3촌.
- **자침(刺針)**: 0.5-1촌 평(平)-사자(斜刺).
- **혈성(穴性)**: 청폐기(清肺氣), 조수도(調水道), 청설양명(清泄陽明), 소풍해표(疏風解表), 통경활락(通經活絡), 영심안신(寧心安神).

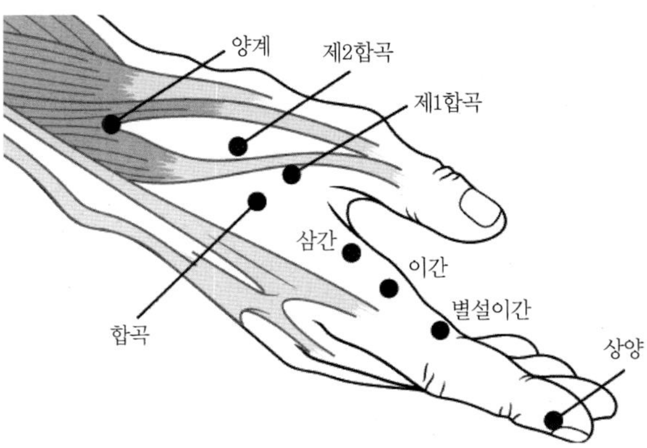

그림4-25.

· **주치(主治)**: 난청(難聽), 이명(耳鳴), 목적통(目赤痛), 비염(鼻炎), 비출혈(鼻出血), 인후위비(咽喉萎痹), 구안와사(口眼喎斜), 얼굴 종루, 수종, 소변불리(小便不利), 수배산통(手背痠痛: 손등이 시큰거리며 아플 때), 모지마비, 치통(齒痛), 치한(齒寒), 학질.

온류(溫溜) LI 7

따뜻한 머무름. 극혈(郄穴).

· **위치**: 곡지(曲池)와 양계(陽谿)의 중앙에서 1촌 아래. 양계(陽谿) 위 5촌.
· **자침(刺針)**: 0.5-1촌 평(平)-사자(斜刺).
· **혈성(穴性)**: 급성 질환의 치료(급성 치통(齒痛)). 청열해독(淸熱解毒), 진정안신(鎭靜安神), 청열양명(淸熱陽明). 위장을 조절하고 조화롭게 함.
· **주치(主治)**: 설염, 카타르성 구내염, 악성 종양, 급성 치통, 치근막염, 장산통(腸疝痛), 장결장, 장중첩증. **혓바늘**이 섰을 때는 삼능침(三陵鍼)으로 사혈(瀉血).

하렴(下廉) LI 8

아래 모서리.

· **위치**: 곡지와 양계 사이 곡지로부터 1/3.
· **자침(刺針)**: 0.5-1.5촌 직자(直刺), 또는 사자(斜刺).
· **혈성(穴性)**: 소풍청열(疏風淸熱). 진정안신(鎭靜安神), 청열양명(淸熱陽明). 소장을 조화롭게 함.
· **주치(主治)**: 기관지염, 늑간신경통, 늑막염, 주비통(肘髀痛), 유선염(乳腺炎), 건초염(腱鞘炎), 복통, 하복부 팽만, 소화 안 된 음식 설사, 두통, 두풍(頭風), 안통(眼痛), 어지럼증, 광란(狂亂). 편마비(片痲痹), 풍비(風痹), 냉비(冷痹), 팔꿉과 팔의 통증.

다리의 하거허(下巨虛)(소장의 하합혈(下合穴))에 해당.

상렴(上廉) LI 9

위 모서리.

· **위치**: 곡지와 양계 사이 곡지로부터 1/4.
· **자침(刺針)**: 0.5-1.5촌 직자(直刺) 또는 사자(斜刺).
· **혈성(穴性)**: 대장을 조화롭게 한다. 조경진통(調經鎭痛).
· **주치(主治)**: 요골신경통(橈骨神經痛), 중풍, 천식, 반신불수, 복명(腹鳴), 복통, 배뇨 곤란, 흉통, 두통,

두풍(頭風), 어깨 팔의 마비와 통증.

다리의 상거허(上巨虛)(대장의 하합혈(下合穴))에 해당.

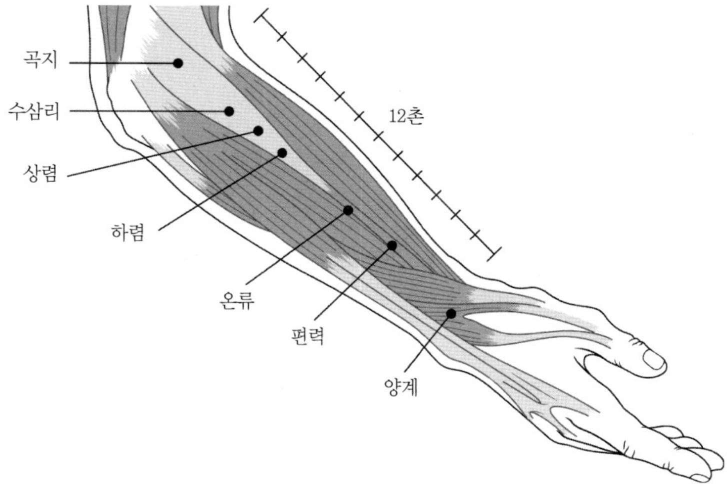

그림4-26.

수삼리(手三里) LI 10

손의 삼리(三里). 별명 상삼리(上三里), 귀사(鬼邪).

- **위치:** 곡지(曲池)와 양계(陽谿) 사이 곡지 아래 2촌.
- **자침(刺針):** 0.5-1.5촌 직자(直刺) 또는 사자(斜刺).
- **혈성(穴性):** 거풍통락(祛風通絡), 조장위(調腸胃), 소경통락(疏經通絡: 대장경의 기가 막힌 곳을 터 준다(대표적인 곳이 합곡(合谷)), 청열이인(淸熱利咽: 인후병을 치료), 청장화위(淸腸和胃: 위장병을 치료한다).
- **주치(主治):** 복통, 배탈, 반신불수, 안면신경통, 뇌충혈, 이하선염, 축농증, 나력(瘰癧).

모든 피부병, 종양, 암, 종기에 합곡(合谷), 수삼리(手三里), 곡지(曲池).

손가락에 쥐가 날 때 강자극.

- **목디스크:** 중완(中脘), 족삼리(足三里), 천추(天樞), 관원(關元), 황유(肓兪), 수삼리(手三里).

곡지(曲池) LI 11

팔꿈치 굽은 곳에 있는 못. 합토혈(合土穴). 별명 귀신(鬼臣), 양택(陽澤).

- **위치:** 팔꿈치를 굽혀 주름 바깥쪽 끝.
- **자침(刺針):** 1-1.5촌 직자(直刺), 또는 소해(少海) 쪽으로 투침(透鍼).
- **혈성(穴性):** 거풍해표(祛風解表), 청열이습(淸熱利濕), 행기활혈(行氣活血), 조화영위(調和營衛), 청사열(淸邪熱), 강혈압(降血壓), 소풍습(疎風濕), 이관절(利關節).
- **주치(主治):** 열병, 인통(咽痛), 학질, 반신불수, 뇌충혈, 뇌빈혈, 늑막염, 폐병, 상박신경통, 어깨가 아프고 올라가지 않을 때, 무릎 종통, 두통, 치통(齒痛), 결막염, 안검염, 눈이 붓고 아플 때, 풍진, 습진, 두드러기, 단독, 토사, 학질.

대장(大腸)의 모든 질환에 사용하는 불문곡지(不問曲池). 먼저 놓고 다음 침을 놓으면 부작용이 없다. 침의 후유증을 예방하기 위하여 선취하는 혈이다.

주료(肘髎) LI 12

팔꿈치 틈새.

- **위치:** 상완골 외측상과 상방 1 cm 상완골 외연. 곡지(曲池)에서 1촌 상방 1촌 외측.
- **자침(刺針):** 0.5-1촌 직자(直刺).
- **혈성(穴性):** 조경진통(調經鎭痛). 팔꿉관절을 이롭게 한다.
- **주치(主治):** 위팔과 팔꿈치 마비와 통증, 상완신경통, 어깨관절 류마티스, 마목(痲木), 주배부산통(肘背部疝痛).

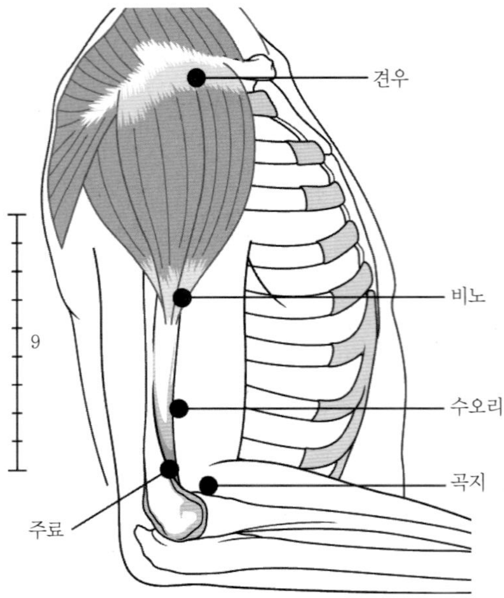

그림4-27.

수오리(手五里) LI 13

팔의 오리(五里).

- **위치:** 견우(肩髃)와 곡지(曲池) 사이 곡지에서 1/4. 곡지에서 3촌 위. 팔꿈치에서 5촌 위이므로 수오리(手五里)라 하였다.
- **자침(刺針):** 1-1.5촌 직자(直刺).
- **혈성(穴性):** 조경진통(調經鎭痛). 기침을 없애줌. 기(氣)를 조절하고 담(痰)과 습(濕)을 제거한다.
- **주치(主治):** 위팔과 팔꿈치 마비와 통증, 어깨 통증과 거상 불능, 상완신경통, 폐렴, 기면공포증(嗜眠恐怖症), 기침, 호흡곤란, 토혈. 피부샘병, 졸음, 사지 운동불능, 말라리아.

비노(臂臑) LI 14

윗팔(비(臂)) 근육이 뼈에 붙지 않은 곳(노(臑)). 대장경(大腸經), 소장경(小腸經), 방광경(膀胱經)이 만나는 곳.

- **위치:** 견우(肩髃)와 곡지(曲池) 중앙에서 위로 2 cm. 어깨세모근(삼각근)의 안쪽 종지부.
- **자침(刺針):** 1-1.5촌 사자(斜刺).
- **혈성(穴性):** 명목통락(明目通絡), 명목지통(明目止痛), 소경이절(疏經利節), 활담산결(豁痰散結).
- **주치(主治):** 눈병, 눈이 부신 병, 연주창, 견비통, 시력 감퇴, 견관절주위염, 상지 운동마비, 수지마비, 상완신경통, 늑간신경통, 수전증, 나력(瘰癧), 견비통.

견우(肩髃) LI 15

어깨뼈 틈새. 대장경(大腸經)과 양교맥(陽蹻脈)이 만나는 곳.

- **위치**: 팔을 수평으로 들었을 때 견봉 전하방 오목한 곳.
- **자침(刺針)**: 팔을 들고 겨드랑이 중심 쪽으로 1-1.5촌 직자(直刺), 또는 팔꿈치를 향해서 1.5-2촌 평(平)-사자(斜刺).
- **혈성(穴性)**: 소경이절(疏經利節), 해표(解表), 풍습청설(風濕清泄), 이견관절(利肩關節), 이기화담(理氣化痰), 조화영위(調和營衛).
- **주치(主治)**: 견관절통, 견비통, 반신불수, 상지불수, 어깨가 아프고 들어올리지 못함, 연주창, 풍진, 피부병, 나력(瘰癧).

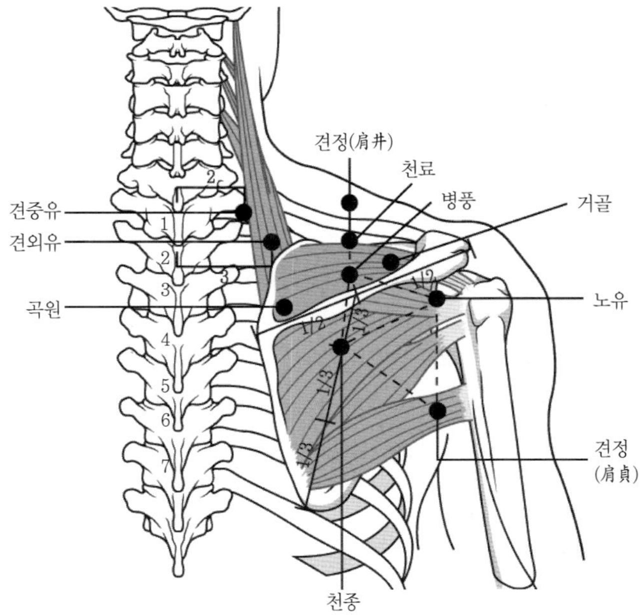

그림4-28.

거골(巨骨) LI 16

큰 뼈. 쇄골(鎖骨)을 뜻한다. 대장경(大腸經)과 양교맥(陽蹻脈)이 만나는 곳.

- **위치**: 견쇄관절 내측 1 cm.
- **자침(刺針)**: 0.5-1촌 직자(直刺) 또는 사자(斜刺).
- **혈성(穴性)**: 활락지통(活絡止痛), 견관절을 이롭게 한다. 기혈(氣血)을 조절한다.
- **주치(主治)**: 치통(齒痛), 상박부의 모든 병, 오십견, 갑상선 종대, 갑상선염, 나력(瘰癧).

빈혈이 생기는 수가 있으므로 강자극을 피한다.

천정(天鼎) LI 17

하늘 솥. 좌우 두 천정혈(天鼎穴)과 대추혈(大椎穴)이 솥의 세 다리처럼 하늘(머리)을 받들고 있다.

- **위치**: 부돌(扶突)과 결분(缺盆)의 중앙.
- **자침(刺針)**: 0.3-0.5촌 직자(直刺) 또는 0.5-0.8촌 사자(斜刺). (금침혈(禁針穴)).
- **혈성(穴性)**: 목구멍과 목소리를 이롭게 함.
- **주치(主治)**: 편도선염, 인후염, 연하곤란(嚥下困難), 갑자기 목소리가 나지 않을 때, 목구멍이 막히고 아

플 때, 호흡곤란, 나력(瘰癧: 결핵성 림프선염), 갑상선 비대.

부돌(扶突) LI 18

돌출부(후두융기)에서 일부(一扶(3촌): 손가락 네 개의 넓이).

· **위치**: 후두융기(목젖) 높이에서 흉쇄유돌근 중앙.
· **자침(刺針)**: 0.3-0.5촌 직자(直刺) 또는 0.5-0.8촌 사자(斜刺). (금침혈(禁針穴)).
· **혈성(穴性)**: 선폐화담(宣肺化痰), 청인개음(清咽開音), 이기화담(理氣化痰), 청인이격(清咽利膈). 목구멍과 목소리를 이롭게 함. 기침과 씨근거림을 멈춤.
· **주치(主治)**: 인후종통(咽喉腫痛), 목소리가 갑자기 나오지 않을 때, 갑상선 비대, 나력(瘰癧: 결핵성 림프선염), 기침, 씨근거림, 천식, 상지불수, 견통불기(肩痛不起), 수액분비과다.

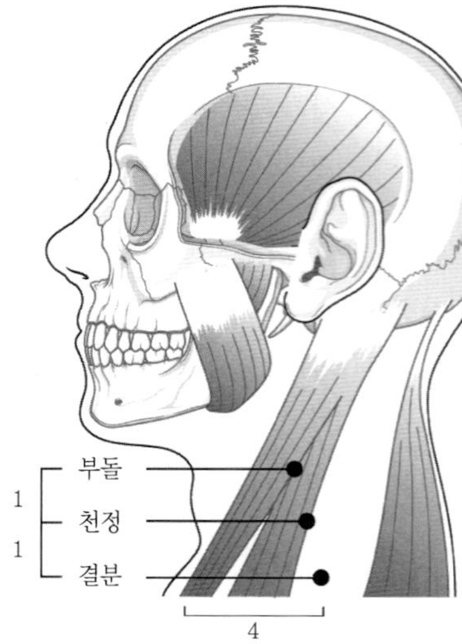

그림4-29.

화료(禾髎) LI 19

입의 벼(화(禾): 수염) 틈새.

· **위치**: 콧구멍 바로 밑 수구의 외방 0.5촌.
· **자침(刺針)**: 0.3-0.5촌 사자(斜刺). 금구혈(禁灸穴).
· **혈성(穴性)**: 소산풍열(疏散風熱), 통리비규(通利鼻竅).
· **주치(主治)**: 콧병 일체, 냄새 못 맡는 병, 코피, 이하선염, 삼차신경통, 안면신경마비, 안면신경마비, 코막힘, 구금(口噤).

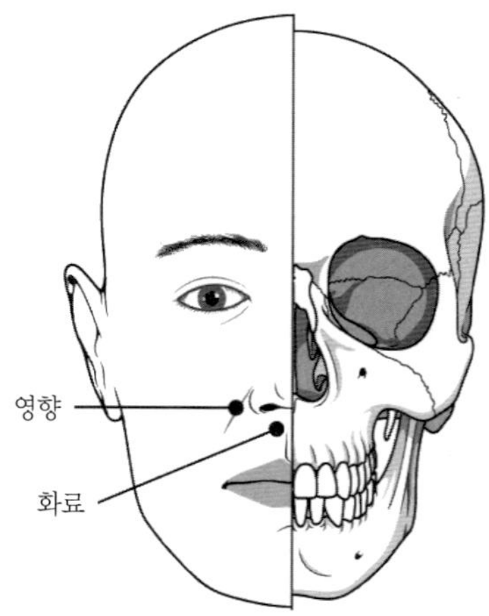

그림4-30.

영향(迎香) LI 20

향기를 받아들임.

· **위치**: 비익 외연 중점에서 옆으로 0.5촌, 비순구(鼻脣溝)상에 있다.
· **자침(刺針)**: 비통(鼻通)쪽으로 0.3-0.5촌 평자(平刺).
· **혈성(穴性)**: 소산풍열(疏散風熱), 통리비규(通利鼻竅).
· **주치(主治)**: 코막힘, 코피, 얼굴 가려움, 안면신경마비, 축농증, 비후성 비염.

3. 족양명위경(足陽明胃經)

◈ 위경(胃經)의 기능

위(胃)는 수곡(水穀)의 바다, 즉 지기(地氣), 음기(陰氣), 곡기(穀氣)를 저장하여 오장육부(五臟六腑)에 공급하여 주며, 특히 오장(五臟: 간(肝), 심(心), 비(脾), 폐(肺), 신(腎))의 기를 양성시켜 온몸으로 퍼지게 한다. 특히 얼굴은 위(胃)의 거울이라 할 만큼 그 기(氣)가 얼굴에 모아지기 때문에 얼굴을 보고 위장(胃腸)의 병을 진단하기도 하고, 얼굴의 병도 위경(胃經)으로 다스린다.

① 모든 장기의 맥기(脈氣) 속에는 위기(胃氣)가 2/3 들어 있고 해당 장기의 기는 1/3이 들어 있다. 위기(胃氣)가 없으면 진장맥(眞臟脈)으로 사맥(死脈)이다. 따라서 모든 병에는 위를 먼저 다스려야 한다.

사맥(死脈)의 맥기(脈氣)는

㉮ 신장맥(腎臟脈) – 사람의 목숨, 신(神): 태계(太谿).

㉯ 간맥(肝脈) – 혼(魂): 태충(太衝).

㉰ 위맥(胃脈) – 진장맥(眞臟脈): 충양(衝陽). 위기맥(胃氣脈)이 없으면 필사(必死)이다.

태계(太谿), 태충맥(太衝脈)이 없어도 충양맥(衝陽脈)이 있으면 살 가능성이 있고 태계(太谿), 태충맥(太衝脈)이 있어도 충양맥(衝陽脈)이 없으면 살 수 없다.

칼끝에 손을 대는 것 같은 맥은 진장맥(眞藏脈)이다. 이때는 위기(胃氣)가 있도록 해 주어야 한다. 곡기(穀氣)가 없으면 안 되므로 잘 먹게 해야 하지만 환자가 먹지 않을 때는 위기맥(胃氣脈)을 억제하는 담경(膽經)을 막아주고 위의 원혈(原穴)과 모혈(募穴)을 다스리고 자(子)인 대장(大腸)의 기를 사(瀉)해준다. 족삼리(足三里)는 역기(逆氣)를 사(瀉)하는 곳이므로 쓰지 않는다. 수지침 서암봉 금색으로 E42(위(胃)의 원혈(原穴) 해계(解谿)), A12(중완(中脘)) 두 곳만 붙여 주어도 된다. 비경의 F5(태백(太白))도 위기맥을 돌게 한다. 고서(古書)에 의하면 사관(四關)의 합곡(合谷)과 행간(行間)으로 사관통(四關通)이 안 되면 행간(行間) 대신 태백(太白)을 쓰도록 하고 있다.

사람은 천기(天氣)만으로 살 수 없고 곡기(穀氣)가 있어야 한다. 그러므로 병이 중해도 음식을 잘 먹으면 낫고, 가벼운 병도 잘 먹지 않으면 낫기 어렵다. 그러므로 모든 병은 위(胃)부터 치료한다. 모든 환자에 위(胃)의 모혈(募穴)인 중완(中脘)을 치료한다(위암의 경우는 쇠붙이가 위암을 악화시키므로 제외한다). 음식을 잘 먹지 못하는 사람은 평위법(平胃法)으로 위를 따뜻하게 해 준다. 서해안의 염분이 들어있는 강화뜸쑥으로 중완(中脘)에 뜸을 뜨는 것이 좋다. 위가 부드러워지면서 음식을 먹고 싶은 생각이 든다. 비정격(脾正格)을 써도 음식을 잘 먹게 된다.

② 수상(手象)이 불여면상(不如面象)이고 면상(面象)이 불여심상(不如心象)이라고 한다. 그러므로 마음을 바로 가져야 한다. 속이 안 좋으면 얼굴을 찡그린다. 반대로 항상 웃으면 위장병이 없다. 바보는 항상 헤

헤헤 웃지만 쓰레기통의 음식을 주어 먹어도 병이 없다. 언짢은 생각으로 음식을 먹으면 소화가 안 된다. 얼굴에서 위의 모습을 볼 수 있다.

③ 게으름이 위장(胃腸)과 관계가 있다. 손발을 까딱하기 싫은 사람은 위가 나쁘다. 아이들은 뛰어야 한다. 얌전하면 안 된다. 누워만 있는 아이는 비(脾)와 위(胃)를 치료해 줘야 한다.

④ 자궁과 생식기와 관계가 있는 혈은 모두 위경(胃經)에 있다. 따라서 위경(胃經)으로 불임을 치료한다. 복부에 기름기가 많으면 임신하기 어렵다. 위경(胃經)을 치료하면 지방이 빠져 임신이 된다.

⑤ 눈병도 위경(胃經)으로 치료한다. 근시, 원시, 난시, 색약, 색맹 등 모든 눈병의 치료에 족삼리(足三里)와 중완(中脘)을 쓰지 않은 경우가 없다.

⑥ 위경(胃經)은 유방 위를 지나간다. 따라서 유선염, 유방암 등 유방 질환을 치료한다(응창(膺窓), 유근(乳根), 고방(庫房)). 유방암이 있으면 소화가 잘 안 된다. 반대로 소화가 잘 되고 위가 튼튼하면 유방이 튼튼하다. 카자흐스탄에서 유방암으로 팔이 안 올라가고 바위처럼 굳은 유방을 위경(胃經)으로 치료해 주자 부끄러운 줄도 모르고 만져보라고 한 일도 있다.

폴란드의 무관이 입에서 극심한 악취가 나서 아내와 같이 잘 수가 없었는데 사관(四關)과 중완(中脘), 족삼리(足三里)로 바로 나아 이튿날 아내에게 감사하다는 인사를 받았다. 입의 악취는 잇몸과 소화기와 관계가 있다. 잇몸도 위장과 관계가 있다.

구취(입냄새): 위의 모혈(募穴)인 중완(中脘)과 양문(梁門)을 치료.

⑦ 위경(胃經)으로 다리도 치료한다. 술주정꾼의 아이가 학교 가려다 인사하다가 다리에 힘이 없다고 쓰러져 일어나지 못한 것을 중완(中脘), 족삼리(足三里), 조구(條口)(가장 중요)에 침을 놓아 일어나게 한 적이 있다. 다리가 약하여 두 손으로 다리를 잡고 올려가면서 간신히 계단을 올라가는 여자를 사관(四關), 족삼리(足三里), 중완(中脘), 복토(伏兎)를 치료하여 계단을 오를 수 있게 했다.

강원도 원주에 있는 사람이 부인이 아파 입원하여 문병을 갔다가 갑자기 무릎이 올라붙어 걷지를 못하게 되었다. 조구(條口), 풍륭(豊隆), 족삼리(足三里)에 침을 놓고 다리가 바로 펴져 뛰어 다녔다. 다음날 다시 무릎이 올라붙어 피내침(皮內鍼)으로 치료하였다. (풍으로 무릎이 구부러진 경우에는 태충(太衝) 하나만을 강자극하면 바로 펴진다. 손가락으로 눌러만 주어도 펴진다.)

위장 질환이 오래 계속되면 결핵을 앓기 쉽다. 반대로 결핵이 오래되면 위가 나빠진다.

20대(30대)이하에 족삼리(足三里) 침을 놓으면 백치가 되는 수가 있으므로 주의해야 한다. 그러나 때에 따라 20대 이하에도 족삼리(足三里)에 침을 놓을 수 있다. 족삼리(足三里) 뜸으로 뇌가 너무 비면 안 되므로 중완(中脘)과 같이 뜬다. 중완(中脘)은 상하(上下)가 균형을 이루면 그 이상 내려가지 못하게 하여 상중하초(上中下焦)에 기를 균등하게 분포하게 한다.

위궤양 환자에 족삼리(足三里)에 침을 놓으면 5~10분 동안은 쓰린 것이 지나쳐 극심한 통증이 오지만 그 다음에는 제산(除酸)되어 통증이 없어진다. 모든 위의 질환을 치료하는 가장 좋은 곳이 족삼리(足三里)이다.

일본에서는 20대 이상은 삼리(三里)(三里の灸)를 모르는 사람이 거의 없다.

⑧ 사람의 기는 어릴 때는 하초(下焦)에 있다가 중년에는 중초(中焦)로 올라가고 노년에는 상초(上焦)로 올라간다. 아이들은 기(氣)가 하초(下焦)에 넘치니까 늘 뛰어야 한다. 눈 속에서 맨발로 뛰어도 동상에 안 걸린다. 아이들을 조용히 하라고 단속해서 영감처럼 되면 밥맛이 떨어져 밥을 먹지 않으려 하고, 억지로 먹이면 소화가 안 된다. 노인들이 무거운 짐을 지고는 오래 버티지 못하지만 아이를 업으면 오래 간다. 아이가 끊임없이 발산하는 기가 업은 사람으로 가기 때문이다.

중년에는 기가 중초(中焦)로 간다. 기가 중초(中焦)로 가야 생식을 한다. 이때 전체의 4/5 정도를 써버린다. 너무 쓰지 말고 노년에 쓸 것을 아껴야 한다.

노년기에는 기가 머리로 간다. 다리(하초(下焦))에 기가 없어 활동을 못하고, 다른 사람 하는 짓이 마음에 안 들지만 손발이 힘이 없어 자기가 할 수 없으니 상초(上焦)의 기로 잔소리만 한다.

족삼리(足三里)는 머리의 기를 중초(中焦)와 하초(下焦)로 끌어내린다. 족삼리에 뜸을 뜨면 70에도 생산할 수 있다. 눈도 좋아져 안경을 안 써도 된다(승읍(承泣)-위경(胃經)). 눈에 통증이 오고 안구가 찌그러들고 시력이 감퇴된 환자를 수술하면 통증이 없어지고 안구를 바로잡을 수는 있지만 시력은 회복되지 않는다. 족삼리(足三里)에 하루 세 번 이상 뜸을 뜨면 모든 것이 좋아진다. 뜸은 처음에는 좁쌀만 한 직경(1 mm 정도)의 직접구를 쓴다. 한 번에 5~10, 많으면 100번 뜬다. 뜸자리는 보름이 지나면 흔적도 없어진다. 좁쌀 크기에서 점차 콩알, 대추 크기의 뜸을 뜬다.

중완(中脘)과 족삼리(足三里)에 뜸을 뜨면 인상파가 스마일파가 된다. 얼굴이 환하면 위가 건강해진다.

춘곤증(春困症): 나른하고 힘이 없고 잠을 자도 잔 것 같지 않다. 간(肝)이 원인이다. 계속 약을 올려 간을 상하게 하면 금극목(金剋木)으로 가을에 죽는다. 봄에 간을 키워야 한다. 신 김치의 유산균은 파괴되지 않고 대장(大腸)까지 도달한다. 춘곤증같이 간이 나쁜 증상도 족삼리(足三里)와 중완(中脘)이면 낫는다.

가정에서 서해안 소금과 국산 콩으로 담근 생된장을 붙이면 암세포가 죽는다. 메주는 절대로 신문지 위에 띄우지 말고, 공해 없는 짚으로 싸서 그늘진 곳에서 띄워야 한다. 그렇지 않으면 된장의 효력이 없다.

복통: 위(胃)가 아니라 대장(大腸)에서 가장 많이 온다.

봄에는 금극목(金剋木)에 의한 위실(胃實)로 복통이 오고 금외목(金畏木)에 의한 비실(脾實)로 통증이 오기도 한다.

위경(胃經)의 원혈(原穴)인 충양(衝陽)은 맥을 보는데 쓰이기도 하고 맥을 조절하기도 한다. 중완(中脘)+족삼리(足三里)+충양(衝陽)이 위(胃)를 다스리는데 가장 좋다.

승읍(承泣)에서 여태(厲兌)까지 위경(胃經)의 45개 혈이 몸 전면부 전체를 지배하고 후면부는 방광경(膀胱經), 측면부는 담경(膽經)이 지배한다.

◈ 적응증

① 비위(脾胃)의 모든 병.
② 모든 소화기 질환(소화불량, 설사, 변비, 구토, 복부팽만, 위염, 위궤양, 십이지장, 소장, 대장 등).
③ 얼굴의 모든 병(특히 여드름은 위에 열이 쌓인 것이다): 면종, 면열, 구안와사(口眼喎斜), 구취, 입.
④ 몸의 앞부분(얼굴, 목, 가슴, 배).
⑤ 팔다리의 병, 각기(脚氣) 증상: 위경(胃經)과 양교맥(陽蹻脈)이 교차하는 지창(地倉)은 **발목 염좌**를 치료한다.
⑥ 유방 질환(유선염, 유방암, 유즙 분비 부족, 종양 등): 응창(膺窓), 유근(乳根), 고방(庫房).
⑦ 간 심장 질환.
⑧ 눈의 병(시력, 근시, 약시, 원시, 난시, 안질, 색약, 안부 충혈).
⑨ 심장 및 가슴 질환.
⑩ 불임.
⑪ 풍병(風病).
⑫ 정신병, 불면증, 다몽(多夢).
⑬ 두통.

◈ 순행노선(循行路線)

코 옆의 대장경(大腸經) 영향(迎香)에서 시작한다. 내안각으로 올라가 방광경(膀胱經)의 정명(睛明)과 교회한다. 이어서 안와(眼窩) 아래쪽 승읍(承泣)으로 내려와서 사백(四白), 거료(巨髎)를 돌아서 위 잇몸의 은교(齦交), 인중(人中)과 교회(交會)한다. 입술을 돌아 지창(地倉)을 거쳐 임맥의 승장(承漿)과 교회한 다음 가쪽으로 대영(大迎), 협거(頰車)를 거쳐 위로 올라가 하관(下關)을 지나 담경(膽經)의 상관(上關)과 교회한다. 머리로 올라가서 담경(膽經)의 현리(懸釐), 현로(懸顱), 함염(頷厭)을 거쳐 두유(頭維)로 들어간다. 머리털 선을 따라가 신정(神庭)에서 독맥(督脈)과 만난다.

한 지맥은 대영(大迎)에서 갈라져 나와 목빗근(흉쇄유돌근) 전연을 타고 내려와 인영(人迎), 수돌(水突), 기사(氣舍)를 지나 쇄골 상부의 결분(缺盆)으로 들어간 다음 뒤로 돌아 대추(大椎)에서 독맥(督脈)과 교회한다. 또 결분(缺盆)에서 횡격막(橫膈膜)을 뚫고 내려와 상완(上脘), 중완(中脘)을 거쳐 위(胃)로 들어간 다음 비장(脾臟)과 연결된다.

또 한 지맥은 결분(缺盆)에서 유중선(乳中線)(정중선에서 4치 가쪽)을 따라 기호(氣戶), 고방(庫房), 옥예(屋翳), 응창(膺窓), 유중(乳中)을 거쳐 유근(乳根)까지 내려온 다음, 복부에서는 정중선에서 2치 가쪽으로 안쪽으로 내려와 불용(不容), 승만(承滿), 양문(梁門), 관문(關門), 태을(太乙), 활육문(滑肉門), 천추(天樞), 외릉(外

陵), 대거(大巨), 수도(水道), 귀래(歸來)를 거쳐 사타구니의 기충(氣衝)까지 내려간다.

또 한 지맥은 위(胃)의 유문(幽門)에서 시작하여 뱃속으로 내려와 사타구니의 기충(氣衝)에서 먼저 줄기와 만나서 넓적다리의 비관(髀關)을 거쳐 대퇴골 외연을 따라 복토(伏兎), 음시(陰市), 양구(梁丘)를 지나 무릎뼈(슬개골)로 내려와서 독비(犢鼻)를 거쳐 정강뼈(경골) 외연을 따라 족삼리(足三里), 거허상렴(巨虛上廉), 조구(條口), 거허하렴(巨虛下廉), 풍륭(豐隆), 해계(解谿)를 거쳐 발등으로 내려가 충양(衝陽), 함곡(陷谷)을 지나 둘째 발가락 가쪽 여태(厲兌)에서 끝난다.

한 지맥(支脈)은 족삼리(足三里)에서 갈라져 나와 가운데 발가락 외측으로 진입하여 가운데 발가락 끝으로 나온다.

또 한 지맥은 발등의 충양(衝陽)에서 갈라져 나와 첫째와 둘째 발가락 사이의 행간(行間)을 거쳐 엄지발가락 은백(隱白)에서 끝나면서 비경(脾經)과 연결된다.

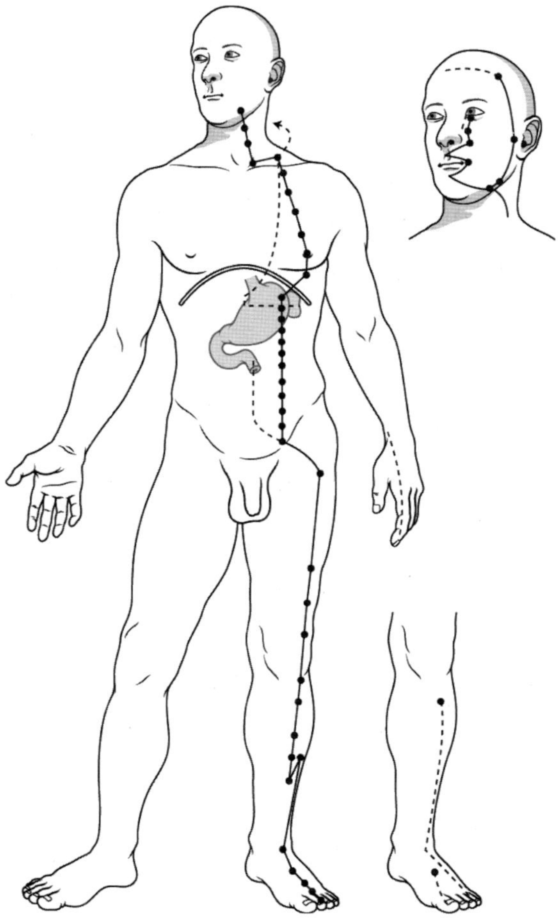
그림4-31.

승읍(承泣) ST 1

눈물을 받쳐줌.
위경(胃經)이 양교맥(陽蹻脈)과 임맥(任脈)과 만나는 곳.

- **위치:** 눈동자 바로 아래 안와 상연.
- **자침(刺針):** 눈을 감게 하고 손가락으로 안구를 위로 민 다음 안구와 안와 사이로 0.5-1촌 집어넣는다.
- **혈성(穴性):** 소풍활락(疏風活絡: 얼굴의 모든 풍 증상을 없애고 연결을 활발하게 한다), 소사(疏邪: 사기(邪氣)를 해소시킨다), 명목(明目: 눈을 밝게 한다), 소풍청열(疏風淸熱)
- **주치(主治):** 안면신경마비, 안면신경통, 눈병 일체(각막염, 근시, 원시, 난시, 야맹증), 코의 병을 치료한다. 승읍(承泣)이 막히면 눈물 구멍이 막혀 눈물이 코로 들어가지 못하고 밖으로 흐른다.
- **난시(亂視):** 신승격(腎勝格), 비정격(脾正格), 승읍(承泣), 양백(陽白), 동자료(瞳子髎), 중완(中脘)(어린이는 간사(間使)).

혹자는 금침(禁針), 금구(禁灸)혈이라고도 하나 뜸은 안되지만 침은 얼굴의 모든 병을 치료할 수 있다.

사백(四白) ST 2

사방(사(四))을 밝게 한다(백(白)).

폐(백(白))를 중심으로 한 상하좌우(사(四)), 협백(俠白)과 같다.

눈 중앙 – 검은색: 신장(腎臟), 안쪽 – 갈색: 간(肝), 바깥쪽 – 백색: 폐(肺)(사백(四白)).

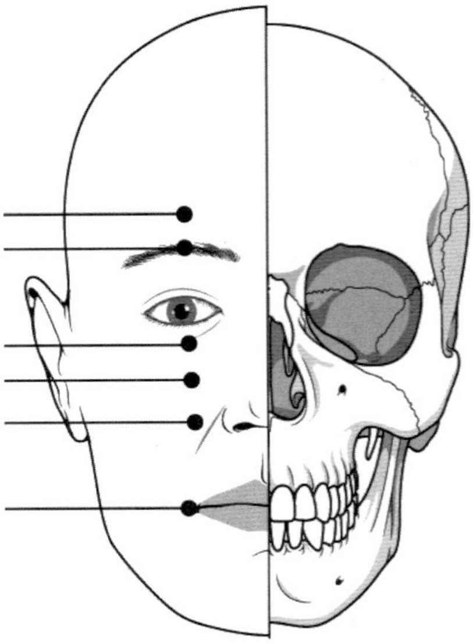

그림4-32.

- **위치**: 눈동자에서 1촌 아래, 눈확아래구멍 위.
- **자침(刺針)**: 0.2-0.4촌 직자(直刺) 또는 권료(顴髎) 쪽으로 평자(平刺).
- **혈성(穴性)**: 거풍(祛風), 명목(明目), 소간(疏肝), 이담(利膽), 지통(止痛).
- **주치(主治)**: 목적통(目赤痛), 시력 장애, 눈물 과다, 삼차신경통, 부비강염, 안면신경마비(약자극), 안면신경경련(강자극), 상치통(上齒痛), 두통, 안면통, 백막(白膜).

금침(金針), 금구(禁灸)혈이라고도 하지만 강자극만 하지 않으면 매우 좋은 혈이다. 금피내침(金皮內鍼) 또는 T침이 좋다. 근시, 구안와사(口眼喎斜) 등을 치료한다.

거료(巨髎) ST 3

광대뼈 큰 틈새.

위경(胃經)이 양교맥(陽蹻脈)과 만나는 곳.

- **위치**: 눈동자 바로 밑 비익 하연 높이에 있다.
- **자침(刺針)**: 0.3-0.4촌 직자(直刺), 또는 지창(地倉) 또는 권료(顴髎) 쪽으로 평자(平刺).
- **혈성(穴性)**: 얼굴에 풍사(風邪)를 제거한다. 종창을 없애고 통증을 제거한다.
- **주치(主治)**: 삼차신경통, 만성 부비강염, 바깥쪽 코와 뺨, 입술의 종창과 통증, 상치통(上齒痛), 치근막염, 청맹(靑盲), 각막염(角膜炎), 구안와사(口眼喎斜), 무릎의 종창.

삼차신경이 지나간다. 이곳이 붉으면 **소장열(小腸熱)**로 신경통, 관절염, 류마티스가 많다. 모든 관절염의 치료에 매우 좋은 혈이다. 얼굴에 있으므로 잘 사용하지 않지만 깊이 찌르지만 않으면 된다. 백색(白色) 피내침(皮內鍼), 백색 서암봉이 좋다. 안면경련, 안면신경통을 치료한다. **안면경련**이 있을 때 양손을 비벼 얼굴에 대면 거료(巨髎) 사백(四白) 승읍(承泣) 지창(地倉)이 덮여 경련이 없어진다.

지창(地倉) ST 4

땅에 있는 창고. 입술은 얼굴의 아래에 있으므로 지(地)라 하였다. 땅에 있는 모든 것을 담는다. 곡창(穀倉)(중완(中脘))은 곡식을 담는 창고. 별명 위유(胃維), 회유(會維), 귀상(鬼牀).

- **위치:** 입 모서리에서 0.5촌 외측.
- **자침(刺針):** 협거(頰車), 영향(迎香), 승장(承漿) 등의 방향으로 평자(平刺).
- **혈성(穴性):** 거풍통락(祛風通絡), 활혈통경(活血通經), 이기관(利機關: 아래턱의 기능을 원활히 한다), 통경활락(通經活絡), 거풍사(祛風邪), 통기체(通氣滯).
- **주치(主治):** 구안와사(口眼喎斜), 안면통, 삼차신경통, 침흘림, 언어 불능, 구열(口熱), 근육 경련(발목 삐었을 때), 얼굴과 입술 감각이상, 눈 깜박임, 눈꺼풀 경련, 야맹증, 위장병, 보행 곤란, 다리 종창.

손목 발목 염좌(捻挫)는 지창(地倉)과 신맥(申脈)으로 치료한다(지창(地倉) - 반대측, 신맥(申脈) - 환측(患側)). 입이 벌어지지 않은 것(구금불개(口禁不開))도 지창(地倉)과 임맥의 승장(承漿)에 침을 놓는다.

구안와사(口眼喎斜)는 반드시 중완(中脘)(어린 아이는 손의 간사(間使))과 지창(地倉)(건측(健側))을 치료한다. 더운 목욕탕에 배꼽 위까지만 담그고 얼굴에 땀이 나면 계속 문지르게 하여 순천 경찰서 수사과장의 구안와사를 치료한 일이 있다.

중국에서는 동공(瞳孔) 위치에서 승읍(承泣), 사백(四白), 거료(巨髎), 지창(地倉)이 일직선상에 있지만 우리나라의 지창(地倉)은 입술 모서리이다. 인공적인 내(川)는 직선이지만 천연적인 내는 직선일 필요가 없는 것과 같다. 협거(頰車) 쪽으로 투침(透鍼)한다. 땅의 음기를 다스리므로 손목 발목의 염좌를 치료하고 소화불량도 치료한다.

대영(大迎) ST 5

크게 맞이함. 위경(胃經)은 대영(大迎)에서 위아래로 갈라지므로 크게 맞이한다고 하였다. 대장경(大腸經)과 위경(胃經)이 만나는 곳.

- **위치:** 하악각과 승장(承漿) 사이를 사등분해서 하악각 쪽 사분의 일 지점. 하악각 앞 1.3촌. 저작근 전연 움푹한 곳의 동맥 박동부.
- **자침(刺針):** 0.3-0.5촌 사자(斜刺), 또는 지창(地倉)이나 협거(頰車) 쪽으로 평자(平刺).
- **혈성(穴性):** 풍(風)을 제거하고 종창을 감소시킨다.
- **주치(主治):** 구금불개(口禁不開), 구안와사(口眼喎斜), 삼차신경통, 안면신경 경련, 입술 경련, 대장 경련,

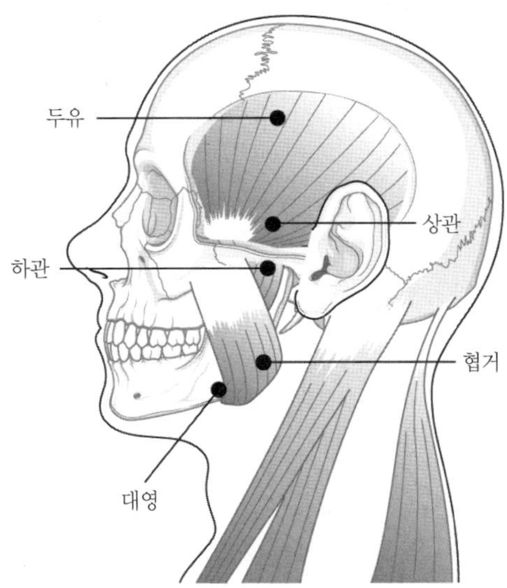

그림4-33.

아래 치통(齒痛), 혀가 굳어 말을 못할 때, 이하선염 등의 얼굴의 풍사(風邪)를 제거.

협거(頰車) ST 6

아래턱. 별명 곡아(曲牙), 기관(機關), 귀상(鬼牀), 아차(牙車).

- **위치:** 아래턱각 위앞쪽 깨물근(저작근) 가장 높은 지점.
- **자침(刺針):** 0.5촌 직자(直刺), 또는 지창(地倉), 대영(大迎), 하관(下關) 쪽으로 평자(平刺).
- **혈성(穴性):** 소풍사열(疏風瀉熱), 활혈통경(活血通經: 피를 맑게 하고 경을 통하게 한다 – 마취혈로 쓰인다), 통리아관(通利牙關), 개규통락(開竅通絡: 입이나 콧구멍의 기능을 소통시킨다 – 입이 벌어지게 한다(구금불개(口禁不開) 치료), 조기(調氣).
- **주치(主治):** 안면마비, 구금불개(口禁不開), 치통(齒痛), 삼차신경 질환 일체, 안면과 두부의 병을 치료한다. 목이 뻣뻣하고 아플 때, 이하선염, 목소리가 안 나올 때.

하관(下關) ST 7

관절 아래. 귀 앞을 관(關)이라 한다. 위경(胃經)과 담경(膽經)이 만나는 곳.

- **위치:** 광대활(권골궁(顴骨弓)) 아래 관절돌기 앞 움푹한 곳.
- **자침(刺針):** 0.5-1촌 약간 아래쪽으로 직자(直刺), 또는 협거(頰車), 권료(顴髎), 청궁(聽宮) 쪽으로 평자(平刺).
- **혈성(穴性):** 소풍청열(疏風清熱), 활락지통(活絡止痛: 모든 낙혈(絡穴)을 활성화시켜 통증을 제거한다 – 협거(頰車)와 더불어 마취혈로 쓰인다), 통리아관(通利牙關: 구금불개(口禁不開)에 가장 좋은 혈이다).
- **주치(主治):** 청력 장애, 이명(耳鳴) 등 귓병 일체. 구금불개(口禁不開), 치통(齒痛), 잇몸 질환, 구안와사(口眼喎斜), 삼차신경통, 안면통, 치근막염. 전신마취혈.

- **상치통(上齒痛):** 온류(溫溜), 상양(商陽), 이간(二間), 삼간(三間), 편력(歷), 합곡(合谷).
- **하치통(下齒痛):** 하관(下關), 충양(衝陽), 대영(大迎).

두유(頭維) ST 8

머리의 각(角). 위경(胃經)과 담경(膽經)이 양유맥(陽維脈)과 만나는 곳.

- **위치:** 이마의 머리털이 나기 시작하는 곳 외각에 있다. 신정(神庭)에서 4.5촌 외측. 협거(頰車), 하관(下關)과 일직선상에 있다.

· **자침(刺針)**: 0.5-1촌 위쪽으로 평자(平刺).
· **혈성(穴性)**: 거풍활혈(祛風活血), 통락진통(通絡鎮痛), 청두명목(清頭明目), 청뇌안신(清腦安神), 설화(泄火).
· **주치(主治)**: 소화불량성 두통, 눈이 어지러운 것, 눈물, 입 아픈 것, 안검경련을 치료.

인영(人迎) ST 9

사람을 맞이함. 일명 오회(五會) 또는 천오회(天五會). 천(天)지(地)인(人) 가운데 인(人)을 움직임. 위경(胃經)과 담경(膽經)이 만나는 곳.

· **위치**: 목젖 높이에서 흉쇄유돌근 전연 총경동맥 박동부.
· **자침(刺針)**: 0.5-1촌 직자(直刺). 금침혈(禁針穴). 금구혈(禁灸穴).
· **혈성(穴性)**: 기혈(氣血)을 조절하고 역기(逆氣)를 끌어내린다. 목과 목구멍을 이롭게 한다. 통증을 없앤다.
· **주치(主治)**: 두통, 어지럼증, 눈이 어지러울 때, 안면 홍조, 호흡곤란, 천식, 곽란(霍亂), 고혈압, 저혈압, 목이 붓고 아플 때, 연하곤란, 갑상선 비대, 나력(瘰癧: 결핵성 림프선염), 관절 류마티스, 요통.

수돌(水突) ST 10

물의 돌출. 일명 수문(水門).

· **위치**: 인영(人迎)과 기사(氣舍)의 중앙에서 흉쇄유돌근 앞쪽.
· **자침(刺針)**: 0.5-1촌 직(直)-사자(斜刺) (경동맥 때문에 사용 불가한 혈).
· **혈성(穴性)**: 목과 목구멍을 이롭게 한다. 폐기(肺氣)를 끌어내린다.
· **주치(主治)**: 목이 붓고 아플 때, 갑상선 비대, 나력(瘰癧: 결핵성 림프선염), 기침, 호흡곤란, 편도선염, 기관지염, 어깨의 종창과 통증.

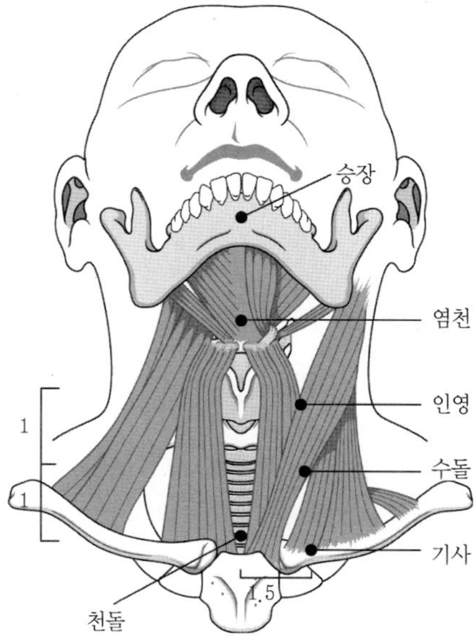

그림4-34.

기사(氣舍) ST 11

기(氣)의 집.

· **위치**: 소쇄골상와(小鎖骨上窩)에서 쇄골(鎖骨)위쪽.
· **자침(刺針)**: 하방으로 사자(斜刺)하며, 1-1.2촌(寸)까지 무방하다(0.3-0.5촌 직자(直刺)).

· **혈성(穴性)**: 목과 목구멍을 이롭게 한다. 기(氣)를 끌어내린다.
· **주치(主治)**: 목이 붓고 아플 때, 갑상선 비대, 나력(瘰癧: 결핵성 림프선염), 기침, 호흡곤란, 목이 빳빳하고 머리가 안 돌아갈 때, 횡격막경련(딸꾹질). 기관지 천식에 신효하다.

결분(缺盆) ST 12

깨진 화분. 위경(胃經), 대장경(大腸經), 소장경(小腸經), 삼초경(三焦經), 담경(膽經)이 만나는 곳.

· **위치**: 정중선에서 4촌 외측 흉간선상, 쇄골 중앙 상연 뒤쪽.
· **자침(刺針)**: 쇄골 후연을 따라 0.3-0.5촌 직자(直刺).
· **혈성(穴性)**: 폐기(肺氣)를 끌어내리고 흉중의 열을 맑게 한다. 활락지통(活絡止痛).
· **주치(主治)**: 천식, 늑막염, 편도선염, 나력(瘰癧: 결핵성 림프선염), 위장병, 흉부 질환, 화병, 심장병, 폐병, 유방 질환.

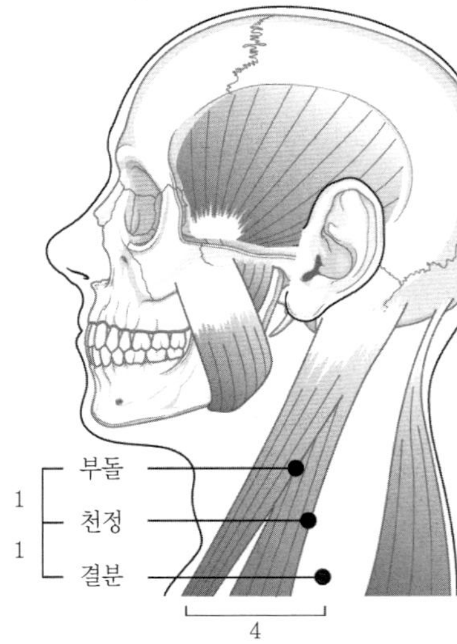

그림4-35.

기호(氣戶) ST 13

기(氣)의 문(門).

· **위치**: 정중선에서 4촌 외측 흉간선상에서 결분(缺盆) 아래 쇄골 하연.
· **자침(刺針)**: 0.5-0.8촌 외측 또는 내측으로 사자(斜刺), 또는 아래쪽으로 경락을 따라 평자(平刺).
· **혈성(穴性)**: 역기(逆氣)를 끌어내리고 가슴을 풀어준다.
· **주치(主治)**: 해수, 호흡곤란, 흉통, 늑막염, 만성 기관지염, 횡격막경련(딸꾹질), 백일해, 목이 빳빳하고 머리가 안 돌아갈 때.

고방(庫房) ST 14

창고. 고(庫)는 혈(血)과 진액(津液)을 저장하는 창고. 방(房)은 유방(乳房)에 가깝다는 뜻.

· **위치**: 정중선에서 4촌 외측 흉간선상에서 제1늑간강 기호(氣戶)와 옥예(屋翳)의 중앙.
· **자침(刺針)**: 늑간강을 따라 0.5-0.8촌 사자(斜刺), 또는 경락을 따라 위아래로 평자(平刺).
· **혈성(穴性)**: 역기(逆氣)를 끌어내리고 가슴을 풀어준다.
· **주치(主治)**: 해수, 호흡곤란, 뇌충혈, 흉통, 기관지염, 늑막염, 호흡곤란, 유방암.
기흉(氣胸)의 위험이 있으므로 금침(禁針)하는 것이 좋다.

옥예(屋翳) ST 15

집의 깃털 부채(수레 뚜껑). 예(翳)는 폐(肺)를 나타낸다.

- **위치**: 정중선에서 4촌 외측 흉간선상에서 제2늑간강.
- **자침(刺針)**: 늑간강을 따라 0.5-0.8촌 사자(斜刺), 또는 경락을 따라 위아래로 평자(平刺).
- **혈성(穴性)**: 역기(逆氣)를 끌어내리고 가슴을 풀어준다.
- **주치(主治)**: 해수, 호흡곤란, 흉곽출구증후군, 흉통, 늑간신경통, 유방암.

응창(膺窓) ST 16

유방의 창

- **위치**: 정중선에서 4촌 외측 흉간선상에서 제3늑간강.
- **자침(刺針)**: 늑간강을 따라 0.5-0.8촌 사자(斜刺), 또는 경락을 따라 위아래로 평자(平刺).
- **혈성(穴性)**: 기침과 씨근거림을 제거하고 유방을 이롭게 한다.
- **주치(主治)**: 흉륵통, 뇌충혈, 폐실질비대, 늑막염, 늑간신경통, 불안, 초조, 화병, 교통사고증후군(피내침), 유방암.

금침하는 것이 좋다.

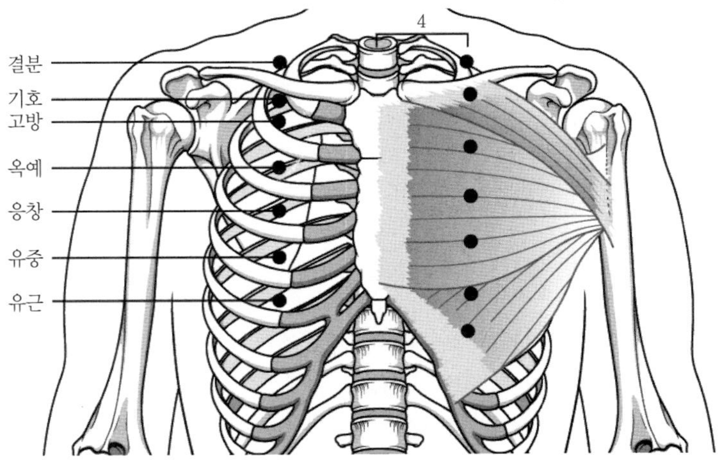

그림4-36.

유중(乳中) ST 17

젖꼭지 중앙.

- **위치**: 젖꼭지 중앙.
- **자침(刺針)**: 금침(金針), 금구(禁灸).

유근(乳根) ST 18

젖 뿌리.

- **위치**: 정중선에서 4촌 외측 흉간선상에서 제5늑간강.
- **자침(刺針)**: 늑간강을 따라 0.5-1촌 사자(斜刺), 또는 경락을 따라 위아래로 평자(平刺).
- **혈성(穴性)**: 유방을 이롭게 하고 종창을 줄인다. 가슴을 풀어주고 기침과 씨근거림을 없앤다.
- **주치(主治)**: 심장 질환, 유방 농양, 고혈압, 늑막염, 유선염, 유방암, 젖 부족, 난산.

불용(不容) ST 19

용납하지 않음. 위(胃)의 분문부(噴門部)로 수곡(水穀)이 이곳까지 가득 차서 더 이상 받아들일 수 없다.

· **위치:** 정중선에서 2촌 외측, 임맥(任脈)의 거궐(巨闕) 위치.
· **자침(刺針):** 0.5–0.8촌 직자(直刺).
· **혈성(穴性):** 화중강역(和中降逆), 기를 끌어내리고 기침과 천식을 제거한다.
· **주치(主治):** 담석증, 위산과다, 구토, 위확장증, 위경련, 복직근경련, 흉협고만, 기미, 종기, 여드름, 늑간신경통, 부정맥. 간이 부은 사람을 치료한다. 음식이 소화가 안 되면 이곳을 문질러 준다. 이 혈에 손을 대면 횡격막(橫膈膜)의 구급(救急)이 완화된다.

위(胃)에 이상이 있는 것이 얼굴에 나타난다. 얼굴의 병을 불용(不容)을 통해 치료한다 – 나도 얼굴이다. **여드름**은 위열(胃熱)때문으로 불용(不容)을 통해 치료한다. 불임을 치료하는 곳.

승만(承滿) ST 20

가득참을 받음. 위기(胃氣)가 가득 찬 것을 받아서 묵은 것을 밀어내고 새것이 이르도록 한다.

· **위치:** 정중선에서 2촌 외측, 배꼽에서 5촌 위, 임맥(任脈)의 상완(上脘) 위치.
· **자침(刺針):** 0.5–0.8촌 직자(直刺).
· **혈성(穴性):** 중초(中焦)를 조화시킨다. 폐(肺)와 위(胃)의 역기를 끌어내린다.
· **주치(主治):** 위통, 황달, 하리, 복창(腹脹), 복부 팽만, 해수.

양문(梁門) ST 21

징검다리(梁) 문(門). 위(胃)로 들어가는 징검다리. 징검다리를 거쳐 드나드는 곳. 중요한 것을 끌어온다.

· **위치:** 정중선에서 2촌 외측, 배꼽에서 4촌 위, 임맥(任脈)의 중완(中脘) 위치.
· **자침(刺針):** 1–1.5촌 직자(直刺).
· **혈성(穴性):** 건비화위(健脾和胃: 비장과 위장의 음양 화합), 강역지통(降逆止痛: 역기(逆氣)를 끌어내리고 통증을 멈춘다 – 위암, 위경련 토사곽란, 위염의 통증을 멈춘다), 소적화체(消積化滯: 체한 것을 풀어준다).
· **주치(主治):** 만성 위장 질환, 당뇨, 간담도 질환, 급성 위염, 식용부진, 위암.

좌양문(左梁門)은 **위암(胃癌)**을 진단하고 치료한다. 위암이 있으면 이곳이 만질 수 없이 아프다. 위암 환자는 상완(上脘), 중완(中脘)과 함께 한 번에 20분씩 하루 세 번 뜸을 뜬다. 담석증이 있으면 우양문(右梁門)에 통증이 온다.

복부에 **문(門)**자가 붙은 혈은 불임을 치료하고 복부의 모든 병을 치료한다. **충문(衝門)**은 복부 비만을 치료한다. 문(門)은 출입하는 곳으로 내부 질환이 나타나기도 하며 치료되기도 하는 중요한 곳이다.

관문(關門) ST 22

통과하는 문. 위기(胃氣)가 출입하는 중요한 문. 문을 닫고 받아들이지 않는다.

- **위치:** 정중선에서 2촌 외측, 배꼽에서 3촌 위, 불용(不容)과 천추(天樞) 사이 1/2 지점.
- **자침(刺針):** 1-1.5촌 직자(直刺).
- **혈성(穴性):** 조기지통(調氣止痛), 장(腸)을 조절하고 소변을 이롭게 한다.
- **주치(主治):** 위염, 복통, 당뇨, 하리, 변비.

복부의 통증은 양문(梁門)과 관문(關門)으로 치료한다. 위암(胃癌)의 통증이 양문(梁門)을 치료해서 낫지 않으면 관문(關門)을 치료한다.

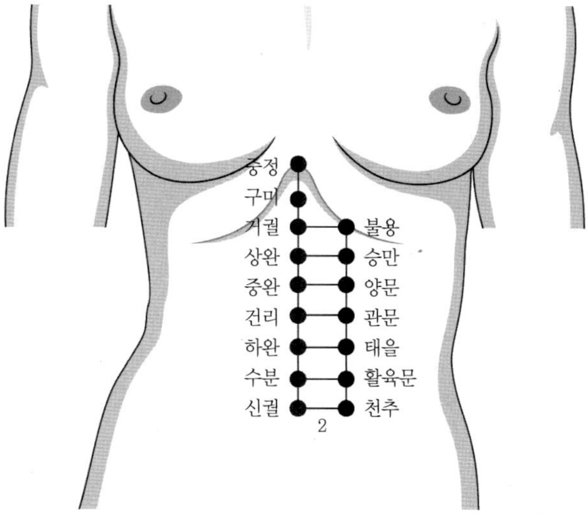

그림4-37.

- **불임증**

남자: 기해(氣海), 천추(天樞), 중주(中注), 외릉(外陵), 관원(關元), 중극(中極), 대거(大巨)(조루증 치료).

여자: 중완(中脘), 황유(肓兪), 기해(氣海), 석문(石門), 관원(關元), 관문(關門), 활육문(滑肉門), 외릉(外陵), 대거(大巨), 경골(京骨), 삼음교(三陰交)(생리불순에만 사용).

- **습관성 유산:** 중극(中極), 관원(關元), 석문(石門), 신궐(神闕)에 뜸.

태을(太乙) ST 23

극히 중요함. 어린아이 을(乙). 태(太)는 통한다는 뜻이고 을(乙)은 물고기의 장(腸).

- **위치:** 정중선에서 2촌 외측, 배꼽에서 2촌 위, 임맥(任脈)의 하완(下脘) 위치.
- **자침(刺針):** 1-1.5촌 직자(直刺).
- **혈성(穴性):** 영심안신(寧心安神). 중초(中焦)를 조화시킨다.
- **주치(主治):** 복통, 복부 팽만, 심번(心煩), 광주(狂走: 미쳐서 뛰어다님), 토설(吐舌).

어린아이의 필수혈로 뜸하면 좋다. 불임에 중요한 혈이다.

활육문(滑肉門) ST 24

미끄러운 살의 문.

· **위치:** 정중선에서 2촌 외측, 배꼽에서 1촌 위, 임맥(任脈)의 수분(水分) 위치.
· **자침(刺針):** 1-1.5촌 직자(直刺).
· **혈성(穴性):** 영심안신(寧心安神), 위(胃)를 조화롭게 하고 구토를 없앤다.
· **주치(主治):** 위 질환, 간질, 신 질환, 정신병, 장산통, 신우염, 설하선염, 편도선염, 중이염, 이명, 중풍, 정력결핍, 불임증. 일명 골육문(骨肉門)으로 뼈(신장(腎臟))와 근육(비장(脾臟))의 병을 치료한다. 불임에 중요한 혈이다.

천추(天樞) ST 25

하늘 기둥. 대장(大腸)의 모혈(募穴). 추(樞)는 위아래를 이어준다는 뜻. 천추(天樞) 위는 천기(天氣)가 주관하고, 아래는 지기(地氣)가 주관한다(소문(素問)).

· **위치:** 정중선에서 2촌 외측, 배꼽 높이.
· **자침(刺針):** 1-1.5촌 직자(直刺). 자궁을 치료할 때는 자궁 쪽으로 사자(斜刺).
· **혈성(穴性):** 조장위(調腸胃), 이기혈(利氣血), 부토화습(扶土化濕), 이기소체(理氣疏滯), 청열해독(清熱解毒), 항체세포 생산, 건비화위(健脾和胃 - 모든 소화기 질환을 치료), 조리장부(調理臟腑), 기혈(氣血)을 조절하고 정체(停滯)를 해소한다.
· **주치(主治):** 대장 질환, 당뇨병, 만성 장염, 수종, 신장염, 자궁내막염, 적리, 변비, 설사, 각막염, 불임증.

하늘에 닿는 땅의 기둥으로 천기(天氣)와 지기(地氣)를 융화시켜 복부의 일체의 병을 치료한다. 항체 세포를 생산하고 보관한다. 불임을 치료한다.

외릉(外陵) ST 26

바깥 언덕.

· **위치:** 정중선에서 2촌 외측, 배꼽 아래 1촌, 음교(陰交) 위치.
· **자침(刺針):** 1-1.5촌 직자(直刺).
· **혈성(穴性):** 소기지통(疏氣止痛).
· **주치(主治):** 복통, 복부팽만, 산증(疝症), 월경통, 월경불순, 무월경, 납독으로 인한 병.

대거(大巨), 천추(天樞)의 보조혈. 남자의 소복근통(小腹筋痛)과 불임증에 대거(大巨)와 같이 사용한다.

대거(大巨) ST 27

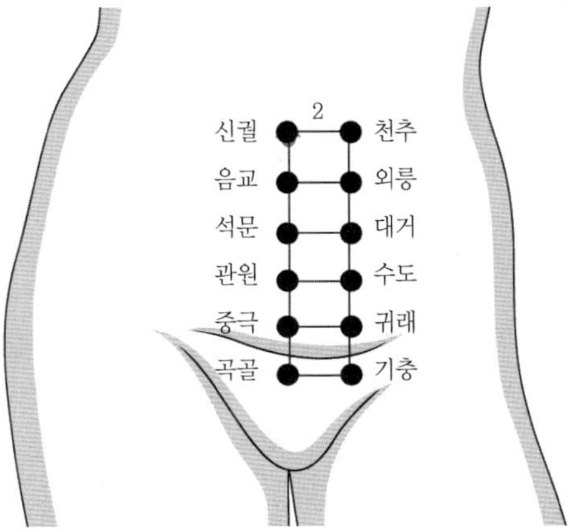

그림4-38.

아주 큼. 대(大)는 통한다는 뜻이고 거(巨)는 크다는 뜻.

- **위치**: 정중선에서 2촌 외측, 배꼽 아래 2촌, 석문(石門) 위치.
- **자침(刺針)**: 1-1.5촌 직자(直刺).
- **혈성(穴性)**: 신장(腎臟)을 이롭게 하고 정(精)을 단단하게 한다. 기를 조절하고 소변을 잘 나오게 한다.
- **주치(主治)**: 조루, 월경불순, 소변불리, 요 저류, 경기, 불면, 사지마비, 하복통, 산증(疝症), 하리, 변비, 요통, 맹장염, 방광염, 부인과 질환, 불임증.
- **사영혈(四靈穴)**: 좌우의 외릉(外陵)과 대거(大巨) - 남자의 불임과 소복근통(小腹筋痛), 산통(疝痛)을 치료한다.

수도(水道) ST 28

물길.

- **위치**: 정중선에서 2촌 외측, 배꼽 아래 3촌, 관원(關元) 높이.
- **자침(刺針)**: 1-1.5촌 직자(直刺).
- **혈성(穴性)**: 하초(下焦)를 조절하고 정체(停滯)를 풀어준다. 방광과 자궁을 이롭게 한다.
- **주치(主治)**: 대소변 저류, 부종, 방광 냉증, 하복통, 산증(疝症), 대하, 월경불순, 불임, 잔류태반, 죽은 태아 저류, 월경통, 요통, 고환염, 탈장, 하복부 질환, 신장염, 방광염.

살 빼는 혈. 복수를 뺀다.

귀래(歸來) ST 29

돌아온다.

- **위치**: 정중선에서 2촌 외측, 배꼽 아래 4촌, 중극(中極) 위치.
- **자침(刺針)**: 1-1.5촌 직자(直刺).
- **혈성(穴性)**: 제탈(提脫: 탈장, 자궁탈출증, 탈항 등을 해소), 이기활혈(理氣活血), 온경산한(溫經散寒), 조경충임(調經衝任: 월경을 순조롭게 함).
- **주치(主治)**: 비뇨생식기 질환 일체(방광염, 요도염, 고환염, 음경통, 월경부조, 난소염, 자궁내막염, 자궁근종 등), 남녀 불임 치료.

난소염, 자궁근종을 치료한다. 근종(筋腫)은 간(肝)과 관계가 있고 종양(腫瘍)은 대장(大腸)과 관계가 있다.

기충(氣衝) ST 30

기(氣)의 솟구침. 위경(胃經)과 충맥(衝脈)이 만나는 곳.

- **위치:** 정중선에서 2촌 외측, 치골결합(恥骨結合) 상연(上緣).
- **자침(刺針):** 1-1.5촌 직자(直刺).
- **혈성(穴性):** 하초(下焦)의 기(氣)를 조절한다. 충맥을 조절한다. 저돌적인 기(氣)를 제압한다.
- **주치(主治):** 대퇴신경통, 간헐성 파행증, 서혜부 통증, 요통, 반신불수, 복막염, 비뇨생식기 질환, 불임 치료, 비만 치료. 복수(腹水)의 명구혈(名灸穴).

- **위열(胃熱):** 족삼리(足三里), 상거허(上巨虛), 하거허(下巨虛), 기충(氣衝).

비관(髀關) ST 31

넓적다리 문(관절).

- **위치:** 상전장골극 아래쪽과 슬개골 외상연 사이 상(上) 1/3, 치골결합 하연(下緣) 높이.
- **자침(刺針):** 1-2촌 직자(直刺) 또는 사자(斜刺).
- **혈성(穴性):** 활락지통(活絡止痛), 소풍거습(疏風祛濕).
- **주치(主治):** 고관절통, 전신불수, 대퇴신경통, 하지위비(下肢萎痹), 슬한(膝寒), 굴신불능(屈伸不能), 요통, 황달.

복토(伏兎) ST 32

엎드린 토끼.

- **위치:** 상전장골극 아래쪽과 슬개골 외상연 사이 하(下) 1/3, 슬개골 외상연에서 6촌 위.
- **자침(刺針):** 1-2촌 직자(直刺) 또는 사자(斜刺).
- **혈성(穴性):** 이고슬(利股膝: 엉덩이와 무릎의 기능을 원활히 한다), 온경활락(溫經活絡), 소풍거습(疏風祛濕), 강요익신(强腰益腎), 지통(止痛).
- **주치(主治):** 하지위비(下肢萎痹), 슬한(膝寒), 굴신불능(屈伸不能), 슬관절통, 요퇴통, 각기병, 중풍.

하지불수(下肢不遂)를 복토(伏兎) 한 번에 일으킬 수 있다(양구(梁丘), 양릉천(陽陵泉)을 함께 쓴다. 족삼리(足三里)도 쓴다. 기혈(奇穴)인 매보(邁步), 풍시(風市), 능후(陵后)를 쓴다).

음시(陰市) ST 33

음(陰)의 시장. 집결하는 곳을 시(市)라 한다.

· **위치**: 상전장골극 아래쪽과 슬개골 외상연 사이 하 1/6, 슬개골 외상연에서 3촌 위.
· **자침(刺針)**: 1-1.5촌 직자(直刺) 또는 사자(斜刺).
· **혈성(穴性)**: 활락지통(活絡止痛), 소풍거습(疏風祛濕), 회음(會陰), 음교(陰交), 음릉천(陰陵泉)과 같이 음기(陰氣)를 충당한다.
· **주치(主治)**: 대퇴부와 무릎 통증 및 냉감, 하지위비(下肢萎痹), 굴신불능(屈伸不能), 복부팽만(腹部膨滿), 냉산증(冷疝症).

음(陰)이 모인다는 뜻이므로 음(陰)의 병, 특히 아랫배의 냉증(冷症)에 좋다.

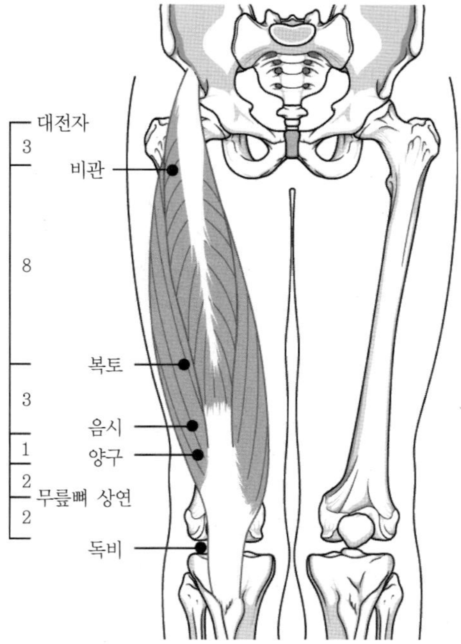

그림4-39.

양구(梁丘) ST 34

무릎 위 언덕. 극혈(郄穴).

· **위치**: 상전장골극 아래쪽과 슬개골 외상연 사이 슬개골 외연 2치 상방.
· **자침(刺針)**: 1-1.5촌 직자(直刺) 또는 사자(斜刺).
· **혈성(穴性)**: 소경활락(疏經活絡: 막힌 곳을 뚫어 경을 활발하게 한다), 지통(止痛), 이기화위(理氣和胃). 급성 질환을 완화시킨다.
· **주치(主治)**: 급성 위통, 위경련, 복통, 하리, 장결핵, 유옹(乳癰), 슬관절종통, 굴신불능(屈伸不能), 학슬풍(鶴膝風), 슬한(膝寒), 하지위비(下肢萎痹), 요통.

위경(胃經)의 극혈(郄穴)이므로 위통에 특효혈이다(맹장염(오른쪽에 취혈)에 주의 - 복막염이 되는 것을 지나칠 수 있다). 극혈이므로 급성 질환, 통증을 치료한다. 복통, 토사곽란(吐瀉霍亂), 급만성 위경련을 치료한다.

하리 설사에 양구(梁丘), 곤륜(崑崙)이 특효혈이다. 곤륜(崑崙)에 뜸 → 변비(便秘) → 신문(神門)에 뜸 → 설사.
위출혈: 양구(梁丘), 극문(郄門), 양릉천(陽陵泉).
유종(乳腫): 양구(梁丘), 지오회(地五會).
지오회(地五會): 제4,5발가락 사이를 더듬어 올라가다 막힌 곳이 족임읍(足臨泣)이고 임읍과 발갈퀴 중간이 지오회(地五會)이다. 누르면 몹시 아프다.
① 음기(陰氣), 지기(地氣), 곡기(穀氣).
② 오행: 목(木), 화(火), 토(土), 금(金), 수(水).

③ 땅속의 금속(金屬).
④ 물.
⑤ 곡식.
이 모든 것을 총망라해서 치료해 주는 곳이다.
모유에는 어머니가 기지고 있는 오회(五會)의 기가 다 들어있으므로 모유(母乳)보다 더 값지고 귀한 것이 없다. 유방암이나 유선염에 의한 통증에는 족임읍(足臨泣)보다 지오회(地五會)가 더 좋다. 류마티스, 신경통, 각기병, 좌골신경통, 디스크, 두통, 안면통, 늑간신경통.

독비(犢鼻) ST 35

송아지의 코.

· **위치:** 슬개골 하단에서 5 mm 아래쪽 슬개인대 바깥쪽.
· **자침(刺針):** 무릎을 굽히고 위중(委中)쪽으로 1-2촌 직자(直刺), 또는 슬개골 뒤로 위내측으로 1-2촌, 또는 슬개인대 뒤로 내슬안(內膝眼)쪽으로.
※ 슬빈(무릎)에 자침하여 액이 나오면 절름발이가 된다 - 무릎이 아프면 대신에 양릉천(陽陵泉) 또는 음릉천(陰陵泉)과 족삼리(足三里)를 쓴다. 이곳에는 침을 놓지 않는 것이 좋겠다.
· **혈성(穴性):** 소풍거습(疏風祛濕), 활락지통(活絡止痛), 종창(腫脹)을 줄인다.
· **주치(主治):** 무릎 종통(腫痛)과 굴신불능(屈伸不能), 류마티스, 각기병, 슬관절마비.

족삼리(足三里) ST 36

다리의 삼리(三里). 별명 하릉(下陵), 귀사(鬼邪), 하삼리(下三里).
합토혈(合土穴). 위(胃)의 하합혈(下合穴). 리(里)는 머문다는 뜻으로 위경(胃經)의 기(氣)가 모이는 장소이고, 무릎 아래 3촌에 있으므로 족삼리(足三里)라 한다.

· **위치:** 독비(犢鼻)와 해계(解谿) 사이 독비에서 3/16, 경골에서 1횡지 외측.
· **자침(刺針):** 1-1.5촌 직자(直刺).
· **혈성(穴性):** 조장위(調腸胃), 부정거사(扶正祛邪), 건비화위(健脾和胃), 소적화체(消積化滯), 조리기혈(調理氣血), 소풍화습(疏風化濕), 부정배원(扶正培元), 청열안신(清熱安神), 활락지통(活絡止痛), 양(陽)을 회복시키고 의식을 소생시킨다. 30대(20대) 이하는 금기(禁忌)(유태우는 절대 금침(禁針)). 뜸을 뜨면 발육이 안되므로 어린이는 금기이다. 상초(上焦)의 기를 아래로 끌어내리기 때문이다.
· **주치(主治):** 위통, 복통, 소화불량, 식욕부진, 설사, 구토, 복막염, 변비, 통풍, 좌골신경통, 신경쇠약, 기(氣)부족, 어지럼증, 이명, 안질, 고혈압, 유방농양, 마비, 근육통, 산증(疝症), 등등. 수없이 많다.
13 귀혈(鬼穴)가운데 하나이며 가장 중요한 귀혈이다. 폐경(肺經)의 소상(少商)도 귀혈이며 십정혈(十井

穴)가운데 대표혈이다. 소상(少商)에서 피가 가장 잘 나오지만 관격(關格)이 되면 피가 안 나오고 그러면 죽는다. 고혈압으로 위급할 때 소상(少商)을 사혈(瀉血)하면 위기를 모면한다.

위경(胃經)의 맥기(脈氣)가 들어오는 곳으로 위경의 합혈(合穴)이다. 기충(氣衝), 삼리(三里), 상거허(上巨虛), 하거허(下巨虛) 양쪽 8혈은 위열(胃熱)을 사(瀉)한다. 화병에도 이곳에 침을 놓는다. 중풍(中風)을 예방하고 치료한다. 위산과다에 족삼리(足三里)를 치료하면 처음에는 더 아프지만(대신 지양(至陽)을 쓰기도 한다) 10여분 후면 낫는다.

신경성으로 눈이 잘 안 보이면 족삼리(足三里)에 7장정도 뜸을 뜨면 잘 보이고 젊어진다.

족삼리(足三里), 중완(中脘), 관원(關元), 중극(中極)에 뜸을 뜨면 절대로 중풍에 걸리지 않는다.

등산할 때 미리 족삼리(足三里)에 3장 정도 뜸을 뜨고 가면 지치지 않는다.

폐경(肺經)의 중부(中府), 방광경의 폐유(肺兪)와 함께, 족삼리(足三里)와 중완(中脘)은 어떠한 경우에도 쓸 수 있다.

상거허(上巨虛) ST 37

위 큰 허공. 대장(大腸)의 하합혈(下合穴).

- **위치:** 독비(犢鼻)와 해계(解谿) 사이 상 6/16, 경골에서 1횡지 외측.
- **자침(刺針):** 1-1.5촌 직자(直刺) 또는 사자(斜刺).
- **혈성(穴性):** 조리장위(調理腸胃), 통부화체(通腑化滯), 행기활혈(行氣活血), 건비화위(健脾和胃), 활혈지통(活血止痛), 소경조기(疏經調氣), 청습열(淸濕熱). 설사와 하리를 멈춘다.
- **주치(主治):** 하리, 복통, 고장(鼓腸), 변비, 위장열(**여드름:** 태계, 상거허), 부종성 각기, 하지 굴신불능, 좌골신경통, 요통, 호흡곤란, 폐결핵, 폐첨경화.

하지마비에 족삼리(足三里), 조구(條口), 중완(中脘).

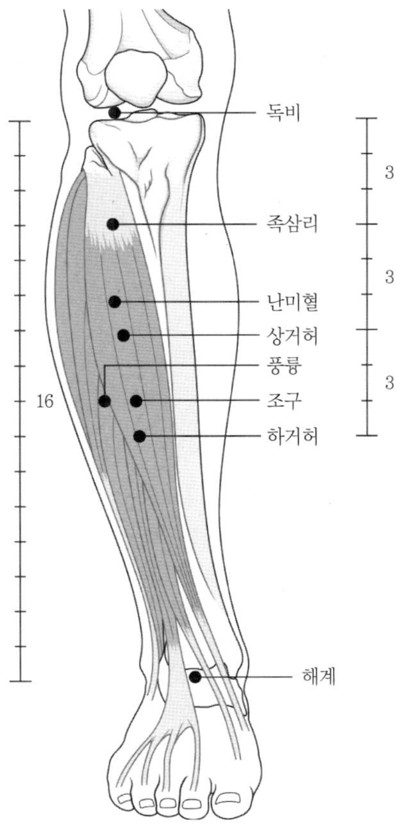

그림4-40.

조구(條口) ST 38

좁고 긴 출입구. 대장(大腸)은 상거허(上巨虛)에서 만나고 소장(小腸)은 하거허(下巨虛)에서 만난다. 이 혈(穴)은 대장(大腸)과 소장(小腸)이 만나는 곳(구(口))이다.

- **위치:** 독비(犢鼻)와 해계(解谿)의 중앙 8/16, 경골에서 1횡지 외측.

· **자침(刺針)**: 1-1.5촌 직자(直刺) 또는 사자(斜刺).
· **혈성(穴性)**: 소풍거습(疏風袪濕), 지통(止痛), 어깨를 이롭게 한다.
· **주치(主治)**: 하퇴통, 하지위비(下肢萎痹), 반신불수, 견관절주위염(**오십견**: 신맥(申脈), 이간(二間), 조구(條口)), 슬관절염, 복통, 장출혈, 편도선염, 발바닥 열, 한기.
· **발바닥 열**: 항시 신장열 - J1(소상, 소택의 곳) 사혈. cf **손바닥열**: 폐열.

하거허(下巨虛) ST 39

아래 큰 허공. 소장(小腸)의 하합혈(下合穴).

· **위치**: 조구(條口)에서 1촌 아래. 독비(犢鼻)와 해계(解谿) 사이 독비에서 9/16, 상거허(上巨虛) 3촌 아래, 경골에서 1횡지 외측.
· **자침(刺針)**: 1-1.5촌 직자(直刺) 또는 사자(斜刺).
· **혈성(穴性)**: 조리장부(調理腸腑), 청열이습(清熱利濕), 소적화체(消積化滯), 소경활락(疏經活絡), 활락지통(活絡止痛), 통장화체(通腸化滯), 소경조기(疏經調氣).
· **주치(主治)**: 하복통, 소장 질환, 설사, 이질, 하지위비(下肢萎痹) 및 경련, 각기병, 슬관절염, 소아마비.
· **소장열(小腸熱)**: 속쓰림이 위산과다보다 심하다. 관원(關元)자리가 손도 못 대게 아프고 경추 과민반응이 있다. 소아마비에 중요한 혈이고 소장병의 주치혈이다.

풍륭(豊隆) ST 40

풍부한 융기. 낙혈(絡穴). 위경(胃經)의 곡기(穀氣)가 풍성하여 이곳에 이르면 그 살이 풍성하게 솟아오르므로 풍륭(豊隆)이라 한다.

· **위치**: 독비(犢鼻)와 해계(解谿) 사이가 16촌이고 그 중간이 조구(條口)이다. 조구(條口)의 한치 옆이 풍륭(豊隆), 경골에서 2횡지 외측.
· **자침(刺針)**: 1-1.5촌 직자(直刺) 또는 사자(斜刺).
· **혈성(穴性)**: 화담거습(化痰袪濕), 소경활락(疏經活絡), 성뇌안신(醒腦安神), 활락지통(活絡止痛), 관흉이기(寬胸理氣), 화위기(化胃氣), 화담습(化痰濕), 청신지(清神志).
· **주치(主治)**: 해수(咳嗽), 담(痰), 효천(哮喘), 두통(頭痛), 현훈(玄纁), 하지불수, 복통, 변비, 요폐(尿閉), 소아마비, 족배통.

위경(胃經)의 낙혈(絡穴)로서 모든 기와 합한다 - 역할이 엄청나게 크다.

낙혈(絡穴)의 병은 낙혈(絡穴)만으로 치료하고 다른 곳으로는 치료되지 않는다.

병이 거스를 때(逆)는 갑자기 말이 나오지 않으며, 실(實)할 때는 미치고(광(狂)), 허(虛)하면 말라비틀어진다(경고(脛枯)). 그러므로 필요 없이 다스리면 안 되고 조심해서 사용해야 한다. 더 좋은 곳이 많기 때문에 다른 혈을 쓰는 것이 좋다.

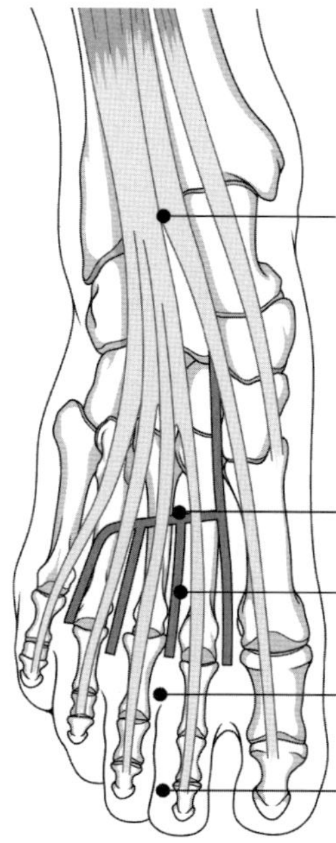

그림4-41.

해계(解谿) ST 41

계곡의 개방. 경화혈(經火穴).

- **위치:** 발목 관절 횡문 중앙 모지신근(拇指伸筋) 외측 움푹한 곳.
- **자침(刺針):** 0.5촌 직자(直刺), 또는 상구(商丘)나 구허(丘墟) 쪽으로 사자(斜刺).
- **혈성(穴性):** 조리장위(調理腸胃), 소경활락(疏經活絡), 영심안신(寧心安神), 청위설열(清胃泄熱), 통경지통(通經止痛), 조비기(調脾氣), 화습체(化濕滯), 청위열(清胃熱), 영신지(寧神志).
- **주치(主治):** 눈병 일체, 눈다래끼, 안질, 토라코마, 안검하수, 목현(目眩), 발관절통, 건초염, 발목 염좌, 윗눈시울이 쳐지는 병, 하지근염, 두통, 어지럼증, 복부팽만, 변비, 간질(癎疾), 경기(驚氣).

위 눈꺼풀은 위경(胃經)에 속하고 아래 눈꺼풀은 비경(脾經)에 속한다.

충양(衝陽) ST 42

돌진하는 양(陽). 위경(胃經)의 원혈(原穴). 충(衝)은 통한다는 뜻. 위경(胃經)의 양기가 통하는 길이므로 충양(衝陽)이라 한다.

- **위치:** 2,3발가락 사이를 더듬어 올라가 언덕 바로 밑 동맥이 뛰는 곳.
- **자침(刺針):** 0.3-0.5촌 사자(斜刺) 또는 직자(直刺).
- **혈성(穴性):** 청위설열(清胃泄熱), 조리장위(調理腸胃), 영심안신(寧心安神), 통경지통(通經止痛).
- **주치(主治):** 구안와사(口眼喎斜), 얼굴의 부종과 통증, 족관절통, 족부염좌, 하지마비, 치통(齒痛), 충치(蟲齒), **백혈병**(대저(大杼), 현종(懸鐘), 충양(衝陽)).

사맥(死脈)을 최종적으로 판단한다. 충양맥(衝陽脈)이 없으면 죽기 때문에 침을 놓지 말아야 한다.

함곡(陷谷) ST 43

가라앉은 골짜기. 유목혈(兪木穴).

- **위치:** 발등에서 제2,3중족골저 사이.
- **자침(刺針):** 0.5-1촌 직자(直刺) 또는 사자(斜刺).

· **혈성(穴性)**: 조리장위(調理腸胃), 비장(脾臟)을 조절하고 종창을 없앤다.
· **주치(主治)**: 얼굴과 눈의 부종과 통증, 복통, 고장(鼓腸), 족지통, 해수, 족배부종, 족배염좌, 체중절통(體重節痛)을 치료한다.

내정(內庭) ST 44

안뜰. 영수혈(榮水穴).

· **위치**: 제2,3발가락 사이 적백제.
· **자침(刺針)**: 0.5촌 직자(直刺), 또는 위쪽으로 0.5-1촌 사자(斜刺).
· **혈성(穴性)**: 청리두목(清利頭目), 청위설열(清胃泄熱), 통경지통(通經止痛), 조리장위(調理腸胃), 영심안신(寧心安神), 이기진통(理氣鎮痛), 이인(利咽).
· **주치(主治)**: 치통(齒痛), 인후종통(咽喉腫痛), 안면부종, 구와, 비뉵(鼻衄: 코피), 식상, 위통, 설사, 열병, 학질, 족배통.

뜸을 떠서 발바닥(이내정(裏內庭))까지 열감이 오게 하면 식체, 식중독 등 음식을 통한 모든 병을 치료한다.

여태(厲兌) ST 45

위(胃)의 문호. 정금혈(井金穴).

· **위치**: 제2발톱 외측 하단 0.1촌(寸).
· **자침(刺針)**: 0.1-0.2촌 위쪽으로 사자(斜刺). 사혈(瀉血).
· **혈성(穴性)**: 이기화위(理氣和胃), 영신소궐(寧神蘇厥), 소설사열(疏泄邪熱), 청위설열(清胃泄熱), 소궐통락(蘇厥通絡: 한증(寒證), 냉증(冷症), 해수).
· **주치(主治)**: 면통, 치통(齒痛), 치은염, 비뉵(코피), 비염, 구와, 인통, 다몽, 복창, 열병, 학질, 전광(癲狂), 차멀미, 소화불량, 복수, 간장병, 뇌빈혈.

차멀미는 100원 짜리 동전을 쥐면 예방되나 시작되면 안 된다.
악몽: 폐기(肺氣)가 허약할 때.
다몽(多夢): 신경쇠약으로 꿈을 자주 꾼다. 이기화위(理氣和胃)하면 없어진다: 여태(厲兌), 삼음교(三陰交), 신문(神門).
전광(癲狂): 여태(厲兌), 수구(水溝), 은백(隱白), 대릉(大陵), 풍부(風府).

비오는 날은 침을 놓으면 모든 세포가 열리기 때문에 침을 통해 습(濕)이 들어간다. 따라서 침을 빼고 나면 과도한 습(濕)으로 더 나빠질 가능성이 80~90%이고, 심하면 중풍(中風)이 되는 수가 있기 때문에 침을 놓지 않는다. 뜸은 상관이 없다. 건조한 방에서 침을 맞고 2시간 동안 습한 곳에 가지 않아도 된다.
복부의 혈은 생식 기능을 활발하게 한다. 하초(下焦)의 혈은 얼굴과 복부의 병을 치료한다.
하반신불수: 위경으로 치료한다 - 복토(伏兎), 조구(條口), 어른이면 + 족삼리(足三里).
중완(中脘), 기해(氣海), 중극(中極)(男), 관원(關元)(女), 족삼리(足三里)(특히 좌측)는 일평생 뜸을 떠도 좋다. 남자는 홀수로 여자는 짝수로 뜸을 뜬다.

위경(胃經)에서 많이 쓰이는 혈

① 중완(中脘), 족삼리(足三里): 거의 한 짝이다. 족삼리(足三里)는 머리의 기를 강하게 끌어내리고 중완(中脘)은 너무 강하게 끌어내리지 않고 조화를 이루게 한다. 모든 기맥에 위기맥(胃氣脈)이 2/3가 들어 있기 때문에 약방의 감초처럼 모든 병에 쓰일 수 있다.
② 위유(胃兪), 비유(脾兪)도 거의 같이 쓴다.
③ 협거(頰車): 안면질환, 삼차신경통.
④ 천추(天樞): 항체 생산에 가장 중요한 혈.
⑤ 양문(梁門), 관문(關門), 활육문(滑肉門)등 문(門)자가 들어가는 혈과 외릉(外陵), 대거(大巨), 수도(水道), 귀래(歸來): **불임** 치료. 뜸이 좋다. 허약한 사람은 오랜 시간 뜸을 뜨는 것은 좋지 않고 하루에 두 번으로 나누어 30분씩 뜸을 뜬다. 직접구로 진물이 나면 박하나 복숭아를 다린 물로 씻는다.

4. 족태음비경(足太陰脾經)

◈ 비경(脾經)의 기능

비(脾)는 족태음(足太陰)이다. 족(足)은 땅(地)으로 땅의 음이 가장 큰 곳이므로 습(濕)이 가장 많다. 비(脾)는 토(土)요 습(濕)한 기운이 있고, 습한 기운이 비장을 기르는데, 맛은 단맛(감(甘))이다. 오미(五味)는 오장(五臟)을 기르지만 지나치면 해친다. 비장(脾臟)이 약하면 단 것을 좋아하고 단 것을 먹으면 비장이 좋아진다.

① 다음 그림에서 비장(脾臟)으로부터의 화살표가 모두 중앙에서 바깥쪽으로 향해 있다. 이는 비장(脾臟)은 모든 장기에 주기만 하고 받지를 않는 것을 뜻한다. 이와 같이 비장(脾臟)은 오곡(五穀)을 소화시켜 오미(五味)를 생산하여 각 장기로 보내고 단맛은 스스로 취한다. 비장은 모든 장기를 도와주고 조정하는 역할을 한다. 화살표가 반대로 되어 역류가 일어나면 비장(脾臟)이 아니고 해당 장기에 병이 온다. 즉 비장 때문에 모든 장기에 병이 올 수 있다.

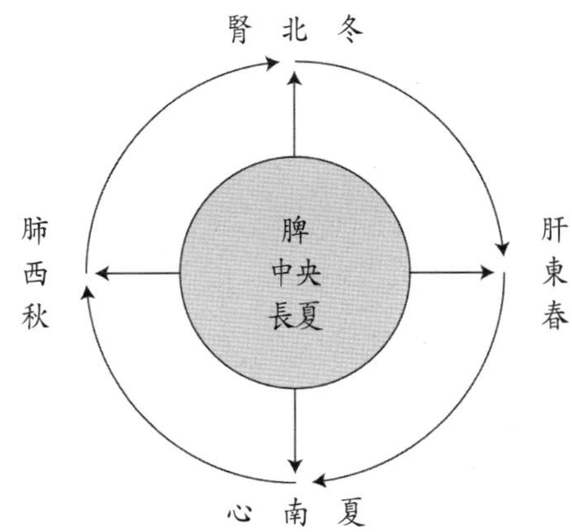

그림4-42.

기(氣): 사람의 몸에서는 종기(宗氣)(원기(元氣))가 폐에서 시작하여 간(肝)까지 낙혈(絡穴)을 통하여 연결되어 하루 한 바퀴 돈다. 비장(脾臟)의 운행은 09~11시 사이이다. 따라서 옛날의 침구사들은 환자를 앉혀놓고 외출했다가 시간이 되면 들어와 치료했다. 치료는 비록 엉성했어도 자연과 인간과의 관계를 최대한으로 활용했기 때문에 치료의 효과가 좋았다. 현대인의 병은 생활 패턴이 밤과 낮이 바뀌어 기의 흐름이 원활하게 되지 않기 때문인 것이 많다.

밤낮의 흐름이 완전히 바뀌어 관격(關格)이 된 사람이 있었다. 이런 사람은 병원에 가서 링게르 주사를 맞으면 답답하다고 호소하다가 죽는다. 관격은 일단 터 주어야 한다. 십정혈(十井穴)에 사혈(瀉血)을 하니 두 곳에서만 피가 나왔다. 백회(百會)에서 용천(湧泉)까지 다시 터주니 다른 정혈(井穴)에서도 피가 나왔다. 다시 사관통(四關通)을 해 주면 머리가 깨지게 아프고 복통이 온다. 이때의 복통은 진통제나 침으로 해결이 안 되고 소금물을 먹는다. 미지근한 물에 소금을 타서 마시게 하면 토한다. 토하고 나면 콩알만한 소금 덩이 두 개를 혀 밑에 넣는다. 침에 녹으면 목구멍에 한 모금 삼키는 순간 복통이 멎는다.

365일이 365혈과 관계가 있다. 기경팔맥(奇經八脈)은 자오유주법(子午遊走法)으로 날짜를 맞춰 선취해야 한다. 즉 기문(氣門)이 열려야(개규(開竅)) 그 문으로 기가 들어간다는 이론이다. 모년모월모시의 어느 병은 어느 혈부터 선취한다.

기의 흐름이 막히는 격(膈)(막힘)의 원인은 병(病)일 수도 있고, 허(虛)일 수도 있으며, 인위적(人爲的)일 수도 있다.

2차 발효식품(된장, 김치)은 짜게 먹어도 좋고 면역을 강화시킨다.

간(肝)에 병이 있으면 간실(肝實) → 비허(脾虛)로 밥맛이 없고 설사를 자주 한다.

입술 색택(色澤)으로 폐(肺)(백(白)), 심(心)(적(赤)), 신(腎)(흑(黑)), 간(肝)(청(淸))의 병을 알 수 있다. 입술을 빨갛게 칠하면 심장에 문제가 생기고 파랗게 칠하면 간에 문제가 생긴다.

② 비장은 적혈구를 생산하고 백혈구를 억제한다. 백혈병을 치료한다.

③ 비장은 생각하는 장기이므로 항상 생각에 골똘하고 지나치게 깊이 생각하면 비장에 병이 온다.

④ 비장(脾臟)은 수박 등 단맛이 나는 과일이 많이 나는 장하(長夏)의 계절이다. 늦여름에 신 것을 많이 먹으면 목극토(木剋土)로 해롭다.

◈ 적응증

① 비위(脾胃)의 병: 비위(脾胃)는 하나로 취급한다(비위가 약하다. 비위가 상한다).

② 식욕부진, 소화불량: 비위는 소화기관이다.

③ 당뇨병: 췌장(膵臟)의 인슐린 결핍으로 생긴다. 그러므로 당뇨는 췌장을 치료해야 하지만 비경(脾經)으로 치료한다.

비췌(脾膵)는 같은 장기가 아니지만 한방에서는 같은 장기로 취급한다. 최근의 중국 해부 경혈도(經穴圖)에는 췌장유(膵臟兪)가 나타난다. 원래 어떤 장기에도 해당되지 않은 T8-9 흉추에서 1.5촌(寸) 측방에 있다.

④ 비만증: 비실(脾實)이 원인 - 비승격(脾勝格), 마른 사람은 비허(脾虛) - 비정격(脾正格).

비장은 단맛을 좋아하고 단맛은 기육(肌肉)을 길러주어 살이 찌게 된다. 오미(五味)는 장기를 길러주지만 심하면 병이 된다(예, 간(肝)에 신맛이 지나치면 통풍이 된다). 비장(脾臟)이 허약하면 음식물을 섭취하여 오미(五味)를 만들어주지 못하므로 마르고, 실(實)하면 과잉공급이 되어 비만이 된다.

⑤ 신경통: 신경통 관절염은 비습(脾濕)으로 온다.

따라서 습기가 많은 영국, 일본에 신경통 관절염이 많다. 우리나라 보길도에도 신경통 환자가 많다. 보길도에는 후박나무도 많은데 후박나무는 신경통 관절염의 치료에 좋다. 좌골신경통이 침으로 치료하여 재발하는 이유는 비장을 다스리지 않아서이다. 목극토(木剋土)의 원리로 은백(隱白)(비경(脾經)의 목(木))을, 토생금(金)의 원리로 상구(商丘)(비경(脾經)의 금(金))를 치료하고, 극실(極實)이면 모혈(母穴)인 대도(大都)를 사(瀉)한다. 그러면 재발이 없다.

슬관절 신경통은 비(脾)의 합혈(合穴)이자 수혈(水穴)인 음릉천(陰陵泉)으로 치료한다. 양릉천(陽陵泉)을 향해 1치 6푼 - 2치까지 투침(透鍼)한다.

⑥ 피부병: 태열로 생기는 피부 질환, 건성 습성 습진, 알레르기성(꽃가루 자외선) 피부염(신경성 알레르기는 간(肝)을 치료한다), 아토피성 피부염. 알레르기는 비정격(脾正格)을 쓴다.

알레르기를 체질 개선으로 치료한다고 하나 체질은 바뀌지 않는다. 땅에서 생긴 습기가 몸에 적응하지 못해서 생긴 것이므로 비경(脾經)을 통해서 조절해주면 치료된다.

비장은 토(土)에 해당하고 습(濕)이다. 부스러기, 아토피성 피부염, 습진(濕疹)등 모든 습(濕)한 병은 비장(脾臟)이 원인이다. 비장은 습(濕)을 조절한다(만들지는 않는다). 그러므로 습(濕)과 관련된 모든 병(습진 등)을 관리한다. 머리에 습진이 생겨 철모를 쓸 수 없어 퇴교 위기에 처한 ROTC 학생을 비정격(脾正格)으로 2주 치료하여 완치한 일도 있다.

⑦ 사지의 병, 사지 무력증: 비장은 사지를 주장한다. 고로 비장(脾臟)이 나쁘면 손발을 움직이기 싫어한다. 근무력증(筋無力症) 환자를 비경(脾經)으로 한 달간 치료하여 거의 완치시킨 일이 있다.

⑧ 간경화증, 황달, 복부의 병.

⑨ 탈수증.

⑩ 허약 체질.

⑪ 각종 멀미, 구토, 더위병: 장하(長夏)의 계절이므로 비장(脾臟)이 약하면 더위를 먹는다.

⑫ 갈증: 비허(脾虛)로 탈수증이 생겨 하루 물 서너 되를 마신다.

⑬ 백혈병: 백혈구와 적혈구를 비장이 조절한다. 러시아 옐친 대통령의 비서실장 부인의 백혈병을 침으로 치료하여 옐친 대통령으로부터 직접 의사자격증과 박사학위를 받은 사람도 있다.

⑭ 소아 복학: 비장열(脾臟熱)이므로 조금(8일, 23일) 해뜨기 직전 지열이 가장 낮을 때 치료해야 효과가 가장 좋다. 소상(少商), 소택(少澤), 은백(隱白), 지음(至陰) 사혈(瀉血)한다.

⑮ 화농성 질환.

⑯ 중독증세.

⑰ 눈다래끼, 수명박일(羞明拍日)(눈이 부시어 햇빛을 가림), 도첩권모(倒睫拳毛)(속눈썹이 거꾸로 들어가 동자를 찌르는 증), 시물불진(視物不眞)(물건이 똑바로 보이지 않고 둘 또는 셋으로 보임)을 모두 비정격(脾正格)으로 치료한다(사암침구요결).

허즉보기모(虛則補其母)가 정격(正格)의 원리이고, 실즉사기자(實則瀉其子)가 승격(勝格)의 원리이다.

열의 제거: 정혈(井穴)을 쓴다. 소상(少商)(대장(大腸)), 소택(少澤)(소장(小腸)) 은백(隱白)(비(脾)), 지음(至陰)(방광(膀胱))의 4정혈(井穴)을 병아리 눈물만큼 사혈(瀉血)하면 열이 내린다.

염증성 질환은 눈이든 손가락이든 맹장염이든 이유 없이 몸의 염증 일체는 비장(脾臟)을 억제해 준다.

맹장염으로 복막염이 된 노인이 수술을 거부하고 한 자 깊이로 땅을 파서(오염 안된 흙을 얻기 위해) 그 흙(土)을 침으로 이겨 배 전체에 바르고 나았다.

침: 동물의 의사는 어미이다. 새끼의 상처를 핥아 낫게 한다. 타액은 살균작용이 강하다. 아이의 눈병은 어머니가 혀로 핥고 젖 한 방울 떨어뜨리면 낫는다.

신장(腎臟)(명문(命門) – 신(腎), 부신(副腎)), 담(膽)(일월(日月) – 담낭(膽囊), 담도(膽道)), 비(脾)(장문(障門) – 비(脾), 췌(膵))는 좌우(左右)가 다르다.

◈ 순행노선(循行路線)

위경(胃經)의 충양(衝陽)에서 나뉘어 엄지발가락 내측 은백(隱白)에서 시작한다. 발 안쪽 적백제를 따라 대도(大都), 태백(太白), 공손(公孫)으로 주행하다가 안쪽 복사뼈 앞의 상구(商丘)를 지나 그 위의 삼음교(三陰交)로 들어간다. 정강뼈(경골) 후연을 따라 올라가 누곡혈(漏谷穴)을 돌아서 안쪽 복사뼈 8치 위에서 간경(肝經)과 교차하여 간경의 앞쪽으로 지기혈(地機穴)과 음릉천(陰陵泉)에 이른다. 무릎의 곡천(曲泉)으로 들어간 다음 넓적다리 앞 안쪽으로 혈해(血海), 기문(箕門)을 거쳐 하복부로 들어가서 충문(衝門), 부사(府舍)의 두 혈을 지나 옆으로 임맥의 중극(中極), 관원(關元)으로 들어간다. 다시 옆으로 나와 복결(腹結), 대횡(大橫)을 거쳐 또다시 임맥(任脈)의 하완(下脘)을 거쳐 다시 나와 복애혈(腹哀穴)을 지나 담경(膽經)

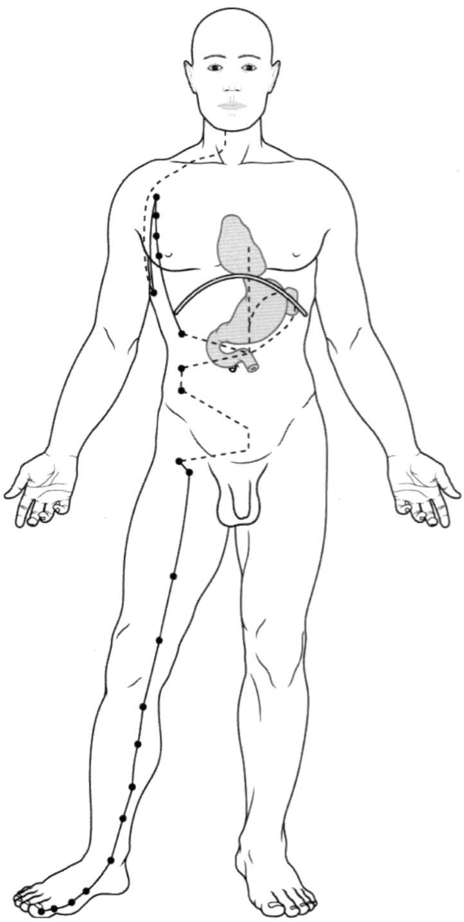

그림4-43.

의 일월(日月), 간경(肝經)의 기문(期門)을 통과하여 비장(脾臟)으로 들어가고 위(胃)와 연결된다. 복애(腹哀)에서 밖으로 나와 횡격막(橫膈膜) 위를 지나면서 정중선에서 6촌 가쪽으로 식두(食竇), 천계(天谿), 흉향(胸鄉), 주영(周榮)에 이른다. 주영혈(周榮穴)에서 꺾여 겨드랑이 6촌 아래 대포(大包)로 들어간다. 대포(大包)에서 밖으로 꺾여 올라가 폐경(肺經)의 중부(中府)와 교회하고, 식도 주위로 올라가 인영(人迎)의 뒤를 지나 목구멍의 좌우를 둘러싸고 혀 아래로 퍼진다. 또 한 지맥은 위(胃)에서 횡격막(橫膈膜)을 뚫고 올라가 전중혈(膻中穴) 뒤에서 심장(心臟)과 연결된다.

은백(隱白) SP 1

숨은 백(白). 정목혈(井木穴). 별명 귀첩(鬼疊), 귀루(鬼壘), 귀안(鬼眼). 폐기(肺氣)(백(白))가 숨어 있으므로 은백(隱白)이라 한다.

- **위치:** 엄지발톱 내측 하단 0.1촌.
- **자침(刺針):** 0.1-0.2촌 직자(直刺) 또는 위쪽으로 사자(斜刺). 사혈(瀉血).
- **혈성(穴性):** 건비화위(健脾和胃), 익기섭혈(益氣攝血: 조혈에 중요하다. 이 경우에는 사혈(瀉血)하지 않고 자침(刺針)한다), 성뇌개규(醒腦開竅: 뇌를 깨어나게 하고 막힌 곳을 뚫는다 - 비장과 지능과의 관계는 ±30), 영신정지(寧神定志), 지혈(止血), 조통혈(調通血), 부토온비(扶土溫脾), 청심영신(清心寧神), 온양회궐(溫陽回厥: 궐냉한 것을 따뜻이 하여 양기를 회복시킨다), 가슴을 풀어준다.
- **주치(主治):** 하혈(下血), 혈변(血便), 혈뇨(血尿), 토혈(吐血), 코피, 복부 팽만, 전광(癲狂), 다몽(多夢), 불면, 정신병, 월경통, 소아 소화불량, 소아복학(비장열(脾臟熱)), 붕루(崩漏), 번열(煩熱), 경풍(驚風), 하지 냉증.

폐(肺)의 기운이 모자라면 은백(隱白)을 자극하면 중부(中府)를 보충하는 효과가 있다. 폐기의 비밀 주머니이다.

비경(脾經)의 정혈(井穴): 비장(脾臟)의 기를 생성하고 기사회생(起死回生) 응급처치(應急處置)혈이다.

비정격(脾正格)의 첫 번째 혈(두 번째는 태백(太白))이다.

인간은 육체적 인간과 내면적 인간이 있다. 내면적 인간이란 영신혼백(靈神魂魄)을 말하며 각각 심(心), 신(腎), 간(肝), 폐(肺)가 주관한다. 육체가 평온할 때 영신혼백(靈神魂魄)이 평온하며, 사람이 죽으면 영신혼백은 육체를 떠난다.

- **다몽(多夢):** 소화기계통의 원인으로 잡다한 꿈이 많은 것. 악몽은 폐가 원인으로 내면적 인간이 불안하기 때문이다. 다몽이 심해지면 몽유병(夢遊病)이 된다.

몽유병과 유사한 번열(煩熱)(간(肝)의 열(熱)은) 밤새 누워있지 못하고 밤이슬에 흠뻑 적셔 몸이 식을 대로 식은 다음 새벽에 잔다.

- **월경과다:** 은백(隱白), 기해(氣海), 혈해(海), 삼음교(三陰交).
- **코피:** 은백(隱白), 위중(委中), 천주(天柱). 반대편 극문(郄門)에 침을 꽂으면 바로 멎는다.

정신 불안으로 오는 **생리불순**은 은백(隱白)이 최고이다.

· **건초염:** 발뒤꿈치가 아파 걷지 못한다. 좌골신경통으로 오인하여 수술하는 수도 있다. F1에 수지침 또는 서암봉을 붙이면 좌골신경통의 통증은 개이지 않으나 건초염에 의한 통증은 멎는다. 이로써 감별진단을 할 수 있다.

· **기억력 감퇴:** 비정격(脾正格), 대돈(大敦), 소부(少府).

음식을 먹지 않고 힘이 없이 누워있는 아이들에게 은백(隱白)을 자극하면 활발해진다. 너무 날뛰는 아이들은 은백(隱白)을 사혈(瀉血)하면 조용해진다(설사에 곤륜(崑崙)을 치료하면 변비가 오고, 변비가 오면 신문(神門)에 뜸을 떠 설사하는 것과 같다).

대도(大都) SP 2

큰 도시. 영화혈(榮火穴). 도(都)는 토(土)가 모인 곳.

· **위치:** 엄지발가락 지절골 기저부 내측 앞쪽.
· **자침(刺針):** 0.3-0.5촌 아래쪽으로 사자(斜刺).
· **혈성(穴性):** 비장(脾臟)을 조절한다. 습(濕)과 습열(濕熱)을 해소한다. 중초를 조화롭게 하고 열을 맑게 한다. 간헐열(間歇熱)을 치료한다(학질). 화혈(火穴)로서 토혈(土穴)과 모자관계이므로 비위(脾胃)의 병을 치료할 수 있다.
· **주치(主治):** 사지 부종, 복부 팽만, 위경련, 복통, 구토, 변비, 설사, 곽란(霍亂), 횡격막경련, 불면(不眠), 심번(心煩), 요통, 발바닥열, 통풍, 엄지발가락 관절통, 하지마비.

당뇨에는 은백(隱白), 대도(大都)가 중요하며, 통풍은 대도(大都)를 사혈(瀉血)한다. 설사에는 은백(隱白)과 병용한다. 신문(神門), 은백(隱白), 대도(大都), 곤륜(崑崙)은 상관관계가 있다. 설사가 있으면 먼저 신문(神門)에 뜸을 떠서 사(瀉)해버린 다음 은백(隱白)과 대도(大都)로 정지시킨다.

태백(太白) SP 3

큰 백(白). 원혈(原穴), 유토혈(兪土穴).

· **위치:** 제1중족골두 뒤 안쪽.
· **자침(刺針):** 0.5-1촌 직자(直刺).
· **혈성(穴性):** 부비토(扶脾土), 화중초(和中焦), 조기기(調肌機: 근육 기능을 조화롭게 한다), 건비화위(健脾和胃), 이기화습(理氣化濕), 비장(脾臟)을 보(補)하고 습(濕)과 습열(濕熱)을 해소한다.

비경(脾經)의 기를 받아들이는 곳으로, 비장의 기능을 회복시켜주고 향상시켜주는 혈로 비장의 병을 진단하고 치료하는 혈이다.

· **주치(主治):** 위통(胃痛), 복창(腹脹), 복통(腹痛)(장출혈로 인한 복통), 설사(泄瀉), 이질(痢疾), 체중절

통(体重節痛), 심통(心痛), 사지 중압감, 엄지발가락 통증.

습(濕)을 몸에 이롭게 해 준다. 즉 습(濕)이 있어도 중풍에 걸리지 않고 습진에 걸리지 않게 한다. 차고 습기찬 방에서 자고 나서 몸이 무겁고 아플 때(체중절통(體重節痛))는 태백(太白)을 자극한다. F3도 좋다. 신경통, 관절염, 장출혈을 치료한다. 당뇨에 필수 불가결한 혈이다. 중풍(中風)으로 몸이 붓는 사람은 간경(肝經)의 대돈(大敦)을 보(補)하고 태백(太白)을 사(瀉)한 후 하루 밤 자고 나면 부기가 내린다.

사관(四關)의 하나로도 쓸 수 있다.

일도(一度) 치료란 4~5일의 치료를 말한다.

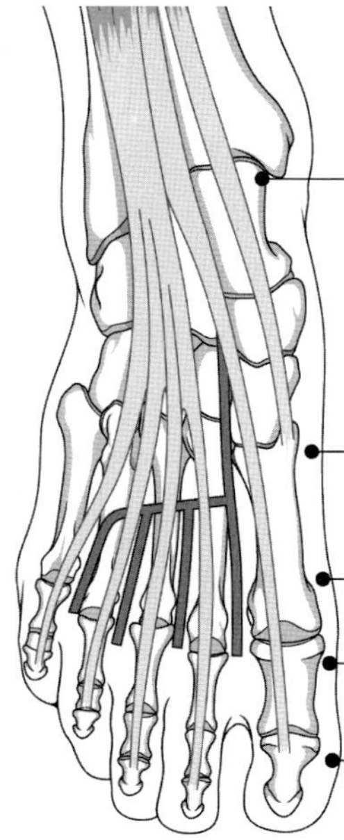

그림4-44.

공손(公孫) SP 4

귀족의 손자. 낙혈(絡穴), 팔맥교회혈(八脈交會穴), 통충맥(通衝脈).

- **위치**: 제1중족골 기저부 오목한 곳.
- **자침(刺針)**: 0.5-1촌 직자(直刺).
- **혈성(穴性)**: 건비화위(健脾和胃), 이기화습(理氣化濕), 화식소적(化食消積), 통경활락(通經活絡), 안신(安神). 중초(中焦)를 조화롭게 한다. 심장과 가슴을 이롭게 한다. 충맥(衝脈)의 기능까지 가지고 있다.

기경팔맥(奇經八脈)의 하나이므로 정경(正經)보다 더 많은 혈성(穴性)을 가지고 있다. 위(胃), 심장, 흉부의 병을 치료하는 것은 비경(脾經)의 혈성이 아닌 기경팔맥(奇經八脈)의 혈성이다. 호흡기, 소화기, 어린아이들의 병을 치료하는 중요한 혈이다.

역(逆)하면 토사곽란(위경련)을 일으키고, 실(實)하면 창자가 끊어지는 듯 아프며, 허하면 배에서 북 장구 소리가 난다.

- **주치(主治)**: 위완통(胃脘痛)(上中下脘), 식욕부진(食慾不振), 복통(腹痛), 설사(泄瀉), 심통(心痛), 조울증, 불면, 불안, 간질(癎疾), 월경부조(月經不調), 잔류태반(殘溜胎盤), 부인병, 안면 부종, 학질(瘧疾), 하리, 족저통, 두중.

무통분만에도 사용된다. 경골(京骨)쪽으로 투침해서 **신장투석(腎臟透析)**환자도 치료한다(신유(腎兪), 지실(志室) 태계(太谿) 금피내침(金皮內鍼)을 겸해서 3주 치료하면 된다). 경골(京骨)쪽으로 투침하면 비(脾) → 간(肝) → 신(腎) → 위(胃) → 담(膽) → 방광(膀胱)을 통과하므로 삼음(三陰) 삼양(三陽)의 병을 치료할 수 있다.

급할 때는 기경팔맥(奇經八脈)으로 치료하고 정경침으로 정리한다.

상구(商丘) SP 5

상(商, 오음(五音)의 상) 언덕(복사뼈). 경금혈(經金穴). 상(商)은 금(金)으로 금기(金氣)가 모이는 곳.

· **위치**: 안쪽 복사뼈 앞 아래쪽 오목한 곳.
· **자침(刺針)**: 0.2-0.3촌 직자(直刺), 또는 힘줄 밑으로 해계(解谿) 쪽으로 평자(平刺).
· **혈성(穴性)**: 건비화습(健脾化濕), 이근골(利筋骨), 안신(安神). 한열(寒熱)을 치료한다.
· **주치(主治)**: 나태, 졸음, 전신 권태, 고장(鼓腸), 설사, 변비, 식욕부진, 황달, 혀가 굳고 아플 때, 언어 장애, 기침, 불임, 치질, 산증(疝症), 족관절통, 족배통, 류마티스, 조울증, 지나친 생각, 악몽, 소아경풍(小兒驚風). 발 삐었을 때 치료하는 혈이다.

삼음교(三陰交) SP 6

삼음(三陰)의 교차. 간(肝),신(腎), 비(脾)가 함께 모인 곳.

· **위치**: 안쪽 복사뼈 중앙에서 3촌(寸) 상방.
· **자침(刺針)**: 1-1.5촌 직자(直刺) 또는 위쪽으로 사자(斜刺).
· **혈성(穴性)**: 보비토(補脾土), 건비화습(健脾化濕), 소간익신(疏肝益腎: 간의 사기(邪氣)를 흩어지게 하고 신장(腎臟)을 이롭게 한다), 자음생진(滋陰生津: 음을 자양하여 진액(津液)이 생기게 한다 - 오미(五味)를 생성해서 모든 장기에 보내준다), 행기활혈(行氣活血), 조혈실정궁(調血室精宮: 자궁과 고환을 조화롭게 한다 - 소변과 남녀 생식 기능을 높여준다), 안신(安神), 소하초(疏下焦), 통기체(通氣滯), 건비화위(健脾和胃), 익기섭혈(益氣攝血), 성뇌개규(醒腦開竅), 영신정지(寧神靜志).
· **주치(主治)**: 비위(脾胃) 허약, 사지 중압감, 고장(鼓腸), 설사, 식욕부진, 곽란(霍亂), 월경불순, 자궁출혈, 난산, 음경통, 유정(遺精), 임질, 고환염, 신장염, 소변불리(小便不利), 소아경풍(小兒驚風), 하지위비(下肢萎痹), 발바닥열, 습진, 불면증, 어지럼증, 이명, 고혈압, 어혈, 당뇨병.

부인병에 필수혈이고 당뇨에도 중요한 혈이다.
모든 어혈성 질환은 삼음교를 눌러보면 몹시 아프다. 삼음교(三陰交)와 혈해(血海)는 **어혈(瘀血)**을 가장 빨리 풀어준다. 손발목을 삐었을 때도 삼음교가 반드시 반응한다.
임산부는 조심: 합곡(合谷) 삼음교(三陰交) 복부(腹部)는 유산의 위험이 있다. 불륜의 씨앗은 잘 유산되지 않는다.

· **피부소양증**: 삼음교(三陰交), 곡지(曲池), 혈해(血海). 기(氣)의 기본 양이 부족하거나 피가 밭을 때 소양증이 생긴다.
· **발기부전(勃起不全), 조루증(早漏症)**: 삼음교(三陰交), 관원(關元)(뜸이 좋다).
· **난산(難産)**: 삼음교(三陰交), 합곡(合谷), 태충(太衝), 견정(肩井).
자궁이 열려 머리가 보일 때 곤륜(崑崙)에 침을 놓으면 조금만 힘주어도 낳는다.
· **불면증(不眠症)**: 삼음교(三陰交), 신문(神門).

누곡(漏谷) SP 7

흘러내리는 계곡. 맥(脈)이 이 혈(穴)을 나옴이 마치 틈(곡(谷)으로 흘러나옴(누(漏))과 같다.

- **위치**: 음릉천(陰陵泉)과 안쪽 복사뼈 중앙에서 밑으로 0.5촌, 삼음교(三陰交) 3촌 위.
- **자침(刺針)**: 1-1.5촌 직자(直刺) 또는 사자(斜刺).
- **혈성(穴性)**: 건비화습(健脾化濕), 소변을 촉진시키고 종창을 없앤다. 계곡은 모아지고 흘러가야 한다.
- **주치(主治)**: 소변불리(小便不利), 부종, 복명, 고장(鼓腸), 설사, 하복통, 근육 소모, 각기병, 남녀 생식기병, 하지 냉증, 발목 부종, 하지마비.

지기(地機) SP 8

땅 중쇠. 극혈(郄穴).

- **위치**: 음릉천(陰陵泉) 아래 3촌(寸). 음릉천(陰陵泉) – 상구(商丘) 사이는 13촌.
- **자침(刺針)**: 1-1.5촌 직자(直刺) 또는 사자(斜刺).
- **혈성(穴性)**: 건비이습(健脾利濕), 조보간신(調補肝腎), 이혈고정(理血固精), 보기기혈(補氣氣血), 활혈화어(活血化瘀), 조포궁(調包宮: 자궁 기능을 원활하게 한다).
- **주치(主治)**: 복통, 설사, 식욕부진, 소변불리, 수종, 월경부조, 통경, 유정, 양위, 위산과다, 위십이지장 궤양, 하리, 요폐, 정액결핍, 자궁출혈, 당뇨병.

극혈(郄穴)이므로 비장경(脾臟經)의 급성 질환을 치료하고 생리통(生理痛), 생리불순(生理不純)에 중요한 혈이다. **당뇨병**에는 지기(地機), 승장(承漿), 삼음교(三陰交)를 병용하여 치료하며 삼음교(三陰交)는 뺄 수 있어도 지기(地機)는 뺄 수 없는 중요한 혈이다.

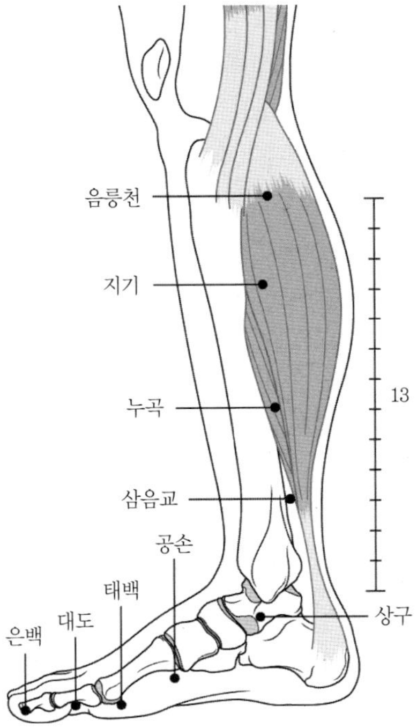

그림4-45.

음릉천(陰陵泉) SP 9

음(陰)의 계곡에서 솟아나는 샘. 합수혈(合水穴).

- **위치**: 경골 내측, 안쪽 관절융기 하연 오목한 곳.
- **자침(刺針)**: 1-1.5촌 직자(直刺).
- **혈성(穴性)**: 건비이습(健脾利濕), 조보간신(調補肝腎), 통리삼초(通利三焦), 운중초(運中焦), 화습체(化濕滯), 조방광(調膀胱), 거냉풍(祛冷風), 지사(止瀉), 이하초(利下焦), 물길을 연다.
- **주치(主治)**: 슬관절염, 소변불리, 실금, 수종, 복창, 설사,

곽란(霍亂), 장산통(腸疝痛), 황달, 슬통, 통경, 하복통, 식욕부진, 복막염, 요통, 하지 부종, 하지위비(下肢萎痺).

신경통에 중요한 혈이다. 무릎 신경통에는 슬안(膝眼), 슬관(膝關)보다 습(濕)을 다스리는 음릉천(陰陵泉)(水穴)이 좋다. 무릎 안쪽이 아프면 음릉천(陰陵泉), 바깥쪽이 아프면 양릉천(陽陵泉)을 치료한다. 음릉천(陰陵泉)을 사(瀉)해 주는 것으로 무릎의 모든 병을 치료할 수 있다. 소장경(小腸經)의 관원(關元)과 함께 치료한다.

학슬풍의 비방으로 유명한 강경의 할아버지는 남자에게는 암탉을, 여자에게는 수탉을 잡아오게 하여 내장을 빼고 장롱 깊숙이 겹겹이 감춰둔 밀가루를 귀지개 한 스푼만큼 넣고 무릎에 발라 사흘쯤 지나면 닭이 썩을 때 떼어내게 한다. 깊숙이 감춰 둔 밀가루가 비장(秘藏)의 처방이다.

방광염(膀胱炎): 음릉천(陰陵泉), 수분(水分), 족삼리(足三里), 삼음교(三陰交).
수종(水腫): 음릉천(陰陵泉), 수분(水分).

혈해(血海) SP 10

피의 바다. 비장(脾臟)의 혈(血)이 돌아와 모이는 바다.

· **위치**: 슬개골 내상연 위로 2촌.
· **자침(刺針)**: 1-1.5촌 직자(直刺) 또는 사자(斜刺).
· **혈성(穴性)**: 이혈조경(理血調經), 소경활락(疏經活絡), 거풍제습(祛風除濕), 조청혈(調淸血), 청열(淸熱), 선통하초(宣通下焦). 피부를 이롭게 한다. 혈(血)을 식혀주고, 월경을 조화롭게 한다.
· **주치(主治)**: 슬통증, 테니스 엘보(반대편), 허리 삐근, 정맥류(혈해(血海), 기문(期門), 삼음교(三陰交)), 월경부조, 무월경, 자궁출혈, 붕루, 경폐(經閉: 자궁질환으로 생리가 끊김), 두드러기, 습진, 대상포진, 음부 소양증, 살 속에 벌레가 기어다니는 것 같을 때.

혈(血)의 바다이므로 혈(血)을 주관하고 어혈(瘀血)을 치료한다.

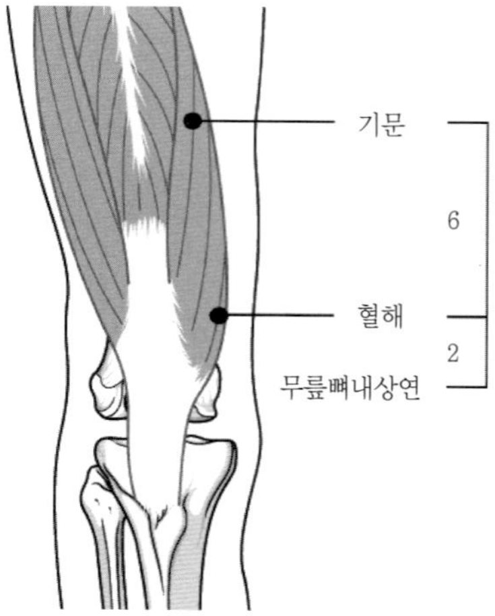

그림4-46.

기문(箕門) SP 11

키의 문. 비기(脾氣)가 나오는 문(門).

· **위치**: 충문(衝門)과 대퇴골 전하단 위쪽 중앙, 혈해(血海) 6촌 위.
· **자침(刺針)**: 0.5-1촌 직자(直刺) 또는 사자(斜刺).
· **혈성(穴性)**: 소변 조절, 거습청열(祛濕淸熱).
· **주치(主治)**: 대퇴신경통, 편마비, 난산, 임질, 요폐(尿閉), 야뇨

증, 유정, 음위, 고환염, 음낭 습진, 음부 소양증, 서혜부와 하복부 종창과 통증, **정맥류**(혈해(血海), 기문(箕門), 삼음교(三陰交), 음릉천(陰陵泉)).

충문(衝門) SP 12

충동하는 문. 일명 자궁(慈宮). 맥박이 뛰는 곳으로 비경(脾經)의 기(氣)가 복부에서 상충하는 것 같다. 간경(肝經), 비경(脾經), 음유맥(陰維脈)이 만나는 곳.

- **위치:** 복외선상(腹外線上)에서 치골결합 상연, 곡골(曲骨)에서 3.5치 외측.
- **자침(刺針):** 0.5-1촌 직자(直刺).
- **혈성(穴性):** 행기활혈(行氣活血), 지통(止痛), 거습청열(祛濕清熱), 소변 조절.
- **주치(主治):** 복수, 복통, 산증(疝症), 소변불리(小便不利), 곽란(癨亂), 하지위비(下肢萎痺), 간헐성 파행, 대퇴신경통, 고관절통, 살 빼는 혈(하복부, 하체), 콜레라 설사(뜸 10장). 복수(腹水)를 치료하는 명구혈(名灸穴).

부사(府舍) SP 13

집결하는 집. 간경(肝經), 비경(脾經), 음유맥(陰維脈)이 만나는 곳.

- **위치:** 복외선상(腹外線上)(정중선에서 4촌 외측)에서 대횡(橫)과 충문(衝門) 사이 충문에서 1/8(0.7촌 위).
- **자침(刺針):** 1-1.5촌 직자(直刺).
- **혈성(穴性):** 조기지통(調氣止痛).
- **주치(主治):** 복통(맹장염), 변비, 곽란(霍亂), 장산통, 장골하복신경통, 설사.

어깨통증이 소장(小腸), 폐(肺), 대장(大腸)으로 치료해도 안 될 때 부사혈(府舍穴)로 치료.

복결(腹結) SP 14

배의 집결. 복부의 기(氣)가 집결하는 곳.

- **위치:** 복외선상(腹外線上)에서 대횡(橫)과 충문(衝門) 사이 대횡에서 1/4(1.3촌 아래).
- **자침(刺針):** 1-1.5촌 직자(直刺).
- **혈성(穴性):** 하초(下焦)를 따뜻하게 하고 이롭게 한다. 역기(逆氣)를 끌어내린다.
- **주치(主治):** 변비, 하복통, 설사, 복막염, 장산통, 음위(陰痿), 설사, 장중첩증.

대횡(大橫) SP 15

대장(大腸). 모혈(募穴 - 유태우). 비경(脾經)과 음유맥(陰維脈)이 만나는 곳.

- **위치:** 배꼽 옆 4촌, 복직근 외연.
- **자침(刺鍼):** 0.5-1촌 직자(直刺).
- **혈성(穴性):** 조리장위(調理腸胃), 행기통부(行氣通腑), 건비(健脾), 이장(利腸).
- **주치(主治):** 변비, 하리, 하복통, 사지경련, 월경곤란, 복수, 복막염, 당뇨.

삼일체질에서 음실증(陰實症) 체질을 진단하는 곳. 양실증(陽實症)은 천추(天樞).

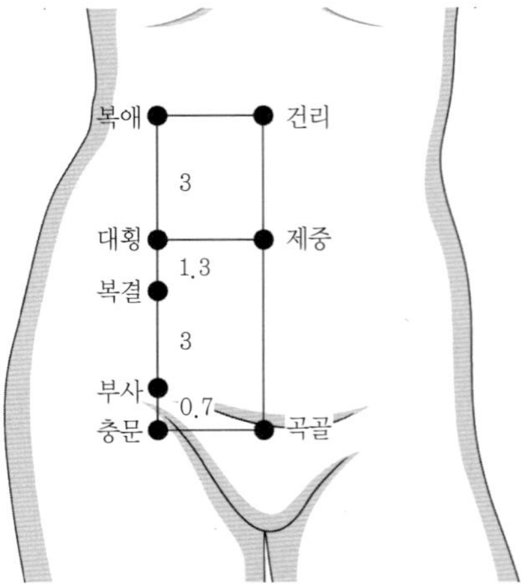

그림4-47.

복애(腹哀) SP 16

애(哀) = 비장(脾臟). 배의 애통하는 울음. 비경(脾經)과 음유맥(陰維脈)이 만나는 곳.

- **위치:** 기문(期門)과 대횡(大橫) 중앙, 대횡(大橫) 3촌 위.
- **자침(刺鍼):** 0.5-1촌 직자(直刺).
- **혈성(穴性):** 장(腸)을 조절한다.
- **주치(主治):** 복통, 변비, 하리, 당뇨, 위경련, 위가 차서 소화가 잘 안 되는 병, 장출혈, 복학.

이곳에서 두 줄기로 나뉘어 하나는 일월(日月), 기문(期門)을 지나 비(脾)에 속해서 위(胃)에 연결되고, 또 하나는 곧장 위로 올라가 식두(食竇)에 이른다.

식두(食竇) SP 17

음식의 도랑.

- **위치:** 흉외선상(胸外線上)(정중선에서 6촌 외측)에서 유근(乳根) 보다 0.5촌 높은 곳, 제5늑간강.
- **자침(刺鍼):** 0.5-1촌 늑간강을 따라 평(平)-사자(斜刺).
- **혈성(穴性):** 소적화체(消積化滯).
- **주치(主治):** 흉통, 폐렴, 늑간신경통, 유선염, 유방암, 복부 팽만, 기침, 트림, 식도나 횡격막 통증, 식사 직후 구토, 학질, 황달, 늑막염.

천계(天谿) SP 18

하늘 개울. 천(天)은 격막의 윗부분, 계(谿)는 작은 도랑.

- **위치:** 흉외선상(胸外線上)에서 유중(乳中) 보다 0.5촌 높은 곳, 제4늑간강.
- **자침(刺針):** 0.5-1촌 늑간강을 따라 평(平)-사자(斜刺).
- **혈성(穴性):** 기(氣)를 조절하고 끌어내린다. 유방을 이롭게 하고 젖 분비를 촉진시킨다.
- **주치(主治):** 해천(咳喘), 기관지염, 늑간신경통, 늑막염, 딸꾹질, 유방 농양, 젖 부족.

흉중만통(胸中滿痛), 후중작성(喉中作聲: 목구멍에서 내는 소리), 해역상기(咳逆上氣: 기침으로 숨이 헐떡임)에 유효하다.

흉향(胸鄕) SP 19

가슴 고을. 가슴을 지칭하는 고향(故鄕)과 같은 곳.

- **위치:** 흉외선상(胸外線上)에서 응창(膺窓)보다 0.5촌 높은 곳, 제3늑간강.
- **자침(刺針):** 0.5-1촌 늑간강을 따라 평(平)-사자(斜刺).
- **혈성(穴性):** 기를 조절하고 끌어내리며, 가슴을 풀어준다.
- **주치(主治):** 늑간신경통, 늑막염, 기침, 호흡곤란, 돌아누울 수 없을 때.

주영(周榮) SP 20

에워싸인 영양(榮養).

- **위치:** 흉외선상(胸外線上)에서 옥예(屋翳)보다 0.5촌 높은 곳, 제2늑간강.
- **자침(刺針):** 0.5-1촌 늑간강을 따라 평(平)-사자(斜刺).
- **혈성(穴性):** 기를 조절하고 끌어내리며, 가슴을 풀어준다.
- **주치(主治):** 해수, 흉통, 가슴이 답답할 때.

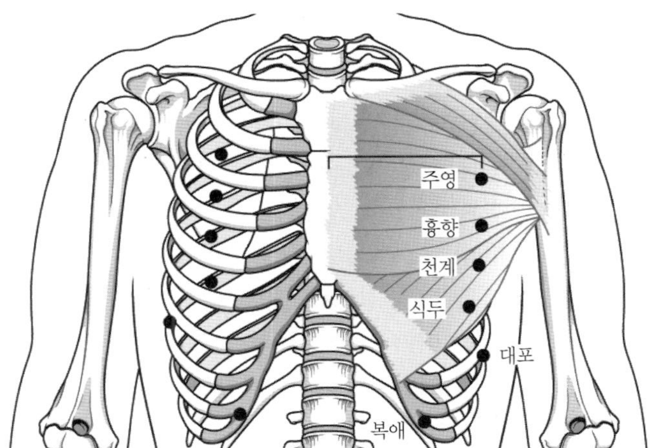

그림4-48.

대포(大包) SP 21

큰 보자기. 비(脾)의 대락(大絡).

· **위치**: 액와선상(腋窩線上)에서 극천(極泉)과 장문(章門)의 중앙, 제7늑간강.
· **자침(刺針)**: 0.5-1촌 늑간강을 따라 평(平)-사자(斜刺).
· **혈성(穴性)**: 관흉이기(寬胸理氣), 소경통락(疏經通絡), 속골강근(束骨强筋), 이협(利脇).
· **주치(主治)**: 늑간신경통, 흉통, 전신통, 늑막염, 천식, 사지무력, 전신 관절의 무력.
비(脾)는 음장기(陰臟器)이지만 대포(大包)를 통해서 음양(陰陽)을 통합하여 모든 장기에 기(氣)를 보낸다.

5. 수소음심경(手少陰心經)

◈ 심경(心經)의 기능

심경(心經)은 군주지관(君主之官)으로 모든 장기의 으뜸이다. 총 9혈(穴)이 있는데 예로부터 심경은 잘 다스리지 않는다. 혈액은 온 몸을 순환하므로 심장의 박동으로 몸의 질병 상태를 진단하는 것이 맥진(脈診)이다.

① 심(心)은 여름의 계절이다. 뜨거운 어머니 사랑의 열기는 심장의 박동을 느껴보지 않으면 모른다. 심장은 양(陽) 중에도 태양(太陽)이며 몸의 열을 대표한다. 여름이면 양이 심(心)에 통하므로 심장이 튼튼해진다.
② 남쪽의 열(熱)이 화(火)를 생기게 하며, 화(火)는 쓴맛의 생물을 자라게 하고 이 쓴맛이 심장을 기른다. 심장은 피를 기르고 피는 비장을 돕는다.

◈ 적응증

① 심장(心臟)의 모든 질환.
② 소장(小腸) 질환(심(心) 소장(小腸)은 음양(陰陽) 관계).
③ 혈액 순환 장애(동맥, 정맥), 백혈병.
④ 혈압 질환(고혈압 저혈압).
⑤ 정신 질환(위축감, 긴장감, 공포증).
⑥ 냉대하, 부인병: 모혈(募穴) 거궐(巨闕)은 생리통의 주치혈(主治穴)이다.
⑦ 출혈성 질환: 비출혈, 하혈, 장출혈. 삐비꽃을 다려 마시면 심장열로 인한 코피가 멈춘다.
⑧ 구규(九竅)(눈, 코, 입, 귀, 요도, 항문) 한출(汗出) 질환.
⑨ 여름철 질환: 더위병, 냉병.
더위병: 복부팽만, 소화불량, 권태를 일으킨다. 익모초를 찧어 아침 이슬을 맞힌 다음 마시면 끝이다.
⑩ 류마티스, 관절염, 알레르기.
⑪ 타박상(어혈): 먼저 냉찜질로 출혈을 멈추게 하고 온찜질로 풀어준다.
⑫ 소화불량, 창증(脹症).
⑬ 양기부족

심실(心實): 배꼽 양쪽 2촌 자리 천추(天樞)에 강한 압통이 있고, 거궐(巨闕)(모(募)), 심유(心兪)(T5-T6)가 아프다. 잘 웃고, 목이 마르고, 입안이 쓰고, 눈알이 노랗고, 옆구리가 아프고, 호흡이 곤란하다. 변비(원혈(原穴)인 신문(神門)에 뜸을 뜬다), 복만, 사지 무거움, 상기, 상충, 동맥경화, 두통, 고혈압, 판막 장애.

심허(心虛): 가슴이 두근거리고, 즐겁지 않고, 말을 더듬고, 불안하고 초조하다.

뇌성마비: 심장을 다스리면 말을 잘하게 되고 몸도 비틀지 않는다.

수지침 G 기맥에서 호구(虎口), 풍관(風關), 기관(氣關), 명관(命關)은 어린아이에 중요한 혈이다(풍관(風關) - 첫째 마디, 기관(氣關) - 가운데 마디, 명관(命關) - 끝마디 앞 가쪽 가장자리). 열병이 있을 때 호구와 명관 사이에 파란 줄이 나타난다.

풍관(風關)을 넘으면 38-39도의 고열이 있고, 기관(氣關)을 넘으면 의식을 잃는다. 명관(命關)을 넘으면 손가락을 잘라도 피가 나오지 않으며 100% 죽는다. 풍관(風關) 정도에 있을 때는 잘 다스려 진다. 파란 줄의 시작과 끝을 사혈(瀉血)한다. 검은 피가 나온다.

정경침(正經鍼)에서는 십정혈(十井穴)의 대표혈인 소택(少澤)에서 사혈(瀉血)한다.

고혈압의 위기는 소상(少商)과 소택(少澤)을 사혈하고 족삼리(足三里)에 뜸을 뜬다.

심장(心腸)과 신장(腎臟)은 다 같이 소음(少陰)이므로 신장으로 심장을 치료할 수도 있고 심장으로 신장을 치료할 수도 있다.

간(肝)은 군주가 되는 심장(心臟)의 간엽지관(諫葉之官)으로 군주의 역할을 제대로 하도록 간언(諫言)해 주는 장기이다. 또 모자(母子)관계이기도 하다. 따라서 심장병을 간에서 치료한다.

◈ 순행노선(循行路線)

비경(脾經)의 지맥(支脈)이 위(胃)에서 심장(心臟)에 이르는 곳에서 시작한다. 심장을 둘러싸고 있는 혈관계로부터 나와 횡격막(橫膈膜)을 뚫고 내려가 하완(下脘) 부위에서 소장(小腸)과 연결된다.

한 지맥은 심장에서 갈라져 나와 식도 옆을 타고 올라가 얼굴을 지나 눈 주위의 조직과 연결된다.

또 한 지맥은 심장에서 직접 폐(肺)를 지나 겨드랑이의 극천(極泉)으로 나와서 팔의 안쪽에서 폐경(肺經)과 심포경(心包經)의 안쪽으로 주행하여 청령(青靈)을 거쳐 팔꿈치의 소해(少海)에 이른다. 여기

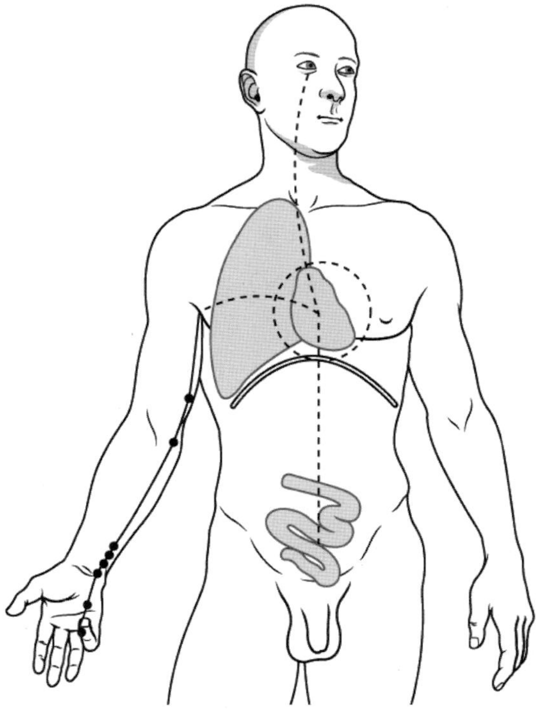

그림4-49.

에서 팔뚝 안쪽으로 영도(靈道), 통리(通里), 음극(陰郄), 신문(神門)을 지나서 손바닥과 새끼손가락 요측(撓側)을 따라 내려가 새끼손톱 요측 밑 소충(少衝)에서 끝난다. 낙혈(絡穴)은 통리(通里).

극천(極泉) HE 1

겨드랑이 끝에 있는 샘.

- **위치:** 겨드랑이 한 중간. 밀가루를 바르면 이곳만 마르지 않는다.
- **자침(刺針):** 0.5-1촌 직자.
- **혈성(穴性):** 소경활혈(疏經活血), 청폐이인(淸肺利咽), 영심안신(寧心安神).
- **주치(主治):** 견관절주위염, 암내, 황달, 번갈(煩渴).

취한증(osmidrosis)을 치료하는 혈: 삼릉침(三陵鍼)으로 떠서 부황을 붙인다. 3-5번이면 낫는다. 단방약으로는 한방에서 파는 파두(아주까리)를 우렁이가 목을 뺄 때 넣으면 목을 쑥 움츠리고 죽는다. 상해서 물이 흐르면 그 물을 극천(極泉)자리에 바른다.

많이 쓰는 혈이 아니다. 대신 수지침의 호구(虎口) 또는 간경(肝經)을 치료한다.

청령(靑靈) HE 2

푸른 영험.

- **위치:** 극천(極泉)과 소해(少海) 사이 소해에서 1/3, 안쪽 팔꿈치 주름 끝에서 3촌 위.
- **자침(刺針):** 0.5-1촌 위 또는 아래로 사자(斜刺).
- **혈성(穴性):** 활락지통(活絡止痛).
- **주치(主治):** 두통, 팔을 들어올릴 수 없을 때, 어깨관절염, 견비통, 겨드랑이 통증, 옆구리 통증, 나력(瘰癧), 황달, 늑간신경통, 신경성 심계항진.

영(靈)자가 붙은 혈은 중요한 혈로 심장(心臟)과 관계가 있다. 상완동맥(上脘動脈)위에 있으므로 금침혈(禁針穴)로 취급되어 왔다.

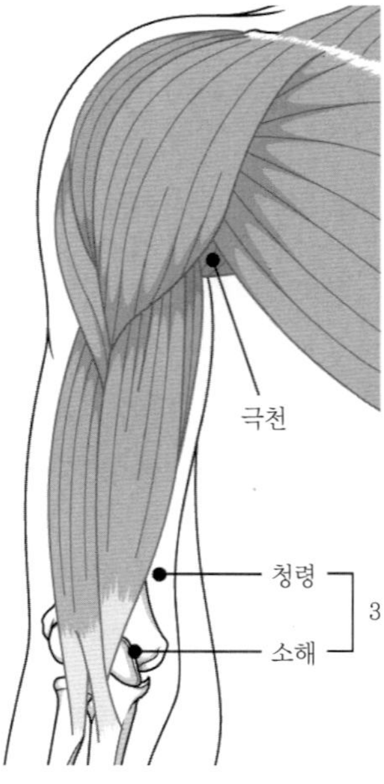

그림4-50.

소해(少海) HE 3

수소음(手少陰)의 바다. 합수혈(合水穴).

- **위치:** 팔을 구부리고 주횡문 내측단과 상완골 내상과연선의 중심처.

· **자침(刺針)**: 0.5-1.5촌 위나 아래로 또는 곡지(曲池)쪽으로 사자(斜刺).
· **혈성(穴性)**: 청심안신(清心安神), 소경통락(疏經通絡), 이설계폐(利舌啓閉: 혀가 굳어져 말이 안나오면 소해(少海) 침으로 말문이 열린다. 설근과 함께 침을 놓으면 좋다), 화담청열(化痰清熱), 팔을 이롭게 한다. 소심기(疎心氣), 영신지(寧神志).
· **주치(主治)**: 심통, 주비통, 팔꿉관절 종통(腫痛), 목을 돌릴 수 없을 때, 풍비(風痹), 몸이 굳어감, 수전증(手顫症), 나력(瘰癧), 겨드랑이 협통, 전광(癲狂), 목적(目赤), 목현(目眩), 구토, 잇몸 질환, 사지무력, 축농증, 협심증, 두통, 비만증.

고혈압, 심장 질환에 많이 쓴다.
6합혈(合穴)이 팔꿉에 있다(척택(尺澤), 곡택(曲澤), 소해(少海), 천정(天井), 소해(小海), 곡지(曲池)).
미친 사람은 소해(少海) 자리를 꼭 잡고 가면 얌전히 갈 수 있다. 수지침 G5 - 미친 여자가 잠이 들었다.

영도(靈道) HE 4

영(靈)의 길. 영(靈: 심장(心臟))이 통하는 길. 경금혈(經金穴).

· **위치**: 신문(神門) 소해(少海) 사이 신문에서 1/8, 1.5촌 상방.
· **자침(刺針)**: 0.3-0.5촌 직자(直刺), 또는 0.5-1촌 위나 아래로 사자(斜刺). (금침혈(禁針穴)).
· **혈성(穴性)**: 청심안신(清心安神), 목소리를 이롭게 한다. 근육을 이완시킨다.
· **주치(主治)**: 심통(心痛), 공포, 갑자기 말이 안 나옴, 헛구역질, 목구멍 농양, 인후통, 목적종통(目赤腫痛), 뼈와 골수가 찰 때, 팔꿉과 팔의 수축, 손가락 종통(腫痛), 수관절통, 불면.

통리(通里) HE 5

표리(表裏) 양쪽 경(經)을 통하게 한다. 심장의 낙혈(絡穴).

· **위치**: 음극(陰隙) 0.5촌 위. 신문(神門) 소해(少海) 사이 신문에서 1촌 상방.
· **자침(刺針)**: 0.3-0.5촌 직자(直刺), 또는 0.5-1촌 위나 아래로 사자(斜刺).
· **혈성(穴性)**: 영심안신(寧心安神), 소경통락(疏經通絡), 행기활혈(行氣活血), 활락지통(活絡止痛), 이설(利舌), 식풍화관(熄風化關), 이규(利竅). 심장 리듬을 조절한다.
· **주치(主治)**: 수관절통, 팔꿉과 팔의 통증, 사지마비, 두통, 심계항진, 히스테리, 전광(癲狂), 자궁출혈, 편도선염. 심장병에 특효혈.

실(實)하면 옆구리가 아프고, 허(虛)하면 언어 불능 - 혀가 굳어 말이 안나오는 병을 치료.
음극(陰郄)과 함께 치료하면 눈도 밝아진다.

음극(陰郄) HE 6

음(陰)(소음(少陰))의 틈새. 심장의 극혈(郄穴).

- **위치:** 신문(神門)위 0.5촌.
- **자침(刺針):** 0.3-0.5촌 직자(直刺), 또는 0.5-1촌 위나 아래로 사자(斜刺).
- **혈성(穴性):** 영심안신(寧心安神), 통양행기(通陽行氣), 조화기혈(調和氣血), 익음고표(益陰固表: 피부를 딱딱하게 한다), 청심화(淸心火), 안신지(安神志). 급성 상태를 완화한다. 허열(虛熱)을 맑게 하고 밤땀을 없앤다.
- **주치(主治):** 심통, 경계(驚悸), 도한(盜汗: 활동할 때는 괜찮고 잠만 들면 땀으로 이불을 적신다. cf. 허한(虛汗)은 몸이 허약해서 땀이 나는 것. 음식을 먹을 때 땀이 나는 것은 정상이다. **다한증(多汗症)**은 비허(脾虛) 증상이므로 비정격(脾正格)을 쓴다. 수지침 비정방(脾正方)이 훨씬 효과가 좋다), 심계항진, 언어장애, 두통, 어지럼증, 상지신경 경련, 코피, 토혈, 폭음(暴瘖: 미친 사람의 고함소리), 간질(癎疾), 심통이 있는 곽란(霍亂), 협심증.

손바닥이 뜨거운 것: **폐열(肺熱)**
발바닥이 뜨거운 것: **신열(腎熱)**
발등이 뜨거운 것: **담열(膽熱)**

신문(神門) HE 7

신기(神氣)의 출입처. 신(神)은 심장(心臟). 원혈(原穴), 유토혈(兪土穴).

- **위치:** 척골두 횡문에서 힘줄 외측(엄지쪽): 중국. 힘줄 내측에 뜸을 뜨면 변비에 설사 효과가 훨씬 좋다.
- **자침(刺針):** 0.3-0.5촌 직자(直刺), 또는 0.5-0.8촌 위나 아래로 또는 안쪽으로 사자(斜刺).
- **혈성(穴性):** 조리기혈(調理氣血), 활담개규(豁痰開竅: 가래를 없애고 막힌 기능을 원활하게 한다), 소경통락(疏經通絡), 영심안신(寧心安神), 조기혈(調氣血), 심장의 기를 모아두고 심장 기의 허실을 알 수 있다.
- **주치(主治):** 실면건망(失眠健忘), 심통(心痛: 음극(陰隙)만으로도 치료된다), 협심증, 경계(驚悸), 심번(心煩: 가슴에 불을 담은 것 같다 - 신문(神門)보다 간열(肝熱)과 같이 간에서 치료하는 것이 더 좋다), 조울증, 중추신경계의 진정, 히

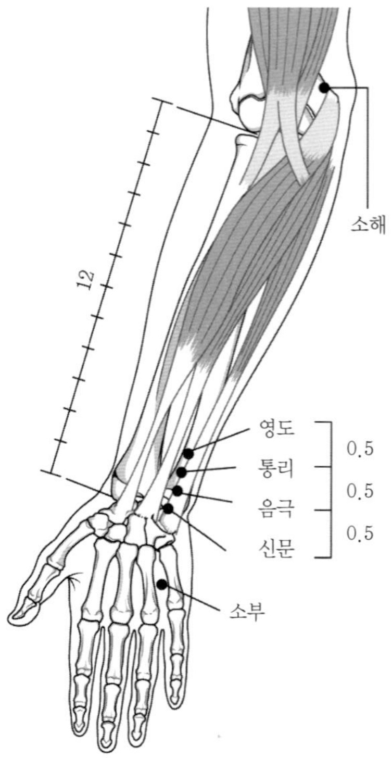

그림4-51.

스테리, 간질(癎疾), 학질, 폭음(暴瘖), 언어장애, 목구멍이 아프고 막힐 때, 토혈(吐血), 각혈(咯血), 황달, 옆구리 통증, 수장열(手掌熱), 소지마비, 호흡곤란, 오한(惡寒), 야뇨증, 유뇨, 변비.

실면(失眠): 신문(神門), 태계(太谿), 내관(內關).
치매(癡呆): 신문(神門), 중충(中衝), 구미(鳩尾), 백회(百會), 후계(後谿).
후계(後谿)에 침을 놓을 때는 손등을 위로 가게하고 취혈한다. 합곡(合谷)까지 투침(透鍼)할 수 있다.

소부(少府) HE 8

작은 도시. 영화혈(榮火穴).

- **위치:** 손바닥에서 제4,5중수골 사이 중앙. 손가락을 굽혀 제4,5손가락 끝의 사이.
- **자침(刺針):** 0.5촌 직자(直刺).
- **혈성(穴性):** 영심안신(寧心安神), 활락지통(活絡止痛), 심장의 기(氣)를 조절한다. 심장과 소장의 열(熱)을 맑게 한다. 심장성 간헐열(間歇熱)을 치료한다.
- **주치(主治):** 심장 질환, 심계항진, 경계(驚悸), 번만(煩懣), 흉통(胸痛), 간질(癎疾), 히스테리, 음통, 음부소양증, 유뇨(遺尿), 간헐열, 학질, 오한(惡寒), 혀 굳음, 열병, 수장열(手掌熱), 수거불신, 어깨 경련, 관절염, 류마티스.

소충(少衝) HE 9

작은 요충(要衝). 수소음(手少陰) 맥기(脈氣)가 솟구쳐 나오는 곳. 정목혈(井木穴).

- **위치:** 새끼손가락 손톱 모지측 모서리 2 mm 상방.
- **자침(刺針):** 0.1-0.2촌 직자(直刺) 또는 위쪽으로 사자(斜刺). 사혈(瀉血).
- **혈성(穴性):** 청열정지(清熱定志), 영심안신(寧心安神), 성뇌개규(醒腦開竅), 설열구역(泄熱求逆: 합혈(合穴)과 같은 역할을 한다), 개심규(開心竅), 청신지(清神志), 소궐역(疏厥逆) 설사열(泄邪熱).
- **주치(主治):** 인사불성, 인두통, 흉통, 협심증, 심계(心悸), 기사회생, 전광(癲狂), 열병, 토기(吐氣), 건갈(乾葛), 희노불상(喜怒不相).

소충(少衝)보다 소택(少澤)을 더 많이 쓴다.

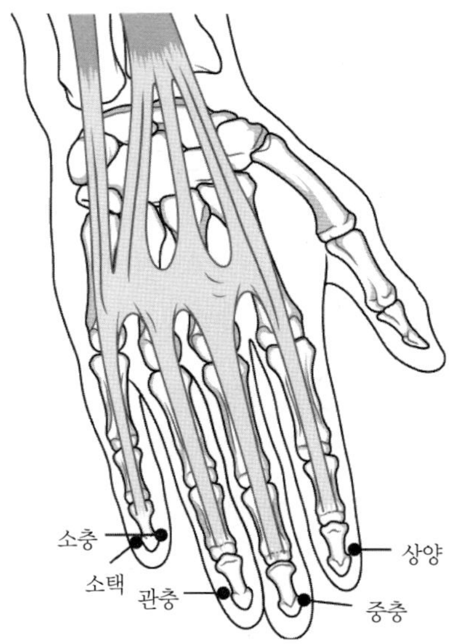

그림4-52.

6. 수태양소장경(手太陽小腸經)

◈ 소장경(小腸經)의 기능

① 소장(小腸)은 물질을 바꾸어 청탁(淸濁)을 구별하는 일을 하고 수성지관(受盛之官)으로서 모든 것을 받아서 이것을 번성시켜 각 장기로 보내고 찌꺼기는 대장(大腸)과 방광(膀胱)으로 보낸다. 즉 원기(元氣)를 번성시켜 온몸으로 보내는 변전소와 같은 역할을 하는 곳이 소장(小腸)이다. 번성하지 못하면 왜소해지고 중추신경부터 영향을 받아 누워 있어도 아프다.

② 위(胃), 폐(肺)가 만들어낸 원기(元氣)를 소장(小腸)에서 번성시켜 돌리기 때문에 소장(小腸)이 약하면 먹어도 먹은 것 같지 않고 힘이 없다.

입에서 항문까지 10(서양인) - 12미터(한국인)이다.

소장열(小腸熱)이 있으면 광대뼈에 홍조를 띄고, 연골이 손상을 받으므로 관절염, 류마티스가 많다. 위 십이지장 궤양이 없이 속이 쓰린 것도 소장열(小腸熱) 때문이다. 속이 쓰릴 때 등뒤의 지양(至陽)(T7-T8)이 몹시 아픈 것으로 진단한다. 지양(至陽)에 침을 놓으면 속쓰림이 멎고 광대뼈의 홍조도 없어진다.

악성 종양은 열이 뭉친 것이기 때문에 소장경의 양로(養老)에 침을 놓아 대장경(大腸經)을 돕는다.

◇ 중요 증상

척추 과민, 관절염, 류마티스, 상습성 두통(열→척추→뇌 때문), 단백뇨, 권료(顴髎)혈의 붉어짐, 소장통, 소화불량, 언어장애, 불안, 초조, 꿈(소장실(小腸實)→심허(心虛)때문), 야뇨증, 유정(소장열), 속이 차고 어혈, 저혈압, 동상(심허), 난시, 난청, 이명, 요추통, 하지무력, 마비, 뒷목 뻣뻣하고 우측 견갑통, 속쓰림.

난시(亂視): 통계적으로 78%가 비허(脾虛) 신실(腎實)이다.

비허(脾虛)→위실(胃實), 신실(腎實)→심허(心虛), 소장실(小腸實)→심허(心虛).

양백(陽白), 동자료(瞳子髎), 정명(睛明), 승읍(承泣), 구후(球後: 기혈(奇穴)로서 안와 하연 외 삼분의 일 지점에 내측으로 1.6-2치. 사침한다) + 비정격(脾正格) + 신승격(腎勝格)으로 치료한다. 40일 정도 치료하면 시력을 0.6정도까지 올릴 수 있다. 안경을 끼지 않고 침으로 도와주면 스스로 보려고 하는 노력 때문에 효과가 더 빠르다.

난청(難聽) 이명(耳鳴): 소장경(小腸經)이 귓바퀴를 돌아간다(담(膽), 소장(小腸), 삼초경(三焦經)). 귀와 관계되는 장기는 신장(腎臟) - 이명(耳鳴)은 거의 신허(腎虛)(기탈(氣脫))에서 온다. 그러므로 청궁(聽宮)과 함께 신경의 태계(太谿)에 침을 놓는다.

요추통, 하지 무력, **소아마비**는 소장유(小腸兪)가 손도 못 대게 아프다. 소아마비는 신주(身柱), 지양(至陽), 요양관, 소장유(小腸兪)를 피부침으로 치료한다. 마비 질환은 강자극을 하지 않고 피부침으로 치료한다.

뒷목이 빳빳하고 우측 견갑통이 있는 것은 소장실(小腸實)로 좌음(左陰) 우양(右陽), 즉 좌심(左心) 우소장(右小腸)이기 때문이다.

◈ 적응증

① 소장 질환, 심장 질환.
② 식욕부진(특히 여름철), 하복부 질환.
③ 임맥(任脈)의 병, 독맥(督脈)의 병: 소장의 모혈(募穴)인 관원(關元)은 동시에 임독맥(任督脈)의 모혈(募穴)이다.
④ 불임, 부인병, 자궁 질환: 관원(關元).
⑤ 류마티스, 알레르기(소화기 알레르기)-음식을 먹고 두드러기 없이 가렵다. 두드러기는 간.
⑥ 신장(腎臟) 폐(肺)의 질환: 신실(腎實) → 수극화(水剋火) → 심허(心虛), 소장실(小腸實) → 화극금(火剋金).
⑦ 오관(이목구비설(耳目口鼻舌), 구규(九竅)의 출혈, 이명증(耳鳴症)(혈허이명).
⑧ 하지의 질환.
⑨ 척추의 병, 관절의 병: 소장의 모혈(募穴)인 관원(關元)으로 치료. 척추 질환 일체, 관절 질환 일체는 반드시 소장경(小腸經)을 놓아주어야 한다.

척추만곡: H2(보(補), 허리를 직접 펴준다), I38(사(瀉)). H7을 겸하면 도움이 된다.

⑩ 좌골신경통, 디스크: 환도(環跳), 소장유(小腸兪) - 2치 이상 엉덩이에서 앞으로 나올 정도로 깊이 찌른다. 소장유(小腸兪)는 반드시 치료하고 소장유(小腸兪)에 침을 놓으면 재발이 없다.
⑪ 혈허(血虛)로 인한 모든 병
⑫ 음허화동(陰虛火動): 폐결핵.
⑬ 편도선염(扁桃腺炎).
⑭ 건선(乾癬).
⑮ 속쓰림.

소장열(小腸熱)에 의한 관절염이 있으면 소장의 원혈(原穴)인 완골(腕骨)을 누르면 아프고 완골(腕骨)에 침을 놓아 치료한다. 수지침으로는 소장승방(小腸勝方) I38. H2, H7, E38에 기본방 A4,(A8), A12, A16.

혈(穴)은 수태양(手太陽)이므로 손끝에서 시작하여 몸 안으로 들어온다(손의 양경(陽經): 손끝 → 몸 안, 손의 음경(陰經): 몸안 → 손끝, 발은 반대로 양경(陽經)은 몸 안에서 발끝으로, 음경(陰經)은 발끝에서 몸 안으로).

◈ 순행노선(循行路線)

새끼손톱 척측 밑 소택(少澤)에서 시작한다. 손바닥 척측(尺側)의 전곡(前谷), 후계(後谿)를 거쳐 손목의 완골(腕骨), 양곡(陽谷)으로 들어간다. 척골(尺骨) 소두(小頭) 위의 양로(養老)를 거쳐 척골 하변을 따라 지정(支正)을 통과한 후 팔꿈치의 주두(肘頭)와 위팔뼈 가쪽 위관절융기 사이의 소해(小海)로 들어간다. 위팔 뒤쪽을 따라 올라가서 비노(臂臑)에서 대장경(大腸經)과 교차하고 노유(臑兪)에서 어깨관절 뒤로 올라가 지그재그로 천종(天宗), 병풍(秉風)을 거쳐 견갑골극의 내측에 있는 곡원(曲垣)으로 들어간다. 여기에서 견외유(肩外兪)와 견중유(肩中兪)를 거쳐 부분(附分)과 대저(大杼)에서 방광경(膀胱經)과 교차한 후 제7경추 극돌기 하단의 대추(大椎)로 들어간다. 여기에서 쇄골상와(鎖骨上窩)의 위경(胃經) 결분(缺盆)으로 내려가 전중혈(膻中穴) 부위에서 심장(心臟)과 연결된 후 횡격막(橫膈膜)을 뚫고 내려가 상완(上脘)과 중완(中脘)에서 임맥(任脈)과 교회(交會)한 후 소장(小腸)으로 들어간다.

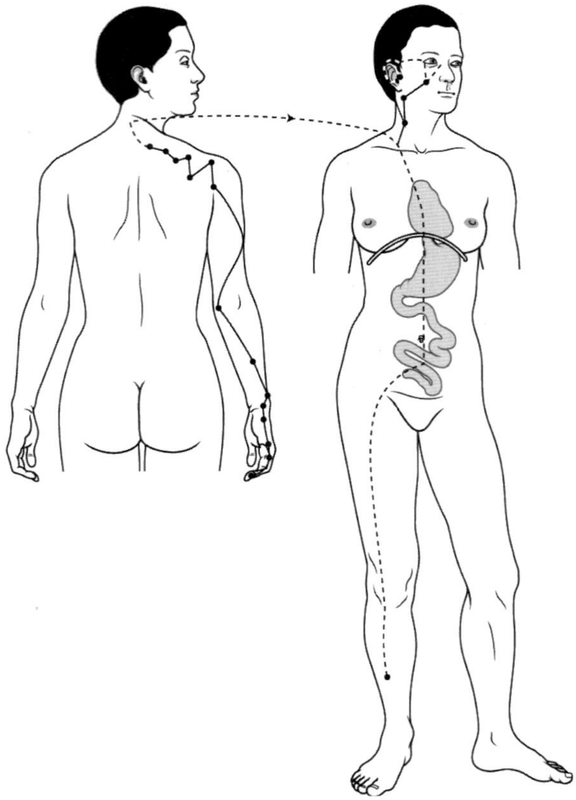

그림4-53.

한 지맥은 쇄골상와(鎖骨上窩)의 결분(缺盆)에서 목의 천창(天窓)과 천용(天容)을 돌아서 볼의 권료혈(顴髎穴)을 지나 외안각(外眼角)으로 올라가 동자료(瞳子髎)에서 담경(膽經)과 교회(交會)한 다음, 뒤로 가서 귀 뒤의 두규음(頭竅陰)에서 담경(膽經)과 교회하고, 각손(角孫)과 화료(和髎)에서 삼초경(三焦經)과 교회한 다음 청궁(聽宮)에서 귀로 들어간다.

또 한 지맥은 위 지류에서 빰의 권료혈(顴髎穴)으로부터 갈라져 나와 코 옆을 따라 내안각(內眼角)의 정명(睛明)에서 방광경(膀胱經)과 교회한다.

소장(小腸)의 하합혈(下合穴)은 하거허(下巨虛)이다.

소택(少澤) SI 1

작은 늪. 정금혈(井金穴).

- **위치:** 새끼손가락 손톱 내측각 0.1촌.
- **자침(刺針):** 0.1-0.2촌 직자(直刺) 또는 위쪽으로 사자(斜刺). 사혈(瀉血).
- **혈성(穴性):** 청심개규(淸心開竅: 심장을 맑게 하고 막힌 곳을 뚫어준다), 설열이인(泄熱利咽: 열을 없애고 인후를 이롭게 한다 - 인후염 편도선염 때 사혈(瀉血). 수지침에서는 J1(용천) 사혈: 수지침의 기능이 아니고 정경침의 기능이다), 활락통유(活絡通乳: 산후에 젖이 부족할 때 침을 놓는다. 이때는

사혈(瀉血)이 아니다). 청심화(清心火), 산울풍열(散鬱風熱), 통유즙(通乳汁), 의식을 돌아오게 한다.

- **주치(主治)**: 인사불성, 협심증, 심장교착통, 고혈압의 응급처치(응급처치 후에는 7~9번 훈증하여 만든 감잎차를 상복하면 낫는다. 특수한 비타민 C의 효과이다)(사혈(瀉血): 피가 계속 나오지만 두려워하지 말고 나오지 않을 때까지 짠다), 옆구리 통증, 전광(癲狂), 오한(惡寒), 열병(熱病), 학질, 두통(頭痛), 뇌충혈, 두중증, 현훈(眩暈), 목적(目赤), 비출혈(鼻出血), 난청(難聽), 이명(耳鳴), 혀 굳음, 구내염, 인후종통(咽喉腫痛), 편도선염, 유종(乳腫), 젖 부족, 항강(項强), 어깨 팔의 통증, 새끼손가락 질환, 수전증, 소아 복학.

십정혈(十井穴)의 대표혈(소상(少商) 소택(少澤)) 가운데 하나. 기(氣)를 생성하고 응급처치(應急處置) 기사회생(起死回生)의 혈이다.

전곡(前谷) SI 2

앞 계곡. 영수혈(榮水穴).

- **위치**: 중수지절관절 아래쪽 움푹한 곳.
- **자침(刺針)**: 0.2-0.3촌 아래쪽으로 사자(斜刺), 또는 0.5촌 손바닥쪽으로 직(直)-사자(斜刺).
- **혈성(穴性)**: 풍열(風熱)을 맑게하고 종창을 줄인다. 청목이인(清目利咽), 활락지통(活絡止痛).

영혈(榮穴)이므로 변압기 역할을 하고 간헐열(間歇熱)을 치료한다.

- **주치(主治)**: 두통, 척골신경마비, 간헐열, 해역(咳逆), 편도선염, 콧구멍 막힘, 이하선염, 경부종통(頸部腫痛) 인후종통(咽喉腫痛), 눈병, 비출혈(鼻出血), 이명(耳鳴), 각혈(咯血), 학질(瘧疾), 간질(癎疾), 젖 부족, 목, 어깨, 팔의 통증, 수장열(手掌熱).

후계(後谿) SI 3

뒤 개울. 유목혈(兪木穴), 팔맥교회혈(八脈交會穴)(독맥(督脈).

- **위치**: 제5중수지절관절 손등쪽 움푹한 곳. 또는 손을 쥐었을 때 손바닥 주름 끝(한국) -중국 후계와 약 7푼쯤 차이가 난다.
- **자침(刺針)**: 삼간(三間) 쪽으로 0.5-2촌 직자(直刺).
- **혈성(穴性)**: 소풍청열(疏風清熱)-학질 치료, 통경활락(通經活絡), 서경활락(舒經活絡), 서근지통(舒筋止痛: 근육통을 치료), 총이개규(聰耳開竅: 귀의 기능을 원활하게 함), 활락지통(活絡止痛), 영심안신(寧心安神)-간질(癎疾) 치료. 청신지(清神志), 거리열(祛裏熱), 서근맥(舒筋脈), 통독맥(通督脈), 뒤통수, 목, 등을 이롭게 한다. 독맥(督脈)을 조절한다.
- **주치(主治)**: 두항강통, 목이 안 돌아갈 때, 학질, 요배통, 손가락 팔목 어깨 통증, 전광(癲狂), 눈 붉어짐, 난청(難聽), 이명(耳鳴), 도한(盜汗), 고열, 황달, 두통, 유행성 감기, 체중절통(體重節痛), 간질, 조울증,

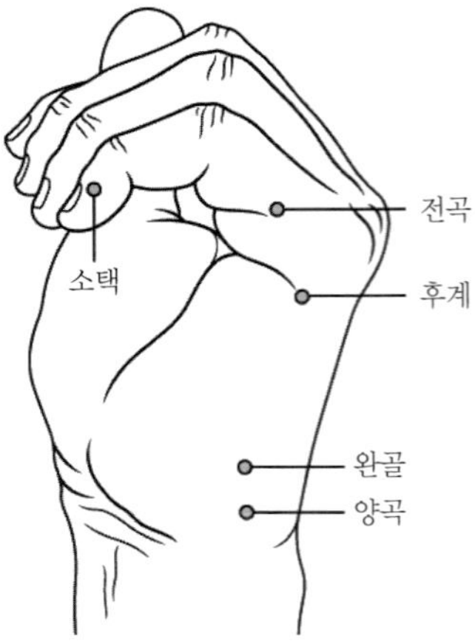

그림4-54.

눈병, 안면통, 비출혈(鼻出血), 치통(齒痛), 수전증, 진두증(震頭症: 머리를 흔드는 증상), 폐렴.

기경팔맥(奇經八脈)의 독맥(督脈)을 대표하는 혈(穴). 그러므로 독맥의 모든 병을 치료하는데 쓰인다. 기경팔맥이라면 후계(後谿), 열결(列缺), 내관(內關), 외관(外關), 신맥(申脈), 조해(照海), 공손(公孫) 임읍(臨泣) 8혈을 모두 치료해야 한다.

완골(腕骨) SI 4

손목 뼈. 원혈(原穴).

- **위치**: 제5중수골과 완두골(豌豆骨) 사이 움푹한 곳.
- **자침(刺針)**: 0.3-0.5촌 직자(直刺). 양계(陽谿)쪽으로 취혈한다.
- **혈성(穴性)**: 소풍청열(疏風淸熱 - 감기 치료), 안신정경(安神定驚: 놀램을 진정시킴), 청간이담(淸肝利膽), 활락지통(活絡止痛), 거풍사(祛風邪), 청습열(淸濕熱), 습열(濕熱)을 맑게 하고 황달을 치료한다.
- **주치(主治)**: 황달, 학질, 두항강통(頭項强痛), 지단통(指端痛), 목예(目翳: 눈이 덮여 들어감), 손가락 손목 팔 굴신불능(屈伸不能), 수관절통, 이명(耳鳴), 두통, 안면통, 인후종통(咽喉腫痛), 어깨 통증, 구토, 담낭염, 슬관절통, 팔목을 못 쓸 때(완골(腕骨)에서 안쪽으로 투침(透鍼)하고 온열침법(溫熱鍼法) 세 번으로 처녀를 시집가게 함), 척골신경마비.

양곡(陽谷) SI 5

양(陽) 계곡. 경화혈(經火穴).

- **위치**: 자뼈 붓돌기 아래 움푹한 곳.
- **자침(刺針)**: 0.3-0.5촌 직자(直刺). 양계(陽谿)까지 투침이 가능하다. 소장의 원기를 다스린다.
- **혈성(穴性)**: 열을 맑게하고 종창을 줄인다. 영심안신(寧心安神).
- **주치(主治)**: 수관절통, 손 팔목 팔 어깨 통증, 구금불개(口禁不開), 치은염, 척골신경마비, 구내염(삼초승격(三焦勝格)), 어지럼증, 난청(難聽), 이명(耳鳴), 정신병, 간질, 눈병, 척추병, 심장 쇠약, 소장 통증, 치통(痔痛).

양로(養老) SI 6

노인을 봉양함. 극혈(郄穴). 늙은이 보살피듯 하는 혈.

· **위치**: 손등쪽 자뼈머리 위 자뼈와 노뼈 사이 움푹한 곳.
· **자침(刺針)**: 0.5-1촌 위나 아래쪽으로 사자(斜刺) 또는 평(平)-사자(斜刺).
· **혈성(穴性)**: 활락지통(活絡止痛), 어깨와 팔을 이롭게 한다. 눈을 이롭게 한다. 급성 상태를 완화시킨다.
· **주치(主治)**: 상완신경통, 시력감퇴, 견배운동신경 경련, 정옹(疔癰).

정옹(疔癰)(근이 박인 종기)에 특효혈이며 수삼리(手三里)와 합곡(合谷)을 같이 사용하면 특효가 있다. 견정(肩井), 곡지(曲池)도 치료.

지정(支正) SI 7

심경(心經)의 가지. 낙혈(絡穴). 지(支)는 떨어짐이고 정(正)은 심장(心臟)이다.

· **위치**: 손목(양곡(陽谷))과 팔꿉(소해(小海)) 사이 손목에서 5/12.
· **자침(刺針)**: 0.5-1촌 직자(直刺).
· **혈성(穴性)**: 소풍청열(疏風清熱), 통경활락(通經活絡), 청심영신(清心寧神), 활락지통(活絡止痛), 청신지(清神志), 해표열(解表熱), 소경사(疏經邪), 손가락 관절을 이롭게 한다.
· **주치(主治)**: 척골신경마비, 편마비, 경완통, 수지경련, 뇌신경쇠약, 주비산통(肘臂痠痛), 항강(項强), 전광(癲狂), 조울증, 두통, 어지럼증, 목현(目眩), 시야 흐림, 열병, 사마귀.

혹을 치료한다. 익산 사랑방 음식점, 박치과 원장 모친의 혹을 치료했다.

실(實)하면 마디가 이완되어 통증이 오고 허(虛)하면 피부에 혹이 생긴다 - 영수보사법의 보법(補法)으로 팔목에서 팔꿉 방향으로 45도 비스듬히 찌른다. 직자(直刺) 때는 회전 보사법으로 세 번 보(補)한다: 밀보, 땡사 - 엄지손가락을 빨리 밀고 서서히 땡기면 보(補)가 되고 반대면 사(瀉).

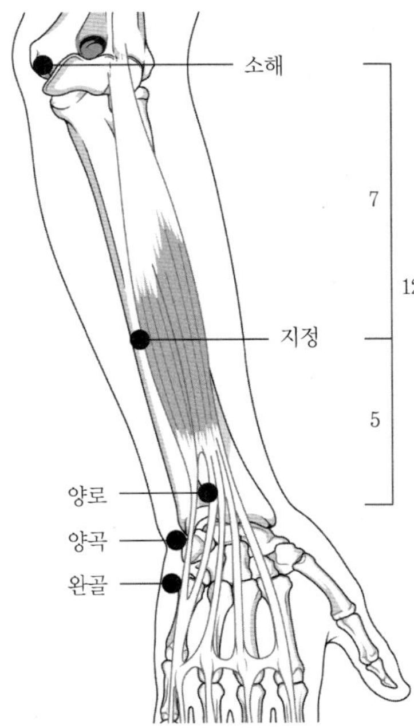

그림4-55.

소해(小海) SI 8

소장경(小腸經)의 바다. 합토혈(合土穴).

· **위치**: 안쪽 위관절융기와 주두(肘頭) 사이 움푹한 곳.
· **자침(刺針)**: 0.5-1촌 위나 아래로 사자(斜刺), 또는 0.3-0.5촌 직자(直刺).
· **혈성(穴性)**: 열을 맑게 하고 종창을 흩어지게 한다. 영심안신(寧心安神), 활락지통(活絡止痛).
· **주치(主治)**: 나력(瘰癧), 인후종통(咽喉腫痛), 주관절통, 척골신경마비, 난청(難聽), 치통(齒痛), 목디스크, 척추염, 간질(癎疾), 심번(心煩), 전광(癲狂), 두통, 황달, 학질, 사지 거상불능, 하복통.

눌러만 주어도 새끼손가락 마비나 통증이 없어진다.

합혈(合穴)이므로 역기(逆氣)를 사(瀉)해주며, 완관절통, 완관절 굴신불능 때도 좋다.

견정(肩貞) SI 9

바른 어깨. 정(貞)은 정(正)으로, 사기(邪氣)를 몰아내고 정기(正氣)를 북돋아 질병이 어깨를 떠난다.

- **위치:** 겨드랑이 뒤 끝. 팔을 모았을 때 겨드랑이 주름 위 1촌.
- **자침(刺針):** 1-1.5촌 직자(直刺).
- **혈성(穴性):** 풍(風)을 내쫓고 어깨를 이롭게 한다. 활락지통(活絡止痛).
- **주치(主治):** 견관절주위염, 상완신경통, 손이 마비되어 쥘 수 없음, 이명(耳鳴), 난청(難聽), 풍비(風痹), 손발을 들어올릴 수 없음, 두통.

견비통, 관절통이 잘 낫지 않으면 2~3치 투침(透鍼)하고 온열침법(溫熱鍼法)을 사용한다. cf. 견정(肩井): 담경(膽經)의 혈. 머리로 가는 모든 피가 모여 걸러진다 - 쓰레기가 쌓이면 사혈(瀉血)해 준다.

노유(臑俞) SI 10

윗팔의 경맥의 기(氣)가 출입하는 곳. 노(臑)는 윗팔, 유(兪)는 주(注). 뼈끝. 소장경(小腸經), 방광경(膀胱經)이 양유맥(陽維脈), 양교맥(陽蹻脈)과 만나는 곳.

- **위치:** 견정(肩貞) 바로 위 견갑극(肩胛棘) 아래쪽.
- **자침(刺針):** 1-1.5촌 직자(直刺).
- **혈성(穴性):** 어깨를 이롭게 한다. 활락지통(活絡止痛).
- **주치(主治):** 뼈끝이 아픈 것은 모두 노유(臑兪)혈.

상지 통증, 혈압 강하, 고혈압, 뇌졸중 후유증, 견관절주위염, 수명통(죽도록 아픈 것), 후두신경통, 오한발열(惡寒發熱), 나력(瘰癧).

노유(臑兪), 천종(天宗), 병풍(秉風), 곡원(曲垣), 견외유(肩外兪), 견중유(肩中兪)의 6혈이 공히 중풍, 반신불수, 견비불능거를 치료하며, 수명통도 치료한다.

천종(天宗) SI 11

하늘의 모임. 천(天)은 양(陽)이고 종(宗)은 속한다는 뜻.

- **위치:** 견갑골 중앙 움푹한 곳. 제4 흉추 높이.
- **자침(刺針):** 0.5-1.5촌 직자(直刺) 또는 사자(斜刺).

- **혈성(穴性)**: 소경통락(疏經通絡), 행기활혈(行氣活血), 산풍청열(散風淸熱), 안신정지(安神定志), 활락지통(活絡止痛). 선흉협기체(宣胸脅氣滯)(흉협의 기능장애를 해소), 거풍통락(祛風通絡), 최유(催乳).
- **주치(主治)**: 상지거상불능, 흉통, 유방통(사혈), 젖 부족, 늑막염, 늑간신경통, 기천(氣喘), 유옹(乳癰). 견갑통, 고혈압, 목디스크.

유방과 심장의 통증에 천종(天宗)을 사혈(瀉血)하면 신효하다.

병풍(秉風) SI 12

풍사(風邪)를 받음. 소장(小腸), 대장(大腸), 삼초(三焦), 담경(膽經)이 만나는 곳.

- **위치**: 견갑극 삼각의 안쪽과 견봉각의 중앙에서 견갑극의 위쪽.
- **자침(刺針)**: 0.5-1촌 견갑극을 향해서 안쪽으로 사자(斜刺).
- **혈성(穴性)**: 풍을 내쫓고 어깨와 견갑골을 이롭게 한다.
- **주치(主治)**: 견관절주위염, 상박신경통, 목이 빳빳하여 고개를 돌릴 수 없을 때, 위팔의 감각이상과 통증.

곡원(曲垣) SI 13

굽은 담장.

- **위치**: 견갑극 안쪽 끝 위쪽. 노유(臑兪)와 T2 극돌기 사이 중앙.
- **자침(刺針)**: 0.3-0.5촌 직자(直刺), 또는 0.5-1촌 가쪽으로 사자(斜刺).
- **혈성(穴性)**: 어깨와 견갑골을 이롭게 한다.
- **주치(主治)**: 견갑골주위염, 견배통, 폐렴, 늑막염.

어깨가 불로 지지는 것 같이 아픈 통증을 치료한다.

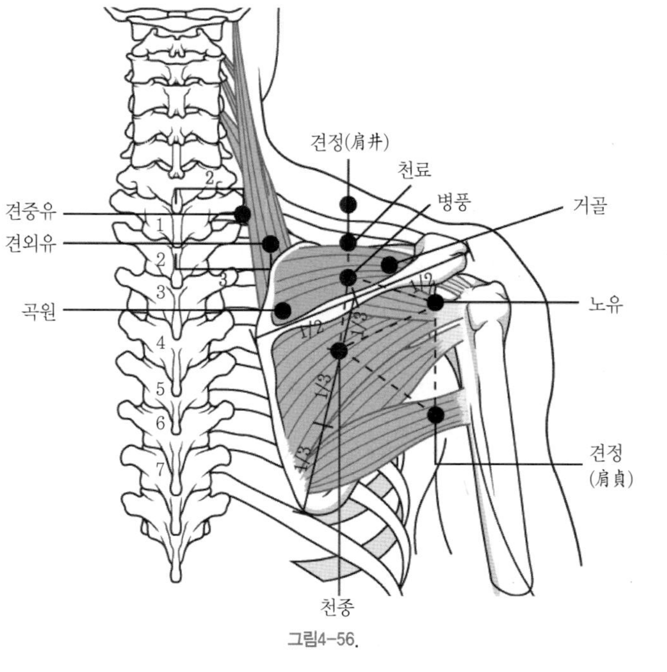

그림4-56.

견외유(肩外兪) SI 14

어깨 바깥 유(兪). 견중유(肩中兪)의 외측.

- **위치**: 배외선(背外線) 연장선상에 제1

흉추 극돌기 하단에서 3촌 외측.
· **자침(刺針)**: 0.5-1촌 안쪽으로 사자(斜刺).
· **혈성(穴性)**: 활락지통(活絡止痛), 풍한(風寒)을 내쫓고 어깨와 견갑골을 이롭게 한다.
· **주치(主治)**: 견관절주위염, 견배통, 목이 뻣뻣하여 고개를 돌릴 수 없을 때, 폐렴, 늑막염, 어깨결림, 경골완통, 월경장애로 인한 편두통.
월경장애의 반응처이다.

견중유(肩中俞) SI 15

어깨 가운데 유(兪). 견정(肩井)과 대추(大椎)의 중간.

· **위치**: 제7흉추 극돌기 하단에서 2촌 외측.
· **자침(刺針)**: 0.5-1촌 척추쪽으로 사자(斜刺).
· **혈성(穴性)**: 폐기(肺氣)를 끌어내린다. 활락지통(活絡止痛).
· **주치(主治)**: 어깨결림, 목의 통증, 기관지염, 천식, 오한발열(惡寒發熱), 시력결핍.
월경장애의 반응처.

천창(天窓) SI 16

하늘의 창. 혈(穴)이 천부(天府)에 연결되어 기(氣)를 통하는 구멍. 귀(耳)의 혈(穴).

· **위치**: 후두융기 높이에서 목빗근 뒤쪽.
· **자침(刺針)**: 0.5-0.8촌 직자(直刺). 금침(禁針)하는 것이 좋다.
· **혈성(穴性)**: 이비인후(耳鼻咽喉)와 목소리를 이롭게 한다. 조기안신(調氣安神), 소경활락(疏經活絡), 청열지통(清熱止痛).
· **주치(主治)**: 난청(難聽), 이명(耳鳴), 이통(耳痛), 두통, 상지의 신경통, 갑자기 목소리가 안 나올 때, 목쉰소리, 턱 굳음, 인후 통증, 갑상선 비대, 폭음(暴瘖), 조울증, 어깨 통증, 목이 뻣뻣하여 고개를 돌릴 수 없을 때.
고전에 따르면 치루(痔漏)나 귀가 꽉 먹어 말을 못하는 병을 치료한다.

천용(天容) SI 17

하늘의 자태.

· **위치**: 아래턱 끝 뒤 목빗근 앞쪽.

- **자침(刺針)**: 0.5-1촌 경동맥 앞쪽으로 설근(舌根)을 향하여 자침(刺針).
- **혈성(穴性)**: 이비인후(耳鼻咽喉)를 이롭게하고 종창을 흩어지게 한다. 강역(降逆).
- **주치(主治)**: 인통, 경부림프절 종창, 측경통, 호흡곤란, 늑간신경통, 어깨 통증, 난청(難聽), 이명(耳鳴), 편두통, 편도선염, 갑상선 비대, 천식.

고전에 따르면 말 못하는 것, 흉통, 가슴이 차 숨쉬기 어려운 증, 구역질 등을 치료한다.

권료(顴髎) SI 18

광대뼈 틈새. 소장(小腸)과 삼초경(三焦經)이 만나는 곳.

- **위치**: 눈꼬리 밑 광대뼈 아래쪽.
- **자침(刺針)**: 0.5-0.7촌 직자(直刺), 또는 지창(地倉), 하관(下關), 영향(迎香)쪽으로 평자(平刺).
- **혈성(穴性)**: 거풍지통(祛風止痛), 소경활락(疏經活絡), 청열거풍(清熱祛風), 청열소종(清熱消腫).
- **주치(主治)**: 안면신경마비, 삼차신경통, 안면근경련, 급성부비강염, 지속적인 안검경련, 얼굴 종창과 치통(齒痛), 입술 농양, 안면 홍조, 황달.

이곳이 지나치게 홍조되면 소장실증(小腸實症)이고 관절염 증상도 알 수 있다.

청궁(聽宮) SI 19

청각(聽覺)의 궁. 소장(小腸)과 삼초(三焦), 담경(膽經)이 만나는 곳.

- **위치**: 이주(耳珠) 중앙 바로 앞, 입을 벌려 움푹한 곳.
- **자침(刺針)**: 입을 벌리고 0.5-1촌 직자(直刺).
- **혈성(穴性)**: 선이규(宣耳竅), 영신지(寧神志), 총이개규(聰耳開竅), 귀를 이롭게 한다. 영심안신(寧心安神).
- **주치(主治)**: 중이염(합곡(合谷), 수삼리(手三里), 청궁(聽宮)), 이명(청궁(聽宮), 태계(太谿)), 난청, 결막염, 실음(失音), 전광, 간질(癎疾), 치통(齒痛).

1촌 이상 깊이 놓지 않으면 효과 없다.

청궁(聽宮) 위의 이문(耳門)은 삼초경(三焦經)이고 아래의 청회(聽會)는 담경이다.

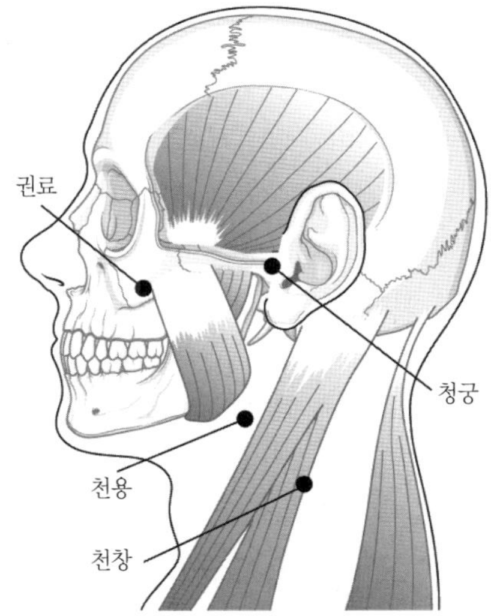

그림4-57.

환자가 어지럽다고 하면 눕히고 침을 뺀다. 그래도 어지러우면 곡지(曲池)나 족삼리(足三里)에 침을 놓는다.

7. 족태양방광경(足太陽膀胱經)

◈ 방광경(膀胱經)의 기능

① 방광(膀胱)은 온 장기(臟器)를 돕는다: 배유혈(背兪穴)이 모두 방광경(膀胱經)이다.

② 온 장기(臟器)는 방광(膀胱)을 돕는다: 방광에 염증이 있으면 대장(大腸)이 돕는다. 그러므로 더러운 것을 저장하고 있어도 견딘다.

③ 방광(膀胱)은 양방(陽方)(독맥(督脈)) → 짝이 되는 음방(陰方)(임맥(任脈))과 긴밀한 관계가 있다.

④ 인체 아래 부분에 있지만 뇌 부분에 크게 영향을 미친다.

⑤ 진액(津液)을 모아둔다: 진액(津液)이 빠져버리면 허탈이 된다. 방광은 진액을 빠져나가지 못하게 하고 배유혈(背兪穴)을 통해 전 장기에 보낸다.
어린아이가 햇빛에 쓰러지는 것은 진액이 진(盡)한 것이다. 콩 만한 죽염이나 짠 발효식품(된장)을 먹인다.

⑥ 기능적으로 방광(膀胱)은 뇌의 기능을 관리한다: 치매에 걸리면 오줌을 질질 싼다. 오줌 줄기가 머리 위로 쑥쑥 올라오면 치매가 없다. 뇌 기능이 정상이면 소변 줄기가 강하다.
뇌충혈, 뇌출혈, 뇌종양, 고혈압, 뇌혈전 등을 방광경(膀胱經)으로 다스린다.

⑦ 눈, 귀, 코, 입을 다스린다.

⑧ 중추신경 계통을 다스린다: 중추신경 손상, 척수 손상을 방광경(膀胱經)으로 치료한다.
방광의 모혈(募穴)인 중극(中極)은 이상의 모든 것을 다스린다.

◈ 적응증

① 신장(腎臟), 방광(膀胱)의 병.

② 소변 이상, 생식기의 병.

③ 인체 후면(뒷머리, 등, 허리, 엉덩이, 허벅다리, 종아리)의 병.

④ 신경성 질환.

⑤ 요통, 좌골신경통, 디스크.

⑥ 정신병(나르시시즘).

⑦ 두통, 머리(뇌혈전, 충혈, 종양, 암등)의 병.

⑧ 장부 질환(간, 심).

⑨ 척추 질환.

⑩ 눈병.

⑪ 성병(매독), 생리불순, 불임.

⑫ 소양증(瘙痒症).

◈ 방광경(膀胱經)의 임상 응용

방광(膀胱)은 허(虛)라 하며, 물을 받아 진액(津液)의 부(腑)가 되고, 기해(氣海)의 기(氣)를 받아 충분하면 대소변이 잘 나오고, 기(氣)가 부족하면 비삽(秘澁)(뒤가 말라 막히다시피 된 것)하여 불통한다. 방광(膀胱)과 신장(腎臟)은 표리관계(表裏關係)이며 방광에 발현되는 반응점은 병 증상이 전환하여 신경(腎經)에 모이는 예가 있다.

방광경(膀胱經)은 눈동자 안쪽(정명(睛明))에서 시작하여 머리 중앙선을 좌우로 앞뒤를 지나며, 척주를 중심으로 좌우로 하행하여 엉덩이를 지나 허벅다리와 장딴지 중앙으로 내려와 발 바깥쪽 복사뼈 뒤쪽을 지나 새끼발가락 바깥쪽에서 끝난다. 그러므로 눈, 머리, 뇌, 척추를 비롯한 육장육부(六臟六腑)의 수혈(輸穴)을 지배하니 장부(臟腑)의 변동이 반드시 방광경(膀胱經)에 나타난다(내경(內經)).

- 좌골신경통(坐骨神經痛)은 방광유(膀胱兪)와 차료혈(次髎穴)을 사용한다.
- 골반부(骨盤部) 내의 병은 팔료혈(八髎穴)이 중요하다.
- 뒷머리의 울혈이나 과민은 두중증(頭重症)의 원인이 되며, 신경쇠약(神經衰弱)이 유발되기 쉬우나 팔료혈(八髎穴)로 치료된다.
- 후두부(後頭部)의 압통과 편두통, 상습성 두통이 재발되지 않게 하는 곳은 통천(通天)혈이다.
- 계명(鷄鳴)설사와 복통은 곤륜(崑崙)혈로 치료된다.
- 뇌충혈(腦充血), 혈압 항진, 반신불수, 안저 출혈, 신경쇠약(神經衰弱)에는 상천주(上天柱), 풍지(風池), 풍부(風府) 3혈에 뜸을 뜨면 기효(奇效)하다.
- 흉중사열(胸中瀉熱)에는 좌우 대저(大杼), 응유(應兪)(중부(中府)), 결분(缺盆), 배유(背兪)(풍문(風門))의 8혈이 중요하다.
- 관절염, 류마티스, 좌골신경통에는 소장유(小腸兪)가 신효(神效)하다.
- 요퇴고질(腰腿固疾), 사지열(四肢熱), 열병한불출(熱病汗不出), 코피가 멈추지 않을 때, 족궐역(足厥逆)(발을 쓰지 못함), 탈모증, 눈썹 탈락에는 위중(委中)혈이 특효이다.
- 오장유방오(五臟兪傍五)(오장(五臟)의 열(熱)을 사(瀉)하는 5개의 혈): 백호(魄戶), 신당(神堂), 혼문(魂門), 의사(意舍), 지실(志室)은 오장의 열을 사하는 기혈(奇穴)이다.
- 요통, 장출혈, 고환염, 산증(疝症)(탈장), 붕증(崩症), 대하증(帶下症), 부종(浮腫)에는 합양(合陽)혈을 사용한다.
- 근축(筋縮)(발에 쥐가 남), 인대나 근육의 이완 증상에는 승근(承筋)혈을 사용한다.
- 국발성경련(局發性痙攣), 전근(轉筋), 근급통(筋急痛), 요배불신(腰背不伸)에는 승산(承山)혈이 특효(特效)하다.
- 구장두요(口張頭謠)(입을 씰룩거리고 머리를 흔드는 증상)에는 금문(金門)혈을 치료한다.

◈ 순행노선(循行路線)

내안각(內眼角)의 정명(睛明)에서 시작해서 찬죽(攢竹)을 거쳐 이마를 따라 머리로 올라가 독맥(督脈)의 신정혈(神庭穴)을 지나 좌우로 갈라져 곡차혈(曲差穴)로 가서 오처(五處), 승광(承光), 통천(通天)을 지나 좌우에서 비스듬이 올라가 백회(百會)에서 독맥(督脈)과 교회한다. 백회(百會)에서 한 지맥은 귀 위 관자놀이로 내려와 곡빈(曲鬢), 솔곡(率谷), 천충(天衝), 부백(浮白), 두규음(頭竅陰)에서 담경(膽經)과 교회한다. 직행하는 맥은 통천혈(通天穴) 뒤에서 낙각(絡却) 옥침(玉枕)을 돌고, 들어가 뇌(腦)와 낙(絡)한 후 다시 나와 뒷목으로 내려와 천주혈(天柱穴)에 이르러 둘로 나뉜다.

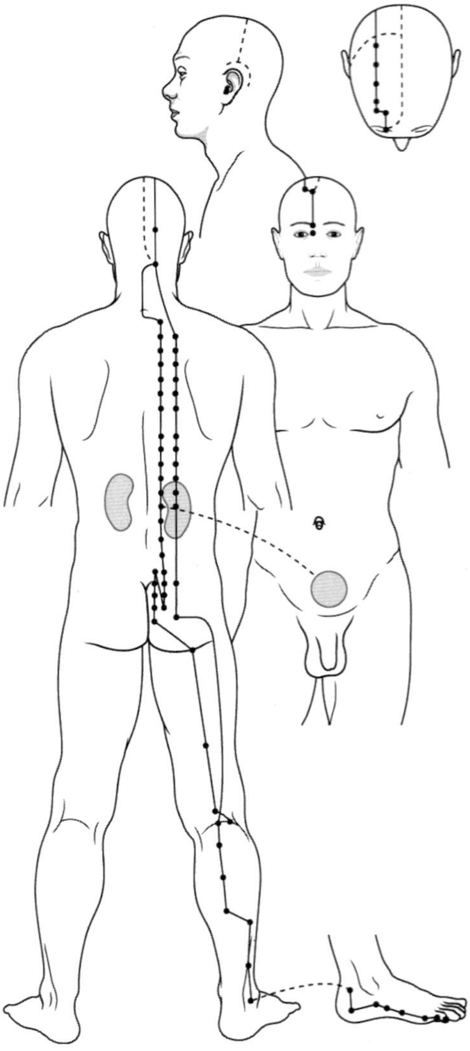

그림4-58.

내측 지맥은 목뒤로 내려와 대추(大椎)와 도도(陶道)를 통과한 다음 정중선에서 1.5치 가쪽으로 척추를 따라 대저(大杼), 풍문(風門), 폐유(肺兪), 궐음유(厥陰兪), 심유(心兪), 격유(膈兪), 간유(肝兪), 담유(膽兪), 비유(脾兪), 위유(胃兪), 삼초유(三焦兪)의 11혈(穴)을 지나 신유(腎兪)에 이르러 척추곁근육 내로 깊이 들어가 신경(腎經)과 합류하고 제16추 양쪽에서 방광(膀胱)과 연결된다. 신유(腎兪)에서 대장유(大腸兪), 소장유(小腸兪), 방광유(膀胱兪), 중려내유(中膂內兪), 백환유(白環兪)에 이어진다. 백환유(白環兪)에서 팔료혈(八髎穴)을 거쳐 회양혈(會陽穴)로 들어간다. 회양(會陽)에서 아래로 승부(承扶), 은문(殷門), 부극(浮郄), 위양(委陽)을 지나 오금 가운데의 위중(委中)으로 내려간다. 외측 지맥은 천주혈(天柱穴)에서 갈라져 나와 견갑골 내연으로 내려와 정중선에서 3치 가쪽으로 척추와 나란히 부분(附分), 고황(膏肓), 신당(神堂), 의희(譩譆), 격관(膈關), 혼문(魂門), 양강(陽綱), 의사(意舍), 위창(胃倉), 황문(肓門), 지실(志室), 포황(胞肓)을 지나 엉덩이의 질변(秩邊)으로 내려간다. 엉덩이의 질변(秩邊)에서 환도(環跳)를 지나 넓적다리 뒤 가쪽으로 부극(浮郄), 위양(委陽)으로 내려가 오금의 위중(委中)에서 먼저의 지류와 합류한다. 이어서 합양(合陽)을 지나 장딴지근(비복근) 속으로 내려와 승근(承筋), 승산(承山), 비양(飛揚), 부양(跗陽)을 지나 바깥 복사뼈 뒤쪽 곤륜(崑崙)에서 밖으로 나온다. 그런 다음 복참(僕參), 신맥(申脈), 금문(金門)을 지나 제5중족골을 따라 경골(京骨), 속골(束骨), 족통곡(足通谷)에 이어서 새끼발가락 끝 지음(至陰)에서 끝나고 신경(腎經)과 연결된다.

정명(睛明) BL1

밝은 눈동자. 방광(膀胱), 소장(小腸), 위(胃), 담(膽), 삼초경(三焦經)이 독맥(督脈), 음교맥(陰蹻脈), 양교맥(陽蹻脈)과 만나는 곳.

- **위치:** 내안각 안쪽 2 mm.
- **자침(刺針):** 0.2-0.3촌 직자(直刺).
- **혈성(穴性):** 소풍청열(疏風淸熱), 명목통락(明目通絡), 조간양혈(調肝養血).
- **주치(主治):** 근시, 야맹증, 눈 침침함, 눈에 피, 등 눈의 모든 병. 색맹은 보조적. 삼차신경통. 노안, 근시, 난시 등 어떤 조건이든 눈이 흐릴 때나 시력이 약할 때 1치6푼 - 2치 자침하면 금방 눈이 환해진다. 일시적일 수도 있으나 반복하면 완치된다.

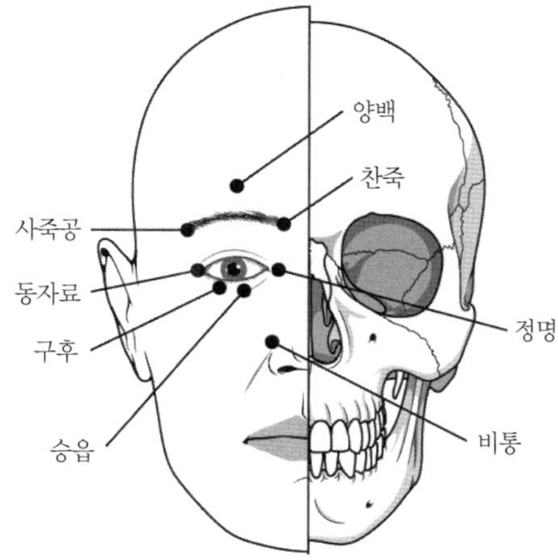

그림4-59.

사시(斜視): 정명(睛明), 풍지(風池), 구후(球後), 합곡(合谷).
난시(亂視): 정명(睛明), 찬죽(攢竹), 양백(陽白), 동자료(瞳子髎), 승읍(承泣).

찬죽(攢竹)BL 2

모여 있는 대. 눈썹이 모여 있는 대와 같다.

- **위치:** 눈썹 안쪽 끝.
- **자침(刺針):** 눈병일 때는 정명(睛明)을 향해서 평자(平刺). 눈 위 통증일 때는 어요(腰)쪽으로 평자. 열병(熱病)일 때는 사혈(瀉血).
- **혈성(穴性):** 소풍청열(疏風淸熱), 명목통락(明目通絡), 청두지통(淸頭止痛).
- **주치(主治):** 눈 위 이마의 통증, 눈이 흐림, 눈에 피, 야맹증, 딸꾹질, 안검순동, 안검하수. 신경증, 불면증, 고혈압, 축농증(사혈(瀉血)), 비후성 비염. 금구혈(禁灸穴)

수지침의 A30과 E2 사이는 기혈(奇穴)로서 4~5회 뜸 뜨면 **축농증**이 치료된다.

미충(眉衝) BL 3

눈썹의 솟구침. 방광경이 정명(睛明)에서 시작하여 눈썹 안쪽에서 곧바로 위로 솟구쳐 이 혈(穴)에 이른다.

- **위치:** 신정(神庭)과 두유(頭維) 사이 신정에서 1/6, 찬죽(攢竹) 직상방, 전발제에서 0.5촌 위.
- **자침(刺針):** 0.5-1촌 평자(平刺). 금구혈(禁灸穴).
- **혈성(穴性):** 거풍(袪風), 청두지통(淸頭止痛), 눈과 코를 이롭게 한다.
- **주치(主治):** 두통, 시력결핍, 각막염, 눈병, 어지럼증, 비충혈(鼻充血), 호흡곤란, 간질(癎疾), 심번(心煩). 금구혈(禁灸穴).

곡차(曲差) BL 4

굽은 차이. 찬죽(攢竹)에서 위로 올라와 바깥으로 구부러짐이 대략 3촌 차이가 있다.

- **위치:** 신정(神庭) 옆 1.5촌 두내선상(頭內線上)에 전발제에서 0.5촌 뒤.
- **자침(刺針):** 0.5-1촌 평자(平刺).
- **혈성(穴性):** 거풍(祛風), 청두지통(淸頭止痛), 눈과 코를 이롭게 한다.
- **주치(主治):** 전경부통(前頸部痛), 비폐(鼻閉), 코피, 안질환, 신경증, 삼차신경통, 축농증.

오처(五處) BL 5

족태양경(足太陽經)의 다섯 번 째 혈. 5곳의 교회혈. 5곳의 병을 치료하는 혈.

- **위치:** 두내선상(頭內線上)에서 곡차(曲差)에서 위로 0.5촌 지점.
- **자침(刺針):** 0.5-1촌 평자(平刺).
- **혈성(穴性):** 소풍청열(疏風淸熱), 머리와 코를 맑게 한다.
- **주치(主治):** 두통, 두중증(頭重症), 수명(羞明: 빛 공포증), 발열, 시력결핍, 안정피로, 치매, 척추 강직, 목현(目眩), 비충혈(鼻充血).

승광(承光) BL 6

빛을 받음.

- **위치:** 두내선상(頭內線上)에서 오처(五處) 뒤 1.5촌 지점.
- **자침(刺針):** 0.5-1촌 평자(平刺).
- **혈성(穴性):** 소풍청열(疏風淸熱), 청두명목(淸頭明目), 눈과 코를 이롭게 한다.
- **주치(主治):** 눈병, 시력결핍, 삼차신경통, 두정통(頭頂痛), 풍현(風眩: 눈이 어지럽고 아찔함), 구토, 심번(心煩), 냄새를 맡지 못하는 병.

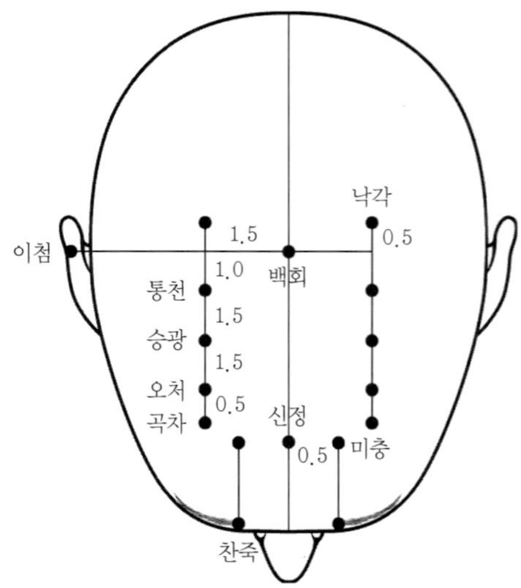

그림4-60.

통천(通天) BL 7

천기(天氣)가 통한다. 맥기(脈氣)가 이 혈(穴)을 따라 천정(꼭대기)에 이른다.

· **위치:** 두내선상(頭內線上)에서 백회(百會)의 외측 전방, 승광(承光) 뒤 1.5촌.
· **자침(刺針):** 0.5-1촌 평자(平刺).
· **혈성(穴性):** 머리를 맑게 한다. 코를 이롭게하고 조절한다.
· **주치(主治):** 편두통, 콧병.
모든 두통에 하루 뜸 7장씩 7일이면 영원히 머리가 안 아프다고 한다.

낙각(絡却) BL 8

낙맥(絡脈)의 퇴각(退却).

· **위치:** 두내선상(頭內線上)에서 백회(百會)의 외측 후방, 통천(通天) 뒤 1.5촌.
· **자침(刺針):** 0.5-1촌 평자(平刺).
· **혈성(穴性):** 감각기관을 이롭게 한다. 소풍화담(疏風化痰), 영심안신(寧心安神).
· **주치(主治):** 이명(耳鳴), 현훈(眩暈), 두통, 후두근 승모근 경련, 우울증, 색맹, 백내장, 녹내장 등 눈병 일체, 환각, 비충혈(鼻充血), 조울증, 전광(癲狂), 간질(癎疾), 갑상선 비대, 구토, 복부 팽만.

옥침(玉枕) BL 9

옥(폐(肺)의 금(金)) 베개. 베개 베는 곳.

· **위치:** 뇌호(腦戶) 옆 1.3촌.
· **자침(刺針):** 0.5-1촌 평자(平刺).
· **혈성(穴性):** 거풍지통(祛風止痛), 풍한(風寒)을 내쫓고 눈과 코를 이롭게 한다.
· **주치(主治):** 안통, 두통, 후두신경통, 뇌충혈, 뇌빈혈, 현훈, 근시, 후각장애, 목이 빳빳하고 고개를 돌릴 수 없을 때, 머리와 목이 무거울 때, 비충혈(鼻充血), 오한발열(惡寒發熱), 구토, 전광(癲狂), 간질(癎疾).

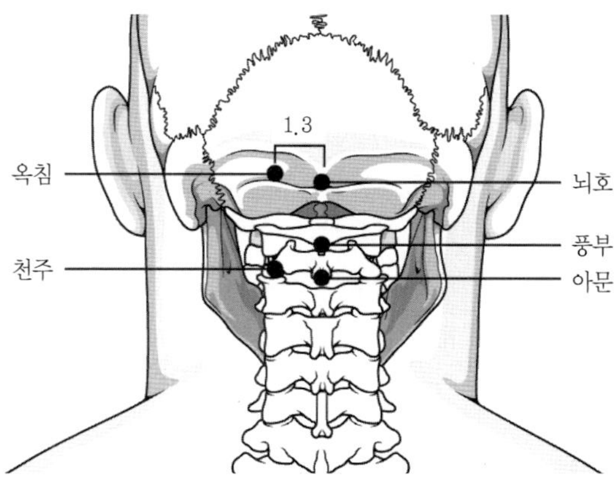

그림4-61.

천주(天柱) BL 10

머리를 받치고 있는 기둥.

· **위치:** 뒷머리털 난 곳에서 0.5촌 위에서 정중선(아문(瘂門))에서 1.3촌.
· **자침(刺針):** 0.5-0.8촌 직자(直刺).

· **혈성(穴性)**: 거풍(祛風), 통규(通竅), 영심안신(寧心安神), 활락지통(活絡止痛), 기(氣)를 조절하고 머리를 이롭게 한다.
· **주치(主治)**: 어깨 결림, 고혈압, 협심증, 중풍, 신경쇠약, 두통, 항강(項强), 안저 출혈, 망막염, 축농증, 코막힘, 비충혈(鼻充血), 비후성 비염, 견배통(肩背痛), 목현(目眩: 눈 어지럼증), 목적(目赤), 눈물이 나고 시력이 흐릴 때, 인후통(咽喉痛), 어지럼증, 하지 무력, 전광(癲狂), 간질(癎疾).

모든 척추 질환은 신주(身柱)로 치료하지만 이것으로 부족하면 천주(天柱)를 쓴다.

· **척추손상**: 신주(身柱), 지양(至陽), 천주(天柱).
· **습관성두통**: 낙각(絡却)에 사침.

대저(大杼) BL 11

큰 북(베틀의 북). 방광(膀胱), 소장(小腸), 삼초(三焦), 담경(膽經)이 독맥(督脈)과 만나는 곳. 골회(骨會).

· **위치**: 제1흉추(T1) 극돌기 하단. 뒤 정중선에서 1.5치 측방 – 이하 모든 유혈(兪穴)이 같다. 어깨를 늘어뜨리고 서 있을 때 뒤 정중선 독맥(督脈)에서 견갑골 내연까지가 3촌이다.
· **자침(刺針)**: 0.5–1촌 척추를 향하여 사자(斜刺), 또는 1–1.5촌 평(平)–사자(斜刺).
· **혈성(穴性)**: 뼈와 관절을 이롭게 한다. 폐기를 조절하고 기침을 없앤다. 병인(病因)을 제거하고 외부를 단단하게 한다.
· **주치(主治)**: 인통, 발열, 기관지염, 기관지천식, 폐질환, 두통, 늑막염, 견통, 혈압항진, 카리에스, **흉중의 열**(대저(大杼), 중부(中府), 결분(缺盆), 풍문(風門)), 두통, 학질, 등 어깨 무릎 통증.

골회(骨會)이므로 뼈에 대한 병을 치료하며, 골수를 양육하는 곳으로 현종(懸鐘)과 더불어 **백혈병**에 특효가 있다(+ 비승격(脾勝格)).

풍문(風門) BL 12

풍(風)의 출입처. 방광경(膀胱經)이 독맥(督脈)과 만나는 곳.

· **위치**: 제2흉추(T2) 극돌기 하단. 뒤 정중선에서 1.5치 측방.
· **자침(刺針)**: 0.5–1촌 척추를 향하여 사자(斜刺), 또는 1–1.5촌 평(平)–사자(斜刺).
· **혈성(穴性)**: 소풍청두(疏風清頭), 통경활락(通經活絡), 소풍사(疏風邪), 선폐(宣肺), 조기(調氣), 청열(清熱).
· **주치(主治)**: 감기, 상풍(傷風), 해수(咳嗽), 발열(發熱), 두통, 항강(項强), 어깨 결림, 흉배통(胸背痛), 호흡기 질환, 비 질환, 중풍.

인체 내의 모든 풍사(風邪)는 정천(定喘), 협척(俠脊)혈로 치료하고 풍문(風門)을 다스리는 것이 좋다. 이곳이 오싹하면 감기에 걸린 것이다. 풍부(風府)는 열부(熱府)(감기의 열)이고 이에 대한 한부(寒府)는 담경

(膽經)의 양관(陽關).

· **화병:** 대저(大杼), 풍문(風門), 폐유(肺兪).

폐유(肺俞) BL 13

폐(肺)의 배유혈(背兪穴).

· **위치:** T3 극돌기 하단. 뒤 정중선에서 1.5치 측방.
· **자침(刺針):** 0.5-1촌 척추를 향하여 사자(斜刺), 또는 1-1.5촌 평(平)-사자(斜刺).
· **혈성(穴性):** 소풍해표(疏風解表), 선폐지해(宣肺止咳), 회영양음(會營陽陰), 선폐기(宣肺氣), 보노손(補勞損), 청허열(清虛熱), 화관혈(化管血). 폐기(肺氣)를 보하고 폐음(肺陰)을 자양한다. 폐기(肺氣)를 끌어내리고 흩어지게 한다. 폐열(肺熱)을 맑게한다. 외부를 풀어준다.
· **주치(主治):** 폐(肺)질환 일체, 비 질환, 어깨 결림.

궐음유(厥陰俞) BL 14

심포(心包)의 배유혈(背兪穴).

· **위치:** T4 극돌기 하단. 뒤 정중선에서 1.5치 측방.
· **자침(刺針):** 0.5-1촌 척추를 향하여 사자(斜刺), 또는 1-1.5촌 평(平)-사자(斜刺).
· **혈성(穴性):** 간기(肝氣)를 펴지게 하고 가슴을 풀어준다. 심장(心臟)을 조절한다. 기(氣)를 조절하고 끌어내린다.
· **주치(主治):** 노이로제, 상치통, 흉중병, 심장 비대증, 심외막염, 호흡기 질환, 애역(呃疫), 구토, 부정맥, 관상동맥의 병.
· **정맥류:** ① 궐음유(厥陰兪), 음릉천(陰陵泉), 승산(承山), 혈해(血海), 삼음교(三陰交), 공손(公孫).
② 궐음유(厥陰兪), 폐유(肺兪), 심유(心兪), 전중(膻中).

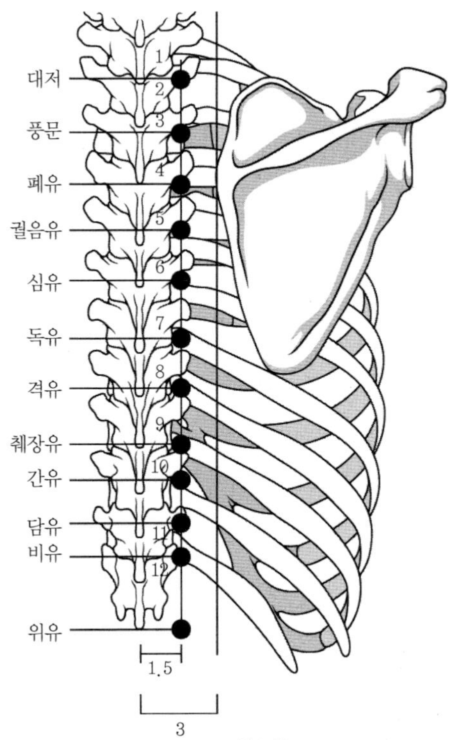

그림4-62.

심유(心俞) BL 15

심장(心臟)의 배유혈(背兪穴).

· **위치**: T5 극돌기 하단. 뒤 정중선에서 1.5치 측방.
· **자침(刺針)**: 0.5-1촌 척추를 향하여 사자(斜刺), 또는 1-1.5촌 평(平)-사자(斜刺).
· **혈성(穴性)**: 영심안신(寧心安神), 이혈조기(利血調氣). 심장을 보(補)하고 자양한다. 심장의 기(氣)를 조절한다. 안신(安神). 가슴을 풀어주고 혈(血)의 정체를 해소한다. 심열(心熱)을 맑게 한다.
· **주치(主治)**: 심장 질환, 기관지 천식, 혀 질환, 신경쇠약, 오십견, 손목 삐었을 때.

부정맥, 노이로제, 심계 항진, 간질병, 도한(盜汗)에 신효하다.

독유(督俞) BL 16

독맥(督脈)의 유혈.

· **위치**: T6 극돌기 하단. 뒤 정중선에서 1.5치 측방.
· **자침(刺針)**: 0.5-1촌 척추를 향하여 사자(斜刺), 또는 1-1.5촌 평(平)-사자(斜刺).
· **혈성(穴性)**: 가슴과 복부의 기(氣)를 조절한다.
· **주치(主治)**: 심통(心痛), 복통(腹痛), 고장(鼓腸), 딸꾹질, 오한발열(惡寒發熱), 유방 농양, 해수(咳嗽), 피부 소양증, 건선(乾癬), 탈모증(脫毛症).

격유(膈俞) BL 17

횡격막(橫隔膜)의 배유혈(背兪穴). 혈회(血會).

· **위치**: T7 극돌기 하단. 뒤 정중선에서 1.5치 측방.
· **자침(刺針)**: 0.5-1촌 척추를 향하여 사자(斜刺), 또는 1-1.5촌 평(平)-사자(斜刺).
· **혈성(穴性)**: 화위(和胃), 관흉격(貫胸膈), 보허손(補虛損), 청혈열(清血熱), 관흉강역(貫胸降逆), 이혈화어(利血化瘀), 조기신허(調氣腎虛), 조화비위(調和脾胃). 혈(血)을 활기 있게 하고 정체를 풀어준다. 혈열(血熱)을 식혀주고 지혈(止血). 혈(血)을 자양하고 조화롭게 한다. 횡격막(橫膈膜)을 조화롭게 하고, 역기(逆氣)를 끌어내린다.
· **주치(主治)**: 격(膈)으로 인한 신경성 위산과다증, 늑간신경통, 신경쇠약, 히스테리, 늑막염, 기관지염, 천식, 심장외막염, 심장 비대.

각혈(咯血), 토혈과 심장(心臟)의 병이 있을 때 이 혈(穴)에 반응이 나타난다.
상초(上焦)와 중초(中焦)의 경계이므로 상초병과 하초병을 모두 치료한다.

췌장유(膵臟俞)

췌장(膵臟)의 배유혈(背兪穴). 기혈(奇穴) 위완하유(胃脘下兪)와 같다.

- **위치**: T8 극돌기 하단. 뒤 정중선에서 1.5치 측방.
- **자침(刺針)**: 0.5-1촌 척추를 향하여 사자(斜刺), 또는 1-1.5촌 평(平)-사자(斜刺).
- **혈성(穴性)**: 원래는 없는 혈로 비(脾)와 분리된 현대 중국의 혈이다.
- **주치(主治)**: 췌장 질환.

간유(肝俞) BL 18

간(肝)의 배유혈(背兪穴).

- **위치**: T9 극돌기 하단. 뒤 정중선에서 1.5치 측방.
- **자침(刺針)**: 0.5-1촌 척추를 향하여 사자(斜刺), 또는 1-1.5촌 평(平)-사자(斜刺).
- **혈성(穴性)**: 소간담습열(疎肝膽濕熱), 소응어(疏凝瘀), 화위영신(和胃寧神), 명목(明目), 소간이기(疎肝理氣), 양혈명목(養血明目), 자양식풍(滋陽熄風), 안신정지(安神精志). 간기(肝氣)를 펴지게 한다. 간혈(肝血)을 조절하고 자양한다. 풍(風)을 고요하게 한다. 열(熱)을 식혀주고 담열(痰熱)을 맑게 한다. 눈과 근육을 이롭게 한다.
- **주치(主治)**: 간 질환(간염, 담석, 지방간), 겨드랑이 통증, 안과 질환, 요통, 불면증, 황달, 만성 위염, 위경련, 위출혈, 신경쇠약, 소아마비.

디스크나 좌골신경통이 있으면 간유(肝兪)에 압통이 있다.

담유(膽俞) BL 19

담(膽)의 배유혈(背兪穴).

- **위치**: T10 극돌기 하단. 뒤 정중선에서 1.5치 측방.
- **자침(刺針)**: 0.5-1촌 척추를 향하여 사자(斜刺), 또는 1-1.5촌 평(平)-사자(斜刺).
- **혈성(穴性)**: 청설간담사열(清泄肝膽邪熱), 화위이기(和胃理氣), 관격(貫隔), 거습열(去濕熱), 명목(明目), 소간이담(疎肝利膽), 이기해울(理氣解鬱), 조화비위(調和脾胃), 양음청열(養陰清熱).(肝)과 담(膽)에서 습열(濕熱)을 맑게 한다. 소양(少陽)의 병인(病因)을 맑게 한다. 담(膽)의 기(氣)를 보(補)하고 조절한다. 허(虛)를 보(補)한다.
- **주치(主治)**: 담낭염, 담석통, 담도 질환, 십이지장 궤양, 흉통, 소화기 질환, 황달, 구토, 늑간신경통, 오한, 발열.

비유(脾俞) BL 20

비장(脾臟)의 배유혈(背兪穴).

- **위치:** T11 극돌기 하단. 뒤 정중선에서 1.5치 측방.
- **자침(刺針):** 0.5-1촌 척추를 향하여 사자(斜刺), 또는 1-1.5촌 평(平)-사자(斜刺).
- **혈성(穴性):** 건비화위(健脾和胃), 이비조운화(利脾調運化), 화영혈(和榮血), 건비이습(健脾利濕), 익기화중(益氣和中). 비기(脾氣)와 양(陽)을 보(補)한다. 습(濕)을 없앤다. 비기(脾氣)를 올리고 혈(血)을 붙잡는다. 중초(中焦)의 기(氣)를 조절하고 조화롭게 한다.
- **주치(主治):** 위, 간, 담 질환, 당뇨병(금피내침), 요통, 건망증, 백혈병(비승격(脾勝格)), 황달, 장염, 구토, 축농증, 위궤양, 염증성 질환의 소염, 월경부조, 소화불량, 오로칠상(五勞七傷), 소갈(消渴).

위유(胃俞) BL 21

위(胃)의 배유혈(背兪穴).

- **위치:** T12 극돌기 하단. 뒤 정중선에서 1.5치 측방.
- **자침(刺針):** 0.5-1촌 척추를 향하여 사자(斜刺), 또는 1-1.5촌 평(平)-사자(斜刺).
- **혈성(穴性):** 화위이기(和胃理氣), 소식화습(消飾火濕), 부중기허약(扶中氣虛弱), 화습소체(和濕疏滯). 위(胃)를 조절하고 역기(逆氣)를 끌어내린다. 중초(中焦)를 조화시킨다.
- **주치(主治):** 위 질환, 담석통, 소화불량. 중완(中脘)과 함께 취혈하여 모든 위장(胃腸)의 병을 치료한다.

삼초유(三焦俞) BL 22

삼초(三焦)의 배유혈(背兪穴).

- **위치:** L1 극돌기 하단. 뒤 정중선에서 1.5치 측방.
- **자침(刺針):** 척추를 향하여 1-1.5촌 사자(斜刺) 또는 직(直)-사자(斜刺).
- **혈성(穴性):** 삼초(三焦)를 움직이고 조절한다. 비위(脾胃)를 조절하고 습(濕)을 해소한다. 수분(水分)의 통과를 조절하고 소변을 촉진시킨다. 덩어리를 해소한다.
- **주치(主治):** 복부 팽만, 설사, 소화불량, 당뇨병, 위 질환, 담석증, 신우염, 부신 기능장애, 자궁후굴 또는 전굴(심한 요통).

삼초(三焦)는 부신(副腎)과 밀접한 관계가 있고 전 내장의 작용과 관계가 있다.

신유(腎俞) BL 23

신장(腎臟)의 배유혈(背兪穴).

- **위치:** L2 극돌기 하단. 뒤 정중선에서 1.5치 측방.

· **자침(刺針)**: 척추를 향하여 1-1.5촌 사자(斜刺) 또는 직(直)-사자(斜刺).
· **혈성(穴性)**: 보신기(補腎氣), 익수장하(益水奬下), 거수습(祛水濕), 명목(明目), 이척요슬(利脊腰膝), 자음장양(滋陰奬陽), 보신익기(補腎益氣), 총이통규(總耳通竅), 이수소종(利水消腫). 신장을 보(補)하고 양(陽)을 자양한다. 정(精)을 이롭게 한다. 신음(腎陰)을 자양한다. 신기(腎氣)를 단단히 한다. 수분 통과를 조절하고 소변을 이롭게 한다. 자궁을 이롭게 하고 따뜻하게 한다. 귀와 눈을 이롭게 한다. 허리를 튼튼하게 한다.
· **주치(主治)**: 신 질환, 요통, 생식기 질환, 월경부조, 성기능장애, 고혈압, 이명.

신(腎)은 선천(先天)의 원기(元氣)가 유숙하는 곳이며 정(精)과 지(志)를 저장하고 있다. 그러므로 전신의 정력의 발원지이며 생명의 유지에 중요하다.

기해유(氣海俞) BL 24

기해(氣海)의 배유혈(背兪穴)(하단전유(下丹田兪)).

· **위치**: L3 극돌기 하단. 뒤 정중선에서 1.5치 측방.
· **자침(刺針)**: 척추를 향하여 1-1.5촌 직자(直刺).
· **혈성(穴性)**: 허리와 다리를 튼튼하게 한다. 하초(下焦)를 조절한다.
· **주치(主治)**: 성기능장애, 요통, 하리, 장 질환, 소화불량, 원기부족, 갱년기장애, 하초허냉, 치질.

기해유(氣海兪)는 원기(元氣)의 근본이며, 삼초(三焦)와 소장(小腸)은 기해유(氣海兪)가 관리한다. 고황병(膏肓病)의 고(膏)는 구미(鳩尾)가 원(原)이고 황(肓)은 기해(氣海)가 원(原)이다.

고황병(膏肓病): 고황(膏肓), 구미(鳩尾), 대저(大杼), 폐유(肺兪), 전중(膻中), 기해(氣海).

대장유(大腸俞) BL 25

대장의 배유혈(背兪穴).

· **위치**: L4 극돌기 하단. 뒤 정중선에서 1.5치 측방.
· **자침(刺針)**: 척추를 향하여 1-1.5촌 직자(直刺).
· **혈성(穴性)**: 조장위(調腸胃), 이장화(利腸和), 건요슬(健腰膝), 통장이부(通腸利腑), 장(腸)을 조절한다. 정체(停滯)를 풀어주고 통증을 제거한다. 허리와 다리를 튼튼하게 한다. 항체 형성의 중요한 혈.
· **주치(主治)**: 하리, 변비, 좌골신경통, 슬관절염, 급만성 대장염에 사혈, 장 질환, 피부병, 요통, 맹장염(우대장유(右大腸兪)를 부황으로 사혈).

폐(肺)와 대장(大腸)은 피부를 주로 관리하므로 피부병에 대장유(大腸兪)가 효과가 있다.

관원유(關元俞) BL 26

관원(關元)의 배유혈(背兪穴).

- **위치:** L5 극돌기 하단에서 1.5촌 외측.
- **자침(刺針):** 1-1.5촌 직자(直刺).
- **혈성(穴性):** 허리를 튼튼하게 한다. 하초(下焦)를 조절한다.
- **주치(主治):** 요통, 성욕 감퇴, 비뇨생식기 질환, 신장염, 부인병 일체.

상기(上氣)는 중완(中脘)이고 하기(下氣)는 관원(關元)이다(소문(素問)).

단전(丹田)은 정신을 가두는 곳이며, 상단전(上丹田)은 뇌(腦)이고 하단전(下丹田)은 관원(關元)이다.

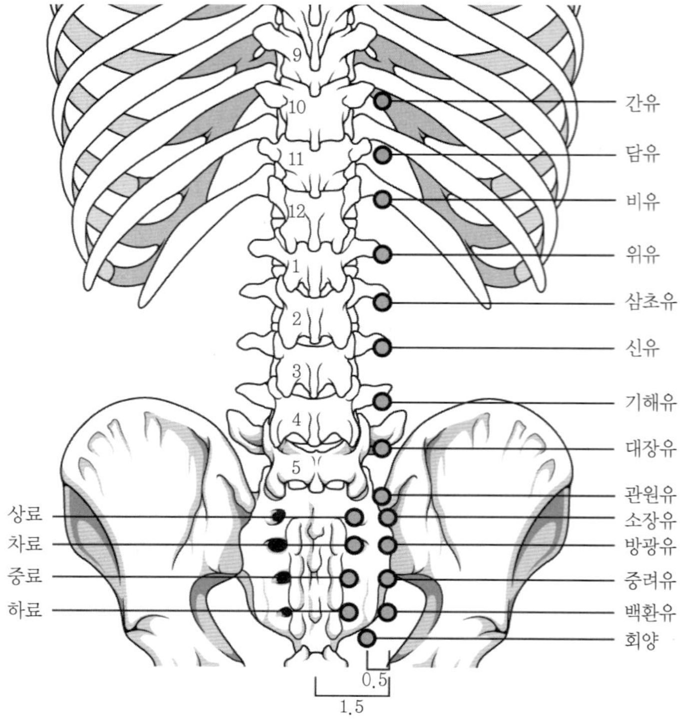

그림4-63.

소장유(小腸俞) BL 27

소장(小腸)의 배유혈(背兪穴).

- **위치:** S1(상료(上髎)수준), 정중선에서 1.5촌 외측.
- **자침(刺針):** 0.5-1촌 직자(直刺).
- **혈성(穴性):** 혼탁에서 순수를 분리한다. 장(腸)과 방광(膀胱)을 조절한다. 혼습(混濕)을 배출하고 습열(濕熱)을 맑게 한다. 소장(小腸)의 기(氣)를 조절한다.
- **주치(主治):** 여성의 필수혈, 부인과 질환, 슬관절염, 디스크, 관절염, 좌골신경통.

소장열(小腸熱)로 류마티스가 발생하므로 류마티스에 소장유(小腸兪)를 치료한다.

방광유(膀胱俞) BL 28

방광(膀胱)의 배유혈(背兪穴).

- **위치:** S2(차료(次髎)수준), 정중선에서 1.5촌 외측.
- **자침(刺針):** 0.5-1촌 직자(直刺).
- **혈성(穴性):** 조방광(調膀胱), 선하초(宣下焦), 거풍습(祛風濕), 이요척(利腰脊), 통조방광(通調膀胱), 청열이습(淸熱利濕). 방광(膀胱)을 조절한다. 하초(下焦)에서 습열(濕熱)을 맑게 한다. 소적화체(消積化滯), 허리

와 다리를 이롭게 한다.
- **주치(主治)**: 요폐, 빈뇨, 전립선 비대, 방광 질환, 정신 질환, 중극(中極)의 치료 범위 일체.

중려유(中膂俞) BL 29

가운데 척추 양쪽 근육의 배유혈(背兪穴). 일명 척내유(脊內兪). 십사경발휘(十四經發揮)에는 중려내유(中膂內兪)로 되어 있다.

- **위치**: S3(중료(中髎)수준), 정중선에서 1.5촌 외측.
- **자침(刺針)**: 0.5-1촌 직자(直刺).
- **혈성(穴性)**: 허리를 이롭게 한다. 설랭지사(泄冷止瀉).
- **주치(主治)**: 방광 생식기 질환, 발기부전, 직장염, 좌골신경통, 허리 신경통, 방광염, 당뇨병, 각기병, 장막염.

백환유(白環俞) BL 30

흰 반지 배유혈(背兪穴)

- **위치**: S4(하료(下髎)수준), 정중선에서 1.5촌 외측.
- **자침(刺針)**: 0.5-1촌 직자(直刺).
- **혈성(穴性)**: 허리와 다리를 이롭게 한다. 월경(月經)을 조절한다. 대하와 정액의 배출을 멈춘다.
- **주치(主治)**: 치질, 변비, 설사, 고관절통, 좌골신경통, 천골신경통, 대하, 냉병.

팔료혈(八髎穴) BL 31-34

좌우 상료(上髎), 차료(次髎), 중료(中髎), 하료(下髎). 방광경(膀胱經)과 담경(膽經)이 만나는 곳.

- **위치**: 각각 S1, S2, S3, S4 천골공(薦骨孔) 위.
- **자침(刺針)**: 0.5-1촌 직자(直刺), 또는 1.5-2촌 천골공(薦骨孔) 안으로.
- **혈성(穴性)**: 조하초(調下焦), 건요퇴(健腰腿), 이포궁(利包宮), 장요보신(獎腰補腎), 통경활락(通經活絡). 하초(下焦)를 조절하고 대소변을 잘 나오게 한다. 월경(月經)을 조절하고 대하를 멈추게 한다. 허리와 다리를 이롭게 한다.
- **주치(主治)**: 디스크, 좌골신경통, 관절 류마티스, 생식기 질환, 골반내 질환, 부인병, 방광염, 치질, 회음부 통증.

대표혈(代表穴)인 차료(次髎)를 먼저 취하지 않으면 좌골신경통, 치질이 생길 우려가 있다.

회양(會陽) BL 35

양(陽)의 만남. 회음(會陰)과 마주하고 있다.

- **위치**: 미골 하단 외측 1 cm 독맥(督脈)에서 0.5촌 측방
- **자침(刺針)**: 1-1.5촌 직자(直刺).
- **혈성(穴性)**: 습열(濕熱)을 맑게 하고 하초(下焦)를 조절한다. 양(陽)의 기(氣)가 집중되어 있다.
- **주치(主治)**: 치질, 탈항, 대하(帶), 요통, 엉덩방아로 다쳤을 때(사혈), 장염, 장출혈, 좌골신경통.

승부(承扶) BL 36

부조를 받음. 윗몸을 떠받치고(승(承)) 하지를 부조한다(부(扶)).

- **위치**: 엉덩 주름 한 가운데.
- **자침(刺針)**: 1-2촌 직자(直刺).
- **혈성(穴性)**: 활락지통(活絡止痛), 근이완(筋弛緩), 하초(下焦)를 조절하고 치질을 치료한다.
- **주치(主治)**: 요통, 좌골신경통, 하지위비(下肢萎痹), 대소변불리(大小便不利), 치질.

하행 혈행장애나 하행 신경장애를 치료하는 점.

은문(殷門) BL 37

풍요의 문.

- **위치**: 승부(承扶)와 위중(委中)의 중앙.
- **자침(刺針)**: 1-2촌 직자(直刺).
- **혈성(穴性)**: 활락지통(活絡止痛), 요추를 이롭게 한다.
- **주치(主治)**: 좌골신경통, 편마비, 하지운동장애.

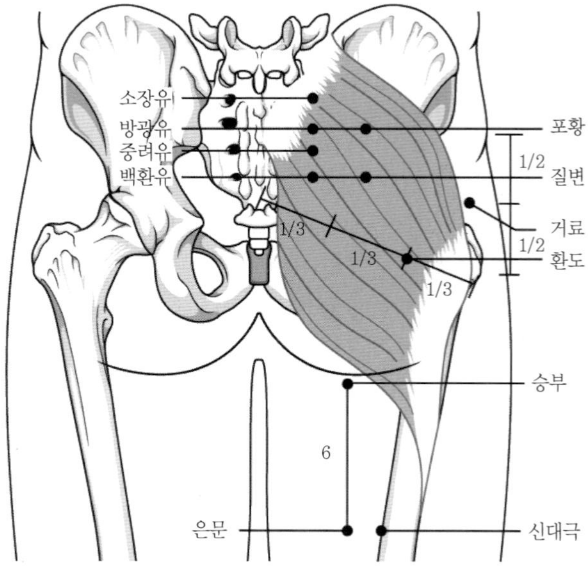

그림4-64.

부극(浮郄) BL 38

겉 틈새.

- **위치**: 위양(委陽) 상방 1촌 대퇴이두근 내측.
- **자침(刺針)**: 1-1.5촌 직자(直刺).

· **혈성(穴性):** 서근지통(舒筋止痛), 청열(淸熱), 수축을 풀어준다.
· **주치(主治):** 슬관절통, 좌골신경통, 디스크 통증, 대퇴 외측 근육의 수축과 통증, 방광염, 곽란(霍亂), 변비, 요폐증.

위양(委陽) BL 39

위중(委中)의 바깥쪽(양(陽)). 삼초(三焦)의 하합혈(下合穴).

· **위치:** 오금 주름 바깥쪽 끝 대퇴이두근 안쪽.
· **자침(刺針):** 1-1.5촌 직자(直刺).
· **혈성(穴性):** 조수도(調水道), 이방광(利膀胱), 통삼초(通三焦), 서근이절(舒筋利節), 활락지통(活絡止痛), 청열해독(淸熱解毒). 삼초(三焦)를 조화롭게 하고 소변을 조절한다.
· **주치(主治):** 은문과 더불어 근육통, 비복근 경련, 요통.

위중(委中) BL 40

굽은 가운데. 합토혈(合土穴).

· **위치:** 오금 주름 중심 대퇴이두근과 반건양근 힘줄 사이 가운데.
· **자침(刺針):** 1-1.5촌 직자(直刺).
· **혈성(穴性):** 서근활락(舒筋活絡), 거풍산한(祛風散寒), 활락지통(活絡止痛), 청열산한(淸熱散寒), 거풍습(祛風濕), 이요슬(利腰膝). 혈(血)을 식혀준다. 하열(夏熱)을 맑게 하고 구토와 설사를 멈추게 한다. 방광을 이롭게 한다.
· **주치(主治):** 요통, 좌골신경통, 슬관절염, 복통, 소변불리(小便不利), 유뇨(遺尿), 동맥경화, 정맥류. 사혈(瀉血)하면 요퇴고질(腰腿痼疾)에 특효. 사지(四肢)의 열(熱)을 사(瀉)하는 혈(穴)로 열(熱)이 나고 땀이 나지 않을 때, 코피가 그치지 않을 때, 간질, 경기(驚氣)등을 치료한다. 혈극(血郄)이므로 탈모증과 눈썹탈락에 효과가 있다.

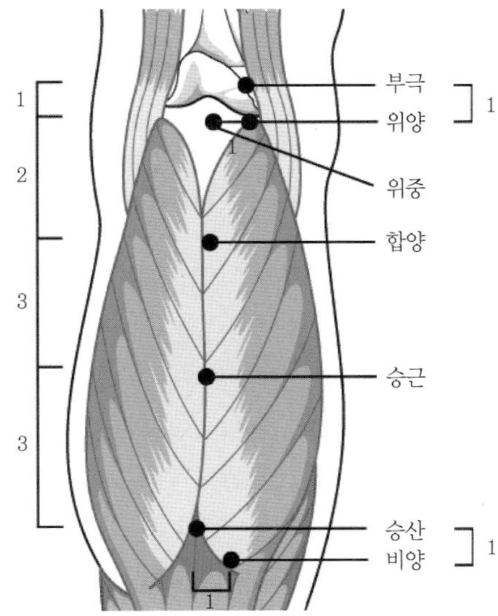

그림4-65.

부분(附分) BL 41

옆 가지. 소장경(小腸經)과의 교회혈(交會穴).

· **위치**: T2 극돌기 외측 3촌 – 이하 질변(秩辺)까지 같음. 어깨를 늘어뜨리고 서 있을 때 뒤 정중선 독맥(督脈)에서 견갑골 내연까지가 3촌이다.
· **자침(刺針)**: 0.3–0.5촌 사자(斜刺).
· **혈성(穴性)**: 활락지통(活絡止痛), 거풍산한(祛風散寒).
· **주치(主治)**: 목 어깨 등 통증, 항강(項强), 팔꿈치와 위팔 감각 이상.

손에 통증이 있을 때 부분(附分)에서 압통이 있는데, 이는 이 혈(穴)이 소장경(小腸經)과 이어져 있기 때문이다. **매독**에는 부분(附分), 고황(膏肓), 의희(譩譆)의 3혈을 사용한다.

백호(魄戶) BL 42

백(魄)(폐(肺))의 문. 폐유(肺兪) 양쪽에 있다.

· **위치**: T3 극돌기 외측 3촌.
· **자침(刺針)**: 0.3–0.5촌 사자(斜刺).
· **혈성(穴性)**: 활락지통(活絡止痛), 폐(肺)를 보(補)하고 자양한다. 호흡곤란을 부드럽게 하고 기침을 멈추게 한다.
· **주치(主治)**: 기침, 천식, 호흡곤란, 견배통(肩背痛), 흉통(胸痛), 항강(項强), 구토, 의식불명.
· **오장유방오(五臟兪傍五)**: 백호(魄戶)(폐(肺)), 신당(神堂)(심(心)), 혼문(魂門)(간(肝)), 의사(意舍)(비(脾)), 지실(志室)(신(腎)), – 오장(五臟)의 열(熱)을 사(瀉)한다.

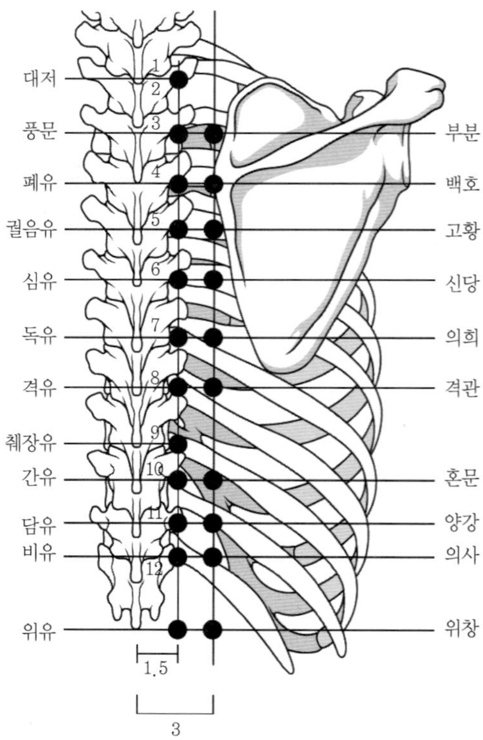

그림4–66.

고황(膏肓) BL 43

고황(膏肓)의 배유혈(背兪穴).

· **위치**: T4 극돌기 외측 3촌.
· **자침(刺針)**: 0.3–0.5촌 사자(斜刺).
· **혈성(穴性)**: 선폐(宣肺), 건비(健脾), 보허손(補虛損), 자음청열(滋陰清熱), 영심안신(寧心安神). 폐(肺), 심(心), 신(腎), 비(脾), 위(胃)를 보(補)하고 자양한다. 거담(祛痰), 원기(元氣)를 길러준다.
· **주치(主治)**: 모든 기(氣) 부족, 호흡기 질환, 천식, 밤땀, 기억력 감퇴, 불면증, 몽정, 발기불능, 목현(目眩), 어깨와 등의 통증. 화병 치료에 중요하다(화

병을 일명 고황병이라고 한다). 위중(委中), 고황(膏肓), 천종(天宗)은 주로 사혈(瀉血)한다. 고(膏)의 원(原)은 구미(鳩尾)에서 나왔고 황(肓)의 원(原)은 기해(氣海)에서 나왔다.

신당(神堂) BL 44

신(神)(심(心))의 집. 오장유방오혈(五臟兪傍五穴) 가운데 하나.

- **위치:** T5 극돌기 외측 3촌.
- **자침(刺針):** 0.3-0.5촌 사자(斜刺).
- **혈성(穴性):** 관흉이기(寬胸理氣), 활락지통(活絡止痛).
- **주치(主治):** 기침, 천식, 호흡곤란, 심장병, 등과 어깨의 통증, 늑간신경통.

의희(譩譆) BL 45

탄식 소리. 손으로 누르면 아픈 사람이 즐거운 소리를 낸다.

- **위치:** T6 극돌기 외측 3촌.
- **자침(刺針):** 0.3-0.5촌 사자(斜刺).
- **혈성(穴性):** 소풍청열(疏風清熱), 행기활혈(行氣活血), 지통(止痛), 폐기(肺氣)를 끌어내린다.
- **주치(主治):** 기침, 호흡곤란, 목현(目眩), 안통(眼痛), 비출혈(鼻出血), 학질, 두통, 견배통(肩背痛), 흉통(胸痛), 늑간신경통, 복부 팽만.

격관(膈關) BL 46

횡격막(橫膈膜)의 문.

- **위치:** T7 극돌기 외측 3촌.
- **자침(刺針):** 0.3-0.5촌 사자(斜刺).
- **혈성(穴性):** 활락지통(活絡止痛), 횡격막을 조절하고 중초(中焦)를 이롭게 한다. 역기(逆氣)를 끌어내린다.
- **주치(主治):** 트림, 하품, 소화불량, 구토, 토혈(吐血), 복통, 위산과다, 늑간신경통, 척추 굴신불능(屈伸不能), 요통, 관절 굳음.

혼문(魂門) BL 47

혼(魂)(간(肝))의 문. 오장유방오혈(五臟兪傍五穴) 가운데 하나.

- **위치**: T9 극돌기 외측 3촌.
- **자침(刺針)**: 0.3-0.5촌 사자(斜刺).
- **혈성(穴性)**: 간기(肝氣)를 펴지게 하고 근육을 이완시킨다. 중초(中焦)를 조화롭게 한다.
- **주치(主治)**: 가슴과 옆구리가 거북할 때, 간장병, 늑막염, 심장내막염, 위경련, 장염, 기도협착, 근육 수축, 전신의 골 관절통, 늑간신경통, 소화불량, 구토, 설사, 고장(鼓脹).

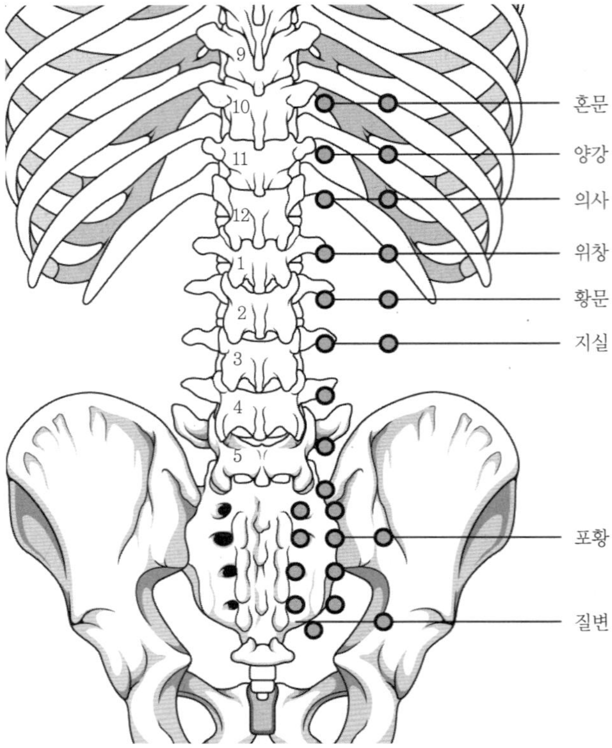

그림4-67.

양강(陽綱) BL 48

양(陽)의 총괄(總括). 담(膽)을 일컫는다.

- **위치**: T10 극돌기 외측 3촌.
- **자침(刺針)**: 0.3-0.5촌 사자(斜刺).
- **혈성(穴性)**: 담(膽)을 조절하고 담열(痰熱)을 맑게 한다. 중초(中焦)를 조화롭게 한다.
- **주치(主治)**: 몸의 열(熱), 황달(黃疸), 옆구리 통증, 복통, 설사, 소화불량, 복부 팽만, 식욕 부진, 간장병, 늑막염, 심내막염, 위경련, 장경련, 식도협착.

의사(意舍) BL 49

생각(비(脾))의 집. 오장유방오혈(五臟兪傍五穴) 가운데 하나.

- **위치**: T11 극돌기 외측 3촌.
- **자침(刺針)**: 0.3-0.5촌 사자(斜刺).
- **혈성(穴性)**: 담열(痰熱)을 맑게 한다. 비위(脾胃)를 조절한다.
- **주치(主治)**: 복부 팽만, 가슴과 옆구리 거북함, 소화불량, 구토, 설사, 황달, 요통, 당뇨병.

위창(胃倉) BL 50

위기(胃氣)의 창고(倉庫).

- **위치**: T12 극돌기 외측 3촌.
- **자침(刺針)**: 0.3-0.5촌 사자(斜刺).
- **혈성(穴性)**: 중초(中焦)를 조화롭게 한다.
- **주치(主治)**: 소화불량, 위통, 담석통, 식욕부진, 소아 영양실조, 곽란, 부종, 요통.

황문(肓門) BL 51

명치의 문. 삼초(三焦)의 기(氣)가 출입하는 문.

- **위치**: L1 극돌기 외측 3촌.
- **자침(刺針)**: 0.5-1촌 사자(斜刺).
- **혈성(穴性)**: 정체(停滯)를 없애고 유방(乳房)을 이롭게 한다.
- **주치(主治)**: 상복통, 심장 교착통, 변비, 유방 질환, 신장염, 신장 결핵, 십이지장궤양.

황(肓)의 원(原)은 기해(氣海)에서 나왔고(영추(靈樞)) 황(肓)은 폐, 심장(心臟)을 뜻한다.

지실(志室) BL 52

의지(意志)(신(腎))의 집. 신장(腎臟)의 기(氣)가 거주하는 곳. 오장유방오혈(五臟兪傍五穴) 가운데 하나.

- **위치**: L2 극돌기 외측 3촌.
- **자침(刺針)**: 0.5-1촌 사자(斜刺).
- **혈성(穴性)**: 보신익정(補腎益精), 이뇨(利尿), 장양고삽(壯陽枯澁), 강장요슬(强壯腰膝), 통양이뇨(通陽利尿).
- **주치(主治)**: 요통, 소변불리(小便不利), 부종, 몽정, 조루증, 발기불능, 모든 신장병, 옆구리 거북함, 곽란(霍亂), 구토, 고혈압, 하리.

포황(胞肓) BL 53

방광(膀胱)의 막. 포(胞)는 자궁(子宮)과 정낭(精囊)을 말하며 황(肓)은 얇은 막.

- **위치**: 제2후천골공높이, 정중선에서 외측 3촌.
- **자침(刺針)**: 1-1.5촌 직자(直刺).
- **혈성(穴性)**: 활락지통(活絡止痛), 허리를 이롭게 한다. 중초(中焦)를 조절하고 소변을 이롭게 한다.
- **주치(主治)**: 요통, 좌골신경통, 하복부 거북함, 소변불리(小便不利), 부종, 복부 팽만, 월경이상, 불임증.

질변(秩邊) BL 54

질서의 변방. 3행선이 이곳에서 끝나고 환도(環跳)로 들어가 위중(委中)으로 내려가므로 변방(邊方)에 해당한다.

· **위치**: 제4후천골공높이, 정중선에서 외측 3촌.
· **자침(刺針)**: 1.5-2.5촌 직자(直刺).
· **혈성(穴性)**: 통하초(通下焦), 건요퇴(健腰腿), 강장요슬(强壯腰膝), 활락지통(活絡止痛), 허리를 이롭게 한다. 소변을 이롭게 하고 치질을 치료한다.
· **주치(主治)**: 신허요통(腎虛腰痛), 좌골신경통, 고관절통, 하지위비(下肢萎痹), 대소변불리(大小便不利), 유정(遺精), 치질, 생식기 통증.

합양(合陽) BL 55

양(陽)의 합류. 위중(委中)과의 회합.

· **위치**: 위중(委中) 2촌 아래, 위중(委中)과 아킬레스건 후면 중앙 사이 위중에서 1/8.
· **자침(刺針)**: 1-1.5촌 직자(直刺).
· **혈성(穴性)**: 활락지통(活絡止痛), 혈뇨(血尿)를 중지시키고 생식기 통증을 제거한다.
· **주치(主治)**: 좌골신경통, 비복근 경련(쥐나는데), 슬관절통, 요통, 장출혈, 고환염, 생식기의 격통, 자궁출혈, 대하증, 부종.

승근(承筋) BL 56

근육을 받쳐 줌.

· **위치**: 위중(委中) 아래 5촌 비복근 한 가운데.
· **자침(刺針)**: 1-1.5촌 직자(直刺).
· **혈성(穴性)**: 서근지통(舒筋止痛), 활락지통(活絡止痛), 발과 발꿈치를 이롭게 한다.
· **주치(主治)**: 근육 파열되었을 때 근축(筋縮)(T9)과 병용. 좌골신경통, 간헐성 파행, 발목 삔데(근축(筋縮)(T9)과 병용), 근육 이완, 하지위비(下肢萎痹), 치질, 변비, 비염(鼻炎), 비출혈(鼻出血), 두통과 현훈(眩暈), 곽란(霍亂)과 경련, 두드러기.

승산(承山) BL 57

산을 받쳐 줌.

- **위치:** 위중(委中) 아래 8촌, 위중(委中)과 곤륜(崑崙)의 중앙. 장딴지 중앙.
- **자침(刺針):** 1-1.5촌 직자(直刺) 또는 위아래로 사자(斜刺).
- **혈성(穴性):** 서근지통(舒筋止痛), 활락지통(活絡止痛), 장딴지와 발꿈치를 이롭게 한다. 치질을 치료한다. 혈열(血熱)을 내려준다.
- **주치(主治):** 치질, 변비, 탈항(脫肛), 학질, 곽란(霍亂), 비출혈, 머리의 열, 좌골신경통, 간헐성 파행, 끔벅 허리, 허리 굴신을 못할 때 강자극.

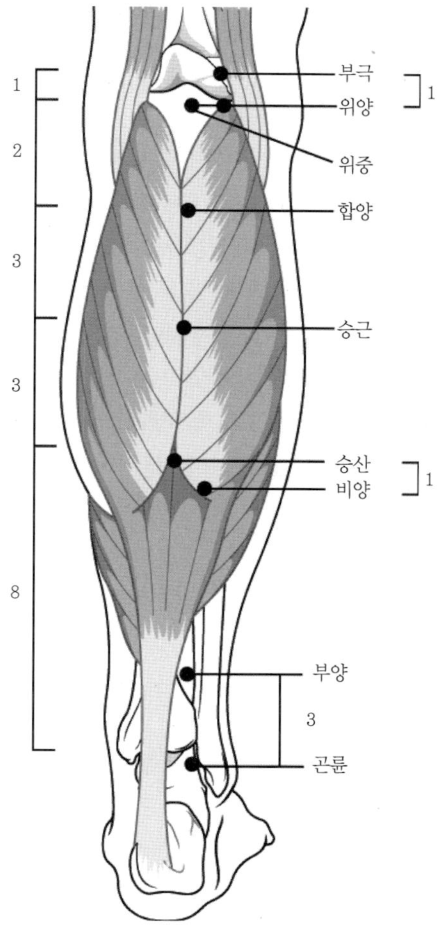

그림4-68.

비양(飛揚) BL 58

위로 날아오름. 방광경(膀胱經)의 낙혈(絡穴). 걸음이 나는 듯하게 되는 혈.

- **위치:** 승산(承山) 외하방 1촌, 곤륜(崑崙) 상방 7촌.
- **자침(刺針):** 1-1.5촌 직자(直刺) 또는 위아래로 사자(斜刺).
- **혈성(穴性):** 활락지통(活絡止痛), 거풍(祛風), 산풍습(散風濕), 산풍해표(散風解表), 소경활락(疏經活絡), 청열이습(淸熱利濕). 위아래를 조화시킨다. 치질을 치료한다.
- **주치(主治):** 머리의 열, 현훈(眩暈), 목현(目眩), 비염(鼻炎), 비출혈(鼻出血), 학질, 전광(癲狂), 간질(癎疾), 치질(痔疾). 승산과 같이 허리 치료.

부양(跗陽) BL 59

다리의 양(陽). 양교맥(陽蹻脈)의 극혈(郄穴).

- **위치:** 바깥 복사뼈(곤륜(崑崙)) 3촌 위.
- **자침(刺針):** 1-1.5촌 직자(直刺) 또는 위아래로 사자(斜刺).
- **혈성(穴性):** 활락지통(活絡止痛), 허리와 다리를 이롭게 한다.
- **주치(主治):** 요통, 좌골신경통, 하지위비(下肢萎痺), 두통, 두중증(頭重症), 곽란(霍亂)과 경련, 자궁열(子宮熱), 방광염, 류마티스, 족관절통.

곤륜(崑崙) BL 60

곤륜산(崑崙山). 경화혈(經火穴).

- **위치**: 바깥 복사뼈 중심과 아킬레스건 사이.
- **자침(刺針)**: 0.5-1촌 직자(直刺), 또는 태계(太谿)쪽으로 2촌.
- **혈성(穴性)**: 서근(舒筋), 거풍화습(祛風化濕), 이포궁(利包宮), 서근활락(舒筋活絡), 청리두목(淸利頭目). 열을 맑게 하고 양(陽)을 낮춘다. 풍(風)을 고요하게 하고 과도함을 낮춘다. 방광경(膀胱經) 전체를 활기 있게 하고 통증을 없앤다. 근육을 이완시키고 허리뼈를 강화한다. 분만 촉진(임신 중에는 금기).
- **주치(主治)**: 일반적으로 설사의 치료에 사용(변비는 신문(神門)). 디스크 좌골신경통, 족관절통, 급성요통, 족근종통(足跟腫痛), 난산, 잔류태반, 두통, 항강(項强), 목현(目眩), 소아경풍(小兒驚風), 간질(癎疾), 전광(癲狂), 머리의 열, 비염(鼻炎), 비출혈(鼻出血), 눈병, 기침, 호흡곤란, 학질, 복통.

복참(僕參) BL 61

하인의 존경. 무릎을 꿇을 때 엉덩이에 닿는 발꿈치 부분.
방광경(膀胱經)이 양교맥(陽蹻脈)과 만나는 곳.

- **위치**: 곤륜(崑崙) 1.5촌 아래.
- **자침(刺針)**: 0.3-0.5촌 평자(平刺).
- **혈성(穴性)**: 서근지통(舒筋止痛), 활락지통(活絡止痛).
- **주치(主治)**: 두통, 두중증(頭重症), 전광(癲狂), 의식 소실, 소아경풍(小兒驚風), 구토, 곽란(霍亂), 무릎과 발꿈치 통증.

신맥(申脈) BL 62

맥(脈)의 펴짐. 별명 귀로(鬼路), 양교(陽蹻). 양교맥(陽蹻脈)의 합류 지점.

- **위치**: 바깥 복사뼈 바로 아래(2-3푼 밖에 안 들어간다). 별설 신맥(申脈)은 바깥 복사뼈 아래 적백제(3푼 - 1치 들어가고 효과가 더 좋다).
- **자침(刺針)**: 0.3-0.5촌 아래쪽으로 사자(斜刺).
- **혈성(穴性)**: 소표사(疏表邪), 치전영신(治癲寧神), 서근맥(舒筋脈), 소경활락(疏經活絡), 영심안신(寧心安神), 활락지통(活絡止痛). 내풍(內風)을 고요하게 하고 외풍(外風)을 내쫒는다. 머리와 눈을 이롭게 한다. 양교맥(陽蹻脈)을 열고 조절한다.
- **주치(主治)**: 오한발열(惡寒發熱), 두통, 머리 무거움, 어지럼증에 특효. 목적(目赤), 비출혈(鼻出血), 난청(難聽), 이명(耳鳴), 간질(癎疾), 안면마비, 조울증, 심계항진(心悸亢進), 심번(心煩), 불면증, 허리 굴

신불능(屈伸不能), 무릎과 엉덩이 굴신불능.
※ 기경팔맥(奇經八脈):
손: 후계(後谿)(독맥(督脈)), 외관(外關)(양유맥(陽維脈)), 내관(內關)(음유맥(陰維脈)), 열결(列缺)(임맥(任脈)).
발: 신맥(申脈)(양교맥(陽蹻脈)) 조해(照海)(음교맥(陰蹻脈)) 임읍(臨泣)(대맥(帶脈)), 공손(公孫)(충맥(衝脈)).

어깨 아플 때: 이간(二間), 신맥(申脈)

금문(金門) BL 63

금문(金門). 귀중한 문. 극혈(郄穴). 방광경(膀胱經)이 양유맥(陽維脈)과 만나는 곳.

- **위치:** 신맥(申脈)과 경골(京骨) 중앙 제5중족골 뒤.
- **자침(刺針):** 0.3-0.5촌 직자(直刺).
- **혈성(穴性):** 풍(風)을 고요하게 한다. 급성 상태를 완화시킨다. 서근지통(舒筋止痛), 활락지통(活絡止痛).
- **주치(主治):** 족관절통, 골단염, 요퇴통, 좌골신경통, 하복통, 복막염, 좌골신경통, 족배통, 곽란(霍亂), 소아경풍(小兒驚風), 간질(癎疾), 학질, 의식 소실, 치통(齒痛).

경골(京骨) BL 64

제5중족골. 방광경의 원혈(原穴). 경(京)은 대(大)(대골(大骨=제5중족골)이며 원(原)과 같다.

- **위치:** 제5중족골저 뒤쪽.
- **자침(刺針):** 0.3-0.5촌 직자(直刺).
- **혈성(穴性):** 청두명목(淸頭明目), 소풍활락(疏風活絡), 서근지통(舒筋止痛), 영심안신(寧心安神).
- **주치(主治):** 디스크, 좌골신경통, 염좌, 족배통, 두통, 뇌막염, 뇌충혈, 머리의 열(熱), 목현(目眩), 안질, 비염(鼻炎), 비출혈(鼻出血), 학질, 오한발열(惡寒發熱), 식욕부진, 심통(心痛), 심장병, 조울증, 간질(癎疾), 항강(項强), 소변 이상. 관원(關元), 삼음교(三陰交)와 함께 부인병에 필수혈이다.

속골(束骨) BL 65

새끼발가락 기절골 뒤쪽. 유목혈(兪木穴).

- **위치:** 새끼발가락 중족골두 뒤쪽.
- **자침(刺針):** 0.3-0.5촌 직자(直刺).
- **혈성(穴性):** 거풍소사(祛風疏邪), 영심청뇌(寧心淸腦), 이요척(利腰脊), 소경활락(疏經活絡), 청두명목(淸

頭明目), 청열소종(清熱消腫), 활락지통(活絡止痛).

· **주치(主治)**: 부인병, 생식기병, 요배통, 두통, 항강(項强), 오한발열(惡寒發熱), 학질, 조울증, 기억상실, 치질, 설사, 귀가 들리지 않을 때, 눈병 일체.

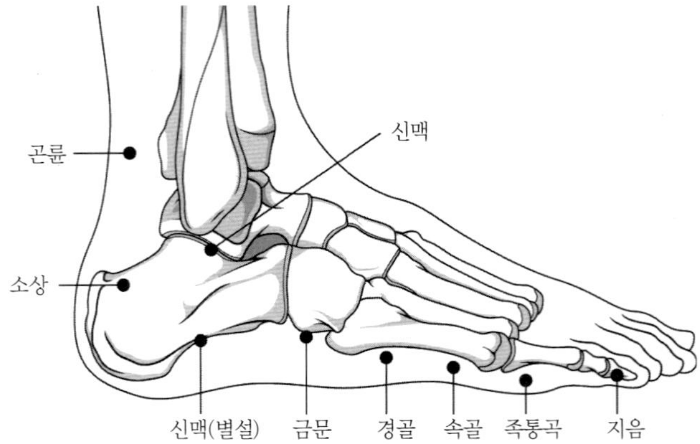

그림4-69.

족통곡(足通谷) BL 66

다리 연결 골짜기. 영수혈(榮水穴). 복부의 통곡(通谷)과 통한다.

· **위치**: 제5중족지절관절 앞 외측.
· **자침(刺針)**: 0.2-0.3촌 직자(直刺).
· **혈성(穴性)**: 머리를 맑게 한다. 폐기(肺氣)와 위기(胃氣)를 끌어내린다.
· **주치(主治)**: 동상, 새끼발가락 관절통, 현훈, 두통, 두중증(頭重症), 목현(目眩), 목적(目赤), 코피, 기침과 호흡곤란, 구토, 만성 위장병, 위하수, 만성 장염, 전광(癲狂), 간헐열.

지음(至陰) BL 67

음(陰)에 다다름. 정금혈(井金穴). 이곳에서 소음(少陰)의 용천혈(湧泉穴)에 이어진다.

· **위치**: 새끼발가락 외측 발톱각 외측 2 mm. 내측은 Voll이 주장하는 신장(腎臟)의 정혈(井穴)로 발바닥이 뜨거운 사람은 이곳을 사혈(瀉血)한다.
· **자침(刺針)**: 0.1-0.2촌 직자(直刺) 또는 위쪽으로 사자(斜刺). 사혈(瀉血).
· **혈성(穴性)**: 상통전뇌(上通全腦), 선하초(宣下焦), 하조태산(下助胎産), 소풍청열(疏風清熱), 조리충임(調理衝任), 교정태위(矯正胎位), 청두명목(清頭明目).
· **주치(主治)**: 두정통, 두중증(頭重症), 반신불수, 족관절염, 비색(鼻塞), 비출혈(鼻出血), 이명(耳鳴), 난청(難聽), 협륵통(脇肋痛), 잔류태반, 태아 위치 잘못, 난산, 소변불리(小便不利), 유정(遺精), 좌골신경통, 발바닥 열, 경련, 무릎 종창, 분만 촉진. 난산의 경우 뜸 3장.

방광경(膀胱經)의 머리의 혈들은 몇 개를 제외하고는 거의 안 쓴다. 머리는 뜸이 좋고 뜸을 뜰 때는 많이 뜨는 것이 좋다.

방광(膀胱)이 튼실하면 머리의 병이 없다. 중극(中極)에 아침마다 5장의 뜸을 뜨면 뜸을 뜨는 날부터 머리가 맑아지고 치매가 방지된다.

병에서 먼 곳을 치료하는 것이 원칙이므로 뇌혈전, 충혈, 종양, 암 등은 발가락의 지음(至陰), 속골(束骨)과 위중(委中), 모혈(募穴) 중극(中極)을 치료하고 두통이 심하면 위양(委陽)을 같이 치료한다.

숙취: A1(회음(會陰)) A3(중극(中極)) 뜸. A1,3,8,12에 3장, (좌)족삼리(足三里) 5장.

8. 족소음신경(足小陰腎經)

◈ 신경(腎經)의 기능

신(腎)은 하초(下焦)에 자리잡고 있으며 오행(五行)에서 수(水)에 수속된다. 그의 주요한 기능은 정(精)을 저장하고 생장, 발육, 생식과 수액대사(水液代謝)를 주관하는 것이다. 신(腎)이 허약하면 사람의 활동 능력이 감퇴하므로 신장(腎臟)은 사람을 강하게 만드는 역할을 하는 출관지관(出官之官) 또는 기교출언(技巧出焉)이라 한다. 신(腎)은 뼈를 주관하고 수(髓)를 생산하며, 기능 여하는 머리카락에 나타나고 귀와 이음에서 반영된다. 오지(五志)에서는 무서움이, 오액(五液)에서는 침이 신(腎)에 소속된다. 족소음신경(足少陰腎經)과 족태양방광경(足太陽膀胱經)은 표리관계로서 신(腎)과 방광(膀胱)을 상호 소속시키고 수액의 대사와 밀접한 관계가 있다.

북쪽의 찬 기운이 물을 생기게 하고 물은 짠맛을 만든다. 짠맛은 신장을 기르고 신장은 골수를 만들어 간을 기른다. 짠것을 지나치게 먹으면 신장(腎臟)이 상하게 되므로 단것을 먹어 짠것을 중화시켜 다스려야 한다. 너무 한(寒)하면 혈(血)이 상하게 되므로 건조하고 따뜻한 기운으로 찬 것을 막아야 한다.

동양 의학에서 신(腎)은 생식 호르몬과 부신과 여자의 자궁을 포함시킨다. 그래서 신장(腎臟)은 보(補)함은 있어도 사(瀉)하여 약하게 함은 없다고 하였다.

신(腎)은 귀를 주장하여 그 기(氣)가 귀를 뚫리게 하고 있으며, 신(腎)에 병이 들면 귀가 잘 안 들리고 이명(耳鳴)이 생기며 귓병이 있다.

신(腎)은 두 개가 있는데 우측은 신(腎)이고 좌측은 명문(命門)이라고 한다. 명문(命門)은 부신(副腎)의 기능을 말하고, 신(腎)은 콩팥의 기능을 말한다.

소장(小腸)은 신(腎)에 속한다. 소장 질환은 먼저 신(腎)을 치료해야 하고 소장유(小腸兪)와 태계(太谿)혈로 근치할 수 있다.

신경(腎經)과 심경(心經)은 같은 소음경(少陰經)으로 상하관계가 있다. 그러므로 신경(腎經)의 신봉(神封)혈과 신장(神藏)혈은 심경(心經)의 음극(陰郄), 신문(神門), 소해(少海)혈로 치료할 수 있다.

방광경(膀胱經)과는 표리관계(表裏關係)이며, 신유(腎兪), 지실(志室)의 압통이 황유(肓兪), 중주(中注)혈로 치료된다. 감기는 풍문(風門) 혈로 오한(惡寒)을 치료하고 흉부의 유부(兪府), 욱중(彧中)혈로 인통(咽痛)을 치료한다.

신경(腎經)과 신유(腎兪), 태계(太谿), 황유(肓兪)혈은 뗄 수 없는 관계가 있다.

기관지 천식은 폐 질환이지만 신경(腎經)의 유문(幽門), 음도(陰都)혈에 압통 반응이 나타나기도 한다.

배꼽 밑으로 경결(硬結)이 있고 압통이 있으면 소변이 자주 나오고, 부종, 신장염, 인후염, 편도선염,

자궁냉증, 염증, 월경불순, 냉대하, 불임증, 생리통, 하복통, 전립선염에 걸리기 쉽다.

◈ 적응증

① 원기 부족, 정력 감퇴.
② 고혈압, 산기, 상충.
③ 신염, 신결석, 신부전증, 부종.
④ 자궁염, 생식기 질환.
⑤ 골통(骨痛), 류마티스, 알레르기, 요통.
⑥ 이명증(耳鳴症), 귓병, 눈병, 치통(齒痛), 기관지염, 인후염, 편도선염.
⑦ 소변불통, 방광 질환, 한열(寒熱) 질환.
⑧ 심장병, 천식, 폐 질환, 간 질환.
⑨ 골수염, 골다공증, 백혈병.
⑩ 생리불순, 불임증, 유산.

◈ 순행노선(循行路線)

새끼발가락의 지음(至陰)에서 일어나 발바닥의 용천(湧泉)에서 시작한다. 주상골돌기 앞 아래쪽 연곡(然谷)으로 나와서 안쪽 복사뼈 뒤쪽 태계(太谿)로 올라가 발꿈치 쪽으로 내려왔다가(대종(大鐘), 수천(水泉)) 다시 복사뼈 바로 아래 조해(照海)로 올라간다. 여기에서 다리 안쪽을 따라 올라가다 부류(復溜), 교신(交信)을 거쳐 삼음교(三陰交)에서 비경(脾經)과 교차한다(십사경발휘(十四經發揮)에 따르면 대종(大鐘)에서 조해(照海)를 거쳐 수천(水泉)으로 내려왔다가 부류(復溜)로 올라간다). 계속 올라가 축빈(築賓)을 지나 오금 내측 음곡(陰谷)을 거쳐 넓적다리 뒤 가쪽으로 꼬리뼈 끝머리로 가서 독맥(督脈) 장강(長强)과 교회한다. 계속해서 척추를 통해 올라가다가 앞쪽으로 신장(腎臟), 방광(膀胱)과 연결된다. 그런 다음 임맥(任脈)에서 0.5촌 가쪽으로 횡골(橫骨), 대혁(大赫), 기혈(氣穴), 사만(四滿), 중주(中注)의 6혈을 지나 배꼽 좌우의 황유(肓兪)로 올라가면서 중극(中極), 관원(關元), 음교(陰交)에서 임맥(任脈)과 교회(交會)한다. 직행하는 맥은 황유(肓兪)에서

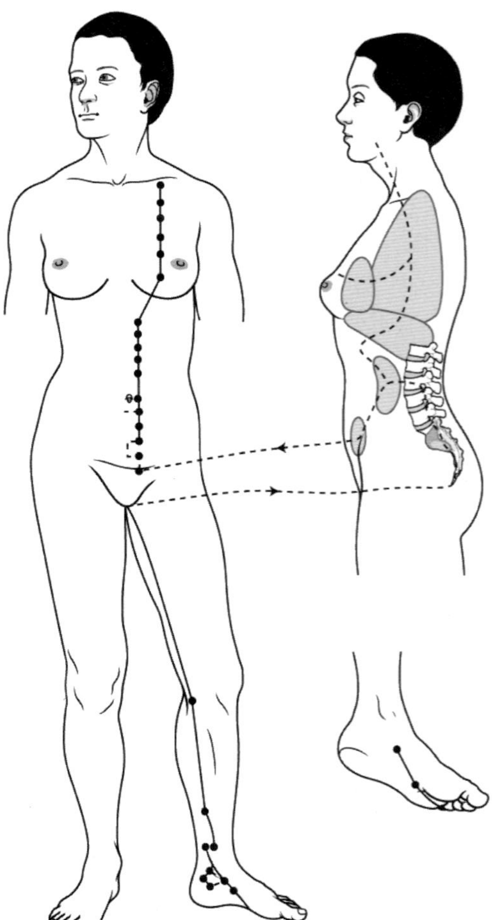

그림4-70.

상곡(商曲), 석관(石關), 음도(陰都)를 지나 통곡(通谷) 부근에서 간(肝)을 뚫고, 유문(幽門)과 보랑(步廊) 사이에서 횡격막(横膈膜)을 지나 폐(肺)로 올라갔다가 보랑(步廊), 신봉(神封), 영허(靈墟), 신장(神藏), 욱중(彧中), 유부(兪府)를 거쳐 인영혈(人迎穴) 안쪽으로 기관(氣管)을 돌아서 목구멍으로 올라가 염천혈(廉泉穴)을 끼고 혀뿌리에서 끝난다. 또 한 지맥은 폐(肺)의 신장혈(神藏穴)에서 갈라져 나와 심장(心臟)과 합류하여 가슴으로 퍼져 전중(膻中)에서 심포경(心包經)과 교회(交會)한다.

용천(湧泉) KI 1

솟구치는 샘. 정목혈(井木穴).

- **위치**: 제2,3중족골 사이 발바닥 양 주름이 만나는 곳.
- **자침(刺針)**: 0.5-1촌 직자(直刺).
- **혈성(穴性)**: 청열개규(清熱開竅), 면양구역(面陽救逆), 심신교제(心腎交濟: 신장 기능을 원활하게 하여 심신(心腎)을 잘 통하게 한다), 영심안신(寧心安神), 소궐역성뇌(蘇厥逆醒腦).
- **주치(主治)**: 혼궐(기절), 두정통, 어지럼증, 목현(目眩), 인후종통(咽喉腫痛), 실음(失音), **소아경풍**(호구(虎口), 풍관(風關), 기관(氣關) 사혈(瀉血)), 전광(癲狂), 간질(癎疾), 기침, 호흡곤란, 곽란(霍亂)과 경련, 요통, 복통, 하지마비, 고혈압, 심장병, 구역, 구토, 소변불리(小便不利), 대변난(大便難), 족심열(足心熱)(신장열, J1 사혈), 신경쇠약, 냉증, 자궁하수, 황달.

옛날부터 거의 금침혈(禁针穴)이다. 지랄용천이란 말이 있듯이 간질 치료에 쓴다. 정혈(井穴)이므로 기사회생 - 죽은 사람도 일어난다.

연곡(然谷) KI 2

자연스러운 계곡. 영화혈(榮火穴). 신양(腎陽)이 숨어있는 골짜기.

- **위치**: 발의 주상골 아래 뒤쪽. 안복사뼈 앞에 돋아 오른 주상골이 있는 곳.
- **자침(刺針)**: 0.5-1촌 직자(直刺).
- **혈성(穴性)**: 자음보신(滋陰補腎), 청열이습(清熱利濕), 서근통락(舒筋通絡), 소궐기(蘇厥氣), 이하초(利下焦). 영화혈(榮火穴)이므로 학질, 간헐열(間歇熱)을 다스린다.
- **주치(主治)**: 음정(陰挺), 음부 소양증, 야뇨증(夜尿症), 발기부전, 월경부조, 대하, 구금(口噤), 유정(遺精), 소갈(消渴), 도한(盜汗), 족배종통, 고혈압, 뇌졸중 후유증, 당뇨병, 심장병, 방광염, 고환염, 요도염, 족심열(足心熱), 인후통, 호흡곤란, 편도선염에 사혈(瀉血).

태계(太谿) KI 3

큰 계곡. 원혈(原穴), 유토혈(兪土穴).

· **위치:** 안 복사뼈 뒤 아킬레스건 앞.
· **자침(刺針):** 0.5-1촌 직자(直刺)또는 곤륜(崑崙)과 만나도록.
· **혈성(穴性):** 자음보신(滋陰補腎), 청폐지해(淸肺止咳), 통조충임(通調衝任). 자익신음(滋益腎陰), 퇴허열(退虛熱), 장원양(壯元陽), 이포궁(利包宮), 건요슬(健腰膝), 지통(止痛).
· **주치(主治):** 양위(陽痿), 유정(遺精), 발기부전, 조루증, 소변빈삭(小便頻數), 난청(難聽), 이명(耳鳴), 중이염, 골막염, 월경부조, 궐냉증(厥冷症), 요통(腰痛), 두통, 어지럼증, 시야가 흐림, 치통(齒痛), 간헐성 파행, 족저통(足低痛), 종골통(踵骨痛), 인종(咽腫), 기관지염, 횡격막 경련, 해수(咳嗽), 천식(喘息), 각혈(咯血), 소갈(消渴), 불면증, 신장염, 심내막염.

유혈(兪穴)이므로 체중절통(體重節痛)을 치료한다. 사맥(死脈)을 진단하는 곳.

허실(虛實)을 불구하고 치료하며 항상 보법(補法)만 사용한다. 신장(腎臟)은 귀로 열렸으니 귓병을 치료하는 중요한 혈(穴)이다.

대종(大鐘) KI 4

큰 종(발꿈치). 낙혈(絡穴). 여기에서 태양경(太陽經)의 복참(僕參)으로 간다.

· **위치:** 태계(太谿) 바로 아래 0.5촌 약간 뒤쪽.
· **자침(刺針):** 0.5촌 앞쪽으로 사자(斜刺).
· **혈성(穴性):** 조신화혈(助腎化血), 보익정신(補益精神), 자음보신(滋陰補腎), 청열숙폐(淸熱肅肺), 의지를 강하게 하고 공포를 몰아낸다.
· **주치(主治):** 소변 안나옴, 유뇨(遺尿), 변비, 복부 팽만, 천식, 치매, 족근통(건초염 - 대종, 태계, 곤륜), 요통, 곱사병, 구내염, 구토, 변비, 임질, 자궁경련, 식도협착(대종, 소상, 소택), 자궁협착, 월경불순, 아킬레스건염, 인대 이완 파열, 정신 박약, 졸음, 경기.

실(實)하면 늙고, 허(虛)하면 허리가 아프다.

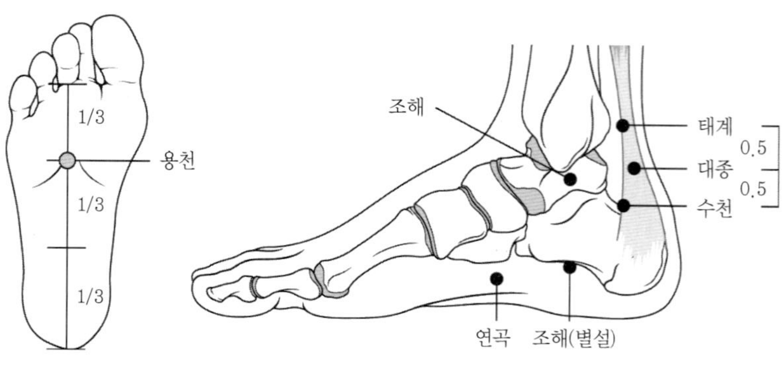

그림4-71.

수천(水泉) KI 5

물샘(= 신장(腎臟)). 신경(腎經)의 극혈(郄穴). 신음(腎陰)의 샘.

· **위치**: 태계(太谿) 아래 1촌.
· **자침(刺針)**: 0.3-0.5촌 뼈를 피해 직(直)-사자(斜刺).
· **혈성(穴性)**: 충맥(衝脈)과 임맥(任脈)을 조절한다. 월경(月經)을 이롭게 한다.
· **주치(主治)**: 아킬레스건통, 종골통, 월경불순, 무월경, 방광염, 근시, 수기(水氣)부족, 시력 감퇴, 복통, 소변불리. 피부 주름을 없애준다. 금색 서암봉.

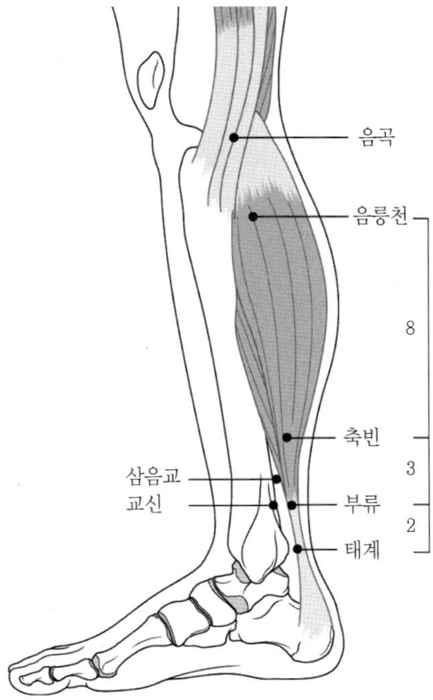

그림4-72.

조해(照海) KI 6

빛나는 바다. 팔맥교회혈(八脈交會穴) 음교맥(陰蹺脈).

· **위치**: 안 복사뼈 바로 밑 또는 적백제.
· **자침(刺針)**: 0.3-0.5위쪽으로 사자(斜刺).
· **혈성(穴性)**: 자음보신(滋陰補腎), 조경지대(調經止帶: 월경을 조화롭게 하고 대하를 멈추게 함), 청리하초(清利下焦), 청심영신(清心寧神), 설하소기(泄下疏氣), 통경화관(通經化管), 이인후(利咽喉).
· **주치(主治)**: 인후건통(咽喉乾痛), 눈에 반점과 별이 보일 때, 시력장애, 융폐(癃閉: 늙는 병), 월경부조, 적백대하, 음정(陰挺), 음양(陰痒), 간질(癎疾), 불면증, 빈뇨, 수종(水腫), 신질환, 상습성변비, 자궁탈출증, 요통, 귀질환.

상습성변비는 조해(照海)(음교맥(陰蹺脈))와 신맥(申脈)(양교맥(陽蹺脈))에 뜸을 떠서 치료한다.

부류(復溜) KI 7

돌아오는 흐름. 경금혈(經金穴). 조해(照海)에서 돌아와서 흐른다.

· **위치**: 태계 직상 2촌.
· **자침(刺針)**: 0.5-1촌 직자(直刺).
· **혈성(穴性)**: 자음보신(滋陰補腎), 조화영위(調和營衛), 청리하초(清利下焦), 소조현부(疏調顯部: 체표의 땀구멍을 소조한다), 안신(安神), 이습(利濕), 이도방광(利道膀胱), 자신윤조(滋腎潤調), 거습소체(去濕消滯), 수분 통과를 조절하고 부종을 치료한다. 땀을 조절한다. 습(濕)을 제거하고 습열(濕熱)을 맑게 한다.

경금혈(經金穴)이므로 한열(寒熱)을 다스린다.

· **주치(主治)**: 수종(水腫)(부류(復溜), 수분(水分)), 복부 팽만, 설사, 열병으로 땀이 안남, 땀이 그치지 않음(부류(復溜), 기해(氣海)), 도한(盜汗), 유정(遺精), 월경통, 자궁출혈, 요통, 하지위비(下肢萎痹), 족저

통(足低痛), 아킬레스 통증, 척추염, 복막염, 고환염, 신장 질환 일체.

교신(交信) KI 8

삼음(三陰)의 교회(交會). 음유맥(陰維脈)의 극혈(郄穴). 삼음교를 통과한다.

- **위치:** 태계(太谿)에서 2촌 위, 부류 0.5촌 앞.
- **자침(刺針):** 0.5-1촌 직자(直刺).
- **혈성(穴性):** 임맥(任脈)과 충맥(衝脈)을 조절하고 월경을 조절한다. 자궁출혈을 멈추게 한다. 하초(下焦)에서 청열거습(清熱祛濕).
- **주치(主治):** 월경불순, 자궁출혈, 냉증, 척추염, 복막염, 임질, 하지신경통, 도한, 변비, 급성 하리, 고환염, 음부 소양증, 요통, 다리 안쪽 통증.

축빈(築賓) KI 9

영빈관(迎賓館). 음유맥(陰維脈)의 극혈(郄穴).

- **위치:** 음곡(陰谷)과 태계(太谿) 사이에서 태계(太谿)에서 5/15, 태계에서 5촌 위, 경골 내연 약 1촌 뒤.
- **자침(刺針):** 1-1.5촌 직자(直刺).
- **혈성(穴性):** 청열화담(清熱化痰), 조기지통(調氣止痛)
- **주치(主治):** 전광(癲狂), 비복근 경련, 아킬레스건염, 해독(식독, 약독, 병독, 태독), 매독, 임질, 치질, 조울증, 산증(疝症), 다리 안쪽 통증, 하지 허약. 소나기처럼 설사를 하므로 음독시 장세척용으로 사용한다.

음곡(陰谷) KI 10

음(陰)의 골짜기. 합수혈(合水穴). 두 근육(반막양근과 반건양근) 사이의 골짜기.

- **위치:** 오금 주름 안쪽 끝 반막양근과 반건양근 힘줄 사이.
- **자침(刺針):** 1-1.5촌 직자(直刺).
- **혈성(穴性):** 하초(下焦)담열(痰熱)을 맑게 한다. 이신장(利腎臟), 활락지통(活絡止痛).
- **주치(主治):** 슬관절염, 냉증, 대하증, 자궁출혈, 월경장애, 소변불리(小便不利), 설사, 발기불능, 음부 소양증, 임질, 산증(疝症), 전광(癲狂), 조울증.

횡골(橫骨) KI 11

치골(恥骨)의 옛 이름. 신경(腎經)과 충맥(衝脈)이 만나는 곳.

· **위치:** 복내선상(腹內線上)(정중선에서 0.5촌 외측)에서 치골결합 상연. 곡골(曲骨) 0.5촌 옆.
· **자침(刺針):** 0.5-1촌 직자(直刺).
· **혈성(穴性):** 하초(下焦)를 이롭게 한다.
· **주치(主治):** 비뇨생식기 질환, 정력감퇴, 월경장애, 전립선염.

대혁(大赫) KI 12

큰 성(城)(혁(赫)). 임신하면 이 부위가 자궁이 있어 돌출해 잘 보인다. 신경(腎經)과 충맥(衝脈)이 만나는 곳.

· **위치:** 복내선상(腹內線上)의 황유(肓兪)와 횡골(橫骨) 사이에서 횡골에서 1/5.
· **자침(刺針):** 0.5-1촌 직자(直刺).
· **혈성(穴性):** 신장(腎臟)을 보(補)하고 정(精)을 모은다.
· **주치(主治):** 남자의 생식기 질환, 발기 부전, 조루증, 유정(遺精), 방광염, 요도염.

기혈(氣穴) KI 13

기(氣)를 넣어두는 곳. 자궁(子宮). 신경(腎經)과 충맥(衝脈)이 만나는 곳.

· **위치:** 복내선상(腹內線上)의 황유(肓兪)와 횡골(橫骨) 사이에서 횡골에서 2/5.
· **자침(刺針):** 0.5-1촌 직자(直刺).
· **혈성(穴性):** 충맥(衝脈)과 임맥(任脈)을 조절한다. 하초(下焦)를 조절한다.
· **주치(主治):** 여자의 생식기 질환, 월경불순, 생리통, 난소염, 자궁내막염, 요통, 신장염.

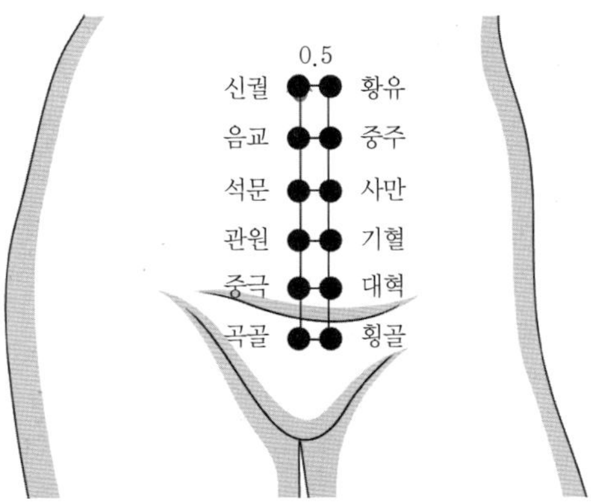

그림4-73.

사만(四滿) KI 14

주위에 가득함. 신경(腎經)과 충맥(衝脈)이 만나는 곳.

· **위치:** 복내선상(腹內線上)의 황유(肓兪)와 횡골(橫骨) 사이에서 황유에서 2/5.

· **자침(刺針)**: 1-1.5촌 직자(直刺).
· **혈성(穴性)**: 하초(下焦)를 이롭게 하고 통증을 제거한다. 행기활혈(行氣活血). 수분 통과를 조절하고 소변을 촉진한다.
· **주치(主治)**: 복부 냉감, 복부 팽만, 장염, 장산통(腸疝痛), 설사, 변비, 월경불순, 월경통, 불임증, 혈뇨.

중주(中注) KI 15

중앙에서 기를 주입함. 단전으로 기(氣)가 주입되는 곳. 신경(腎經)과 충맥(衝脈)이 만나는 곳.

· **위치**: 복내선상(腹內線上)의 황유(肓兪)와 횡골(橫骨) 사이에서 황유에서 1/5.
· **자침(刺針)**: 1-1.5촌 직자(直刺).
· **혈성(穴性)**: 장(腸)을 조절한다. 하초(下焦)를 조절한다.
· **주치(主治)**: 장산통(腸疝痛), 요통, 변비, 장염, 복막염, 불임, 정력감퇴.

황유(肓兪) KI 16

막(膜)(황(肓)) 유(兪). 신경(腎經)과 충맥(衝脈)이 만나는 곳. 신기(腎氣)가 막(膜)에 이른다.

· **위치**: 복내선상(腹內線上)에서 배꼽 높이.
· **자침(刺針)**: 1-1.5촌 직자(直刺).
· **혈성(穴性)**: 기를 조절하고 통증을 제거한다. 장(腸)을 조절하고 따뜻하게 한다.
황(肓)자가 붙은 혈은 서로 관계가 있으며, 기해(氣海)와 관계가 있다.
· **주치(主治)**: 설사, 변비, 복부 팽만, 상복통, 신장염, 고환염, 신장결핵, 위경련, 상습 변비, 자궁병, 목적통(目赤痛), 화병.

상곡(商曲) KI 17

굽은 상(商, 오음(五音)의 상(商))(대장(大腸)), 장(腸)이 꺾이는 곳. 신경(腎經)과 충맥(衝脈)이 만나는 곳.

· **위치**: 복내선상(腹內線上)의 유문(幽門)과 황유(肓兪) 사이에서 황유에서 1/5. 하완(下脘) 옆.
· **자침(刺針)**: 1-1.5촌 직자(直刺).
· **혈성(穴性)**: 소적지통(消積止痛)
· **주치(主治)**: 위통, 복통, 구토, 설사, 변비, 복막염, 식욕부진, 황달, 위하수(상곡(商曲), 하완(下脘), 건리(建里)).

석관(石關) KI 18

돌문(=중요한 문). 음식의 관문. 신경(腎經)과 충맥(衝脈)이 만나는 곳.

- **위치:** 복내선상(腹內線上)의 유문(幽門)과 황유(肓兪) 사이에서 황유에서 2/5. 건리(建里) 옆.
- **자침(刺針):** 1-1.5촌 직자(直刺).
- **혈성(穴性):** 하초(下焦)를 조절하고 통증을 없앤다. 조기활혈(調氣活血), 위를 조화롭게 한다.
- **주치(主治):** 복통, 불임(남자, 석관(石關) + 석문(石門)), 위병, 변비, 자궁출혈, 산후복통, 임질, 딸꾹질, 구토. 시도 때도 없이 잠만 자는데 특효.

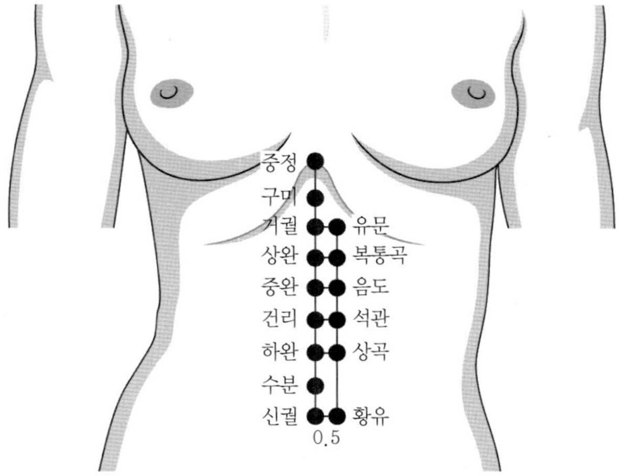

그림4-74.

음도(陰都) KI 19

음기(陰氣)(신기(腎氣))가 모이는 도시. 신경(腎經)과 충맥(衝脈)이 만나는 곳.

- **위치:** 복내선상(腹內線上)의 유문(幽門)과 황유(肓兪) 사이에서 유문에서 2/5. 중완(中脘) 옆.
- **자침(刺針):** 1-1.5촌 직자(直刺).
- **혈성(穴性):** 조기화위(調氣和胃), 강역(降逆), 기침을 멈추게 한다.
- **주치(主治):** 위질환, 해수(咳嗽), 천식, 폐기종, 구토, 황달, 불임. 중완(中脘)의 보조혈.

복통곡(腹通谷) KI 20

계곡으로 통하는 골짜기. 신경(腎經)과 충맥(衝脈)이 만나는 곳.

- **위치:** 복내선상(腹內線上)의 유문(幽門)과 황유(肓兪) 사이에서 유문에서 1/5. 상완(上脘) 옆.
- **자침(刺針):** 1-1.5촌 직자(直刺).
- **혈성(穴性):** 중초(中焦)를 조화롭게 한다. 관흉화담(寬胸化痰).
- **주치(主治):** 위염, 위궤양, 만성 장염, 소화불량, 복부 팽만, 구토, 설사, 천식, 간질(癎疾), 실음(失音), 항강(項强) 학질.

유문(幽門) KI 21

가둬두는 문. 신경(腎經)과 충맥(衝脈)이 만나는 곳.

· **위치**: 복내선상(腹內線上)에서 거궐(巨闕) 높이.
· **자침(刺針)**: 0.5-1촌 직자(直刺).
· **혈성(穴性)**: 건비화위(健脾和胃), 강역(降逆), 간기(肝氣)를 펴지게 하고 가슴과 유방을 이롭게 한다. 지통(止痛).
· **주치(主治)**: 심하만(心下滿), 멀미(거궐(巨闕), 유문(幽門)), 구토, 하리, 복부 팽창, 늑간신경통, 기관지염, 딸꾹질, 유방 농양, 위암.

보랑(步廊) KI 22

걷는 복도. 배에서 가슴으로 들어가는 복도.

· **위치**: 흉내선상(胸內線上)에서(정중선에서 2촌 옆) 제5늑간.

가슴에서의 신경(腎經)은 임맥(任脈)과 유선(乳線) 사이의 중앙이라는 고설(古說)이 있다.

· **자침(刺針)**: 0.5-1촌 늑간을 따라 외측으로 횡(橫)-사자(斜刺).
· **혈성(穴性)**: 가슴을 풀어준다. 폐기(肺氣)와 위기(胃氣)의 강역(降逆).
· **주치(主治)**: 늑간신경통, 협심증, 흉통, 기관지염, 심낭염.

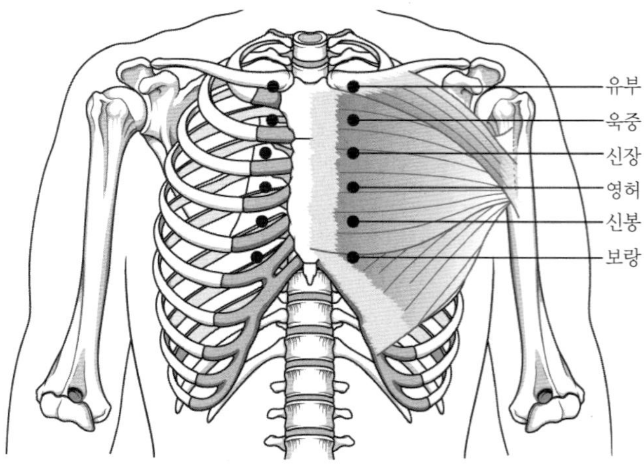

그림4-75.

신봉(神封) KI 23

신(神)(심(心))을 봉해 둠.

· **위치**: 흉내선상(胸內線上)에 제4늑간.
· **자침(刺針)**: 0.5-1촌 늑간을 따라 외측으로 횡(橫)-사자(斜刺).
· **혈성(穴性)**: 가슴을 풀어준다. 폐기(肺氣)와 위기(胃氣)의 강역(降逆). 유방을 이롭게 한다.
· **주치(主治)**: 협심증, 늑간신경통, 기관지염, 유방염, 늑막염.

영허(靈墟) KI 24

영(靈)의 담장. (신(神)(심(心))의 거처.

· **위치:** 흉내선상(胸內線上)에서 제3늑간.
· **자침(刺針):** 0.5-1촌 늑간을 따라 외측으로 횡(橫)-사자(斜刺).
· **혈성(穴性):** 가슴을 풀어준다. 폐기(肺氣)와 위기(胃氣)의 강역(降逆). 유방을 이롭게 한다.
영(靈)자가 들어가는 혈(영허(靈墟), 영대(靈臺)(독맥(督脈)), 영도(靈道)(심경(心經))은 서로 통한다.
· **주치(主治):** 전흉통, 해수, 늑간신경통, 늑막염, 유선염, 유방암, 냄새를 맡지 못하는 병.
수지침(手指鍼)이나 피내침(皮內鍼)으로 치료는 것이 좋다.

신장(神藏) KI 25

신(神)(심(心))을 저장한 곳.

· **위치:** 흉내선상(胸內線上)에서 제2늑간.
· **자침(刺針):** 0.5-1촌 늑간을 따라 외측으로 횡(橫)-사자(斜刺).
· **혈성(穴性):** 가슴을 풀어준다. 폐기(肺氣)와 위기(胃氣)의 강역(降逆).
신(神)자가 붙은 혈(신장(神臟), 신봉(神封), 신도(神道)(독(督)), 신당(神堂)(방광(膀胱)), 신문(神門)(심(心))은 상호관계가 있으며 심장(心臟)과 관계가 있다.
· **주치(主治):** 고혈압, 폐충혈, 기관지염, 늑간신경통, 호흡곤란, 구토.

욱중(彧中) KI 26

편안한 가슴. 꽃무늬 장식. 신(神)이 이곳에 있음을 적중(敵中)했다.

· **위치:** 흉내선상(胸內線上)에서 제1늑간.
· **자침(刺針):** 0.5-1촌 늑간을 따라 외측으로 횡(橫)-사자(斜刺).
· **혈성(穴性):** 가슴을 풀어준다. 폐기(肺氣)와 위기(胃氣)의 강역(降逆). 유방을 이롭게 한다. 담(痰)을 전환시킨다.
· **주치(主治):** 기관지천식, 기관지염, 해수, 뇌충혈, 늑간신경통, 도한, 귀신들린 사람(미친 사람).

유부(俞府) KI 27

신(腎)의 기가 모인 곳.

· **위치:** 쇄골 하연 정중선에서 2촌(흉내선상).
· **자침(刺針):** 0.5-1촌 늑간을 따라 외측으로 횡(橫)-사자(斜刺).
· **혈성(穴性):** 이기평천(理氣平喘: 기침, 해수 치료), 강역화담(降逆化痰), 관흉이기(寬胸理氣).
· **주치(主治):** 해수(咳嗽), 천식, 호흡곤란, 흉통, 인통, 기관지염, 늑간신경통, 구토, 뇌충혈.

9. 수궐음심포경(手厥陰心包經)

◈ 심포경(心包經)의 기능

① 심포(心包)는 보이는 장기가 아니고 한자의 뜻으로 보아 심장(心臟)을 중심으로 흉곽을 둘러싸고 있는 것으로 생각할 수 있으며, 기능상 심낭(心囊), 관상동맥(冠狀動脈), 대동맥(大動脈)인 듯하다. 심포(心包)와 심장(心臟)은 동본지장(同本之臟)이다. 오행(五行)으로는 심장을 군화(君火, 임금)라 하며 심포는 상화(相火, 재상)라 하여 심장 기능을 돕고 있다고 본다. 그러므로 심장의 병 일체를 심포(心包)를 통해서 치료하고 발의 궐음경(厥陰經)인 간경(肝經)과 같이 치료한다. 심포(心包)는 횡격막(橫隔膜) 위 흉곽의 모든 장기를 싸고 있으므로 폐의 병도 종종 심포경(心包經)에서 치료한다.
② 손바닥에 열이 많고, 팔꿈치와 팔뚝이 아프고, 경련이 자주 생기며, 겨드랑 밑이 붓고, 가슴이 아프고 상기(上氣) 현상이 생기면 심포실(心包實)의 증상이다. 머리는 늘 무겁고 발도 무거우며, 흉격, 흉통, 전신권태가 있다.
③ 배유혈(背兪穴)은 궐음유(厥陰兪)이고 모혈(募穴)은 전중(膻中)이며 심포(心包)와 같이 치료한다. 전중(膻中)이 막히는 것이 열격(熱膈)으로(胸中熱) 고황병(膏肓病)이다.

◈ 적응증

① 의식불명(意識不明), 졸도(卒倒).
② 정신 증상: 치매(癡呆), 건망증(健忘症), 공포증.
③ 두통, 현기증, 멀미.
④ 언어장애.
⑤ 색맹(色盲), 맹증(盲症).
⑥ 소화불량, 식욕부진.
⑦ 수포성 피부질환.
⑧ 빈뇨, 설사, 누정(漏精).

◈ 순행노선(循行路線)

가슴 한가운데에서 시작하여 심포(心包)와 연결되고, 횡격막(橫膈膜)을 뚫고 복부로 내려가면서 상초(上

焦), 중초(中焦), 하초(下焦)를 통과한다.

한 지맥은 가슴 안에서 겨드랑이 3치 밑 천지(天池)로 나와 위로 겨드랑이를 돌아 천천혈(天泉穴)을 거쳐 위팔 앞 안쪽에서 폐경(肺經)과 심경(心經) 사이로 팔꿈치두갈래근(이두박근건) 내측의 곡택(曲澤)에 이른다. 이어서 긴손바닥근(장장근)과 노쪽손목굽힘근(요측수근굴근) 힘줄 사이로 아래팔을 내려오면서 극문(郄門), 간사(間使), 내관(內關), 태릉(太陵)을 거쳐 손바닥의 노궁(勞宮)을 지나서 가운데 손가락 끝의 중충(中衝)에서 끝난다.

또 한 지맥은 손바닥 노궁(勞宮)에서 나와 환지(環指) 요측으로 손가락 끝 관충혈(關衝穴) 내려가 삼초경(三焦經)으로 이어진다.

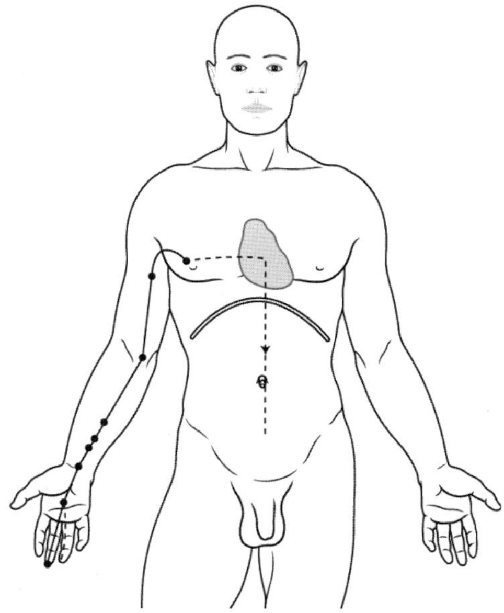

그림4-76.

천지(天池) PC 1

하늘의 연못(천기(天氣)가 모여 있는 곳). 일명 천회(天會).
심포(心包), 담(膽), 간(肝), 삼초경(三焦經)이 만나는 곳.

- **위치:** 제4 늑간극 유두 외측 1촌.
- **자침(刺針):** 늑간강을 따라 0.5-1촌 뒤쪽으로 평(平)-사자(斜刺).
- **혈성(穴性):** 관흉이기(寬胸理氣: 감정으로 인한 기체를 풀어 기를 원활하게 함), 청폐지해(清肺止咳), 소종산결(消腫散結), 화담강역(化痰降逆), 이기평천(理氣平喘), 이유방(利乳房).
- **주치(主治):** 유방 통증, 유방염, 젖부족, 연주창, 늑간신경통, 해수, 가슴 답답함, 심장판막증(극문(郄門), 천지(天池)), 액와종통(腋窩腫痛), 나력(瘰癧), 두통, 뇌충혈, 시야 흐림, 학질, 상지 거상불능.

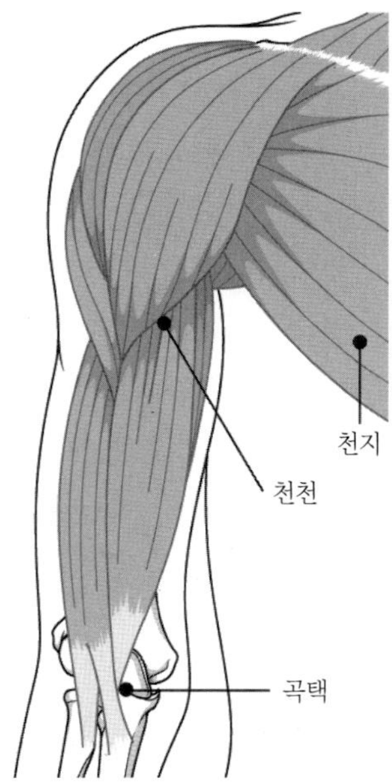

그림4-77.

천천(天泉) PC 2

하늘의 샘. 별명 천온(天溫) 또는 천습(天濕).

- **위치:** 앞 겨드랑 주름에서 2촌 아래 위팔두갈래근(이두박근)의 두 머리 사이.
- **자침(刺針):** 경락을 따라 위 또는 아래로 1-1.5촌 사자(斜刺).
- **혈성(穴性):** 관흉이기(寬胸理氣), 활혈지통(活血止痛). 경혈중에서 천

(泉)자가 붙는 곳은 서로 통하며, 습(濕)이 마르지 않는다.
· **주치(主治)**: 상지통, 흉협통, 오구돌기염, 심장내막염, 심계항진, 늑간신경통, 해수, 시력흐림.

곡택(曲澤) PC 3

굽은 곳의 연못. 합수혈(合水穴).

· **위치**: 팔꿈치 안쪽 주름위에서 이두박근 소지측에 있다.
· **자침(刺針)**: 0.5-1촌 직자(直刺). 사혈(瀉血).
· **혈성(穴性)**: 청열영심(淸熱寧心), 소경활락(疏經活絡), 강역지구(降逆止嘔). 청심영신(淸心寧神), 조장위(調腸胃), 지통(止痛).
· **주치(主治)**: 열병, 심통, 심계, 심번(心煩), 위통, 구토, 설사, 곽란(癨亂), 주비련통(肘臂攣痛), 수전증, 주관절염, 경완증후군, 심장염, 기관지염, 상박신경통.

극문(郄門) PC 4

좁은 문. 자뼈와 노뼈 사이에 기혈(氣血)이 모이는 극혈(郄穴). 극혈(郄穴).

· **위치**: 곡택(曲澤)과 대릉(大陵) 사이 중앙에서 아래쪽으로 1촌(대릉에서 5/12).
· **자침(刺針)**: 0.5-1촌 직자(直刺), 또는 1-1.5촌 위쪽으로 사자(斜刺).
· **혈성(穴性)**: 활혈소적(活血消積), 급성병, 영심안신(寧心安神), 지혈(止血), 한열의 치료.
· **주치(主治)**: 심계항진, 흉막염, 상지통, 심장염, 코피, 해수, 히스테리, 늑막염, 심장판막증, 폐결핵, 폐문 림프선 결핵, 학질, 만성 치질, 불면증, 간질, 우울증. 극혈(郄穴)이므로 급성병을 치료하며, 늑막염, 심계항진, 각혈(삼양락(三陽絡), 태계(太谿)와 극문(郄門)이 특효), 토혈 등에 특효로 즉시 멈춘다.

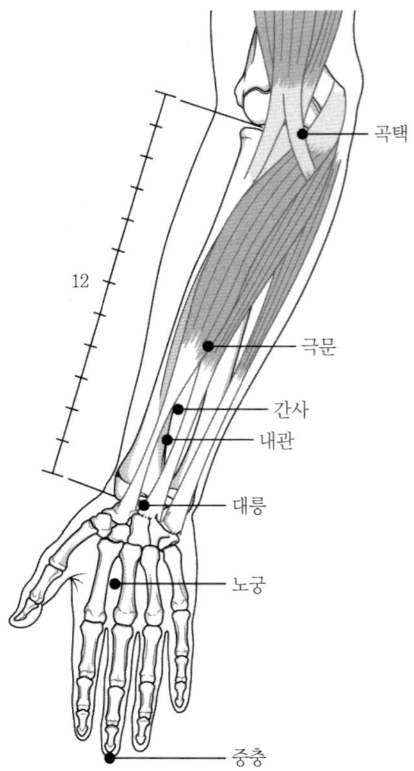

그림4-78.

간사(間使) PC 5

중간 사신. 경금혈(經金穴). 일명 귀로(鬼路).

- **위치:** 곡택(曲澤)과 대릉(大陵) 사이 대릉에서 3/12.
- **자침(刺針):** 0.5-1촌 직자(直刺), 또는 1-1.5촌 위쪽으로 사자(斜刺).
- **혈성(穴性):** 화위소화(和胃消化), 조심기(調心氣), 청신지(淸神志), 청열영심(淸熱寧心), 소경활락(疏經活絡), 화담강역(化痰降逆), 거흉격담어(祛胸膈痰瘀). 월경을 조절한다.
- **주치(主治):** 심통, 심계, 위통, 구토, 오한, 열병, 학질, 전광, 간질, 갑상선 비대, 나력(瘰癧), 월경불순, 자궁출혈, 생리통, 심장염, 인후염, 위염, 중풍. 소아에서 중완(中脘)을 대신할 수 있다.
- **구안와사(口眼喎斜)**일 때 반대편 간사(間使)에 뜸을 뜨고 박하와 봉숭아 나무를 다려서 씻어준 다음 일주일 후에 반복한다.

내관(內關) PC 6

안으로 출입하는 문. 낙혈(絡穴), 팔맥교회혈(八脈交會穴)(음유맥(陰維脈)).

- **위치:** 곡택(曲澤)과 대릉(大陵) 사이 대릉에서 2촌.
- **자침(刺針):** 0.5-1촌 직자(直刺)또는 외관(外關)쪽으로. 흉부 질환에 대해서는 1-1.5촌 위쪽으로 사자(斜刺). 손가락 감각 이상에 대해서는 아래쪽으로 1-1.5촌 사자(斜刺).
- **혈성(穴性):** 영심안신(寧心安神), 이기화위(理氣和胃), 소경활락(疏經活絡), 관흉이기(寬胸理氣), 화위지구(和胃止嘔), 청열(淸熱), 지통(止痛). 음유맥(陰維脈)을 연다.
- **주치(主治):** 구역, 구토, 신경증, 불면증, 위통, 흉통, 중지마비, 팔목건초염, 심통, 심장염, 심장외막염, 황달, 안구충혈, 열병, 두통, 공포증, 노이로제, 간질, 인후통, 천식, 중풍, 딸꾹질, 어지럼증. 목이 뻣뻣한 것은 내관(內關)이 허(虛)한 것이므로 이를 보(補)해준다.

대릉(大陵) PC 7

큰 능선. 유원혈(兪原穴). 토혈(土穴). 일명 심주(心主) 또는 귀심(鬼心).

- **위치:** 손목 주름 중심, 긴손바닥근 힘줄과 노쪽손목굽힘근 힘줄 사이.
- **자침(刺針):** 0.3-0.5촌 직자(直刺), 손목굴증후군 치료는 0.5-1촌 손목굴을 따라 아래쪽으로 사자(斜刺).
- **혈성(穴性):** 청열영심(淸熱寧心), 이기화위(理氣和胃), 소경활락(疏經活絡), 관흉이기(寬胸理氣). 혈(血)을 식혀줌.
- **주치(主治):** 심장 질환, 심통, 심계, 위통, 구토, 급성 위염, 전광(癲狂), 간질(癎疾), 불면증, 족근통, 수관절통, 두통, 발열, 늑간신경통, 편도선염, 정신병, 목적(目赤), 황달, 소변불리(小便不利), 손바닥열(熱). 병의 원인을 모를 때 이곳에 침을 놓는다.

노궁(勞宮) PC 8

손바닥의 일하는 궁궐. 영화혈(榮火穴). 일명 귀로(鬼路), 귀굴(鬼窟), 오리(五里), 장중(掌中).

- **위치**: 주먹을 쥐어 가운데 손가락 끝이 닿는 곳. 제2,3중수골 사이 중앙.
- **자침(刺針)**: 0.5촌 직자(直刺).
- **혈성(穴性)**: 청열개규(淸熱開竅), 영심안신(寧心安神), 화위(和胃), 거습열(去濕熱), 중초(中焦)에서 청열(淸熱), 혈(血)을 식혀줌. 의식을 소생시킨다.
- **주치(主治)**: 구창, 구취, 중풍혼미, 열(熱), 혼수(昏睡), 간질(癎疾), 조울증, 경기(驚氣), 손바닥이 갈라지는 각화증, 심통, 구토, 흉통, 연하곤란, 구강염, 코피, 토혈(吐血), 황달, 해수, 수전증, 완관절염, 수지굴신불능. 피곤하면 여기에 뜸을 뜬다.

중충(中衝) PC 9

중앙의 요충(要衝). 정목혈(井木穴).

- **위치**: 가운데 손가락 첨단. 또는 손톱 엄지측 모서리 2 mm 외상방.
- **자침(刺針)**: 0.1-0.2촌 직자(直刺) 또는 위쪽을 향하여 사자(斜刺). 사혈(瀉血).
- **혈성(穴性)**: 청열개규(淸熱開竅), 영심안신(寧心安神), 소궐(蘇厥), 청심(淸心). 의식을 회복시킨다. 혀를 이롭게 한다.
- **주치(主治)**: 중풍혼미, 일사병으로 정신을 잃고 혼절할 때, 심통, 혀의 염증으로 굳어지고 아픔, 중지마비, 정중신경마비, 라이네르병, 심장병, 열병, 인후염, 편도선염, 손바닥 열.

기사회생 혈이다.

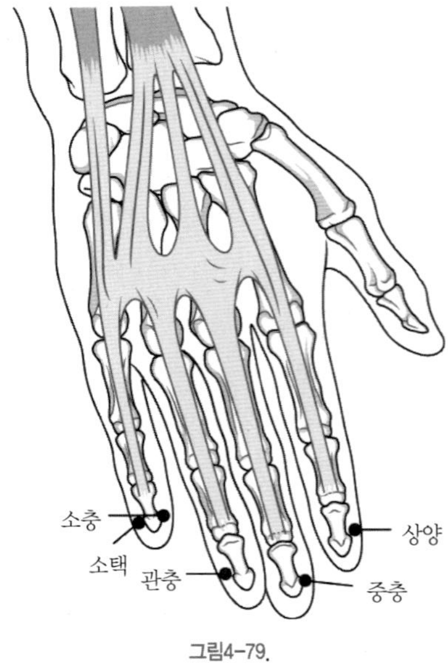

그림4-79.

10. 수소양삼초경(手少陽三焦經)

◈ 삼초경(三焦經)의 기능

삼초(三焦)는 결독지관(決瀆之官), 수성지관(受盛之官)이라 하며, 무형의 장기로 세 부분으로 나눈다.

상초(上焦)는 횡격막(橫隔膜) 이상의 부분(머리끝-거궐(巨闕))으로 심, 폐, 횡격막, 식도, 인후, 기관지, 갑상선, 두뇌, 입, 코, 혀, 귀, 눈의 기능을 주관한다. 안개와 같은 작용이라고 한다.

중초(中焦)는 횡격막에서 배꼽 사이(거궐(巨闕)-중완(中脘))를 말하며 비, 위, 췌장, 간, 쓸개, 십이지장까지의 모든 기능을 주장하고 있으며 이것을 물거품과 같은 작용이라고 한다.

하초(下焦)는 배꼽 아래 발끝까지(중완(中脘)이하)를 말하며, 대장, 소장, 방광, 신장, 생식기, 전립선과 자궁의 모든 기능을 주장하고 있다. 대소변을 배출하여 다시 넣어 들이지 않는 도랑과 같다.

이 모든 것은 근본적으로 명문(命門)이라고 하는 부신(副腎)의 작용이다. 삼초(三焦)의 기능은 인체 전체의 기능이므로 삼초(三焦)의 질환은 인체 전체의 질환이라고도 할 수 있다. 삼초는 온 몸의 주기(主氣)로서 중요하다. 림프와 관계가 있다.

◈ 적응증

① 몸의 상, 중, 하초의 기와 병을 다스린다.
② 삼초 질환은 소장 질환과 비슷하기 때문에 소장의 질환도 다스린다. 소장 질환의 초기는 삼초 질환이고, 좀 더 악화되면 소장의 본 질환이 되며, 중병이 되면 다시 삼초 질환이 된다.
③ 하복부, 자궁, 임맥(任脈), 독맥(督脈)을 다스린다. 냉대하(冷帶下), 낭습(囊濕)에 탁월한 효과가 있다.
④ 류마티스, 알레르기 질환을 다스린다.
⑤ 폐, 기관지, 소화기, 간, 신장의 질환을 다스린다. 변비에 효과가 있다.
⑥ 신장(腎臟), 명문(命門)의 기를 받고 있으며 오관(五官: 이목구비(耳目口鼻))을 다스린다. 맑은 콧물이 나오는 콧병을 치료한다.
⑦ 심포허증(心包虛症)을 다스린다.
⑧ 신경정신증에 잘 듣는다.
⑨ 탈모증(脫毛症).
⑩ 견비통(肩臂痛).

◈ 순행노선(循行路線)

환지(環指) 척측 끝 관충혈(關衝穴)에서 시작하여 손등으로 제4,5중수골 사이로 액문(液門), 중저(中渚) 두 혈(穴)을 지나 손목의 양지혈(陽池穴)로 들어간다. 아래팔 뒤쪽에서 대장경(大腸經)과 소장경(小腸經) 사이로 요골과 척골 사이를 올라가며 외관(外關), 지구(支溝), 회종(會宗), 삼양락(三陽絡), 사독(四瀆)을 돌아서 주두(肘頭) 끝의 천정(天井)으로 들어간다. 위팔 뒤 가쪽으로 청냉연(淸冷淵), 소락(消濼), 노회(臑會)를 지나 어깨로 올라가 견료(肩髎), 천료(天髎)를 거쳐 병풍(秉風)에서 소장경(小腸經)과 교회(交會)한다. 이어서 방광경(膀胱經)의 대저(大杼)를 거쳐 제7경추 밑 대추(大椎)에서 독맥(督脈)과 교회(交會)하고, 어깨의 맨 높은 곳으로 올라가 견정(肩井)에서 담경(膽經)과 교회(交會)한 다음 쇄골상와(鎖骨上窩)로 내려와 위경(胃經)의 결분(缺盆)에서 유방(乳房) 사이 전중혈(膻中穴)로 내려갔다가 심포(心包)와 접속한 다음, 횡격막(橫膈膜)을 뚫고 중완(中脘)을 통해 복부로 내려와 상초(上焦), 중초(中焦), 하초(下焦)와 연결된다.

한 지맥은 전중(膻中)에서 갈라져 나와 위로 올라가 쇄골상와(鎖骨上窩)로 나와 목의 천유혈(天牖穴)을 거쳐 좌우 귀 뒤를 끼고 예풍(翳風), 계맥(瘈脈), 노식(顱息), 각손(角孫)을 돌면서 담경(膽經)과 합류하여 두규음(頭竅陰)을 지나서 귀 뒤를 돌아 현리(懸釐), 현로(懸顱), 함염(頷厭), 양백(陽白)으로 간다. 여기에서 아래로 내려와 볼의 권료(顴髎)에서 소장경(小腸經)과 교회(交會)한 다음 눈의 정명(睛明)으로 올라간다.

또 한 지맥은 귀 뒤 예풍혈(翳風穴)에서 갈라져 나와 귓속으로 들어갔다가 귀 앞으로 나와 청궁(聽宮), 이문(耳門), 화료(和髎), 상관(上關)을 지나면서 각각 소장경(小腸經), 담경(膽經)과 교회(交會)한다. 이어서 뺨의 권료혈(顴髎穴)에서 앞의 지맥과 교차한 후 사죽공(絲竹空)에서 끝나고 동자료(瞳子髎)에서 담경(膽經)과 접속된다.

삼초(三焦)의 하합혈(下合穴)은 위양(委陽)이다.

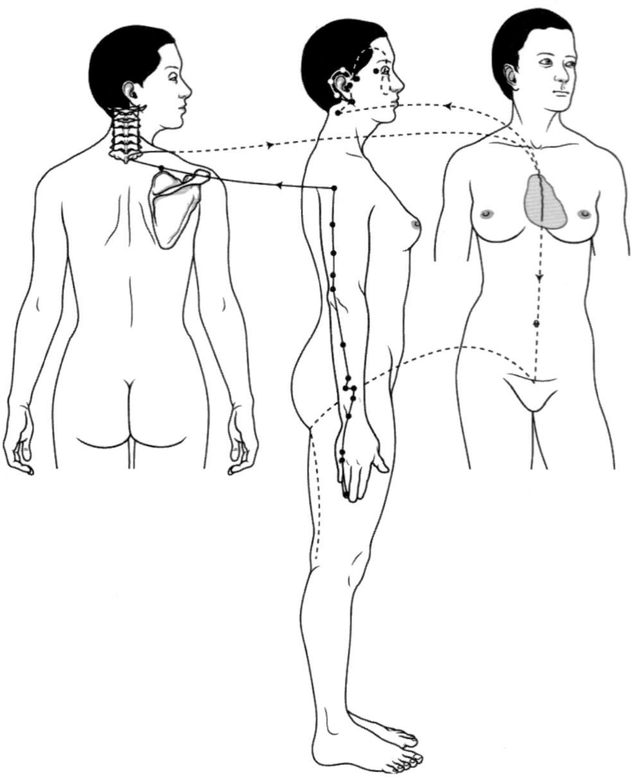

그림4-80.

관충(關衝) SJ 1

깊은 곳과 통하는 문. 관문의 요충(要衝). 정금혈(井金穴).

- **위치:** 넷째 손가락 소지쪽 손톱각 2 mm.
- **자침(刺針):** 0.1-0.2촌 직자(直刺) 또는 위쪽을 향하여 사자(斜刺). 사혈(瀉血).
- **혈성(穴性):** 소풍청열(疏風淸熱), 성신개규(醒神開竅), 활락지통(活絡止痛), 소궐(蘇厥). 귀와 혀를 이롭게 한다.
- **주치(主治):** 열병, 혼절, 인후종통(咽喉腫痛), 눈에 피, 난청(難聽), 두통, 이명(耳鳴), 혀 굳음, 혀 갈라짐, 어지럼증, 협심증, 각막염, 전박신경통. 뇌의 열병, 충혈. 혼수 때 사혈(瀉穴)한다(구급혈).

액문(液門) SJ 2

물문. 삼초(三焦)의 기(氣)가 들어가는 문. 액문(腋門)(갑을경(甲乙經): 겨드랑이로 들어가는 문). 영수혈(滎水穴).

- **위치:** 손등에서 제4,5 손가락 사이 적백제.

· **자침(刺針):** 0.3-0.5촌 직자(直刺).
· **혈성(穴性):** 영심안신(寧心安神), 활혈지통(活血止痛), 청열이이(淸熱利耳). 기를 번성하게 하며 냉하다. 간헐열(間歇熱)을 다스리고 삼초(三焦)를 억제한다.
· **주치(主治):** 두통, 발열, 장지관절통, 상박 및 전박근의 경련, 척골신경통, 뇌빈혈성 두통, 어지럼증, 결막염, 난청(難聽), 이명(耳鳴), 인후종통(咽喉腫痛), 학질, 전광(癲狂), 간질, 손가락 수축, 목의 통증, 손등의 종통(腫痛).

침을 무서워서 못 맞는 사람에게 선취하는 혈이며, 침 맞고 기절했을 때(침치우발증(鍼治偶發症)) 족삼리(足三里)(왼쪽)와 양쪽 액문(液門)을 강자극하면 깨어난다.

중저(中渚) SJ 3

중앙의 작은 섬. 유목혈(兪木穴).

· **위치:** 손등 제4,5중수지절관절 바로 위쪽 움푹한 곳.
· **자침(刺針):** 0.5-1촌 직자(直刺) 또는 위쪽으로 사자(斜刺).
· **혈성(穴性):** 산풍청열(散風淸熱), 소경활락(疏經活絡), 개규총이(開竅聰耳), 청두명목(淸頭明目), 활락지통(活絡止痛), 청열이이(淸熱利耳).
· **주치(主治):** 편두통, 목적(目赤), 이명(耳鳴)(태계와 함께 투침), 난청(難聽), 인후종통(咽喉腫痛), 견갑내통(肩胛內痛), 허벅지 통증, 손가락 굴신불능(움직일 때까지 염전 보사), 척골신경마비, 열병에 땀이 안 날 때(장티푸스, 합곡(合谷)), 좌골신경통(임읍(臨泣)과 함께 자침).

양지(陽池) SJ 4

양(陽)(손등)의 연못. 원혈(原穴).

· **위치:** 손목 주름 총지신근과 소지신근 사이. 원혈(原穴).
· **자침(刺針):** 0.3-0.5촌 약간 위쪽으로 사자(斜刺), 또는 힘줄 밑으로 요측으로 0.5-1촌 평자(平刺). 제날침법(피부를 손가락으로 집어 올려 자침)으로 자침한다. 금구혈(禁灸穴).
· **혈성(穴性):** 산풍청열(散風淸熱), 소경활락(疏經活絡), 서근지통(舒筋止痛), 해표청열(解表淸熱), 서근통락(舒筋通絡).
· **주치(主治):** 소갈, 학질, 열병에 땀이 안 날 때, 손목의 통증, 난청(難聽), 관절 류마티스, 건초염, 감기, 자궁후굴(좌양지), 견비통, 목의 종통(腫痛), 요통. 각종 난치병을 치료하는 필수혈이다. 하초(下焦)의 원기를 보(補)하는데 중요한 혈(난경(難經)).

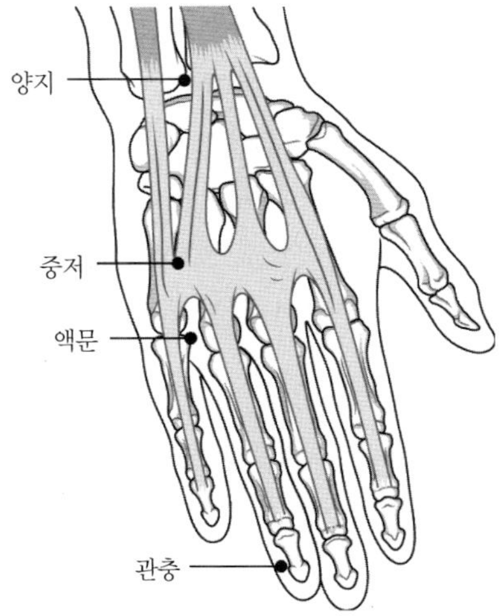

그림4-81.

외관(外關) SJ 5

밖에 있는 문. 낙혈(絡穴). 기경팔맥(奇經八脈) 양유맥(陽維脈).

- **위치**: 팔꿈치와 양지(陽池) 사이 양지에서 2/12(양지 2촌 위).
- **자침(刺針)**: 0.5-1.5촌 위아래쪽으로 또는 척측으로 사자(斜刺), 또는 내관(內關)과 만나도록.
- **혈성(穴性)**: 거풍청열(祛風淸熱), 소경활락(疏經活絡), 청두명목(淸頭明目), 활락지통(活絡止痛), 소표해열(疏表解熱). 양유맥(陽維脈)을 연다.
- **주치(主治)**: 열병, 오한발열(惡寒發熱), 두통, 목적종통(目赤腫痛), 이명(耳鳴), 난청(難聽), 협륵통(갈비뼈 옆구리 아픔), 변비, 복통, 상완신경통, 완관절통, 발목 발가락 종통(腫痛), 반신불수, 치통, 눈병, 어깨 팔 굴신불능, 중풍, **수전증**(후계(後谿), 풍지(風池), 외관(外關), 천주(天柱)). 실(實)하면 팔꿉이 떨리고 허(虛)하면 들 수가 없는데 이때 외관(外關)을 사용한다.

지구(支溝) SJ 6

가지친 도랑. 팔의 도랑. 경화혈(經火穴). 별명 비호(飛虎).

- **위치**: 팔꿈치와 양지 사이 양지에서 3/12.
- **자침(刺針)**: 0.5-1.5촌 위아래쪽으로 또는 척측으로 사자(斜刺), 또는 간사(間使)와 만나도록.
- **혈성(穴性)**: 청설삼초(淸泄三焦), 소통소양(疏通少陽), 서경활락(舒經活絡), 활락지통(活絡止痛), 이협이기(利脇理氣), 산어결(散瘀結), 통장부기(通臟腑氣). 목소리를 이롭게 한다. 가슴과 옆구리를 이롭게 한다.
- **주치(主治)**: 변비, 구토, 곽란(癨亂), 협륵통(脇肋痛), 이명(耳鳴), 난청(難聽), 실음(失音), 목적종통(目赤腫痛), 인후통, 견배통, 건초염, 늑막염, 심낭염, 폐렴, 열병에 땀이 안날 때(장티푸스), **구금불개(口禁不開)**(지구(支溝), 하관(下關), 협거(頰車)), 습관성 변비. 합곡(合谷)의 별명이 호구(虎口)이므로 호(虎)자로 서로 연관된 합곡(合谷)과 같이 치료하면 놀라운 효과가 있다.

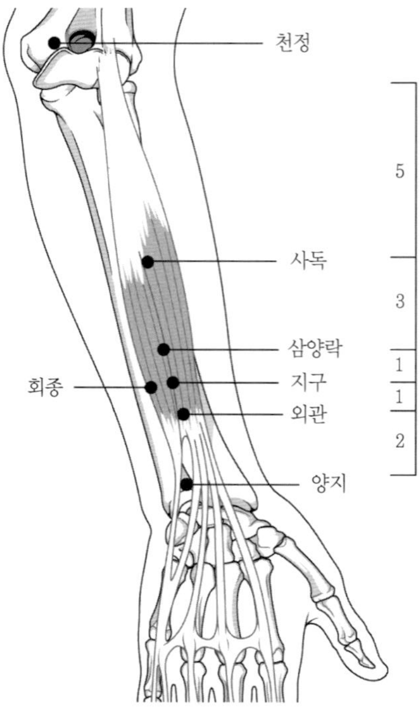

그림4-82.

회종(會宗) SJ 7

종친의 모임. 극혈(郄穴). 양(陽)의 기(氣)의 집성처.

- **위치**: 양지(陽池)에서 3촌 위 지구(支溝)에서 척골쪽으로 1 cm.

· **자침(刺針)**: 0.5-1.5촌 척골쪽으로 또는 위아래로 사자(斜刺).
· **혈성(穴性)**: 삼초(三焦)를 맑게 하고 귀를 이롭게 한다. 급성병을 치료.
· **주치(主治)**: 난청(難聽), 이명(耳鳴), 팔목 건초염, 신경근육위축증, 쥐날 때, 상박 전박신경통 및 경련, 간질.

삼양락(三陽絡) SJ 8

삼양(三陽)(대장(大腸), 소장(小腸), 삼초(三焦))의 낙혈(絡穴).

· **위치**: 팔꿈치와 양지(陽池) 사이 양지에서 4/12.
· **자침(刺針)**: 0.5-1.5촌 척골쪽으로 또는 위아래로 사자(斜刺).
· **혈성(穴性)**: 활락지통(活絡止痛), 삼초(三焦)를 맑게 한다. 삼음교(三陰交)와 같이 삼양(三陽)이 교회하는 곳.
· **주치(主治)**: 돌발성 난청(難聽), 돌발성 실음(失音), 치통(齒痛), 열(熱), 두통, 수관절통 및 경련, 좌골신경통, 요통, 디스크, 팔꿉을 움직이지 못할 때, 눕기를 좋아할 때. 결핵 환자의 각혈(咯血)을 멈추게 한다.

사독(四瀆) SJ 9

개천의 사방이 흐리다. 또는 삼양락 뒤의 큰 도랑.

· **위치**: 팔꿈치와 양지(陽池) 사이 양지에서 7/12.
· **자침(刺針)**: 1-2촌 직자(直刺) 또는 위아래로 사자(斜刺).
· **혈성(穴性)**: 인후(咽喉)와 귀를 이롭게 한다. 삼초(三焦)의 기의 유입처. 체중절통(體重節痛), 삼초(三焦)의 기능을 돕는다.
· **주치(主治)**: 돌발성 난청(難聽), 돌발성 실음(失音), 치통(齒痛), 인후염, 팔의 통증, 원인 불명으로 전신이 아플 때 쓴다. 전박마비에 필수혈. 안면신경마비에도 쓴다.

천정(天井) SJ 10

하늘(양(陽))의 샘. 합토혈(合土穴).

· **위치**: 팔꿈치(주두) 위쪽 1촌 위.
· **자침(刺針)**: 0.5-1촌 직자(直刺).
· **혈성(穴性)**: 화담소적(化痰消積), 이기강역(理氣降逆), 활락지통(活絡止痛), 청열안신(淸熱安神). 삼초(三焦) 기능의 억제.

· **주치(主治)**: 주관절통, 상완신경통, 나력(瘰癧), 기관지염, 해수, 편도선염, 인후염, 뒷목신경통, 옆구리 통증, 하복부 팽만과 통증, 림프선염, 간질, 팔꿉관절, 무릎관절.

청냉연(淸冷淵) SJ 11

맑고 차가운 연못.

· **위치**: 견료(肩髎)와 팔꿈치 사이 팔꿈치에서 2/6, 천정(天井)에서 1촌 위.
· **자침(刺針)**: 0.5-1촌 직자(直刺).
· **혈성(穴性)**: 경락을 활기있게 하고 풍습(風濕)을 제거한다. 습열(濕熱)을 맑게 한다. 사독(四瀆)과 상반된다.
· **주치(主治)**: 견관절주위염, 상완신경통, 두통, 눈의 통증, 황달, 번열(煩熱).

소락(消濼) SJ 12

낙(濼)(열(熱)이 진액(津液)을 상하게 한다)을 없앰.

· **위치**: 견료(肩髎)와 팔꿈치 중앙, 견료(肩髎)에서 6촌 아래.
· **자침(刺針)**: 1-2촌 직자(直刺) 또는 사자(斜刺).
· **혈성(穴性)**: 활락지통(活絡止痛).
· **주치(主治)**: 상완신경통, 경완증후군, 후두통 - 뒷목덜미가 급히 경직되어 아프고 목을 돌릴 수 없을 때, 두통, 오한발열(惡寒發熱), 어지럼증, 치통(齒痛), 전광(癲狂).

노회(臑會) SJ 13

위팔의 모임. 삼초경(三焦經)과 양교맥(陽蹻脈)이 만나는 곳(취영(聚英)). 삼초경(三焦經)과 대장경(大腸經)이 만나는 곳(갑을경(甲乙經)).

· **위치**: 견료(肩髎)와 팔꿈치 사이 견료에서 1/4.
· **자침(刺針)**: 1-2촌 직자(直刺) 또는 사자(斜刺).
· **혈성(穴性)**: 이기화담(理氣化痰), 활락지통(活絡止痛).
· **주치(主治)**: 상완신경통, 견관절 주위염, **오십견**(천종, 노회, 폐유, 어깨는 이간 신맥), 갑상선 비대, 오한발열(惡寒發熱), 눈병, 간질(癎疾), 전광(癲狂).

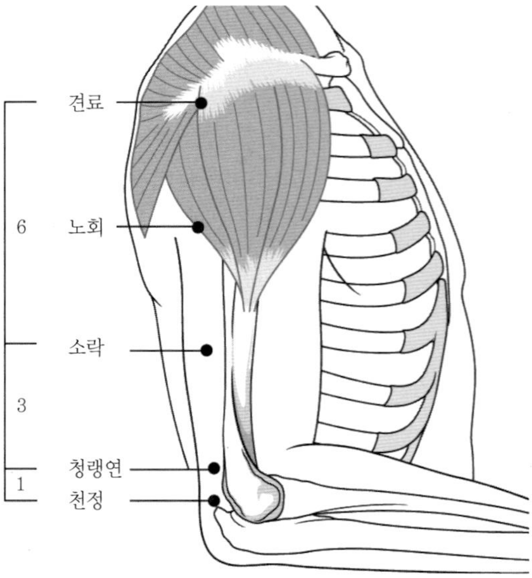

그림4-83.

견료(肩髎) SJ 14

어깨뼈의 틈새.

- **위치:** 팔을 밖으로 폈을 때 견봉 후하방의 오목한 곳.
- **자침(刺針):** 팔을 벌리고 겨드랑이 중심을 향해 1-1.5촌, 또는 팔꿈치 쪽으로 1.5-2촌 평(平)-사자(斜刺).
- **혈성(穴性):** 산풍거습(散風祛濕), 소경이절(疏經利節: 경락을 소통시키고 관절을 이롭게 한다), 조기혈조체(調氣血滯滯). 통증을 없애고 어깨를 이롭게 한다.
- **주치(主治):** 견비통, 견관절 주위 통증, 견갑 류마티스.

천료(天髎) SJ 15

하늘(어깨)의 틈새. 삼초(三焦), 담(膽), 양유맥(陽維脈))이 만나는 곳.

- **위치:** 견갑골 위 가시위오목 안쪽 끝 곡원(曲垣)과 견정(肩井)의 중앙.
- **자침(刺針):** 증상에 따라 0.5-1촌 사자(斜刺).
- **혈성(穴性):** 산풍거습(散風祛濕), 활락지통(活絡止痛), 관흉이기(寬胸理氣).
- **주치(主治):** 어깨와 팔의 통증, 목뒤 경련과 통증, 열병, 가슴이 답답할 때, 난청(難聽), 이명(耳鳴), 얼굴의 종기, 눈 아픈 증상, 고혈압, 중풍.

천유(天牖) SJ 16

하늘(두경부(頭頸部))의 창문.

- **위치:** 천주(天柱)와 천용(天容) 사이 완골(完骨) 1촌 밑.
- **자침(刺針):** 0.1-1촌 직자(直刺).
- **혈성(穴性):** 이기강역(理氣降逆), 머리와 감각기관을 이롭게 한다.
- **주치(主治):** 인후염, 이명(耳鳴), 난청(難聽), 안구 충혈, 시력 흐림, 눈을 뜰 수 없을 때, 비염(鼻炎), 비출혈(鼻出血), 후각 상실, 두통, 두풍(頭風), 인후염, 학질, 안면 부종, 목뒤가 뻣뻣할 때, 나력(瘰癧), 유방 종창(腫脹).

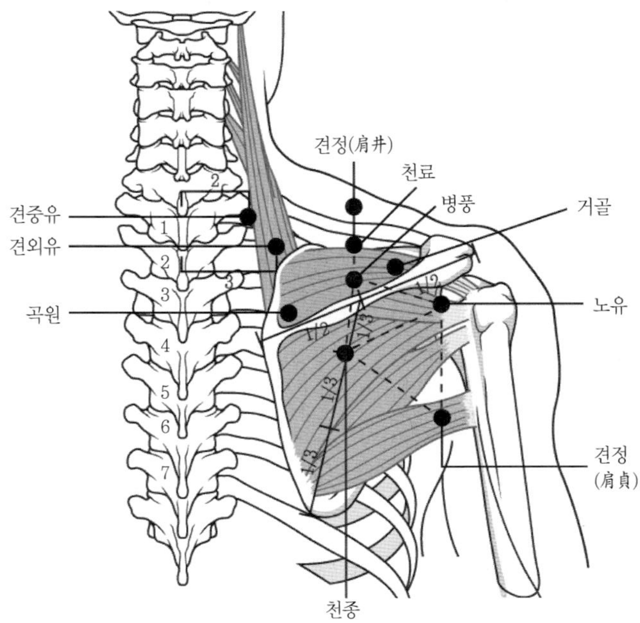

그림4-84.

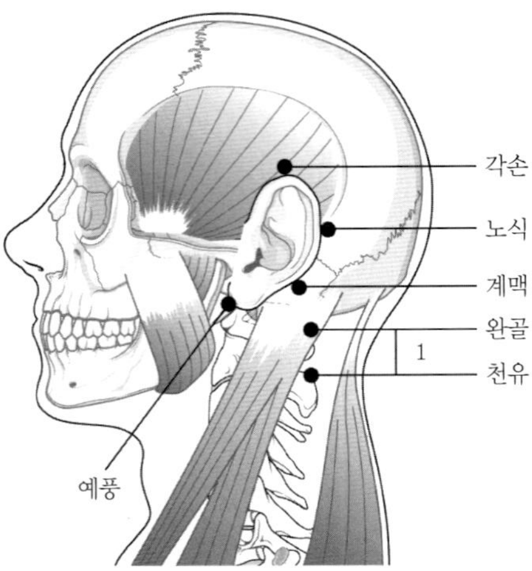

그림4-85.

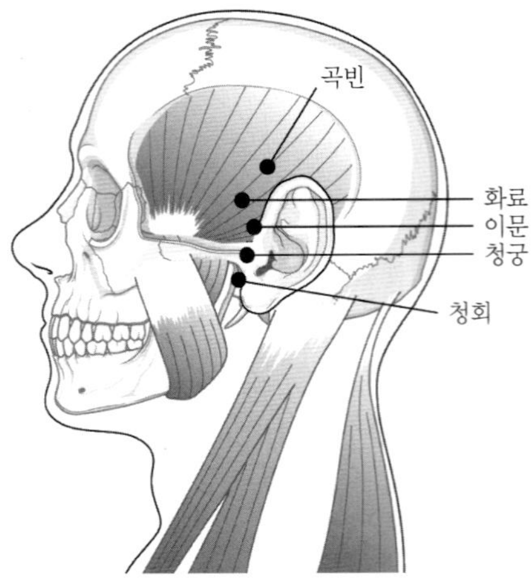

그림4-86.

예풍(翳風) SJ 17

깃털로 만든 부채. 바람의 장막(양쪽 귀(예(翳)와 병풍같은 완골이 바람을 막아준다). 삼초경(三焦經)과 담경(膽經)이 만나는 곳.

· **위치**: 귓바퀴 뒤 아래턱뼈와 유양돌기 사이 움푹한 곳.
· **자침(刺針)**: 반대편 귀를 향해 0.5-1촌 직자(直刺).
· **혈성(穴性)**: 거풍통락(祛風通絡), 총이통규(聰耳通竅), 활락지통, 청열(淸熱).
· **주치(主治)**: 이명(耳鳴), 난청(難聽), 중이염, 협종(頰腫), 구안와사(口眼喎斜), 이하선염, 안면신경마비, 언어불능, 인후 질환.

1.2-1.4촌쯤 깊이 찌른다. 필리핀에서 벙어리가 예풍(翳風)과 청궁(聽宮)에 침을 맞고 바로 말문이 트이고 귀가 열려 어머니에게 전화를 거는 것을 본 적이 있다.

계맥(瘈脈) SJ 18

경련(痙攣)의 맥(脈).

· **위치**: 예풍(翳風)에서 1촌 위. 예풍과 각손(角孫) 사이에서 삼분의 일 지점.
· **자침(刺針)**: 0.3-0.5촌 경락을 따라 피하로. 사혈(瀉血).
· **혈성(穴性)**: 귀를 이롭게 한다. 놀람을 진정시키고 풍(風)을 고요하게 한다.
· **주치(主治)**: 이명(耳鳴), 난청(難聽), 귀 뒤 통증, 두통, 두풍(頭風), 구토, 설사, 유정(遺精), 시력 흐림, 소아 간질(癎疾), 경련(痙攣), 경기(驚氣).

노식(顱息) SJ 19

머리의 호흡. 머리(노(顱))에서 천식(喘息)을 치료하는 곳.

- **위치**: 계맥(瘈脈)에서 1촌 위, 예풍(翳風)과 각손(角孫) 사이에서 삼분의 이 지점.
- **자침(刺針)**: 0.3-0.5촌 경락을 따라 피하로. 사혈(瀉血).
- **혈성(穴性)**: 귀를 이롭게 하고 풍(風)을 맑게 한다. 놀람을 진정시키고 강직(强直)을 풀어준다.
- **주치(主治)**: 천식(喘息), 이명(耳鳴), 난청(難聽), 중이염, 얼굴 가려움, 두통, 두중증(頭重症), 편두통, 불면증, 어지럼증, 소아 간질, 경기(驚氣), 구토와 침 흘림, 흉통, 옆구리 통증, 유정(遺精).

각손(角孫) SJ 20

모퉁이의 손맥(孫脈). 삼초(三焦), 소장(小腸), 담경(膽經)이 만나는 곳.

- **위치**: 귓바퀴 맨 위 끝.
- **자침(刺針)**: 0.5-1.5촌 증상에 따라 적당한 방향으로 평자(平刺).
- **혈성(穴性)**: 귀를 이롭게 한다. 치아, 잇몸, 입술을 이롭게 한다. 청열(清熱).
- **주치(主治)**: 눈병, 각막염, 백예, 치통(齒痛), 치은염, 구내염, 구토, 이명(耳鳴), 난청(難聽), 소장, 방광, 편두통에 사혈(瀉血).

이문(耳門) SJ 21

귀의 문.

- **위치**: 귓구멍 바로 앞 이주(耳珠) 위.
- **자침(刺針)**: 약간 뒤 아래쪽으로 0.5-1촌 사자(斜刺).
- **혈성(穴性)**: 소풍청열(疏風清熱), 소종진통(疏腫鎭痛), 개이규(開耳竅), 소사열(消邪熱), 통기기(通氣機). 귀를 이롭게 한다.
- **주치(主治)**: 귓병 일체(이명, 중이염, 난청), 치통, 두통, 목의 통증.

귀는 신장(腎臟)에 속하며, 귀 뒤는 담(膽), 앞은 삼초(三焦)에 속한다. 이문(耳門), 청궁(聽宮), 청회(聽會)로 귀의 병 일체를 치료한다.

화료(和髎) SJ 22

귀의 조화로운 틈새. 오음(五音)의 조화로움을 듣도록 해 주는 곳. 삼초(三焦), 담(膽), 소장경(小腸經)이 만나는 곳.

· **위치**: 옆머리 이주(耳珠) 위 곡빈혈 바로 밑 관자동맥 맥이 뛰는 곳.
· **자침(刺針)**: 0.3-0.5촌 평자(平刺).
· **혈성(穴性)**: 거풍지통(祛風止痛).
· **주치(主治)**: 두통, 이명(耳鳴), 안면신경마비, 콧병, 눈병 일체, 편두통.

사죽공(絲竹空) SJ 23

가는 대나무 잎(눈썹 꼬리) 웅덩이. 사죽(絲竹)은 거문고와 피리로서 음악(音樂)의 총칭.

· **위치**: 눈썹 끝 하함부.
· **자침(刺針)**: 눈썹을 따라 안쪽으로 또는 뒤쪽으로 0.5-1촌 평자(平刺).
· **혈성(穴性)**: 산풍지통(散風止痛), 소풍청열(疏風清熱), 지통(止痛), 통조삼초기기(通調三焦氣機). 눈을 이롭게 한다.
· **주치(主治)**: 두통, 안면신경마비, 눈병, 편두통, 어지럼증, 목현(目眩). 갑을경(甲乙經)에 의하면 금구혈(禁灸穴).

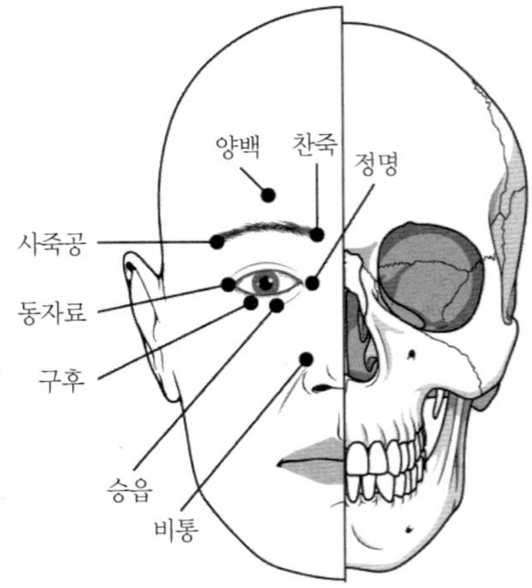

그림4-87.

11. 족소양담경(足少陽膽經)

◈ 담경(膽經)의 기능

담(膽)은 목(木)이며 간(肝)과 음양관계를 이루고 있다. 담의 기능은 전신 오장 육부의 기능에 영향을 미치고 있으며 인체의 옆 부분을 모두 맡아보고 있다.

내경(內經)에 의하면 담(膽)은 중정지관(中正之官)으로 결정적인 판단을 내리는 곳으로서, 11개의 장부가 모두 담에서 결정을 취하며, 청색으로서 깨끗하고 맑음이 있게 하는 역할을 하는 부(腑)라 하였다. 또 고전에 담이 모든 관절을 주장한다고 하였으므로 일반 침구술에서는 관절질환이 있으면 반드시 담경(膽經)을 취하고 있다.

담이 허(虛)하면 눈이 어지럽고 구역질을 해서 물건들이 넘어지는 것같이 보이게 된다. 이러한 담병이 생기면 앞머리, 옆머리, 뒷옆머리, 어깨, 옆구리, 배옆, 엉덩이, 외측 대퇴골, 외측 무릎, 다리 외측, 발목 외측 복사뼈 관절, 넷째 발가락까지 통증과 저리고 땅기는 증상들이 일어난다. 이런 경우 반드시 쓸개 부위도 아프지만 등의 담유(膽兪) 부위에서도 통증을 느끼게 된다.

또한 담 기맥은 진정 작용이 있어 모든 통증에 널리 사용된다.

◈ 적응증

① 간과 담의 병, 지방간, 간디스토마.
② 몸 옆부분의 병을 다스린다.
③ 소화기 질환.
④ 진통 진정 작용.
⑤ 요통, 관절염, 관절통.
⑥ 두통, 편두통.
⑦ 경항통(頸項痛).
⑧ 양기부족.
⑨ 담석 및 담석통(좌, 우(右)는 담도: Voll).

담실(膽實) 증상은 뱃속이 가득하고, 음식이 체하고, 목구멍이 건조하고, 머리가 무겁고 아프며, 찬 것을 싫어한다. 옆구리가 아프고, 입이 쓰고, 한숨을 잘 쉬고, 옆으로 옮겨 눕기가 불편하다. 얼굴에 기미가 끼고 피부가 거칠고, 발등이 뜨겁고, 눈초리가 아프고, 쇄골이 붓고 아프고, 겨드랑이가 붓고, 땀이 나고, 춥고 떨리고, 이마 옆에 통증이 있다.

◈ 순행노선(循行路線)

외안각(外眼角)의 동자료(瞳子髎)에서 시작하여 귀 앞 청회(聽會)를 지나 권골 상연 상관(上關)을 거쳐 이마 모퉁이 함염(頷厭)으로 올라가 현로(懸顱), 현리(懸釐), 곡빈(曲鬢)으로 내려와 삼초경(三焦經)의 화료(和髎)와 만난다. 여기에서 솔곡(率谷), 통천(通天)으로 올라가 부백(浮白), 두규음(頭竅陰)으로 귀 뒤를 돌아 유양돌기 아래 완골(完骨)에 도달한다. 다시 머리 옆으로 올라가며 각손혈(角孫穴)에서 삼초경과 교회하고 본신(本神), 곡차(曲差)를 거쳐 양백(陽白)으로 내려가 내안각(內眼角)의 정명(睛明)으로 들어간다. 다시 위로 올라가 두임읍(頭臨泣), 목창(目窓), 정영(正營), 승령(承靈), 뇌공(腦空)으로 옆머리를 돌아 뒤통수 아래 풍지(風池)까지 와서 목의 천유혈(天牖穴)을 거쳐 어깨 정수리 견정(肩井)에서 독맥(督脈)의 대추(大椎)로 가서 척추와 만난다. 여기에서 방광경(膀胱經)의 대저(大杼)와

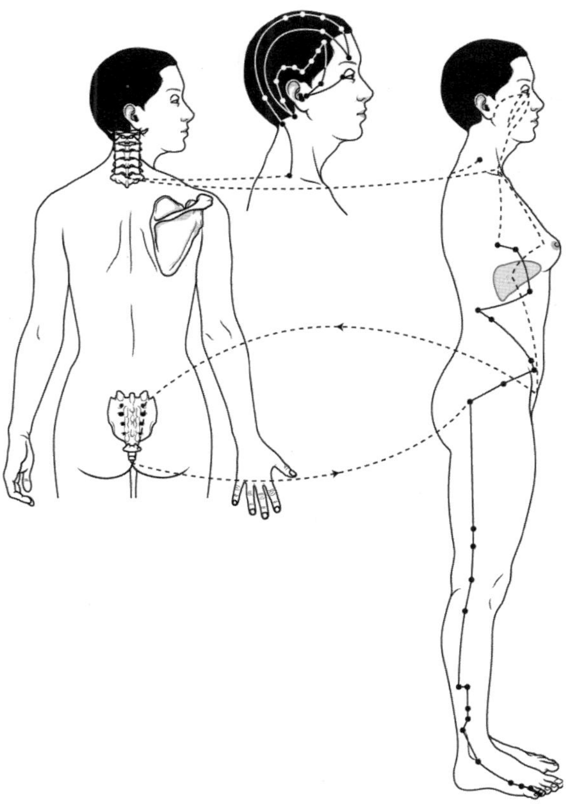

그림4-88.

소장(小腸)의 병풍(秉風)을 거쳐 앞으로 와 쇄골상와(鎖骨上窩)의 위경(胃經) 결분(缺盆)으로 들어간다.

한 지맥은 풍지혈(風池穴)에서 갈라져 나와 삼초경(三焦經)의 예풍(翳風)으로 들어가 소장경(小腸經)의 청궁(聽宮)에서 귀 앞으로 나와서 청회(聽會)를 거쳐 위경(胃經)의 상관(上關)을 지나 외안각(外眼角)의 동자료(瞳子髎)로 올라간다. 여기에서 입술 옆 아래 위경(胃經)의 대영(大迎)으로 내려왔다가 권료(顴髎)에서 삼초경을 통과한 다음 아래턱 모퉁이 위경(胃經)의 협거(頰車)를 지나 목의 인영(人迎)으로 내려와 쇄골상와(鎖骨上窩)의 결분(缺盆)에서 소장경(小腸經)의 병풍(秉風)에서 들어온 주경맥과 다시 합류한다. 여기에서 아래로 내려와 천지(天池)에서 심포경(心包經)과 교회(交會)하고, 횡격막(橫膈膜)을 뚫고 기문(期門), 일월(日月)을 거치면서 간(肝)과 담(膽)으로 연결된다. 다음으로 갈비뼈 아래 장문(章門)을 지나 사타구니의 위경 기충(氣衝)으로 나온 다음 곡골(曲骨)을 지나서 환도(環跳)로 나온다.

주경맥은 쇄골상와(鎖骨上窩)로부터 겨드랑이 앞쪽으로 내려와 연액(淵腋), 첩근(輒筋)을 거쳐 일월(日月)로 들어간다. 일월(日月)에서 경문(京門), 대맥(帶脈), 오추(五樞), 유도를 지나 거료(居髎)에서 천추(薦椎)의 팔료혈(八髎穴)로 들어갔다가 장강(長强)에서 독맥(督脈)과 만난 다음 엉덩이의 환도(環跳)에서 앞의 지맥과 합류한다. 환도(環跳)에서 합쳐진 경맥(經脈)은 넓적다리의 풍시(風市), 중독(中瀆)을 거쳐 무릎의 슬양관(膝陽關)에 이른다. 이어서 다리 가쪽으로 양릉천(陽陵泉), 양교(陽交), 외구(外丘), 광명(光明), 현종(懸鐘)으로 내려간 다음 바깥 복사뼈 앞쪽 구허(丘墟)를 지나 제4,5중족골 사이의 고랑을 타고 족임읍(足臨泣), 지오회(地五會), 협계(俠谿)로 내려가 넷째 발가락 가쪽 끝의 족규음(足竅陰)에서 끝난다.

한 지맥이 족임읍(足臨泣)에서 갈라져 나와 엄지발가락 내측으로 가서 대돈혈(大敦穴)로 들어가 간경(肝經)과 연결된다.

동자료(瞳子髎) GB 1

눈동자 틈새. 담(膽), 삼초(三焦), 소장경(小腸經)이 만나는 곳.

· **위치**: 눈 바깥쪽.
· **자침(刺針)**: 0.2-0.3촌 뒤쪽 또는 태양(太陽) 쪽으로 평자(平刺).
· **혈성(穴性)**: 소풍청열(疏風淸熱), 명목지통(明目止痛).
· **주치(主治)**: 눈병, 각막염, 망막염, 안구 충혈, 안면신경통 및 경련, 구안와사(口眼喎斜), 두통, 인후통. 눈병, 약시 등에는 양백(陽白), 승읍(承泣), 정명(睛明), 동자료(瞳子髎) 4혈을 병용하면 효과가 크다.

청회(聽會) GB 2

모든 청신경이 모여있는 곳.

· **위치**: 귀의 주간절흔 바로 앞.
· **자침(刺針)**: 0.5-1촌 약간 뒤쪽으로 직자(直刺).

· **혈성(穴性)**: 소풍청열(疏風清熱), 총이개규(聰耳開竅), 활락지통(活絡止痛), 간담습화(肝膽濕化).
· **주치(主治)**: 이명(耳鳴), 난청(難聽), 중이염, 이하선염, 치통, 구안와사(口眼喎斜), 턱관절 통증, 턱관절 탈골, 저작 곤란, 지남력장애, 반신불수.

상관(上關) GB 3

관절 위. 일명 객주인(客主人). 담(膽), 삼초(三焦), 소장경(小腸經)이 만나는 곳.

· **위치**: 눈 바깥에서 이문(耳門)혈과의 중앙 협골궁 위쪽.
· **자침(刺針)**: 0.3-0.5촌 직자(直刺).
· **혈성(穴性)**: 소풍청열(疏風清熱), 청두지통(清頭止痛),활락지통(活絡止痛). 풍(風)을 제거하고 귀를 이롭게 한다.
· **주치(主治)**: 편두통(하관(下關) 또는 협거(頰車)쪽으로 투침하면 특효), 난청, 이명(耳鳴), 중이염, 안면신경마비, 눈병 일체, 위턱 치통(齒痛). 편두통에는 이곳에 은단 5개를 테이프로 붙이면 효과가 좋다.

함염(頷厭) GB 4

아래턱의 합쳐짐. 담(膽), 삼초(三焦), 위경(胃經)이 만나는 곳.

· **위치**: 곡빈(曲鬢)과 두유(頭維) 사이 두유에서 1/4.
· **자침(刺針)**: 0.5-1.5촌 증상에 따라 적당한 방향으로 평자(平刺).
· **혈성(穴性)**: 거풍청열(祛風清熱), 활락지통(活絡止痛).
· **주치(主治)**: 편두통, 이명(耳鳴), 목현(目眩), 안면신경통, 경련(痙攣), 잠긴 턱, 구안와사(口眼喎斜), 간질(癎疾), 치통(齒痛), 목 통증, 손목 통증과 굴신불능, 안구에 열이 있을 때 사혈(瀉血).

현로(懸顱) GB 5

걸려있는 머리. 담(膽), 위(胃), 삼초경(三焦經)이 만나는 곳.

· **위치**: 곡빈(曲鬢)과 두유(頭維) 중간.
· **자침(刺針)**: 0.5-1.5촌 증상에 따라 적당한 방향으로 평자(平刺).
· **혈성(穴性)**: 거풍청열(祛風清熱), 활락지통(活絡止痛).
· **주치(主治)**: 편두통, 두통, 치통(齒痛), 얼굴종통(腫痛), 비염(鼻炎), 비출혈(鼻出血), 열병(熱病), 뇌신경쇠약, 뇌충혈.

현리(懸釐) GB 6

걸려있는 다스림. 담(膽), 위(胃), 삼초경(三焦經)이 만나는 곳.

· **위치**: 곡빈(曲鬢)과 두유(頭維) 사이 곡빈에서 1/4.
· **자침(刺針)**: 0.5-1.5촌 증상에 따라 적당한 방향으로 평자(平刺).
· **혈성(穴性)**: 거풍청열(祛風清熱), 활락지통(活絡止痛).
· **주치(主治)**: 편두통, 치통, 뇌충혈, 이명, 얼굴 종통(腫痛), 열병(熱病), 심번(心煩), 중초(中焦)의 열(熱).

곡빈(曲鬢) GB 7

굽은 양쪽 머리 털. 담경(膽經)과 방광경(膀胱經)이 만나는 곳.

· **위치**: 귓바퀴 위쪽 각손(角孫) 전상방.
· **자침(刺針)**: 0.5-1.5촌 증상에 따라 적당한 방향으로 평자(平刺).
· **혈성(穴性)**: 풍(風)을 제거하고 입과 턱을 이롭게 한다.
· **주치(主治)**: 알코올 중독으로 인한 경련증, 편두통, 치통(齒痛), 삼차신경통, 잠긴 턱, 실음(失音), 구안와사(口眼喎斜), 구토, 항강(項强), 반신불수.

솔곡(率谷) GB 8

따라가는 골짜기. 근육이 모였다. 담경(膽經)과 방광경(膀胱經)이 만나는 곳.

· **위치**: 귀의 정점을 지나가는 수직선과 눈썹과 신정(神庭) 중앙의 수평선이 만나는 점.

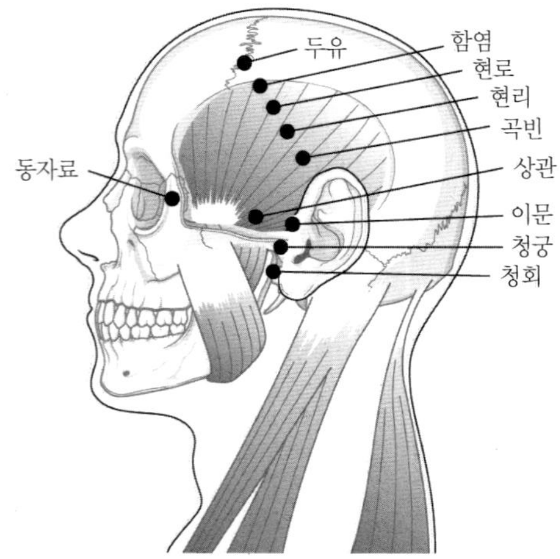

그림4-89.

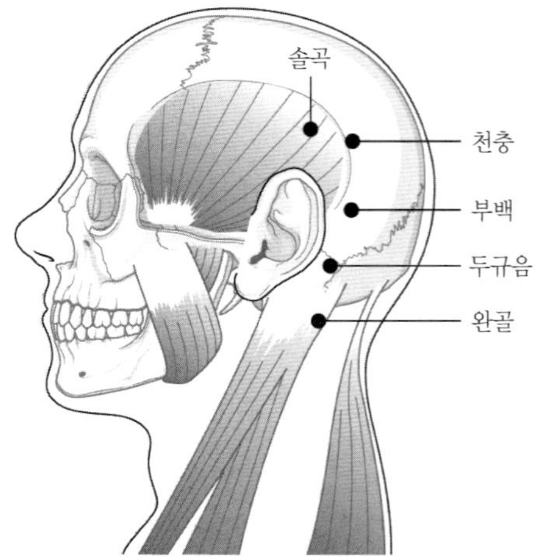

그림4-90.

- **자침(刺針):** 0.5-1.5촌 평자(平刺). 태양(太陽) 방향으로 투침(透針)할 수 있다.
- **혈성(穴性):** 청두명목(淸頭明目). 풍(風)을 제거한다. 머리를 이롭게 하고 통증을 없앤다. 횡격막과 위(胃)를 조화롭게 하고 구토를 멈추게 한다. 알코올 중독을 치료한다.
- **주치(主治):** 술독으로 인한 두통, 편두통, 만성 소아 경풍(驚風), 어지럼증, 눈병, 구토, 위(胃)가 찰 때, 식욕 부진, 피부종(皮膚腫).

천충(天衝) GB 9

하늘(백회(百會)로 통하는 길. 담경(膽經)과 방광경(膀胱經)이 만나는 곳.

- **위치:** 솔곡 후방 0.5촌.
- **자침(刺針):** 0.5-1.5촌 증상에 따라 적당한 방향으로 평자(平刺).
- **혈성(穴性):** 담경(膽經)의 열(熱)을 맑게 한다. 영심안신(寧心安神).
- **주치(主治):** 두통, 편두통, 어지럼증, 이명(耳鳴), 치통(齒痛), 치은염, 갑상선 비대, 경기(驚氣), 간질(癎疾), 강직(强直), 전광(癲狂).

부백(浮白) GB 10

폐기(肺氣)가 떠오르는 곳. 담경(膽經)과 방광경(膀胱經)이 만나는 곳.

- **위치:** 귓바퀴 후단 발제에서 1촌 위.
- **자침(刺針):** 0.5-1.5촌 증상에 따라 적당한 방향으로 평자(平刺).
- **혈성(穴性):** 머리를 맑게 하고 목을 이롭게 한다. 활락지통(活絡止痛).
- **주치(主治):** 두통, 두중증, 오한발열(惡寒發熱), 치통(齒痛), 난청, 이명(耳鳴), 항강(項强), 갑상선 비대, 인후종통(咽喉腫痛), 편도선염, 호흡곤란, 흉통, 팔과 어깨의 통증, 팔 거상불능, 다리가 늘어져 걸을 수 없을 때.

두규음(頭竅陰) GB 11

머리의 음기(陰氣)의 출입처. 담(膽), 방광(膀胱), 삼초경(三焦經)이 만나는 곳.

- **위치:** 귀 뒤 천충(天衝)과 완골(完骨) 사이의 약 삼분의 이 지점 머리털 선 안쪽.
- **자침(刺針):** 0.5-1.5촌 증상에 따라 적당한 방향으로 평자(平刺).
- **혈성(穴性):** 머리를 맑게 하고 감각 기관을 이롭게 한다. 활락지통(活絡止痛).
- **주치(主治):** 두통, 어지럼증, 눈 통증, 귀 통증, 항강(項强), 인후종통(咽喉腫痛), 옆구리 통증, 사지 근

육 수축, 손발의 열(熱), 뇌막염, 뇌충혈, 삼차신경통. 족규음(足竅陰)과 서로 통하므로 족규음(足竅陰)으로 대체한다.

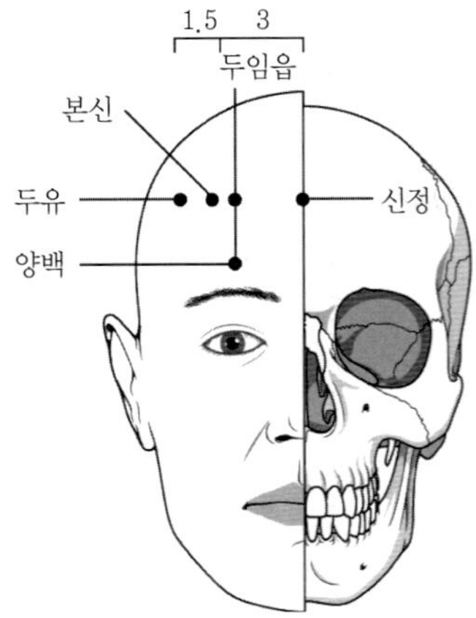

그림4-91.

완골(完骨) GB 12

유양돌기. 담경(膽經)과 방광경(膀胱經), 삼초경(三焦經)이 만나는 곳.

- **위치**: 유양돌기 아래 뒤쪽을 따라 올라가다 움푹한 곳의 압통점.
- **자침(刺針)**: 0.5-1촌 아래쪽으로 사자(斜刺).
- **혈성(穴性)**: 풍(風)을 제거한다. 머리를 이롭게 하고 통증을 없앤다. 영심안신(寧心安神).
- **주치(主治)**: 두통, 편두통, 두풍(頭風), 머리 떨림, 목이 빳빳하여 머리가 안 돌아갈 때, 치통, 귀의 통증, 이명, 안면부종, 언어불능, 목현(目眩), 구안와사(口眼喎斜), 편마비, 사지위비(四肢萎痹), 뇌충혈, 신경쇠약, 간질(癎疾), 심번(心煩), 전광(癲狂). 진통과 숙면 혈로서 마취혈로도 쓰인다. 불면증에 효과가 있어 서암봉을 붙여두면 잠이 잘 온다.

본신(本神) GB 13

신(神)의 근본(뇌). 담경(膽經)과 양유맥(陽維脈)이 만나는 곳.

- **위치**: 신정(神庭) 옆 3촌. 신정(神庭)과 두유(頭維) 사이 삼분의 이 지점.
- **자침(刺針)**: 0.5-1.5촌 증상에 따라 적당한 방향으로 평자(平刺).
- **혈성(穴性)**: 풍(風)을 제거한다. 담(痰)을 풀어주고 간질을 치료한다.
- **주치(主治)**: 두통, 목창, 항강(項强), 흉통, 옆구리 통증, 간질, 구안와사(口眼喎斜), 편마비.

간질(癎疾)에 신주(身柱) 혈과 같이 취혈.

양백(陽白) GB 14

양(陽)의 백(白). 양기(陽氣)가 밝음. 백(白)은 폐(肺)를 의미. 담경(膽經), 양유맥(陽維脈)이 만나는 곳.

- **위치**: 동공 바로 위에서 눈썹 상방 1촌.
- **자침(刺針)**: 피부를 집어 올려 아래쪽으로 0.5-0.8촌 평자(平刺).
- **혈성(穴性)**: 소풍청열(疏風淸熱), 통경활락(通經活絡), 익기명목(益氣明目), 지통(止痛), 거풍설화(祛風泄火).
- **주치(主治)**: 두통, 두풍(頭風), 어지럼증, 안면통, 구안와사(口眼喎斜), 삼차신경통, 눈 가려움, 약시(양백, 승읍, 동자료, 정명), 야맹증, 옷을 입어도 따뜻해지지 않을 때.

두임읍(頭臨泣) GB 15

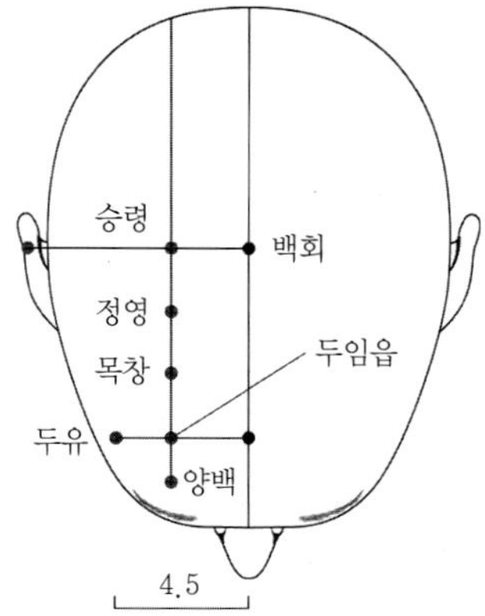

그림4-92.

머리 높은 곳에서 아래를 내려다보는 눈물. 담경(膽經), 방광경(膀胱經)이 양유맥(陽維脈)과 만나는 곳.

- **위치**: 양백(陽白) 직상부 앞머리 난 곳에서 0.5촌 위.
- **자침(刺針)**: 0.5-1.5촌 증상에 따라 적당한 방향으로 평자(平刺).
- **혈성(穴性)**: 소풍청열(疏風淸熱), 청두명목(淸頭明目), 선통비규(宣通鼻竅), 거풍설화(祛風泄火).
- **주치(主治)**: 각막염, 눈물 부족 또는 과다(두임읍, 승읍), 두통, 중이염, 축농증, 열병, 코막힘, 간질(癎疾), 중풍(中風), 의식 소실, 학질, 겨드랑이 종통.

목창(目窓) GB 16

눈의 창. 담경(膽經)과 양유맥(陽維脈)이 만나는 곳.

- **위치**: 두임읍 상방 1촌.
- **자침(刺針)**: 0.5-1.5촌 증상에 따라 적당한 방향으로 평자(平刺).
- **혈성(穴性)**: 눈을 이롭게 한다. 거풍지통(祛風止痛).
- **주치(主治)**: 안구충혈, 시력결핍, 목현(目眩), 두통, 얼굴과 머리 부종, 위턱 치통(齒痛), 축농증, 치은염, 코막힘, 간질(癎疾), 오한발열(惡寒發熱)에 땀이 안 날 때.

정영(正營) GB 17

다섯 혈(정(正))의 진영. 담경(膽經)과 양유맥(陽維脈)이 만나는 곳.

- **위치**: 두임읍(頭臨泣)과 뇌공(腦空) 사이 임읍에서 2/5. 목창(目窓)에서 1.5촌 뒤.
- **자침(刺針)**: 0.5-1.5촌 증상에 따라 적당한 방향으로 평자(平刺).
- **혈성(穴性)**: 머리를 이롭게 하고 통증을 제거한다. 위를 편안하게 한다.
- **주치(主治)**: 어지럼증, 두통, 편두통, 뇌빈혈, 위턱 치통(齒痛), 목현(目眩), 항강(項强), 구토, 말소리를 싫어함, 풍(風)과 냉(冷)을 싫어함.

승령(承靈) GB 18

하늘의 영(靈)을 받들어 줌. 담경(膽經)과 양유맥(陽維脈)이 만나는 곳.

· **위치:** 정영과 뇌공 중앙. 정영(正營)에서 1.5촌 뒤.
· **자침(刺針):** 0.5-1.5촌 증상에 따라 적당한 방향으로 평자(平刺).
· **혈성(穴性):** 머리를 이롭게 하고 통증을 제거한다. 코를 이롭게 하고 폐기(肺氣)를 강역(降逆)한다. 신(神)자와 영(靈)자가 붙은 혈(穴)은 중요한 혈이며 심(心), 폐(肺)와 관계가 있다.
· **주치(主治):** 두통, 뇌풍, 어지럼증, 눈의 통증, 비염(鼻炎)과 비출혈(鼻出血), 코막힘, 호흡곤란, 기침, 천식, 오한발열, 풍(風)과 냉(冷)을 싫어함.

뇌공(腦空) GB 19

뇌의 구멍. 담경(膽經)과 양유맥(陽維脈)이 만나는 곳.

· **위치:** 풍지(風池) 위 후두결절(뇌호(腦戶)) 외측.
· **자침(刺針):** 0.5-1.5촌 증상에 따라 적당한 방향으로 평자(平刺).
· **혈성(穴性):** 머리를 이롭게 하고 통증을 제거한다. 풍(風)을 진정시키고 감각 기관을 맑게 한다.
· **주치(主治):** 두통, 두풍, 편두통, 두중증(頭重症), 목이 뻣뻣하여 머리가 안 돌아감, 목적종통(目赤腫痛), 난청(難聽), 이명(耳鳴), 코막힘, 비출혈(鼻出血), 조울증, 몸의 열(熱), 신경쇠약, 신경과민, 마음이 심란하고 눈이 어지러울 때.

삼국지(三國志)를 보면 조조의 신경쇠약을 화타(華陀)가 이 혈(穴)로 치료하였다.

풍지(風池) GB 20

풍(風)의 연못. 담경(膽經), 양유맥(陽維脈), 양교맥(陽蹻脈)이 만나는 곳.

· **위치:** 풍부(風府)와 완골(完骨) 사이에서 완골로부터 1/3.
· **자침(刺針):** 경락(經絡)을 따라 아래쪽으로 1-1.5촌 사자(斜刺), 또는 반대편 코나 안구 쪽으로 0.5-1촌, 또는 반대편 풍지(風池)쪽으로. 직자(直刺)는 척수를 찌를 위험이 있다.
· **혈성(穴性):** 소풍청열(疏風淸熱), 성뇌개규(醒腦開竅), 총이명목(聰耳明目), 통경활락(通經活絡), 활락지통(活絡止痛), 거풍해표(祛風解表).
· **주치(主治):** 감기, 뇌질환, 눈병, 귓병, 반신불수, 고열, 풍 일체, 후두통, 담석통, 신경통, 치통,

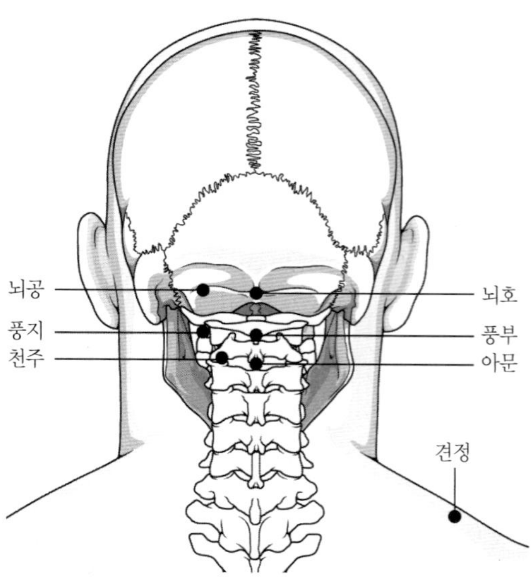

그림4-93.

인사불성, 중풍, 고혈압, 불면증, 신경쇠약, 기억상실, 열이 나고 땀이 안 날 때, 비염, 비출혈(鼻出血), 목이 뻣뻣하여 머리가 안 돌아감.

풍지(風池), 풍부(風府), 풍문(風門), 풍시(風市)는 풍사(風邪)의 출입처이다.

견정(肩井) GB 21

어깨위의 우물. 담(膽), 삼초(三焦), 위경(胃經)이 양유맥(陽維脈)과 만나는 곳.

- **위치:** 제7경추 극돌기와 견봉각의 중앙.
- **자침(刺針):** 0.5-1촌 뒤쪽으로 사자(斜刺).
- **혈성(穴性):** 소경활락(疏經活絡), 이기활담(理氣豁痰), 소염통유(消炎通乳), 활혈최태(活血催胎), 거풍통락(祛風通絡), 이기최유(理氣催乳).
- **주치(主治):** 유선염, 유종, 젖이 안나올 때, 두운(頭暈), 두통, 경항강통(頸項强痛), 상지불수, 난산, 뇌신경쇠약, 견배통, 늑막염, 수족궐랭.

부황 사혈(瀉血)하는 것이 좋다. 검은 피가 나오다가 붉은 피가 나오면 중지한다. 뇌빈혈로 졸도하는 수가 있으므로 곡지(曲池)를 선취한 후에 취한다.

연액(淵腋) GB 22

겨드랑이 연못.

- **위치:** 액와선상에서 극천(極泉)과 대포(大包)의 중앙. 젖꼭지 높이 제4늑간강 내.
- **자침(刺針):** 늑간강을 따라 0.5-1촌 평(平)-사자(斜刺).
- **혈성(穴性):** 관흉이기(寬胸理氣). 겨드랑이를 이롭게 한다.
- **주치(主治):** 기침, 가슴 답답함, 오한발열(惡寒發熱), 옆구리 통증, 겨드랑이 부종, 나력(瘰癧), 어깨와 팔의 통증, 팔을 들어올릴 수 없을 때, 늑막염, 늑간신경통.

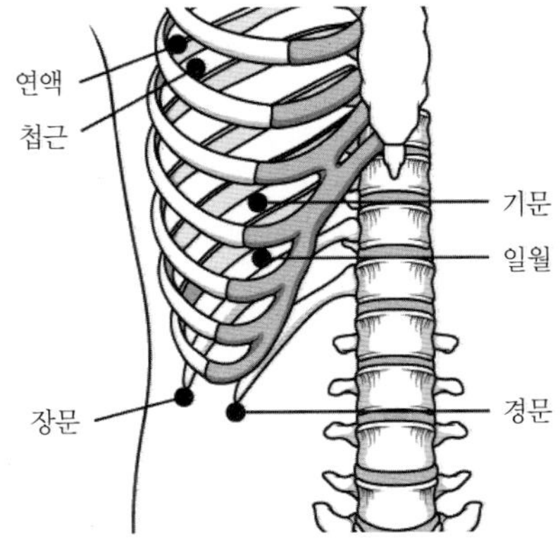

그림4-94.

첩근(輒筋) GB 23

옆구리 근육. 첩(輒)은 수레 양쪽의 휘장. 담경(膽經)과 비경(脾經)이 만나는 곳.

- **위치:** 연액(淵腋)에서 앞으로 1촌, 젖꼭지 높이 제4늑간강 내.
- **자침(刺針):** 늑간강을 따라 0.5-1촌 평(平)-사자(斜刺).

- **혈성(穴性)**: 관흉이기(寬胸理氣), 강역(降逆), 삼초(三焦)의 기(氣)를 조절한다.
- **주치(主治)**: 옆구리 통증, 천식, 나력(瘰癧), 호흡곤란, 어깨와 팔의 통증, 하품, 불면증, 하복부의 열(熱), 설사, 사지 운동소실, 졸음, 큰숨, 언어가 바르지 못할 때.

일월(日月) GB 24

해와 달. 담경(膽經)과 비경(脾經)이 만나는 곳. 담(膽)의 모혈(募穴).

- **위치**: 유두 하방(정중선에서 4촌 외측) 제7늑간극.
- **자침(刺針)**: 늑간강을 따라 0.5-1촌 평(平)-사자(斜刺).
- **혈성(穴性)**: 소간이담(疏肝利膽), 강역화중(降逆和中), 청리습열(清利濕熱), 소담기(疏膽氣), 이중초(利中焦).
- **주치(主治)**: 협륵창통(脇肋脹痛), 상복통, 복부 팽만, 하복부 열(熱), 황달, 구토, 딸꾹질, 신트림(위산과다), 담낭염, 담석통, 히스테리, 늑막염, 늑간신경통, 사지 운동소실.

경문(京門) GB 25

서울로 들어가는 문. 신장의 모혈(募穴) – 황유(肓兪)와 동일하게 보아도 무방하다.

- **위치**: 제12늑골 끝.
- **자침(刺針)**: 0.5-1촌 직자(直刺).
- **혈성(穴性)**: 신장(腎臟)을 보(補)하고 수분 통과를 조절한다. 옆구리 즉 늑골을 다스린다. 비장(脾臟)을 보양하고 장(腸)을 조절한다. 허리를 튼튼하게 한다.
- **주치(主治)**: 신장염 및 신장병 일체, 장산통(腸疝痛), 복부 팽만, 설사, 만성 위장병, 복막염, 늑간신경통, 요통, 옆구리와 등의 통증, 어깨 안쪽 통증, 고관절 통증, 여성 생식기 질환.

대맥(帶脈) GB 26

허리띠같이 둘러 있는 맥. 담경(膽經)과 대맥(帶脈)이 만나는 곳.

- **위치**: 장문(章門) 바로 밑 배꼽과 같은 높이.
- **자침(刺針)**: 0.5-1촌 직자(直刺).
- **혈성(穴性)**: 조대맥(調帶脈), 조관혈(調管血), 자간신(滋肝腎), 이하초(利下焦), 이습열(利濕熱), 활락지통(活絡止痛). 대맥(帶脈)을 조절하고 습(濕)을 제거한다. 월경을 조절하고 대하를 멈추게 한다. 대맥(帶脈)은 12경맥(經脈)을 조절한다.
- **주치(主治)**: 장산통(腸疝痛), 설사, 방광염, 월경불순, 적백대하, 난소종양, 옆구리 통증, 요통, 산증(疝

症), 아랫배가 찬 증상, 강직(强直). 대상포진 복통에 필수혈이다.

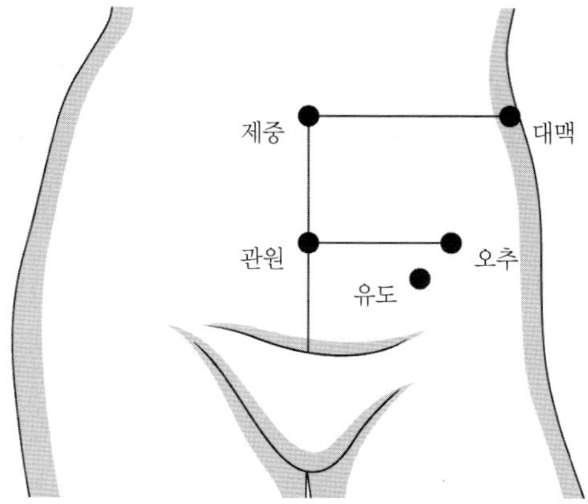

그림4-95.

오추(五樞) GB 27

오장(五臟)의 기(氣)가 모이는 주요한 부위. 5번째 허리뼈. 담경(膽經)과 대맥(帶脈)이 만나는 곳. 대략 관원(關元)과 같은 높이.

- **위치**: 장골능 앞쪽에서 상전장골극 바로 앞 우묵한 곳.
- **자침(刺針)**: 1-1.5촌 직자(直刺).
- **혈성(穴性)**: 대맥(帶脈)을 조절한다. 하초(下焦)를 조절하고 정체(停滯)를 풀어준다. 상체를 받치고 있는 밑두리 역할.
- **주치(主治)**: 비뇨기 질환, 고환염, 맹장염, 위경련, 하복통, 산증(疝症), 요통, 자궁출혈, 자궁내막염, 자궁탈출증, 변비, 강직성 경련.

유도(維道) GB 28

연결 통로. 담경(膽經)과 대맥(帶脈)이 만나는 곳.

- **위치**: 오추 5푼 앞 아래.
- **자침(刺針)**: 1-1.5촌 직자(直刺).
- **혈성(穴性)**: 대맥(帶脈)을 조절한다. 하초(下焦)를 조절하고 정체(停滯)를 풀어준다.
- **주치(主治)**: 자궁탈출증, 월경불순, 대하, 고환염, 맹장염, 식욕부진, 구토, 신장염, 설사.

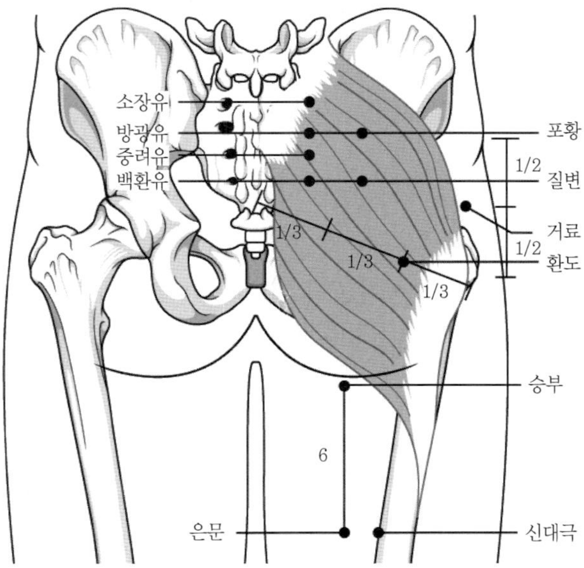

그림4-96.

거료(居髎) GB 29

웅크리는 틈새. 웅크리고 취혈(取穴)한다. 담경(膽經)과 양교맥(陽蹻脈)이 만나는 곳.

- **위치**: 상전장골극과 대전자 사이 중앙.
- **자침(刺針)**: 1-2촌 직자(直刺), 또는 아

래쪽으로 2-3촌 사자(斜刺).
- **혈성(穴性):** 활락지통(活絡止痛), 고관절을 이롭게 한다.
- **주치(主治):** 허리와 다리의 통증, 부종, 구토, 설사, 팔을 들어올릴 수 없을 때 고환염, 임질, 자궁내막염, 맹장염, 요통. 고관절, 고환염에 특효.

환도(環跳) GB 30

뛰는 고리. 담경(膽經)과 방광경(膀胱經)이 만나는 곳.

- **위치:** 옆으로 누워 요유(腰兪)와 대전자(大轉子) 사이 외측 1/3.
- **자침(刺針):** 외음부를 향해서 2-3.5촌 직자(直刺).
- **혈성(穴性):** 산풍거습(散風祛濕), 서근이절(舒筋利節), 통경활락(通經活絡), 이요퇴(利腰腿).
- **주치(主治):** 좌골신경통, 디스크, 반신불수, 요퇴통, 하지위비(下肢萎痺), 대퇴부와 무릎의 염증, 무릎 굴신불능, 두드러기, 습진.

3촌 이상 침을 사용한다. 표피는 중요하지 않고 침선(鍼先)이 중요하다. 침선이 좌골신경총 핵이 있는 곳에 닿은 침감(針感)이 있으면 더 이상 유침시킬 필요가 없다.

병은 풍한습(風寒濕)이 만들기 때문에 풍(風)을 흩어버리고 습(濕)을 제거하는 환도(環跳) 하나로 많은 병을 치료할 수 있다. 유명한 정읍의 이침사(李鍼師)는 항상 환도를 선취하였다.

풍시(風市) GB 31

풍의 저자.

- **위치:** 대퇴골 바깥 아래쪽 중앙. 반듯이 서서 팔을 내려뜨려(차렷 자세) 가운데 손가락 끝이 닿는 곳. 무릎관절극 위 7촌.
- **자침(刺針):** 1-2촌 약간 뒤쪽으로 직자(直刺), 또는 위아래쪽으로 1.5-2.5촌 사자(斜刺).
- **혈성(穴性):** 산풍거습(散風祛濕), 소경활락(疏經活絡). 가려움증을 없앤다.
- **주치(主治):** 하퇴 외측 통증, 중풍, 좌골신경통, 반신불수, 하지위비(下肢萎痺), 전신 가려움증, 두드러기, 측두통, 측두뇌종양, 눈병, 풍병 일체.

중독(中瀆) GB 32

마침 흐려진 좁은 물길. 가운데 도랑.

- **위치:** 대퇴골 바깥쪽에서 무릎관절극 사이 1/3지점에서 위로 2 cm. 풍시(風市) 2촌 아래.

· **자침(刺針)**: 1-2촌 약간 뒤쪽으로 직자(直刺), 또는 위아래쪽으로 1.5-2.5촌 사자(斜刺).
· **혈성(穴性)**: 산풍거습(散風祛濕), 소경활락(疏經活絡). 흐려지기 쉬운 것을 제거.
· **주치(主治)**: 중풍, 반신불수, 좌골신경통, 하지마비 및 경련, 슬관절염, 요통, 하복통, 옆가슴 통증, 두드러기.

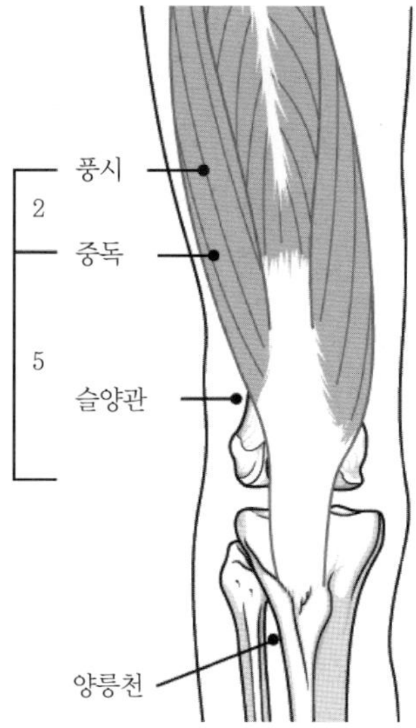

그림4-97.

슬양관(膝陽關) GB 33

무릎에 양기(陽氣)가 출입하는 문. 일명 한부(寒府), 관릉(關陵), 관양(關陽).

· **위치**: 대퇴골 가쪽 위관절융기 위 대퇴골과 대퇴이두근건의 중앙.
· **자침(刺針)**: 1-2촌 직자(直刺).
· **혈성(穴性)**: 서근이절(舒筋利節), 산풍거습(散風祛濕). 무릎을 다스린다. 한사(寒邪)의 출입처이며 양(陽)의 출입처이기도 하다.
· **주치(主治)**: 슬관절염, 대퇴부 외측마비, 반신불수, 한사(寒邪) 일체.

한사(寒邪)는 슬양관(膝陽關), 요양관(腰陽關)에 뜸.

양릉천(陽陵泉) GB 34

언덕(비골두)의 양(陽)의 샘. 담경(膽經)의 합토혈(合土穴). 근회(筋會).

· **위치**: 비골두 앞쪽 아래 오목한 곳.
· **자침(刺針)**: 1-1.5촌 직자(直刺) 또는 약간 뒤쪽으로 사자(斜刺). 음릉천(陰陵泉)쪽으로 투침(透針)할 수 있다.
· **혈성(穴性)**: 소간이담(疏肝利膽), 청열이습(淸熱利濕), 서근이절(舒筋利節), 활락지통(活絡止痛), 소양(少陽)을 조화롭게 한다.
· **주치(主治)**: 슬관절염, 무릎 굴신불능, 반신불수, 각기, 상습 변비, 안면부종, 내장출혈, 안면신경마비.

1.6-2촌을 음릉천(陰陵泉) 쪽으로 투침(透鍼)한다. 담석통, 담낭염 등에 중요한 혈이다. 부부 사이가 나빴던 사람이 장모님의 슬관절염을 양릉천으로 치료하여 화해한 일화도 있다.

양교(陽交) GB 35

양(陽)의 기(氣)가 교차되는 곳. 양유맥(陽維脈)의 극혈(郄穴).

· **위치**: 외구(外丘) 높이(외과첨에서 7촌 위)에서 비골 뒤쪽.
· **자침(刺針)**: 1-1.5촌 직자(直刺).
· **혈성(穴性)**: 활락지통(活絡止痛), 영심안신(寧心安神), 담의 기를 도와주며 체중절통(體重節痛)을 치료한다.
· **주치(主治)**: 각종 신경통, 마비, 천식, 늑막염, 무릎 관절염, 하지위비(下肢萎痹), 곽란(癨亂), 경기(驚氣), 가슴과 옆구리 답답함, 눈과 얼굴의 종통, 인후종통(咽喉腫痛).

까닭 없이 하지가 마비되면 양릉천(陽陵泉), 양교(陽交).

외구(外丘) GB 36

바깥 언덕. 담경(膽經)의 극혈(郄穴).

· **위치**: 비골두와 외과첨 중앙. 외과첨에서 7촌 위.
· **자침(刺針)**: 1-1.5촌 직자(直刺).
· **혈성(穴性)**: 활락지통(活絡止痛), 청열해독(淸熱解毒).
· **주치(主治)**: 가슴과 옆구리 답답함, 늑막염, 두통, 전광(癲狂), 복통, 하지위비(下肢萎痹), 피부 통증, 경항강(頸項强: 잠을 잘 못 자거나 해서 목이 뻣뻣함), 광견병에 특효(뜸 100장). 풍냉(風冷)을 싫어함.

광명(光明) GB 37

광명(光明). 눈을 밝게 한다. 낙혈(絡穴).

· **위치**: 비골두와 외과첨 사이 하1/3. 외과첨에서 5촌 위.
· **자침(刺針)**: 1-1.5촌 직자(直刺).
· **혈성(穴性)**: 거풍통락(祛風通絡), 청간명목(淸肝明目), 소경활락(疏經活絡), 활락지통(活絡止痛), 이습(利濕), 명목(明目). 풍습(風濕)을 제거한다.
· **주치(主治)**: 하지신경통, 각기, 광견병, 야맹, 눈의 통증, 약시, 편두통, 이갈이, 유방 종통, 열이나고 땀이 안 날 때, 무릎 통증, 하지위비(下肢萎痹). 시력을 잃은 사람에게 필수혈.
· **시력회복**: 동자료(瞳子髎), 양백(陽白), 승읍(承泣), 정명(睛明), 중완(中脘), 족삼리(足三里), 태충(太衝), 광명(光明).

양보(陽輔) GB 38

비골(髀骨)(보(輔)의 바깥쪽(양(陽)). 경화혈(經火穴). 양(陽)의 기(氣)를 운반하여 주는 곳.

· **위치**: 광명(光明)과 현종(懸鐘) 중앙. 외과첨 4촌 위.

· **자침(刺針)**: 0.7-1촌 직자(直刺).
· **혈성(穴性)**: 담경(膽經)의 열(熱)을 맑게 한다. 소양(少陽)을 조화롭게 한다. 근골(筋骨)을 이롭게 한다. 활락지통(活絡止痛).
· **주치(主治)**: 편두통, 인후염, 입안이 쓸 때, 가슴과 옆구리 통증, 각기(脚氣), 관절이 돌아다니며 아플 때, 하지위비(下肢萎痹), 담석통, 담도와 담낭의 염증이나 통증.

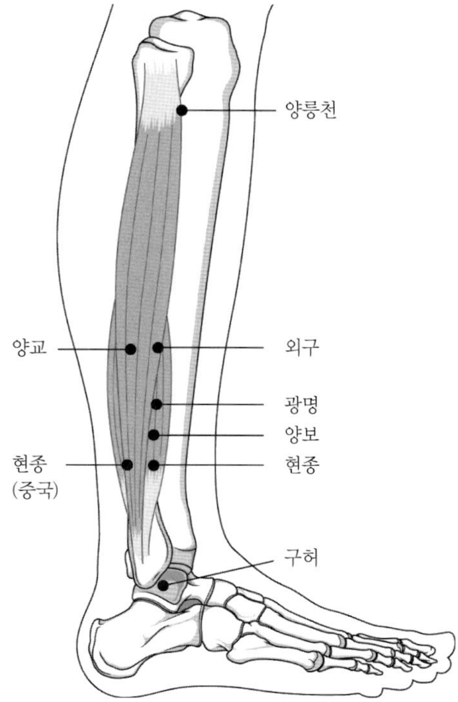

그림4-98.

현종(懸鐘) GB 39

걸려 있는 종. 일명 절골(絶骨). 수회(髓會: 골수를 생성한다).

· **위치**: 외과첨에서 3촌 위 지점 비골 전연(후연이라고도 하므로 압통 반응이 큰 곳을 취한 것이 좋을 듯하다).
· **자침(刺針)**: 1-1.5촌 직자(直刺).
· **혈성(穴性)**: 소간이기(疏肝理氣), 장요건슬(壯腰健膝), 거풍지통(祛風止痛), 통경활락(通經活絡), 설담화(泄膽火), 청수열(清水熱), 거풍습(祛風濕), 서근(舒筋).
· **주치(主治)**: 하지신경통, 각기(脚氣), 반신불수, 소아마비, 골수염, 족관절염좌, 골절, 백혈병(대저(大杼) 현종(懸鐘) + 비승격(脾勝格)-좌측, Voll에 의하면 우(右)는 췌장이다). 골절시에 사용하면 뼈가 2배로 빨리 붙는다.

구허(丘墟) GB 40

큰 공터. 원혈(原穴).

· **위치**: 외과 전하방 움푹한 곳.
· **자침(刺針)**: 1-1.5촌 조해(照海) 방향으로 직자(直刺).
· **혈성(穴性)**: 소간이기(疏肝理氣), 통경활락(通經活絡), 거풍이절(祛風利節), 청열이습(清熱利濕), 소간이담(疎肝利膽), 이협통락(利脇通絡). 소양(少陽)을 조절한다.
· **주치(主治)**: 흉협창통(胸脇脹痛), 좌골신경통, 늑막염, 늑간신경통(우측, 좌측은 척택(尺澤)), 족관절염좌(발목 삔데), 손목 통증, 대상포진, 편두통, 목적종통(目赤腫痛), 인후염, 구토, 학질, 목의 통증, 하지위비(下肢萎痹), 담석통, 담낭염 등 담낭병 일체.

원혈(原穴)이므로 허실(虛實)을 불문하고 보사(補瀉)하지 않는다.

족임읍(足臨泣) GB 41

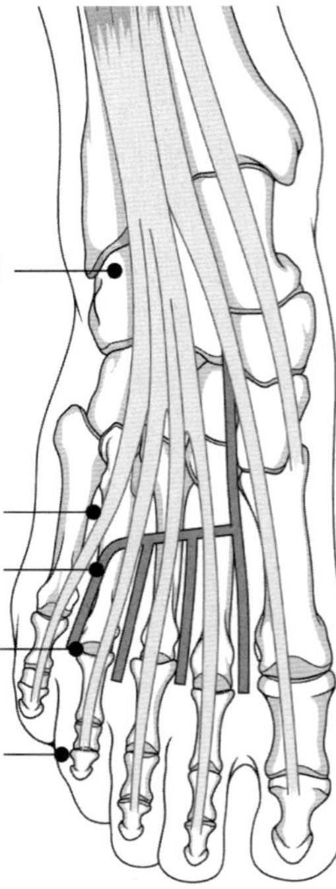

그림4-99.

눈물의 다리 지배자. 팔맥교회혈(八脈交會穴)(대맥(帶脈)). 유목혈(兪木穴).

· **위치**: 제4,5중족골저 앞 사이.
· **자침(刺針)**: 0.5-1촌 직자(直刺).
· **혈성(穴性)**: 청열사화(清熱瀉火), 소설간담(疏泄肝膽), 청리두목(清利頭目), 통경활락(通經活絡), 명목총이(明目聰耳), 통조대맥(通調帶脈), 청화식풍(清火熄風). 가슴, 옆구리, 유방을 이롭게 한다. 엔돌핀을 생성하고 통증을 제거하는 혈이다.
· **주치(主治)**: 편두통, 두통, 어지럼증, 목적통(目赤痛), 협륵통(脇肋痛), 발등 붓고 아플 때, 발가락 마비 및 통증, 엉덩이 다리의 통증, 유방통증, 유방농양, 월경불순, 나력(瘰癧), 학질(간헐열), 전신마비, 심내막염, 늑막염, 담석통.

지오회(地五會) GB 42

땅의 오회(五會). 땅에서 발생하는 5가지 음기(陰氣)가 모인다.

· **위치**: 발등에서 제4중족골두 뒤쪽.
· **자침(刺針)**: 0.5-0.8촌 직자(直刺).
· **혈성(穴性)**: 간기(肝氣)를 퍼지게 한다. 담열(膽熱)을 맑게 한다.
· **주치(主治)**: 두통, 눈이 가렵고 아플 때, 난청(難聽), 이명(耳鳴), 가슴과 옆구리가 답답할 때, 겨드랑이 종통, 유방통증, 유방농양, 피멍, 발등이 붓고 아플 때, 요통, 신경통, 류마티스, 각기(脚氣).

옛날에는 금침(禁鍼) 금구(禁灸).

협계(俠谿) GB 43

좁은 계곡. 영수혈(榮水穴).

· **위치**: 제4,5 지절골 골저 사이.
· **자침(刺針)**: 0.3-0.5촌 직자(直刺), 또는 위쪽으로 0.5-1촌 사자(斜刺).
· **혈성(穴性)**: 열을 맑게 하고 머리, 귀, 눈을 이롭게 한다. 경락(經絡)의 습열(濕熱)을 맑게 하고 부종을 없앤다.
· **주치(主治)**: 두통, 어지럼증, 목적종통(目赤腫痛), 목현(目眩), 고혈압, 뇌충혈, 하지마비, 족배통, 난

청(難聽), 이명(耳鳴), 볼과 턱밑 부종, 가슴과 옆구리 답답함, 유방농양, 무월경, 하복통, 사지부종, 온몸의 통증, 열이 나고 땀이 안 날 때, 발한, 학질, 전광(癲狂), 돌아다니는 통증, 발등이 붓고 아플 때, 발바닥 열, 발가락 수축, 좌골신경통.

족규음(足竅陰) GB 44

발의 음기(陰氣)가 들어가는 곳. 족소양(足少陽)과 족궐음(足厥陰)이 들어가는 구멍. 정금혈(井金穴).

- **위치**: 넷째 발가락 발톱뿌리 바깥쪽 1푼.
- **자침(刺針)**: 0.1-0.2촌 직자(直刺) 또는 위쪽으로 사자(斜刺). 사혈(瀉血).
- **혈성(穴性)**: 청열식풍(清熱熄風), 계폐개규(啓閉開竅), 청담이협(清膽利脇).
- **주치(主治)**: 두통, 편두통, 목적통(目赤痛), 흉협통(胸脇痛), 이명(耳鳴), 돌발성난청, 중풍, 늑막염, 심장비대증, 악몽, 불면증, 손과 발의 떨림과 열, 월경불순, 열병, 땀이 안 날 때, 사지 근육 수축, 팔을 들어올릴 수 없을 때.

12. 족궐음간경(足厥陰肝經)

인체 내에서 기후 관계로 들어오는 질환은 폐(肺)가 받아들이므로 폐는 장부의 뚜껑이라고 한다. 신경성이나 독성 음식물을 먹음으로써 생기는 질환은 간장(肝臟)에서 먼저 일으키고, 배설 관계로 생기는 질환은 신장(腎臟)에서 일으킨다. 음식물로 인한 질환은 비장(脾臟)에서 일으키고, 모든 영양분과 맑은 피를 전신으로 보내주지 못하면 심장(心臟)이 질환을 받아들인다. 신경성 질환이나 음식물 계통의 질환은 어느 것이나 간(肝)이 관여하지 않은 것이 없으니 이들 질환은 간을 꼭 다스려야 한다.

◈ 간경(肝經)의 기능

① 내경(內經)에 이르기를 간(肝)은 전체 장부를 통솔하고 지휘하는 무관(武官) 역할을 하는 장군지관(將軍之官)이라 하였고, 장부의 기능이 잘 되도록 지모와 사려가 나오는 모려출언(謨慮出焉)이라 하였다. 또 인체내에 뭉쳐있는 여러 가지 병근의 덩어리를 파헤치는 근본인 파극지본(罷極之本)이라고 하였으며, 정신적인 혼(魂)이 머무는 곳이라 하였다.

② 유경주(類經註)에 말하기를 혼(魂)은 사람의 정신영기(精神靈氣)를 체외로 나오게 하며, 폐의 백(魄)은 정신영기를 들어오게 하는 역할을 한다고 하였다. 이 혼백(魂魄)은 사람의 정신활동을 주장하므로 정신 질환, 미친 병, 히스테리, 신경성 질환은 간과 폐가 관여하지 않은 것이 없다고 하였다.
혼(魂)은 수신왕래자(隨神往來者), 즉 신(神=心)을 따라 왔다 갔다 하는 것이고, 백(魄)은 병정이출입자(竝精而出入者), 즉 정(精)과 더불어 들어왔다 나갔다 하는 것이다. 신(神)은 심(心)으로서 음양이

상박하는 것이다(陰陽相搏者).

③ 간(肝)은 신(腎)의 골수 등에서 만들어지는 피를 받아 저장하고, 비장(脾臟)에서 받아들이는 영양분을 저장하므로 실질적인 영양 창고이다. 소문(素問)에 이르기를 간은 혈(血)을 저장하는 곳인데, 간에서 혈액을 눈으로 보내 사물을 볼 수 있게 하고, 수족(手足)으로 보내서 수족을 움직일 수 있게 하며, 뇌로 보내 정신 활동을 하게 한다고 하였다. 간에 피가 적으면 전신의 피를 간에 모아들이려고 하므로 눕기를 좋아하고 움직이기를 싫어한다고 하였다. 그러므로 간허(肝虛) 환자는 가만히 있기를 좋아하고 그러한 직업을 택한다. 그러나 간에 피가 많고 문맥(門脈)에서 피의 순환이 안 되면 간의 피를 전신으로 보내려 하기 때문에 항상 쉬지 않고 활동하고 돌아다니기를 좋아하며 신경이 대단히 예민하다.

④ 내경(內經)에 말하기를 간기(肝氣)가 나타나는 곳은 손톱이며, 간이 가득 차는 곳은 근(筋)에 있다고 하였다. 이것이 혈기를 만들어서 양(陽)중의 소양(少陽)으로 봄의 기에 통하며, 동쪽의 청색(青色)이 간으로 통해 들어가 눈의 구멍이 열린다. 정(精)은 간에 가두는 고로 병이 일어나면 깜짝 깜짝 놀란다. 그 맛은 신맛이고, 그 종류는 초목이고, 그 가축은 닭이고, 그 곡식은 보리이며, 간병(肝病)은 근(筋)에 있는 것으로 안다고 하였다.

⑤ 그 음성은 나무를 두드리는 각음(角音)이고, 그 숫자는 3과 8이며, 그 냄새는 누린내(臊)이며, 그 액체는 눈물이다. 동쪽에서 바람이 생기니 바람은 나무를 자라게 하고, 나무는 신맛을 만들고, 신맛은 간장을 이롭게 하고, 간은 눈을 주장한다. 하늘에서는 바람이 되고, 땅에서는 나무가 되며, 사람의 몸에서는 근(筋)이 되고, 장기에 있어서는 간(肝)이다. 색은 청색(青色)이며, 나오는 음성은 부르짖는 목소리로, 그 뜻은 노함이니 간에 병이 있으면 주먹을 불끈 불끈 쥐고, 너무 노하면 간이 상하게 되니 슬픔으로 노함을 이기고, 풍(風)(본체는 열, 혈행, 신경 장애 등)이 많으면 근(筋)을 상하게 되니 건조한 금기(金氣)로 풍을 억눌러서 다스리고, 신맛을 너무 많이 먹으면 근(筋)이 상하니 매운 맛으로 신맛을 중화시켜 치료한다고 하였다.

⑥ 주(註)에 말하기를 간(肝)은 간(干)으로 방패와 같으니 다른 장기에 병기가 침범하는 것을 막아주며 그 성질은 사람의 내부에서 분비되는 큰 선(腺)이라 하였다.

⑦ 정신적인 스트레스, 음식, 기후 등으로 인하여 간장의 질환이 발생되어 음성, 감정, 피부색, 성격 등에 이상 증상이 나타날 때, 다른 장기와 마찬가지로 정신요법, 음식요법, 기후 조절 등으로 치료한다.

⑧ 간에 질환이 있으면 처음에는 자신도 모르는 가운데 신경과민이 되고, 식욕이 감퇴되며, 비위가 약해져 토기가 있고, 소화가 잘 안 된다. 또 잠이 잘 안 오고, 몸이 피곤하며, 무기력하고, 눈이 침침하며, 머리가 명랑하지 못하다. 간혹 오른쪽 옆구리가 결리고 아프면서 모든 증상이 악화된다.

⑨ 간 질환은 좌측에서는 양실증(陽實症)(천추 압통)인 대장실(大腸實)의 반응과 함께 나타나기도 하며, 우측에서는 신실증(腎實症)(석문, 관원의 압통)인 경우에 신장 장애와 함께 나타나기도 한다. 그러면 전신적으로 반응이 일어나는데, 가장 뚜렷하게 증명할 수 있는 것은 우측 간장 부위의 기문(期門)혈에서 나타나는 압통이나 경결 등이다. 이러한 것은 전신의 각 장기로 펼쳐지며, 간경(肝經)상의 태충(太衝), 중봉(中封), 여구(蠡溝) 등의 혈에서 과민점이 나타나고, 수지에서는 간기맥으로 반응이 나타난다. 이렇게 질환이 나타날 때 간기맥을 다스리면 체표의 반응과 증상은 없어지게 되며 질환

이 나아지는 것을 알 수 있다.

◈ 적응증

① 간(肝), 담(膽)의 병.
② 신경과민 또는 신경성 질환.
③ 근 질환(이완, 무력증, 근축(筋縮)).
④ 시력장애, 녹내장(綠內障) 등 눈의 모든 병, 난청.
⑤ 신트림, 식욕부진, 소화기 질환.
⑥ 약물 중독, 알코올 중독, 식중독의 모든 증상.
⑦ 장 질환, 심 질환.
⑧ 중풍, 정신 질환, 간질. 반신불수: 대돈(大敦) 보, 태백(太白) 사.
⑨ 임질, 생식기 질환, 복중의 적통.
⑩ 콧병(냄새를 못 맡을 때), 편도선염(扁桃腺炎), 호흡기 질환: 금극목(金剋木)하지 못하고 금외목(金畏木)할 때.
⑪ 신경성 알레르기 질환(중독성 또는 과민성).
⑫ 두통(혈허두통), 여드름, 산후병(産後病), 소갈(消渴)(당뇨병).

◇ 간실(肝實) 증상

옆구리가 아프고, 허리가 아프고, 목이 자주 마르고, 얼굴에 기미가 끼어 색이 변하고, 구역질과 설사를 자주하고, 소변을 잘 가누지 못하고, 눈이 자주 충혈되고, 머리가 자주 아프고, 원인 모르게 또는 위산과다로 속이 쓰리다.

병증: 속쓰림, 소화불량, 고환염, 간염, 간경화, 근육통, 응결통, 동맥경화, 반신불수, 경기, 생식기병, 만성 감기, 장열, 신경과민, 안 충혈.

◇ 간허(肝虛) 증상

담실(膽實) 증상과 비슷하고, 한열(寒熱)이 변덕스럽게 교차된다(심하면 1분 동안에도 몇 차례 반복한다). 음식이 별로 먹고 싶지 않고, 생리불순, 허리와 배의 통증이 온다.

병증: 빈혈, 시력감퇴, 색맹, 야맹, 백내장, 근무력, 근육경련, 간질, 정신질환, 뇌혈전, 전신불수.

◈ 순행노선(循行路線)

담경(膽經)의 족임읍(足臨泣)에서 들어와 엄지발가락 가쪽 대돈(大敦)에서 시작하여 1,2 발가락 사이로 행간(行間), 태충혈(太衝穴)을 지나서 안쪽 복사뼈 앞쪽의 중봉(中封)을 거쳐 다리 안쪽으로 올라간다. 삼음교(三陰交)에서 비경(脾經)과 교회(交會)한 후 여구(蠡溝), 중도(中都)를 지나 안쪽 복사뼈 8치 위까지 비경

(脾經) 앞쪽으로 올라가서, 그곳부터서 비경(脾經) 뒤쪽으로 무릎에서 슬관(膝關), 곡천(曲泉)을 거쳐 넓적다리에서 음포(陰包), 족오리(足五里), 음렴(陰廉), 급맥(急脈)을 지나간다. 골반부에서 비경(脾經)의 충문(衝門), 부사(府舍)를 지나 음모 부위로 들어가 생식기를 감돈 후 하복부로 올라가 임맥의 곡골(曲骨), 중극(中極), 관원(關元)을 거쳐 위(胃) 주위를 돌고 옆구리의 장문혈(章門穴)을 돌아서 비스듬이 기문혈(期門穴)에 이르러 간(肝)과 담(膽)으로 연결된다. 기문혈(期門穴)에서 나뉘어 횡격막(橫膈膜)을 지나 갈비뼈와 상복부에 분포한다. 담경(膽經)의 연액(淵腋)과 폐경(肺經)의 운문(雲門)을 지나 인영혈(人迎穴) 바깥으로 목과 목구멍 뒤로 들어간다. 이어서 위경(胃經)의 대영(大迎), 지창(地倉), 사백(四白) 바깥쪽을 지나 눈 주위 조직(목계(目系))과 연결된다. 다시 이마의 두임읍(頭臨泣)을 거처 머리로 들어가 백회(百會)에서 독맥(督脈)과 만난다.

한 지맥은 눈에서 뺨으로 내려와 입술 주위를 감돈다.

또 한 지맥은 간(肝)의 기문(期門)에서 갈라져 나와 횡격막(橫膈膜)을 지나 폐(肺)에 분포하고 천지(天池)에서 심포경(心包經)과 만난다.

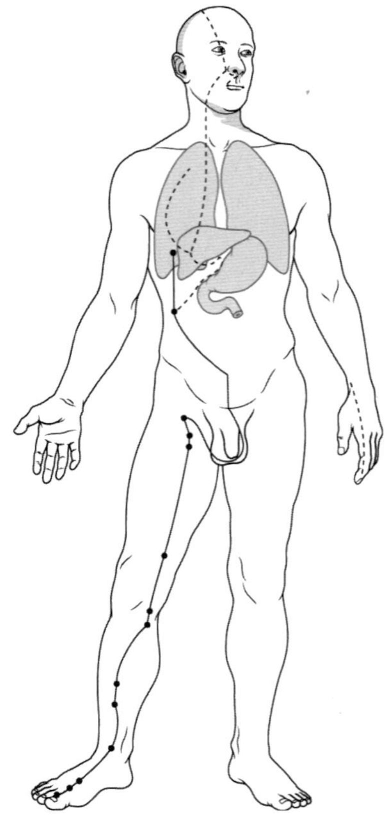

그림4-100.

대돈(大敦) LR 1

크게 두텁다(두터운 엄지발가락 끝). 정목혈(井木穴).

- **위치:** 엄지발톱 뿌리 2 mm 외상방.
- **자침(刺針):** 0.1-0.2촌 직자(直刺) 또는 위쪽으로 사자(斜刺). 사혈(瀉血).
- **혈성(穴性):** 소조간신(疏調肝腎), 행기활혈(行氣活血), 청열식풍(淸熱熄風), 소설궐기(疏泄厥氣), 이하초(利下焦), 청신지(淸神志). 하초(下焦)의 기(氣)를 조절하고, 산증(疝症)을 치료하며 통증을 없앤다. 음부를 이롭게 하고 소변을 조절한다. 간기(肝氣)를 조절하고 월경 출혈을 멈춘다. 의식을 소생시키고 신(神)을 고요하게 한다.
- **주치(主治):** 산증(疝症), 칠산증(七疝症), 하복부 통증, 복부팽만, 변비, 하복부 열, 간질(사혈), 의식소실, 소아경풍(小兒驚風), 조울증, 근심, 입안의 쓴맛, 비뇨생식기 질환, 유뇨(遺尿), 붕루, 야뇨증, 고환염, 자궁출혈, 비출혈(鼻出血)이 멎지 않을 때, 다한증(多汗症), 월경불순, 경련성 심통, 경련성 질환.

온 몸이 붓는 심허중풍(心虛中風)때는 대돈(大敦)을 보(補)하고 태백(太白)을 사(瀉)해준다.

행간(行間) LR 2

걸어다니는 길 사이. 영화혈(滎火穴).

- **위치**: 제1,2발가락 사이 발등 적백제.
- **자침(刺針)**: 0.5-1촌 발꿈치를 향해서 사자(斜刺), 또는 0.5-0.6촌 직자(直刺).
- **혈성(穴性)**: 조리간신(調理肝腎), 행기활혈(行氣活血), 청열식풍(清熱熄風), 설간화(泄肝火), 이하초(利下焦), 소기체(疏氣滯). 열(熱)을 맑게 하고 출혈을 멈추게 한다.
- **주치(主治)**: 두통, 어지럼증, 목적통(目赤痛), 눈병, 비출혈(鼻出血), 인후염, 입안의 쓴 맛, 몸의 열(熱), 화를 잘 낼 때, 잘 놀랄 때, 귀신을 볼 때, 전광(癲狂), 불면증, 의식소실, 만성 소아경풍(小兒驚風), 근육 수축, 입 비틀어짐, 고혈압, 비뇨생식기 질환, 자궁출혈, 생리통, 장산통(腸疝痛), 변비(신문(神門)에 뜸(7장)을 뜨는 것이 가장 좋다. 축빈(築賓)은 탈진할 정도로 엄청난 양을 쏟아내므로 장세척용으로 사용한다), 음경통, 당뇨병, 복막염, 소화기병, 각혈, 심장과 간의 통증, 가슴과 옆구리 통증, 요하지통.

영혈(滎穴)이므로 간혈열을 치료하며 사관(四關)혈로 사용한다. 합곡(合谷)과 태충(太衝)을 사용하면 대사관(大四關)이라 한다.

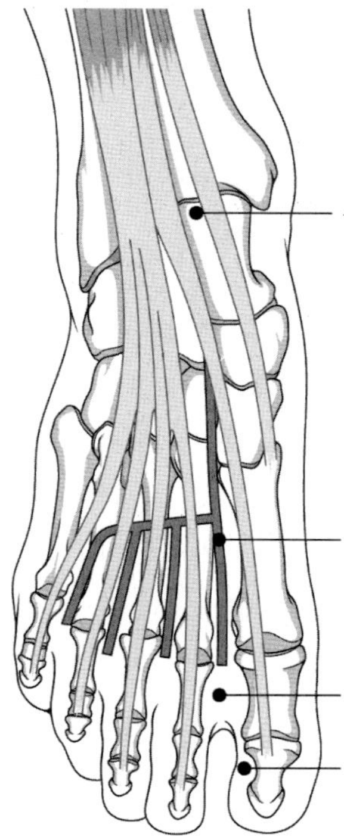

그림4-101.

태충(太衝) LR 3

커다란 요충(要衝). 음경맥(陰經脈)의 원혈(原穴)은 거의 태(太)자가 붙었다. 유원혈(兪原穴).

- **위치**: 제1,2중족골저 아래 움푹한 곳.
- **자침(刺針)**: 용천(湧泉)을 향해 0.5-1.5촌 직자(直刺).
- **혈성(穴性)**: 소간이담(疏肝利膽), 식풍영신(熄風寧神), 통경활락(通經活絡), 청두명목(清頭明目), 청식간양화(清熄肝陽火), 이열(利熱), 이뇨통락(利尿通絡), 소설하초습열(疏泄下焦濕熱). 간혈(肝血)과 간음(肝陰)을 자양한다. 월경(月經)을 조절한다. 하초(下焦)를 조절한다.
- **주치(主治)**: 두통, 어지럼증, 사시(斜視), 손발에 쥐가 날 때, 간질(癎疾), 소아경풍(小兒驚風), 입 비틀어짐, 고혈압, 옆구리가 붓고 아플 때, 간과 심장의 통증, 황달, 구토, 위장병, 장출혈, 변비, 설사, 소화불량, 지방간, 간 경화, 하지 냉각, 다리에 힘이 없어 걷기 힘들 때, 불면증, 눈병, 입술 틀 때, 인후통증, 비뇨생식기 질환, 무월경, 부인병 일체, 소변불리(小便不利), 요하지통, 팔꿈치가 부었을 때.

사관혈(四關穴)로 모든 병에 사용된다.

이곳의 맥진으로 임신 여부를 알 수 있고 남녀도 구별할 수 있다.

태계맥(太谿脈), 충양맥(衝陽脈)과 함께 사맥(死脈)을 진단한다.

중봉(中封) LR 4

가운데서 열어보지 못하게 봉해둠. 경금혈(經金穴).

- **위치:** 안쪽 복사뼈 아래쪽 전방 5푼정도 위치의 앞정강근 힘줄 바로 안쪽 오목한 곳.
- **자침(刺針):** 0.3-0.5촌 직자(直刺), 또는 상구(商丘)나 해계(解谿)쪽으로 사자(斜刺).
- **혈성(穴性):** 간기(肝氣)를 펴지게 하고 하초(下焦)를 조절한다. 간열(肝熱)을 맑게 한다. 한열(寒熱)을 다스린다.
- **주치(主治):** 방광염, 임질, 하복부 통증, 식욕부진, 산증(疝症), 유정(遺精), 소변불리(小便不利), 황달, 학질, 갑상선 비대, 전신마비, 하지냉각증.

여구(蠡溝) LR 5

나무좀 도랑. 낙혈(絡穴).

- **위치:** 안쪽 복사뼈에서 5촌 위 경골 내연 바로 뒤 비복근과 경골 내연 사이.
- **자침(刺針):** 0.5-1촌 직자(直刺), 또는 복부를 향해서 위쪽으로 1-2촌 사자(斜刺).
- **혈성(穴性):** 간기(肝氣)를 펴지게 하고 기(氣)를 조절하며 생식기를 이롭게 한다. 하초(下焦)의 습(濕)과 열(熱)을 맑게 한다. 월경(月經)을 조절한다.
- **주치(主治):** 장산통(腸疝痛), 척추염으로 인한 하지마비, 자궁내막염, 월경불순, 적백대하, 히스테리(특히 여자), 경기(驚氣), 고환염, 사타구니 가려움, 소변불리(小便不利), 다리의 냉증과 통증.

간경(肝經)의 낙혈(絡穴)이므로 기역(氣逆)하면 고환이 부어 급속히 산증(疝症)이 된다.

실(實)하면 정장(挺長: 축 늘어짐)하며 허(虛)할 때는 몹시 가렵다.

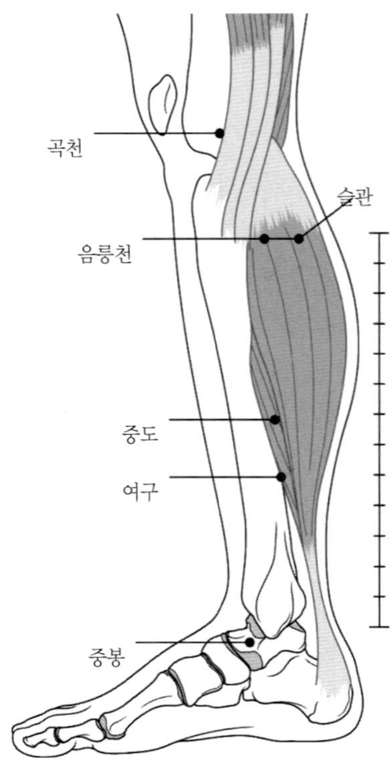

그림4-102.

중도(中都) LR 6

중앙 도시. 간(肝)의 기(氣)가 흘러 모이는 곳. 극혈(郄穴).

· **위치**: 안쪽 복사뼈에서 7촌 위. 경골 내측과 복사뼈 사이 중앙에서 상방 1 cm 경골 내측면.
· **자침(刺針)**: 0.5-1촌 직자(直刺), 또는 복부를 향해서 위쪽으로 1-2촌 사자(斜刺).
· **혈성(穴性)**: 간기(肝氣)를 펴지게 하고 하초(下焦)를 조절한다. 혈(血)을 조절한다. 습(濕)을 제거한다.
· **주치(主治)**: 장산통(腸疝痛), 하복부경련, 설사, 자궁출혈, 손발 저림, 간 질환, 척수염으로 인한 하지 마비. 극혈(郄穴)이므로 급성병을 치료한다.

슬관(膝關) LR 7

무릎으로 드나드는 문.

· **위치**: 슬안(膝眼)에서 2촌 아래 음릉천(陰陵泉) 1촌 뒤. 곡천(曲泉)과 내과 사이 곡천에서 1/8.
· **자침(刺針)**: 1-2촌 직자(直刺).
· **혈성(穴性)**: 거풍습(祛風濕). 서근이절(舒筋利節).
· **주치(主治)**: 하지신경통 및 마비, 슬관절염, 각기, 복통, 인후통, 중풍.

곡천(曲泉) LR 8

굽은 곳에 있는 샘. 무릎을 구부리면 웅덩이처럼 들어간다. 합수혈(合水穴).

· **위치**: 무릎 주름 내측 위쪽 오목한 곳. 반막양근과 반건양근 힘줄 앞. 음곡(陰谷) 1촌 앞.
· **자침(刺針)**: 1-1.5촌 약간 뒤쪽으로 직자(直刺).
· **혈성(穴性)**: 산한제습(散寒除濕), 활혈지통(活血止痛), 서근활락(舒筋活絡), 거풍습(祛風濕), 통하초(通下焦), 이방광(利膀胱). 생식기를 이롭게 한다. 혈(血)과 음(陰)을 자양한다.
· **주치(主治)**: 대퇴부 신경통 및 마비, 슬관절염, 치질, 비뇨생식기 질환, 소변불리, 유정(遺精), 음정(陰挺), 월경부조, 적백대하, 음부 통증과 소양증, 전광(癲狂), 두통, 목현(目眩), 비출혈(鼻出血), 목적종통(目赤腫痛).

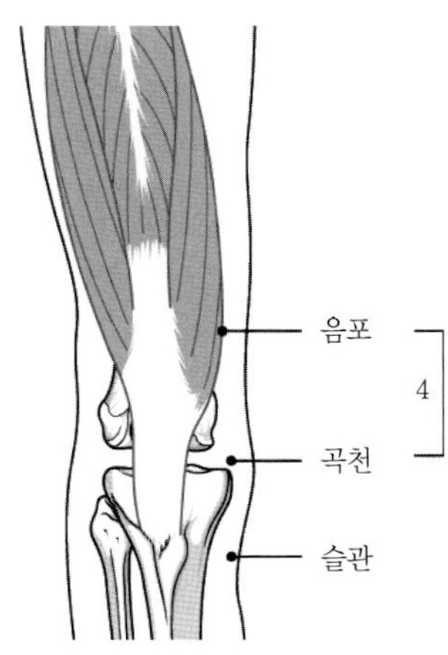

그림4-103.

음포(陰包) LR 9

음(陰)(대퇴 안쪽)의 포장. 일명 음포(陰胞)라고 하며 포(胞)는 자궁, 방광을 의미한다.

· **위치**: 대퇴골 안쪽 위관절융기 바로 위 안쪽넓은근과 넙다리빗근 사이, 곡천(曲泉) 4촌 위.

· **자침(刺針)**: 1-2촌 직자(直刺) 또는 사자(斜刺).
· **혈성(穴性)**: 월경을 조절하고 하초(下焦)를 조절한다.
· **주치(主治)**: 허리 부분, 엉덩이 부분, 하지경련, 월경불순, 소변불리(小便不利), 야뇨증.

족오리(足五里) LR 10

다리의 오리(五里).

· **위치**: 기충(氣衝)과 곡천(曲泉) 사이 기충으로부터 1/6, 기충 3촌 아래 긴모음근 전연.
· **자침(刺針)**: 0.5-1.5촌 직자(直刺) 또는 사자(斜刺).
· **혈성(穴性)**: 습열(濕熱)을 맑게 하고 하초(下焦)를 이롭게 한다.
· **주치(主治)**: 소변불리(小便不利), 야뇨증, 음부 소양증, 고환염, 발한, 만성 감기, 호흡곤란, 장폐쇄증, 녹내장(백내장은 정명(睛明)), 망막염, 동맥경화. 녹내장에 중요한 혈이다.

음렴(陰廉) LR 11

음(陰)(대퇴 안쪽)의 모서리(隅).

· **위치**: 기충(氣衝) 2촌 아래 긴모음근 전연.
· **자침(刺針)**: 0.5-1.5촌 직자(直刺) 또는 사자(斜刺).
· **혈성(穴性)**: 자궁을 이롭게 한다.
· **주치(主治)**: 대퇴의 견인성 통증, 임질, 고관절염, 불임증, 월경불순, 고환염.

급맥(急脈) LR 12

급한 맥.

· **위치**: 곡골(曲骨) 1촌 아래 2.5촌 외측 대퇴정맥 안쪽.
· **자침(刺針)**: 0.5-0.8촌 약간 안쪽으로 사자(斜刺).
· **혈성(穴性)**: 간경(肝經)에서 한사(寒邪)를 몰아내고 하초(下焦)를 이롭게 한다.
· **주치(主治)**: 음낭통, 회음통, 생식기의 통증.
소개되지 않았던 혈로 누락된 적도 많아 금침(禁鍼)하는 것이 좋으나 비만증 환자에 기효(奇效)한 혈이다.

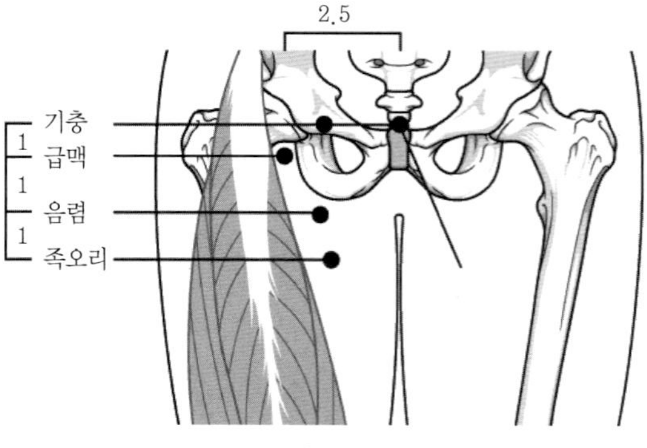

그림4-104.

장문(章門) LR 13

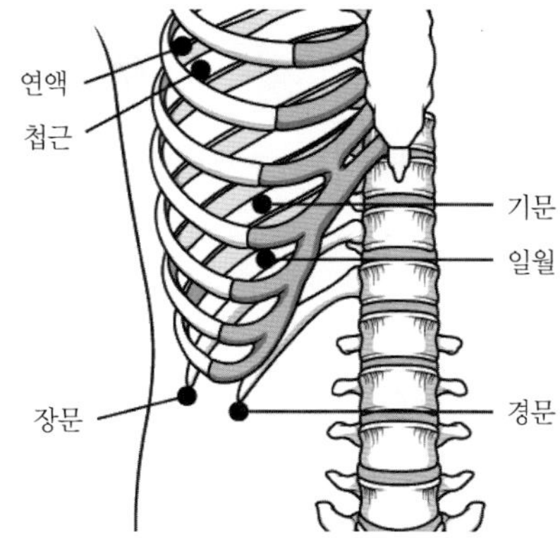

그림4-105.

비장(脾臟)의 기(氣)가 들어가는 문. 비(脾)의 모혈(募穴). 장회(臟會). 간경(肝經)과 담경(膽經)이 만나는 곳.

- **위치:** 제11늑골 끝.
- **자침(刺針):** 0.5-1촌 안쪽 또는 바깥쪽으로 사자(斜刺) 또는 평자(平刺).
- **혈성(穴性):** 소간건비(疏肝健脾), 화적소체(化積消滯: 음식에 체한 것을 소화시켜줌), 조운화(調運化), 산오장한기(散五臟寒氣). 중초(中焦)와 하초(下焦)를 조절한다. 비장(脾臟)을 자양한다. 간기(肝氣)를 펴지게 하고 기(氣)를 조절한다.
- **주치(主治):** 복창(腹脹), 설사, 협통(脇痛), 비괴(痞塊: 음식에 체한 것), 폐병, 늑막염, 기관지염, 천식, 신경성 심계항진, 간장비대, 지방간.

기문(期門) LR 14

일주하는 문: 기(氣)가 십이경맥(十二經脈)을 일주하여 이 혈(穴)에서 다시 폐(肺)로 연결된다. 간(肝)의 모혈(募穴). 간(肝), 비경(脾經)이 음유맥(陰維脈)과 만나는 곳.

- **위치:** 유두 직하 제6늑간. 거궐 높이.
- **자침(刺針):** 0.5-1촌 안쪽 또는 바깥쪽으로 사자(斜刺).
- **혈성(穴性):** 소간이기(疏肝理氣), 건비화위(健脾和胃), 활혈소적(活血消積). 간(肝)과 위(胃)를 조화롭게 한다.
- **주치(主治):** 유옹(乳癰), 울화증, 흉협창통(胸脇脹痛), 복창(腹脹), 애역(呃疫: 딸꾹질), 탄산(呑酸), 황달, 학질, 천식, 담낭염, 늑막염, 신장염, 늑간신경통, 간비대, 간경화, 담석통, 폐렴, 기관지염.

05. 십이경별(十二經別)

◈ 경별(經別) 치료

경별은 정경의 진입혈에서 직접 해당 장부로 들어간다. 해당 장부에서는 표리관계의 장부로 들어가고, 일단 장부에 들어가면 음양경별이 서로 합쳐져 구별이 없어진다. 정경으로 나올 때는 양경락의 회귀혈로 나온다. 음양 경별의 진입혈은 서로 인접해 있고 큰 관절 근처에 있다. 경별에는 위기(衛氣)만이 흐른다.

경별은 병이 깊어 장부에 들어갔을 때 쓰며 모혈이나 배유혈처럼 기능적인 문제나 운기상의 장애를 치료하는데 쓰이지는 않는다. 예를 들면 신허증이라도 신장이나 방광 자체에 문제가 없으면 신-방광경별을 사용하지 않고, 신허증이 전립선비대로 인한 소변 저류나 척추가 굳어져 오는 것이라면 경별을 사용한다.

음양경별은 따로 따로 해당 장부로 들어가지만 치료할 때는 음양경별을 항상 같이 사용하며, 대개는 양쪽으로 사용한다. 약물치료나 외과적 치료에 보조적으로 사용할 수 있고, 급성일 경우에는 약물 치료를 시작하기 전에 단독으로 사용할 수 있다. 보통의 치료로 잘 낫지 않는 만성병의 경우에는 부가요법이나 대체요법으로 사용할 수 있다.

◇ 치료법

① 진입혈 - 양쪽, 음양경별 모두.
② 회귀혈 - 양쪽, 양경의 위쪽.
③ 초점혈 - 배유혈, 모혈, 국소혈

경별치료시의 전체적인 기의 흐름은 음에서 양으로, 안에서 밖으로, 아래에서 위로 흐른다. 음양 진입혈에서 해당 장부로 들어간 다음 정경의 위쪽 양경의 회귀혈로 나온다. 회귀혈은 대개 음양관계의 양경에 있지만 소수에 있어서는 다른 양경에 있다. 정경에서는 양기가 위에서 아래로 내려오지만 경별에서는 반대로 아래에서 위로 올라간다. (cf. 경근-구심성으로 흐른다)

초점혈로는 유-모혈을 주로 사용하는데, 이는 음양관계의 장부중 어느 장부를 치료할 것인지를 결정하기 때문이다. 유-모혈은 경별치료 직전에 예비로 치료할 수 있다. 경별 치료는 그 자체로 완벽한 치료가 될 수도 있고, 정경 치료와 더불어 치료할 수도 있다.

전기치료를 자주 쓰는데 보법은 2~8 Hz의 저주파이며 이는 만성 질환의 치료에 좋고, 사법은 70 Hz 이상의 고주파로서 기를 흩어지게 해야 하는 급성병에 쓰인다.

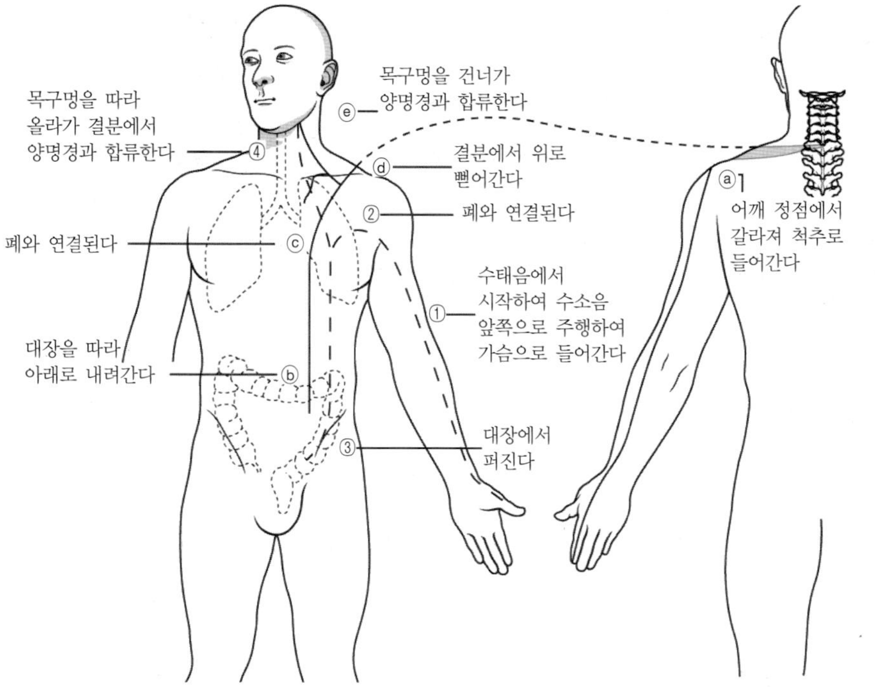

그림4-106. 수양명(手陽明)과 수태음(手太陰) 경별(經別)

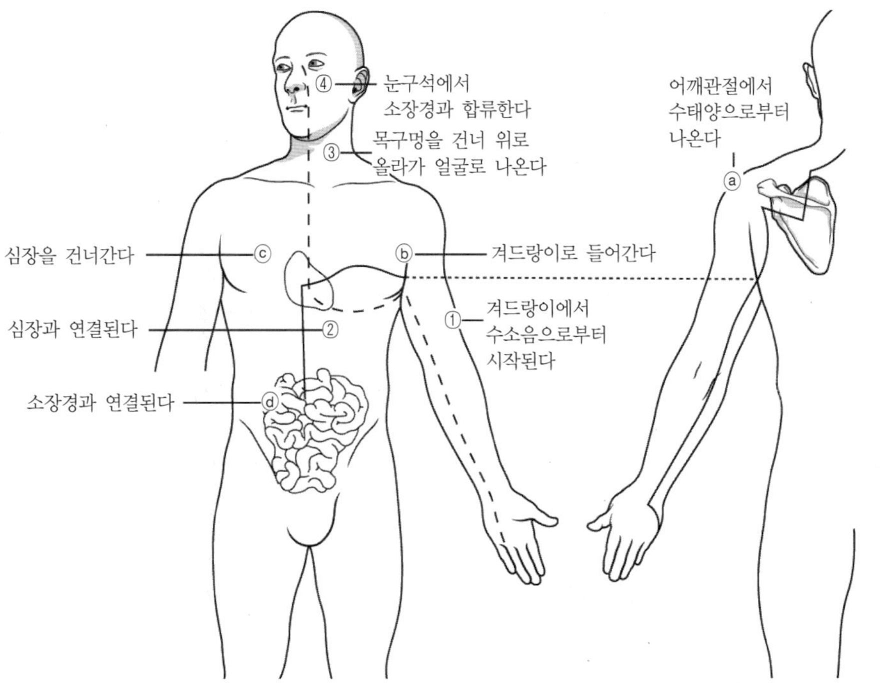

그림4-107. 수태양(手太陽)과 수소음(手少陰) 경별(經別)

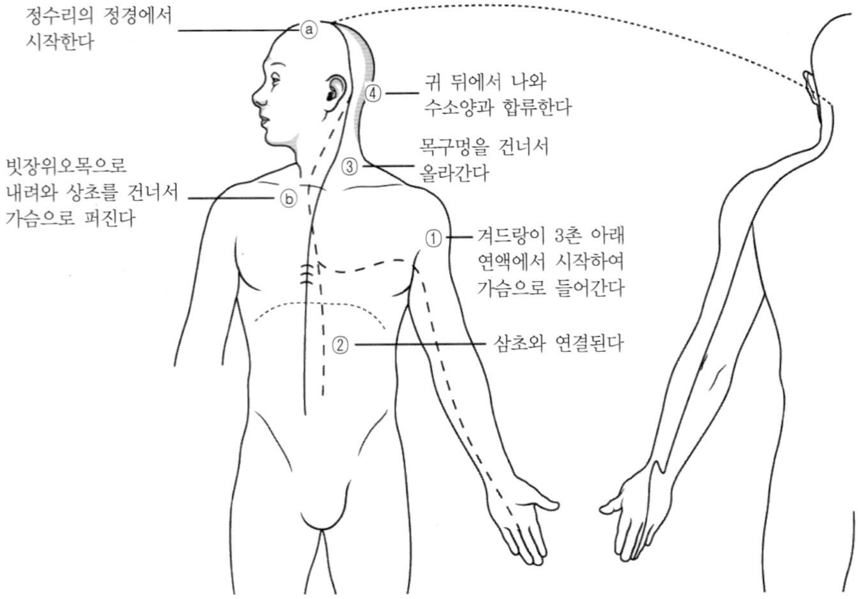

그림4-108. 수소양(手少陽)과 수궐음(手厥陰) 경별(經別)

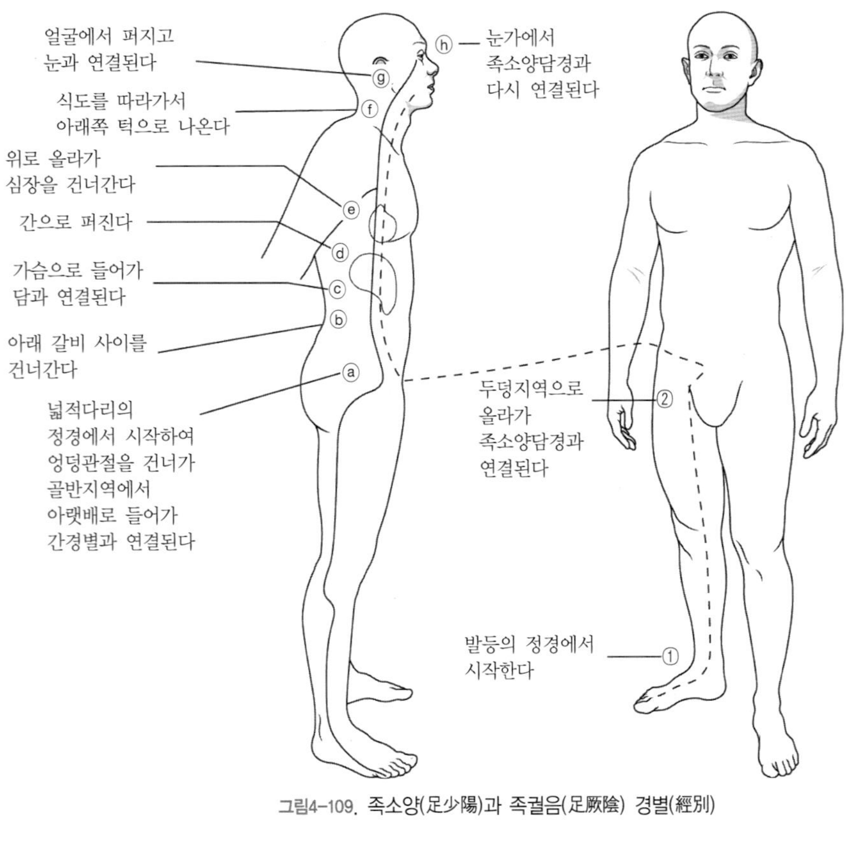

그림4-109. 족소양(足少陽)과 족궐음(足厥陰) 경별(經別)

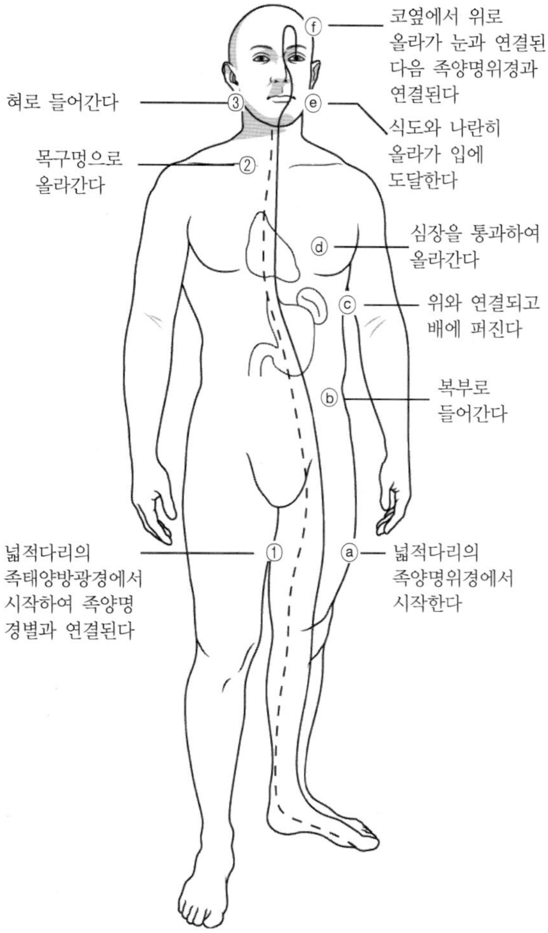

그림4-110. 족양명(足陽明)과 족태음(足太陰) 경별(經別)

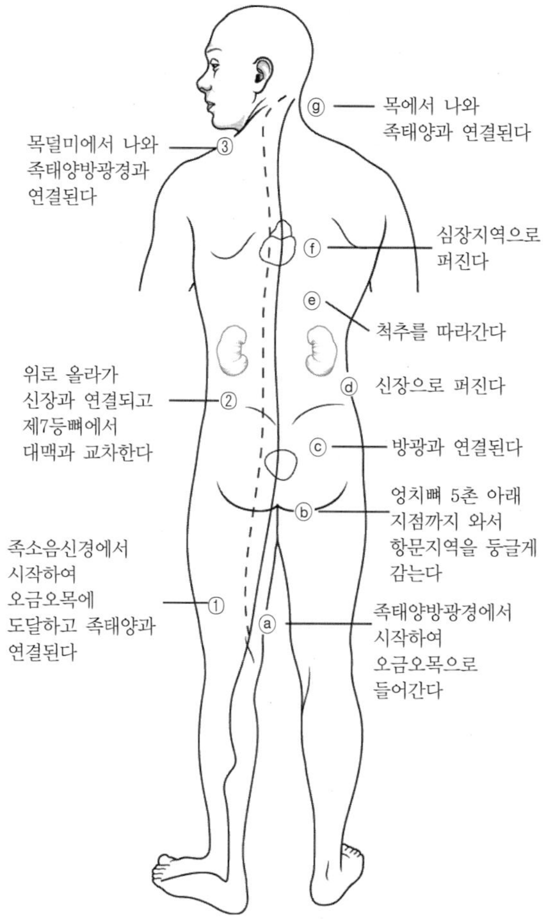

그림4-111. 족태양(足太陽)과 족소음(足少陰) 경별(經別)

진입혈와 초점혈는 병의 성질에 따라 보법이나 중립으로 침을 놓는다. 급성간염(양 성질)의 경우 득기를 얻은 후 조작하지 말고 그대로 두어 중립 방법으로 기가 흩어지도록 한다. 만성기관지염(음 성질)은 보법을 쓴다. 위쪽 회귀혈는 그 혈이 초점혈과 같은 경우가 아니라면 중립법으로 침을 놓는다. 같은 폐-대장경별을 치료하더라도 급성 후두염 때는 위쪽 혈(부돌)과 후두 초점혈(인영)은 고주파를 쓰고, 만성기관지염 때는 가슴의 혈(중부, 견우)에는 고주파를, 목의 회귀혈(부돌)에는 중립법을 쓴다.

경별치료는 매우 강력하기 때문에 경별과 정경을 혼합하여 치료할 경우에는 10~15분을 넘겨서는 안 된다. 이침으로 보충해주는 것도 좋다. 경별 치료는 만성병일 때는 일주일 간격으로, 급성병일 경우에는 병의 진행 상태를 보아가며 더 자주 치료한다.

경별 치료를 하는 장부와 경맥에서 손끝 발끝의 경근이 시작하는 혈에 보법으로 침을 놓기도 한다. 이때는 아픈 장부의 반대편에 침을 놓기도 하고, 두 쪽인 장부나 가운데에 위치한 장부의 경우에는 양쪽에 침을 놓는다. 그러면 아픈 장부의 위기가 활성화되어 경별 치료의 효과가 강화된다.

1. 신-방광경별

가장 적용 범위가 넓고 효과적인 경별이다. 신-방광경별은 오금오목에 있는 정경에서 분리되어 신과 방광으로 들어간다. 신경별은 기경팔맥 대맥과 합류하여 허리를 둘러싸고 몸 앞쪽으로 혀 바닥까지 올라가 목 뒤에서 방광경별과 같이 나온다. 어떤 문헌에는 신경별이 T7 높이에서 독맥과 교차한다고 한다. 방광경별은 방광과 신으로 들어가는 도중에 꼬리뼈와 항문에 영향을 미친다. 방광경별은 척추의 앞 표면을 따라가다 목 뒤에서 방광정경과 합류하기 전에 심장지역에 영향을 미친다. 신-방광경별은 신과 방광 이외에도 항문직장지역, 하행결장, 꼬리뼈, 엉치뼈와 척주의 앞 표면에 영향을 미친다.

이 경별은 항상 양쪽으로 치료한다. 오금오목의 KI-10 음곡(陰谷)과 BL-40 위중(委中), 목 뒤의 BL-10 천주(天柱)에 침을 놓는다. 적용은 강직성 대장염, 과민성 대장의 염증, 세균감염이나 장 기능의 이상에 의한 설사, 암치질 숫치질, 항문열상 등과 같은 하행결장, 직장, 항문의 병이다. 신우신염과 신석증에서 만성 방광염, 전립선질환, 요도염, 요실금에 이르기까지의 요로질환도 치료한다. 난소와 자궁도 치료하고 골반 뒷벽의 유착과 통증의 합병증도 치료한다. 꼬리뼈 통증과 척추, 특히 정경 치료로 잘 낫지 않는 등뼈와 허리뼈 통증도 치료할 수 있다.

치료법은 어떤 병이든 똑같다. 초점혈은 병의 위치와 속성에 따라 정하며, 신장병과 방광병은 각각의 배유혈(BL-23 신유와 BL-28 방광유)을 치료한다. 장 질환에는 소장이나 대장의 배유혈(BL-27 소장유나 BL-25 대장유), 직장이나 항문의 병에는 꼬리뼈 끝 양쪽의 BL-35 회양(會陽)을 치료한다. 아랫배의 CV-4 관원(關元)과 연결되어 있는 BL-26 관원유는 설사, 복부 팽만, 소변 장애 등의 하초의 일반적인 문제들을 치료한다. 부인병이나 전립선 질환은 BL-30 백환유를 치료한다. 허리나 엉치의 혈에 압통이 있으면 국소 초점혈로 사용한다.

전기자극을 하려면 아래쪽 진입혈에는 음극을, 초점혈에는 양극을 연결한다. 오래된 문제나 또는 고령이나 만성병으로 기력이 쇠한 사람에게는 양병이나 실증일지라도 저주파 보법을 쓰고, 강직, 열, 극심한 통증 등을 수반하는 급성병에는 고주파 사법을 쓴다. 전기자극은 침치료에 필수적인 것은 아니지만 경별 치료에는 자주 쓰인다.

2. 비-위경별

비-위경별은 골반과 복부의 질환에 널리 쓰이고 효과적이다. 비-위경별은 두덩결합과 샅고랑인대에서 정경으로부터 갈라져 나와 골반과 복부로 들어가 비위와 섞인다. 비정경은 가슴속 가운데를 거쳐 목구멍과 혀로 올라간 다음 내안각에서 위경별과 합류한다. 위경별은 식도 양쪽으로 입으로 올라가고, 도중에 심장에 영향을 미친다. 그런 다음 코, 위턱굴, 이마굴을 거쳐 내안각으로 나온다. 가장 큰 활동영역은 골반강과 복강이지만 식도, 혀, 코, 위턱과 이마굴의 병도 치료한다.

진입혈은 SP-12 충맥(衝脈)과 ST-30 기충(氣衝)이고, 회귀혈는 ST-1 승읍(承泣)이다. 공식적인 회귀혈는 내안각에 있는 BL-1 정명(睛明)이다. 승읍과 정명은 지맥으로 연결되어 있다. 정명에 침을 놓으면 환자가 심리적으로 불편하고, 머리에서 경별을 쓰는 것은 눈 때문이 아니고 코와 동굴의 병이기 때문에 모든 치료에 승읍을 회귀혈로 사용하는 것이 좋다.

비-위경별의 적응증은 자궁과 난소의 문제, 골반 유착, 골반, 특히 골반 바닥의 경련과 통증, 복부 경련과 통증, 대장염, 복부 팽만, 수술 후 무력성 장폐쇄증 등 실질적으로 복강내 모든 장기의 병이다. 위염, 위십이지장궤양, 식도의 경련과 역류에 의한 염증과 통증을 줄이는데도 좋다. 정경치료로 잘 낫지 않은 위턱굴과 이마굴의 축농증에도 현저한 효과가 있다.

복부의 초점혈는 병이나 통증의 위치에 따라 결정한다. 복부에 있는 위경과 비경상의 어떤 혈도 쓸 수 있고, 통증이나 압통이 있는 어떤 혈도 쓸 수 있다. 대장의 모혈인 ST-25 천추(天樞)와 ST-26 외릉(外陵)은 배 중심부에 강한 영향을 미치고, 대개 장무력증의 초점혈로 쓰인다. 기경팔맥 대맥에 있는 GB-26,27, 28 대맥(帶脈), 오추(五樞), 유도(維道)는 골반 통증에 흔히 쓰이고, 하복부의 위경에 있는 혈들과 같이 쓰이기도 한다. CV-4,5,6,7,10 관원(關元), 석문(石門), 기해(氣海), 음교(陰交), 하완(下脘)은 개별적인 혈성과 압통 유무에 따라 선택한다. 위의 모혈인 CV-12 중완(中脘)은 삼초의 요혈이고 비의 기능적인 모혈이기도 한다. 고전적인 비의 모혈은 제11갈비뼈 끝에 있는 LR-13 장문(章門)이다. 이곳을 초점혈로 치료하면 비의 영향권과 관련된 복부 증상보다는 비장 자체를 더 활성화시킨다. 비의 영향권과 관계되는 복부 증상의 치료에는 CV-12 중완(中脘)이 더 좋다. 칼돌기 바로 밑에 있는 CV-15 구미(鳩尾)는 복벽으로 미세낙맥을 보내고 있다. 이곳이 민감하면 복장뼈 위의 어떤 민감한 임맥상의 혈들과 마찬가지로 식도 문제의 치료에 좋다.

축농증 때의 혈의 선택은 아픈 곳과 막힌 곳의 위치에 따라 다르다. 코의 가운데와 아래쪽이 아프면 LI-20 영향(迎香)을 선택하고, 위쪽이 아프면 GV-24.5 인당(印堂)을 추가한다. 이마굴로 방사되는 통증이 있으면 BL-2 찬죽(攢竹)을 선택한다. 위턱의 통증에는 ST-2 사백(四白)이나 ST-3 거료(巨髎)가 좋다 축농증에는 대부분이 고주파 전기자극이 효과가 좋다. SP-12 충맥(衝脈)과 ST-30 기충(氣衝)에 놓은 침의 손잡이를 교차시켜 음극을 연결하고, 국소 축농증혈에 양극을 연결한다.

복부 혈의 전기자극은 장운동이 느려졌을 때는 보법을 쓴다. 수술 후 무력성 장폐쇄증이나 급성 통증은 전기자극 없이도 효과가 좋다. 보법을 쓰면 양문제가 악화되는 수도 있다. 보법을 쓸 것인지 사법을 쓸 것인지 확신이 안 설 때는 처음에는 전기자극을 하지 말고 치료하여 결과를 평가하는 것이 좋다.

3. 간-담경별

앞의 두 경별보다 덜 쓰이지만 쓰면 효과가 좋다. 활동영역은 배 옆쪽과 간담도계통이다. 간경별은 샅고랑인대에서 정경으로부터 분리되어 CV-2 곡골(曲骨)에서 임맥과 만난다. 담경별은 엉덩관절 가쪽에서 시작하여 샅고랑인대에서 골반으로 들어가고, 간경별이 임맥과 만나는 곳에서 간경별과 합류한다. 두 경별이 배 옆쪽으로 올라가 간과 담에 들어가 섞이고 갈비우리로 들어간다. 간과 담을 지난 후에는 두 경별이 구별이 없이 가슴속에서 턱으로 이어지며, 도중에 심에 영향을 미치고, 외안각에서 끝난다.

진입혈는 LR-12 급맥(急脈)과 GB-30 환도(環跳)이며, 회귀혈는 GB-1 동자료(瞳子髎)이다. 대개 양쪽을 치료하지만 관련 장부가 오른쪽에만 있기 때문에 간혹 한쪽만 치료하기도 한다. 급성 또는 만성 간염 같은 간의 병, 담낭의 병, 수술 후 특히 담낭절제 후 무력성 장폐쇄증을 치료한다. 영향권에 있는 지역은 배의 중심부가 아닌 가쪽으로, 간-담지역의 통증과 기능장애는 비-위지역과 겹친다. 그러므로 간담-경별과 비-위경별을 교대로 치료하면 좋을 때가 있다. 위치와 증상이 애매한 소화 장애는 간-담경별을 치료하면 좋을 때가 있다.

초점혈은 모든 간의 병에는 간의 모혈인 LR-14 기문(期門), 모든 담낭의 병에는 그 바로 아래에 있는 담의 모혈 GB-24 일월(日月)이다. 특수한 통증 문제는 국소 또는 민감한 혈을 찾아서 쓴다. 간경별과 담경별 그리고 간정경이 만나는 CV-2 곡골(曲骨)도 이 치료를 강화시킬 수 있다. 장폐쇄증의 치료에 전기자극은 대체로 필요가 없지만 효과가 없는 경우에는 전기자극을 가할 수 있다. 수술 후 통증에는 전기자극이 필요한 수도 있다. 급성 간염은 전기자극이 필요 없지만, 만성 활동성 간염은 보법이나 사법, 또는 두 가지를 교대로 사용할 수 있다. 진입혈에 음극을 연결한다.

4. 폐-대장경별

폐경별은 어깨관절 앞모서리에서 시작하여 겨드랑이로 내려와 폐로 들어간다. 한 지맥은 대장으로 내려가고, 또 한 지맥은 빗장뼈로 올라가 후두를 통과하고 목 앞에서 대장경별과 만난다. 대장경별의 한 지맥은 어깨에서 T1 높이에 있는 GV-14 대추(大椎)로 간 다음 대장으로 내려간다. 또 한 지맥은 가슴 앞쪽에서 폐로 들어가 대장으로 한 지맥을 보내고, 빗장위오목의 ST-12 결분(缺盆)으로 올라가 목 앞쪽으로 간다. 폐-대장경별의 영향권에 있는 지역은 가슴과 호흡기, 즉 늑막, 폐 실질, 기관지, 기관, 성대, 후두이다. 대장에는 기능적인 영향을 미치지 않는다. 대장은 비-위, 신-방광, 간-담경별의 영역 안에 있다.

LU-1 중부(中府)와 LI-15 견우(肩髃)가 진입혈이다. 회귀혈은 갑상연골 위 가장자리 높이의 목빗근 안에 있는 LI-18 부돌(扶突)이다. 폐-대장경별은 아래쪽 호흡기의 병, 즉 급성 천식이나 폐렴, 만성 패쇄성 기도 질환, 만성 기관지염, 성대의 염증이나 부종이나 결절, 후두염, 기관내 삽관 후의 후두 염증과 부종을 치료하고, 늑막염이나 갈비뼈 골절에도 좋다.

항상 양쪽으로 치료한다. 급성 천식의 초점혈는 폐의 배유혈 BL-13 폐유(肺兪)이다. 호흡기나 가슴에 문제가 있을 때 민감해져 있는 CV-17 전중(膻中), CV-16 중정(中庭), CV-18 옥당(玉堂)이 효과적인 초점혈이 된다. ST-14,15,16 고방(庫房), 옥예(屋翳), 응창(膺窓), KI-24,25,26,27 영허(靈墟), 신장(神藏), 욱중(彧中), 유부(兪府) 가운데 가장 민감한 혈도 폐나 기관지 질환의 초점혈이 된다. 후두질환은 LI-18 부돌(扶突) 옆에 있는 ST-9 인영(人迎)이 좋은 초점혈이다. 이 두 곳에 양극을 연결하여 사법으로 자극한다.

얼굴이 붉어지고 땀을 흘리고 숨을 몰아쉬는 급성 천식은 중립으로 치료하여 흩어지게 하고, 단독으로 발생하거나 만성 호흡기병에 이은 급성 기관지염은 사법으로 치료하며, 만성 호흡기병은 보법으로 전기자극한다. 성대나 후두의 병은 고주파 운기법을 쓴다. 중부와 견우의 진입혈에 꽂은 침은 두 침의 손잡이를 한데 합쳐 음극을 연결하고, 가슴이나 목의 초점혈에는 양극을 연결한다.

5. 심-소장경별

심-소장경별은 심장과 심포와 바로 그 주변에만 영향을 미친다. 소장으로도 가지만 복부에는 영향력이 없다. 심정경은 겨드랑이의 심정경이 시작하는 곳에서 시작하고, 소장경별은 어깨 가쪽에서 정경으로부터 분리되어 겨드랑이에서 심경별과 합류하여 심과 소장으로 들어가서, 목구멍을 통과한 후 내안각의 방광정경으로 나온다.

진입혈는 겨드랑이의 HT-1 극천(極泉)과 어깨뼈가시 아래의 SI-10 노유(臑兪)이고, 회귀혈는 BL-1 정명(睛明)이다. BL-1 정명(睛明) 대신 ST-1 승읍(承泣)을 쓰기도 한다. 이 경별로는 심근염, 심막염, 심장수술 후의 부정맥 같은 심근이나 심막의 병과, 심장과 관계없는 갈비와 가슴지역의 통증을 치료한다. 초점혈은 심포의 모혈이자 상초의 요혈인 CV-17 전중(膻中)과 심의 모혈인 CV-14 거궐(巨闕)이다. 아니면 다른 민감한 혈도 쓸 수 있다. HT-1 극천(極泉), CV-14 거궐(巨闕), CV-17 전중(膻中)등과 같이 심장의 전기적인 활동에 영향을 미칠 수 있는 혈에는 전기자극이 금기이다. 심장을 치료할 때는 5-10분 이상 치료하면 안 된다.

6. 심포-삼초경별

가장 덜 알려져 있고 가장 적게 쓰이는 경별이다. 심포경별은 정경이 시작하는 가슴 가쪽에서 시작한다. 가슴으로 들어가서 삼초와 연결된 다음 목구멍을 통과해서 귀 뒤 아래에서 삼초경별과 합류한다. 삼초경별은 머리의 정수리에서 시작하여 귀 뒤로 내려와 빗장위오목(ST-12 결분(缺盆))을 통과한 다음, 가슴으로 들어가 삼초와 연결된다. 귀 뒤에 있는 혈에서 한 지맥이 뇌로 들어간다. 심포의 기능은 교감신경계와 관계되어 있고, 삼초의 기능은 부교감신경계와 관계되어 있다.

진입혈는 옆가슴의 MH-1 천지(天池)와 꼭지돌기 아래의 TH-16 천유(天牖)이고, 회귀혈는 GV-20 백회(百會)이다. 자율신경실조증에 쓰이며 임상에서는 과호흡증후군이 이 범주에 속한다. 어지럼증에도 쓰이며 마취나 병후에 몸과 마음이 집중이 안 되는 자율신경실조에 쓰인다. 전반적인 삼초의 기를 올리는데도 쓰인다. 초점혈은 병이 상,중,하 어느 초에 있는가에 따라 임맥의 혈을 선택한다. 심장 상태가 안정되어 있는 극심한 우울증 이외에는 전기자극은 하지 않는다.

〈증예1〉 혈전성 외치질

숫치질이 염증을 일으켜 부어 있었고 손대면 몹시 아팠다.

진입혈: 양쪽 KI-10 음곡(陰谷)과 BL-40 위중(委中) - 검은색 음극 연결.

회귀혈: BL-10 천주(天柱).

초점혈: BL-35 회양(會陽)(약간 아래쪽으로 찔러 환부에 가깝게 함) - 붉은색 양극 연결.

환자가 불편을 호소할 때까지 강도를 높여서 고주파로 자극한다. 치료 도중 몇 번을 더 강도를 높인다.

경별치료와 동시에 치질 통증에 효과가 좋은 GV-20 백회(百會)에 침을 놓아 효과를 보강한다. 45분 후에 침을 제거하고 귀가시킴.

치료 직후에 60% 좋아졌고, 다음날 아침에는 통증과 부종이 85% 좋아졌으며, 이틀 후에는 완전히 나았다.

〈증예2〉 간염 초기

구역질이 나고 피곤하며 약간 황달기가 있었고, 간 부위에 압통이 있었으나 간 비대증은 없었다. 혈액검사.

간-담경별을 치료하기로 결정. 복부증상이 배 전체에 있었으므로 양쪽으로 치료하기로 하였다.

진입혈: LR-12 급맥(急脈), GB-30 환도(環跳)

회귀혈: GB-1 동자료(瞳子髎)

초점혈: 간 - 오른쪽 LR-14 기문(期門), 복부증상 - CV-12 중완(中脘)

보강치료: 양쪽 LR-3 태충(太衝) - 삼음교, 합곡, 족삼리와 더불어 가장 강한 기혈(氣穴). 간을 고요하게 하고, 기를 조절하며, 간화(肝火)를 끄고, 구토를 일으키는 역기(逆氣)를 끌어내린다.

득기를 얻은 후 모든 침을 중립으로 20분 동안 유침.

3일 후 구역 증상은 상당히 줄었으나 아직 피곤하고 황달기는 여전히 남아 있다. 지난 번 치료를 반복하고 LR-2 행간(行間)을 보충 - 간실질의 감염과 염증은 간화(肝火)가 과도한 것이므로 간의 화혈(火穴)을 선택. 귀의 신문, 간, 위점에 침을 놓고 집에 가서 한 시간 후에 빼도록 함.

일주일 후 황달이 없어지고 위장 증상도 없어졌으나 아직 식욕이 없고 힘이 없다. 경별 치료를 반복하고

LR-3 태충(太衝), LI-4 합곡(合谷), ST-36 족삼리(足三里)를 손조작으로 보해줌. 합곡과 족삼리는 전신적인 기를 보강해주고, 족삼리는 구역에서 간염까지 모든 복부 질환에 사용하며, 사관 치료는 전신의 기를 강화하여 모든 감염을 이기도록 한다. 일주일 간격으로 이 치료를 두 번 더 하여 완전히 회복되었다.

〈증예3〉 장 수술 후 무력성 장폐쇄증

비-위경별이 모든 복부질환에 효과적이고, 특히 수술 후 무력증상에 효과가 좋다. SP-12 충맥(衝脈), ST-30 기충(氣衝), ST-1 승읍(承泣)에 침을 놓고 초점혈는 대장의 모혈인 ST-25 천추(天樞)를 선택. 임맥의 낙혈 CV-15 구미(鳩尾)도 압통이 있어서 치료. 완치됨.

06. 기경팔맥(奇經八脈)

1. 임맥(任脈)

임맥(任脈)은 몸의 정중(正中)을 지나가는 경락이다. 그런고로 임맥(任脈)을 음(陰)의 바다라고 한다. 대소 하천이 흘러서 마침내는 대해(大海)로 들어가는 것과 같이 모든 음맥(陰脈)은 마지막에는 임맥(任脈)에 집합한다. 이와 같이 임맥(任脈)은 몸의 음의 기와 깊은 관계가 있으나 음기(陰氣)에 한정되어 있지만은 않다. 임맥(任脈)과 독맥(督脈)은 상호 연관성을 가지고 있기 때문에 건강한 사람은 복부를 압진해 보아도 과민 압통점이 없으며 척추도 비뚤어져 있지 않고 아픈 곳이 없다. 그러나 병이 심한 사람은 복부 정중선이 아프고, 척추도 비뚤어져 있거나 과민 압통점이 있다.

임맥(任脈)과 독맥(督脈)의 혈(穴)들은 각각 독립된 혈들로 자침(刺針)의 방향과 관계없이 보사(補瀉)되지 않는다.

◈ 순행노선(循行路線)

중극(中極) 밑에 있는 자궁(子宮)(여자), 또는 하복부(남자)에서 시작하여 회음(會陰)으로 나와 음모부의 곡골(曲骨), 중극(中極)을 지나 복부의 관원(關元), 석문(石門), 기해(氣海), 음교(陰交), 신궐(神闕), 수분(水

分), 하완(下脘), 건리(建里), 중완(中脘), 상완(上脘), 거궐(巨闕), 구미(鳩尾)를 거쳐 흉부로 들어가 중정(中庭), 전중(膻中), 옥당(玉堂), 자궁(紫宮), 화개(華蓋), 선기(璇璣), 천돌(天突)을 지나 목구멍, 턱 정중선을 따라 올라가 승장(承漿)에서 끝난다. 경락의 내부 지맥은 입 주위를 돌아 은교(齦交)에서 독맥과 연결되어 위경(胃經)의 승읍(承泣)에서 끝난다.

한 지맥은 충맥(衝脈)과 함께 포중(胞中)에서 나와 척추로 들어가 등을 따라 올라간다.

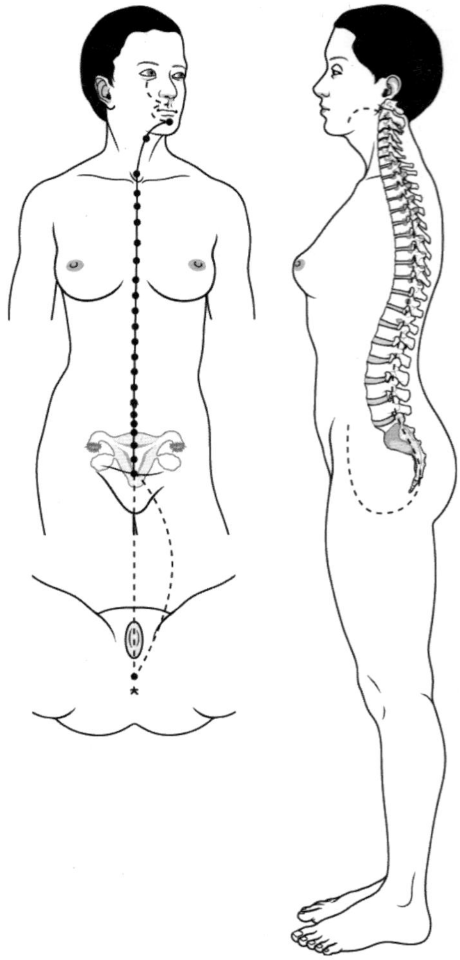

그림4-112.

회음(會陰) CV 1

음이 모여 있는 곳. 음회(陰會). 임맥(任脈), 충맥(衝脈), 독맥(督脈)이 만나는 곳.

- **위치:** 생식기와 항문 사이.
- **자침(刺針):** 0.5-1촌 직자(直刺).
- **혈성(穴性):** 앞뒤의 음(陰)을 조절한다. 습열(濕熱)을 제거한다. 신(神)을 고요하게 한다. 기사회생 응급처치. 음기의 공급.
- **주치(主治):** 익사자 회생(항문이 열리지 않았을 때), 유정(遺精), 발기부전 등 비뇨생식기병 일체, 무월경, 월경불순, 자궁탈출증, 항문병 일체, 복부 피부 가려움증과 통증.

곡골(曲骨) CV 2

굽은 뼈. 치골(恥骨). 임맥(任脈)과 간경(肝經)이 만나는 곳.

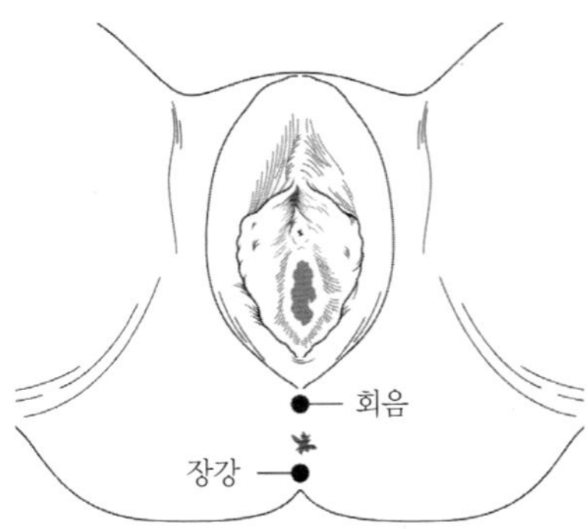

그림4-113.

- **위치:** 정중선상에 치골 결합 상연.
- **자침(刺針):** 0.5-1촌 직자(直刺).
- **혈성(穴性):** 소변을 이롭게 한다. 하초(下焦)를 조절한다. 신장(腎臟)을 따뜻하게 하고 활기 있게 한다. 방광 기능을 원활하게 한다.
- **주치(主治):** 간심비폐신(肝心脾肺腎)의 허증(虛症), 실정(失精),

소변불통, 대하증, 방광마비, 전립선비대증, 야뇨증, 요실금, 빈뇨, 정력감퇴, 하복부 팽만, 음낭 소양증, 적백 대하, 월경불순.

중극(中極) CV 3

가운데의 끝. 방광(膀胱)의 모혈(募穴). 임맥(任脈)과 간(肝), 신(腎), 비경(脾經)이 만나는 곳.

- **위치**: 정중선상에서 배꼽과 곡골(曲骨) 사이에서 곡골에서 1/5.
- **자침(刺針)**: 0.5-1촌 직자(直刺).
- **혈성(穴性)**: 보신배원(補腎培元: 신장을 보해 원기를 북돋아 줌), 청리습열(淸利濕熱), 통리방광(通利膀胱), 조경지대(調經止帶), 조혈실(調血室), 온정궁(溫精宮), 이방광(利膀胱), 이습열(利濕熱). 정체(停滯)를 제거하고 하초(下焦)를 이롭게 한다.
- **주치(主治)**: 정신병, 두통, 뇌질환, 양기 부족, 음통(陰通), 신폐심(腎肺心) 쇠약증, 유뇨(遺尿), 소변불리, 유정(遺精), 양위(陽痿), 월경부조(月經不調), 붕루(崩漏), 음정(陰挺), 불임, 하복통, 요통, 의식소실.

조기명구혈(朝起名灸穴)로 아침에 일어나 뜸 2장씩 뜨면 허리가 안 아프고, 중풍이 예방되고, 눈이 밝아지고, 머리가 맑아진다.

관원(關元) CV 4

원기(元氣)의 문. 소장(小腸)의 모혈(募穴). 단전(丹田). 임맥(任脈)과 간(肝), 신(腎), 비경(脾經)이 만나는 곳.

- **위치**: 정중선상에서 배꼽과 곡골(曲骨) 사이에서 곡골에서 2/5.
- **자침(刺針)**: 0.5-1촌 직자(直刺), 또는 아래쪽으로 1-1.5촌 사자.
- **혈성(穴性)**: 온신익정(溫腎益精), 보기면양(補氣面陽), 조리충임(調理衝任), 이기제한(理氣除寒: 기를 원활하게 하여 한사를 제거함), 배신고본(培腎固本), 보기회양(補氣回陽), 온조혈실(溫調血室), 거한습(祛寒濕). 비장(脾臟)을 따뜻하게 하고 육성한다. 자궁을 이롭게 하고 임맥(任脈)을 도운다. 하초(下焦)를 조절하고 방광을 이롭게 한다. 소장(小腸)의 기(氣)를 조절한다. 허탈을 회복시킨다. 강장작용(强壯作用), 보건요혈(保健要穴).
- **주치(主治)**: 부인 필수혈, 불임, 산후통, 관절염, 류마티스, 좌골신경통, 비뇨 생식기, 신장염, 고환염, 양위(陽痿), 유뇨(遺尿), 소변불리, 월경부조, 음정(陰挺: 자궁 탈수), 중풍탈증(中風脫症), 허로체약(虛勞體弱), 설사, 곽란(癨亂).

석문(石門) CV 5

돌로 만든 문, 매우 중요한 것을 간직하고 있다. 삼초(三焦)의 모혈(募穴). 단전(丹田).

· **위치**: 정중선상에서 배꼽과 곡골(曲骨) 사이에서 곡골에서 3/5.
· **자침(刺針)**: 0.8-1.5촌 직자(直刺).
· **혈성(穴性)**: 이기지통(理氣止痛). 수분 통과를 이롭게 한다. 자궁을 조절한다. 삼초(三焦)의 기를 모음. 여자의 임신에 중요.
· **주치(主治)**: 소변불리(小便不利), 비뇨생식기, 장경화, 설사, 토혈(吐血), 산통(疝痛), 하복부 팽만, 자궁, 장간막신경통, 부인병, 불임.

젊은 여자는 석녀(石女)가 되는 수가 있으므로 금침(禁鍼), 금구(禁灸).

기해(氣海) CV 6

기(氣)의 바다. 하단전(下丹田).

· **위치**: 음교(陰交)와 석문(石門) 중앙. 배꼽 밑 1.5촌.
· **자침(刺針)**: 0.8-1.5촌 직자(直刺).
· **혈성(穴性)**: 익신고정(益腎固精), 승양보기(升陽補氣), 조리충임(調理衝任), 통경산어(通經散瘀), 행기화탁(行氣化濁). 행기화혈(行氣和血), 보신기(補腎氣), 조기기(調肌機). 강장작용(强壯作用), 보건요혈(保健要穴).
· **주치(主治)**: 격기(隔氣), 발육부전, 원기부족, 하초허냉, 음위(陰痿), 신경쇠약, 발기 부전, 생식기 질환, 자궁 탈출증, 산후 출혈, 장 질환, 복통, 설사, 변비, 유뇨(遺尿), 혈뇨(血尿), 변비, 급성 심통(心痛), 호흡곤란, 허리 삠.

음교(陰交) CV 7

음(陰)의 교회(交會). 음기(陰氣)와 양기(陽氣)가 교차된다. 임맥(任脈), 충맥(衝脈), 신경(腎經)이 만나는 곳.

· **위치**: 배꼽 밑 1촌.
· **자침(刺針)**: 0.8-1.5촌 직자(直刺).
· **혈성(穴性)**: 월경(月經)을 조절한다. 하복부와 음부(陰部)를 이롭게 한다. 음기(陰氣)와 양기(陽氣)의 균형을 유지.
· **주치(主治)**: 자궁출혈, 월경불순, 무월경, 불임, 산증(疝症), 만성 설사, 생식기 질환, 부인 요도 경화, 요통, 비출혈(鼻出血), 토혈, 가슴과 옆구리 통증.

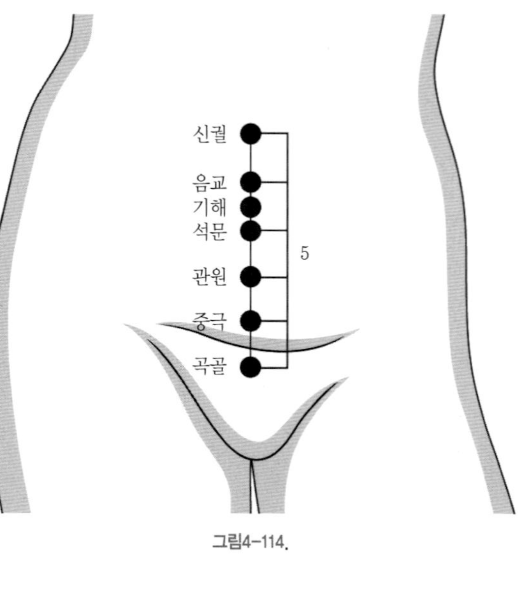

그림4-114.

신궐(神闕) CV 8

신(神)이 사는 궁궐.

- **위치**: 배꼽 중앙.
- **자침(刺針)**: 금침혈(禁針穴). 뜸.
- **혈성(穴性)**: 배원고본(培元固本), 회양구역(回陽救逆), 보익비위(補益脾胃), 이기화장(理氣和腸), 온통(溫通), 온양(溫陽), 운장위(運腸胃), 건비(健脾).
- **주치(主治)**: 뇌일혈(腦溢血), 수종(水腫), 복부팽창, 탈음, 탈항(脫肛), 탈수, 복수, 상습성 유산, 어린이 소화불량, 중풍탈증(中風脫症), 사지궐냉(四肢厥冷), 복통.

수분(水分) CV 9

물이 나눠지는 곳. 이곳에서 청탁(淸濁)이 가려져(분(分)) 수액(水液)은 방광(膀胱)으로 가고 찌꺼기는 대장(大腸)으로 간다.

- **위치**: 배꼽 위 1촌.
- **자침(刺針)**: 0.8-1.5촌 직자(直刺).
- **혈성(穴性)**: 수분의 통행을 조절하고 부종(浮腫)을 치료한다. 장(腸)을 조화롭게 하고 적체(積滯)를 제거한다. 신진대사 및 소화 기능 촉진.
- **주치(主治)**: 수종, 유뇨(遺尿), 설사, 복막염, 복수, 위내 정수, 신장염, 위하수, 비출혈(鼻出血), 근육 수축, 경련, 요추 굳음.

복부 살을 빼는 혈(비만증 치료).

하완(下脘) CV 10

위장의 아래쪽. 임맥(任脈)과 비경(脾經)이 만나는 곳.

- **위치**: 배꼽 위 2촌.
- **자침(刺針)**: 0.8-1.5촌 직자(直刺).
- **혈성(穴性)**: 건비화위(健脾和胃), 소적화체(消積化滯), 조장위운화(調腸胃運化).
- **주치(主治)**: 위확장, 위경련, 신장염, 생식기 질환, 구토, 복창설사, 딸꾹질, 힘이 없는 실 낱같은 맥(脈). 신장 주변 복통시 하완을 치료.

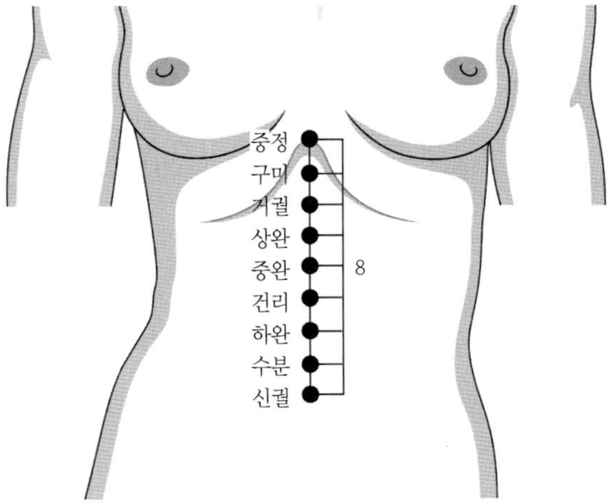

그림4-115.

건리(建里) CV 11

튼튼한 위를 기른다.

· **위치:** 배꼽 위 3촌.
· **자침(刺針):** 0.8-1.5촌 직자(直刺).
· **혈성(穴性):** 중초(中焦)를 조화롭게 하고 기(氣)를 조절한다. 위장 기능의 회복.
· **주치(主治):** 위장병, 복막염, 위궤양, 위하수, 상기(上氣), 구토, 장중종통(腸中腫痛), 구역, 곽란(癨亂), 심통(心痛), 몸의 부종(浮腫).

중완(中脘) CV 12

위(胃)의 가운데. 위(胃)의 모혈(募穴). 팔회혈(八會穴)(부회(腑會)). 임맥(任脈)이 소장(小腸), 삼초(三焦), 위경(胃經)과 만나는 곳.

· **위치:** 배꼽 위 4촌, 배꼽과 명치의 중앙.
· **자침(刺針):** 0.8-1.5촌 직자(直刺).
· **혈성(穴性):** 건비화위(健脾和胃), 소적화체(消積化滯), 이기지통(理氣止痛), 화중강역(和中降逆), 화위기(化胃氣), 이중초(利中焦), 화습체(化濕滯), 조승양(調昇陽).
· **주치(主治):** 위(胃)와 비(脾)의 모든 병, 위완통(胃脘痛), 구토, 애역(呃疫: 딸꾹질), 탄산(呑酸: 신트림), 복창(腹脹), 설사, 해천담다(咳喘痰多), 황달, 실면(失眠), 심통(心痛), 급만성 소아 경풍(驚風), 간질(癎疾), 과도한 생각과 근심.

상기작용(上氣作用)을 하므로 족삼리(足三里)와 같이 쓰는 것이 좋다.

상완(上脘) CV 13

위(胃)의 윗부분. 임맥(任脈)과 위경(胃經), 소장경(小腸經)이 만나는 곳.

· **위치:** 배꼽 위 5촌.
· **자침(刺針):** 0.8-1.5촌 직자(直刺).
· **혈성(穴性):** 건비화위(健脾和胃), 화중강역(和中降逆), 이기화습(理氣化濕), 영신정지(寧神定志).
· **주치(主治):** 위통, 구토, 복창(腹脹), 간질(癎疾), 심계항진(心悸亢進), 천식, 늑간신경통, 상초병.

거궐(巨闕) CV 14

큰집, 신(神)의 거처. 심장(心臟)의 모혈(募穴).

- **위치:** 배꼽 위 6촌. 흉골 하연과 중완(中脘) 사이 중간.
- **자침(刺針):** 0.5-1촌 직자(直刺), 또는 아래쪽으로 1-1.5촌 사자.
- **혈성(穴性):** 심장을 조절하고 통증을 없앤다. 관흉이기(寬胸理氣), 화담안신(化痰安神), 화위강역(和胃降逆).
- **주치(主治):** 심장, 위장, 호흡기, 정신병, 임산태동(姙産胎動), 횡격막경련, 토사곽란(吐瀉癨亂).

구미(鳩尾) CV 15

비둘기 꼬리. 임맥(任脈)의 낙혈(絡穴).

- **위치:** 명치뼈 끝.
- **자침(刺針):** 아래쪽으로 0.5-1촌 사자(斜刺).
- **혈성(穴性):** 영심안신(寧心安神), 관흉강역(寬胸降逆).
- **주치(主治):** 횡격막, 위장 질환, 심장염, 기관지염, 천식(喘息), 전광, 간질(癎疾).

금침(禁針), 금구(禁灸)가 좋으나 꼭 필요하면 천자(淺刺)하는 것이 좋다.

중정(中庭) CV 16

궁전 앞 광장. 신(神)이 활동하는 곳.

- **위치:** 전중(膻中)아래 1.6촌.
- **자침(刺針):** 정중선을 따라 위아래로 0.5촌 평자(平刺).
- **혈성(穴性):** 가슴을 풀어준다. 위(胃)를 조화롭게 하고 역기(逆氣)를 끌어내린다.
- **주치(主治):** 가슴, 횡격막, 식도, 폐충혈(손바닥 열), 소아 토유, 위산과다, 폐문 림프선 결핵, 심장병, 천식.

전중(膻中) CV 17

젖꼭지 사이. 중단전(中丹田)(상단전(上丹田)은 미간(眉間)). 심포(心包)의 모혈(募穴). 기회(氣會). 임맥(任脈)과 비(脾), 신(腎), 소장(小腸), 삼초경(三焦經)이 만나는 곳.

- **위치:** 정중선상 양쪽 젖꼭지(제4늑간극) 사이 중앙.
- **자침(刺針):** 정중선을 따라 위아래로 0.5촌 평자(平刺). 유방 질환에는 유방쪽으로 1-1.5촌 평자(平刺).

· **혈성(穴性)**: 관흉이기(寬胸理氣), 지해평천(止咳平喘), 청열화락(淸熱和絡), 영심안신(寧心安神). 폐(肺)와 위(胃)의 역기(逆氣)를 끌어내린다. 유방을 이롭게 하고 젖 분비를 촉진시킨다.
· **주치(主治)**: 유방질환, 상기격(上氣膈), 호흡기, 늑막염, 흉부 울혈, 해수, 젖 부족, 기천(氣喘), 흉통, 흉민(胸悶), 심통, 심계(心悸), 애역(呃疫: 딸꾹질), 갑상선 비대, 음식물이 목에 걸린 듯한 느낌.

옥당(玉堂) CV 18

옥(玉)의 집.

· **위치**: 전중(膻中)과 자궁(紫宮) 중간.
· **자침(刺針)**: 정중선을 따라 위아래로 0.5촌 평자(平刺).
· **혈성(穴性)**: 관흉이기(寬胸理氣). 강역(降逆).
· **주치(主治)**: 흉통, 호흡곤란, 구토, 소화불량, 인후염, 기관지염, 천식, 늑막염.
금침혈(禁針穴).

자궁(紫宮) CV 19

자색(紫色)의 궁(宮).

· **위치**: 천돌(天突)과 중정(中庭) 사이 상 2/5.
· **자침(刺針)**: 정중선을 따라 위아래로 0.5촌 평자(平刺).
· **혈성(穴性)**: 관흉이기(寬胸理氣). 강역(降逆).
· **주치(主治)**: 흉통, 폐렴, 폐충혈, 소화불량, 구토, 식도협착(食道狹窄) 치료.
금침혈(禁針穴).

화개(華蓋) CV 20

제왕의 차(車)에 씌운 덮개.

· **위치**: 천돌(天突) 아래 2촌.
· **자침(刺針)**: 정중선을 따라 위아래로 0.5촌 평자(平刺).
· **혈성(穴性)**: 관흉이기(寬胸理氣). 강역(降逆).
· **주치(主治)**: 호흡곤란, 천식, 기관지염,

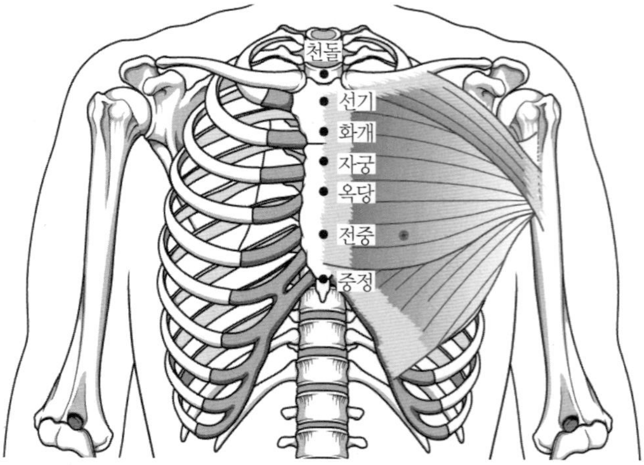

그림4-116.

편도선염, 소화불량.
금침혈(禁針穴).

선기(璇璣) CV 21

북두칠성의 첫째부터 넷째 별.

· **위치**: 천돌(天突) 아래 1촌.
· **자침(刺針)**: 정중선을 따라 아래로 0.5촌 평자(平刺).
· **혈성(穴性)**: 위기(胃氣)를 끌어내리고 음식물 적체(積滯)를 해소한다. 가슴을 풀어주고 폐기(肺氣)를 끌어내린다. 인후를 이롭게 한다.
· **주치(主治)**: 식체(食滯), 소화불량, 가슴과 옆구리 통증, 기침, 인후염.
금침혈(禁針穴).

천돌(天突) CV 22

하늘로 돌출. 맥기(脈氣)가 하늘로 돌출된다. 임맥(任脈)과 음유맥(陰維脈)이 만나는 곳.

· **위치**: 흉골상와 중앙 오목한 곳.
· **자침(刺針)**: 0.3촌 직자(直刺), 또는 0.2-0.3촌 직자(直刺)후에 복장뼈 안으로 0.5-1촌 자입(刺入).
· **혈성(穴性)**: 관흉이기(寬胸理氣), 강기평천(降氣平喘), 양음청열(養陰清熱), 자신강화(滋腎降火), 화담이인(化痰利咽), 선폐조기(宣肺調氣), 화담진해(化痰鎮咳), 청인개음(清咽開音).
· **주치(主治)**: 해수(咳嗽), 천식(喘息), 인후종통(咽喉腫痛), 갑상선 비대, 흉통, 폭음(暴瘖), 매핵기(梅核氣: 울증으로 담이 생겨 목에 걸린 듯한 증상).

염천(廉泉) CV 23

뾰족한 모서리의 샘. 임맥(任脈)과 음유맥(陰維脈)이 만나는 곳.

· **위치**: 후결(喉結) 상방, 설골 상연 움푹한 곳.
· **자침(刺針)**: 백회(百會) 방향으로 0.5-1.2촌 사자(斜刺).
· **혈성(穴性)**: 청열화담(清熱化痰), 개규이후설(開竅利喉舌), 청인개음(清咽開音), 설완유연(舌緩流涎), 화담진해(化痰鎮咳), 설화(泄火).
· **주치(主治)**: 설하종통(舌下腫痛), 설완유연(舌緩流涎: 혀가 이완되어 침을 흘림), 설강불어(舌强不語: 혀가 굳어 말을 못함), 폭음(暴瘖), 탄연(呑嚥: 침을 삼키기)곤란, 기침, 역기(逆氣), 호흡곤란, 흉통(胸痛).

승장(承漿) CV 24

장액(漿液)을 받음. 별명 현장(懸漿), 귀시(鬼市), 천지(天池), 중장(重漿). 임맥(任脈)과 독맥(督脈), 대장(大腸), 위경(胃經)이 만나는 곳.

- **위치:** 입술 아래 오목한 곳.
- **자침(刺針):** 위쪽으로 0.2-0.3촌 평(平)-사자(斜刺), 또는 지창(地倉) 쪽으로.
- **혈성(穴性):** 소풍해표(疏風解表), 조경활락(調經活絡), 조리임독(調理任督), 조강양기(調强陽氣), 소안면풍사(消顔面風邪).
- **주치(主治):** 구안와사(口眼喎斜), 반신불수, 아은종통(牙齦腫痛), 유연(流涎: 침흘림), 전광(癲狂), 유뇨(遺尿), 면종(面腫), 생창(生瘡). 당뇨병(糖尿病)에 필수혈이다.

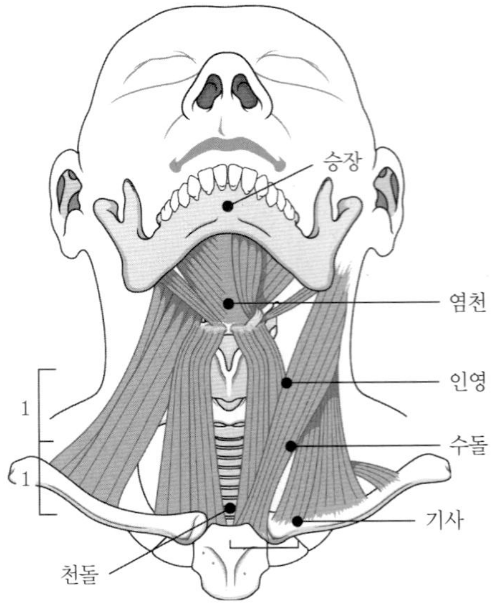

그림4-117.

2. 독맥(督脈)

독맥(督脈)은 양맥(陽脈)을 통솔하는 중요한 혈이다. 몸의 양부(陽部)의 정중선(正中線)을 지나는 경락으로 『양맥(陽脈)의 해(海)』라 한다. 『음맥(陰脈)의 해(海)』인 임맥(任脈)과 표리(表裏) 관계로서 진단과 치료에 매우 중요하다. 독맥(督脈)은 임맥(任脈)과 같이 한 줄기로서 양(陽)과 음(陰)으로 나뉘어져 있다. 독맥(督脈)은 머리에서 목뼈, 등뼈, 허리뼈를 거쳐 꼬리뼈에 있는 장강(長强)까지 연결되어 있으며, 중추신경의 통로이고, 이곳에서 말초신경까지 이어져 있고, 자율신경이 연결되어 인체의 전 장기까지 통할되고 있는 중요한 맥이다. 그러므로 이 맥을 자극하면 머리(뇌)에서부터 팔다리까지 온 몸이 조절되며 치유된다.

◈ 순행노선(循行路線)

하복부에서 시작하여 회음부(會陰部)로 나온다. 장강(長强)을 지나서 천추(薦椎)와 척주의 정중선을 따라 뒤쪽으로 요유(腰兪), 요양관(腰陽關), 명문(命門), 현추(懸樞), 척중(脊中), 근축(筋縮), 지양(至陽), 영대(靈臺), 신도(神道), 신주(身柱)로 올라가 신주(身柱)에서 좌우로 나뉘어 풍문(風門)을 지나 도도혈(陶道穴)에서 다시 만나 위로 가서 대추혈(大椎穴)에서 수족삼양(手足三陽)과 교회(交會)한 후 아문(瘂門)을 거쳐 뒤통수의 풍부(風府)에 이르러 뇌 속으로 들어갔다가 정수리의 백회(百會)로 나온다. 또한 풍부(風府)에서 뇌호(腦戶), 강간(强間), 후정(後頂)을 거쳐 백회(百會)에서 합류하여 정중선을 따라 전정(前頂), 신회(顖會), 상성(上星), 신정(神庭)으로 내려와 코의 소료(素髎)와 밑의 인중(人中)에 이르고, 윗입술의 태단(兌端)을 거쳐 잇몸 연결부의 은교(齦交)에서 끝난다. 회음(會陰)과 장강(長强)은 독맥(督脈)과 임맥(任脈)이 만나는 곳이다.

기원(起源) 및 족소음경(足少陰經)과 통하는 지맥은 충맥(衝脈), 임맥(任脈)과 더불어 하복부(포중(胞中))에서 시작하여 회음부로 나가서 항문 주위를 돌아 척주 안쪽으로 올라가 신장(腎臟)으로 들어간다.

임맥(任脈)과 상통하는 지맥은 하복부에서 시작하여 외음부(外陰部)를 돌아 제중(臍中)으로 올라간다. 위로 올라가 심장(心臟)을 통과하고 목구멍으로 올라간 다음, 입 주위를 돌아 양쪽 눈 아래 중앙으로 올라간다.

족태양(足太陽)과 상통하는 지맥은 내안각(內眼角)의 정명(睛明)에서 나와 방광경(膀胱經)을 따라 양쪽으로 머리로 올라가 두정부에서 모여 뇌 속으로 들어간다. 풍부(風府)에서 밖으로 나와 다시 둘로 나뉘어 방광경(膀胱經)을 따라 풍문(風門)을 거쳐 신장(腎臟)으로 들어간다.

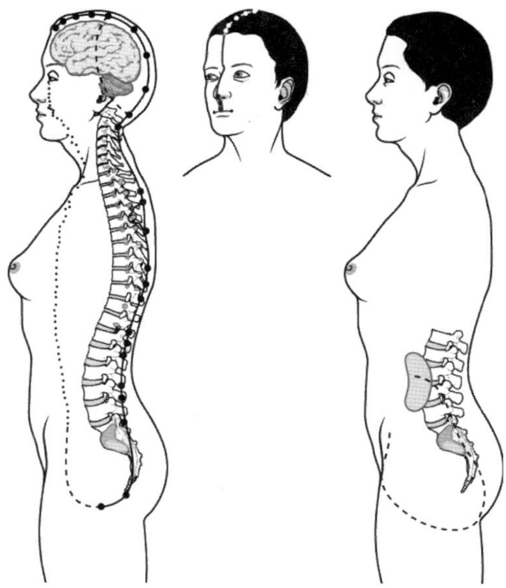

그림4-118.

장강(長强) GV 1

길게 늘어진 독맥(督脈)의 강한 작용점. 낙혈(絡穴). 독맥(督脈)과 임맥(任脈), 담(膽), 신경(腎經)이 만나는 곳.

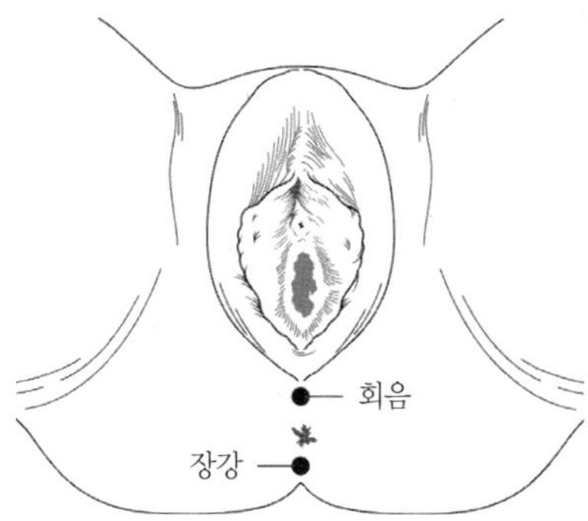

그림4-119.

- **위치:** 꼬리뼈 끝과 항문 중간.
- **자침(刺針):** 0.5-1촌 직자(直刺).
- **혈성(穴性):** 진경식풍(鎭痙熄風: 경련을 진정시키고 풍사를 없애줌), 청열통변(清熱通便), 통조독맥(通調督脈), 익기승양(益氣昇陽: 기를 북돋아 양기를 올려줌), 고탈지사(固脫止瀉), 활락지통(活絡止痛), 안신(安神), 통임독맥(通任督脈), 조장부(調臟腑), 제항(制肛), 지혈(止血). 치질을 치료한다.
- **주치(主治):** 요통, 치질, 간질(癎疾), 정신병, 회음병, 야뇨증, 설사, 혈변, 변비, 탈항(脫肛).

요유(腰俞) GV 2

요천부(腰薦部)의 맥기(脈氣)가 가는 곳. 허리에 필요한 기를 받아들임.

- **위치:** 천골각 중앙.
- **자침(刺針):** 0.5-1촌 위쪽으로 사자(斜刺).

· **혈성(穴性)**: 허리와 다리를 이롭게 한다. 풍습(風濕)을 제거한다. 팔료혈(八髎穴)을 지배.
· **주치(主治)**: 요통, 치질, 파킨슨병(1일 뜸 10장), 하지냉각증, 유뇨(遺尿), 월경불순, 적백대하, 땀 안 나는 학질, 간질(癎疾), 사지의 상한(傷寒)과 끊임없는 열(熱).

팔료혈(八髎穴)이 듣지 않으면 요유(腰兪)를 치료한다.

요양관(腰陽關) GV 3

허리의 양(陽)의 기가 출입하는 문.

· **위치**: 제4요추 극돌기 밑.
· **자침(刺針)**: 0.5-1촌 직자(直刺).
· **혈성(穴性)**: 강요보신(强腰補腎: 신을 보(補)하여 허리를 튼튼히 함), 온경산한(溫經散寒: 경맥을 따뜻하게 하여 찬 기운을 없애줌), 조경통락(調經通絡), 온혈실정궁(溫血室精宮), 거하초한습(祛下焦寒濕). 풍습(風濕)을 제거한다. 허리와 다리를 이롭게 한다. 하초(下焦)를 조절한다.
· **주치(主治)**: 슬관절염(膝關節炎), 요신경통, 척수통, 장산통(腸疝痛), 만성장염, 하지냉증, 월경부조(月經不調), 대하, 유정(遺精), 발기 부전, 양위(陽痿), 하지위비(下肢痿痺).

명문(命門) GV 4

생명의 기가 출입하는 문(신장(腎臟)).

· **위치**: 제2,3 요추 극돌기 사이.
· **자침(刺針)**: 0.5-1촌 직자(直刺).
· **혈성(穴性)**: 장양익신(壯陽益腎), 강장요슬(强壯腰膝), 고정지대(固精止帶: 정(精)을 튼튼히 하여 대하(帶下)를 멈추게 함), 소경조기(疏經調氣), 청열(淸熱), 배원본신(培元本腎), 통리요척퇴(通里腰脊腿).
· **주치(主治)**: 요통, 요추 질환, 신질환(腎疾患), 야뇨증(夜尿症), 장산통(腸疝痛), 치질, 자궁병, 이명(耳鳴), 어지럼증, 유정(遺精), 양위(陽痿), 월경부조(月經不調), 대하(帶下), 설사.

현추(懸樞) GV 5

매달린 추(樞).

· **위치**: 제1,2요추 극돌기 사이.
· **자침(刺針)**: 0.5-1촌 직자(直刺).
· **혈성(穴性)**: 허리를 이롭게 한다. 하초(下焦)를 이롭게 한다. 상중하초(上中下焦)의 기(氣)를 조절.

· **주치(主治)**: 요통, 복통, 설사, 소화불량, 요추신경통 및 경련, 위장동랭(胃腸疼冷), 신장염, 산증(疝症).

척중(脊中) GV 6

척주(脊柱)의 중앙.

· **위치**: 제11,12흉추 극돌기 사이.
· **자침(刺針)**: 0.5-1촌 위쪽으로 사자(斜刺).
· **혈성(穴性)**: 비장(脾臟)을 육성하고 습(濕)을 제거한다. 척추의 기능을 조절.
· **주치(主治)**: 파킨슨병, 치질, 요통, 척수질환, 황달, 소아탈항, 만성 장염.

중추(中樞) GV 7

중앙의 척추.

· **위치**: 제10,11흉추 극돌기 사이.
· **자침(刺針)**: 0.5-1촌 위쪽으로 사자(斜刺).
· **혈성(穴性)**: 척주(脊柱)를 이롭게 한다. 중초(中焦)를 이롭게 한다.
· **주치(主治)**: 요통, 척추병, 파킨슨병, 위병, 황달, 담낭염, 시력감퇴, 식욕부진, 무월경.

근축(筋縮) GV 8

근육의 수축.

· **위치**: 제9,10흉추 극돌기 사이.
· **자침(刺針)**: 0.5-1촌 위쪽으로 사자(斜刺).
· **혈성(穴性)**: 간(肝)을 달래고 풍(風)을 평정하고 강직(强直)을 풀어준다. 안신(安神). 근육의 긴장 이완을 다스림.
· **주치(主治)**: 반신불수, 불면증, 파킨슨병, 쥐나는데, 간, 근육 치료.
근육의 긴장을 완화하는데는 거궐(巨闕), 양릉천(陽陵泉)을 치료한다.

지양(至陽) GV 9

하초(下焦)에서 양(陽)의 기(氣)가 이르렀다.

· **위치**: 제7,8흉추 극돌기. 거궐(巨闕) 높이.
· **자침(刺針)**: 0.5-1촌 위쪽으로 사자(斜刺).
· **혈성(穴性)**: 관흉이기(寬胸理氣), 청열이습(淸熱利濕), 건비조중(健脾調中), 화습열(化濕熱), 관흉격(寬胸膈). 황달을 치료한다.
· **주치(主治)**: 위염, 간염, 기관지천식, 두통, 늑간신경통, 황달, 소화불량, 늑막염, 요배신경통, 신열(腎熱), 위산과다, 폐문림프선결핵.

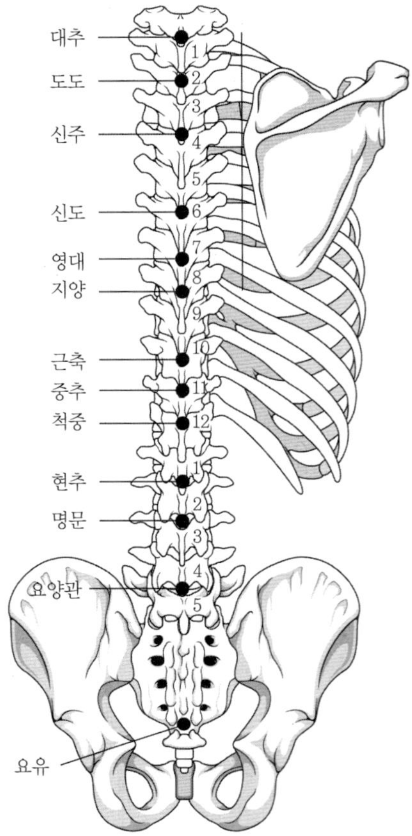

그림4-120.

영대(靈臺) GV 10

영(靈)(심(心))이 머물러 있다.

· **위치**: 제6,7흉추 극돌기 사이.
· **자침(刺針)**: 0.5-1촌 위쪽으로 사자(斜刺).
· **혈성(穴性)**: 기침과 씨근거림을 없앤다. 열(熱)을 맑게 하고 독을 해독시킨다. 심장의 기를 다스린다.
· **주치(主治)**: 심장 질환(심계항진, 협심증), 해수, 천식, 폐결핵, 오한.

신도(神道) GV 11

신(神)(심(心))의 길. 생명의 기의 운행.

· **위치**: 제5,6흉추 극돌기 사이.
· **자침(刺針)**: 0.5-1촌 위쪽으로 사자(斜刺).
· **혈성(穴性)**: 심장(心臟)과 폐(肺)를 보(補)하고 신(神)을 고요하게 한다. 청열화풍(淸熱和風). 전신의 기를 다스림.
· **주치(主治)**: 두통, 발열, 해수 뇌졸중, 뇌신경쇠약, 간열(肝熱), 번열(煩熱), 뇌일혈.

신(神)자가 든 혈은 심(心)과 신(神)에 관계되며 심장(心臟)을 치료하고 정신을 조절한다.

신주(身柱) GV 12

몸의 기둥.

· **위치**: 제3,4흉추 극돌기 사이.
· **자침(刺針)**: 0.5-1촌 위쪽으로 사자(斜刺).
· **혈성(穴性)**: 심장(心臟)과 폐(肺)에서 열(熱)을 맑게 한다. 화풍안신(和風安神). 척추 및 중추신경계를 다스린다.
· **주치(主治)**: 신경질환, 호흡기질환, 소아병 일체, 감기, 척수질환, 히스테리, 피로, 하지마비, 소아마비.

도도(陶道) GV 13

두 언덕이 포개져 있는 길. 도자기 굽는 가마의 불길.

· **위치**: 제1,2흉추 극돌기 사이.
· **자침(刺針)**: 0.5-1촌 위쪽으로 사자(斜刺).
· **혈성(穴性)**: 열을 맑게 하고 학질을 치료한다. 독맥(督脈)을 조절한다.
· **주치(主治)**: 학질, 오한발열(惡寒發熱), 땀이 안나옴, 척추강직, 두중증(頭重症), 목현(目眩), 강직(强直). 금침혈(禁針穴).

대추(大椎) GV 14

가장 큰 척추. 독맥(督脈)과 수족(手足) 육양경(六陽經)이 만나는 곳.

· **위치**: C7-T1.
· **자침(刺針)**: 0.5-1촌 위쪽으로 사자(斜刺).
· **혈성(穴性)**: 해표청열(解表清熱), 소풍산한(疏風散寒), 통조독맥(通調督脈), 식풍지경(熄風止痙: 풍사나 경련을 멈추게 함), 숙폐영심(肅肺寧心), 청뇌영신(清腦寧神), 해표통양(解表通陽). 학질을 치료한다. 허(虛)를 보(補)한다.
· **주치(主治)**: 두통, 감기, 인통(咽痛), 발열, 간헐열(間歇熱), 폐기종, 구토, 황달, 정신병, 뇌막염, 뇌일혈, 학질, 목적종통(目赤腫痛), 두항강통(頭項强痛), 간질(癎疾), 해천(咳喘).

아문(瘂門) GV 15

벙어리 문. 동맥(動脈)과 양교맥(陽蹻脈)이 만나는 곳.

· **위치**: 뒷머리 털 나는 선 0.5촌 위. 제2경추 극돌기 하연.
· **자침(刺針)**: 0.5-1촌 약간 아래쪽으로 직자(直刺).
· **혈성(穴性)**: 식풍지경(熄風止痙), 통락개규(通絡開竅), 소풍활락(疏風活絡), 이기관개음(利氣管開音), 청신

지(清神志). 혀를 이롭게 하고 벙어리를 치료한다. 목과 척추를 이롭게 한다. 벙어리를 치료하거나 벙어리가 되게 한다.

· **주치(主治)**: 언어장애, 두통, 뇌막염, 중풍, 폭음(暴瘖), 간질(癎疾), 후두통, 항강(項强), 코피, 땀 안나옴, 오한발열(惡寒發熱).

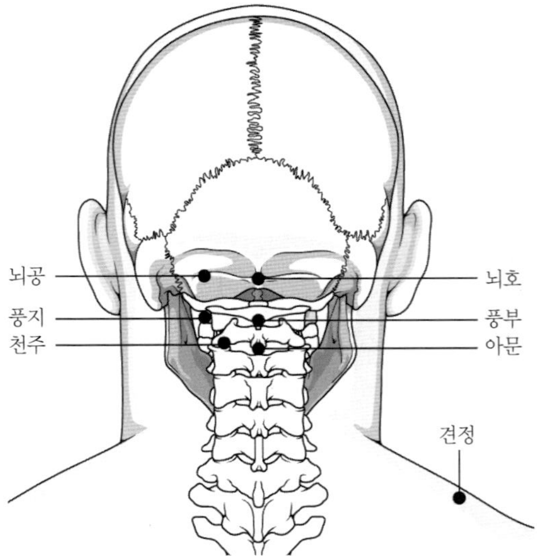

그림4-121.

풍부(風府) GV 16

풍의 도시. 별명 설목(舌本), 귀침(鬼枕), 귀혈(鬼穴), 귀림(鬼林), 귀본(鬼本), 조계(曹溪), 열부(熱府). 독맥(督脈)과 양교맥(陽蹻脈)이 만나는 곳.

· **위치**: 뒷머리 털 나는 선 1촌 위.
· **자침(刺針)**: 0.5–1촌 약간 아래쪽으로 직자(直刺).
· **혈성(穴性)**: 소산풍사(疏散風邪), 청심개규(清心開竅), 통리기관(通利機關), 청신지(清神志). 수(髓)를 자양하고 머리와 목을 이롭게 한다. 안신(安神).
· **주치(主治)**: 감기, 비염, 부비강염, 흉중열(胸中熱), 두통, 두풍(頭風), 끊임없는 구토, 황달, 신경 질환, 중풍불어(中風不語), 반신불수, 간질(癎疾), 항강(項强), 현훈(眩暈), 인통(咽痛).

뇌호(腦戶) GV 17

뇌의 문호. 독맥(督脈)과 방광경(膀胱經)이 만나는 곳.

· **위치**: 외 후두융기 바로 위.
· **자침(刺針)**: 0.5–1촌 위나 아래로 평자(平刺).
· **혈성(穴性)**: 거풍지통(祛風止痛), 영심안신(寧心安神). 눈을 이롭게 한다.
· **주치(主治)**: 두중증(頭重症), 두풍(頭風), 머리 안면통, 항강(項强), 시력 약화, 눈의 통증, 학질, 간질(癎疾), 강직(强直), 실음(失音), 오한발열(惡寒發熱), 갑상선 비대, 발한, 뼈의 통증.

금침혈(禁針穴).

강간(强間) GV 18

강한 두개골의 간극(間隙).

- **위치**: 백회(百會)와 뇌호(腦戶) 사이 뇌호에서 1/3.
- **자침(刺針)**: 0.5-1촌 평자(平刺).
- **혈성(穴性)**: 거풍지통(祛風止痛), 영심안신(寧心安神).
- **주치(主治)**: 두통, 어지럼증, 구토, 항강(項强), 간질(癎疾), 수전증, 불면증, 조울증, 심번(心煩), 강직(强直). 금침혈(禁針穴).

후정(後頂) GV 19

뒤 정수리.

- **위치**: 백회(百會)와 뇌호(腦戶) 사이 백회에서 1/3.
- **자침(刺針)**: 0.5-1촌 평자(平刺).
- **혈성(穴性)**: 거풍지통(祛風止痛), 영심안신(寧心安神).
- **주치(主治)**: 두항강통(頭項强痛), 뇌출혈, 편두통, 불면증, 어지럼증, 간질. 금침혈(禁針穴).

백회(百會) GV 20

온 몸의 기가 한 곳에 모인 곳. 별명 삼양오회(三陽五會), 귀문(鬼門), 천산(天山), 천만(天滿). 양회(陽會). 독맥(督脈)과 방광(膀胱), 담(膽), 삼초경(三焦經)이 만나는 곳.

- **위치**: 신정(神庭)과 뇌호(腦戶)의 중앙.
- **자침(刺針)**: 0.5-1촌 평자(平刺).
- **혈성(穴性)**: 평간식풍(平肝熄風), 승양익기(昇陽益氣), 성뇌영신(醒腦寧神), 청열개규(清熱開竅), 소궐역(蘇厥逆), 승양고탈(昇陽固脫).
- **주치(主治)**: 탈항, 자궁 탈출증, 진정 효과, 두통, 두풍(頭風), 신경쇠약, 불면증, 고혈압, 중풍, 뇌병, 현훈, 이명(耳鳴), 혼궐(昏闕), 음정(陰挺), 간질(癎疾), 술마시고 얼굴 붉어질 때, 몸의 열(熱), 학질.

전정(前頂) GV 21

앞 정수리.

- **위치**: 백회(百會)와 신회(顖會) 중앙.
- **자침(刺針)**: 0.5-1촌 평자(平刺).
- **혈성(穴性)**: 풍(風)을 없애고 경련을 치료한다. 머리를 이롭게 한다.
- **주치(主治)**: 두풍(頭風), 목현(目眩), 소아경풍(小兒驚風), 간질(癎疾), 두통, 안면통, 코흘림, 고혈압,

뇌빈혈. 금침혈(禁針穴).

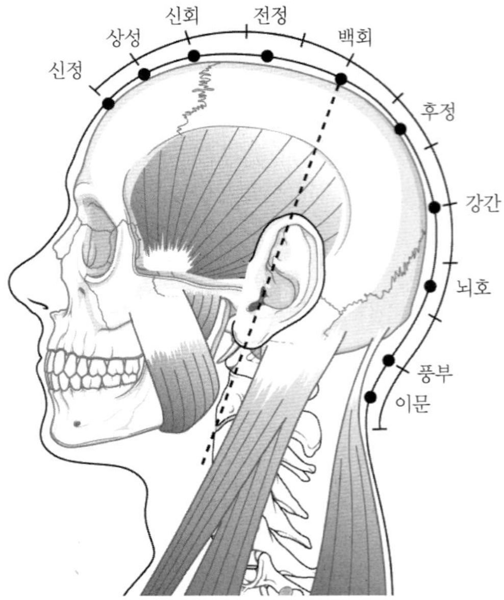

그림4-122.

신회(顖會) GV 22

대천문(大泉門). 별명 귀문(鬼門), 정문(頂門), 신문(顖門), 신상(顖上), 혈회(血會).

- **위치:** 신정(神庭) 백회(百會) 사이 신정으로부터 2/5.
- **자침(刺針):** 0.5-1촌 평자(平刺).
- **혈성(穴性):** 코를 이롭게 한다. 풍(風)을 없애고 머리를 이롭게 한다.
- **주치(主治):** 비출혈(鼻出血), 비충혈, 후각장애, 코 흘림, 비후성 비염, 축농증, 두통, 두풍(頭風), 어지럼증, 저혈압, 신경쇠약, 졸음, 안면창백, 숙취, 소아경풍(小兒驚風), 머리 얼굴 부종, 졸음. 금침혈(禁針穴).

상성(上星) GV 23

하늘의 별. 별명 신당(神堂), 귀당(鬼堂), 사당(思堂), 명당(明堂).

- **위치:** 신정(神庭)과 백회(百會) 사이 신정에서 1/5.
- **자침(刺針):** 0.5-1촌 평자(平刺).
- **혈성(穴性):** 소풍청열(疏風清熱), 선통비규(宣通鼻竅), 청간명목(清肝明目). 코와 눈을 이롭게 한다. 풍(風)을 없애고 머리 얼굴을 이롭게 하고 부종을 없앤다. 영심안신(寧心安神).
- **주치(主治):** 코막힘, 후각 장애, 비후성 비염, 비출혈, 목현(目眩), 머리 얼굴의 부종, 학질, 열이 나고 땀이 안나올 때, 조울증. 금침혈(禁針穴).

신정(神庭) GV 24

뇌의 전정(前庭). 독맥(督脈)과 방광(膀胱), 위경(胃經)이 만나는 곳.

- **위치:** 머리 정중선상 앞머리 끝.
- **자침(刺針):** 0.5-1촌 평자(平刺).
- **혈성(穴性):** 뇌를 이롭게 하고 신(神)을 고요하게 한다. 풍(風)을 제거하고 머리를 이롭게 한다. 코와

눈을 이롭게 한다.

- **주치(主治)**: 조울증, 높은 곳에 올라가 노래를 부른다. 옷을 벗고 뛰어 다닌다. 불면증, 의식 소실, 간질(癎疾), 사시(斜視), 어지럼증, 두통, 두풍(頭風), 코흘림, 비출혈(鼻出血), 코막힘, 눈물, 시력 장애. 금침혈(禁針穴).

소료(素髎) GV 25

코끝 정점. 백색(白色)(폐(肺))의 뼈 틈새.

- **위치**: 코끝 정점.
- **자침(刺針)**: 0.2-0.3촌 직자(直刺) 또는 0.5-1촌 위쪽으로 평자(平刺).
- **혈성(穴性)**: 청열선폐(淸熱宣肺), 선통비규(宣通鼻竅), 소궐구역(蘇厥救逆).
- **주치(主治)**: 비질환, 코골이, 딸기코, 혼미, 혼궐(昏闕), 신생아질식, 비색(鼻塞), 코피, 비연(鼻淵), 시물불청(視物不淸), 족근통(足跟痛).

수구(水溝) GV 26

물의 도랑. 콧물이 드나든다. 별명 인중(人中), 귀궁(鬼宮), 귀객청(鬼客廳), 귀시(鬼市). 독맥(督脈)과 대장(大腸), 위경(胃經)이 만나는 곳.

- **위치**: 인중구(人中溝) 위 1/3.
- **자침(刺針)**: 0.3-0.5촌 위쪽으로 사자(斜刺).
- **혈성(穴性)**: 개규계폐(開竅啓閉), 소궐구역(蘇厥救逆), 청열화담(淸熱化痰), 영신진통(寧神鎭痛), 성뇌영신(醒腦寧神). 의식을 돌아오게 한다. 얼굴과 코를 이롭게 하고 풍(風)을 제거한다. 척추를 이롭게 하고 허리가 삔 것을 치료한다.
- **주치(主治)**: 요통, 인사불성, 안면신경마비, 당뇨병, 뇌빈혈, 훈궐(暈闕), 더위먹음, 중풍혼미시 구급혈, 간질(癎疾), 조울증, 끊임없는 비출혈(鼻出血), 허리 삠.

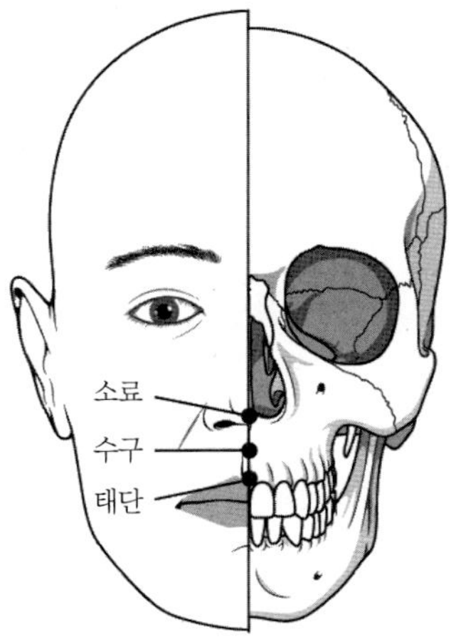

그림4-123.

태단(兌端) GV 27

윗입술의 선단(先端).

- **위치**: 윗입술 중앙 피부와의 경계.
- **자침(刺針)**: 0.2-0.3촌 위쪽으로 사자(斜刺).

· **혈성(穴性)**: 열(熱)을 맑게한다. 수분을 생산하며 입을 이롭게 한다. 신(神)을 고요하게 한다.
· **주치(主治)**: 코피, 구갈, 치통(齒痛), 코막힘, 구내염, 조울증, 간질(癎疾), 턱 잠김.

은교(齦交) GV 28

잇몸의 교회(交會). 독맥(督脈)과 임맥(任脈), 위경(胃經)이 만나는 곳.

· **위치**: 윗입술 소인대 치육 부착부.
· **자침(刺針)**: 0.2-0.3촌 위쪽으로 사자(斜刺). 사혈(瀉血).
· **혈성(穴性)**: 열(熱)을 맑게 하고 잇몸을 이롭게 한다. 눈과 코를 이롭게 한다.
· **주치(主治)**: 치조농루, 잇몸질환, 코막힘, 각막염, 구내염, 눈물과다, 눈병, 황달(黃疸), 항강(項强).

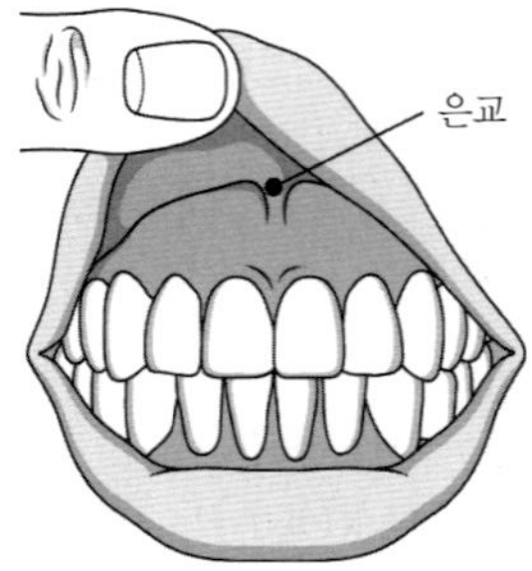

그림4-124.

3. 충맥(衝脈)

◈ 순행노선(循行路線)

충맥(衝脈)은 하복부(여자는 자궁(子宮))에서 시작하여 회음(會陰)에서 바깥으로 나와 한 줄기는 척주(脊柱) 안으로 올라가고, 다른 한 줄기는 위경(胃經)의 기충(氣衝)에서 나와 횡골(橫骨)에서 신경(腎經)과 합류하여 대혁(大赫), 기혈(氣穴), 사만(四滿), 중주(中注)에 이어 음교(陰交)에서 임맥(任脈)과 교회하고, 배꼽을 끼고 상행하여 다시 족소음신경(足少陰腎經)과 합류하여 황유(肓兪), 상곡(商曲), 석관(石關), 음도(陰都), 복통곡(復通谷), 유문(幽門)까지 위로 올라간 다음 가슴에서 분산된다. 여기에서 제3의 줄기가 목구멍 양쪽을 지나서 입 주위를 돌아 눈 밑에서 끝난다. 네 번째 줄기는 기충(氣衝)에서 나와 족소음경(足少陰經)에 합하여 다리 안쪽을 따라 내려와서 안복사뼈 뒤쪽을 지나 발바닥에서 끝난다. 다섯 번째 줄기는 발뒤꿈치에서 다리줄기로부터 갈라져 나와 엄지발가락에서 끝난다.

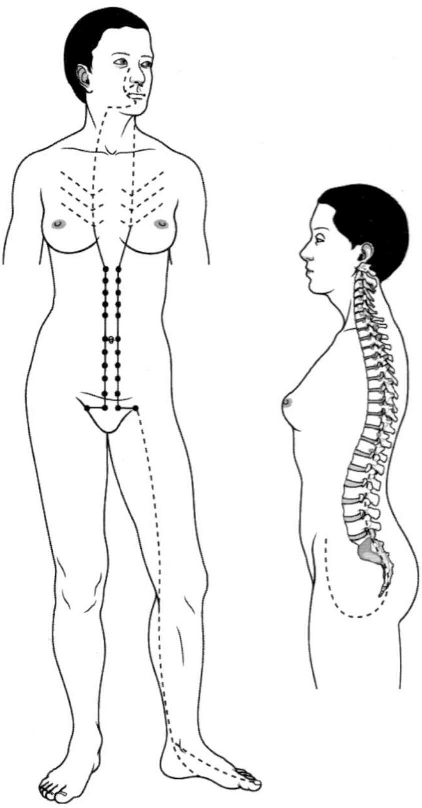
그림4-125.

◈ 교회혈(交會穴)

· **임맥(任脈)**: 회음(會陰), 음교(陰交)

- **위경(胃經)**: 기충(氣衝).
- **신경(腎經)**: 횡골(橫骨), 대혁(大赫), 기혈(氣穴), 사만(四滿), 중주(中注), 황유(肓兪), 상곡(商曲), 석관(石關), 음도(陰都), 복통곡(腹通谷), 유문(幽門).
- **비경**: 공손(公孫)

◈ 충맥병의 증상

기(氣)의 상충, 복부 긴박감, 호흡곤란, 부인병, 다리 위축증.

◈ 적응증

충맥(衝脈)의 병, 심장병, 위장병, 가슴과 복부가 꼭 찬 감, 메스껍고 토하는 증상, 복부의 적, 장명(腸鳴), 설사, 옆구리 창만(脹滿), 복통, 혈변, 기능성 자궁출혈, 학질, 혼미.

4. 대맥(帶脈)

◈ 순행노선(循行路線)

대맥(帶脈)은 간경(肝經)의 장문(章門)에서 시작하여(제2요추 위치에서 시작한다고도 한다) 가성갈비뼈 아래쪽으로 허리띠처럼 하복부 아래쪽으로 돌아간다. 담경(膽經)의 대맥(帶脈)을 거쳐 오추(五樞)와 유도(維道)로 비스듬히 내려가서 대각선으로 배꼽으로 들어간다.

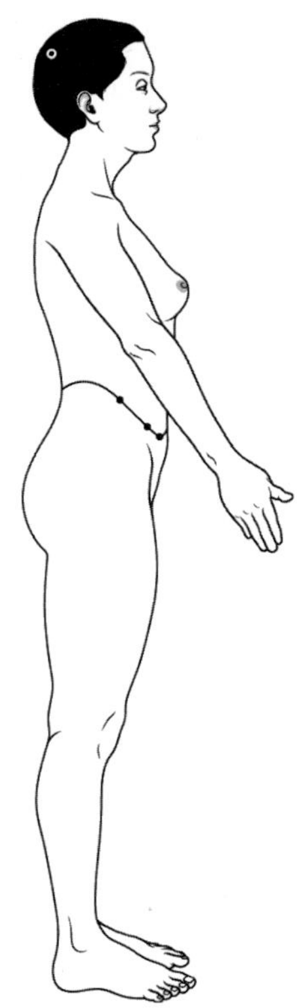
그림4-126.

◈ 교회(交會)혈

- **담경(膽經)**: 대맥(帶脈), 오추(五樞), 유도(維道), 족임읍(足臨泣).

◈ 대맥병의 증상

복부팽만감, 허리가 찬물에 잠긴 듯한 느낌, 배꼽, 복부, 허리, 요추의 통증, 적백 대하, 월경불순, 남녀 불임증, 산증(疝症).

◈ 적응증

대맥(帶脈)의 질환, 반신불수, 사지마목(四肢麻木), 경련, 열병, 두통, 치통, 목적(目赤), 인후종통(咽喉腫痛), 어지럼증, 난청, 피부소양증, 하지와 옆구리 통증.

5. 양교맥(陽蹻脈)

◈ 순행노선(循行路線)

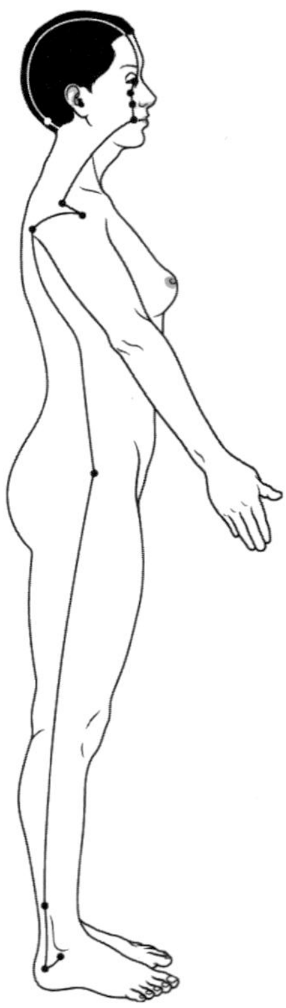
그림4-127.

양교맥(陽蹻脈)은 방광경(膀胱經)의 신맥(申脈)에서 시작하여 방광경(膀胱經)을 따라 복참(僕參)을 거쳐 바깥 복사뼈 가쪽과 비골 후연을 따라 부양(跗陽)으로 올라간 다음 대퇴부의 가쪽을 지나 둔부의 거료(居髎)로 올라간다. 여기에서 옆구리 뒤 가쪽으로 겨드랑이까지 올라간다. 이어서 어깨 위의 노유(臑兪)와 견우(肩髃), 거골(巨骨)을 지나 목 가쪽을 거쳐 위경(胃經)의 지창(地倉), 거료(巨髎), 승읍(承泣)을 통과해서 방광경(膀胱經)의 정명(睛明)으로 들어가 음교맥(陰蹻脈)과 교회한다. 이어서 머리 위를 돌고 담경(膽經)의 풍지(風池)를 거쳐 뒤통수의 아문(瘂門)에서 머리 속으로 들어간다.

◈ 교회혈(交會穴)

- **방광경(膀胱經)**: 신맥(申脈), 복참(僕參), 부양(跗陽)(양교맥의 극혈), 정명(睛明).
- **담경(膽經)**: 거료(居髎), 풍지(風池).
- **소장경(小腸經)**: 노유(臑兪).
- **대장경(大腸經)**: 견우(肩髃), 거골(巨骨).
- **위경(胃經)**: 지창(地倉), 거료(巨髎), 승읍(承泣).

◈ 양교맥병의 증상

주간(晝間) 간질(癎疾), 눈병, 의식 소실, 바람을 싫어함, 편마비, 만성 위비(萎痺), 몸이 굳음, 요통, 근육 수축, 다리 안쪽 근육에 힘이 없고 가쪽 근육에 긴장감이 있다.

◈ 적응증

양교맥(陽蹻脈)의 병, 등허리 빳빳한 증상, 다리 붓는 증상, 바람이 두렵고 식은땀이 나는 증상, 두통, 수족마목(手足痲木), 경련, 난청, 코피, 뼈와 관절의 종통.

6. 음교맥(陰蹻脈)

◈ 순행노선(循行路線)

음교맥(陰蹻脈)은 안쪽 복사뼈 밑에 있는 신경(腎經)의 조해(照海)에서 시작하여 복사뼈 위로 교신(交信)

으로 올라가 다리 안쪽 뒷부분을 따라 외음부로 들어간다. 이어서 복부와 가슴을 지나 쇄골상와를 거쳐 목구멍을 올라가 위경(胃經)의 인영(人迎) 앞쪽으로 나와 인후부에 이르러 충맥(衝脈)과 통하고, 입과 코 가쪽으로 올라가 방광경(膀胱經)의 정명(睛明)에서 양교맥(陽蹻脈)과 교회한 다음 이들과 함께 위로 올라가 뇌 속으로 들어간다.

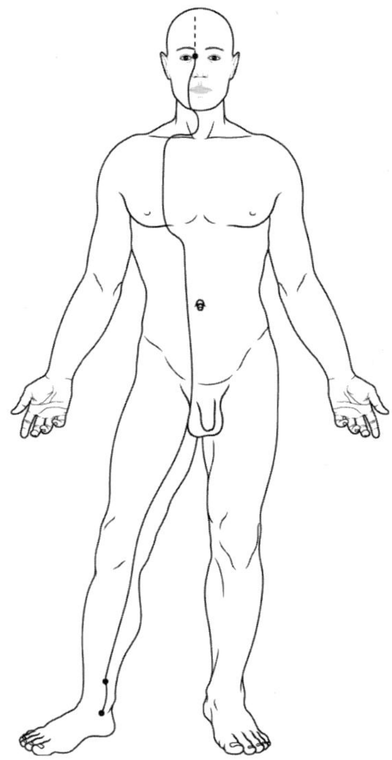

그림4-128.

◈ 교회혈(交會穴)

· **방광경(膀胱經)**: 정명(睛明).
· **신경(腎經)**: 조해(照海), 교신(交信)(음교맥의 극혈).

◈ 음교맥병의 증상

야간 간질(癎疾), 눈병, 오한 발열, 습열(濕熱)에 의한 피부 위비(萎痺), 하복부 통증, 내장 긴박감, 외음부 통증, 근육 수축, 산증(疝症), 자궁출혈, 대하, 다리 바깥쪽 근육에 힘이 없고 안쪽 근육에 긴장감이 있다.

◈ 적응증

음교맥(陰蹻脈)의 병, 매핵기(梅核氣), 소변임리(小便淋漓), 장명(腸鳴), 대변출혈, 토사, 변비, 황달, 복부의 적.

7. 양유맥(陽維脈)

◈ 순행노선(循行路線)

양유맥은 발꿈치 근처의 방광경 금문(金門)(다리 양경(陽經)의 연결부)에서 시작하여 바깥 복사뼈 위를 거쳐 양교(陽交)를 지나 담경(膽經)을 따라 엉덩이로 올라간다. 이어서 양교맥 뒤쪽으로 뒤 겨드랑이 주름에 있는 소장경의 노유(臑兪)로 올라간다. 이어서 삼초경의 천료(天髎)와 담경(膽經)의 견정(肩井)을 거쳐 목과 턱으로 올라간 다음, 귀 앞쪽을 지나 앞이마의 두유(頭維)를 거쳐 양백(陽白)으로 내려와 본신(本神)에서 두임읍(頭臨泣), 목창(目窓), 정영(正營), 승령(承靈), 풍지(風池)까지 담경(膽經)을 따라 옆머리를 관통해서 아문(瘂門)과 풍부(風府)에서 독맥(督脈)과 합류한다.

◈ 교회혈(交會穴)

· **방광경(膀胱經)**: 금문(金門).
· **담경(膽經)**: 양교(陽交)(양유맥의 극혈), 견정(肩井), 본신(本神), 양백(陽白), 두임읍(頭臨泣), 목창(目窓), 정영(正營), 승령(承靈), 뇌공(腦空), 풍지(風池).
· **소장경(小腸經)**: 노유(臑兪).
· **삼초경(三焦經)**: 천료(天髎).
· **위경(胃經)**: 두유(頭維).
· **독맥(督脈)**: 풍부(風府), 아문(瘂門).
· **삼초경(三焦經)**: 외관(外關).

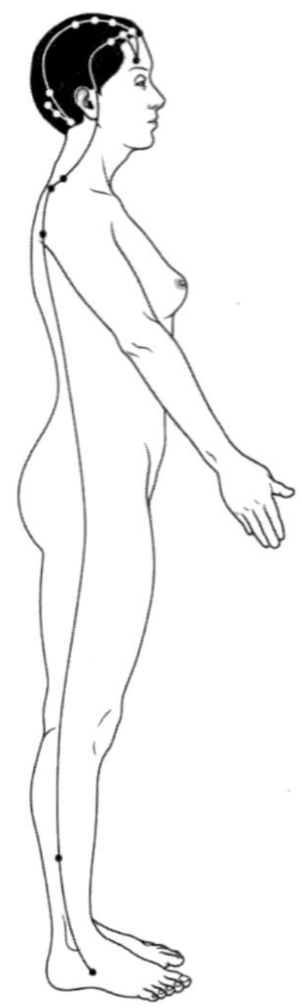
그림4-129.

◈ 양유맥병의 증상

목현(目眩), 호흡곤란, 허리가 갑작스럽게 붓고 아프다. 오한 발열, 어깨가 올라가고 숨쉬기가 곤란하다.

◈ 적응증

양유맥(陽維脈)의 병, 사지관절의 종통(腫痛), 수족마목(手足麻木), 발뒤꿈치 종통(腫痛), 목적(目赤), 자한(自汗), 파상풍.

8. 음유맥(陰維脈)

◈ 순행노선(循行路線)

음유맥(陰維脈)은 다리 안쪽에 있는 신경(腎經)의 축빈(築賓)(음유맥(陰維脈)의 극혈(郄穴), 다리 음경(陰經)의 연결부)에서 시작하여 다리 안쪽을 따라 하복부로 올라간다. 충문(衝門)에서 비경(脾經)을 따라 부사(府舍), 대횡(大橫), 복애(腹哀)를 거쳐 간경(肝經)의 기문(期門)을 지나 목구멍으로 올라가 천돌(天突)과 염천(廉泉)에서 임맥(任脈)과 합류한다.

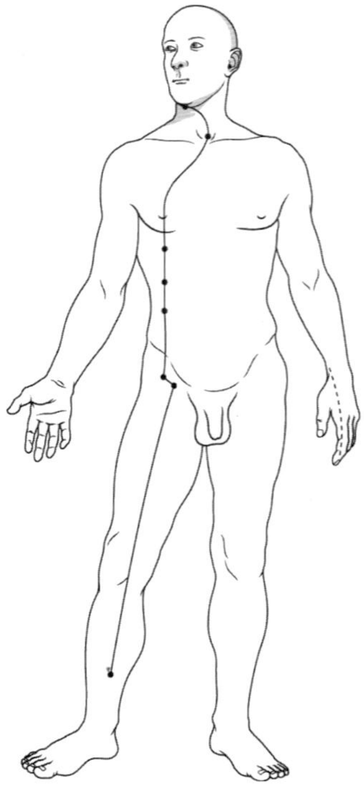
그림4-130.

◈ 교회혈(交會穴)

· **신경(腎經)**: 축빈(築賓)(음유맥의 극혈).
· **비경(脾經)**: 충문(衝門), 부사(府舍), 대횡(大橫), 복애(腹哀).
· **간경(肝經)**: 기문(期門).

· **임맥(任脈)**: 천돌(天突), 염천(廉泉).
· **심포경(心包經)**: 내관(內關).

◈ 음유맥병의 증상

심장통, 흉통, 옆구리 팽만감과 통증, 요통.

◈ 적응증

음유맥(陰維脈)의 병, 심장병, 가슴 창만(脹滿), 장명(腸鳴), 설사, 탈항(脫肛), 연하곤란, 복부의 적, 옆구리 통증, 학질.

07. 경외기혈(經外奇穴)

중국에서는 1991년부터 공식적으로 48개의 기혈(奇穴)이 인정되고 있다. WHO에서도 이를 승인하고 있다. 기혈(奇穴)들은 각각의 신체 부위에 따라 이름이 붙여져 있고, 숫자는 지역에 따라 다르다.

사신총(四神聰) EX-HN 1

총명한 네 신(神).

· **위치**: 사신총(四神聰)은 GV 20 백회(百會)에서 각각 1촌(寸) 앞, 뒤, 옆에 있는 4 혈로 되어 있다.
· **자침(刺針)**: 각 지점에 0.5-1.5촌 백회(百會) 쪽으로 평자(平刺).
· **혈성(穴性)**: 내풍(內風)을 제압한다. 신(神)을 고요하게 한다. 눈과 귀를 이롭게 한다.
· **주치(主治)**: 풍(風), 간질(癎疾), 조울증, 안절부절못함, 신경 과민(백회(百會)와 같이 같이 사(寫)하는 효과), 어지럼증, 두통, 불면증, 백회(百會)의 효과를 증강시킨다.

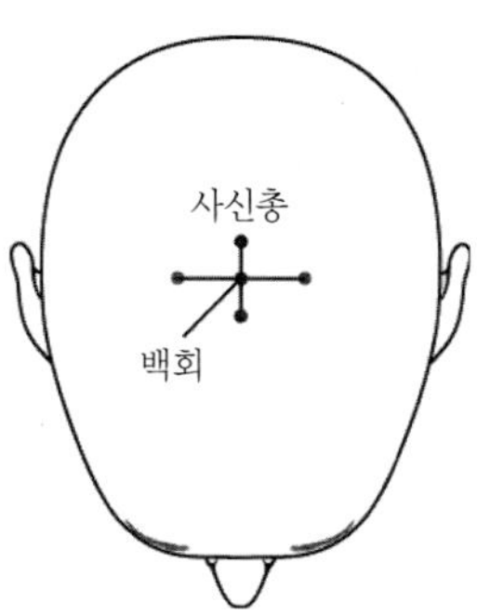

그림4-131.

· **불면증**: EX-HN 1 + HE 7 신문(神門) + SP 6 삼음교(三陰交)
· **구역 구토**: EX-HN 1 + P 6 내관(內關) + ST 36 족삼리(足三里)

인당(印堂) EX-HN 3

봉인한 홀.

· **위치**: 눈썹 사이 한가운데. cf. J. Bischko: 더 깊이 코의 뿌리에 있다.
· **자침(刺針)**: 약 1촌 코 뿌리를 향하여 아래쪽으로 평자(平刺). 피부에 주름이 지면서 침이 피부를 뚫고 나면 어려움 없이 잘 들어간다.
· **혈성(穴性)**: 활락지통(活絡止痛), 풍을 제거하고, 마음을 고요하게 하고, 코를 이롭게 한다.
· **주치(主治)**: 급만성 소아경풍(小兒驚風), 두통, 특히 이마 긴장성 두통, 어지럼증, 눈병, 비염, 축농증, 비출혈(鼻出血), 불면증, 고혈압, 안면통.

프랑스 문헌에는 인당(印堂)을 PdM(Point de Merveille)이라고 한다. 이는 비염과 두통에 이 혈(穴)이 신속한 작용을 하고 있다는 것을 뜻한다.

J. Bischko에 의하면 인당(印堂)과 좌우 찬죽(攢竹)이 "앞 마술 삼각"을 이룬다. 이 앞 마술 삼각은 특히 두통, 비염, 축농증에 효과가 있다. 찬죽(攢竹)은 직각으로 침을 놓거나, 인당(印堂)처럼 침 끝이 코 뿌리를 향하도록 비스듬히 놓을 수 있다.

어요(魚腰) EX-HN 6

물고기 허리.

· **위치**: 눈썹 한가운데, 똑바로 앞을 보았을 때 눈동자 위.
· **자침(刺針)**: 0.5-1촌, 눈썹 안쪽 또는 가쪽 끝을 향하여 평자(平刺).
· **혈성(穴性)**: 간화(肝火)를 일소하고, 시력을 증진시키고, 통증과 경련을 없애준다.
· **주치(主治)**: 눈병, 이마 두통, 얼굴마비, 삼차신경통.

구후(球後) EX-HN 8

안구 뒤.

· **위치**: 눈확 하연 가쪽 사분의 삼 지점.
· **자침(刺針)**: 환자에게 눈을 감게 하고 손가락으로 안구를 밀어젖히고 안구와 눈확 사이로 0.5-1촌 직자(直刺).

· **혈성(穴性):** 눈을 이롭게 한다.
· **주치(主治):** 눈의 모든 병.

태양(太陽) EX-HN 9

해(최고의 양(陽)).

· **위치:** 눈썹 가쪽 끝과 눈의 바깥 모퉁이를 잇는 선의 한가운데에서 약 1촌 가쪽의 움푹한 곳. 대개는 움푹한 곳이 분명하게 만져진다. 머리가 아프면 환자 자신이 이곳을 누르는 일이 많다. 이곳을 눌러 기분이 좋으면 급성 두통을 태양혈(太陽穴)을 이용하여 국소적으로 치료할 수 있다(그렇지 않으면 급성 두통의 경우는 먼 쪽 혈(穴)을 치료한다).
· **자침(刺針):** 0.5-0.8촌 직자, 또는 솔곡(率谷)쪽으로 1-1.5촌 투침(透針), 또는 눈쪽으로 0.5-0.3촌 사자(斜刺). 사혈(瀉血).
· **혈성(穴性):** 거풍청열(祛風清熱), 활락지통(活絡止痛). 머리와 눈을 맑게 하고 통증을 없애준다. 종창을 내리게 한다.
· **주치(主治):** 두통, 특히 편두통, 눈병, 목적종통(目赤腫痛), 어지럼증, 치통(齒痛), 삼차신경통, 얼굴마비.

이첨(耳尖) EX-HN 10

귀의 첨단.

· **위치:** 귀를 앞으로 접었을 때 꼭지가 되는 지점.
· **자침(刺針):** 0.1촌 직자(直刺). 사혈(瀉血). 뜸 3-5장.
· **혈성(穴性):** 청열소종(清熱消腫). 눈과 목구멍을 이롭게 한다.
· **주치(主治):** 목적종통(目赤腫痛), 인후종통(咽喉腫痛), 편두통, 이하선염, 고열.

비통(鼻通) EX-HN 14

코를 통하게 함.

· **위치:** 비순구(鼻脣溝) 맨 위 지점.
· **자침(刺針):** 0.3-0.5촌 위 안쪽으로 사자(斜刺).
· **혈성(穴性):** 코를 이롭게 한다.
· **주치(主治):** 비염, 알레르기성 비염, 비충혈, 비출혈, 비후성 비염.

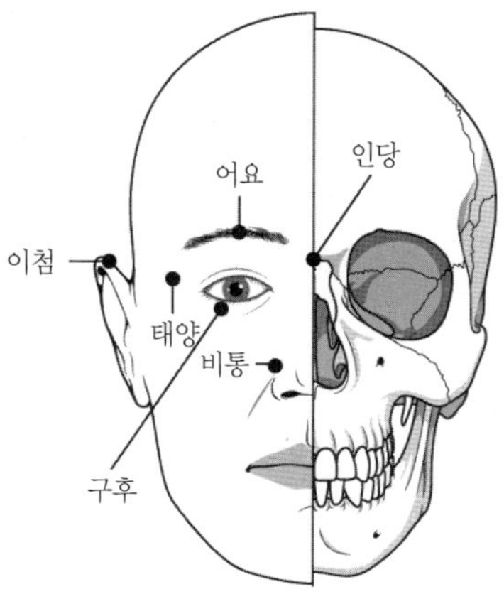

그림4-132.

경백로(頸百勞) EX-HN 30

목의 모든 노동.

- 위치: C7 가시돌기에서 2촌 상방, 정중선에서 1촌 가쪽. 머리털선에서 C7 가시돌기 아래 모서리(대추(大椎))까지의 길이는 3촌이다.
- 자침(刺針): 0.5–0.8촌 직자(直刺).
- 혈성(穴性): 기(氣)의 흐름을 조화시키고, 경락에서 막힌 것을 제거하고, 풍(風)과 습(濕)을 방출한다. 기침을 멈추고 호흡곤란을 조용하게 한다.
- 주치(主治): 기침, 호흡곤란, 발한, 밤땀, 목 증후군, 강직성 기운목(사경(斜頸)), 고착성 기운목.

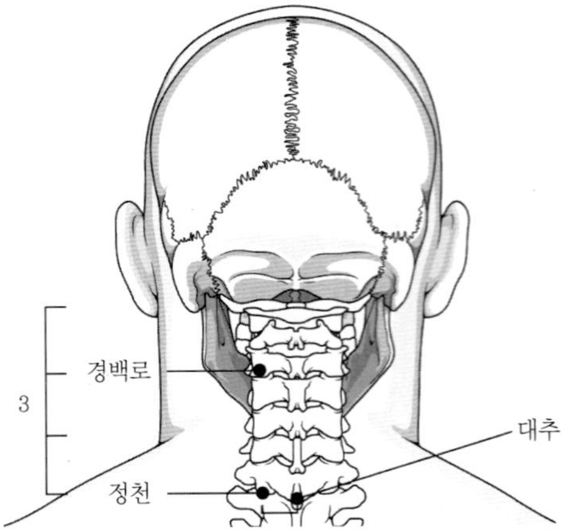

그림4-133.

정천(定喘) EX-B 1

천식 중지.

- 위치: GV 14대추(大椎) 0.5촌 가쪽(C7 가시돌기 끝에서 가쪽).
- 자침(刺針): 척추쪽으로 0.5–1촌 사자(斜刺).
- 혈성(穴性): 기침과 호흡곤란을 조용하게 한다.
- 주치(主治): 호흡기계 질환.

화타협척(華佗俠脊) EX-B 35

화타(華佗)에 의한 척추 옆의 혈(穴).

- 위치: 척추 양옆에 T1에서 L5까지 17 척추 가시돌기 0.5촌 가쪽에 있는 혈(穴) 시리즈이다. 따라서 방광경(膀胱經) 내경(內經)과 같은 높이에 있다.
  화타(華佗) 혈(穴)은 작은 척추 관절(면관절) 지역에 있다. 따라서 이 관절 지역의 질환에 효과가 있다. 목의 기능장애가 있는 경우 화타(華佗) 혈(穴)을 따라 목 방향으로 눌러보아 민감한 곳을 발견할 수 있다. 이 지점이 척추 곁 근육에서 통증을 일으키고 있는 지점이다. 이런 것은 분절성 기능장애 때문이므로 치료를 해야 한다.
- 자침(刺針): 0.3–0.5촌, 척추를 향해서 사자(斜刺). 방광경(膀胱經) 내경(內經)의 혈(穴)들에 45도 각도로 안쪽으로 침을 놓으면 침 끝이 화타혈(華佗穴) 지역에 닿아 효과가 증강된다.
- 혈성(穴性): 오장육부(五臟六腑)를 조절하고 조화롭게 한다.

· **주치(主治)**: 척추 지역의 국소적 통증, 내장 기관의 만성 질환.

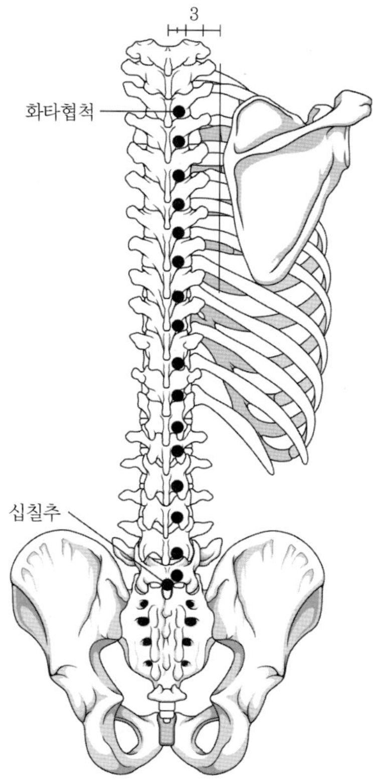

그림4-134.

십칠추(十七椎) EX-B 25

17번째 척추(T1부터 세어서).

· **위치**: L5 가시돌기 끝 아래.
· **자침(刺針)**: 0.5-1촌 직자(直刺).
· **혈성(穴性)**: 신장(腎臟)을 보(補)하고 소변을 촉진시킨다. 활락지통(活絡止痛).
십칠추(十七椎)는 특히 불안정하기 쉬운 허리-엉치 이행부에 있다. 이곳은 불안정하기 때문에 손치료(카이로프랙틱)가 금기이다. 그러나 이곳의 관절 가동성이 증가된 기능장애(불안정)와 관절 가동성이 감소된 기능장애(관절 차단)를 침으로 치료할 수 있다.
· **주치(主治)**: 요통, 요통-좌골신경통 증후군, 소변불리(小便不利), 월경불순, 자궁출혈, 임신중의 골반 태위(지음(至陰)(뜸)과 같이).

주의! 자궁 수축을 촉발시킬 위험이 있다.

외로궁(外勞宮) EX-UE 8

외심포(外心包) 8, 바깥 노궁(勞宮).

· **위치**: 손등 제2,3 손허리뼈 몸통과 머리 이행 부위, 제2,3손허리손가락관절에서 약 0.5촌 위.
· **자침(刺針)**: 0.5-1촌, 머리쪽으로 사자(斜刺) 또는 직자(直刺).
· **혈성(穴性)**: 기(氣)와 혈(血)의 흐름을 조화롭게 하고, 경락(經絡)에서 막힌 것을 제거하고, 통증을 없애준다.
· **주치(主治)**: 목 증후군, 목의 통증, 어깨 통증.

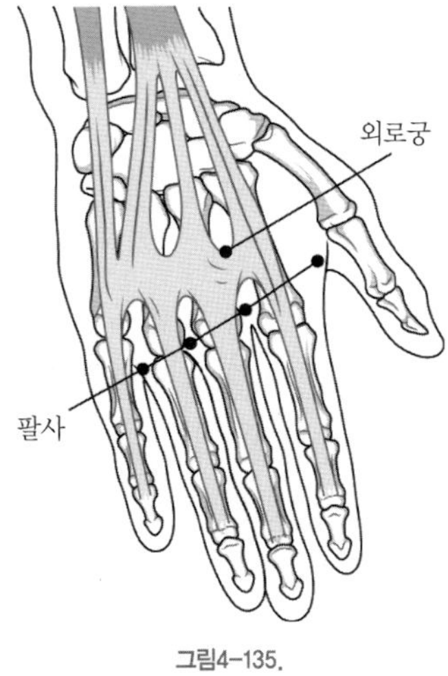

그림4-135.

팔사(八邪) EX-UE 22

8 사기(邪氣).

· **위치**: 각 손등의 네 군데 지점. 주먹을 헐겁게 쥐고 각 손가락 사이 주름 끝의 위쪽에 흰 피부와 붉은 피부의 경계에 있다.
· **자침(刺針)**: 0.3촌, 주먹을 헐겁게 쥐고 머리쪽으로.
· **혈성(穴性)**: 청열소종(淸熱消腫). 병의 외인(外因)을 방출한다.
· **주치(主治)**: 손허리손가락관절 질환, 두통, 치통(齒痛), 안절부절못함, 손가락의 골관절염과 관절염.

요통혈(腰痛穴) EX-UE 19

요통 치료 혈

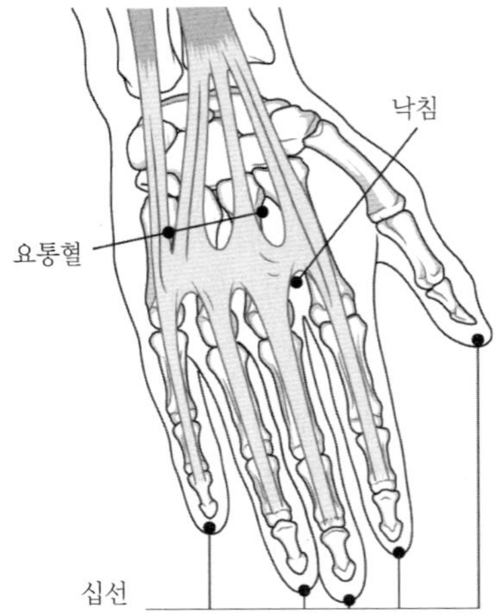

그림4-136.

· **위치**: 손등 2,3과 4,5 손허리뼈바닥 사이.
· **자침(刺針)**: 0.5-1촌 직자(直刺).
· **혈성(穴性)**: 허리의 기(氣)와 혈(血)을 활기 있게 한다.
· **주치(主治)**: 급성 요통

낙침(落枕) EX-UE 24

굳은 목

· **위치**: 손등 제2,3손허리뼈머리 사이.
· **자침(刺針)**: 0.5-1촌 직자(直刺).
· **혈성(穴性)**: 목의 기(氣)와 혈(血)을 활기 있게 한다.
· **주치(主治)**: 항강(項强), 고개를 돌릴 수 없음, 어깨와 팔의 통증, 상복부 통증, 설사, 급만성 소아경풍(小兒驚風).

십선(十宣) EX-UE 1

열개의 폄.

· **위치**: 열손가락 끝.
· **자침(刺針)**: 사혈(瀉血).
· **혈성(穴性)**: 문을 열고 의식을 소생시킨다. 열(熱)을 빼고 풍(風)을 고요하게 한다.
· **주치(主治)**: 의식 소실, 풍, 열병, 인후종통(咽喉腫痛), 급성 소아경풍(小兒驚風), 강직(强直), 간질(癎疾), 전광(癲狂), 구토, 설사, 손가락 통증.

백충와(白蟲窩) EX-LE 34

모든 벌레의 집.

- **위치:** 혈해(血海) 1촌 위.
- **자침(刺針):** 1-1.5촌 직자(直刺).
- **혈성(穴性):** 혈(血)에서 열(熱)을 맑게 한다. 풍(風)을 제거하고 습(濕)을 빼낸다.
- **주치:** 하체의 통증, 풍진. 피부 소양증.

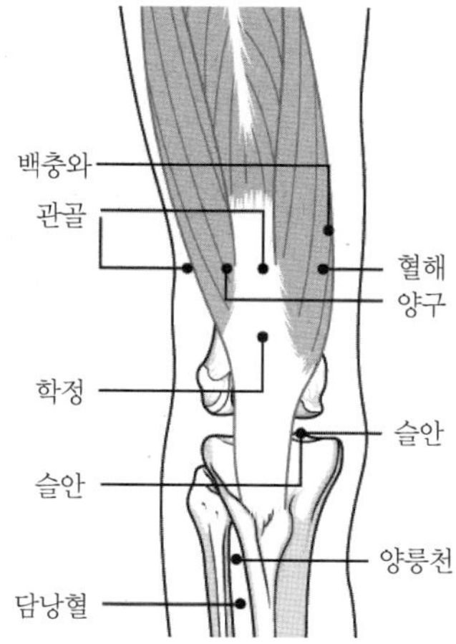

그림4-137.

학정(鶴頂) EX-LE 27

학의 정수리.

- **위치:** 무릎뼈 위 모서리 한가운데.
- **자침(刺針):** 약 0.3촌 직자(直刺). 침을 깊게 찌르면 윤활낭을 뚫고 감염될 위험이 있다.
- **혈성(穴性):** 기(氣)와 혈(血)을 활성화시키고 무릎을 이롭게 한다.
- **주치(主治):** 학슬풍, 무릎의 종통과 기능장애(자기도 모르게 주저앉는 불안정한 무릎).

- **무릎 통증:** 학정(鶴頂) + 족삼리(足三里) + 양릉천(陽陵泉)+ 음릉천(陰陵泉)

슬안(膝眼) EX-LE 16

무릎 눈.

- **위치:** 무릎을 약간 굽힐 때 무릎인대 안쪽(내슬안(內膝眼))과 바깥쪽(외슬안(外膝眼))의 움푹한 곳. 외슬안(外膝眼)은 위경(胃經)의 독비(犢鼻)에 해당한다.
- **자침(刺針):** 무릎을 굽혀 베개를 받치고 위중(委中) 쪽으로 1-2촌 직자(直刺), 또는 슬개골 밑으로 위 안쪽으로 1-2촌 사자(斜刺), 또는 반대편 슬안(膝眼)으로 투침(透針).
- **혈성(穴性):** 풍(風)-습(濕)을 제거하고, 종통(腫痛)을 감소시킨다.
- **주치(主治):** 무릎 종통(腫痛), 무릎과 다리의 병.

담낭혈(膽囊穴) EX-LE 23

담낭혈(膽囊穴).

· **위치**: 양릉천 1-2촌 아래.
· **자침(刺針)**: 1-1.5촌 직자(直刺).
· **혈성(穴性)**: 청열거습(清熱祛濕).
· **주치(主治)**: 급만성 담낭염, 담석증, 하지마비.

난미혈(闌尾穴) EX-LE 13

맹장혈(盲腸穴).

· **위치**: 위경(胃經)에서 ST 36 족삼리(足三里) 2촌 아래.
· **자침(刺針)**: 1-1.5촌 직자(直刺).
· **혈성(穴性)**: 대장(大腸)에서 기(氣)와 혈(血)을 활기 있게 하고 열(熱)을 맑게 하며 독을 발사한다.
· **주치(主治)**: 급만성 맹장염(진단에 중요하다). 다리의 통증과 기능장애.

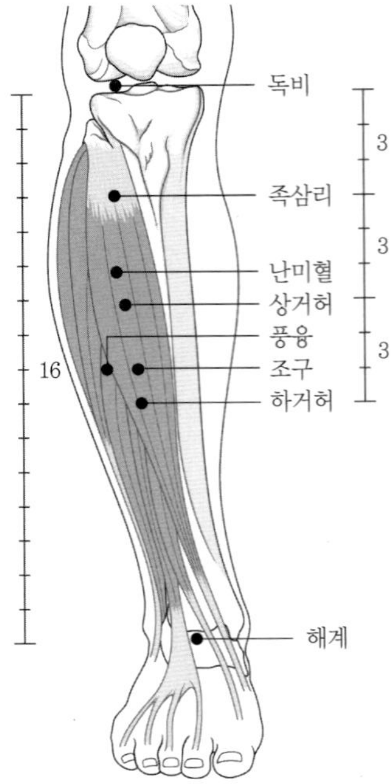

그림4-138.

신대극

암(癌) 진단 혈.

· **위치**: 방광경의 은문(殷門)혈 1촌 옆.

이 혈(穴)에 압통이 있으면 몸의 어딘가에 암(癌)이 있다. 이 혈에 압통이 있고 양문(梁門)혈에 압통이 있으면 위암(胃癌)이 있다.

팔풍(八風) EX-LE 8

8풍(風).

· **위치**: 발등의 네 지점, 발가락사이 주름 끝 위쪽, 흰 피부와 붉은 피부의 경계.
· **자침(刺針)**: 0.5-1촌, 약간 머리쪽 방향으로 사자(斜刺).
· **혈성(穴性)**: 병의 외인(外因)(특히 풍(風))을 방출하고, 힘줄을 이완시키고, 경락(經絡)에서 막힌 것을 제거하고, 통증을 없애준다. 청열소종(清熱消腫).
· **주치(主治)**: 발등의 종통, 학질, 두통, 월경불순.

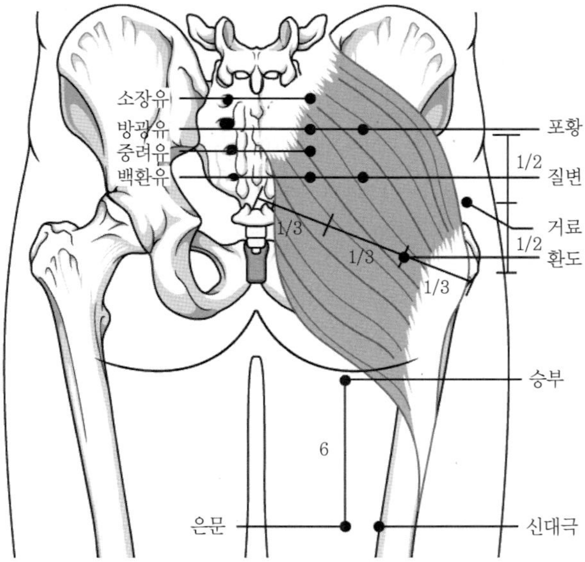

그림4-139.

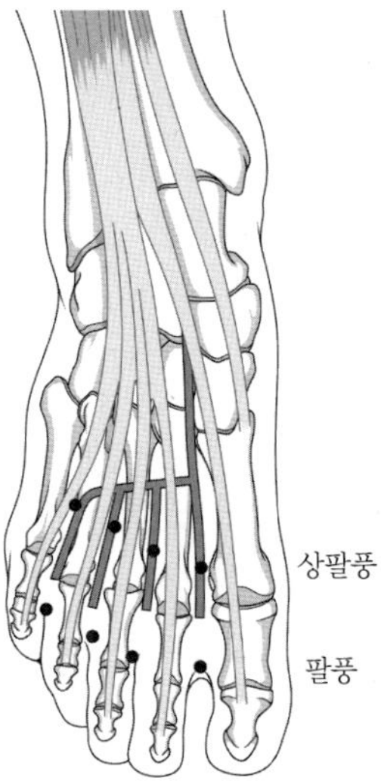

그림4-140.

08. 뇌순환로

발에서 손으로 올라가는 삼음경은 뇌순환로가 있어서 유주상의 조직과 감각기관에 영향을 미친다. 신 - 귀와 청각, 간 - 눈과 시각, 비 - 코와 후각.

1. 신(腎)뇌순환로

신경의 마지막 혈 KI-27 유부(兪府)에서 인두 뒤쪽을 거쳐 편도선을 지나 뇌로 들어가 시각교차(optic chiasm) 근처를 지나 뇌하수체 후엽을 거쳐 속귀로 들어간다. 귀의 초점혈은 소장경의 마지막 혈인 SI-19 청궁(聽宮). 뇌하수체 후엽의 초점혈은 BL-10 천주(天柱).

적응증: 내이와 중이의 병: 청각장애, 귀울림, 어지럼증, 중이와 꼭지돌기의 바이러스나 염증 또는 만성 세균감염.

증예: 급성 바이러스 질환에 의한 어지럼증

양쪽 KI-3 태계, BL-59 부양, BL-60 곤륜. 양쪽 KI-27 유부, SI-19 청궁. 중립법으로. GV-20 백회를 추가할 수 있다. 잘 낫지 않으면 KI-3 태계(-), KI-10 음곡(+)를 전기자극으로 보하고 BL-60 곤륜은 중립. KI-27 유부, SL-19 청궁, 중립. 만성 고질병은 유부(-)와 청궁(+)도 보법을 쓰면 잘 낫는다.

2. 간(肝)뇌순환로

간경의 마지막 혈 LR-14 기문(期門)에서 시각교차를 거쳐 뇌하수체 전엽과 안구로 들어간다. 눈에 대한 초점혈은 GB-1 동자료이고 뇌하수체 전엽은 GB-20 풍지.

적응증: 여러 가지 눈병.

치료: GB-39 현종, LR-3 태충(-), LR-8 곡천(+). LR-14 기문(-), GB-1 동자료(+). 국소혈로 정명, 찬죽, 승읍 등을 추가할 수 있다. 눈병은 대개 한 쪽에 있지만 정경침은 양쪽으로 놓는다. 반대쪽 기문(-), 아픈 쪽 정명(+) 또는 승읍(+)도 가능.

3. 비(脾)뇌순환로

비경의 가장 높은 혈 SP-20 주영(周榮)에서 입인두와 코인두를 지나 위턱굴(상악동)과 후각망울(후각팽대)로 들어간다. 축농증에 대한 초점혈은 ST-1 승읍이고, 후각에 대한 초점혈은 BL-1 정명. 제3초점혈은 ST-9 인영(人迎). 후각과 축농증에 대한 추가 초점혈은 인당.

적응증: 코인두와 입인두 점막의 병, 축농증, 후각장애.

만성 축농증: SP-3 태백(-), SP-9 음릉천(+) - 보, ST-36 족삼리 - 중립. SP-20 주영(-), ST-1 승읍(+) - 고주파.

코의 외상으로 인한 혈종과 후각장애: SP-3 태백, ST-36 족삼리, ST-40풍륭. SP-20 주영, BL-1 정명, 인당 - 모두 중립.

제5장

질병의 침구치료

일반적으로 급성 질환은 침이 좋고 만성 질환은 뜸이 좋다.

◇ 침구치료의 금기

1. 기(氣)의 허약 상태: 자체의 치유 능력이 없으면 치료될 수 없다. 사맥(死脈)(태충(太衝), 태계(太谿), 충양(衝陽))을 확인해서 이 맥이 끊겨 있으면 치료가 안 된다.
2. 신기(神氣)가 사색(死色)이면 도리가 없다. 죽기 직전 일시적으로 호전된 것처럼 보이는 가신(假神) 상태도 유의해서 치료하지 말아야 한다.
3. 곡기(穀氣)의 원천인 음식을 먹지 못해도 치료가 될 수 없다.

◇ 침치우발증(鍼治偶發症)

1. 발침이 안 될 때

1) 그 침 주위에 2-3곳을 자침한 후 침을 뺀다.
2) 그 침을 따뜻하게 한 후 뺀다.
3) 근육을 이완시킨 후 (근축(筋縮), 양릉천(陽陵泉)) 뺀다.

2. 복부에서 침이 감길 때

복부 전체를 유연하고 손발에 먼저 침을 놓은 후 복부에 침을 놓아 이를 예방한다.

3. 침이 부러졌을 때

수술로 빼내야 한다. 전유연을 잘하여 예방한다.

4. 실신했을 때

침을 빼고 눕혀서 안정시키고, 허리띠 등을 풀고 머리를 낮춘다. 그리고 따뜻한 물을 마시게 한다. 심하면 족삼리(足三里)에 침을 놓아 치료한다. 곡지(曲池)혈을 선취하여 예방하는 것이 좋다.

위생 상태가 좋지 않은 침을 놓았을 때 온몸에 열이 나고 아픈 파상풍 증세가 나타날 수도 있다. 이때는 돼지비계에서 기름을 내어 침을 맞은 곳마다 널리 바르면 열도 내리고 통증도 멎는다. 옛날에는 침을 만들 때 침을 돼지비계에 꽂고 열을 가해 철독을 제거한 뒤에 사용했다.

01. 질병에 대한 처방

1. 두경부 질환

1) 두통

목 위의 모든 통증에 반대쪽 합곡(合谷).

(1) 편두통

아픈 쪽 태양(太陽)에서 협거(頰車)쪽으로(필자) 또는 솔곡(率谷)쪽으로(중국) 투침
+ 반대편 족임읍(足臨泣)(필자)
+ 외관(外關)에서 내관(內關) 방향으로 심자(深刺)(중국)
+ 아픈 쪽 풍지(風池) + 사독(四瀆)(사방이 오염되었다는 뜻)
필자: 태양(太陽) → 협거(頰車) 투침 + 반대편 족임읍(足臨泣).
중국: 태양(太陽) → 솔곡(率谷) 투침 + 외관(外關) + 풍지(風池) + 사독(四瀆).
남수침술원: 구허(丘墟), 족임읍(足臨泣) + 완골(完骨).

(2) 전두통(前頭痛)

일반적으로 소화가 안될 때 앞머리가 아프다.
주혈(主穴): 인당(印堂).
보조혈(補助穴): 합곡(合谷), 열결(列缺).
남수침술원(미릉골 두통): 내정(內庭).

(3) 후두통(後頭痛)

일반적으로 충혈이나 혈전 등 뇌의 이상이 있을 때 뒷머리가 아프다.
주혈(主穴): 아문(瘂門 - 벙어리문) - 벙어리가 말을 하게 되고 말하는 사람이 벙어리가 될 수 있으므로 주의해야 한다.
비용혈(備用穴): 풍지(風池), 후계(後谿), 곤륜(崑崙) + 중극(中極)(필자).
남수침술원: 중극(中極), 천추(天樞), 천주(天柱), 풍지(風池), 곤륜(崑崙), 신맥(申脈).

(4) 두정통(頭頂痛)

주혈(主穴): 백회(百會) - 침보다 뜸이 좋다(100장 이상 뜨고 최하 50장). 소림사에서는 백회(百會)를 중심으로 9군데를 100장씩 뜸을 뜨는데 죽을 때까지 병이 없다. 백회(百會)는 모든 혈을 총 지배한다.

비용혈(備用穴): 태충(太衝) - 간의 원혈(原穴), 용천(湧泉) - 신장의 정혈(井穴).

효험이 없으면 사혈한다.

필자: 신체의 열이 머리끝에 모인 것이므로 강력하게 끌어내리는 족삼리(足三里) + 행간(行間).

남수침술원: 백회(百會), 신유(腎兪), 부류(復溜).

(5) 전두통(全頭痛)

주혈(主穴): 인당(印堂), 아문(瘂門).

보조혈(補助穴): 합곡(合谷), 족삼리(足三里), 사독(四瀆).

부족하면 태양(太陽), 그래도 부족하면 족삼리(足三里)에 뜸을 뜬다.

고혈압으로 아프면 곡지(曲池), 해수(咳嗽)가 겸해 있으면 천돌(天突).

〈필자 처방〉

편두통(偏頭痛): 태양(太陽), 객주인(客主人), 반대편 족임읍(足臨泣).

전두통(前頭痛): 중완(中脘)(주혈), 중부(中府).

후두통(後頭痛): 풍지(風池), 견정(肩井) 사혈(瀉血).

두정통(頭頂痛): 장강(長强) 또는 회음(會陰)(대신 용천(湧川)을 쓸 수 있다) - 꼭지는 꼭지로 통한다.

(6) 소화불량성 두통

족삼리(足三里), 두유(頭維).

2) 편두통(偏頭痛)

□ 제1처방(삼차신경계(三次神經界) 중심)

① 사죽공(絲竹空): 삼초경(三焦經).
　위치: 눈썹 바깥쪽 끝 움푹한 곳.
　혈성(穴性): 소풍청열(疏風淸熱)

② 솔곡(率谷): 담경(膽經).
　위치: 귀 꼭지점 상방 1.5촌.
　혈성(穴性): 소풍청열(疏風淸熱), 청두명목(淸頭明目).

해설: 사죽공(絲竹空)은 삼차신경의 상부를 억제하는 혈로서 소풍청열(疏風淸熱)하게 한다. 솔곡(率谷)은 옆머리쪽의 청두(淸頭)와 청열(淸熱)을 위함. 사죽공(絲竹空)에서 솔곡(率谷)쪽으로 투침하며,

청열 후 양기(陽氣)기를 보(補)하는 금침(金針)이 좋다.

□ 제2처방(통증 중심)

① 상관(上關): 담경(膽經). 일명 객주인(客主人).
위치: 눈가와 이문(耳門)혈 사이의 중앙.
혈성(穴性): 소풍청열(疏風清熱), 청두지통(清頭止痛).

② 태양(太陽): 기혈(奇穴).
위치: 미초(眉梢)와 목외자(目外眥) 사이에서 1촌 후방.
혈성(穴性): 없음(奇穴은 혈성이 없다).
주치: 두통, 편두통, 목적종통, 안면통, 어금니통.
자법(刺法): 직자(直刺) 0.3 - 0.5촌, 사자(斜刺), 점자출혈(點刺出血).

해설: 상관(上關)은 담경(膽經)으로 통증의 상응부이며 청두지통(清頭止痛)시킨다.(cf. 하관(下關)은 위경(胃經)이다). 태양혈(太陽穴)은 기혈(奇穴)이며 눈초리를 중심으로 한 통증을 멈추게 한다. 허풍열(虛風熱)이므로 금침(金針)으로 투침(太陽에서 頰車로)하는 것이 효과적이다. 편두통은 편두풍으로 인한 경우가 많으므로 합곡(合谷)과 풍지(風池)를 비용혈(備用穴)로 사용하면 더 큰 효과가 있다.

□ 제3처방(혈성(穴性) 중심)

① 족임읍(足臨泣): 담목유혈(膽木兪穴). 기경팔맥혈(奇經八脈穴).
위치: 제4,5거골(距骨) 결합부 전방 움푹한 곳.
혈성(穴性): 청열사화(清熱瀉火), 소설간담(疏泄肝膽), 청리두목(清利頭目), 통경활락(通經活絡).
주치(主治): 편두통, 목적통, 족부종통, 족지연통, 발등통증, 유창(乳脹), 월경부조(月經不調), 학질. 지통혈(止痛穴)로 암성 통증에도 사용한다.

② 태양(太陽): 기혈(奇穴). 청열지통(清熱止痛).

③ 솔곡(率谷): 담경(膽經). 청두명목(清頭明目).

두풍(頭風)(일반적으로 바람을 싫어한다)이면 합곡(合谷)과 풍지(風池)를 추가한다.

해설: 족임읍(足臨泣)은 담목혈(膽木穴)로 풍사(風邪)를 치료한다. 담석통에 좋다. 모든 통증에 지통혈(止痛穴)로 사용한다. 상병하치(上病下治)하고 좌병우치(左病右治) 또는 우병좌치(右病左治)를 원칙으로 한다. 소양(少陽)체질의 두풍증(頭風症)이므로 태양(太陽)과 족임읍(足臨泣)을 취한다.
상관(上關)(객주인(客主人))에 은단 5개를 흰 테이프로 붙여도 효과가 좋다. 보(補)하려 할 때는 은단을 입어 넣었다가 꺼내 노란 테이프로 붙인다.

▣ 중국(中國) 마강자(馬康慈)

□ 제1처방(處方)

우(右): 지구(支溝)(삼초(三焦)), 양지(陽池)(삼초(三焦) 원(原)), 중저(中渚)(삼초(三焦)유목(兪木)), 액문

(液門)(삼초(三焦)영수(榮水)), 관충(關衝)(정금(井金)).

좌(左): 양릉천(陽陵泉)(담합토(膽合土)), 양보(陽輔)(담경(膽經)), 구허(丘墟)(담원(膽原)), 임읍(臨泣)(담목(膽木)), 후계(後谿)(담영수(膽榮水)).

□ 제2처방

주혈(主穴): 태양(太陽)(奇穴), 외관(外關)(삼초락(三焦絡), 기경팔맥(奇經八脈)교회혈(交會穴))

배용혈(配用穴): 풍지(風池)(담경(膽經)), 사독(四瀆)(삼초경(三焦經), 四=에워쌈, 瀆=혼탁, 주변의 오염된 것을 깨끗이 한다), 곡지(曲池)(대장(大腸)합토혈(合土穴))

□ 제3처방(사혈요법(瀉血療法))

태양(太陽).
두유(頭維): 위경(胃經). 머리 액각 발제지점. 머리 정중에서 4.5촌 측방.

□ 제4처방(뜸)

목창(目窓): 담경(膽經). 두임읍(頭臨泣) 상방 1.5촌. 뜸 21장. 좌병우치(左病右治) 우병좌치(右病左治).

〈수지침〉
① 폐정방(肺正方): C9, C11, G13, F5.
② 담정방(膽正方): M31, I38 - 보(補) M32, D1 - 사(瀉).
③ N7, C7 - 보(補) N3, G13 - 사(瀉).
④ 대중방: B27, H14, I2, M6, M28, I14, I15, A6, A8, A12, A16, C1, N5, N9, N18, E22, F19

편두통은 담경(膽經)에서 치료한다. 담경은 동자료(瞳子髎)에서 시작하여 대추(大椎)에서 좌우가 교차되어 발로 내려간다. 따라서 오른쪽 편두통은 왼쪽 발에서 치료하고, 왼쪽 편두통은 오른쪽 발에서 치료한다. 족임읍(足臨泣)(제4,5 발가락 사이를 더듬어 올라가다 막히기 직전 움푹한 곳)을 치료한다. 치통(齒痛)의 경우에도 오른쪽 이가 아프면 왼팔 온류(溫溜)에 침을 놓고 왼쪽 이가 아프면 오른팔의 온류(溫溜)에 침을 놓는다. 여러 책에는 족임읍(足臨泣)에 대한 이야기는 별로 없고 두유(頭維), 태양(太陽) 투침하거나, 협거(頰車), 풍지(風池) 등등의 이야기가 나오지만 별로 효과 없다.

3) 삼차신경통

주치혈(主治穴)은 예풍(翳風). 협거(頰車), 지창(地倉), 사백(四白), 태양혈(太陽穴)을 강자극한다. 환측을 치료한다. 지창(地倉)과 협거(頰車)는 서로 상대쪽을 향하여 투침(透針)한다. 풍사(風邪)가 원인이므로 풍지(風池)를 취하고, 협거(頰車), 아시혈(阿是穴)을 치료하기도 한다.

4) 아폴로눈병 또는 쌈눈

합곡(合谷), 족삼리(足三里), 행간(行間)(태충(太衝)을 쓸 수도 있다), 해계(解谿). 간유(肝兪), 중완(中脘).
수지침: D1(상양) 사혈(瀉血)
E2(눈의 상응점), E38(족삼리(역기사(逆氣瀉))에 은색 서암봉)
N5(태충, 간의 원혈), A12(중완, 위의 모혈), A28(얼굴 모든 병에 기본)에 금색 서암봉.
약치방으로 D1 사혈과 N5만 할 수도 있다.

5) 결막염

간유(肝兪), 해계(解谿), 행간(行間)(태충(太衝)도 가능하나 행간(行間)이 더 좋다).
A28, E2(눈동자), C5(척택(尺澤)), D1(상양(商陽)) 사혈(瀉血).
통증이 심하면 간유(肝兪)를 강하게 자극하고 D1(상양(商陽))과 N1(대돈(大敦))을 사혈(瀉血)한다. 3회 치료면 낫는다.

눈은 간(肝)이 다스리지만 위(胃)에 소속되어 있다. 따라서 간경(肝經)과 위경(胃經)에서 치료한다. 귀는 신장(腎臟)에 속하므로 모든 귓병에 태계(太谿)를 사용한다.
깨끗이 양치하고 침으로 녹인 소금으로 눈을 씻거나 어린아이 같으면 혀로 핥아주고 모유를 한 두 방을 떨어뜨린다.

6) 근시약시

신정방(腎正方), 비승방(脾勝方), A12, A16, E38, N3, A28, E1, E2.

7) 난시

(1) 승읍(承泣), 동자료(瞳子髎), 정명(睛明), 사백(四白).
(2) 은백(隱白), 태백(太白), 태계(太谿).
(3) 해당되는 곳의 수지침.

8) 사시(斜視)

(1) 간유(肝兪), 태충(太衝), 곡지(曲池), 족삼리(足三里), 중완(中脘).
(2) 동자료(瞳子髎), 찬죽(攢竹), 정명(睛明).
(3) 합곡(合谷), 풍지(風池), 천주(天柱), 백회(百會), 통천(通天).

9) 시력 개선

중완(中脘), 중극(中極)(여자는 관원(關元)), 족삼리(足三里)에 뜸을 뜨고 정명(睛明)에 T봉, 찬죽(攢竹), 양백(陽白), 사죽공(絲竹空), 동자료(瞳子髎), 승읍(承泣), 구후(球後)에 T침을 붙인다(밤에만 해도 좋다). 일주일이면 시력이 좋아짐을 느낄 수 있다. 안경을 벗고 치료하는 것이 자기의 노력이 있기 때문에 효력이 빠르다.

10) 눈다래끼(맥립종)

침 꽂고 5분, 길어도 30분이면 없어진다.
눈은 위경에 속한다: 해계(解谿).
눈을 지배하는 것은 간: 태충(太衝).
수지침 N5, E44.
부족하다 싶으면 합곡(合谷)과 수삼리(手三里). D2, D6.
단본침(單本鍼) - 태충(太衝)(N5) 하나만으로 치료된다.
상양(商陽)(수지침 D1) 사혈(瀉血).

11) 야맹증

미충(眉衝), 찬죽(攢竹), 정명(睛明), 양백(陽白), 승읍(承泣), 동자료(瞳子髎).

12) 안면신경마비

풍지(風池), 견정(肩井), 후계(後谿), 정명(睛明), 사백(四白), 영향(迎香), 협거(俠車), 건측 지창(地倉) + 위를 보(補)하기 위한 중완(中脘)과 족삼리(足三里). 강자극하면 안 된다.

더운물에 반신욕을 하여 얼굴에 땀이 나면 그 땀으로 얼굴을 마사지한다. 1주일이면 마비가 풀린다.

눈 뜨기 곤란: 조해(照海), 경골(京骨).
눈 감기 곤란: 충양(衝陽), 신맥(申脈).

13) 안면 경련

안면신경마비 때와 같다. 다만 강자극해야 한다. 기(氣)가 허(虛)한 것이 원인이므로 양손을 36번 비벼 따뜻하게 해서 얼굴을 덮으면 경련이 멈춘다.

14) 잠자고 나서 목이 빳빳하고 돌아가지 않을 때(낙침(落枕))

아픈 쪽 어깨의 눌러서 아프고 응결된 곳 (견정(肩井) 등)을 강하게 지압하고 목을 잘 돌아가는 쪽으로 서서히 돌려 힘을 강하게 준 다음, 힘을 풀고 반대편으로 천천히 돌린다. 두세번 반복.

풍지(風池), 견정(肩井), 견중유(肩中兪)(또는 견외유(肩外兪))로 남은 통증을 치료한다.
낙침(落枕)(EX-UE24), 후계(後谿) + 인중(人中)

15) 치통(齒痛)

어떤 원인이든 합곡(合谷)을 강자극한다 - 열을 내리기 위함, 후계(後谿)까지 투침(透鍼).
협거(頰車), 하관(下關), 대장경(大腸經)의 온류(溫溜) - 모든 급성 치통에 중요하고 뜸 3장.
윗니: 족삼리, 해계, 권료, 화료, 예풍.
아랫니: 합곡, 곡지, 협거, 하관, 예풍.

16) 치은염

합곡(合谷), 족삼리(足三里) + 비승격(脾勝格) 또는 상구(商丘)(비(脾)의 금혈(金穴)).

17) 이갈이

하관(下關). 하관혈은 **코골이**에도 특효.

18) 축농증(蓄膿症)

신정(神庭): 5-7푼 뒤쪽으로 사자(斜刺).
천종(天宗), 견정(肩井).
비익 옆 움푹한 곳(비통(鼻通))에 2치 침, 찬죽(攢竹), 영향(迎香) - 고름을 쏟는다. 영향(迎香)은 반대편 영향쪽으로 투침.
합곡(合谷), 수삼리(手三里), 곡지(曲池): 농의 치료.
척택(尺澤), 중부(中府), 폐유(肺兪).

19) 비후성 비염

영향(迎香)
비통(鼻通): 아래서 위로 비스듬히 5푼-1치.
당처(當處) 점자(点刺) 3-4곳.
비승격(脾勝格) 또는 수지침 비승방(脾勝方).
합곡(合谷), 수삼리(手三里), 곡지(曲池).

20) 중이염(中耳炎)

한방의 구전 영사.

(1) 태계(양쪽), 청궁(1.6촌) + 수지침의 귀의 상응점 1주일 치료.
(2) 예풍(翳風)에 침을 깊게 꽂는다.

2. 호흡기계 질환

1) 마른 기침

예풍(翳風), 염천(廉泉)

2) 감기

(1) 바이러스에 의해 발생.
(2) 풍사(風邪), 한사(寒邪) 등의 침입으로 발생.
(3) 과로나 체력 소모로 발생.
(4) 체중절통(體重節痛), 피부 통증(땀구멍이 막히기 때문).
※ 열(熱)은 감기 바이러스 때문이 아니라고 생각된다.

(1) 치료

① 음식

무우국이나 콩나물국에 파와 고춧가루를 듬뿍 넣어서 먹는 것이 좋다.

무우: 거담, 진통.

파: 폐의 건강식품. 기를 활성화시키고 콜레스테롤을 낮춘다. 술과 고기를 먹을 때 반드시 섭취해야 한다. 거담(去痰), 청열(清熱)효과도 있다.

고춧가루: 진통(鎮痛), 해열(解熱), 세포공(細胞空)의 확대.

② 대증요법(對症療法)

두통(頭痛): 상충(上衝) 상기(上氣) 때문이므로 역기(逆氣)를 사(瀉)하는 합혈(合穴) 척택(尺澤).

인후통증(咽喉痛症): 한기(寒氣)가 집합된 것이기 때문에 정혈(井穴)인 소상(少商)을 사혈(瀉血).

발열(發熱): 오한(惡寒)이 생기는 것은 한열(寒熱)이 교차하기 때문이므로 오수혈(五輸穴)의 경혈(經穴)인 경거(經渠).

체중절통(體重節痛): 체표열(體表熱)이 발산되지 않기 때문이다. 오수혈(五輸穴)의 유혈(兪穴)인 태연(太淵).

구토(嘔吐): 체열(體熱)이 심하기 때문이다. 소풍청열(疏風清熱)의 혈성을 가진 열결(列缺).

기침: 기관지염, 담열(痰熱)이 풀어지지 않은 것. 거담작용의 열결(列缺).

③ 태연(太淵)

4계절 치료할 수 있는 곳이다. 폐실(肺實)이면 척택(尺澤), 폐허(肺虛)면 태연(太淵).

여름에는 자연적으로 발열되므로 열을 치료할 필요가 없으나 겨울에는 반드시 세포공(細胞空)을 키우는 혈인 유혈(兪穴)(태연(太淵))을 치료해야 한다.

감기로 인한 두통은 역기(逆氣) 때문이기 때문에 합혈(合穴)인 척택(尺澤)이상 좋은 곳이 없다.

④ 모혈(募穴)과 배유혈(背兪穴)

이와 같이 계절, 증후 등 여러 가지 인자를 종합하여 취혈한다. 감기의 일반적인 치료 원칙은 푹 쉬는 것이다.

⑤ 뜸

뜸의 특성은 기를 보(補)하는 것이다. 뜸을 쓸 경우에는 폐유(肺兪), 심유(心兪), 신유(腎兪)를 뜨고 복부의 중완(中脘)을 반드시 뜬다. 관원(關元)(체중절통(體重節痛))과 기해(氣海)도 뜰 수 있다. 태연(太淵)만은 간접구(間接灸)를 사용한다.

무우국이나 콩나물국에 고춧가루와 파를 듬뿍 넣어 마신다 + 합곡(合谷).

주혈(主穴): 합곡(合谷) - 발한혈(發汗穴)로 중요하다. 택전류(澤田流) 합곡에서 후계(後谿)쪽으로 2촌가량 투침(透鍼)한다.

운문(雲門)

풍지(風池), 풍문(風門)

중완(中脘), 기해(氣海), 중부(中府): 기를 보충하기 위한 치료.

비용혈(備用穴)

머리가 아프면 인당(印堂)을 머리에서 코쪽으로 사자(斜刺)한다(1촌이상 찌를 수 있다).

기침이 있으면 천돌(天突): 2-3촌 들어간다.

뒷머리가 아프면 풍지(風池): 서로 반대 방향 풍지쪽으로 찌른다.

잘 안 나으면 합곡(合谷)에서 후계(後谿)로 투침(透鍼)하여 왔다 갔다 자극한다. 일단 등에 땀이 나면 낫는다.

열이 심하면 편도선을 확인하여 부어 있으면 소상(少商)과 소택(少澤)을 사혈(瀉血)한다. 그러면 열도 내리고 통증도 없어진다.

어린애들은 호구(虎口)에 침 - 합곡(合谷)으로 사용할 수 있다.

호구(虎口)에서 고열 정도에 따라 풍관(風關), 기관(氣關), 명관(命關)쪽으로 푸른 줄이 올라간다. 호구(虎口)에 침 하나 놓고 푸른 줄의 끝자리에서 사혈(瀉血)한다. 푸른 줄이 기관(氣關)을 넘으면 위험하고, 명관(命關)을 지나면 손가락을 잘라도 피가 나오지 않으며 살릴 방법이 없다. 인당(印堂)을 사혈(瀉血)하고 다음에 인중(人中)을 사혈해서 피가 나오면 살고 그렇지 않으면 죽는다. 중국에서는 십선혈(十宣穴)을 사혈한다.

실열(實熱): 실질적으로 열이 생길 만한 이유가 있는 열로 사혈(瀉血)해서 치료한다.

허열(虛熱): 몸이 탈진해서 오는 열로 사혈(瀉血)할수록 열이 오른다. 음식물(미음)을 먹여 보(補)해주어야 한다.

맥(脈)을 잡아 속이 빈 파나 고무풍선 같은 맥, 즉 벙벙 뛰는 것 같으나 조금만 눌러도 없어지는 맥이면 허열(虛熱)이고 맥이 강하게 뛰면 실열(實熱)이다.

콧물감기는 가벼운 것이면 합곡(合谷)만으로 충분하다. 수지침: C9 M5 A28.

3) 독감

(1) 중완(中脘), 기해(氣海), 중부(中府): 바이러스가 원인이지만 허약한 사람에게 발생하므로 기를 보충한다.
(2) 합곡(合谷), 태백(太白) 또는 공손(公孫): 사관(四關), 발한(發汗).
(3) 대저(大杼), 폐유(肺兪), 궐음유(厥陰兪), 심유(心兪), 신유(腎兪): 발침 후 금피내침.
(4) 풍지(風池), 풍문(風門), 풍시(風市): 풍(風)의 제거. 15-20분 동안 길게 유침. 발침 후 T침.

4) 편도선염(扁桃腺炎) 인후염(咽喉炎)

주혈(主穴): 합곡(合谷).
비용혈(備用穴): 천돌(天突), 곡지(曲池), 인영(人迎).
〈필자〉
(1) 소상(少商), 소택(少澤) 사혈(瀉血).
(2) 기혈(奇穴): 목에서 편도선으로 1치 6푼 가량 찌른다.
(3) 당처(當處) 점자(点刺). 하루 한 번씩 2-3회 치료하면 낫는다.
(4) 결분(缺盆), 운문(雲門), 폐유(肺兪).
(5) 비승격(脾勝格)으로 염증을 다스린다.
(6) 합곡(合谷), 수삼리(手三里), 곡지(曲池)를 같이 해 주면 좋다.

5) 폐렴(肺炎)

(1) 사관 - 합곡(合谷), 행간(行間).
(2) 상양(商陽), 호구(虎口) 사혈(瀉血).
(3) 중부(中府) - 피부침으로 여러 번 자극한 후 피내침(皮內鍼) 또는 금T봉.
(4) 폐유(肺兪) - 침 놓고 나서 피내침(皮內鍼) 또는 금T봉.
(5) 공손(公孫), 은백(隱白) - 사혈(瀉血).

□ 제1처방(오행(五行))

① 사관(四關), 곡지(曲池).

② 폐승격(肺勝格)

㉮ 표준 처방(유태우): 보(補) - 어제(魚際)(폐(肺)영화(榮火)), 소부(심(心)영화(榮火)). 사(瀉) - 척택(尺澤)(폐(肺)합수(合水)), 음곡(陰谷)(신(腎)합수(合水)).

㉯ 병이 진행될 때는 토극수(土剋水)를 이용하여 자(子)를 친다: 어제(魚際) 대신 태연(太淵)(肺土)을 보(補)하고 음곡(陰谷) 대신 태백(太白)(脾土)을 보(補)한다.

㉰ 화외금(火畏金)(극실(極實)일 때)일 경우 목(木)을 보(補)해서 화(火)를 북돋운다: 소상(少商)과 태돈(太敦)을 보(補)한다.

③ 중부(中府)(폐(肺)모혈(募穴))

위치: 쇄골 외측 첨단 아래 움푹한 곳(雲門)에서 직하 1촌.

혈성(穴性): 관흉이기(寬胸理氣), 소조폐기(疏調肺氣), 생진윤조(生津潤燥), 소풍해표(疏風解表),

④ 중완(中脘)(임맥(任脈), 위(胃)모혈(募穴))

⑤ 폐유(肺兪)

해설: 사관(四關)과 곡지(曲池)는 반드시 선취한다. 오행(五行)은 기(氣)의 밸런스만 유지하고 치료는 아니다. 따라서 중부(中府)를 첨가하여 폐(肺)의 기(氣)를 북돋아 주고, 중완(中脘)을 첨가하여 원기를 돋구어 준다.

수지침 C5, C11, G13, J7(肺勝方) + A3,4,8,12,16,18(基本方) + C1(폐의 募穴, 中府)

□ 제2처방

① 사관(四關), 곡지(曲池)

② 척택(尺澤)(肺合水)

위치: 팔꿉 횡문 요측 이두근건 움푹한 곳.

혈성(穴性): 청열조폐(清熱調肺), 지해평천(止咳平喘), 거어지통(祛瘀止痛), 소경통락(疏經通絡), 강역이수(降逆利水)

※ ㉮ 정신을 진정시킨다(千金方)

㉯ 귀당(鬼堂), 귀수(鬼受)라는 별명이 있으며 13귀혈(鬼穴)가운데 하나이다.

③ 태연(太淵)(肺水原穴, 脈會穴)

위치: 요골두 앞 팔목 횡문상 움푹한 곳 촌구맥동(寸口脈動)부위.

혈성(穴性): 청열선폐(清熱宣肺), 지해이인(止咳利咽), 소경통락(疏經通絡)

④ 중부(中府)(肺募穴)

⑤ 폐유(肺兪)(膀胱 背輸穴)

⑥ 중완(中脘)(胃 募穴), 위유(胃兪), 족삼리(足三里)

해설: 모혈(募穴)을 선택하면 유혈(兪穴)을 같이 치료한다. 발침 후에 금피내침을 72시간 유침한다. 기침이 심하면 기관지를 관리하는 대저(大杼)에도 금피내침을 유침한다. 각혈을 하면 공최(孔最)(肺郄穴)를 강자극한다.

□ 제3처방

① 사관(四關)(제2합곡(合谷), 태충(太衝)), 곡지(曲池).
② 중부(中府)(폐(肺)모혈(肺募穴)).
③ 척택(尺澤)(폐(肺)합수(合水)).
④ 태연(太淵)(폐(肺)유원(兪原)).
⑤ 중완(中脘)(위(胃)모혈(募穴)).
⑥ 천추(天樞)(위(胃), 대장(大腸)모혈(募穴)).
⑦ 폐유(肺兪), 위유(胃兪), 비유(脾兪), 대장유(大腸兪), 기해유(氣海兪), 심유(心兪).
※ 유혈은 금피내침(金皮內鍼)으로 72시간 유침하간 후 발침 하고 발침 3일 후에 다시 유침한다.

해설: 결핵균과 싸우고 항체를 조성시키기 위하여 천추(天樞)를 선택하고, 위유(胃兪)는 염증을 없애기 위함이고, 기해유(氣海兪)는 원기를 돋구기 위함이며, 심유(心兪)는 정신적인 안정을 도모하기 위함이다. 40일 정도 치료하면 낫는다.

6) 흉통(胸痛)

가슴 전체가 아픈 것.

늑막염이면 주혈(主穴)로 내관(內關)에서 외관(外關)쪽으로 투침한다.

보조혈(補助穴): 족삼리(足三里), 삼음교(三陰交), 중완(中脘), 음릉천(陰陵泉).

필자: 소장(小腸)의 정혈(井穴)인 소택(少澤)을 피가 안 나올 때까지 사혈(瀉血)한다 - 흉통, 교착통이 소실된다.

3. 소화기계 질환

1) 구내염(口內炎)

입이기 때문에 위(胃), 혀이므로 심(心), 염증이므로 비(脾)등을 생각할 수 있으나 삼초실(三焦實)이 원인이기 때문에 삼초승격(三焦勝格)을 쓴다. 그러나 사암선생은 삼초허(三焦虛)로 보았다. 한 번이면 치료가 끝난다.

허증(虛症)은 정기가 부족한 것이고 실증(實證)은 사기(邪氣)가 승(勝)한 것으로 허증(虛症)보다 정기가 더 남아있을 수도 있고 더 없을 수 있다. 판단은 의사가 한다. 그러므로 사암선생은 삼초허(三焦虛)로 본 것이다.

삼초승격(三焦勝格): 실즉사기자(實則瀉其子) 보기관(補其官).
삼초(三焦) 수(水) - 액문(液門), 삼초(三焦) 합(合) - 천정(天井)
방광(膀胱) 수(水) - 통곡(通谷), 위경(胃經) 토(土) - 족삼리(足三里)

사암선생의 삼초정격(三焦正格): 허즉보기모(虛則補其母) 사기관(瀉其官)
삼초(三焦) - 액문(液門), 삼초(三焦) - 중저(中渚)
임맥(任脈) - 승장(承漿), 심포(心包) - 노궁(勞宮)

가장 빠른 방법은 입을 벌려 해당되는 곳을 삼릉침으로 사혈하는 것이다.
어린 아이가 입안이 헐었을 때는 지창(地倉), 승장(承漿)으로 위(胃)의 음액(陰液)을 조절한다.

2) 식체(食滯)

음식물이 소화가 되지 않고 위장에 머물러 있는 상태.
위(胃)에서 탁한 것을 소장으로 내려 보내주는 일을 못하여 역으로 위로 올라가게 되므로 체하고 부식된 냄새가 나게 된다.
증상: 포만증, 전신권태, 두통, 복통, 트림, 하품.
원인: 과식, 위냉(胃冷), 위허약증, 소화액 분비이상, 신경과민.
〈치료〉
(1) 통강기능을 위하여 사관(四關)(합곡(合谷), 태충(太衝)(체했을 때는 행간(行間)이 더 좋다). 여기에 중완(中脘), 양문(梁門), 족삼리(足三里)가 기본방.
(2) 위냉(胃冷)으로 식상(食傷)이 되면 내정(內庭)에 뜸(이내정(裏內庭)에 열감이 올 때까지 충분히 뜬다).
(3) 위(胃)가 약하면 위정격(胃正格):
보(補): 해계(解谿)(위화(胃火)), 양곡(陽谷)(소장화(小腸火).
사(瀉): 함곡(陷谷)(위목(胃木)), 족임읍(足臨泣)(담목(膽木).
(4) 소화액의 결핍: 비(脾)의 원혈(原穴)인 태백(太白)과 담(膽)의 원혈(原穴)인 구허(丘墟).
(5) 혈성(穴性)으로 택하면: 양문(梁門)(강역지통(降逆止痛)), 귀래(歸來)(온경산한(溫經散寒)), 족삼리(足三里)(소적화체(消積化滯)), 내정(內庭)(통경지통(通經止痛)).
(6) 보조혈: 사영혈(四靈穴): 양쪽 가천(可天)(외릉(外陵)) 재천(在泉)(대거(大巨)).

3) 스트레스성 복통

합곡(合谷), 곡지(曲池): 신경성 질환의 치료.
비장(脾臟)과 간장(肝腸) 치료.

4) 설사

음식물의 흡수 장애로서 대장과 소장의 문제이다. 세균성 설사나 이질도 있다. 흡수 장애는 장무력증과 냉증 때문이며 장허증이다.

〈치료〉

(1) 단순성 설사는 습(濕)을 다스리는 비장(脾臟)을 다스리면 잘 낫는다. 비정격(脾正格) 또는 수지침의 비정방(脾正方)도 좋다.

(2) 무력증의 치료는 대장정격(大腸正格)과 소장정격(小腸正格)을 사용한다. 그러나 화극금(火剋金)으로 모순이 되므로 안 된다. 소장(小腸)과 심장(心臟)은 왼쪽에 속하고 대장(大腸)과 폐는 오른쪽에 속하므로 왼쪽은 소장정격(小腸正格), 오른쪽은 대장정격(大腸正格)을 쓰면 대장(大腸)과 소장(小腸)을 모두 보(補)할 수 있다.

(3) 냉증의 치료: 뜸.
복부에 충분한 열감이 올 때까지 좌우 천추(天樞)와 관원혈(關元穴)에 뜸을 뜬다.

(4) 배유혈(背兪穴): 대장유(大腸兪), 소장유(小腸兪), 관원유(關元兪)에 뜸을 뜨거나 피내침(皮內鍼)을 72시간 이상 유침한다.

(5) 손바닥뜸으로 전신적인 기(氣)를 보충한다.

5) 위염(胃炎)

위장에 염증이 생겨 복통을 호소하는 증상으로 급성과 만성이 있다.

□ 제1처방(혈성(穴性)에 의해서)

① 사관(四關): 제1합곡(合谷)과 공손(公孫).

② 내정(內庭): 위(胃)의 영수혈(滎水穴) – 청위설열(淸胃泄熱), 통경지통(通經止痛).

해설: 사관(四關)은 사기통혈(四氣通穴)이다. 그래서 제1합곡(合谷)을 취혈한다. 공손(公孫)은 소염진통혈(消炎鎭痛穴)로 선택.

□ 제2처방(통증 중심으로)

① 사관(四關): 제1합곡(合谷)과 태충(太衝).

② 양구(梁丘): 위(胃)의 극혈(隙穴).

③ 중완(中脘): 모혈(募穴).

④ 내관(內關): 심포(心包) 낙혈(絡穴), 팔맥교회혈(八脈交會穴).

해설: 소염진통혈(消炎鎭痛穴)로 양구(梁丘)를 선택. 위장의 안정과 진통을 위해 중완(中脘). 이기화위(利氣和胃)를 위한 내관(內關).

□ 제3처방(염증 중심)

① 사관(四關): 제1합곡(合谷), 태충(太衝).
② 삼음교(三陰交): 비경(脾經) – 행기활혈(行氣活血).
③ 상구(商丘): 비금(脾金)으로 비토(脾土) 사(瀉).
④ 중완(中脘): 위(胃)의 모혈(募穴).
⑤ 비승격(脾勝格): 백혈구 억제.

해설: 행기활혈(行氣活血)을 위한 삼음교(三陰交). 소염진통(消炎鎭痛)을 위한 상구(商丘). 평정소렴(平定消炎)을 위한 중완(中脘).

□ 제4처방(五行 處方)

여태(厲兌): 위금(胃金) – 사(瀉).
함곡(陷谷): 위목(胃木) – 보(補).
상양(商陽): 대장금(大腸金) – 사(瀉).
족임읍(足臨泣): 담목(膽木) – 보(補).

해설: 위승격(胃勝格) 처방이다. 병이 지속적일 때는 화극금(火剋金)의 이용한 해계(解谿)를 사용하고, 병이 정지상태이면 목극토(木剋土)를 이용한 함곡(陷谷)을 사용한다.

□ 제5처방

사관(四關): 제1합곡(合谷), 태충(太衝).
중완(中脘): 위(胃)의 모혈(募穴).
비유(脾兪), 위유(胃兪): 배유혈(背兪穴).
내관(內關): 심포(心包) 낙혈(絡穴).

해설: 소염진통(消炎鎭痛) 후의 위(胃)의 평정혈(平定穴), 기의 소통(疏通), 보충. 화위(和胃)

□ 대한 침구사 협회

편실증(偏實症)(소간이기(疏肝利己), 강역지통(降逆止痛)): 중완(中脘), 내관(內關), 족삼리(足三里), 구허(丘墟), 태충(太衝).

편허증(偏虛症)(조화기혈(調和氣血), 안위정통(安胃定痛)): 중완(中脘), 내관(內關), 족삼리(足三里), 위유(胃兪).

방법: 편실증형은 염전사법(捻轉瀉法), 중완(中脘)혈은 호흡보사법(呼吸補瀉法)(呼補吸瀉)의 사법(瀉法).
편허증형은 염전보법(捻轉補法), 중완(中脘)혈은 호흡보법(呼吸補法).

중완(中脘), 족삼리(足三里)는 위(胃)의 기혈소통(氣穴疎通), 즉 승청강탁(升淸降濁)하고,
양구(梁丘)는 위(胃)의 극혈(隙穴)로 부식완해(腐植完解)하고,

태충(太衝), 양릉천(陽陵泉)은 간기(肝氣)의 충역(衝逆)을 내리고 간기(肝氣)가 통하여 위기(胃氣)가 저절로 내린다.

위유(胃兪), 중완(中脘)은 유혈(兪穴)과 모혈(募穴)의 배혈(配穴)이며 내관(內關), 족삼리(足三里)를 보좌하며 화위(和胃)하면 통증이 멎는다.

허한시(虛寒時)는 뜸으로 한사(寒邪)를 몰아내고 지통(止痛)시킨다.

수지침: A5, A8, A10, A12, E18, E39, D2, F3

□ 그 외 처방

① 현대침구원 이병국씨

주혈(主穴): 공손(公孫)(비(脾)), 내관(內關)(심포(心包)), 족삼리(足三里)(위(胃)), 합곡(合谷)(대장(大腸)), 태충(太衝)(간(肝))

비용혈(備用穴): 중완(中脘), 상완(上脘), 하완(下脘)(임맥(任脈)), 위유(胃兪), 비유(脾兪), 양구(梁丘)(위극(胃郄))

② 동양 종합 통신대 정민형씨

위유(胃兪), 비유(脾兪), 위창(胃倉)(배유혈(背兪穴)), 중완(中脘)(임(任)), 양문(梁門)(위(胃)), 족삼리(足三里)(위(胃)) 풍지(風池)(담(膽)), 천주(天柱)(방광(膀胱))

③ 수지학회 유태우씨

거궐(巨闕), 중완(中脘), 하완(下脘), 석문(石門)(임(任)), 족삼리(足三里), 상거허(上巨虛)(위(胃)), 대추(大椎)(독(督)), 소해(小海)(소(小)), 양교(陽交)(담(膽)).

석문(石門)은 삼초(三焦)의 모혈(募穴). 모든 병은 삼초가 다스리므로 선택. 석녀(石女)가 되는 수가 있으므로 여자에 금기이나 석녀를 치료하는데 쓰이는 혈이다.

④ 군진침구학회

중완(中脘)(임(任)), 양구(梁丘)(위(胃)), 내관(內關)(포(包)), 족삼리(足三里)(위(胃)), 공손(公孫)(비(脾)).

양구(梁丘)는 위의 극혈(郄穴)로 급성 통증을 치료. 내관(內關)이나 간사(間使)는 소아에 중완(中脘) 대신 사용.

구안와사(口眼喎斜)는 반대편 간사(間使)에 대추알만한 뜸 3장 - 일주일 후, 또 일주일 후 반복.

⑤ 평양침구의학강습소 소장 김태형씨

공손(公孫)(비(脾)), 내관(內關)(포(包))

공손(公孫)은 염증을 다스린다. 식체(食滯)로만 보았기 때문이다.

⑥ 대한침구사협회 회장 신태호씨

중완(中脘)(임(任)), 내관(內關)(포(包)), 족삼리(足三里)(위(胃)), 구허(丘墟)(담(膽)), 태충(太衝)(간(肝))(원(原)), 위유(胃兪)(배유혈(背兪穴)).

구허(丘墟)는 담(膽)의 원혈(原穴)로 통증을 치료한다.

⑦ 사암도인

양곡(陽谷)(소(少))(원(原)), 해계(解谿)(위(胃))(원(原)): 보(補)

임읍(臨泣)(담(膽)), 함곡(陷谷)(위(胃))(유(兪)): 사(瀉)

중완(中脘)

오행 처방이 잘못 전해진 듯 하나 일리가 있는 처방이다.

⑧ 간중희웅(間中喜雄)

위해(기혈(奇穴))

위염(胃炎)은 반드시 기병(奇病)만은 아니므로 잘못된 처방이다.

⑨ 허임선생(이조말기)

중완(中脘)(임위모(任胃募)), 상완(上脘)(임(任)), 하완(下脘)(임(任)), 족삼리(足三里)(위(胃)), 공손(公孫)(비(脾)), 합곡(合谷)(대(大)).

※ 각 혈에 뜸 5-7장씩 한다.

※ 조언(助言): 염증이 있으니 비경(脾經)의 금혈(金穴)인 상구(商丘)혈이 필요하며 은백(隱白)(비목(脾木)).

〈필자〉

① 사관(四關): 합곡(合谷)과 태충(太衝), 행간(行間), 공손(公孫) 가운데 하나를 주관에 따라 선택한다.

합곡(合谷): 소풍해표(疏風解表), 청열양명(淸熱陽明), 진정안신(鎭靜安神), 평간식풍(平肝熄風), 통경활혈(通經活血), 소경통락(疏經通絡).

태충(太衝): 소간이담(疏肝利膽), 식풍영신(熄風寧神), 통경활락(通經活絡).

행간(行間): 조리간신(調理肝腎), 행기활혈(行氣活血), 청열식풍(淸熱熄風). 간(肝)의 화혈(火穴)로 신경성 질환의 사관으로 쓰는 것이 좋다.

공손(公孫): 건비화위(健脾和胃), 이기화습(理氣化濕), 화식소적(化食消積), 통경활락(通經活絡). 체했을 때 사관(四關)으로 쓰는 것이 좋다.

② 족삼리(足三里): 건비화위(健脾和胃), 소적화체(消積化滯), 조리기혈(調理氣血), 소풍화습(疏風化濕). 위(胃)의 합혈(合穴)로 역기(逆氣)를 사(瀉)한다. 30대 미만은 금침(禁鍼)이고, 대신 지양(至陽)(T7)을 쓸 수 있다.

③ 중완(中脘): 건비화위(健脾和胃), 소적화체(消積化滯), 이기지통(理氣止痛). 족삼리(足三里)와 중완(中脘)은 항상 같이 쓴다. 사관(四關)+족삼리(足三里)+중완(中脘)을 치료해도 복통이 멎지 않으면 기해(氣海), 그래도 멎지 않으면 족임읍(足臨泣).

④ 양문(梁門): 건비화위(健脾和胃), 강역지통(降逆止痛), 소적화체(消積化滯).

복부에 침을 놓을 때는 반드시 손과 발을 먼저 자침(刺針)한 후 복부를 자침한다.
심한 신경성(神經性) 위염이면 위승격(胃勝格)을 같이 쓰면 특효.

6) 위경련

내정(內庭), 음교(陰交).
내정(內庭): 청리두목(淸利頭目), 청위설열(淸胃泄熱), 통경지통(通經止痛).
생리식염수를 주사하면 낫는다. 아니면 소금을 침으로 녹여 목구멍으로 넘긴다.

7) 급성위경련

24시간 이내에 사망할 수 있는 무서운 병이다. 기격(氣膈)때문이며 기(氣)와 혈(血)은 같이 가기 때문에 혈격(血膈)도 겸한다. 위(胃)는 곡기(穀氣)의 원천이므로 종기(宗氣)가 막히고 모든 것이 막힌다. 순환이 안 된 상태이므로 링게르를 꽂으면 500ml도 안 들어가서 죽는다.

(1) 통(通): 모든 것이 막혀 있으므로 손가락을 잘라도 피가 안 나온다.
정혈(井穴) 사혈(瀉血). 십정혈(十井穴)의 대표혈인 소상(少商)과 소택(少澤)만 사혈해도 된다.
십선(十宣)(손가락, 발가락 끝) 사혈.
(2) 복통(腹痛): 통하고 나면 복통이 온다. 진통제가 듣지 않는 격렬한 복통이다. 구토와 설사를 한다. 병원에서 생리식염수를 주사하면 낫는다. 천일염 한 수저(티스푼)를 혀 밑에 넣고 녹으면 목구멍으로 넘긴다.
(3) 식체(食滯): 사관(四關)(제1合谷-公孫), 중완(中脘), 기해(氣海).

8) 십이지장궤양

모든 궤양에 합곡(合谷), 수삼리(手三里), 곡지(曲池).
중완(中脘), 건리(建里), 천추(天樞), 족삼리(足三里).

9) 위천공(胃穿孔)

중완(中脘).

10) 위하수

과식이나 위(胃) 무력, 위장기능의 약화로 위(胃)주머니가 아래로 쳐져있는 상태로 속이 거북하고 소화가 잘 안 되며 트림하면 냄새가 나고 자주 토한다.

〈치료〉

(1) 배유혈(背兪穴): 폐유(肺兪), 위유(胃兪), 비유.

(2) 기본침: 사관(四關), 중완(中脘), 하완(下脘), 건리(建里).

(3) 하거허(下巨虛)(소장(小腸) 치료), 족삼리(足三里), 해계(解谿).

(4) 보조 치료: 사영혈(四靈穴): 양쪽 가천(可天)(외릉(外陵)), 재천(在泉)(대거(大巨)).

하완(下脘)과 건리(建里)가 중요한 혈(穴)로 의외의 놀라운 효과를 볼 수 있다. 보통은 횡자(橫刺)하나 위하수 때는 금침(金針)으로 1치 이상 직자(直刺)한다.

11) 딸꾹질

(1) F1 사혈(瀉血).

(2) 중완(中脘), 거궐(巨闕), 기문(期門), 결분(缺盆), 격유(膈兪), 격관(膈關).

(3) 소상(少商), 거궐(巨闕), 지양(至陽).

(4) 사암오행침: 모든 딸꾹질은 대장정격(大腸正格)을 써야 하나 오랜 병 후에 오는 딸꾹질은 심정격(心正格)을 써야 한다.

12) 상복통(上腹痛)

위장(위염, 궤양, 카타르), 담낭염, 담석증, 횟배(얼굴이 홍조되었다가 변색된다. 주로 오른쪽 상복통).

회풍(蛔風): 죽은 줄 알고 묻으려면 또 울고 하는 것을 반복한다.

울음풍: 눈물 한 방울 없이 눈을 바로 세우고 아, 아, 아, 운다.

코골음풍: 일정한 간격으로 코만 곤다.

경풍(驚風): 옛날 홍역 다음으로 많은 유아 사망 원인

소아는 내관(內關). 어른은 중완(中脘), 중완을 써야 할 소아는 간사(間使).

비용혈(備用穴): 족삼리(足三里), 삼음교(三陰交). 부족하면 양구(梁丘) - 급성 복통에 사용한다. 맹장염 때에는 복통이 없어지므로 복막염으로 이행하는 것을 간과할 수 있으므로 주의 할 것.

필자: 사관(四關)(합곡(合谷) 행간(行間)), 중완(中脘) + 소금을 콩알만하게 혀 밑에 넣고 녹여 목구멍으로 넘긴다. 넘어가는 순간에 복통이 멎는다. 토사곽란 복통에도 소금을 넘긴다.

13) 하복통(下腹痛)

장염, 방광, 부인병, 신장염.

주혈(主穴): 천추(天樞)(장염), 황유(肓兪)(신장염), 삼음교(三陰交)(부인병).

비용혈(備用穴): 중극(中極), 족삼리(足三里).

부족하면 관원(關元), 중극(中極), 기해(氣海)에 뜸.

14) 설사

주치혈: 곤륜(崑崙). 개이지 않은 설사는 비정격(脾正格). 이질에도 사용한다.

15) 변비

신문(神門)에 뜸.

16) 세균성 이질

수지침: 기본방 (뜸), E22(천추(天樞)), J23(황유(肓兪)).
정경침(正經鍼): 신궐(神闕), 천추(天樞), 중완(中脘)에 뜸.
식이요법: 매운 고추장(무농약 고추 + 서해안 소금 + 잘 발효된 메주).

17) 지방간

담정격(膽正格): 담즙이 기름기를 녹인다.

18) 간경변

커피로 관장. 50~200 ml로 하루 3번 일주일이면 개선된다.
수지침: 기본방 (A3, A6, A8, A12, A16), N17, J23, E22, J3, I38, 폐유, 격유, 간유, 담유. + 간승격(肝勝格). 정경침으로 배유혈(背兪穴)은 피내침.

19) 간염

바이러스를 없앤다: 합곡(合谷), 수삼리(手三里), 천추(天樞) - 대식구를 조성한다.
간유(肝兪: T9), 담유(膽兪: T10) - 금피내침.
태충(太衝), 기문(期門), 일월(日月).
수지침 간승방(肝勝方).
정경침(正經鍼)은 5일 침 놓고 일주일 쉰다. 수지침은 한달간 계속해도 된다.

20) 담석통(膽石痛)

수지침이 잘 듣는다: 오른손 오른쪽 N17 오복, A16, A14, A12, N17 오복(왼쪽), N18(좌우), A8, A4, A3.
정경침(正經鍼): 족임읍(足臨泣)(좌우), 양릉천(陽陵泉), 양보(陽輔) + 일월(日月), 중완(中脘), 족삼리(足三里)(間中 처방).

21) 맹장염(盲腸炎)(충양돌기염(蟲樣突起炎))

비승격(脾勝格) + 우측 대장유(大腸兪)의 사혈(瀉血)(검붉은 피가 많이 나온다) + 복통이므로 위경(胃經)의 극혈(隙穴)인 양구(梁丘)(右)를 강자극한다. 비승격이나 사혈을 않고 양구(梁丘)만 강자극하면 통증이 없어져 복막염으로 진행하는 것을 모를 수 있으므로 주의해야 한다. 족삼리(足三里)(右), 중완(中脘).

합곡(合谷), 수삼리(手三里), 곡지(曲池) + 천추(天樞)- 대장(大腸) 치료.

〈일반적인 치료〉

(1) 염증 치료: 비승격(脾勝格). 비장(脾臟)이 항진되면 백혈구가 증가한다. 비승(飛昇)을 억제하여 백혈구를 저하시킴. 비경(脾經)의 목(木)(목극토(木剋土))과 금(金)(子)을 보사(補瀉)한다.

(2) 대장(大腸) 치료: 맹장(盲腸)은 대장(大腸)에 붙어 있다.

① 염증이므로 대장실(大腸實): 대장승격(大腸勝格).

② 항체세포를 항진시킨다: 합곡(合谷), 수삼리(手三里), 곡지(曲池), 견우(肩髃) + 천추(天樞)

(3) 위경(胃經) 치료: 맹장은 위경(胃經)이 지나가는 곳이다.

① 통증 제거: 우양구(右梁丘)

② 위(胃)의 역기(逆氣)를 사(瀉)해준다: 합혈(合穴)인 우족삼리(右足三里).

③ 대장의 모혈(募穴): 좌우(左右) 천추(天樞).

④ 우대장유(右大腸兪) 흡각 사혈(瀉血) - 새까만 피가 나오며 시원한 느낌을 받는다.

(4) 병을 불문하고 놓는 선취혈(先取穴)

① 사관(四關): 합곡(合谷), 행간(行間) - (2)②와 겹친다.

② 곡지(曲池): 이곳도 (2)②와 겹친다. (2)②에서 견우(肩髃)를 생략할 수 있고 수삼리(手三里)도 생략할 수 있다. 합곡(合谷)과 곡지(曲池)만으로도 충분하다. 2촌 이상 들어간다(합혈(合穴)은 모두 마찬가지).

봄에 왔을 경우 간허(肝虛)이므로 (4)의 행간(行間)(영(滎), 사(瀉)) 대신 태충(太衝)(원혈(原穴), 보(補))을 쓰며, 더 필요하면 담경(膽經)의 구허(丘墟)나 임읍(臨泣)을 쓴다. 봄은 거의 간실(肝實)이나 실제로 간의 기는 떨어져 있으므로 처음에는 승격(勝格)으로 치료하다가 나중에는 정격(正格)으로 치료한다.

여름에 맹장염에 걸렸을 때는 대장허(大腸虛)이므로 (2)의 대장승격(大腸勝格)은 맞지 않다. 여름에 장무력이 많은 원인은 폐실(肺實) → 대장허(大腸虛) → 소장실(小腸實) → 대장극허(大腸極虛) 때문이다. 그러므로 대장을 도와주는 천추(天樞)와 합곡(合谷)을 쓴다.

가을 겨울도 계절에 맞게 처방한다.

급성 맹장염은 오른쪽 오추(五樞), 비승격(脾勝格), 오른쪽 대장유(大腸兪) 사혈(瀉血).

22) 복막염(腹膜炎)

경문(京門), 수부(手部), 황유(肓兪), 중극(中極)에 뜸.

4. 근골격계 질환

1) 목디스크

(1) 중완(中脘)(임맥(任脈) 위(胃)의 모혈(募穴))
(2) 황유(肓兪)(신장(腎臟)모혈(募穴))
(3) 천추(天樞)(위(胃), 대장(大腸)모혈(募穴))
(4) 신주(身柱)(독맥(督脈) T3)
(5) 풍지(風池)(膽經): 소풍청열(疏風淸熱), 통경활락(通經活絡), 성뇌개규(醒腦開竅)
(6) 견정(肩井)(담(膽)) 소경활락(疏經活絡), 이기활담(利氣活膽)
(7) 천종(天宗)(小腸): 소경통락(疏經通絡), 행기활혈(行氣活血), 산풍청열(散風淸熱), 안신정지(安神定志)
(8) 수삼리(手三里)(일명 귀사(鬼邪)): 소경통락(疏經通絡)

〈수지침〉
대장승방(大腸勝方): D2, D6, I38, E38 + A8, J23, E22, A12, A16 + M5, B24, B23, B22, B21, B19

〈남수침술원〉
(1) 아시혈: 압통이 가장 심한 분절과 그 위아래 세 마디.
(2) 중저(中渚), 양지(陽池), 외관(外關).
(3) 천료(天髎), 천종(天宗), 고황(膏肓).

2) 오십견(五十肩)

폐에 원인이 있으면 중부(中府), 운문(雲門), 척택(尺澤), 태연(太淵), 이간(二間), 신맥(申脈). 열흘이면 낫는다.
경락상에서 통증을 치료한다.
앞: 폐경(肺經) - 중부(中府), 운문(雲門), 척택(尺澤), 태연(太淵).
옆: 대장경 - 견우(肩髃), 비노(臂臑). 삼초경(三焦經) - 견료(肩髎).
뒤: 소장경(小腸經) - 천종(天宗).

50대에 많이 볼 수 있는 병으로 폐첨경화(肺尖硬化)가 원인이다. 폐첨경화이기 때문에 팔을 들어올리면 폐첨이 상할 수 있다. 남자보다는 여자에게 많은 편이다.

□ 제1처방

① 운문(雲門)(폐경(肺經))
위치: 쇄골 외측 하단 움푹한 곳.

혈성(穴性): 관흉이기(寬胸理氣), 소조폐기(疏調肺氣).

② 중부(中府)(폐(肺)모혈(募穴))
위치: 운문 직하 1촌.
혈성(穴性): 생진윤조(生津潤燥), 소조폐기(疏調肺氣).

③ 견정(肩井)(담경(膽經))

④ 천종(天宗)(소장(小腸))

⑤ 백호(魄戶)(방광(膀胱), T3 3촌 외측 폐유(肺兪) 옆)

⑥ 공최(孔最)(별설, 폐첨경화의 필수 혈)

□ 제2처방

① 신맥(申脈)(방광(膀胱) 팔맥교회혈(八脈交會穴))
위치: 바깥복사뼈 중앙 직하 적백제.
혈성(穴性): 소경활락(疏經活絡), 영심안신(寧心安神).

② 이간(二間)(별설, 대장(大腸)영수혈(榮水穴)) 일명 간곡(間谷)
위치: 둘째손가락을 굽혀 둘째 마디 횡문 끝.
혈성(穴性): 개규소궐(開竅蘇厥).

□ 제3처방(부황요법)

① 견정(肩井), 천종(天宗)혈 사혈(瀉血).

② 이간(二間)(별설)

③ 신맥(申脈)(별설)

※ 자침 후 상박을 가볍게 운동시킨다.

□ 제4처방(피내침 요법)

① 운문(雲門), 중부(中府), 폐유(肺兪), 견정(肩井), 천종(天宗).

전혈 피내침(皮內鍼)으로 자입해서 72시간 유침한다. 피내침은 밖에서 척추쪽을 향하여 넣고 위에 반창고(금T봉)를 붙인다. 이때 침 부위를 약간 눌러 문지를 때 찌르는 것 같이 아프면 다시 넣는다.

□ 동씨침법(董氏鍼法)

건측의 조구(條口), 신관(腎關)(음릉천 아래 1.5촌), 양로(養老)에 침을 놓고 아픈 어깨를 움직이도록 한다.

3) 요배통: 등허리

주혈(主穴): 환도(環跳).

비용혈(備用穴): 양릉천(陽陵泉), 은문(殷門).
필자: 승산(承山), 곤륜(崑崙), 신맥(申脈).

4) 요통

주혈(主穴): 후계(後谿).
비용혈(備用穴): 협척(俠脊)혈.
필자: 방광경(膀胱經)-신유(腎兪), 지실(志室), 승산(承山), 곤륜(崑崙), 경골(京骨).
　　신장(腎臟) 치료: 황유(肓兪), 천추(天樞).
　　신주(身柱)(T3): 척추 질환 일체에 매우 중요하다.
　　부인병(婦人病)이 원인이면 팔료혈(八髎穴), 관원(關元), 삼음교(三陰交), 경골(京骨).

5) 허리 추간판탈출증

□ 제1처방

① 곡지(曲池), 사관(四關)(제2합곡(合谷), 행간(行間)).
② 족삼리(足三里)(胃合土)
위치: 해계(解谿)에서 독비(犢鼻)까지 연결선상의 독비에서 3/16 지점.
혈성(穴性): 조리기혈(調理氣血), 소풍화습(疏風化濕), 역기인하(逆氣引下).
③ 신맥(申脈)(별설(別設), 방광(膀胱) 팔맥교회혈(八脈交會穴)) 양교맥(陽蹻脈)
위치: 바깥복사뼈 중앙 직하방 적백제.
혈성(穴性): 소경활락(疏經活絡).
④ 족임읍(足臨泣)(담(膽)유혈(兪穴), 팔맥교회혈(八脈交會穴))
위치: 제4,5발가락 사이 결합 부분의 움푹한 곳.
혈성(穴性): 청열사화(清熱瀉火), 소설간담(疏泄肝膽), 통경활락(通經活絡), 지통(止痛).
⑤ 환도(環跳)(담경(膽經))
위치: 엎드려서 하료혈(下髎穴)과 넙다리뼈 대전자(大轉子)를 이은 선상에서 외측 1/3 지점. 옆으로 누워서는 엉덩이와 무릎을 굽히고 엉덩이 횡문 1치 외방에서 취한다. 좌골신경(坐骨神經)이 지나가는 곳이다.
혈성(穴性): 산풍거습(散風祛濕), 서근이절(舒筋利節), 통경활락(通經活絡).

□ 제2처방

① 사관(四關): 합곡(合谷), 태충(太衝).
② 황유(肓兪)(신장(腎臟)의 모혈(募穴) - 수지침)
위치(位置): 복내선상(腹內線上)에 배꼽(신궐(神闕)) 양 옆 0.5촌 지점.

혈성(穴性): 기(氣), 정혈(精血)의 조성.

③ 천추(天樞)(위경(胃經) 대장(大腸)의 모혈(募穴))

위치: 신궐(神闕) 외측 수평면상 2촌 지점.

혈성(穴性): 청열해독(清熱解毒), 조리장부(調理臟腑).

④ 관원(關元)(임맥(任脈) 소장(小腸)의 모혈(募穴))

위치: 임맥(任脈) 정중선상 곡골(曲骨) 2촌 상방.

혈성(穴性): 온신익정(溫腎益精), 조리충임(調理衝任), 이기제한(利氣除寒), 강장작용(强壯作用).

⑤ 환도(環跳)(담경(膽經))

⑥ 소장유(小腸兪)(방광경(膀胱經) 배유혈(背兪穴))

⑦ 부극(浮郄)(방광(膀胱))

위치: 오금 위중(委中) 외측방 하함부.

혈성(穴性): 서근활락(舒筋活絡), 거풍산한(祛風散寒).

⑧ 승산(承山)(방광(膀胱))

위치: 위중(委中)과 아킬레스건 후면 선상의 중앙에서 5분(分) 하방 지점.

혈성(穴性): 서근활락(舒筋活絡), 요퇴(腰腿)구급병통(救急病痛), 국발성 경련, 전근 급근통(急筋痛).

⑨ 신맥(申脈)(방광(膀胱) 팔맥교회혈(八脈交會穴))

⑩ 속골(束骨)(방광(膀胱)유목혈(兪木穴))

위치: 새끼발가락 중족골두 외측.

혈성(穴性): 소풍청열(疏風清熱).

⑪ 족임읍(足臨泣)(담(膽)유목(兪木) 팔맥교회혈(八脈交會穴))

해설: 황유(肓兪)가 수지침에서 신장(腎臟)의 모혈(募穴)이므로 사관(四關)에서 간(肝)의 원혈(原穴)인 태충(太衝)을 취한다. 황유(肓兪)와 천추(天樞)는 등 뒤 근육을 강력히 잡아당겨 튼튼하게 한다. 관원(關元)은 소장(小腸), 척추를 관장하므로 취한 것이다.

□ 제3처방

① 제2처방중 부극(浮郄) 대신 족삼리(足三里).

② 풍시(風市)(담경(膽經))

위치: 서서 차려 자세로 가운데 손가락 끝이 닿은 부분.

혈성(穴性): 산풍거습(散風祛濕).

③ 양릉천(陽陵泉)(담(膽)합토혈(合土穴))

위치: 비골소두 전하방 움푹한 곳.

혈성(穴性): 청열이습(清熱利濕), 서근이절(舒筋利節).

④ 현종(懸鐘)(담경(膽經) 수회(髓會)),

위치: 바깥복사뼈 끝에서 3촌 상방 지점.

혈성(穴性): 거풍지통(祛風止痛), 통경(通經).

⑤ 족임읍(足臨泣)(담(膽)유목(兪木) 팔맥교회혈(八脈交會穴))

⑥ 속골(束骨)(방광(膀胱))

해설: 양릉천(陽陵泉)보다 한치 아래 담낭혈(膽囊穴)을 더 많이 쓴다.

〈수지침〉

① 대장승방(大腸勝方): D2, D6, I38, E38

② A8, J23, E22, B24, A4, A12

③ M21,27,31

④ H2,6

6) 좌골신경통(坐骨神經痛)

좌골신경 본체의 염증 또는 여러 가지 질병으로 인하여 일어나는 증상으로 원발성(原發性)과 속발성(續發性)으로 나눌 수 있다.

속발성(續發性) 신경통은 영향을 미치는 부위가 다르고 간성(幹性)과 근성(根性)으로 나눈다.

증상: 허리, 엉덩이, 대퇴부 후측, 오금, 소퇴부 후측, 족배(足背) 외측에 작통(灼痛), 자통(刺痛)이 나타난다.

원인: 위기(衛氣)가 불고(不固)하고 주리공소(腠理空疏)하거나, 힘들게 일해서 땀이 난 후 바람을 맞았거나, 찬물을 건너거나(寒邪), 약물(알코올) 중독 등으로 풍한습사(風寒濕邪)가 풍한습비(風寒濕痺)가 된 것이다.

ㅁ 제1처방

① 환도(環跳) GB 30

위치: 옆으로 누워 하료와 대전자 사이 외측 1/3.

혈성(穴性): 산풍거습(散風祛濕), 서근이절(舒筋利節), 통경활락(通經活絡).

3촌 이상 침을 사용한다. 표피는 중요하지 않고 침선이 중요하다. 침선이 좌골신경총 핵이 있는 곳에 닿아야 한다. 그러면 침감이 상하로 방산된다. 침감이 느껴지지 않으면 느껴질 때까지 찾아서 자극해야 한다.

② 풍시(風市) GB 31

위치: 대퇴골 바깥 아래쪽 중앙. 반듯이 서서 팔을 내려뜨려 가운데 손가락 끝이 닿는 곳

혈성(穴性): 산풍거습(散風祛濕), 소경활락(疏經活絡).

③ 양릉천(陽陵泉)(담(膽)합토(合土))

위치: 비골소두 전하방 움푹한 곳.

혈성(穴性): 청열이습(清熱利濕), 서근이절(舒筋利節).

④ 현종(懸鐘): 담(膽). 일명 절골(絶骨). 팔회혈(八會穴) 수회(髓會) - 골수를 생성한다.

위치: 외과첨에서 3촌 지점 비골 전연.

혈성(穴性): 소간이기(疏肝理氣), 장요건슬(壯腰健膝), 거풍지통(祛風止痛), 통경활락(通經活絡).

⑤ 족임읍(足臨泣): 팔맥교회혈(八脈交會穴), 유혈(兪穴).

위치: 제4,5중족골저 앞 사이.

혈성(穴性): 청열사화(清熱瀉火), 소설간담(疏泄肝膽), 청리두목(清利頭目), 통경활락(通經活絡), 통증을 제거하는 혈이다.

⑥ 차료(次髎)(방광(膀胱))

위치: 제2천골공 가운데

혈성(穴性): 장요보신(壯腰補腎), 통경활혈(通經活血).

⑦ 승부(承扶)(방광(膀胱))

위치: 대퇴 후측 정중선상 엉덩이 주름 중앙.

혈성(穴性): 요배통(腰背痛), 좌골신경통(坐骨神經痛), 통경지통(通經止痛).

⑧ 은문(殷門)(방광(膀胱))

위치: 엎드려서 승부(承扶)와 위중(委中) 사이 중앙. 승부(承扶) 직하 6촌.

⑨ 위양(委陽)(방광(膀胱) 삼초(三焦) 하합혈(下合穴)).

위치: 오금 주름 바깥쪽 끝.

혈성(穴性): 서근이절(舒筋利節), 활락지통(活絡止痛), 청열해독(清熱解毒).

⑩ 비양(飛揚)(방광(膀胱) 낙혈(絡穴))

위치: 곤륜(崑崙)혈 직상 7촌.

혈성(穴性): 산풍해표(散風解表), 소경활락(疏經活絡), 청열이습(清熱利濕).

⑪ 곤륜(崑崙)(방광(膀胱) 경화(經火))

위치: 바깥 복사뼈와 아킬레스힘줄 사이.

혈성(穴性): 서근활락(舒筋活絡).

⑫ 신맥(申脈)(방광(膀胱) 팔맥교회혈(八脈交會穴))

위치: 바깥복사뼈 아래 적백제.

혈성(穴性): 소경활락(疏經活絡).

⑬ 속골(束骨)(방광(膀胱) 유목(兪木))

위치: 제5척골(蹠骨) 소두(小頭) 후연 외측 움푹한 곳.

혈성(穴性): 소경활락(疏經活絡), 산풍청열(散風清熱).

⑭ 소장유(小腸兪)

위치: 제1천골공(上髎)위치에서 옆으로 1.5촌.

좌골신경통은 풍한습(風寒濕)이 일으키므로 거풍(祛風), 거한(祛寒), 거습(祛濕), 지통(止痛)해 주어야 한다.

거풍(祛風)은 환도(環跳), 풍시(風市), 절골(絶骨), 족임읍(足臨泣)이 담당하고, 거습(祛濕)은 풍시(風

市), 이습(利濕)은 양릉천(陽陵泉)을 사용한다. 지통혈(止痛穴)로는 절골(絶骨)과 족임읍(足臨泣)을 사용하고, 활락혈(活絡穴)로는 환도(環跳), 풍시(風市), 절골(絶骨), 족임읍(足臨泣)을 사용한다. 근육을 다스림에는 환도(環跳), 양릉천(陽陵泉), 절골(絶骨)혈을 사용한다.

차료(次髎)혈은 신경통이 환측에서 건측으로 옮아가는 것을 방지한다. 철저히 막으려면 팔료혈(八髎穴)을 모두 써야 한다.

승부(承扶), 은문(殷門), 위중(委中), 승산(承山), 곤륜(崑崙), 속골(束骨)은 방광경(膀胱經)으로 통경활혈(通經活血), 통기지통(通氣止痛)시킨다.

소장유(小腸兪)가 주치혈(主治穴)이다. 소장유(小腸兪)는 척추를 다스리며 지통(止痛)하는데 특효가 있다. 소장유(小腸兪)는 2촌 이상 자침해야 유효하다.

통증은 담경(膽經)과 방광경(膀胱經)상에 불규칙하게 나타난다. 그러므로 위에 열거한 혈(穴) 가운데 통증이 있는 경락상의 혈들을 택한다.

아문(瘂門): 잘못 놓으면 벙어리가 된다. 그래서 잘 안 쓰지만 디스크로 심한 요통이 있으면 아문을 치료한다. 부교감신경을 억제하고 교감신경을 활성화해서 통증을 멈추게 하는데는 아문이 가장 좋다.

이상은 환측(患側)을 치료하는 방법이다. 5회쯤 치료하면 낫는다. 오래된 좌골신경통이나 잘 안 나으면 반대편(健側)에 이 모든 혈을 자침한다. 건측은 강자극하고 환측은 약하게 자극한다.

□ 남수침술원

기본: 족삼리(足三里), 곡지(曲池), 중완(中脘), 기해(氣海), 관원(關元), 천추(天樞), 신유(腎兪), 요양관(腰陽關), 요유(腰兪), 포황(胞肓), 환도(環跳), 은문(殷門), 승근(承筋)

L5-S1: 위아래를 포함한 3분절(아시혈)과 양릉천(陽陵泉), 승산(承山), 곤륜(崑崙).

L4-L5: 위아래를 포함한 3분절(아시혈)과 해계(解谿), 중봉(中封).

L3-L4: 위아래를 포함한 3분절(아시혈)과 음릉천(陰陵泉), 삼음교(三陰交).

□ 중국(中國) 천진(天眞) 중의학원(中醫學院) 처방

치료 원칙: 소풍산한(疏風散寒), 소통경락(疏通經絡), 행기지통(行氣止痛)(습(濕)이 더 중요한 원인이다).

① 대장유(大腸兪): 방광(膀胱)의 맥기가 유입되는 곳으로 허리 통증을 없애준다(지통(止痛)에는 소장유(小腸兪)가 더 좋은데 아마도 소장유(小腸兪)의 잘못인 듯).

② 질변(秩辺)(膀胱), 위중(委中), 비양(飛揚), 곤륜(崑崙): 경기(經氣)를 소리(疏利)시키고 산결지통(散結止痛)시킨다.

③ 환도(環跳)(경락소통(經絡疏通)), 풍시(風市)(산풍(散風)), 양릉천(陽陵泉)(근(筋)을 다스림), 절골(絶骨)(골수(骨髓)를 보강), 족임읍(足臨泣)(지통(止痛)).

대장유(大腸兪), 환도(環跳), 질변(秩辺)은 제삽사법(提插瀉法)으로 침감이 발끝까지 오도록 하고 위중(委中)혈은 제삽사법(提插瀉法)을 써서 발을 위로 90도까지 처들 때까지 한다.

□ 기타처방

① 건측의 복참(僕參)에서 경골(京骨)로 투침.
② 아시혈(L2-L3, L3-L4 등).
③ 환측의 질변(秩邊).
※ 중국 침법은 경락 침법으로 수기가 중요하지만 한국은 오행 침법이므로 수기가 별로 없다. 대신에 혈의 수가 다소 많은 편이다.

7) 굽은허리

주혈(主穴): 승산(承山), 곤륜(崑崙).
비용혈(備用穴): 신주(身主), 신유(腎兪), 지실(志室), 차료(次髎), 양릉천(陽陵泉) + H2, I38.
사암도인: 폐정격(肺正格).

8) 허리를 삐었을 때

인중(人中)(임맥(任脈)의 끝)을 사법(瀉法)으로 강자극해 주면 즉시 좋아진다.
끔먹허리: 요퇴점(腰腿点)(2,3 및 4,5 손가락 사이를 타고 올라가다 막힌 곳) 네 곳에 침을 놓고 허리를 조금씩 움직여서 완전히 굽혀지면 침을 빼고 그 자리에 T침을 붙인다.

9) 강직성척추염

하루에 한 마디씩 위에서부터 아래로 굳어져 내려가 모든 척추가 쇠처럼 뻣뻣해 진다.
사관(四關), 백회(百會), 풍지(風池), 견정(肩井), 대추(大椎), 신주(身柱), 신맥(申脈), 족삼리(足三里), + 속골(束骨), 기해(氣海).

10) 척추(경추) 손상에 의한 사지마비

대추(大椎), 신주(身主), 지양(至陽), 요유(腰兪)에 (-)(검은 색), 십선(十宣)에 (+)(붉은색)으로 통전(通電).

11) 관절통

(1) 손, 완관절, 주관절, 견갑관절

주혈(主穴): 곡지(曲池)
보조혈(補助穴): 외관(外關), 합곡(合谷), 후계(後谿).
필자: 신맥(申脈)(바깥 복사뼈 아래 적백제), 이간(二間: 별설 이간으로 둘째손가락마디 주름 끝)

(2) 하지관절

주혈(主穴): 양릉천(陽陵泉) - 음릉천(陰陵泉)쪽으로 투침(연침법으로 2촌) - 온 무릎이 빼근하며 무릎 통증이 개인다.

비용혈(備用穴): 족삼리(足三里), 현종(懸鐘), 환도(環跳).

(3) 무릎 통증

안쪽이 아프면 비경(脾經)의 합혈(合穴)인 음릉천(陰陵泉)에 침을 놓고 바깥쪽이 아프면 담경(膽經)의 합혈(合穴)인 양릉천(陽陵泉)에 침을 놓는다. 퇴행성 관절염의 치료는 현종(懸鐘), 대저(大杼), 족삼리(足三里), 아픈 쪽에 따라 음릉천(陰陵泉) 또는 양릉천(陽陵泉).

비장(脾臟)의 합혈(合穴)(양릉천(陽陵泉))은 모든 염증(관절염 포함)을 치료한다.

동씨침법(董氏鍼法): 건측의 심슬혈(心膝穴)(중지 둘째마디뼈 가운데 양쪽)과 화슬혈(火膝穴)(소택(少澤)에 해당하는 곳)에 자침한다.

(4) 전신 관절염

주혈(主穴): 곡지(曲池), 족삼리(足三里).

비용혈(備用穴): 외관(外關), 음릉천(陰陵泉).

필자: 소장승격(小腸勝格), 중저(中渚), 족삼리(足三里) + 관원(關元) - 전신 관절염의 통증이 즉시 멈춘다.

관절염 수지침: H6 E38 A4 A12 A16 I28 H2

(5) 엄지건막류(Bunion)

태백(太白) + 수지침 소장승방(小腸勝方) H2 H7 I38 E38, 심하면 소장열방(小腸熱方).

(6) 척추염

주혈(主穴): 인중(人中) - 좌에서 우로 횡자(橫刺).

비용혈(備用穴): 대추(大椎), 아문(瘂門).

필자: 신주(身柱), 중저(中渚), 관원(關元). 속쓰림이 있으면 지양(至陽)이 필수.

12) 관절염(關節炎)

(1) 뼈의 질환이므로 골회(骨會)인 대저(大杼)

(2) 원인치료: 소장열(小腸熱), 담실열(膽實熱)이 원인. 자실모실(子實母實)이기 때문에 소장(小腸)은 위(胃), 담(膽)은 소장(小腸)이 원인이다

위경(胃經): 중완(中脘), 족삼리(足三里).

소장승격(小腸勝格): 보(補)-전곡(前谷), 통곡(通谷); 사(瀉)-소해(小海), 족삼리(足三里).
담승격(膽勝格): 보(補)-족규음(足竅陰), 상양(商陽); 사(瀉)-양보(陽輔), 양곡(陽谷).

(3) 염증 치료: 비승격(脾勝格)
보(補)-은백(隱白), 대돈(大敦); 사(瀉)-상구(商丘), 경거(經渠).
cf. 세균성의 염증은 대장경(大腸)의 합곡(合谷), 수삼리(手三里), 곡지(曲池), 견우(肩髃).

(4) 보기(補氣)
천기(天氣)-폐(중부(中府)), 지기(地氣)-위(중완(中脘)).
기회(氣會)-전중(膻中); 기해(氣海), 배유혈(背兪穴).

13) 퇴행성관절염(退行性關節炎)

현종(懸鐘), 대저(大杼), 태계(太谿)(뼈와 관계 있는 것은 모두 신장(腎臟)이 관장하기 때문)
신유(腎兪), 지실(志室), 황유(肓兪), 기해(氣海), 위중(委中), 승산(承山), 곤륜(崑崙).
퇴행성 관절염뿐만 아니라 머리털이 돋아나고 흰머리가 검어진다.

14) 통풍(痛風)

간(肝)에 산(酸)이 지나친 것이 원인.
(1) 비(脾): 은백(隱白), 태백(太白) -목극토(木剋土)로 비(脾)가 허약해져 있기 때문.
(2) 간(肝): 행간(行間), 곡천(曲泉).
(3) 간정격(肝正格).
통증이 심하면 태백(太白)을 투침하거나 공손(公孫)을 경골(京骨)쪽으로 투침한다.

15) 무릎 반월 손상

양릉천(陽陵泉), 족삼리(足三里), 음곡(陰谷), 위중(委中)(사혈(瀉血)이 좋고 슬개골 치료에 중요하다).

16) 건초염

조해(照海)(적백제), 대종(大鐘), 태계(太谿), 곤륜(崑崙).

17) 손발을 삐었을 때

신맥(申脈), 지창(地倉)(반대편), 구허(丘墟: 4-5호 침. 보사하지 않고 뺄 때 피를 뺀다). 수지침으로 담경(膽經)의 상응점(새끼손가락 등쪽 한 가운데)과 방광경의 상응점을 치료하면 바로 통증이 소실된다.

18) 쥐날 때

손가락에 쥐가 날 때: 수삼리(手三里).

다리에 쥐가 날 때: 양릉천(陽陵泉), 승산(承山), 족삼리(足三里), 태충(太衝). 새끼손가락의 상응점을 이로 깨물면 풀어진다.

19) 방아쇠손가락(trigger finger)

천정(天井).

20) 수전증

뇌와 관계.

백회(百會)(독맥(督脈)), 통천(通天)(방광(膀胱)), 천주(天柱)(방광(膀胱)), 풍지(風池)(담(膽)), 후계(後谿)(소장(小腸))(합곡(合谷)으로 투침하면 기효하다), 곡지(曲池)(대장(大腸)), 외관(外關)(삼초(三焦)).

여기에 위의 모혈(募穴) 중완(中脘), 족삼리(足三里), 간의 모혈(募穴) 기문(期門).

21) 근무력증(筋無力症)

근(筋)은 간(肝), 육(肉)은 비(脾)와 관계가 있다.

간(肝): ① 늘어진 근육을 당겨주는 혈 근축(筋縮)(T9-T10 극돌기 사이).
② 배유혈(背兪穴) 간유(肝兪).
③ 원혈(原穴) 태충(太衝).
④ 간의 역기를 사하는 합혈(合穴) 곡천(曲泉).

비(脾): 원혈(原穴) 태백(太白), 모혈(募穴) 장문(章門), 합혈(合穴) 음릉천(陰陵泉).

위(胃): 중완(中脘). 신경계통: 백회(百會), 사신총(四臣聰)(뜸 50장), 신주(身柱).

방광(膀胱): 모혈(募穴) 중극(中極), 원혈(原穴) 경골(京骨).

소장(小腸): 모혈(募穴) 관원(關元).

담(膽): 원혈(原穴) 구허(丘墟), 근회(筋會) 양릉천(陽陵泉).

배유혈(背兪穴): 간유(肝兪), 비유(脾兪), 소장유(小腸兪), 위유(胃兪), 담유(兪).

22) 하지불수

비관(髀關), 복토(伏兎).

23) 장딴지 파열

곤륜(崑崙), 위중(委中), 승산(承山), 아시혈(阿是穴)(가장 딱딱한 곳)

5. 피부 질환

1) 알레르기성 질환

모두가 비정격(脾正格) + 기본 선취혈(四關) + 대증요법(콧물 등).

수지침: F1, F3 N1, G13

정경침: 보(補): 비화(脾火)(대도(大都)) 심화(心火)(소부(少府)): 일본 약치방(略治方).

사(瀉): 비수(脾水)(음릉천(陰陵泉)) 신수(腎水)(음곡(陰谷)): 사암 변칙방.

허즉보기모(虛則補其母) 사기관(瀉其官)의 원칙에 따르면 관(官)에 해당하는 비목(脾木)과 간목(肝木)을 사(瀉)해 주어야 한다(비정격(脾正格): 보(補) - 대도(大都), 소부(少府), 사(瀉) - 은백(隱白), 태돈(太敦)). 비수(脾水)를 사(瀉)해 주는 것은 변칙방으로 수극화(水剋火)를 억제하여 모(母)인 화(火)를 보(補)하는 효과를 노린 것이다.

취나물 알레르기: 간승격(肝勝格)을 쓰면 다시 먹어도 재발이 없다. 사관(四關)(합곡(合谷) + 태충(太衝) 대신 행간(行間)) + 간승격(肝勝格) + 중완(中脘)으로 치료.

간승격(肝勝格): 소부(少府), 경거(經渠), 중봉(中封), 행간(行間).

2) 아토피성 피부염

피부이므로 폐를 치료하고, 습진과 염증이므로 비장(脾臟)을 치료하며, 소양증은 대장(大腸)을 치료한다.

혈(血): 혈해(血海)

손: 합곡(合谷), 수삼리(手三里) (± 곡지(曲池)), 태연(太淵), 척택(尺澤).

발: 태백(太白).

중부(中府), 합곡(合谷), 수삼리(手三里), 곡지(曲池), 족삼리(足三里), 행간(行間), 폐유(肺兪), 간유(肝兪), 신유(腎兪)) - 삼십대 이하는 족삼리(足三里) 대신 심포경(心包經)의 간사(間使)(보통은 중완(中脘)대신 사용)를 쓴다. 5일 치료하고 일주일 쉰다. 처음 한 주 동안은 더 가렵다.

3) 피부 백랍(白蠟)

피부침 또는 삼릉침으로 처음 발생한 부위를 사혈(瀉血)한 다음, 피를 닦지 말고 그 위에 직접구(直接灸), 유훈구(有燻灸)로 뜸을 뜬다. 매일 7장씩 40일이면 치료된다. 최초의 장소만 치료하면 나머지 부분도 치료된다.

4) 원형탈모증(圓形脫毛症)

사관(四關), 풍지(風池), 폐유(肺兪), 신유(腎兪), 태충(太衝), 태계(太谿).

탈모(脫毛)부위에 피부침.

5) 티눈

쑥뜸으로 하루 7장씩 3~7일이면 뿌리째 뽑힌다.

6) 화상

비정격(脾正格). 합곡(合谷).
상처부위 아시혈.
축빈(築賓): 열독 제거. 외관(外關)(양유맥): 체표를 주관, 진통. 폐유(肺兪): 피부를 주관. 혈해(血海): 혈액과 백혈구 조절. 풍문(風門): 해열. 당처 치료: 알로에를 껍질을 벗기고 환부에 붙인다.
화상 흉터는 흉터 가장자리를 수지침으로 빙 둘러 자침한 후 10~20분이 지나서 발침한다.
3~4회 치료 후 7~10일이면 완치된다.

7) 여드름

위열(胃熱)때문이므로 위열방(胃熱方)을 쓰며 대장승방(大腸勝方), 비정방(脾正方), 기본방(基本方)을 겸한다(수지침). 여기에 중완(中脘)과 족삼리(足三里). 위열방(胃熱方) 대신 폐경(肺經)의 어제(魚際)를 사혈(瀉血)해도 된다. 이때의 어제는 별설 어제로 손가락을 접어 제3,4손가락이 만나는 끝 부분의 엄지손가락 밑 볼록한 부분이다. 또 하나의 별설 어제는 제1중수골저의 움푹한 곳이다.
봄에는 침을 깊이 찌르면 안 된다. 그러나 겨울에는 침이 거의 뼈에 닿을 때까지 깊이 찌른다. 수지침은 넘어지지만 않을 정도로 얕게 찌르는 것이므로 봄부터 가을까지 아주 좋다.

8) 다한증(多汗症)

비정방(脾正方) - F1(木)(−), F3(火)(+) N1(木)(−), G13(火)(+).
비정격(脾正格): 보(補) - 대도(大都), 소부, 사(瀉) - 은백(隱白), 태돈(太敦)

9) 대상포진

비정격(脾正格). 가슴에 생겼을 경우 사관(四關), 수삼리(手三里), 곡지(曲池), 척택(尺澤), 견우(肩髃), 중부(中府), 중완(中脘), 족삼리(足三里), 폐유(肺兪), 공손(公孫), 임읍(臨泣).

10) 벌쏘임

간승격(肝勝格).

11) 벌, 독충, 뱀에 물렸을 때

물린 상처 부위에 뜸.

12) 딸기코(주사비)

보(補) - 태백(太白), 태연(太淵), 사(瀉) - 대돈(大敦), 은백(隱白) (사암도인).

6. 산부인과 질환

1) 자궁근종(子宮筋腫)

자궁 속에 생기는 혹의 일종이다. 작은 근종은 전혀 자각증상이 나타나지 않지만 차차 크게 되면 출혈, 통증, 하복부의 긴장, 압박감, 배뇨곤란, 변비, 부종, 좌골신경통 등이 나타난다. 신장 기능장애, 불임증이 수반되기도 한다. 침구 치료로 종창(腫脹)이 작아지고 수반증상이 경감된다.

주용혈(主用穴): 근종촉통부위(筋腫觸痛部位), 관원(關元), 대혁(大赫), 석문(石門), 횡골(橫骨), 천추(天樞).
배용혈(配用穴): 삼음교(三陰交), 축빈(築賓), 차료(次髎), 대장유(大腸兪), 근축(筋縮).

〈필자 처방〉

(1) 근(筋)(근육): 간(肝) - 태충(太衝)(肝의 原: 補만가능). 한열(寒熱)이 있으면 오수혈(五輸穴) 가운데 경혈(經穴). 합혈(合穴)도 쓸 수 있다.
(2) 종(腫): 대장(大腸) - 합곡(合谷), 수삼리(手三里), 곡지(曲池): 필수, 견우(肩髃), 양로(養老)(小腸): 선택.
(3) 자궁(子宮): 간,신,비,(肝,腎,脾) → 삼음교(三陰交).
(4) 부인병: 관원(關元), 경골(京骨) 또는 속골(束骨).
(5) 자궁 주위: 중극(中極), 곡골(曲骨).
(6) 천추(天樞)와 공손(公孫)을 선택할 수도 있다. 공손(公孫)혈은 염증에 좋다.

수지침: D7, D2, E22, F19, F1, F7, N1, C7, A1, A3(오복), A8(오복), A12, A16, N9

복부 혈은 온열구(溫熱灸)가 좋다.
물혹은 근종보다 치료가 어려워 2배 정도 시간이 걸린다.
10분 이상 유침한다. 그러나 위경(胃經)과 합곡(合谷)은 10분 이상 유침하면 기가 흩어져버리므로 좋지 않다. 환도(環跳)를 자침할 때 침향(鍼香)이 발끝에 이르면 더 이상 유침할 필요가 없다. 온열구(溫熱灸)는 뜸이 다 타고 침이 식은 후에 발침한다.

(1) 대장경의 종양치료: 합곡(合谷), 수삼리(手三里), 곡지(曲池), 견우(肩髃).
(2) 간(肝)의 근육을 다스리는 곳: 근축(筋縮)(지양(至陽) 아래 간유(肝兪) 옆)
(3) 여자의 병을 치료하는 곳: 관원(關元), 삼음교(三陰交), 경골(京骨).
(4) 간(肝)의 화혈(火穴): 행간(行間) - 간은 반드시 다스린다.
염증이 있으면 + 비승격(脾勝格).

〈천인진법〉
머리 - 가슴: 얕게, 가슴 - 배꼽: 중간 깊이, 배꼽 아래: 깊이

공손(公孫)에서 경골(京骨)까지 투침(透鍼)하면 발의 비(脾), 간(肝), 신(腎), 위(胃), 담(膽), 방광(膀胱)의 육경(六經)을 통과한다. 신장투석 환자를 낫게 한다.

손발이 부르트고 물집이 잡히면 삼음교(三陰交).

2) 난소낭종(물혹)

(1) 비장(脾臟)을 위주로 치료한다: 비장승격(脾臟勝格) - 삼음교(三陰交)만 치료해도 된다.
(2) 경골(京骨) 또는 속골(束骨): 방광의 유목혈(兪木穴)인 속골(束骨)을 더 많이 쓴다.
(3) 합곡(合谷), 수삼리(手三里), 곡지(曲池).
(4) 족삼리(足三里).
(5) 관원(關元), 중극(中極), 자궁(子宮).
(6) 소해(小海)
수지침: D2, D7, F1, F7, N1, C7, A1, A2(오복), A4, A8

3개월 정도 치료하면 되고 더 빨리 낫기도 한다.

3) 자궁내막염(子宮內膜炎)

삼음교(三陰交), 천추(天樞), 석문(石門), 관원(關元), 합곡(合谷), 곡지(曲池).
수지침: D2, D7, F7, A1, A4, A5, A8, A12, A16, J23, E22, F1, N1
2주 정도 치료한다.

4) 자궁출혈

대돈(大敦)에 뜸.

5) 생리통

거궐(巨闕), 황유(肓兪), 관원(關元). 수지침 A4, J23, A16.
속골(束骨) - 방광(膀胱)의 원혈(原穴).
삼음교(三陰交) - 여자의 병은 모두 혈(血)과 관계가 있다. 청혈, 조혈, 혈액 순환을 좋게 한다.

6) 월경전증후군

젖가슴이 아프거나 온몸이 붓고, 정서가 불안하며 쉽게 긴장하고 노여워한다. 쉽게 피로하고, 집중력이 떨어지며, 폭식을 하거나, 머리가 아프기도 하고, 도벽이 있는 사람도 있다.

(1) 족삼리(足三里), 곡지(曲池), 중완(中脘), 중극(中極), 수도(水道), 폐유(肺兪), 고황(膏肓), 백회(百會).
(2) 삼음교(三陰交), 신유(腎兪), 천추(天樞).

7) 불임증

복부의 위경(기충(氣衝)에서 불용(不容))은 여성의 불임을 치료하고 복부의 신경(腎經)은 남성의 불임을 치료한다.

8) 갱년기장애

(1) 기해(氣海), 관원(關元), 중완(中脘), 족삼리(足三里).
(2) 신유(腎兪), 삼음교(三陰交), 수도(水道), 중극(中極).
(3) 백회(百會), 심유(心兪), 전중(膻中)-화병의 요혈.

◈ 임신과 출산에 대한 침구요법

임신의 끝은 음(陰)의 축적 상태에서 양(陽)으로 돌아서는 것이다. "음(陰)이 양을 밀어내고, 기(氣)가 혈(血)을 밀어내 자궁이 열린다." 출산시의 문제는 기와 혈의 부족과 허약으로 생긴다. 적시에 교정해야 한다.

신허(腎虛): 다산, 특히 연속적인 다산, 유산, 임신 곤란, 시험관 임신.
비위허(脾胃虛): 영양 부족, 출산 전 수면 장애.
기와 혈의 부족: 양막 조기 파수.
기와 혈의 정체: 대개 간기(肝氣)의 정체, 혹은 비위허(脾胃虛) 때문. 불안, 초조, 새벽에 잠을 깸, 일과 시작의 어려움, 주말 편두통 등.

임신 중에는 어느 경우를 막론하고 K-9 축빈(築賓)을 처방한다: 나쁜 형질의 유전을 막고, "밤에 자고 낮에 웃는 혈색 좋고, 건강하고, 면역성이 강하고 정신이 건전한 태아"가 태어나게 된다. 임신 3개월과 6개월에 한 번씩 자침한다. 자궁 수축을 예방하여 유산을 막아주기도 한다.

1. 입덧

1) 원인

① 위기(胃氣)의 이상 - 월경이 그치면 많은 피가 충맥(衝脈)으로 들어가 태아를 양육한다. 충맥의 기와 태아의 기가 위로 치받아 위기(胃氣)가 내려오는 것을 방해한다. 미리부터 위기가 부족하면 증상이 심해진다.
증상: 구역질, 구토, 복부 팽만.
위기 부족: 식욕부진, 입맛 없음, 식후 거북함.

② 간음(肝陰) 부족 - 태아를 양육하기 위하여 피가 축적되므로 간혈(肝血)이 부족하게 된다. 간양(肝陽)이 열(熱)의 형태로 빠져 나와 이웃 위(胃)를 건드린다.
증상: 신물, 쓴물을 토함, 복부 팽만, 갈비 밑 통증, 어지럼증, 하품과 트림, 노란 설태(열), 단단하고 철사줄 같은 맥상.

2) 악화 인자

① 신(神)(심(心)) 장애.
② 정서적인 불균형이나 담(痰)의 축적에 의한 오랜 정체.

3) 치료

① 대증요법: "중심"을 터주고, 역류를 없애고, 위기(胃氣)가 내려오도록 한다. 담(痰)을 제거한다.
② 원인 치료: 충맥(衝脈)과 태아의 기를 내려오게 한다. 칠정(七情)을 치료한다.
③ 처방
㉮ PC-6 내관(內關): 구토 치료 - 상역(上逆)하는 기를 끌어내린다. 위열(胃熱)을 맑게 하고 심(心)과 신(神)을 치료한다.
㉯ CV-12 중완(中脘): 위(胃)의 모혈(募穴), 태음(太陰)의 끝. 위와 비를 조화시킨다. 위(胃)를 치료한다.
㉰ KI-21 유문(幽門)(거궐(巨闕) 옆 0.5촌): 간음(肝陰) 부족에 의한 간과 위의 열(熱)에 의한 증상인 늑간신경통, 뱃속 거북함, 위경련, 구토와 트림을 치료한다.
㉱ 보충혈
ST-40 풍륭(豊隆): 담(痰)과 습(濕)을 제거.
UB-20, 21, 비유(脾兪), 위유(胃兪): 허(虛)를 보(補)함.
SP-2, 3 대도(大都), 태백(太白): 부종을 예방 또는 치료.
HT-7 신문(神門), HT-5 통리, 또는 CV-14 거궐(巨闕), 또는 UB-15 심유(心兪)와 UB-23 신유(腎兪): 정신을 조화시킨다.
뜸: 거궐(巨闕)에 7장.

2. 조산(早産)

① CV-3 중극(中極): 3-4촌 길이의 장침을 임맥(任脈)을 따라 위쪽으로 피하로 자침한다.
② K-9 축빈(築賓): 자궁 수축 방지.

3. 태위 교정

태아가 거꾸로 들어섰을 때 임신 34~35주에 BL-67 지음(至陰)에 뜸을 뜨거나 온침 1~3회. 36주가 지나면 실패하기 쉽다.

4. 진통(陣痛)

① 요통: BL-32 차료(次髎)에 1-2촌 깊이 찔러 10분 동안 유침한다. 자궁 수축시에 침을 자극할 수 있다. 그런 다음 침을 빼고 BL-33과 34 중료(中髎), 하료(下髎) 쪽으로 아래로 피부와 평행하게 피하로 침을 놓고 해산할 때까지 유침한다. 이것으로 부족하면 BL-60 곤륜(崑崙)을 첨가한다.

② 옆 또는 앞쪽의 통증: 침으로 잘 듣지 않는다.

5. 난산(難産)

1) 원인

① **기(氣)와 혈(血)의 부족(허(虛)) 또는 없음(극허(極虛)):** 진통이 지연되고, 자궁 수축이 약하고, 태아가 내려오지 않는다. 태아 머리로 자궁 경부가 자극되지 않으므로 자궁이 열리지 않는다.

② **기와 혈의 정체(停滯):** 전신 증상 외에 자궁 경부가 수축 때에 긴장되거나 붓고 자궁 수축이 장애되어 진통(陣痛)이 더욱 더 심해진다.

2) 치료

① 전반적으로 기와 혈을 보한다.

㉮ ST-36 족삼리(足三里): 비특이적.

㉯ SP-6 삼음교(三陰交): LI-4 합곡(合谷)과 같이 써도 별 효과가 없을 때가 많다.

㉰ KI-7부류(復溜): 대신 BL-23 신유(腎兪)를 쓰는 경우가 많다.

㉱ BL-23 신유(腎兪): 온침하면 산전의 정(精)의 보충에 탁월하다. GV-4 명문(命門)과 같이 쓰거나, BL-20과 21 비유(脾兪)와 위유(胃兪)를 같이 써서 후천(後天)의 정(精)을 보(補)한다.

㉲ BL-18 간유(肝兪): 자궁 경부를 이완시킨다. 경부가 특히 팽팽하고 긴장되어 있을 때.

㉳ BL-67 지음(至陰): 태아 머리를 내려오게 한다. 특히 BL-60 곤륜(崑崙)에 침을 놓고 10분 후에 이곳에 침을 놓으면 머리가 경부를 자극하고 자궁 수축이 좋아지며, 이 방법이 가장 간단하고 많이 쓰인다.

극허(極虛)일 경우에는 ㉱부터 시작한다. 양수가 터졌거나 요통이 심하면 즉시 BL-32 차료(次髎)에 침을 놓는다: 통증을 없애고 자궁을 수축시킴.

② 기와 혈을 소통시킨다.

㉮ LV-3 태충(太衝): 경련을 풀어준다. CV-4 관원(關元)과 같이 쓰면 자궁 경부를 이완시킨다. 피부에 수직으로 K-1용천(涌泉)을 향하여 깊이 찔러야 한다. LV-2 행간(行間)과 같이 쓰기도 한다.

㉯ LV-2 행간(行間): 자궁 경부의 부종에 사용한다. 단독으로 또는 LV-3 태충(太衝)과 같이 쓴다. LV-3 태충(太衝) 쪽으로 투침할 때는 피부와 거의 평행되게 찌른다.

㉰ SP-6 삼음교(三陰交): LI-4 합곡(合谷), 또는 ST-36 족삼리(足三里)와 같이 써도 별로 효과가 없을 때가 많다.

㉱ CV-4 관원(關元): 자궁 경부의 안쪽 입구에 작용한다. 대개 LV-3 태충(太衝)과 같이 쓰며, 긴 침으

로 CV-3 중극(中極) 또는 그 아래쪽으로 투침한다.

㉮ GB-34 양릉천(陽陵泉): 근회(筋會), 팽팽하고 긴장되거나 흉터가 있는 자궁 경부를 이완시킨다.

LV-3 태충(太衝)과 CV-4 관원(關元)을 가장 많이 쓰며, LV-2 행간(行間)과 GB-34 양릉천(陽陵泉)을 겸할 때도 많다.

경우에 따라 BL-32 차료(次髎), BL-18 간유(肝兪), 때에 따라 GB-41 족임읍(足臨泣)을 같이 쓰기도 하며, 환자를 진정시키기 위하여 HT-7 신문(神門)에서 HT-5 통리(通里)로 투침하기도 한다.

6. 태반 잔류

태아 만출에서 태반 만출까지를 분만 제3기라고 하며 통상 30-60분이 걸린다. 자궁출혈이 가장 큰 문제. 통상적으로는 손으로 태반을 끄집어내는데 여기에는 마취, 세균 감염, 자궁 경부 손상 등의 합병증이 발생할 수 있다. 여기에 비해 침은 안전하고 효과적인 방법이다. LI-4 합곡과 SP-6 삼음교는 임신중 어느 때라도 자궁 수축을 촉진시킨다(따라서 유산의 위험이 있으므로 임신중에는 금기). 1시간 이상 태반이 안 나오면 맨손 또는 침을 쓴다.

처방: ① 양쪽 BL-67 지음: 머리쪽으로 0.1-0.2촌 사자
② CV-3 중극: 1.0-2.0촌 직자
③ ① + ②: ①로 2~3분 내에 태반이 떨어지지 않으면 ②를 가함

결과: 5분 내에 14/30(46.5%)에서 태반이 나옴, 20분 이내에 25/30(83%)에서 태반 만출, 5/30(17%)는 실패(4명은 유착 태반). 500 ml 이상의 자궁출혈은 침군에서 4/30(13.0%), 매손군에서 21/45(46%)

고찰: 태반 잔류는 기가 전반적으로 허하고 자궁에 혈이 정체된 것. 그러므로 기를 보강해 주고 혈을 자궁에서 배출해 주어야 한다. 일반적으로 추천되는 혈은 CV-3 중극, LI-4 합곡, SP-6 삼음교, GB-21 견정(肩井), UB-60 곤륜. 그밖에 CV-6 기해, SP-8 지기, ST-31 비관 등도 쓸 수 있다. BS-67 지음은 빠르고 강한 자궁 수축을 일으킨다.

7. 산후통(産後痛)

CV-2 곡골(曲骨), CV-4 관원(關元), KI-14 사만(四滿), ST-29 귀래(歸來), ST-30 기충(氣衝), UB-31, 32 상료(上髎), 차료(次髎)를 흔히 쓴다. 경험상 CV-4 관원(關元) 하나로 충분할 때가 많다.

1) 회음부 통증

① **외음절개술 후유증**: 외음부의 혈종, 부종, 울혈, 통증을 줄이고 걷기나 앉기를 편하게 하기 위하여 두 가지 방법을 쓴다.

㉮ GV-20 백회(百會): 온침. 치질에도 쓴다. 또는

㉯ SP-4 공손(公孫)과 ST-30 기충(氣衝): 충맥(衝脈)의 분출을 치료.

SP-6 삼음교(三陰交): 하체의 3음을 한 곳에서 치료

㉮와 ㉯를 교대로 하루 1~2회, 1~2일 동안 치료한다.

② **방광조임근(괄략근) 문제**: 일시적으로 소변을 못 보거나 방광이 팽만된다.

외과적으로 해결할 문제가 아니라면 LV-2 행간(行間)과 CV-3 중극(中極)으로 잘 치료되고, BL-23, 28, 67 신유(腎兪), 방광유(膀胱兪), 지음(至陰) 등을 쓰기도 한다.

8. 젖 부족

충맥(衝脈)과 임맥(任脈)의 작용으로 혈(血)에서 젖이 만들어진다. 그러므로 젖은 혈, 진액, 기(氣)의 바다인 종기(宗氣), 영양의 바다와 관계가 있다.

1) 원인

① 기와 혈의 부족: 유방이 단단하고, 유방의 통증이나 팽만, 피로가 없다.

② 간기(肝氣)가 막힘: 유방이 불었는데 젖이 안 나온다. 전신 건강은 좋다.

2) 치료

① 공통

㉮ CV-17 전중(膻中): 정중선 양쪽에서 반대편 유방을 향하여 침 끝이 정중선에서 만나게 찌른다. 신속하게 효과가 있어서 젖이 불고 통증이 심하며 젖이 안 나올 때 침을 놓으면 몇 초 후에 젖꼭지에서 젖이 보이는 수도 있다.

㉯ SI-1 소택(少澤): 진액과 관계가 있다. 젖 생산을 촉진시키므로 작용이 늦다. 손목 쪽으로 찌른다. 소장경만을 치료할 때는 SI-2 전곡(前谷)과 같이 쓴다. 그러나 CV-17 전중(膻中)과 SI-1 소택(少澤)을 같이 쓰는 사람들이 많다.

㉰ ST-18 유근(乳根): 효과가 불투명하다.

② 원인 치료

㉮ 기와 혈의 부족

ST-36 족삼리(足三里), BL-20, 17, 43 비유(脾兪), 격유(膈兪), 고황(膏肓).

ST-30 기충(氣衝): 충맥(衝脈)과 위경(胃經)과 관계가 있고 기와 혈이 풍부하므로 우리는 이 혈(穴)을 많이 쓴다.

㉯ 간기(肝氣)가 막힘: UB-18 간유(肝兪). 때로는 LV-13 장문(章門) 또는 14 기문(期門). 그러나 궐음경의 시작과 끝, 즉 LV-1 대돈(大敦)과 GB-19 간유(肝兪)를 치료하는 경향이 많다.

③ Steven Clavey (australia)

〈주혈(主穴)〉

㉮ CV-17 전중(膻中): 침, 뜸, 또는 둘을 같이 쓸 수 있다. 뜸을 뜰 때는 물집이나 화상이 생기지 않아야 한다. 침은 먼저 한쪽을 향하여 얕게 10분 간 유침하고 이어서 다른 쪽으로 10분 간 유침한다. 한쪽 젖이 다른쪽에 비해 부족할 때는 그 쪽으로만 유침한다.

㉯ ST-18 유근(乳根): 침이나 뜸을 쓴다. 뜸을 쓸 때는 냄새가 베어서 아이가 싫어하지 않도록 젖꼭지를 싸주어야 한다. 침은 갈비 가장자리에서 정중선 쪽으로 기흉(氣胸)이 생기지 않도록 얕게 찌른다. 절대로 0.6촌 이상은 안 된다.

㉰ LI-4 합곡(合谷): 부드럽게 득기(得氣)를 얻은 후 빼거나 10-20분 동안 유침한다. 뺄 때는 침 자리를 손으로 막는다.

㉱ SI-1 소택(少澤): 아프기 때문에 신경이 예민한 사람은 미리 경고해 두고 맨 나중에 자침한다.

〈보조혈〉

㉮ SI-11 천종(天宗): 온침구(溫鍼灸) 또는 뜸을 뜨거나, 합곡(合谷)과 같은 방법으로 침을 놓는다.

㉯ ST-36 족삼리(足三里): 침 또는 뜸. 수직으로 1-2촌, 또는 아래쪽으로 2촌. 합곡(合谷)과 같은 방

법으로.

㉰ SJ-5 외관(外關): 0.5-2촌, 합곡(合谷)과 같은 방법으로.

㉱ BL-18 간유(肝兪): 척추를 향해서 45도 각도로 1촌 사자. 허(虛)하면 보(補)하고, 막힌 것이면 사(瀉)한다.

㉲ BL-17 격유(膈兪): 간유(肝兪)와 같은 방법으로.

㉳ BL-20 비유(脾兪): 뜸, 또는 간유(肝兪)와 같은 방법으로.

㉴ BL-23 신유(腎兪): 뜸, 또는 간유(肝兪)와 같은 방법으로.

㉵ LV-3 태충(太衝): 침, 0.5-1촌. 허(虛)하면 보(補)하고, 막힌 것이면 사(瀉)한다.

㉶ SP-6 삼음교(三陰交): 0.5-1촌 직자.

다른 요인들도 감안하여 치료한다.

④ 이침

㉮ 방법 1: 기본점: 가슴점, 내분비점, 교감신경점

간기(肝氣)의 막힘(유방 팽만): 신문(神門)점, 간(肝)점.

기혈(氣血)의 부족(유방 처짐): 비(脾)점, 위(胃)점.

평지씨(rape seed)를 붙이고 젖 주기 90분 전에 5-6회 눌러줌. 효과 93%.

㉯ 방법 2: 내분비점, 가슴점, 유방점, 위, 간, 신문, 피질하, 뇌점.

양쪽에 3-4 지점을 선택하여 침을 꽂아 득기(得氣)를 얻은 후 10분마다 선보후사(先補後瀉)하고 20분 동안 유침한다. 효과 98%.

9. 젖떼기와 젖 줄이기

① 중국 문헌: GB-37과 41 광명(光明), 족임읍(足臨泣).

② 저자 처방: SI-1과 2 소택(少澤)과 전곡(前谷)을 사(瀉)한다. 유방통이나 수유로 인한 문제가 있으면 CV-3 중극(中極)과 BL-51 황문(肓門)(Bl-22 삼초유(三焦兪) 옆)을 첨가한다.

10. 유방염과 유방 농양

ST-36 족삼리(足三里), ST-18 유근(乳根), SI-1 소택(少澤)(젖 생산 줄임).

특히 대맥(帶脈)에 이상이 있으면 BL-40과 41 위중(委中), 부분(附分)을 같이 쓴다.

CV-17 전중(膻中)도 효과가 좋다. KI-27 유부(兪府) - 기(氣)와 체액을 끌어내린다. PC-7 대릉(大陵)도 고전 처방에 잘 나온다.

11. 산후 우울증

산후 2 또는 3일에 젖이 생산되면서 흔히 발생한다. 대부분 SI-1 소택(少澤)으로 치료된다.

◇ 임신중 침 치료의 두 가지 원칙

1) 기와 혈의 밸런스를 깨뜨리지 말 것.

2) 기(氣)를 강하게 끌어내리지 말 것.

이 두 원칙을 지키면 임신중에 금지된 혈이라도 적응증에 따라 사용할 수 있다.

9) 유선염(乳腺炎)

포도상 구균이 유선과 유관 조직에 침입하여 일으키는 유방 감염이다. 또한 배유가 잘 되지 못하면 유즙이 적취(積聚)되어 세균이 번식해서 생긴다.

원인: 젖먹일 때 바람을 맞거나, 열독이 온결(蘊結 근심으로 마음이 답답한 상태)되거나, 간기(肝氣)가 욱결(郁結 뭉쳐있는 모습)되어 기체(氣滯) 혈응(血凝)이 되면서 혈락(血絡)이 통하지 못하여 유즙이 옹체(壅滯 덩어리 뭉치처럼 된 것)되고 습열(濕熱)이 결독(結毒)되면서 생긴다.

□ 처방

① 비승격(脾勝格)
보(補) – 은백(隱白)(비(脾)정목(井木)) 태돈(太敦)(간(肝)정목(井木)).
사(瀉) – 상구(商丘)(비(脾)경금(經金)) 경거(經渠)(폐(肺)경금(經金)).
백혈구를 감소하게 함으로서 염증을 소염(消炎)시키기 위함이다. 모든 염증에는 비승격(脾勝格)을 사용한다.

② 합곡(合谷)(대장(大腸)원(原)), 수삼리(手三里)(대장(大腸)), 곡지(曲池)(대장(大腸)합토(合土)).
각종의 옹종(擁腫), 종양(腫瘍)의 치료에 쓰이는 혈이다.

③ 당처 피내침(皮內鍼): 은(銀) 또는 스텐 피내침을 쓴다.

④ 소택(少澤)(소장(小腸)정(井)): 유즙 분비 이상에 쓰이는 주치혈(主治穴)이다.

⑤ 유중(乳中)(胃): 금침(禁鍼) 금구(禁灸) 혈이므로 수지침 E12(유중(乳中))(오복)와 A 18(전중(膻中))로 대치한다.

⑥ 유근(乳根)(위(胃)): 피내침(상하좌우로 혹은 한쪽으로).

⑦ 중완(中脘): 유방은 위경(胃經)에 속하므로 위경(胃經)의 모혈(募穴)을 취한다.

⑧ 천추(天樞)(위(胃) 대장(大腸)모(募)): 항체세포의 생산에 중요하다.

⑨ 전중(膻中)(임(任) 심포(心包)모(募)): 양쪽 젖꼭지 사이로 기회혈(氣會穴)로서 중요하다.

□ 중국(中國) 천진(天眞) 중의학원(中醫學院) 처방

치료 원칙: 청설열독(清泄熱毒), 청옹산결(清壅散結), 통리유락(通利乳絡).

① 결괴(結抉 뭉쳐있는 부위) – 국부를 삼능침으로 점자하고 부황으로 붉은 피가 나올 때까지 흡각: 활혈거어(活血祛瘀), 청설열독(清泄熱毒), 청옹산결(清壅散結).

② 전중(膻中)(임(任) 심포(心包)모(募) 기회(氣會)): 기회혈(氣會穴)이므로 기잔(氣棧)을 소조(疏調)하고 유결(乳結)을 통리(通利)한다.

③ 소택(少澤)(소장(小腸) 정(井)): 이기통유(利氣通乳). 젖이 안 나올 때 쓴다.

7. 암(癌)

□ 원인

충격을 받은 것이 가장 많은 원인이다. 정도에서 한치라도 벗어나지 않으면 암에 절대로 걸리지 않는다.

□ 진단

은문(殷門)에서 외측으로 1촌의 곳에 있는 신대극혈(기혈(奇穴))에 강한 압통이 있으면 몸의 어느 곳에 암이 있는 것이고, 좌양문(左梁門)에 압통이 있으면 위암(胃癌)이다.

□ 치료

① 모든 암에 기혈(氣穴)인 일중혈(一重穴), 이중혈(二重穴), 삼중혈(三重穴)을 쓰거나 발바닥에 있는 암근(癌根)1, 2, 3을 쓴다. 일중혈(一重穴)은 바깥복사뼈 중앙에서 3촌 위 현종(縣鐘) 1촌 앞 경골(京骨)쪽(현종(縣鐘)은 비골쪽)에 있고 그 2촌 위가 이중혈이며 4촌 위가 삼중혈.

② 충격의 치료: 간경(肝經)을 치료하며 그 중에서도 행간(行間). 행간(行間)은 간(肝)의 화혈(火穴)로 울화를 풀어주고 기혈(氣穴)이 막힌 것을 터 준다(혈성(穴性): 조리간신(調理肝腎), 행기활혈(行氣活血), 청열식풍(淸熱熄風)).

③ 기(氣)를 통하게 해준다: 사관(四關)(합곡(合谷) + 시술자의 판단에 따라 행간(行間), 태충(太衝), 공손(公孫) 가운데 하나를 취혈), 전중(膻中), 중완(中脘), 기해(氣海).

④ 암과 관계되는 장기의 치료: 암은 무조건 실증(實證)이므로 승격(勝格)을 쓴다. 그러나 승격이 지나치면 병도 치지만 사람 자체도 쳐서 기가 자꾸 쳐지고 밥맛을 잃는다. 그러므로 승격을 쓸 때는 항상 선보후사(先補後瀉), 즉 해당 장기를 먼저 보(補)하고 나서 승격을 쓴다. 보(補)에 가장 좋은 혈은 모혈(募穴), 배유혈(背兪穴), 원혈(原穴)이다.

모든 병과 마찬가지로 암도 역기(逆氣) 때문이므로 역기를 사해주는 합혈(合穴)을 치료한다. 합혈은 거의 팔꿉과 무릎에 있다.

⑤ 항체(抗體)세포를 길러준다. A, B, T세포와 대식구(大食球)가운데 T세포가 암과 싸우고 대식구는 바이러스를 잡아먹는다. T세포만 선택적으로 증식시키는 방법은 없고, 상황에 따라 해당 항체세포가 증식된다. 이는 하느님의 오묘한 조화이다.

대장경의 합곡(合谷), 곡지(曲池). 수삼리(手三里), 견우(肩髃)와 모혈(募穴)인 천추(天樞), 배유혈(背兪穴)인 대장유(大腸兪)를 치료하고, 심하면 소장경(小腸經)의 양로(養老)더 치료한다.

모두가 직자(直刺)하면 자연스럽게 보사(補瀉)되나 천추(天樞)와 대장유(大腸兪)는 금(金)이 좋다. 금사침(金絲鍼), 금피내침(金皮內鍼), 금T봉 어느 것도 좋다.

⑥ 통증이 심하면 해당 장기의 극혈(郄穴)과 담경의 족임읍(足臨泣).

극혈(郄穴): 폐(肺)－공최(孔最), 위(胃)－양구(梁丘), 비(脾)－지기(地機), 대장(大腸)－온류(溫溜), 간(肝)－

중도(中都), 담(膽)-외구(外丘), 방광(膀胱)-금문(金門), 신(腎)-수천(水泉).

⑦ 뜸: 암세포가 가장 약한 것이 열(熱)이다. 해당 장기 위에 직접구가 가장 좋다. 아니면 소금을 깔고 그 위에 쑥뜸을 뜬다. 국부에는 온열구법(溫熱灸法)을 쓴다. 침 꼭대기에 쑥봉을 올려놓고 봉 아래에 불을 붙인다. 침으로 700도의 고열이 전달되지만 피부에 종이를 깔면 피부가 전혀 뜨겁지 않다. 5일이면 통증이 없어지고, 2주면 덩어리가 줄어들고, 한달이면 암세포가 70% 없어진다.

평소에 중극(中極)(여자는 관원(關元)), 족삼리(足三里), 황유(肓兪), 천추(天樞), 중완(中脘)에 뜸을 뜨면 암이 예방된다.

위암(胃癌)으로 위를 도려내 음식을 먹지 못하면 비정격(脾正格)(수지침 비정방)을 쓰면 소화액의 분비가 촉진되고 식욕이 좋아진다.

일주일 1도(度)(5일) 치료 후 무조건 1주일을 쉬고 다시 치료한다.

1) 뇌암(腦癌)

(1) 주치(主治)할 수 있는 경(經)(장부(臟腑))의 경성(經性)에서 치료 가능성을 찾아야 하고 각각의 혈성(穴性)에 적합한 경혈(經穴)을 선택한다.

(2) 암을 치료할 수 있는 방책을 살피며 암의 성향을 고려해야 한다.

(3) 환부가 뇌(腦)임을 고려해야 하고 또 어느 곳에서 전이되었는지도 고려해야 한다.

□ 방법

① 암세포를 소멸시키기 위한 항체세포를 증산(增産)시킨다.

② 악성 종양을 치료한다.

③ 관계 있는 장기를 활용한다.

④ 뇌세포를 보호하고 활성화시킨다.

⑤ 통기활락(通氣活絡) 및 지통(止痛).

□ 제1처방(전두(前頭)일 경우)

① 사관(四關)(합곡(合谷), 태충(太衝)): 통기(通氣).

② 곡지(曲池)(대장(大腸)합토혈(合土穴)).
위치: 팔을 손등을 위로 향하게 하고 가슴 쪽으로 굽혀 생기는 횡문의 끝 부분.
혈성(穴性): 소풍해표(疏風解表), 행기활혈(行氣活血), 조화영위(調和榮衛), 역기인하(逆氣引下).
상기(上氣) 침 후유증을 예방한다. 자체로도 악성 종양을 치료하는 성질이 있다.

③ 수삼리(手三里)(일명 귀사(鬼邪). 대장경(大腸經)).
위치: 곡지(曲池) 아래 2촌.
혈성(穴性): 소경통락(疏經通絡), 지통(止痛).

악성 종양의 치료에 가장 중요한 혈이다.

④ 천추(天樞)(위경(胃經). 대장(大腸)의 모혈(募穴)).

위치: 배꼽 양측 외방 2寸.

혈성(穴性): 청열해독(清熱解毒), 조리장부(調理臟腑).

⑤ 중완(中脘)(임맥(任脈). 위모혈(胃募穴)).

위치: 배꼽에서 사촌(四寸) 위.

혈성(穴性): 건비화위(健脾和胃).

곡기(穀氣)를 채워서 원기(元氣)를 북돋아 준다. 말기 암으로 개복했다가 수술을 못하고 소장과 식도를 이어주기만 한 환자를 원기를 북돋아 주기 위하여 A12, A14, A10에 금T봉을 붙이고 폐유(肺兪), 비유(脾兪), 위유(胃兪)에 피내침을 꽂아 치료한 일도 있다.

⑥ 중극(中極)(任脈 방광(膀胱)모혈(募穴)).

위치: 배꼽 아래 사촌(四寸).

혈성(穴性): 보신배원(補腎培元), 조경지대(調經止帶), 통리방광(通利膀胱).

뇌의 치료에 중요한 곳이 방광(膀胱)이다.

⑦ 백회(百會)(독맥(督脈)).

위치: 앞머리 정중선으로부터 5촌. 양 귀꼭지 연결선상의 교차점.

혈성(穴性): 승양익기(昇陽益氣), 성뇌영신(醒腦寧神), 청열개규(清熱開竅).

⑧ 통천(通天)(독맥(督脈)).

위치: 머리 정중선에서 양측 1.5촌, 앞머리에서 4.5촌.

혈성(穴性): 통규지통(通竅止痛), 통천(通天)(머리의 막힌 곳을 터준다).

통천(通天)혈은 백회(百會)에서 교회(交會)하여 뇌로 들어간다 하여 별명을 천구(天臼), 즉 머리의 절구라고 한다. 모든 두통에 특효혈이며 하루 뜸 7장씩 7일이면 평생 두통이 생기지 않는다고 한다(영추(靈樞)).

⑨ 천주(天柱)(방광(膀胱) 머리).

위치: 뒷머리 승모근 바깥쪽 발제함중.

혈성(穴性): 통규(通規).

항(項)의 대장(大腸)이라 하며 발병 시초에 사용한다.

⑩ 신맥(申脈)(방광(膀胱) 팔맥교회혈(八脈交會穴)).

위치: 바깥복사뼈 바로 아래 5푼.

혈성(穴性): 통경활락(通經活絡), 후두통(後頭痛).

⑪ 태계(太谿)(신(腎)원혈(原穴)).

위치: 안쪽 복사뼈 중앙과 힘줄 사이 맥동부.

혈성(穴性): 통조충임(通調衝任).

신장은 뼈와 관계되고, 특히 두개골과 그 안의 종양성질환에 큰 영향을 미친다.

⑫ 현종(懸鐘)(담(膽) 수회(髓會)).

위치: 바깥복사뼈 3촌 위 비골 앞.
혈성(穴性): 거풍지통(祛風止痛), 골수(骨髓).
골수의 병을 치료하며 뇌수(腦髓)에도 영향을 준다.

〈수지침〉
기본방 상중하(A1,3,5,8,12,16,18) + B24,25,26 + M5(풍지(風池)), A33(백회(百會)) + D2,6,7,11(대장경(大腸經)) + A8, J23, E22(천추(天樞)) + J3, M31 + I38(방광(膀胱)의 원혈(原穴))

위의 처방으로 6개월 치료하여 완치되고 엑스레이로도 확인되었다.

□ 제2처방 (전이된 암)

① 치료 원칙
㉮ 보기(補氣): 60~70%.
㉯ 병의 치료: 30~40%.

위암에서 시작하여 폐(肺), 머리, 신장(腎臟), 골수(骨髓)로 전이된 예.
㉮ 보기(補氣)
중부(中府)(폐(肺)), 중완(中脘)(위(胃)): 온열침.
태계(太谿)(신(腎)), 황유(肓兪)(신(腎)), 천추(天樞)(대장(大腸)): 금피내침(金皮內鍼).
대저(大杼)(골회(骨會), 방광(膀胱)), 현종(懸鐘)(수회(髓會), 담(膽)): 금피내침.
폐유(肺兪), 궐음유(厥陰兪), 심유(心兪), 신유(腎兪), 비유(脾兪), 위유(胃兪): 금피내침.
㉯ 병의 치료
합곡(合谷), 수삼리(手三里), 곡지(曲池), 견우(肩髃), 양로(養老), 족삼리(足三里).
㉰ 수지침(手指鍼)
기본방 + J23(황유(肓兪)), E22(천추(天樞)).
D2,6,7,11(합곡(合谷), 수삼리(手三里), 곡지(曲池), 견우(肩髃)): 대장경(大腸經).
F5(태백(太白)), J23(황유(肓兪)), 상응점(相應点).
C1(중부(中府)), C9(태연(太淵)).

거의 죽은 상태로 퇴원하여 집에서 1주일 동안 혼수상태로 있었던 환자로 초진 당시 의식이 없고 태계맥(太谿脈)과 충양맥(衝陽脈)이 없었으며 태충맥(太衝脈)만 겨우 잡혔던 환자가 위와 같은 치료로 의식이 회복되고 음식을 먹게 되자 통증으로 시달리게 되어 간간히 진통제를 복용하고 있다. 원기가 너무 없으면 수지침만 치료하고, 원기가 있으면 오전에 수지침, 오후에 정경침으로 치료하였다. 골수 전역에 퍼져 있던 암이 이마에 작은 덩어리만 남게 되어 청국장 가루를 환자의 침으로 이겨 바르는 치료로 덩어리가 부드러워 졌다.

2) 비강암(鼻腔癌)

(1) 주치(主治)할 수 있는 경(經)은 폐(肺)와 관계가 된다(폐주비(肺主鼻)).
(2) 암과 관계되는 것은 항체세포가 활성화되어야 한다(大腸).
(3) 기의 소통을 위해 사관통(四關通)한다.
(4) 기(氣)를 충실하게 하는 것은 위(胃) 모혈(募穴)인 중완(中脘)과 폐(肺) 모혈(募穴) 중부(中府)이다.
(5) 보조자로서 비장(脾臟)으로 혈구를 조성하거나 억제하며, 안면의 병이므로 위장(胃腸)과의 관계를 생각한다.

□ 처방

① 사관(四關): 합곡(合谷), 태충(太衝).
② 수삼리(手三里)(대장경(大腸經)).
위치: 곡지(曲池) 아래 2촌.
혈성(穴性): 소경통락(疏經通絡), 정옹(疔癰) 치료.
③ 곡지(曲池)(대장(大腸)합토혈(合土穴)).
위치: 팔꿈치 횡문 바깥쪽 끝.
혈성(穴性): 행기활혈(行氣活血), 조화영위(調和榮衛), 역기사(逆氣瀉).
④ 영향(迎香)(대장(大腸)).
위치: 비익(鼻翼) 옆 비순구(鼻脣溝) 상부.
혈성(穴性): 소산풍열(疏散風熱), 통리비규(通利鼻竅).
비익(鼻翼)에 1치 5푼 자침하기도 한다.
⑤ 중부(中府)(폐모혈(肺募穴)).
위치: 운문(雲門) 직하 1촌.
혈성(穴性): 생진윤조(生津潤燥).
⑥ 중완(中脘)(위모혈(胃募穴)).
위치: 배꼽 위 4촌.
혈성(穴性): 건비화위(健脾和胃), 이기지통(理氣止痛).
⑦ 태백(太白)(비(脾)유원혈(兪原穴)).
위치: 엄지발가락 소두(小頭) 후연 움푹한 곳.
혈성(穴性): 이기화습(理氣化濕).

〈수지침〉

A28(코의 상응점) 오복 + 기본방(基本方)(상중하초(上中下焦): A1,3,5,8,12,16,18) + 대장승방(大腸勝方)(D2, D7, I38, E38) + C1, A8, E22, E38

정경침(正經鍼)과 수지침을 겸용하고 약 60일간 치료(주5일 치료 2일 휴식)한다.

비강암이 완전히 없어진 것이 CT로 증명되었다.

3) 구강암

삼초승격(三焦勝格) + 암 일반 + 중완(中脘).

4) 인후종양(咽喉腫瘍)

(1) 인후는 목에 위치하며 폐와 관계된다.
(2) 종양과 관계있는 것은 대장(大腸)과 비장(脾臟)이다.

□ 처방

① 사관(四關): 합곡(合谷), 태충(太衝).
② 소상(少商)(폐(肺)정목혈(井木穴)).
위치: 엄지손가락 손톱각 요골측 0.1촌 옆.
혈성(穴性): 청폐이인(淸肺利咽).
③ 소택(少澤)(소장(小腸)정금혈(井金穴)).
위치: 새끼손가락 손톱각 척골측 0.1촌 옆.
혈성(穴性): 설열이인(泄熱利咽).
소상(少商)과 소택(少澤)은 사혈(瀉血)한다.
④ 폐유(肺兪): 제3흉추 방계 1.5촌.
⑤ 격유(膈兪): 제7흉추 방계 1.5촌.
폐유(肺兪)와 격유(膈兪)는 금피내침으로 72시간 이상 유침한다.
⑥ 척택(尺澤)(폐(肺)합수혈(合水穴)).
위치: 주횡문(肘橫文) 두갈래근 힘줄 엄지쪽 움푹한 곳.
혈성(穴性): 청열조폐(淸熱調肺), 소경통락(疏經通絡), 강역이수(降逆利水), 거어지통(祛瘀止痛), 역기사(逆氣瀉).
⑦ 열결(列缺)(폐(肺)낙혈(絡穴)) 팔맥교회혈(八脈交會穴)).
위치: 손목 횡문상 1.5촌 요골 경상돌기상 움푹한 곳.
혈성(穴性); 선폐이기(宣肺理氣), 통조임맥(通調任脈), 이인쾌격(利咽快膈).
척택(尺澤), 열결(列缺)은 평보(平補) 평사(平瀉)한다.

주 5회를 일도(一度)로 하여 3~5주간 치료한다.
만일 암일 때는 치료 기간이 장기화되며, 암처방을 겸한다.

5) 유방암(乳房癌)

(1) 유방(乳房)은 위경(胃經)에 속해 있다.
(2) 유방(乳房)은 성선(性腺)과 관계가 있다.
(3) 항암을 위한 항체세포의 조성과 활성화가 필요하다.
(4) 암을 치유할 수 있는 기(氣)가 필요하다.
(5) 상호관계에 있어서 폐와 위는 불가분(不可分)의 관계가 있다(원기 생성).
(6) 유방은 노출되어 있으므로 피내침(皮內鍼)을 사용한다.
(7) 방광경(膀胱經)의 배유혈(背兪穴)은 대단히 중요하며 피내침(皮內鍼) 요법이 효과적이다.

□ 처방

① 사관(四關): 합곡(合谷), 태충(太衝).
② 수삼리(手三里)(대장경(大腸經)).
위치: 곡지(曲池) 아래 2촌,
혈성(穴性): 소경통락(疏經通絡), 정옹(疔癰) 치료,
③ 응창(膺窓)(위경(胃經), 흉부(胸部)),
위치: 앞가슴 3륵간 유선상(乳線上).
혈성(穴性): 가슴 막힘을 열어준다.
④ 유근(乳根)(위경(胃經), 흉부(胸部)).
위치: 앞가슴 유두 직하.
주치(主治): 유방농종(乳房濃腫), 유선염(乳線炎).
응창(膺窓) 유근(乳根)은 금피내침(金皮內鍼)으로 72시간 이상 유침한다.
⑤ 삼음교(三陰交).
위치: 안쪽복사뼈 3촌 상방.
혈성(穴性) 자음생진(滋陰生津), 행기활혈(行氣活血), 조혈실(調血室)(자궁(子宮)).
⑥ 중부(中府)(폐모혈(肺募穴)).
⑦ 중완(中脘)(위모혈(胃募穴)).
⑧ 천추(天樞)(胃經 대장(大腸)모혈(募穴)).
⑨ 폐유(肺兪), 심유(心兪), 격유(膈兪), 위유(胃兪), 비유(脾兪): 금피내침(金皮內鍼)으로 72시간 유침한다.

유방에 온열구(溫熱灸),
모혈(募穴)은 온열침(溫熱鍼)을 사용한다.
치료 주기는 주 5회 정도가 좋으며 12~15주 치료한다.

〈수지침〉
기본방 + A12, A16, A18, E18(오복) + D2, D6, D7 D11, F5, E38

① 사관통(四關通),
② 합곡(合谷), 수삼리(手三里), 곡지(曲池), 견우(肩髃) - 모든 종양에 공통.
③ 중완(中脘), 족삼리(足三里), 고방(庫房), 응창(膺窓) - 유방은 위경락상에 있다.
④ 중부(中府)(때에 따라 척택(尺澤)) - 유방은 폐와 관계가 있다.
⑤ 폐유(肺兪), 격유(膈兪), 비유(脾兪), 대장유(大腸兪) - 피내침(皮內鍼)(金).
⑥ 상응 반응이 즉시 나타나는 수지침과 같이 사용한다: A18, A16, A12, A8, J23, E22, E38, E12(오복)D2, D7, F16

6) 폐암(肺癌)

□ 제1처방

① 사관(四關): 제1합곡(合谷), 태충(太衝).
② 중부(中府): 폐경(肺經)의 모혈(募穴).
위치: 쇄골 측단 움푹한 곳에서 운문혈(雲門穴)을 취하고 그 아래 1촌. 정중선에서 외측으로 6촌. 제1늑간극과 수평선.
혈성(穴性): 관흉이기(寬胸理氣), 소조폐기(疏調肺氣), 생진윤조(生津潤燥).
주치(主治): 폐의 모든 병, 원기(原氣)의 병.
③ 척택(尺澤): 폐(肺)합수혈(合水穴).
위치: 주횡문(肘橫文) 두갈래근 힘줄 엄지쪽 움푹한 곳.
혈성(穴性): 청열조폐(淸熱調肺), 소경통락(疏經通絡), 강역이수(降逆利水), 역기사(逆氣瀉).
주치(主治): 폐의 모든 병.
④ 태연(太淵): 폐경(肺經)유원혈(兪原穴).
위치: 요골두 전방 완횡문상 움푹한 곳 맥동부위.
혈성(穴性): 청열선폐(淸熱宣肺), 소경통락(疏經通絡).
주치(主治): 맥회혈(脈會穴)로 맥의 병, 폐의 병, 하지냉통, 무력.
⑤ 폐유(肺兪), 대장유(大腸兪).
⑥ 중완(中脘): 임맥(任脈). 위모혈(胃募穴).

〈해설〉
이 처방은 기를 소통시키고 폐기(肺氣)를 소조(疏調)시켜 진액(津液)을 생산하여 폐를 보(補)하고 병을 소멸시킨다. 제1합곡은 사관통(四關通)에 쓰고, 제2합곡은 발한혈(發汗穴)이며 제3합곡은 대장을 강자극할 때 쓴다. 폐의 기를 통락(通絡)시켜 격(膈)이 트이게 한다. 폐의 기를 충실하게 하고 항병(亢病), 치병(治

病)케 하며, 온 가슴의 기를 이롭게 하기 위한 처방이다(관흉이기(寬胸理氣)). 폐암의 기본방(基本方)이며 심하지 않고 기가 많이 쇠하지 않았을 때 사용한다.

폐암=폐실(肺實)이므로 폐의 자혈(子穴)인 척택(尺澤)을 주혈(主穴)로 삼아 중부(中府), 태연(太淵)과 더불어 주치혈(主治穴)로 삼은 것이다. 중부(中府)는 발침 후 피내침(금T봉, 금피내침(金皮內鍼))을 3일 동안 유침한다. 태연(太淵)은 원혈(原穴)이므로 허실(虛實)을 불문하고 치료한다. 척택(尺澤)보다 태연(太淵)에 기가 더 광범위하게 모인다(淵〉澤). 폐유(肺兪)와 대장유(大腸兪)도 금침 또는 금피내침(金皮內鍼)을 쓴다.

암근(癌根)2의 처방을 병용할 필요는 없다.

□ 제2처방(폐통(肺痛), 각혈(咯血))

① 사관(四關): 제1합곡(合谷), 공손(公孫).
② 중부(中府).
③ 공최(孔最): 폐극혈(肺郄穴).
위치: 척택(尺澤)과 태연(太淵)의 연결선상 척택(尺澤)에서 5/12 지점.
혈성(穴性): 선폐이기(宣肺理氣).
주치(主治): 급성 각혈(咯血), 치질 및 통증, 인후종통. 급성 질환, 각혈, 토혈, 폐통(肺痛)을 치료한다.
④ 폐유(肺兪), 대장유(大腸兪).
⑤ 중완(中脘).

〈해설〉

이 처방은 흉통(胸痛), 각혈(咯血), 해수(咳嗽)가 있을 때 사용한다. 통증, 기침, 각혈은 비습(脾濕)이므로 사관통(四關通)에 공손(公孫)을 사용한 것이다. 지혈(止血), 지통(止痛)하고, 항체세포(抗體細胞)의 증산을 도우며, 선폐이기(宣肺理氣)의 목적이 확실할 때 사용한다.

□ 제3처방(오행(五行)처방)

① 폐승격(肺勝格)
폐경(肺經): 척택(尺澤)(瀉), 어제(魚際)(補).
신경(腎經): 음곡(陰谷)(瀉).
심경(心經): 소부(少府)(補).
② 중부(中府).
③ 중완(中脘).
④ 폐유(肺兪), 대장유(大腸兪).

〈해설〉

폐승격(肺勝格)은 1~2주 이상은 사용하지 말고, 폐정격(肺正格)을 선취하여 증후를 보아 가며 바꾸어 사용한다. 폐기의 평형을 유지하게 하고 폐의 기능을 활성화시킨다.

□ 제4처방(어느 정도 회복되었을 때 보기(補氣)하는 방법)

① 사관(四關): 제1합곡(合谷), 공손(公孫).
② 중부(中府), 운문(雲門), 척택(尺澤), 태연(太淵).
③ 폐유(肺兪), 대장유(大腸兪), 비유(脾兪), 위유(胃兪).
④ 중완(中脘), 기해(氣海), 천추(天樞).

〈해설〉

제1합곡(合谷)은 사기통(四氣通)하며 대장(大腸)을 도와준다. 비습(脾濕)을 치료하기 위하여 사관통(四關通)에 공손(公孫)을 쓴다. 공손(公孫)은 또 혈구를 조성하여 염증성 질환을 치료하고, 기경팔맥(奇經八脈)의 교회혈(交會穴)이다.

중부(中府)는 폐의 모혈(募穴)로 기를 채우고, 운문(雲門)은 천기를 다스리고 해소 천식을 치료한다.

태연(太淵)은 폐기를 채워주며, 배유혈(背兪穴)은 각 장기의 기를 보충해 준다.

중완(中脘), 기해(氣海), 천추(天樞)는 모혈(募穴)로 각 장기를 보(補)하고 항체세포의 생산을 돕는다.

모든 배유혈(背兪穴)은 자침하여 발침한 후에 금피내침(金皮內鍼)으로 72시간 유지시킨다(첫날은 상승곡선, 2일은 급하강으로 나빠짐, 3일 째는 완만한 곡선으로 정상화된다). 중부(中府)와 운문(雲門)도 발침 후 금피내침(金皮內鍼)으로 유침.

온열구법(溫熱灸法)을 적시 이용한다 - 중부(中府), 폐유(肺兪), 대저(大杼), 백호(魄戶)(폐유(肺兪) 옆). 3일이면 탈진하므로 쉰다.

□ 대한침구사협회

주치(主治): 암근(癌根)2.

배혈(配穴): 대장유(大腸兪), 폐유(肺兪), 어제(魚際)(폐(肺)영화혈(榮火穴)), 전중(膻中)(임맥(任脈), 심포(心包)모혈(募穴)).

해설: 할치요법 또는 절개 요법으로 칼로 암근(癌根)2를 다이아몬드형으로(한 번 7 mm 정도) 짼다.

〈수지침〉

C1 오복, C2, C5, C9, A3, A6, A8, A12, A16, A18, J23, E22, D2, D6, D7, D11

폐승방(肺勝方) 또는 폐정방(肺正方) 사용.

7) 위암(胃癌)

위실증(胃實證)이지만 위암(胃癌)에 의해서 위(胃)의 정기가 소진되어 있으므로 사법(瀉法)만으로는 안 된다.

자경(自經)에서 원혈(原穴)-충양(衝陽), 합혈(合穴)-족삼리(足三里), 금혈(金穴)-여태(厲兌)(위실(胃實)이므로 자혈(子穴)인 금혈(金穴) 여태(厲兌)를 사혈(瀉血)한다.

모혈(募穴)-중완(中脘). 여기에 상완(上脘), 양문(梁門), 천추(天樞)를 더한다.

배유혈(背兪穴)- 위유(胃兪), 비유(脾兪), 격유(膈兪)(막힌 것을 뚫어줌, 피를 맑게 한다), 폐유(肺兪)(기(氣)의 소멸을 막는다), 간유(肝兪)(청혈(淸血))대장유(大腸兪)(항체세포를 증산한다), 소장유(小腸兪)(위(胃)의 기능을 돕는다).

목극토(木剋土)의 원리로 위(胃)의 목혈(木穴)-함곡(陷谷)과 담(膽)의 목혈인 임읍(臨泣)을 보(補)한다.

음식을 거의 못 먹으면 이 처방을 1주일 이상 하지 말고, 1주일이 지나면 위정격(胃正格)을 써서 기운이 회복되면 다시 위의 처방을 시작한다.

침을 놓기 전에 반드시 맥진을 하고, 침을 꽂아 놓고 맥상이 변하지 않으면 처방이 잘못된 것이다.

□ 현대 침구원 이병국씨

중완(中脘)(임(任), 위(胃)모(募)), 불용(不容)(위(胃)), 양문(梁門)(위(胃)), 거궐(巨闕)(임(任), 심(心)모(募)), 위유(胃兪)(배유혈(背兪穴)), 위창(胃倉)(배유혈(背兪穴)), 족삼리(足三里)(위(胃)합토(合土)), 풍륭(豊隆)(위(胃)), 격유(膈兪)(배유혈(背兪穴)), 장문(障門)(비(脾)모(募)), 하완(下脘), 상완(上脘).

□ 중국 마강자(馬康慈) 선생

암근(癌根) 1, 중완(中脘)에서 상완(上脘)으로 투침, 비유(脾兪), 위유(胃兪)(背輸穴) 어제(魚際)(폐(肺)화(火)), 내관(內關)(포(包))

□ 필자의 견해

항암에 가장 효과가 있는 곳은 대장(大腸)이다. 평소에 천추(天樞), 중극(中極), 기해(氣海), 족삼리(足三里)에 뜸을 뜨면 모든 성인병과 암이 예방된다.

행간(行間): 충격을 받고 간에 쌓인 화를 풀어준다. 뜸이나 금T봉이 좋다.

뜸이 곤란하면 황유(肓兪), 천추(天樞), 기해(氣海) 중극(中極)(여자는 관원(關元))에 금T봉을 하루 2~4시간 붙이고 다음날 또 붙인다.

8) 췌장암(膵臟癌)

□ 원인

암의 공통적인 특징인 충격이나 정신 불안이 원인이다. 충격을 받으면 기체(氣滯) → 혈체(血滯) → 집혈(集血) → 혈붕(血崩) → 암(癌)이 된다.

□ 증상

소화가 잘 되지 않으며 쉽게 피로해진다. 병이 진행되면 등의 췌장유(膵臟兪)지역이 무거운 듯하고, 저린 듯 하고, 아픈 듯하고 담이 붙은 듯 하다. 원래 비(脾)와 췌(膵)는 같은 장기로 보기 때문에 췌장유(膵臟兪)가 따로 없으나 최근 중국 문헌에는 T8-T9 외측 1.5촌 지점을 췌장유로 하기도 하며 Voll씨는 오른쪽 비유(脾兪)(T11-T12)를 췌장유라고 한다. 말기에 이르면 췌장 지역의 복부(오른쪽 일월(日月), 기문(期門), 거궐(巨闕), 상완(上脘) 등)에 경결이 생기며 빈혈증이 온다. 자실모실(子實母實)로서 폐기(肺氣)가 상역(上逆)하여 조기(調氣)에 이상이 생기므로 원기(元氣)가 결핍되고, 온 머리가 무지근한 두중증(頭重症)이 오며, 식욕이 없어진다. 소화도 잘 안 되며, 소변 양이 적어지고 어지럽다. 인슐린 분비가 잘 안되어 혈당치가 올라가는 수가 있고, 혈당치가 지나치게 올라가면 혼수상태에 빠진다.

□ 치료

췌(膵)는 오행(五行)상 토(土), 습(濕)이다. 암(暗)은 실증(實證)으로 자실모실(子實母實)로서 금실(金實), 즉 폐실(肺實)이므로 폐승격(肺勝格)을 쓴다. 또한 화극금(火剋金)의 원리로 심(心)을 보(補)한다. 사암선생에 따르면 극실(極實)인 경우에는 모(母)를 사(瀉)해 주기 때문에 화(火), 즉 심(心)을 사(瀉)해주며, 수극화(水剋火)의 원리로 신장(腎臟)을 보(補)해주기도 한다. 어느 경우에나 선보후사(先補後瀉)가 원칙이다.

기(氣)의 소통을 위하여 사관(四關), 백회(百會), 전중(膻中), 거궐(巨闕), 중완(中脘), 기해(氣海), 관원(關元)을 치료한다

배유혈(背兪穴)로서 대저(大杼)(골회(骨會)), 폐유(肺兪), 격유(膈兪), 심유(心兪), 췌장유(膵臟兪), 간유(肝兪), 신유(腎兪)를 치료한다. 금피내침(金皮內鍼)을 3일간 유침한다.

모혈(募穴)로서 중극(中極), 중완(中脘), 관원(關元), 거궐(巨闕), 천추(天樞)를 치료한다. 뜸을 뜨는 것이 좋다.

대장경(大腸經)의 합곡(合谷), 수삼리(手三里), 곡지(曲池), 견우(肩髃)와 소장경(小腸經)의 양로(養老)를 치료한다.

오행(五行)상의 토(土), 습(濕)이 문제이므로 거습(去濕), 이습(利濕)의 혈성을 가진 혈들과 소염(消炎), 진통(陣痛) 작용을 가지는 혈들을 취한다.

충격과 정신 불안을 치료하기 위하여 태충(太衝)과 신문(神門)을 치료하고, 상(上), 중(中), 하초(下焦)를 평정하기 위하여 양지(陽池)를 치료한다. 넋이 나간 사람은 혼(魂)을 주관하는 간(肝)의 원혈인 태충(太衝)과 영(靈)자가 들어 있는 혈들을 치료하며, 양지혈(陽池穴)은 태극침법(太極鍼法)(백회(百會), 양지(陽池), 중완(中脘), 석문(石門), 족삼리(足三里)의 핵심 혈이며 자궁후굴을 치료한다.

췌장암(膵臟癌)이나 간암(肝癌)은 맥박이 분당 100~120회의 빈맥이 되므로 적어도 분당 80회 이하로 떨어뜨려 주어야 한다. 그러기 위하여 위경(胃經)의 불용(不容)과 맥회(脈會)인 태연(太淵)을 치료한다.

암은 열(熱)에 약하므로 특히 복부는 뜸을 뜨는 것이 좋으며, 배유혈은 뜸이나 금피내침을 쓴다.

보통은 격일제로 일주일 치료한 후 일주일 쉰 다음 계속하고, 회복기에 접어들면 주 5일 치료하고 일주일 쉰 다음 반복해서 치료한다. 치료가 되면서 2~3주 안에 엄청난 설사를 하게 된다. 생선의 내장이 썩은 것 같은 고약한 냄새가 나는 설사를 하는데 이런 설사만 하게 되면 낫는다. 설사를 하게 되면 보기(補氣)해 주는 것을 잊지 말아야 한다.

9) 간암(肝癌)

□ 원인

다른 모든 암과 마찬가지로 정신적 신체적 충격이 가장 흔한 원인이다. 충격을 받으면 기체(氣滯)되고, 기(氣)가 머물면 혈(血)도 머물고, 머물면 모여 고이고, 고여 있으면 상한다. 암세포는 이런 곳에 기생하기를 좋아한다. 기(氣)가 머물면 장기도 정체되어 분비샘이 막히고, 분비물의 생성이 멈추고, 멈추면 불균형 상태가 된다.

또 간염 바이러스에 감염된 경력이 있거나, 간에 해로운 음식(술, 마약, 독성 식품)을 장기간 복용하거나, 증오의 대상에 대한 과민 반응이 계속되거나, 심장(心臟), 신장(腎臟)의 병이나 황달 등의 병력이 오래된 사람이 간암에 걸리기 쉽다.

□ 증상

소화가 안 되고 쉽게 피로하며 건구역질이 난다. 쉽게 짜증이 나고 소변이 황적색이 되며, 눈 밑이 흑색이 되고 입술이 청흑색이 된다. 이러한 증상들은 대개 흔히 있을 수 있는 일로 일시적인 증상일 것이라고 미루어 생각하거나 주의 깊게 관찰하지 않기 때문에 조기 발견이 어려운 경우가 많다. 간헐적으로 상복통(거궐(巨闕) 주위)과 협륵통(脅勒痛)(오른쪽)이 있으며, 때때로 두통과 어지럼증이 있다. 가슴이 답답한 때가 자주 있고, 근육 경련과 통증이 있으며 황달이 들고 시력이 감퇴된다. 손톱과 발톱이 트고 뒤집어지기도 한다.

□ 치료

① 기(氣)를 통하게 한다: 백회(百會), 사관(四關)(합곡(合谷), 태충(太衝)), 거궐(巨闕), 중완(中脘), 기해(氣海), 족삼리(足三里).

② 안정 및 진정: 간(肝)은 정신 신경성 문제를 지배하므로 안정시켜 주어야 한다. 영신(寧神)을 위하여 간경(肝經)의 태충(太衝)과 심경(心經)의 통리(通里)(영심안신(寧心安神), 소경통락(疏經通絡)).

③ 심역간실화(心逆肝實火)를 다스리기 위하여:
심경(心經)을 사(瀉)하는 법: 심화(心火)(소부(少府))-사(瀉), 심수(心水)(소해(少海))-보(補).
신경(腎經)을 보(補)하는 법: 신수(腎水)(음곡(陰谷))-보(補), 신토(腎土)(태계(太谿))-사(瀉).
자경(自經)을 사(瀉)하는 법: 간화(肝火)(행간(行間))-사(瀉), 간금(肝金)(중봉(中封))-보(補).

④ 간(肝)의 안정을 위하여:
간정격(肝正格): 간수(肝水)(곡천(曲泉))-보(補), 간금(肝金)(중봉(中封))-사(瀉).

⑤ 간실(肝實)로 담허(膽虛)가 되므로(때에 따라서는 간담(肝膽)이 같이 실(實)할 수도 있다):
담정격(膽正格): 담수(膽水)(협계(俠谿))-보(補), 담금(膽金)(족궐음(足厥陰))-사(瀉).

⑥ 소풍개규(疏風開竅):
막힌 곳을 뚫어주고 풍사(風邪)를 내쫓아야 하므로 행간(行間), 태충(太衝), 장문(章門).

⑦ 종양(腫瘍)의 치료:
대장경(大腸經)의 합곡(合谷), 수삼리(手三里), 곡지(曲池), 견우(肩髃).
소장경(小腸經)의 양로(養老).

⑧ 혈(血)을 다스린다:
조혈(造血): 비(脾)–삼음교(三陰交), 지기(地機).
청혈(淸血): 간(肝)–곡천(曲泉) 또는 행간(行間).
정혈(淨血): 신(腎)–조해(照海), 태계(太谿).

⑨ 보기(補氣): 먼저 기(氣)를 보충한 다음 병을 친다(선보후타(先補後打)).
복부: 중완(中脘), 황유(肓兪), 기해(氣海), 관원(關元)–온구(溫灸).
배유혈(背兪穴): 비유(脾兪), 위유(胃兪), 신유(腎兪), 기해유(氣海兪), 폐유(肺兪), 격유(膈兪), 간유(肝兪), 담유(膽兪)–금피내침(金皮內鍼).
보조: 거궐(巨闕), 천추(天樞), 대장유(大腸兪).

※ 태충(太衝)(간(肝)), 태계(太谿)(신(腎)), 태백(太白)(비(脾)), 공손(公孫) 투침(透鍼).
※ 배뇨(排尿): 수분(水分), 중추(中樞), 기충(氣衝)(심자(深刺)하지 않도록 주의한다).

10) 직장암(直腸癌)

① 직장은 소화기 계통이며 대장(大腸)의 일부분이다.
② 직장과 직접 관계되는 경혈(經穴)은 백회(百會)(督脈)와 공최(孔最)(肺經)이다.
③ 항체세포를 생성하는 것은 대장(大腸)이지만 대장은 병들어 있다.
④ 직장은 소화기계이므로 위비경(胃脾經)과 관계가 있다.
⑤ 직장의 일부는 외부로 노출되어 있다.
⑥ 원기의 회복이 중요하다.

□ 처방

① 사관(四關): 합곡(合谷), 태충(太衝).
② 백회(百會)(독맥(督脈)).
위치: 앞머리 정중선으로부터 5촌. 양 귀꼭지 연결선상의 교차점.
혈성(穴性): 승양익기(昇陽益氣), 성뇌영신(醒腦寧神), 청열개규(淸熱開竅).
③ 공최(孔最)(폐극혈(肺郄穴)).
위치: 척택(尺澤)과 태연(太淵)을 잇는 선상에서 척택(尺澤)에서 5촌.
혈성(穴性): 소풍해표(疏風解表).
④ 중완(中脘)(임맥(任脈), 위모혈(胃募穴)).
⑤ 천추(天樞)(위경(胃經), 대장(大腸)모혈(募穴))
⑥ 위유(胃兪), 비유(脾兪), 폐유(肺兪), 대장유(大腸兪): 금피내침(金皮內鍼)을 72시간 유침.

⑦ 장강(長强)(독맥(督脈)(낙혈(絡穴)).
일반적인 암 치료에 백회(百會) 공최(孔最) 장강(長强)을 포함한다.
항문(肛門)에 직접 온열구법(溫熱灸法)을 사용한다.

수지침을 병용한다.
기본방(하초) + A1(오복) A8 + C6, A12, A33 + D2, D6, D7, F5, E21, E22, E23

11) 자궁암(子宮癌)

개설(槪說): 자궁내막에 생기는 암이다. 위암(胃癌) 다음으로 많이 생기는 것으로 자궁경부(子宮脛部)에 많고 자궁체부(子宮體部)에 생기는 것도 있다. 초기에는 아무런 증상이 없다가 마침내 출혈, 대하가 나타난다. 자궁암은 자궁의 주위조직, 복막, 신경 등을 압박해서 통증이 나타나게 된다. 침구치료로 수반증상이 일시적으로 경감은 된다.

□ 취혈(取穴)(이병국)

주용혈(主用穴): 태충(太衝), 삼음교(三陰交), 곡천(曲泉), 대맥(帶脈), 차료(次髎), 관원(關元), 곡골(曲骨), 대거(大巨), 자궁(子宮).
촉통부위(觸痛部位) - 만져서 아픈 곳.
배용혈(配用穴): 족삼리(足三理), 조해(照海), 음릉천(陰陵泉), 음교(陰谷), 수도(水道), 횡골(橫骨).
※ 처음부터 수도(水道), 횡골(橫骨)을 취혈하는 것은 문제가 있다. 1주일쯤 후에 처방하여 쏟아내는 것을 도와주는 것이 좋다.

□ 필자 처방

① 삼음교(三陰交), 경골(京骨) 또는 속골(束骨): 부인병의 근본 요소는 간(肝), 신(腎), 비(脾)에 있다.
② 행간(行間): 충격을 풀어준다.
③ 사관(四關): 합곡(合谷), 태충(太衝) 또는 행간(行間).
④ 관원(關元), 석문(石門), 중극(中極): 모든 부인병에 관원(關元)을 취혈. 관원(關元) - 단전(丹田). 모든 여자 생식기가 관원(關元)과 묶여있고, 관원(關元)을 통해 중추신경과 연결된다. 음과 양을 결합시켜주는 역할을 한다.
⑤ 합곡(合谷), 수삼리(手三里), 곡지(曲池), 천추(天樞), 족삼리(足三里).
⑥ 배유혈(背兪穴): 관원유(關元兪), 위유(胃兪), 비유(脾兪), 대장유(大腸兪)(금피내침(金皮內鍼) 또는 금T봉)
⑦ 공손(公孫)(비(脾)).
⑧ 자궁(子宮)혈 - 기혈(奇穴)로서 중극(中極) 세치 측방에 있다.
⑨ 압통점(壓痛點).

※ 구(灸) → 관원(關元), 중극(中極), 압통점(壓痛點). 복부의 다른 혈들도 모두 온열구(溫熱灸)가 좋다.

치료 1주일 후 → 하혈 후 복부팽만. 모든 것(덩어리)이 쏟아지는 현상은 치료 과정의 일부이다 → 수도(水道), 수분(水分), 횡골(橫骨)과 같이 처방하여 쏟아내도록 한다.

임상 3주 후 치료 됨.
※ 주의사항: 암 치료 후 1년 동안은 육류를 금할 것, 특히 개고기.

12) 음부암(陰部癌)

귀두에서 음낭, 회음부이 이르는 암

① 사관(四關): 합곡(合谷), 태충(太衝) - 모든 병은 기의 불통이므로 공통적으로 취혈한다.
② 천추(天樞) - 위경(胃經)이지만 대장의 모혈(募穴), 항체 세포를 만든다.
③ 합곡(合谷), 수삼리(手三里), 곡지(曲池), 견우(肩髃) - 악성 종양 치료에 공통.
④ 척택(尺澤) - 피부에 생긴 암이므로 폐경(肺經)의 자혈(子穴)을 치료.
⑤ 황유(肓兪) - 음부(陰部)는 신경(腎經)에 해당하므로 신장(腎臟)의 모혈(募穴).
혈이 너무 많다. 합곡(合谷)은 중복이고, ③에서 견우(肩髃)를 생략하고, 삼리(三里)와 곡지(曲池) 중 곡지(曲池)를 선택하면 12혈로 줄일 수 있다.
⑥ 중완(中脘) - 위기맥(胃氣脈)을 보충해 주기 위하여 모든 병에 반드시 취혈.
⑦ 공최(孔最) - 항문 주위이므로.

여기에 회음(會陰)(물에 빠진 사람을 살리는 데는 회음(會陰) 만큼 좋은 곳이 없다), 백회(百會), 족삼리(足三里), 삼음교(三陰交)도 치료할 수 있다. 많은 혈을 치료하려면 한 번에 전부 다 치료하지 말고 하루씩 교대로 치료해 준다.

여자라면 경골(京骨)(I38), 삼음교(三陰交)(F6)(혈액 순환을 좋게 한다), 관원(關元)(A4)(이 세 곳은 모든 부인병에 취혈)을 더해준다.

암은 열에 약하므로 뜸이 좋다. 환부에 쑥뜸 - 반드시 무훈구(無燻灸)를 쓴다.

나이가 많은 사람에게 유혈(兪穴)을 치료하려면 금침(金針)이나 피내침(皮內鍼)이 좋다. 단 금침(金針)은 병이 나은 후에는 이물질로 작용하므로 금침(禁針)으로 생각하는 것이 좋다.

13) 백혈병

비장(脾臟)을 억제하여 백혈구를 억제하고 적혈구를 활성화시켜주며(비승격(脾勝格)) 수회혈(髓會穴)인 담경(膽經)의 현종(懸鐘)과 골회혈(骨會穴)인 방광경(膀胱經)의 대저(大杼)에 침을 놓는다.

8. 소아 질환

1) 복통

아이가 우는 것은 복통 때문이다. 그러나 눈을 위로 고정시키고 일정하게 아, 아, 아, 아 하고 우는 것은 복통이 아니고 경풍(驚風)이다.

복통에는 감초가 가장 좋다. 다려서 냉장고에 넣어두고 울 때마다 3~4 스푼씩 먹인다.

놀라서 우는 울음은 J1, J3, A12, A8, J23

2) 토유(吐乳)

소아침(小兒鍼)으로 이간(二間), 합곡(合谷), 간사(間使), 신문(神門).

수지침: A18, A16, A12, A8, D2, N3

3) 열(熱)

폐렴, 뇌수막염, 간헐열(間歇熱) 등이 있다.

아이가 열이 있으면 호구(虎口)에서 시작하는 파란 무늬가 둘째손가락 외측을 타고 올라간다. 풍관(風關)을 지나면 39도 이상의 고열이고, 기관(氣關)을 지나면 치료가 어려우며, 명관(命關)을 지나면 죽는다. 인당(印堂), 인중(수구(水溝))에서 사혈(瀉血)하여 피가 안 나오면 죽는다. 명관(命關)을 지나면 어디에서 사혈해도 피 한방울 나오지 않는다.

호구(虎口)와 파란 무늬의 맨 위를 사혈(瀉血)해주고, 간헐열이 있으면 D2(대장경(大腸經)의 영혈(榮穴))를 사혈한다.

이첨(耳尖)을 사혈하는 것이 손가락보다 아프지 않고 효과적이다.

편도선염이면 J1(소상 소택), D1 사혈.

소아침으로 A16, A12, A6, D2, J1, G1(호구), G3(풍관), 파란 무늬 맨 위와 가운데를 사혈(瀉血).

호구(虎口): 손바닥 주름 엄지쪽 바로 위 G1.

풍관(風關): 둘째손가락 바닥쪽 아래주름 엄지쪽 G3.

기관(氣關): 둘째손가락 바닥쪽 가운데주름 엄지쪽.

명관(命關): 둘째손가락 바닥쪽 끝주름 엄지쪽.

소화가 안 되어 생기는 열에는 합곡(合谷), 간사(間使)(내정(內庭)), 공손(公孫).

합곡(合谷):

① 해열(解熱) - 이보다 좋은 혈이 없다.

② 발한(發汗) - 장티푸스 환자도 합곡(合谷)에 침을 놓고 땀이 나면 산다.

③ 기통(氣通).

4) 수두(水痘)

비정방(脾正方): F1, N1: 은색, F3, G13: 금색 서암봉.
3일이면 좋아지기 시작하고 1주일이면 낫는다.

5) 소아마비(小兒痲痺)

감기에 걸린 어린애가 일어서기를 거부하면 소아마비를 의심한다. 신주(身柱)(T3-T4 사이)와 소장유(小腸兪)가 손도 못 대게 아프면 70% 이상이 소아마비이다. 도장침을 아프지 않을 정도로 백회(百會), 풍지(風池), 신주(身柱), 요양관(腰陽關)(L5-S1), 소장유(小腸兪), 조구(條口)를 세 번씩 두드리면 한 번에 치료된다. 한 달이 넘으면 치료가 안 된다.

아플 때 바로 치료하면 2~3회 치료로 낫는다. 그러나 1주일이 넘으면 1개월 치료해야 하고, 1개월이 넘으면 1년을 치료해야 한다. 그러나 오래된 소아마비라고 포기해서는 안 된다.

진단: 신주(身柱)혈(T3)과 소장유(小腸兪)에 손을 댈 수 없을 정도의 압통이 있다. 지첨이 아니고 지복으로 눌러도 엄청나게 아프다.

백회(百會), 풍지(風池), 대추(大椎), 신주(身柱), 명문(命門), 소장유(小腸兪), 족삼리(足三里)를 피부침으로 아프지 않게 자극만 가도록 3-7회씩 찍어준다.

3~4회 치료하면 거짓말처럼 낫는다. 단 닭에 인삼을 넣어 고아 먹이면 영원히 낫지 않는다.

나이가 많은 아이는 피부침으로 하되 소장유(小腸兪)만은 침을 놓는다.

신주(身柱), 소장유(小腸兪), 좌우 양교(陽交) + 기경팔맥(奇經八脈)을 쓰기도 한다.

6) 뇌성마비

백회(百會), 중완(中脘), 곡지(曲池), 폐유(肺兪), 아시혈(머리의 웃자란 듯 솟아 있거나 움푹 꺼진 곳)

7) 이하선염(耳下腺炎)

엄지 끝주름 외측(Voll의 림프경) T침.
소상(少商), 소택(少澤): 사혈(瀉血).
합곡(合谷), 폐유(肺兪), 열결(列缺), 곡지(曲池).

8) 중이염(中耳炎)

① 태계(太谿): 신장의 원혈(原穴).
② 합곡(合谷), 곡지(曲池).

③ 중완(中脘): 수지침 A12로 대치.
④ 은백(隱白) 사혈, 삼음교(三陰交), 청궁(聽宮)(소아는 T침을 붙여도 된다).
3회 치료하면 농이 없어진다.

9) 소아 복학

소상(少商), 소택(少澤), 은백(隱白), 지음(至陰).
조금날 해 뜨기 전에 치료한다.

10) 악성빈혈

곡지(曲池), 족삼리(足三里), 중완(中脘), 거궐(巨闕), 폐유(肺兪), 간유(肝兪), 신유(腎兪).

9. 성인병

1) 비만증

극천(極泉): 가슴살, 수분(水分): 복부 살, 기충(氣衝): 허벅지 살.
손으로 30번씩 눌러 돌리기만 해도 살이 빠진다. 1주일 계속하면 3~5 킬로그램이 빠진다.
복부의 천추(天樞) 상하로 위경(胃經)을 부황 사혈(瀉血)해도 살이 빠지지만 밥맛이 없어진다.
배꼽을 중심으로 위경락상에 부황을 뜬다. 건부황으로 각각 1분 정도 뜬다. 이것은 식욕이 없어지는 것이 단점이다.

2) 당뇨병

① 사관(四關): 합곡(合谷), 태충(太衝) - 모든 병에 기를 통해주는 혈.
② 곡지(曲池): 청열소풍(清熱疏風), 발한소열(發汗消熱) - 역기(逆氣)를 사(瀉)하고 침의 후유증을 예방한다.
③ 중완(中脘), 족삼리(足三里) - 모든 장기는 위기(胃氣)가 2/3를 차지하므로 위경(胃經)을 치료한다. 천기(天氣)를 보충하기 위하여 폐경(肺經)의 중부(中府)를 쓰기도 하나 생략할 수 있다.
④ 비정격(脾正格): 췌장(膵臟)을 강화하여 인슐린을 분비시키기 위함.
대도(大都)(脾火), 소부(少府)(心火) - 보(補).
은백(隱白)(脾木), 태돈(太敦)(肝木) - 사(瀉).
⑤ 배유혈(背兪穴): 비유(脾兪), 위유(胃兪), 간유(肝兪), 신유(腎兪), 췌장유(膵臟兪) - 췌장과 관련이 있는 장기의 치료. 금피내침(金皮內鍼).

⑥ 모혈(募穴): 황유(肓兪)(신장(腎臟)), 장문(章門)(비장(脾臟)) 중극(中極)(방광(膀胱))

⑦ 승장(承漿), 지기(地機): 혈성(穴性)이 당뇨를 치료하는 곳.

비경(脾經) 우측(右側)(Voll) - 지기(地機)(우(右)). 비유(脾兪)우측은 췌장(膵臟)이고 좌측은 비장(脾臟).

격주로 치료하여 8주 치료하고 9주째는 제4처방으로 마무리하면 완치된다. 사암은 1도(度)를 5일 기준으로 했다. 수지침과 겸해서 5일 치료해도 좋다. 8주를 치료한다면 침 놓는 기간은 4주가 된다. 3주는 비승격(脾勝格)을 쓰고 마지막 1주에 비정격(脾正格)을 쓴다. 환자에 따라 3주 승격, 3주 정격을 쓰기도 한다.

(1) 오행 처방: 비허(脾虛)(췌장허)이므로 비정격(脾正格)(오른쪽만). 완전히 낫지 않고 기만 바로잡아 주는 것이므로 2,3 처방과 겸해주어야 한다.

(2) 일반 처방

① 지기(地機): 비경(脾經)의 극혈(隙穴). 별명 비사(脾舍)(췌사(膵舍)로 하자)(오른쪽만).

위치: 음릉천(陰陵泉)과 안복사뼈 중앙 사이(13치) 상 1/4 지점.

혈성(穴性): 건비이습(健脾利濕), 조보간신(調補肝腎: 목극토(木剋土), 토외수(土畏水)를 고르게 함), 이혈고정(理血固精), 보기기혈(補氣氣血), 활혈화어(活血化瘀).

② 복애(腹哀): 비경(脾經).

위치: 기문(期門)과 대횡(大橫) 사이 한 가운데. '애간장 녹는다'의 애는 비(脾). 슬픔을 억제하고 제거해서 비(脾)를 튼튼하게 하는 혈.

혈성(穴性): 소경통락(疏經通絡), 건비화위(健脾和胃).

③ 승장(承漿): 승(承)(받들 승) 장(漿)(액체). 비장의 호르몬 분비를 받아들이고 안 나오면 나오게 한다.

(3) 임상 경험

주혈(主穴)

① 지기(地機): 오른쪽.

② 은백(隱白): 비정목혈(脾井木穴). 별명 귀안(鬼眼), 귀첩(鬼疊)(귀신도 두려워하는 혈). 귀(鬼)자가 들어가는 13 혈 가운데 하나. 오른쪽.

혈성(穴性): 건비화위(健脾和胃), 익기섭혈(益氣攝血). 통풍에도 놀라운 효과가 있다.

보조혈(補助穴): 승장(承漿), 중완(中脘), 중극(中極), 기해(氣海)(기(氣)의 모혈(募穴)), 황유(肓兪)(수지침의 신장(腎臟)의 모혈(募穴)), 장문(障門)(간경(肝經)에 속하지만 비장(脾臟)의 모혈), 태계(太谿), 태돈(太敦), 족삼리(足三里), 췌장유(膵臟兪)(우비유(右脾兪) 또는 T8-9).

(4) 요당(尿糖)이 불규칙하게 나올 때

간유(肝油), 신유(腎兪), 비유(脾兪), 위유(胃兪), 지실(志室), 췌장유(膵臟兪).

금피내침(金皮內鍼)을 내측에서 외측으로 자침하고 72시간 유침한다. 첫날은 상승곡선을 그리다가 둘째 날은 하강 곡선을 그리며, 가렵거나 따가우므로 환자가 떼기 쉬우나 떼지 말도록 주의를 준다. 피하(皮下)로 들어가면 따갑고 염증이 생길 수 있으므로 반드시 피내(皮內)로 유침.

전북 교육청 사무관이 밥만 먹으면 까맣게 당이 나와 이 방법으로 2주일 치료해서 혈당과 요당이 정상이 되었다.

(5) 3+4. 태계(太谿), 태돈(太敦)은 생략할 수 있다.

〈수지침〉

기본방: A3(A4) A6(하초), A8 A12(중초, A16 A18(상초).

비정격(脾正格): F1, F3, N1, G13.

비승격(脾勝格): F1, F7, N1, C7.

F19 J23(신장(腎臟)의 모혈(募穴)) I28 J3(신유(腎兪)) N18(간유(肝兪)) N5(간(肝)의 원혈(原穴)) A25(승장(承漿)).

〈남수침술원〉

(1) 신유(腎兪), 간유(肝兪), 폐유(肺兪), 비유(脾兪): 남자는 좌간유-우비유, 여자는 우간유-좌비유에 뜸을 뜨고 반대쪽에 침을 놓는다.

(2) 거궐(巨闕), 좌기문(左期門), 좌양문(左梁門).

(3) 중완(中脘), 족삼리(足三里), 곡지(曲池), 관원(關元), 기해(氣海).

(4) 갈증이 심하면 태계(太谿) 또는 수천(水泉)에 뜸.

(5) 음부 소양증: 찬물로 씻는다.

3) 고혈압(高血壓)

고혈압(高血壓)의 원인은 보통 동맥경화이지만 신경성이나 병리학적 요인도 있다.

치료 방책: 성뇌개규(醒腦開竅), 혈압인하(血壓引下), 평간(平肝), 통경활락(通經活絡), 진정안신(鎭靜安神).

□ 제1처방(응급처치)

(1) 백회(白會): 독맥(督脈).

위치: 머리 정상 독맥선과 이첨 연결 선상 교차점.

혈성(穴性): 평간식풍(平肝熄風), 승양익기(昇陽益氣), 성뇌영신(醒腦寧神), 청열개규(淸熱開竅).

1치쯤 앞에서 뒤로 사자하며 강자극한다.

(2) 사관(四關): 합곡(合谷), 행간(行間).

행기소통(行氣疏通)을 위한 것이다. 행간(行間)은 간화혈(肝火穴)로, 열(熱)을 사(邪)하여 주기 위하여 사관(四關)에 행간(行間)을 택한 것이다. 백회(百會)를 선취해도 좋고 사관(四關)을 선취해도 좋다. 또 양지(陽池)는 상중하초(上中下焦)의 모든 기를 평정하기 때문에 양지(陽池)를 선취하는 사람도 있다.

(3) 소상(少商), 소택(少澤): 사혈(瀉血).

혈압 상승으로 위급할 때는 우선 십정혈(十井穴)의 대표혈인 소상(少商)과 소택(少澤)을 사혈(瀉血)

한다. 상충(上衝)된 혈액은 뚫린 곳으로 내려오는 이치이다. 비출혈(鼻出血)을 시켜도 무방하다.

(4) 족삼리(足三里) ST36: 합토혈(合土穴). 위경(胃經)의 하합혈(下合穴).

위치: 독비(犢鼻)와 해계(解谿) 사이 독비(犢鼻)에서 3/16.

혈성(穴性): 건비화위(健脾和胃), 소적화체(消積化滯), 조리기혈(調理氣血), 소풍화습(疏風化濕), 부정배원(扶正培元).

강인하혈(强引下穴)로 중완(中脘)과 함께 조리기혈(調理氣血)한다.

□ 제2처방

(1) 사관(四關): 합곡(合谷), 태충(太衝).

행간(行間)과 태충(太衝)은 혈성(穴性)이 거의 같은데, 응급처치에는 열(熱)을 사(邪)해주는 행간(行間)이 좋고, 간(肝)을 보(補)하는 데는 원혈(原穴)인 태충(太衝)이 좋다.

(2) 풍지(風池)(담(膽) 후두(後頭)).

위치: 풍부(風府)와 완골(完骨) 사이 외측 1/3 지점.

혈성(穴性): 성뇌개규(醒腦開竅), 통경활락(通經活絡).

수지침의 풍지(風池)에 해당하는 M5에 금T봉을 붙이면 치매나 건망증도 예방되어 업은 아이 삼년 수가 치료된다.

(3) 대추(大椎)(독(督)).

위치: 제7번 목뼈 아래 움푹한 곳.

혈성(穴性): 통조독맥(通調督脈), 소풍산한(疏風散寒).

음양(陰陽)의 기(氣)가 교합하고 뇌(腦)로 진입하는 것을 통제한다.

(4) 견정(肩井).

위치: 대추혈(大椎穴)과 어깨 봉우리 끝 사이의 중앙.

혈성(穴性): 소경활락(疏經活絡).

견정(肩井)에서 머리로 들어가는 피를 걸러 청혈(淸血)시키며, 소경활락(疏經活絡)하여준다. 선취하면 뇌빈혈로 졸도하는 수가 있으므로 곡지(曲池)를 선취 한 후에 취한다.

(5) 족삼리(足三里).

침 후유증(침치우발증)을 소생시키는 응급처치, 기사회생혈이다. 사관침으로 강자극한다.

(6) 중완(中脘)(임(任), 위모혈(胃募穴)).

족삼리(足三里)에 의한 하기(下氣)를 조절하여 뇌빈혈을 막고 상하 평형을 이루어주는 동시에 곡기(穀氣)를 활기(活氣)한다.

(7) 곡지(曲池)(대장(大腸) 합토혈(合土穴)).

위치: 팔을 굽히고 팔꿈 횡문 바깥쪽 끝.

혈성(穴性): 행기활혈(行氣活血), 조화영위(調和榮衛).

역상(逆上)을 억제하여 주고 조화영위(調和榮衛)로 조절한다.

(8) 내관(內關)(심포(心包) 낙혈(絡穴) 기경팔맥(奇經八脈)교회혈(交會穴)).
위치: 곡택(曲澤)과 태릉(太陵) 선상의 팔목 주름에서 2촌.
혈성(穴性): 소경활락(疏經活絡), 영심안신(寧心安神). 관상동맥을 조절한다.

※ 감잎차를 수시로 복용하여 동정맥 경화를 풀어주는 것이 좋다.
태충(太衝)혈로 간기(肝氣)를 보(補)해주며, 태계(太谿)혈도 사용하면 좋다.

□ 중국(中國) 천진(天眞) 중의학원(中醫學院) 처방

치료 원리: 성뇌개규(醒腦開竅), 평간잠양(平肝潛陽), 자보간신(滋補肝腎).
(1) 내관(內關)(心包), 인중(人中)(任)은 성뇌개규(醒腦開竅)한다.
(2) 인영(人迎)(胃), 두유(頭維)(胃 頭), 족삼리(足三里)(胃)는 경락기혈(經絡氣血)을 조절한다.
(3) 행간(行間)(肝), 태충(太衝)(肝)은 간경(肝經)의 영혈(榮穴), 유혈(兪穴)로 한열(寒熱)과 체중절통(體重節痛)을 치료한다.
(4) 협계(俠谿)는 담경(膽經)의 영혈(榮穴)로 사법(瀉法)을 사용하면 상항(上亢)하는 허양(虛陽)을 진정시킨다.
(5) 상성(上星)(독(督))에서 두유(頭維)로 투침(透鍼)하면 두통과 어지럼증이 멈춘다.
(6) 삼음교(三陰交)는 간신(肝腎)을 자보(滋補)한다.

□ 마강자(馬康慈) 처방

제1처방
주혈(主穴): 풍지(風池)(담(膽)), 곡지(曲池)(대장(大腸)), 족삼리(足三里)(위(胃)합토(合土)), 태충(太衝)(간(肝)).
배합혈(配合穴): 행간(行間)(간화(肝火)), 태양(太陽)(기혈(奇穴)), 예풍(翳風)(삼초(三焦)), 신문(神門)(심(心)원(原)), 삼음교(三陰交)(비(脾)), 태계(太谿)(신(腎)원(原)), 양릉천(陽陵泉)(담(膽)합토(合土)), 음릉천(陰陵泉)(신(腎)합수(合水)), 풍륭(豊隆)(신(腎)), 내관(內關)(심포(心包) 기경팔맥(奇經八脈)), 관원(關元)(소장(小腸) 모혈(募穴)), 기해(氣海)(임(任))

제2처방: 족삼리(足三里), 내관(內關), 삼음교(三陰交), 백회(百會), 합곡(合谷), 행간(行間).
제3처방(두현(頭眩), 머리가 어지러울 때): 백회(百會), 뇌공(腦空), 천주(天柱)(방광(膀胱)).
제4처방(현훈(眩暈), 전체가 어지러울 때): 두임읍(頭臨泣), 양곡(陽谷)(소장(小腸)), 완골(腕骨)(소장(小腸)), 신맥(申脈)(방광(膀胱)).

4) 중풍(中風)

합곡(合谷), 수삼리(手三里), 곡지(曲池).

중풍(中風)(고사시키는 바람)의 원인. 습(濕)이 많은 해안 지방, 일본에 많다. 중국은 대륙이라 적다.

습(濕)(토(土)) → 열(熱)(화(火)) → 담열(膽熱) → 풍(風)

↓

비(脾)(토(土)) → 심(心)(화(火)) → 폐습(肺濕) → 풍(風)

1년 전부터 예고 없이 온다. 병이 사람을 못 이기면 잠복해 있다가 이기면 나타난다. 3~5세 어린아이는 잠복기가 없이 바로 병이 나타났다가 낫는다. 커서 거짓말을 할 때부터 병이 잠복하기 시작한다. 정직한 사람에게는 병이 잠복하지 못한다.

손발이 저리고 눈이 침침하고, 머리가 아프고, 가끔 안구 출혈이나 코피가 나는 것이 전구 증상이다.

심허중풍(心虛中風): 말을 잘 못하고 반쪽을 못 쓰고 손발에 부종이 있다.
담실중풍(膽實中風): 전신을 못 쓰며 온 살을 호랑이가 물어뜯는 것 같은 전신 통증이 있다.
폐허중풍(肺虛中風): 전신을 못 쓰고 계속 코를 곤다.

심허중풍(心虛中風)은 전이되어 한 바퀴 돌면 저절로 치료되는 수가 있다(심허(心虛) → 폐실(肺實) → 간허(肝虛) → 비실(脾實) → 폐허(肺虛) → 심실(心實)) 전이는 심허중풍(心虛中風)에만 있다.

뇌혈관 질환이므로 성뇌개규(醒腦開竅)하는 혈.
피를 주관하는 간(肝), 모자관계(母子關係)인 신(腎)과 함께 치료한다.
소경통락(疏經通絡)하는 혈.
풍(風) = 목(木) = 간(肝). 간(肝)과 신장(腎臟)을 반드시 치료한다. 간(肝)의 원혈(原穴)인 태충(太衝).

① 동양철학적인 측면: 음양관계(陰陽關係). 음허(陰虛), 양폐(陽閉)로 병이 온 것이므로 음(陰)을 보(補)해주고 양(陽)을 뚫어주어야 한다.
  소경통락(疏經通絡): 양(陽)에서 치료한다 - 합곡(合谷)(곡지(曲池)를 선취하여 침치우발증(鍼治偶發症)을 예방한다).
  사관(四關)통으로 제2합곡(第二合谷)과 태충(太衝)을 쓴다.
② 한방논리에 따른 측면: 허실(虛實)관계. 심허(心虛), 간허(肝虛), 폐허(肺虛).

5) 중풍칠혈(中風七穴)

(1) 백회(百會), 곡빈(曲鬢), 견정(肩井), 풍시(風市), 족삼리(足三里), 현종(懸鐘), 곡지(曲池).
(2) 뇌경색: 백회(百會), 풍지(風池), 대추(大椎), 견정(肩井), 족삼리(足三里), 간사(間使), 곡지(曲池).
  주치: 편마비, 언어장애.

6) 중풍 회복기에 발을 질질 끌 때

현종(懸鐘) + 행간(行間)에서 태충(太衝)으로 투침.

7) 팔다리가 오그라드는 것

팔꿈치-곡택(曲澤), 손목-대릉(大陵), 손가락-팔사(八邪).
오금-곡천(曲泉), 발목-태계(太谿), 발가락-팔풍(八風).

8) 언어장애

염천(廉泉), 통리(通里).

9) 뇌출혈(뇌혈관 파열)

양릉천(陽陵泉)

10. 비뇨기계 질환

1) 요실금

곡골(曲骨), 경골(京骨). 곡골은 3촌쯤 깊이 찌르고 중극(中極)이나 관원(關元)으로 대신할 수 있다.
수지뜸: A1, A3, A4, J23 + I38 T침.

2) 야뇨증(夜尿症)

방광 기능이 허약하고 꿈을 꿀 때 소변이 나온다.
꿈: 심장(心臟)과 폐(肺) - 심유(心兪). 신유(腎兪).
방광(膀胱): 방광유(膀胱兪), 위중(委中), 경골(京骨).

3) 요로 결석(結石)

신유(腎兪), 지실(志室), 황유(肓兪), 중극(中極), 곡골(曲骨).

4) 전립선비대

중극(中極)을 깊이 자침하여 온열구(溫熱灸).

5) 신부전증

표리관계(表裏關係)인 방광(膀胱), 상극관계(相剋關係)인 비장(脾臟), 모자관계(母子關係)인 폐(肺)와 간(肝)

을 고려해야 한다.

(1) 폐유(肺兪), 중부(中府): 기(종기(宗氣))의 보충. 금생수(金生水).
(2) 간유(肝兪), 격유(膈兪): 청혈(淸血).
(3) 공손(公孫): 투석(透析) 환자도 치료한다. 경골(京骨)쪽으로 투침(透鍼).
(4) 신유(腎兪), 지실(志室), 황유(肓兪): 신장(腎臟)을 보(補)한다.
(5) 곡골(曲骨), 중극(中極): 방광 치료.
(6) 수분(水分): 부종 치료.
배유혈(背兪穴)과 중부혈(中府穴)은 금피내침(金皮內鍼)이 좋다.
주 5회 연속 치료하고 일주일 쉰 후 다시 치료한다.

11. 정신과 질환

1) 불면증

(1) 신경성일 경우 행간(行間) 또는 태충(太衝) 자침 후 수지침 A18, A16, A12, N18(기문(期門)).
(2) 신문(神門), 거궐(巨闕), 행간(行間), 백회(百會), 간유(肝兪)–불면증에 특효.

2) 신경쇠약(神經衰弱)

침으로 치료가 잘된다.

(1) 사관(四關): 신경쇠약의 주치혈(主治穴)은 합곡(合谷)이다. 후계(後谿) 쪽으로 투침(透針).
(2) 백회(百會), 풍지(風池), 용천(湧泉), 태계(太谿).
(3) 폐유(肺兪), 궐음유(厥陰兪), 심유(心兪), 간유(肝兪), 신유(腎兪).
(4) 상단전(上丹田)(전중(膻中)), 하단전(下丹田)(기해(氣海)), 거궐(巨闕), 중완(中脘), 중극(中極)(관원(關元)).

교통사고로 인한 신경쇠약으로 사방에 어혈(瘀血)이 있어 삼음교(三陰交)와 혈해(血海)를 1회 치료하고 나았으며, 보충 치료로 백회(百會), 풍지(風池), 대저(大杼), 폐유(肺兪), 심유(心兪), 신유(腎兪), 중부(中府), 중완(中脘), 족삼리(足三里) 1회 치료로 완치되었다.

3) 우울증

간장, 심장, 소화불량, 수면 장애, 이명, 자폐.
사관(四關) + 중완(中脘).
폐유(肺兪), 중부(中府), 대저(大杼), 족삼리(足三里), 백회(百會).

4) 기억상실증(회고불능)

협거(頰車)(주치혈(主治穴)), 속골(束骨), 풍지(風池).

12. 기타 질환

1) 통증의 치료

(1) 침구 진통의 기전

① 불균형의 균형화.
② 음양의 부조화를 조화시킨다.
③ 한(寒)과 열(熱)을 조화시킨다. 좌우 균형을 맞춰준다.
④ 엔도르핀 (30~2000배 증가) 또는 다른 진통 물질을 증가시킨다. 그러나 추출한 엔도르핀을 주사하면 그 통증이 멎지 않는다.
⑤ 뇌신경의 통증 억제 부분을 자극한다.

극혈(郄穴): 극혈은 모든 통증을 소실시키는 중요한 혈이다.

(2) 치통(齒痛)

대장경(大腸經)의 극혈(郄穴)인 온류(溫溜)에 좁쌀만한 뜸 5~7장을 뜬다.
윗니: 위경 - 족삼리, 해계, 권료, 화료, 예풍. 아랫니: 대장경 - 합곡, 곡지, 협거, 하관, 예풍.

(3) 발치 후 통증

밖에서 아픈 곳으로 3~5푼 자침하고 침병에 쑥을 붙여 뜸을 한다.

(4) 치통(痔痛)

폐경(肺經)의 극혈(隙穴)인 공최(孔最). 폐(肺)와 대장(大腸)은 음양관계(陰陽關係)이다. 이 통증은 양경(陽經)의 표피 통증이므로 음경(陰經)의 극혈(郄穴)로 음양(陰陽)의 불협화음(不協和音)을 조화시킨다.

(5) 만성 두통

중극(中極)에 팥알 만한 뜸 3~7장 뜨거나 낙각(洛却)과 같이 치료해 주면 악성 상습성 두통이 영원히 없어진다.

전체적으로 모든 통증을 치료하는 곳은 담경(膽經)의 임읍(臨泣)이며 경우에 따라 하관(下關), 협거(頰車)

도 쓴다.

모든 통증에 족임읍(足臨泣)을 강자극한다. 족임읍으로 **편두통**도 치료한다. 중국에서는 태양(太陽)(객주인(客主人))에서 하관(下關)까지 투침한다. 어느 것도 좋으나 안전성과 효율성을 고려하여 선택한다.

(6) 복통

양구(梁丘).

(7) 위(胃)의 통증

족삼리(足三里).

(8) 망치로 맞은 손가락

구암쑥을 태워 연기를 쐬면 통증이 없어진다.

(9) 늑간신경통

오른쪽 늑골 아래가 뻐근하고 무거우며 심하면 통증이 다리(반대편으로 가는 수도 많다)로 내려올 때는 담경(膽經)의 구허(丘墟)를 치료한다.

왼쪽 갈비 밑이 아플 때는 아픈 것이 손으로 간다. 이때는 폐경(肺經)의 척택(尺澤)을 치료한다. 이때의 척택은 이두박근 힘줄 외측이 아니라 별설 척택으로 팔꿈치 주름 끝(횡문두)이며, 1.6-1.8치 위쪽으로 사자(斜刺)한다. 통증이 광범위하면 작탁(雀啄) 보사법(補瀉法)으로 강자극한다.

간경(肝經), 담경(膽經)은 다리에 있고 폐경(肺經)은 팔에 있기 때문에 방사통증의 방향이 다르고 치료혈도 다르다.

장문(障門)이 중요한 혈이다.

2) 말라리아(학질)

상구(商丘), 비유(脾兪).

3) 건해(乾咳)(목의 이물감)

대장실(大腸實)이 원인이다.

합곡(合谷), 또는 합곡(合谷) + 이간(二間), 또는 대장승격(大腸勝格) - 양계(陽谿), 양곡(陽谷)을 보(補)하고 이간(二間), 통곡(通谷)을 사(瀉)한다.

음식이 목에 걸린 듯한 느낌이 있는 것은 전중(膻中)을 치료한다.

4) 빈혈(貧血)

풍지(風池), 대저(大杼), 현종(懸鐘), 혈해(血海).

5) 한쪽은 뜨겁고 한 쪽은 찬 환자(좌우 한열 분리)

한열의 좌우 교차가 안되기 때문이다.

좌우로 교차하는 혈은 대추(大椎)이므로 사관통(四關通)하고 대추(大椎)를 치료해 주면 된다. 대추(大椎)만으로 잘 안되면 대추(大椎)와 신주(身柱)(T3)를 같이 치료해 준다.

막히는(膈) 곳이 3군데 있다 - ① 상단전 전중(膻中), ② 하단전 기해(氣海), ③ 대추(大椎). 상체는 뜨겁고 하체는 찬 사람은 단전(丹田)이 막히어 한열(寒熱)의 상하 이동이 안되기 때문으로 전중(膻中)과 기해(氣海)가 손도 못 대게 아프며 두 곳을 치료해 주면 정상이 된다.

6) 간질(癎疾)

(1) 위간(胃癎): 치료 확률 70~90%.
(2) 간간(肝癎): 50~60%.
(3) 뇌간(腦癎): 10%.

7) 정맥류(靜脈瘤)

심포경(心包經)이 주치이다. 전중(膻中), 궐음유(厥陰兪)가 주혈이고, 심유(心兪) 폐유(肺兪)도 치료하며, 당처(當處)는 금피내침을 사용하고, 혈해(血海), 삼음교(三陰交)는 어혈성(瘀血性)으로 온냉침법(溫冷鍼法)을 사용한다.

8) 상한(傷寒)

모든 열(熱)은 상한(傷寒)에 속한다. 병은 피부(皮膚) → 기육(肌肉) → 골절(骨節) → 내장(內臟)으로 들어간다.

허(虛): 병을 받아들일 정도로 허(虛)하기 때문에 정격(正格)으로 치료한다(사암).
실(實)(사(邪)): 병이 들어와 있으면 실사(實邪)이므로 승격(勝格)으로 치료해야 한다(유태우).

1~6일 일차별로 증상이 다르다. 사암 선생은 일차별로 치료했다.
제1일: 방광경(膀胱經)에 한사의 병이 온다.
제2일: 위경(胃經) - 음식 맛을 잃는다.
제3일: 담경(膽經). 제3일째 발의 양경(陽經)에서 끝나지 않으면 발의 음경(陰經)으로 옮아간다.
제4일: 비경(脾經).

제5일: 신경(腎經).
제6일: 간경(肝經). 제6일째에 낫지 않으면 손의 양경(陽經)으로 한사(寒邪)가 옮아간다.
제7일: 대장경(大腸經).
제8일: 소장경(小腸經).
제9일: 삼초경(三焦經). 여기서부터 손의 음경(陰經)으로 넘어간다.
제10일: 폐경(肺經).
제11일: 심경(心經).
제12일: 심포경(心包經).

손발 모두 양장기(陽臟器)에서 시작하고 세 곳이 모두 끝나면 음장기(陰臟器)로 이동한다. 사암은 이 순서가 부동이라고 생각했으나 처방은 그렇지 않았다. 유태우는 이를 사암 처방의 잘못이거나 후세 사람들의 오류라고 생각했으나 병의 차례가 무시될 수도 있다고 생각한다. 따라서 맥진(脈診)을 근거로 치료하는 것이 좋겠다.

제1일: 방광경(膀胱經). 피부 표면에 병이 온다(표(表)).
오한(惡寒)과 열(熱)이 있고, 경락을 따라 증상이 나오므로 두통, 인후 통증, 허리와 척추의 경직이 있으며, 땀이 나지 않는다. 맥(脈)은 부긴(浮緊)(붕 떠있고 팽팽함)하다.
보(補): 상양(商陽)(대장(大腸), 금(金)).
사(瀉): 삼리(三里)(위(胃), 토(土)).
제1일의 병은 방광(膀胱)인데 방광과 관계없는 처방이다.
방광허(肪胱虛)로 보고 허즉보기모(虛則補其母), 사기관(瀉其官)을 타경(他經)에서 취한 것이다.

방광정격(膀胱正格)
보(補): 방광경(膀胱經) 지음(至陰), 대장경(大腸經) 상양(商陽) – 금생수(金生水).
사(瀉): 방광경(膀胱經) 위중(委中), 위경(胃經) 족삼리(足三里) – 토극수(土剋水).
유태우: 방광승격(膀胱勝格) + 중극(中極) + 방광유(膀胱兪).

제2일: 위경(胃經). 병이 안으로 들어간다(리(裏)).
경락이 코 → 눈 → 목으로 이어지기 때문에 눈이 아프고, 코가 건조하고, 목이 아프다. 편히 눕지 못하고 체증(滯症), 수족냉증(手足冷症)이 있으며 몸에 열(熱)이 있다. 맥상(脈狀)은 홍삭(빠른 홍수)하거나 미홍(微洪)(끊길 듯 벙벙함)하다.
보(補): 삼리(三里)(위(胃), 토(土)).
사(瀉): 임읍(臨泣)(담(膽), 목(木)).
위허(胃虛)로서 자경(自經)에서 보(補)하고 타경(他經)에서 사(瀉)한다.
밥맛이 뚝 떨어지므로 위의 곡기(穀氣)를 보충시켜 주어야 한다. 그러므로 잘 먹으면서 위(胃)를 보(補)한다. 중완(中脘)에 압통이 있으면 중완(中脘)을 치료한다.

위정격(胃正格)
보(補): 위경(胃經) 해계(解谿), 소장경(小腸經) 양곡(陽谷) - 화생토(火生土).
사(瀉): 위경(胃經) 함곡(陷谷), 담경(膽經) 임읍(臨泣) - 목극토(木剋土).
유태우: 위승격(胃勝格)(보(補): 임읍(臨泣), 함곡(陷谷). 사(瀉): 상양(商陽), 여태(厲兌).) + 중완(中脘).

제3일: 담경(膽經).(반표반리(半表半裏)).
경락이 옆구리에서 귀로 가므로 열이 나면서 옆구리가 결리고 귀가 안 들린다.
보(補): 협계(俠谿)(膽, 水).
사(瀉): 상양(商陽)(大腸, 金).

이는 담정격(膽正格)의 약치방(略治方)이다.

제1,2일의 전례로 보면 담허(膽虛)로 방광(膀胱)의 수(水)(통곡(通谷))를 보(補)하고 대장(大腸)의 금(金)(상양(商陽))을 사(瀉)해야 하나 사암은 방광(膀胱) 대신 담(膽)을 취했다. 그 이유는 상한론(傷寒論)의 태양(太陽), 소양(少陽), 양명(陽明)의 순서에 입각하여 소양(少陽)의 담경(膽經)이 받았으므로 소양증(少陽症)이라고 생각할 수 있다. 반표반리(半表半裏)로 한열(寒熱)이 교차하는 극혈(隙穴)을 치료한다. 제1일은 표(表)이고 제2일은 리(裏)인데 제3일은 반표반리(半表半裏)가 된 것은 바뀐 것이거나(유태우: 표(表)→반표반리(半表半裏)→이(裏)의 순서라야 옳다고 주장), 병이 변형된 순서로 진행된 것이다. 변형된 순서로 진행된다면 방광경(膀胱經)을 쓸 수도 있고 둘 모두 자경(自經)에서만 쓸 수도 있다.

여기까지는 양경병(陽經病)표피의 병이다. 상한(傷寒) 양증(陽症)의 치료는
(1) 발한(發汗): 합곡(合谷)(사관(四關)) - 1,2일차.
(2) 토(吐): 내관(內關) - 3,4일차.
(3) 설사: 삼음교(三陰交) - 5,6일차.

제4일: 다리의 음경(陰經)으로 넘어가 족태음비경(足太陰脾經)의 병이 된다.
맥상(脈狀)은 있는지 없는지 모를 정도로 미약하다.
보(補): 경거(經渠)(폐(肺), 금(金)), 음릉천(陰陵泉) - 금극목(金剋木).
사(瀉): 은백(隱白)(비(脾), 목(木))(비허(脾虛)이므로 목극토(木剋土)면 안 된다).

사암의 변칙방(變則方)이다.

제5일: 족소음신경(足少陰腎經).
보(補): 음곡(陰谷)(신(腎), 수(水)), 경거(經渠)(폐(肺), 금(金)).
사(瀉): 태백(太白)(비(脾), 토(土))(목극수(土剋水)면 안 된다).

제6일: 족궐음간경(足厥陰肝經).
보(補): 음곡(陰谷)(신(腎), 수(水)), 대도(大都)(비(脾), 화(火)).
사(瀉): 경거(經渠)(폐(肺), 금(金)).

여기에 상충되는 점이 있다. 즉 수생목(水生木) 목생화(木生火)이므로 화(火)를 보(補)해주면 역기(逆

氣)가 온다. 이것이 사암의 변칙방(變則方)이다. 즉,

허즉보기모(虛則補其母)이나 극허즉보기자(極虛則補其子)이고,

실즉사기자(實則瀉其子)이나 극실즉사기모(極實則瀉其母)이다.

제6일에 안 나으면 다시 6일이 시작하고 12일이 되어도 안 나으면 운기병(장티푸스)이다.

제7일: 수태양소장경(手太陽小腸經).

대부분 왼쪽은 소장허(小腸虛)이고 오른쪽은 소장실(小腸實)이다. 그러므로 왼쪽은 소장정격(小腸正格)을 쓰고 오른쪽은 소장승격(小腸勝格)을 쓴다.

제8일: 수양명대장경(手陽明大腸經).

보(補): 족삼리(足三里)(위(胃) 토(土)), 족임읍(足臨泣)(방광(膀胱) 금(金)).

사(瀉): 함곡(陷谷)(위(胃) 목(木)).

제9일: 수소양삼초경(手少陽三焦經).

석문(石門)(삼초(三焦)의 모혈(募穴))에 압통 반응이 심하게 나타난다.

보(補): 족임읍(足臨泣)(담(膽) 목(木)), 중저(中渚)(삼초(三焦) 목(木)).

사(瀉): 통곡(通谷)(방광(膀胱) 수(水)), 액문(液門)(삼초(三焦) 수(水)).

제10일: 수태음폐경(手太陰肺經).

비장(脾臟)과 폐(肺)를 같이 치료한다.

제11일: 수소음심경(手少陰心經).

심정격(心正格).

심포승격(心包勝格)(필자).

제12일: 수궐음심포경(手厥陰心包經).

ㅁ 사암 처방

(1) 땀이 없고 오한(惡寒)이 나는 상한(傷寒)

사관(四關)(합곡(合谷), 태충(太衝)) – 온몸의 기혈(氣血)을 통하게 한다. 365혈(穴)의 통치혈이다.

합곡(合谷) – 2푼. 보사(補瀉)하지 않고 오래 유침하지 않는다(사암은 보법(補法)). 잘못 치료하면 벙어리가 된다. 택전류(澤田流) 합곡(合谷)에서 후계(後谿) 쪽으로 투침(透鍼)하여 제삽사법(提插瀉法)으로 강자극하면 머리끝에서 발끝까지 비 오듯 땀이 난다. 땀이 너무 많이 나면 보법(補法)을 쓴다.

보(補) 상양(商陽), 사(瀉) 족삼리(足三里).

(2) 땀이 많이 나고 깜짝 깜짝 놀라는 상한(傷寒): 신실(腎實), 심허(心虛).

무서운 꿈이나 귀신 꿈 같은 꿈이 꾸어진다.

보(補) 상구(商丘), 사(瀉) 태돈(太敦).

(3) 바람을 싫어하고 땀이 많이 나는 상한(傷寒): 간실(肝實), 폐허(肺虛).
폐정격(肺正格).
간승격(肝勝格)(유태우).

(4) 땀도 많고 열도 많은 상한(傷寒): 심열(心熱).
수극화(水剋火)를 못한 것이므로 신정격(腎正格) 또는 심열격(心熱格)으로 치료한다.

(5) 급상한(急傷寒): 음양조화가 깨진 것. 상양(商陽) 보(補)만으로 치료된다.

(6) 색상한(色傷寒): 지나치게 색(色)을 밝혀 생긴 상한(傷寒): 신극허(腎極虛).
신정격(腎正格). 때에 따라 신승격(腎勝格).

9) 코골이

폐유(肺兪), 고황(膏肓), 심유(心兪), 간유(肝兪)(우), 비유(脾兪)(좌), 풍지(風池), 영향(迎香)(비익(鼻翼) 쪽으로 사자(斜刺)), 인당(印堂), 열결(列缺).

수지침: A28, C9, K9, F4.

하관(下關), 코에 이상이 있을 때는 상성(上星)과 인당(印堂)을 같이 쓴다.

02. 단본침법(單本鍼法)

단본침법(單本鍼法)이란 병 증후에 따라 몇 개의 침 또는 한 개의 침으로 치료하는 것으로, 학자마다 조금씩 다른 견해를 가지고 처방하고 있다.

〈요령〉
① 12 경락(經絡)의 경성(經性)을 따라 혈을 찾기도 하고,
② 아시혈(阿是穴)을 주로 찾아 처방하기도 하고,

③ 단순한 경험에 따라 처방하기도 하고,
④ 단순한 혈성(穴性)을 따라 처방하기도 하고,
⑤ 증후를 따라 거자법(巨刺法)으로 처방하기도 하고,
⑥ 병원별(病原別)로 처방하기도 하고,
⑦ 임상 사례에 따라 경험방(經驗方)으로 처방하기도 하고,
⑧ 기혈(奇穴)을 중심으로 처방하기도 하고,
⑨ 장부(臟腑)의 허실(虛實)을 따라 처방하기도 하고,
⑩ 오행(五行)기법으로 약치방(略治方)을 하기도 하고,
⑪ 고전을 따라 처방되는 것이 많다.

※ 여기에는 원리를 알 수 있는 것도 있지만 이제까지 전혀 근거를 모르고 있는 것도 많다. 이런 것을 비방(秘方)이라고 하여 찾는다.

단본침법의 단점은 병이 재발하는 경우가 많다는 것이다.

단본 침법의 예
척추만곡: I 38(瀉), H 2(補)
눈다래끼(맥립종): 반대편 해계(解谿) - 5분이면 없어진다.

병의 원리와 침의 원리가 가장 잘 맞을 때 비방(秘方)이 된다.

1. 얼굴과 머리의 질병

지음(至陰) - 방광경(膀胱經)의 정(井)혈, 금혈(金穴).

지음(至陰)은 방광경의 허실을 조절하고 수경(水經)의 금혈(金穴)이므로 모혈(母穴)이다. 방광경은 정명(睛明)혈에서 시작하여 앞머리 뒷머리를 지나므로 머리를 치료하는 혈이며, 거자법(巨刺法)에 의해서 머리에서 가장 먼 지음(至陰)을 치료한다. 따라서 머리의 치료는 설명이 되나 얼굴은 설명이 안 된다. 이마를 얼굴이라고 하면 가능하다.

2. 다리(대퇴부에서 발끝까지), 등줄기

풍부(風府) 또는 아문(瘂門) - 독맥(督脈).

풍부(風府)를 1치 6푼 깊이 찌르면 다리 땅기고 통증이 오는 것이 멀쩡하게 낫는다.

3. 심장과 가슴

소부(少府) - 심경(心經)의 영(滎), 화(火)혈.

수기: 사법(瀉法) - 엄지와 검지로 침을 잡고 엄지를 세게 당긴 다음 서서히 민다. 10회 반복하거나(중국) 가슴이 뻥하는 느낌이 올 때까지 반복한다. 통증이 멈추지 않으면 침의 깊이가 문제이므로 당길 때 1푼을 더 찌르기도 하고, 더 깊이 찔러 사법을 쓴다. 단본침은 침의 수기 조작이 없으면 효과가 없다. 그러므로 침의 깊이와 수기가 중요하다.

사암선생은 소택(少澤)을 사혈 - 가장 빠른 치료법이다.

심장(왼쪽)에 문제가 있으면 오른쪽을 취혈하고(巨刺法), 가슴 전체에 문제가 있으면 양손에서 취혈한다.

4. 배꼽, 복부의 질병

곡천(曲泉) - 간경(經)의 합(合), 수(水)혈.

곡천(曲泉)은 배꼽 주위의 경락(經絡)과는 무관하지만 배꼽 주위에는 황유(肓兪), 기해(氣海)와 같이 신장(腎臟)과 관계되는 혈들이 많다. 신장(腎臟)과 간(肝)은 모자(母子)관계이며 신실(腎實) → 간실(肝實)로 통증이 온 것이므로 간경(肝經)의 합(合), 수(水)혈로 역기(逆氣)를 사(瀉)해준다. 신경(腎經)의 합(合), 수(水)혈인 음곡(陰谷)도 가능하겠지만 신장이 너무 약해져 있을 것으로 추정하여 자경(子經)의 합혈(合穴)을 사용했다.

5. 어깨

중저(中渚) - 삼초경(三焦經)의 유(兪), 목(木)혈.

어깨 앞은 견비(肩臂)로 폐경(肺經)이 지나고, 옆은 견갑(肩胛)으로 대장경(大腸經)이 지나며, 뒤는 견배(肩背)로 소장경(小腸經)과 삼초경(三焦經)이 지난다. 삼초경은 어깨와 등줄기를 지나므로 어깨와 등줄기가 동시에 아프면 중저(中渚)를 자침한다. 일반적으로 오십견(五十肩)은 폐가 원인이므로 운문(雲門)과 이간(二間), 신맥(申脈)을 치료한다. 견갑과 견비 통증도 운문(雲門) 이나 이간(二間), 신맥(申脈)을 치료한다.

중저(中渚) 앞의 액문(液門)혈은 침을 무서워하여 못 맞는 사람에 선취하거나 강자극하면 쉽게 맞을 수 있다.

6. 허리, 무릎

삼음교(三陰交) - 비경(脾經).

삼음교(三陰交)는 간(肝), 신(腎), 비(脾)의 삼음(三陰)이 만나는 곳. 태계(太谿)(腎經) 만으로 치료했다. 무릎은 음릉천(陰陵泉)을 가장 많이 쓴다. 옛날에는 슬안(膝眼)(독비(犢鼻))을 썼는데 이곳에서 맑은 물이 나오면 무릎이 구부러져 병신이 되므로 조심해야 한다.

허리와 무릎은 삼음교(三陰交)보다 음릉천(陰陵泉)이 확실히 더 좋다. 삼음교(三陰交)를 깊이 찌르면 담경의 현종(懸鐘)(絶骨)으로 간다. 이 과정에서 방광경(膀胱經)과 위경(胃經)도 걸린다. 1치6푼을 꽂으면 충분하다.

수기는 사법(瀉法)을 쓴다. 정확히 직자(直刺)해야 하며, 중국에서는 10회 반복하지만 허리나 무릎에 반응이 오면 더 이상 필요 없다. 고전에서는 유주보사(流走補瀉)는 보사(補瀉)가 아니다. 그러나 수지침에서는 유주보사가 정확하다. 보사(補瀉)가 불분명하면 그냥 유침시키기만 해도 수기 보사보다 효과는 떨어지나 효과가 있다.

비경(脾經)의 공손(公孫)을 경골(京骨)쪽으로 투침(透鍼)하면 삼양(三陽) 삼음(三陰)이 관통된다.

다음은 전혀 이해할 수 없는 단본침법을 억지로 해석해 본 것이다.

7. 옆구리(협륵(脅肋))

후계(後谿) – 소장경(小腸經) 유혈(兪穴), 기경팔맥(奇經八脈)의 하나.

혈성(穴性): 소풍청열(疏風淸熱), 통경활락(通經活絡), 서경활락(舒經活絡), 서근지통(舒筋止痛).

주치(主治): 머리, 목, 학질, 요배통, 고열, 체중절통.

후계(後谿)에서 합곡(合谷)으로 투침하면 머리 흔드는 병, 수전증(手顫症)에 기효(奇效)하다. 풍지(風池)와 겸하면 더 좋다.

소장경(小腸經)의 후계(後谿)와 옆구리는 관계가 없다. 기경팔맥(奇經八脈)의 후계(後谿)는 독맥(督脈)(장강(長强)에서 수구(水溝)까지)을 지배한다. 따라서 후계(後谿)로서 척추를 치료하면 척추와 연결된 옆구리도 치료된다고 굳이 해석할 수 있다.

실제 임상에서 좌병우취(左病右取)로 후계(後谿)를 취하면 옆구리가 낫는다. 또, 척추 마디마디는 소장경이 지배한다. 그러므로 모든 관절염과 류마티스는 소장승격(小腸勝格)으로 치료한다.

단본(單本)침으로 안 되면 오른쪽은 담경(膽經)의 구허(丘墟), 왼쪽은 폐경(肺經)의 척택(尺澤)을 겸해서 치료한다.

8. 고관절(股關節)

태충(太衝) – 간경(肝經)의 원혈(原穴).

고관절은 담경(膽經)과 방광경(膀胱經)이 지나간다. 태충(太衝)혈은 담경이나 방광경과 상관이 없다. 그러나 간경(肝經)은 담경(膽經)과 음양(陰陽)관계가 있고 방광경(膀胱經)의 수(水)는 간경(肝經)의 목(木)과 모자(母子) 관계가 있는 것으로 억지로 맞출 수 있다.

태충(太衝)혈을 아래에서 위쪽으로 45도 쯤 사자(斜刺)하여 1-1.2촌 깊이로 꽂고 3~4회 또는 고관절에 반응이 올 때까지 보법(補法)을 쓴다.

중풍으로 다리를 끌 때는 행간(行間)혈에 용천(湧泉)혈 쪽으로 1.4-1.6촌 평자(平刺)하여 보사(補瀉) 없이 유침시킨다.

9. 두정통(頭頂痛), 눈이 아파 떠지지 않을 때

용천(湧泉) - 신경(腎經)의 정혈(井穴).

용천(湧泉)혈은 자주 쓰지는 않으나 송장도 벌떡 일어난다고 할 정도로 기사회생(起死回生)에 중요한 혈이다. 3-5푼 깊이로 찌르고 이유 불문하고 보사법(補瀉法)을 쓰지 않는다. 심한 좌골신경통이나 디스크 통증이 멈춘다.

백회(白會)는 양음(陽陰)의 꼭지이고 용천(湧泉)은 음(陰)의 바닥으로 극과 극이다. 수기로 보사(補瀉)는 하지 않으나 침을 뺄 때 침구멍을 막지 않는다(사법(瀉法)). 약간의 출혈이 있으면서 머리가 아프지 않고 눈이 떠진다.

10. 슬관절이 부었을 때(슬관절염 또는 류마티스)

척택(尺澤) - 폐경(肺經)의 합수혈(合水穴).

척택(尺澤): 역기(逆氣)를 사(瀉)한다. 폐로 인한 충혈(充血), 상충(上衝), 중풍(中風) 때 사용한다. 두통이 따른다.

음릉천(陰陵泉)이나 양릉천(陽陵泉) 또는 소장승격(小腸勝格)을 써야 한다.

억지로 맞추자면 결핵성으로 붓고 아프다고 가정하면 폐경(肺經)이 관계된다. 전혀 논리에 맞지 않은데도 신효(神效)하다고 한다.

11. 중풍불어(中風不語)

중풍으로 말을 못하는 것.

1) 신회(顖會): 독맥(督脈)

8세 이하는 자침하면 요사(夭死)하므로 금침(禁鍼)이다 – 숫구멍(fontanelle)이 아직 융합되지 않았기 때문이다.

혈성(穴性): 백회(白會)와 비슷하다.

주치(主治): 코막힘, 축농증, 두통, 저혈압, 안면창백증, 신경쇠약, 혈압 항진, 졸음.

운전을 하다 저도 모르게 잠을 자고 차를 논밭으로 몰고 가는 스님을 신회(顖會), 백회(白會), 풍지(風池)로 1개월 치료하여 정상 운전을 할 수 있게 한 일도 있다.

2) 백회(白會): 독맥(督脈)

혈성(穴性): 평간식풍(平肝熄風), 승양익기(昇陽益氣), 성뇌영신(醒腦寧神), 청열개규(淸熱開竅).

주치(主治): 탈항(脫肛), 두통, 신경쇠약, 불면증, 고혈압, 중풍, 뇌질환.

탈항: 사관침(四關鍼)(10호)으로 백회(白會)를 중심으로 4푼쯤 사자(斜刺)하여 수회 작탁(雀啄)하면 항문이 들어간다.

※ 1. 백맥(百脈)이 모이는 곳으로 음양(陰陽) 기맥이 모두 모이는 곳.
2. 5맥의 회(會): 독맥(督脈), 방광(膀胱), 삼초(三焦), 담(膽), 간(肝).
3. 삼양(三陽) 오회(五會)라 하는데 오회(五會)는 백회(白會)(혈이 아니고 전체를 모아두는 곳), 흉회(胸會), 청회(聽會), 기회(氣會), 유회(兪會).
4. 양기(陽氣) 조절의 최고혈이다.

〈필자〉
아문(瘂門)을 약하게 자극하면 언어가 트인다. 설근(舌根)을 아래에서 위로 관통해버린다.
졸릴 대는 신정(神庭)에서 뒤쪽으로 손가락 마디로 강자극한다.

치법(治法): 신회(顖會)는 뜸을 하고 백회(白會)는 선보후사(先補後瀉)(제삽보법(提揷補法) 3회, 제삽사법(提揷瀉法) 10회)한 다음 뜸 7장.

비고: 심허(心虛)중풍은 반신불수와 부종.
머리의 뜸은 최하 50장. 그 이하는 손해.

12. 축농증(蓄膿症)

맑은 콧물이 흐르고 두풍(頭風), 안통(眼痛)이 있을 때.

1) 상성(上星): 독맥(督脈)

혈성(穴性): 청간명목(清肝明目), 소풍청열(疏風清熱), 선통비규(宣通鼻竅).
주치(主治): 부비강염, 코막힘, 안면충혈, 각막염, 안구출혈, 간헐열, 정신병.
별명(別名): 귀당(鬼堂), 명당(明堂), 신당(神堂).
귀신 귀(鬼)자가 들어가는 혈은 모두 정신질환을 치료하고 난치병에 신효하다: 소상(少商)(貴臣), 태연(太淵)(鬼心), 노궁(勞宮)(鬼路), 척택(尺澤)(鬼堂, 鬼受), 곡지(曲池)(鬼臣), 은백(隱白)(鬼眼), 신맥(申脈)(鬼路), 간사(間使)(鬼强), 백회(百會)(鬼門), 신회(顖會)(鬼門), 수구(水溝)(鬼宮, 貴客, 廳鬼).

〈필자〉
5-7호의 굵은 침으로 비통(鼻通)혈 (奇穴)을 내상방으로 1치 6푼쯤 찔러 염전보사법(捻轉補瀉法)으로 선사후보(先瀉後補)하고 어지럽지 않도록 15~20분간 눕혀둔다. 발침 후 농을 쏟기도 하고 그렇지 않으면 출혈을 하도록 코를 푼다. 1~2회면 완치.
또 화농을 억제하기 위하여 비승격(脾勝格)을 사용한다. 만성인 경우에는 1-5도 치료한다.

비방: 찬죽(攢竹)혈에서 5푼 위의 곳에 좁쌀만한 뜸 3장을 뜬다.
수지침: A 28, A 28 양 옆 E 2에서 5~7 mm 위에서 다시 2 mm 안쪽에 좁쌀만한 뜸 3장을 뜬다.

비후성 비염: 코를 들어 비후가 보이는 곳에 삼능침(三陵鍼)으로 세 번 찔러 출혈하게 둔다.
치법(治法): 염전보사(捻轉補瀉)로 선사(先瀉)하고 득기(得氣)되면 즉시 보(補)한다.
비고: 보통 충농증에는 영향(迎香)혈을 쓴다.

13. 눈에 섬광(閃光)

두풍(頭風)도 있고 구토증이 있는 것.

1) 신정(神庭): 독맥(督脈)

혈성(穴性): 상성(上星)혈과 비슷하다.
주치(主治): 코막힘, 두통.
갑을경(甲乙經)에는 금침(禁針)하라 하였다.
방광경(膀胱經), 위경(胃經), 독맥(督脈)의 교회혈(交會穴)이다.
치법(治法): 3푼을 꽂아 염전보사법으로 선보후사(先補後瀉)한다.

14. 어린아이 경기(驚氣)

1) 인당(印堂): 독맥(督脈)가운데 기혈(奇穴)

혈성(穴性): 미상(未詳)이지만 응급 및 구급혈로 쓰인다.

치법(治法): 1푼 자침 후 뜸을 뜬다. 다시 찬죽혈(攢竹穴)을 찌르면 아이가 울게 되지만 울지 않으면 난치에 속한다.

2) 찬죽(攢竹): 방광경(膀胱經)

혈성(穴性): 소풍청열(疏風淸熱), 통락명목(通絡明目).

주치(主治): 눈병, 두통, 신경증, 불면, 고혈압, 미능골통, 목적종통, 안검하수, 안검순동.

일명 시광(始光), 광명(光明), 미본(眉本), 미두(眉頭), 미충(眉衝).

각막염, 백예, 야맹, 시력결핍증에 삼능침으로 사혈(瀉血)한다. 금구(禁灸).

비고: 인당(印堂)에서 피가 안 나오면 인중(人中)을 찌른다. 인중에서도 피가 안 나오면 죽는다.
　　　인중(人中)은 코 바로 밑이고 수구(水溝)는 인중(人中)에서 3푼 아래.

15. 뒷머리와 목이 빳빳하고 아플 때

대개 고혈압이다.

1) 승장(承漿): 임맥(任脈)

혈성(穴性): 소풍해표(疏風解表), 조경활락(調經活絡), 조리임독(調理任督)

주치(主治): 구안와사(口眼喎斜), 아은종통, 침흘리는 병, 간질, 유뇨, 당뇨병(승장, 지기는 필수).

치법(治法): 사통(邪痛)이 있으면 사(瀉)해주고 풍부(風府)를 자침한다.

2) 풍부(風府): 독맥(督脈)

혈성(穴性): 소산풍사(疏散風邪), 청심개규(淸心開竅), 통리기관(通利機關)

주치(主治): 중풍불어, 반신불수, 목이 굳은 것, 어지럼증, 인통(咽痛).

〈필자〉

풍지(風池), 대추(大椎), 아문(瘂門).

16. 편두통(偏頭痛)

1) 사죽공(絲竹空): 삼초경(三焦經)

혈성(穴性): 소풍청열(疏風淸熱)
주치(主治): 목적종통, 안검순동, 두통, 약시.
갑을경(甲乙經)에는 금구(禁灸)이다.
치법(治法): 금침(金針)으로 사죽공(絲竹空)에서 솔곡(率谷)으로 투침(透鍼)한다.

2) 솔곡(率谷): 담경(膽經)

혈성(穴性): 소풍청열(疏風淸熱), 청두명목(淸頭明目).
주치(主治): 두정통, 편두통, 구토, 피부종.
일명 솔골(率骨)로서 방광경(膀胱經)과의 교회혈(交會穴)이다.

〈필자〉
태양(太陽)에서 솔곡(率谷) 또는 협거(頰車)쪽으로 투침하고 반대편 족임읍(足臨泣). 때에 따라 양릉천(陽陵泉).
족임읍은 뇌종양도 치료한다.

17. 편두풍(偏頭風)

1) 담음(痰飮)이 있는 것: 담이 결리는 것

(1) 풍지(風池): 담경(膽經)

혈성(穴性): 소풍청열(疏風淸熱), 성뇌개규(醒腦開竅), 총이명목(聰耳明目), 통경활락(通經活絡).
주치(主治): 뇌 질환, 눈, 귀, 코 질환, 반신불수, 신경쇠약, 고열, 감기, 코막힘, 견비통, 목디스크, 간질.
① 양교맥(陽蹻脈)과 교회혈(交會穴).
② 풍사(風邪)의 모든 병을 예방하고 치료한다.
③ 오한, 한열, 땀나지 않은데, 목현(目眩), 두통, 회고불능, 이한(耳寒), 목불명(目不明), 목디스크
④ 상한론에서 초기 태양병에 계피탕을 복용하고 효험이 없으면 풍지(風池)와 풍부(風府)를 다스리고 탕약을 먹으라고 했다.

〈필자〉
합곡(合谷)에서 후계(後谿)로 투침.

2) 담음(痰飮)이 없을 때

(1) 합곡(合谷)(대원(大原)): 대장경(大腸經)

풍지(風池)에서 풍부(風府)쪽으로, 합곡(合谷)에서 노궁(勞宮)쪽으로 투침한다.

18. 구안와사(口眼喎斜)

1) 지창(地倉): 위경(胃經)

혈성(穴性): 거풍통락(祛風通絡), 활혈통경(活血通經), 이기관(利機關).
주치(主治): 안면신경마비, 삼차신경통, 언어불능, 구열, 근육경련, 구안와사(口眼喎斜), 염좌.
※ ① 일명 회유(會維)로 양교맥(陽蹻脈)과 교회혈(交會穴).
② 수족양명, 임맥(任脈), 양교맥(陽蹻脈) 교회(交會)(甲乙經).
③ 신장(腎臟), 대장(大腸), 임맥(任脈), 양교맥(陽蹻脈) 교회처(交會處).
④ 입, 위장병, 구금불개, 구안와사(口眼喎斜), 염좌
치법(治法): 지창(地倉)에서 협거(頰車)쪽으로 투침.

비고: 팔, 발목의 염좌는 반대편 지창(地倉)과 신맥(申脈).
지창(地倉) - 한국은 입가, 중국은 눈동자와 일직선상.

2) 협거(頰車): 위경(胃經)

혈성(穴性): 소풍청열(疏風清熱), 활혈통경(活血通經), 통리아관(通利牙關), 개규통락(開竅通絡).
주치(主治): 회고불능, 목이 쉬어 소리가 나지 않음, 구금불개, 치통, 구안와사(口眼喎斜).
※ ① 일명 기관(機關), 귀림(鬼林), 곡아(曲牙).
② 와사시 지창(地倉)에서 협거(頰車)쪽으로 투침.
③ 구금불개는 뜸을 한다.

치법(治法): 건측(健側) 지창(地倉)을 강하게 자극한다.
환측(患側)은 강자극해서는 안된다.
몇 십년이고 오래된 사람은 환측의 지창(地倉), 협거(頰車)를 부황으로 흡각 사혈(瀉血)하면 50% 확률.

〈필자〉
열탕에 배꼽까지 담그고 얼굴에 땀이 나면 그 땀으로 마사지하는 것이 가장 좋다. 양백(陽白)은 횡으로, 승읍(承泣), 사백(四白)은 종으로, 지창(地倉), 협거(頰車)는 상방 사각으로 마사지한다.

19. 비색(鼻塞)

코막힘. 냄새를 못 맡는 증

1) 영향(迎香): 대장경(大腸經)

혈성(穴性): 소산청열(疏散清熱), 통리비규(通利鼻竅).

주치(主治): 비강염, 안면신경마비, 축농증, 비후성비염, 코막힘, 코피, 구안와사(口眼喎斜), 면양(面癢: 얼굴이 벌레가 기어다니는 것 같이 섬섬하게 가려움), 담도 회충증, 냄새 못 맡는 증.

※ ① 수족양명(水足陽明)의 회(會)라 했으니 위경(胃經)과 만났다.

② 일명 충양(衝陽).

치법(治法): 선사후보(先瀉後補)(염전보사(捻轉補瀉))를 정확히 해야 한다. 화료(禾髎), 영향(迎香), 거료(巨髎)에는 뜸을 하지 않는다.

20. 귀가 먹어서 기가 막히고(氣膈) 몹시 아플 때

1) 예풍(翳風): 소장경(小腸經)

혈성(穴性): 거풍통락(祛風通絡), 총이통규(聰耳通竅).

주치(主治): 이하선염, 귓병, 안면신경마비, 언어불능, 협종, 인후 질환.

※ ① 담경(膽經)과 삼초(三焦)의 교회처(交會處).

② 소장경(小腸經)의 청궁(聽宮)으로 들어가 이문(耳門)으로 나와서 다시 귀를 돌았다.

③ 귀는 소장경(小腸經), 삼초경(三焦經), 신경(腎經)으로 치료한다.

〈필자〉

청궁(聽宮), 청회(聽會), 이문(耳門), 예풍. 15분 동안 유침한다.

21. 연주창(連珠瘡)

1) 예풍(翳風)

치법(治法): 단회(單會) 사(瀉)하면 즉효.

22. 이명(耳鳴)

귀가 들리지 않고, 아프고, 가렵고, 매미 우는 것 같은 소리가 들리는 것.

1) 청회(聽會): 담경(膽經)

혈성(穴性): 소풍청열(疏風淸熱), 총이개규(聰耳開竅).
주치(主治): 귓병, 안면신경마비, 반신불수, 이명, 이롱, 치통, 구와, 중이염.
일명 후관(後關), 기관(機關), 청자라 함

〈필자〉
(1) 태계(太谿): 신장경(腎臟經) 원혈(原穴).
혈성(穴性): 자음보신(滋陰補腎), 청폐지해(淸肺止咳), 통조충임(通調衝任).
주치(主治): 양위(陽痿), 유정(遺精), 빈뇨(頻尿), 난청(難聽), 현훈(眩暈), 목시불명(目視不明), 생리부조(生理不調), 요통(腰痛), 두통(頭痛), 아통(牙痛), 인통(咽痛), 해수(咳嗽), 기천(氣喘), 소갈(消渴), 실면(失眠).
(2) 청궁(聽宮)
비고: 귀는 소속은 신경(腎經)이나 앞은 담경(膽經)이고 뒤는 소장경(小腸經)이다.

23. 실음(失音)

말을 못하거나 곤란한 증

1) 아문(瘂門): 독맥(督脈)

혈성(穴性): 식풍지경(熄風止痙), 통락개규(通絡開竅), 소풍활락(疏風活絡).
주치(主治): 언어장애, 두통, 뇌막염, 중풍, 간질, 후두통, 뒷목강직.
※ ① 말 못 하는 사람에게 쓰는 혈(갑을경(甲乙經)).
② 중추신경과 관계되므로 주의 할 것.
③ 때로는 디스크나 좌골신경통의 통증치료도 유효하나 주의해야 한다.

24. 양미간의 통증

1) 찬죽(攢竹): 방광경(膀胱經)

혈성(穴性): 소풍청열(疏風清熱), 통락명목(通絡明目).
주치(主治): 눈병, 두통, 신경증, 불면, 고혈압, 미능골통, 목적종통, 안검하수, 안검순동.
치료가 어려우므로 피내침법이 좋을 듯하다.

일명 시광(始光), 광명(光明), 미본(眉本), 미두(眉頭), 미충(眉衝).
각막염, 백예, 야맹, 시력결핍증에 삼능침으로 사혈(瀉血)한다. 금구(禁灸).

25. 목현(目眩)

눈이 어지러운 증상

1) 찬죽(攢竹)

치법(治法): 금피내침으로 눈썹 쪽으로 꽂아 반창고를 붙인다.

2)두유(頭維): 위경(胃經)

혈성(穴性): 거풍활혈(祛風活血), 통락진통(通絡鎭痛), 청두명목(清頭明目), 청뇌안신(清腦安神)
주치(主治): 소화불량, 편두통, 삼차신경통, 뇌충혈, 농루성결막염, 구통(口痛), 안검순동.
※ ① 담경(膽經), 양교맥(陽蹻脈)의 교회혈(交會穴).
② 5푼 정도 사침(斜鍼)하며, 찬죽(攢竹)혈을 먼저 치료하고 후에 자침한다.

26. 목적통(目赤痛)

쌈눈

1) 정명(睛明): 방광경(膀胱經)

혈성(穴性): 소풍청열(疏風清熱), 명목통락(明目通絡), 조간양혈(調肝養血).
주치(主治): 근시, 야맹, 시물불명, 목적종통.

2) 동자료(瞳子髎): 담경(膽經)

혈성(穴性): 소풍청열(疏風清熱), 명목지통(明目止痛).

주치(主治): 두통, 목적종통, 목예(目翳), 청맹(青盲).
※ ① 소장(小腸), 삼초(三焦), 담경(膽經)의 교회처(交會處)(갑을경(甲乙經)).
② 침과 뜸을 금하라(의학입문).

3) 태양(太陽): 기혈(奇穴)

4) 어요(魚腰): 기혈(奇穴)

밝은 빛을 싫어하고 초급(焦急)하면(불꽃같이 급하면) 정명(睛明)을 선자하고 동자료(瞳子髎)에서 어요(魚腰)(눈썹 중간)까지 투침한다.
태양(太陽)혈에서 사혈(瀉血)한다.
※ ① 난치의 병이다.
② 원기가 쇠약한 사람은 사혈하지 않는다.
③ 혈맥이 정(睛)을 관통하고 밝은 것을 싫어하면 태양혈(太陽穴)을 사혈(瀉血)한다.

27. 설고(舌苦) 설건(舌乾)

삼초(三焦)의 열이 상초(上焦)에 모인 증

1) 관충(關衝): 삼초경(三焦經)

혈성(穴性): 소풍청열(疏風清熱), 성신개규(醒神開竅).
주치(主治): 열병, 혼궐, 인후종통, 두통, 목적, 협심증, 각막염, 구내염, 설염.

비고: 혓바늘, 구내창은 삼초열(三焦熱) 때문이므로 삼초승방(三焦勝方) - D2, D7, I38, E38을 쓴다. 아니면 사혈침으로 환부를 사혈하면 바로 낫는다.

삼초승격(三焦勝格): 실즉사기자(實則瀉其子) 보기관(補其官)
삼초(三焦) 수(水) - 액문(液門), 삼초(三焦) 합(合) - 천정(天井)
방광(膀胱) 수(水) - 통곡(通谷), 위경(胃經) 토(土) - 족삼리(足三里)

28. 목적(目赤)

심장의 화(火)가 염상(炎上)하여 된 증

1) 내영향(內迎香): 기혈(奇穴)

만일 낫지 않으면 합곡(合谷)을 자하면 즉시 낫는다.

29. 척추경직증

1) 인중(人中): 독맥(督脈) 기혈(奇穴)

인중(人中)과 수구(水溝)는 비슷한 위치에 있으나 인중은 코 바로 아래이고 수구(水溝)는 인중구(人中溝) 상(上) 1/3 지점에 있다. 사법(瀉法)으로 강자극한다.

혈성(穴性): 개규계폐(開竅啓閉), 소궐구역(蘇厥救逆), 청열화담(淸熱化痰), 영신진통(寧神鎭痛).

주치(主治): 기사회생, 급성요통, 급성간질, 위통부지(胃痛不止). 허리를 삐었을 때도 신효함.

2) 위중(委中): 방광경(膀胱經)의 합(合)토(土)혈. 역기(逆氣)를 사(瀉)한다

혈성(穴性): 서근활락(舒筋活絡), 거풍산한(祛風散寒).

주치(主治): 요통, 좌골신경통, 슬관절염, 복통, 소변불리(小便不利), 유뇨(遺尿).

※ ① 일명 혈중(血中), 혈극(血郄), 중극(中極), 극중(郄中), 퇴요(腿凹)라 한다.
② 요퇴(腰腿) 고질에 특효(소문(素問)).
③ 사지(四肢)의 열(熱)을 사(瀉)한다.(화한삼재도회(和漢三才圖會)).
④ 열병(熱病), 한불출(汗不出), 혈변혈부지(血便血不止), 간질, 경기, 족궐역자(足厥逆者)의 필수 혈.
⑤ 탈모증(脫毛症), 미탈락(眉脫落: 눈썹 빠짐)에 유효.

치법(治法): 사혈(瀉血)하면 더욱 좋다. 5호 침이나 7호 침으로 1치6푼 심자(深刺)하고 사혈.

30. 요통(腰痛)

신허(腎虛) 요통으로 움직이지 못할 때

1) 신유(腎兪): 방광경(膀胱經).

혈성(穴性): 자음장양(滋陰壯陽), 보신익기(補腎益氣), 총이개규(聰耳開竅), 이수소종(利水消腫).

주치(主治): 유뇨(遺尿), 소변불리(小便不利), 수종(水腫), 생리불순(生理不純), 유정(遺精), 양위(陽痿), 백대하증, 난청(難聽), 해수(咳嗽), 이명(耳鳴), 기천(氣喘), 중풍(中風), 요통(腰痛), 뼈의 병,

신장염(腎臟炎), 신우염.

※ ① 선천의 원기가 유숙하는 곳. 정(精)과 지(志)를 가지고 있다고 하여 정력(精力)의 발원지요 생명력을 가지고 있는 건강에 중요한 혈이다.

② 수독(水毒)을 제거하고 세포를 활발하게 한다고 한다.

③ 침을 깊이 찔러 신장을 찌르게 하지 않도록 한다.

④ 신성 고혈압에도 유효하다.

신장(腎臟)은 신장(神藏).

양쪽 신유(腎兪)에 금피내침(金皮內鍼). 그래도 듣지 않으면 신유(腎兪), 지실(志室) 피내침, 태계(太谿). 그래도 듣지 않으면 황유(肓兪), 기해(氣海)에 온침구(溫鍼灸).

퇴행성 요통

양쪽 현종(懸鐘:수회(髓會)), 대저(大杼:골회(骨會)), 태계(太谿:모든 뼈와 관계 있는 곳은 신장이다)를 필수적으로 자침하고, 신유(腎兪), 지실(志室), 황유(肓兪), 기해(氣海), 위중(委中), 승산(承山), 곤륜(崑崙). 3~4일 치료하면 허리가 펴지며 낫는다.

31. 퇴고병(腿股病): 고관절염

1) 환도(環跳): 담경(膽經)

혈성(穴性): 산풍거습(散風祛濕), 서근이절(舒筋利節), 통경활락(通經活絡).

주치(主治): 좌골신경통, 반신불수, 디스크, 대퇴부, 슬관절염, 외퇴(外腿) 피하(皮下) 신경통.

※ ① 일명 비추(髀樞), 비염(髀厭), 환곡(環谷), 관골(髖骨).

② 장문(章門)혈에서 위경(胃經)의 기충(氣衝)을 돌아서 거료(居髎)로, 또한 상(上), 차료(次髎)를 지나 환도(環跳)로 들어가서 경락과 모여 만난 곳.

③ 방광경(膀胱經)과 만난 곳(氣府論).

④ 하퇴를 쓰지 못하는 환자에게는 환도(環跳), 양릉천(陽陵泉), 양보(陽輔), 거허하렴(巨虛下廉)을 자(刺)하면 특효하다.

※ 부골저(附骨疽)의 우려가 있으니 조심해야 한다.

부골저(附骨疽): 창(瘡), 또는 등창으로 부골에 창이 생긴다는 말.

환도(環跳)는 장침(長鍼)으로 사용하고 침향이 오면 더 이상 유침시킬 필요가 없다(필자).

2) 거료(居髎): 담경

주치(主治): 위통, 하복통, 고환염, 방광염, 자궁내막염, 요퇴통, 관관절(엉덩이뼈), 관관절주위 연부조직 질환, 족위무력, 하지탄탄(중풍 등으로 하지를 사용할 수 없는 증).

※ ① 고관절쪽으로 2-3寸.
　② 뜸 5-7장.

3) 위중(委中): 방광경의 합토혈(合土穴)

혈성(穴性): 서근활락(舒筋活絡), 거풍산한(祛風散寒).

주치(主治): 요통, 좌골신경통, 슬관절염, 복통, 소변불리(小便不利), 유뇨(遺尿).

※ ① 일명 혈중(血中), 혈극(血郄), 중극(中極), 극중(郄中) 퇴요(腿凹).
　② 요퇴(腰腿) 고질에 특효(소문(素問)).
　③ 사지(四肢)의 열(熱)을 사(瀉)한다.(화한삼재도회(和漢三才圖會)).
　④ 열병(熱病), 한불출(汗不出), 혈변혈부지(血便血不止), 간질, 경기, 족궐역자(足厥逆者)의 필수 혈.
　⑤ 탈모증(脫毛症), 미탈락(眉脫落: 눈썹 빠짐)에 유효.
　⑥ 무릎이 붓고 구부려지지 않을 때는 심자(深刺) 또는 사혈(瀉血).

32. 퇴슬(腿膝)의 무력

풍습(風濕)으로 인해서 서기가 곤란한 증

1) 음시(陰市): 위경(胃經)

혈성(穴性): 이고슬(利股膝), 소풍거습(疏風祛濕).

주치(主治): 대퇴신경통 또는 냉감(冷感), 요통 또는 냉감(冷感), 마비, 하복신경통, 당뇨병, 하퇴슬냉, 하지굴신불능.

※ ① 일명 음정(陰鼎)이며, 음(陰)이 모인다는 뜻으로 음의 병사를 치료한다.
　② 하복부의 냉증.
　③ 양명경(陽明經)이면서 음(陰)의 증상과 냉증(冷症)을 치료하는 특징이 있다.

2) 풍시(風市): 담경(膽經)

혈성(穴性): 산풍거습(散風祛濕), 소경활락(疏經活絡).

주치(主治): 각기, 하지마비, 피부소양증, 아토피성 피부염.

※ 풍시(風市)혈은 정경(正經)에서 누락되어 있었고 지금은 담경(膽經)에 배열되어 있으며 풍사(風邪)에 많이 사용된다.

2. 두 혈에 뜸을 해 주면 평안해진다. 콩알만한 뜸쑥으로 직접구(直接灸).

33. 다리가 아프고 무릎이 붓고 발적된 증

1) 관골(髖骨): 환도의 별명

2) 슬안(膝眼): 기혈(奇穴)

3) 슬관(膝關): 간경(肝經)

혈성(穴性): 산한제습(散寒除濕), 서근활락(舒筋活絡).
주치(主治): 하지신경통 및 마비, 슬관절염, 각기, 중풍, 통풍.
※ ① 관(關)이란 문이란 뜻이므로 무릎을 출입하는 문이라는 뜻,
② 직자(直刺) 2촌 뜸 5장.

4) 독비(犢鼻): 위경(胃經). 외슬안(外膝眼) 5푼 상방

주치(主治): 슬관절통, 류마티스, 각기, 슬관절마비.

※ ① 깊이 찌르지 않으면 효험이 없다.
잘못하여 액이 나오면 안 된다(素問).
② 심한 각기 증상에는 좌우슬안(膝眼), 독비(犢鼻) 네 혈을 자(刺) 1촌 뜸 7장(千金方)
③ 독비(犢鼻)에 슬안(膝眼)혈로 투침.

※ 독비(犢鼻)는 위경(胃經)이고 슬안(膝眼)혈은 기혈(奇穴)이다. 독비와 슬안의 위치는 약간의 차이가 있다. 슬안은 양쪽이며 독비는 외측이다. 독비(犢鼻)는 슬안(膝眼)의 5푼 위로 보는 것이 맞을 것이다.

34. 각기병

한습(寒濕)으로 낫지 않을 경우.
각기병은 비타민 B 부족으로 온다. 다리가 퉁퉁 부어 손가락으로 누르면 푹 꺼져 올라오지 않는다.

1) 족삼리(足三里): 위경(胃經)의 합토혈(合土穴)

합혈(合穴): 역기(逆氣)를 사(瀉)한다. 따라서 그 경락에서 생기는 모든 병을 치료할 수 있다. 족삼리는 특히 강인하(强引下) 혈이다. 모든 머리에 상충(上衝)된 기를 끌어내린다. 노인들은 기가 머리에 올라있어 잔소리가 많다. 족삼리(足三里)에 뜸을 뜨면 좋다. 등산 전에 5장 이상 뜸을 뜨고 나면 거뜬히 산행을 할 수 있다. 30대(20대) 이하는 금기(유태우는 절대 금침(禁針)). 뜸을 뜨면 발육이 안 되므로 어린이는 금기이다. 상초의 기를 아래로 끌어내리기 때문.

토혈(土穴): 토(土)는 습(濕)이다. 그러므로 족삼리는 위장(胃腸)의 습(濕)을 조절한다.

위치: 독비(犢鼻)와 해계(解谿) 사이 독비에서 3/16.

혈성(穴性): 건비화위(健脾和胃), 소적화체(消積化滯), 조리기혈(調理氣血), 소풍화습(疏風化濕), 부정배원(扶正培元).

주치(主治): 위통, 복통, 열격(熱膈: 화가 나서 가슴이 콕 막히는 병, 고황병), 복창, 장명, 소화불량, 식욕부진, 설사, 구토, 복막염, 변비(신문에 뜸 5장), 통풍, 좌골신경통, 슬관절통, 중풍, 각기, 사지권태, 신경쇠약, 불면증.

※ ① 일명 귀사(鬼邪), 하릉(下陵) – 13 귀혈(鬼穴)중의 하나.
② 중풍 예방과 양생구혈이다(古典).
③ 위열(胃熱)에는 기충(氣衝), 삼리(三里), 거허상렴(巨虛上廉), 거허하렴(巨虛下廉)(素問).
④ 두복(肚腹 – 위장)은 삼리(三里)에서 거둔다(古典).
⑤ 음(陰)에 양병(陽病)이 있는 자는 하렴(下廉), 삼리(三里)를 취하라(九鍼十二原論).
⑥ 위산과다에는 사용하지 말 것.
※ 위산과다에는 삼리(三里)혈이 신효(神效)하다(필자).

2) 삼음교(三陰交): 비경(脾經)

삼음(三陰)이 교차하는 곳. 간(肝),신(腎), 비(脾)가 함께 모인 곳.

내과(內踝) 첨단부에서 3촌 상방

부인병에 필수혈이고 당뇨에도 중요한 혈이다.

모든 어혈성 질환은 삼음교를 눌러보면 몹시 아프다. 삼음교(三陰交)와 혈해(血海)는 **어혈(瘀血)**을 가장 빨리 풀어준다. 손발목을 삐었을 때도 삼음교가 반드시 반응한다.

혈성(穴性): 보비토(補脾土), 건비화습(健脾化濕), 소간익신(疏肝益腎 – 간의 사기(邪氣)를 흩어지게 하고 신장(腎臟)을 이롭게 한다), 자음생진(滋陰生津: 음을 자양하여 나루가 생기게 한다 – 오미(五味)를 생성해서 모든 장기에 보내준다), 행기활혈(行氣活血), 조혈실정궁(調血室精宮: 자궁과 고환을 조화롭게 한다 – 남녀 생식 기능을 높여준다).

임산부는 조심: 합곡(合谷) 삼음교(三陰交) 복부(腹部)는 유산의 위험이 있다. 불륜의 씨앗은 잘 유산되

지 않는다.

주치(主治): 월경부조, 통경, 붕루, 적백대하, 폐경(閉經 – 삼음교, 경골, 관원), 난산, 산후현훈, 불임, 몽정, 유정, 양위, 음경통, 산기(疝氣), 유뇨, 요폐, 수종, 소변불리, 비위허약, 장명, 각기, 피부병, 습진, 실면, 당뇨병.

※ ① 일명 승명(承命), 대음(大陰)(甲乙經).

② 임산부에게는 금침(禁鍼)한다 – 유산하여 하혈한다.

③ 어혈과 월경부조 때 삼음교(三陰交)에 압통반응이 나타난다. 어혈 때는 혈해(血海)혈에도 압통반응이 나타난다. **테니스 엘보우**가 있으면 반대편 혈해(血海)를 강자극한다. 테니스 엘보우는 팔꿈치에 무리해서 어혈(瘀血)이 생긴 것. 어혈성 신경통은 혈해(血海), 삼음교(三陰交)를 치료해야 낫는다. 염좌성은 삼음교(三陰交)와 혈해(血海)를 치료한다.

④ 자궁출혈, 음경통, 유정(遺精), 임질, 고환염, 하지신경마비, 신장염, 위장 질환에 사용한다.

삼양(三陽)이 만나는 곳은 삼양락(三陽絡)이고 육음육양(六陰六陽)이 만나는 곳은 대추(大椎)혈이며, 백회(百會)에서는 모든 음양(陰陽)이 만난다. 고로 백회(百會)혈이 모든 혈 가운데 으뜸혈이다.

3) 절골(絕骨)(현종(懸鐘)의 별명): 담경(膽經). 수회(髓會)

골수이식이 필요한 환자, 백혈병의 필수혈이다.

03. 경락(經絡) 중심의 단본침법(單本鍼法)

각 질병마다 앞에 열거한 혈들이 주치혈(主治穴)이고 뒤의 혈들은 보조혈(補助穴)이다.

· **결해(結咳)(기침)**: 열결(列缺), 기사(氣舍).
· **구금불개(口禁不開)**: 하관(下關), 협거(頰車).
· **고장(鼓腸)**: 공손(公孫)을 보(補)한다(직자(直刺)하면 보법(補法)이 된다. 개폐보사법(開閉補瀉法:침구멍을 막고 따뜻하게 해 준다)을 쓸 수도 있다).
· **늑막염(肋膜炎)**: 식두(食竇)(비경(脾經)), 흉향(胸鄕)(비경(脾經)).

- **곽란(癨亂)**: 공손(公孫)(비경(脾經)의 낙혈(絡穴)). 역기(逆氣)가 되어 생긴 것이다.
- **당뇨병(糖尿病)**: 지기(地氣), 위유(胃兪) 비유(脾兪)(우(右)).
- **비색(鼻塞)(코막힘)**: 족삼리(足三里), 수삼리(手三里).
- **변비(便秘)**: 신문(神門) 뜸(직접구) 5장. 너무 심하게 나오면 양구(梁丘)(위(胃),극(郄)) 또는 곤륜(崑崙)(계명(鷄鳴) 설사에 좋다) 또는 비정격(脾正格).
- **남성 불임(不姙)**: 대거(大巨)(하루 뜸 3장이면 고개숙인 남자가 해결된다), 외릉(外陵) 중주(中主) 사만(四滿)에 뜸.
- **폐결핵(肺結核)**: 척택(尺澤), 태연(太淵) 폐유(肺兪).
- **치질(痔疾)**: 공최(孔最), 장강(長强), 백회(白會). 대장정격(大腸正格)(사암도인)
- **치통(痔痛)**: 온류(溫溜), 편력(偏歷)(사(瀉)).
  ※ 치질과 탈항(脫肛)에는 기혈 이백(二白: 손목과 팔꿉 사이에서 아래 삼분의 일 지점으로 노쪽손목굽힘근 양쪽)이 좋다.
- **모지통(拇指痛), 굴신불능(屈伸不能)**: 어제(魚際), 양계(陽谿), 편력(偏歷).
- **천식(喘息)**: 열결(列缺), 중부(中府).
- **심장(心臟)교착통**: 극문(郄門)(심포), 소상(少商) 소택(少澤) 사혈(瀉穴).
- **위경련(胃痙攣)**: 양구(梁丘), 공손(公孫).
- **치한(齒寒)(이시림)**: 편력(偏歷)(大腸)을 보(補)한다.
- **편도선염(扁桃腺炎)**: 경거(經渠), 소상(少商) 소택(少澤) 사혈(瀉穴).
- **인후종통(咽喉腫痛)**: 소상(少商) 소택(少澤) 사혈(瀉穴), 합곡(合谷).
- **피부병(皮膚病)**: 수삼리(手三里), 견우(肩髃), 합곡(合谷).
- **종양(腫瘍)**: 수삼리(手三里), 견우(肩髃).
- **식상증(食傷症)**: 내정(內庭). 이내정(裏內庭)에 온기가 올 때까지 뜸을 뜬다.
- **신경통(神經痛)**: 위유(胃兪), 액문(液門).
- **부정맥(不整脈)**: 태연(太淵), 불용(不容)(위(胃)).
- **위산과다(胃酸過多)**: 양문(梁門), 지양(至陽), 족삼리(足三里).
- **무릎병**: 양구(梁丘), 음릉천(陰陵泉), 양릉천(陽陵泉).
- **애성(呃聲)(목쉰소리)**: 풍륭(豊隆)(瀉), 소상(少商) 소택(少澤) 사혈(瀉穴).
- **하지불거(下肢不擧)(다리를 들지 못할 때)**: 풍륭(豊隆)을 보(補)한다.
- **맥립종(麥粒腫)(눈다래끼)**: 해계(解谿), 태충(太衝), 상양(商陽)(사혈(瀉穴)).
- **생리불순(生理不純)**: 삼음교(三陰交), 관원(關元), 경골(京骨).
- **관절염(關節炎)**: 관원(關元), 중극(中極).
- **어혈(瘀血)**: 삼음교(三陰交), 혈해(血海).
- **슬관절(膝關節) 류마티스**: 음릉천(陰陵泉), 관원(關元).
- **복수(腹水)**: 충문(衝門), 수분(水分).
- **기진맥진탈진설사**: 충문(衝門)에 뜸 27장.

· **장결장(腸結腸)**: 복결(腹結).

· **척추만곡(脊椎彎曲)**: I38(瀉) H2(補).

· **걷지 못함**: 발에 힘이 없어 걷지 못함. 중봉(中封), 태충(太衝). 필자 – 비관(髀關), 좌병우취(左病右取)). 밤낮으로 술만 먹는 아버지와 교회 가서 기도만 하는 어머니가 서로 네 탓이라고 주장하는 집안의 아이가 걷지 못한 것을 비관(髀關) 일침으로 걷게 한 일이 있다.

· **과로(過勞)**: 모든 장기의 기가 부족한 상태. 장문(章門)(F19), 노궁(勞宮).

· **간열(肝熱)(=번열(煩熱))**: 건조한 열로 사람이 가만히 있지를 못한다. 간유(肝兪)(I14), 태충(太衝)(N5). 전주의 권모 교장은 중풍 경고를 무시하고 계속 하루 소주 3병, 담배 3갑을 피우다 번열(煩熱)이 생겨 옷이 젖도록 밤새 돌아다녔는데 결국 중풍이 생겨 태충(太衝), 간유(肝兪)로 치료하였지만 치료 후에도 술을 마셨다.

· **곽란(癨亂)**: 위와 대장의 불화로 생기며 24시간 내에 사망할 수 있다. 공손(公孫)혈이 역상하면 곽란이 온다. 기격(氣膈) → 토사(吐瀉) → 복통(腹痛)의 순으로 진행한다. cf. 위경련은 처음부터 복통이 있다. 공손(公孫). 심통(心痛)이 있고 구토가 생기면 거궐(巨闕) 뜸 7장.

비고: 내관(內關), 공손(公孫), 기해(氣海)–복통이 그치지 않을 때.

· **격중열(膈中熱)**: 신주(身柱), 폐유(肺兪).

비고: 전중(膻中), 기해(氣海). 전중(膻中), 거궐(巨闕), 중완(中脘), 하완(下脘), 기해(氣海)에 모두 압통이 있으나 전중(膻中)(상단전(上丹田))과 기해(氣海)(하단전(下丹田)) 두 곳만 침을 놓으면 다른 곳의 압통도 없어진다.

· **고관절염(股關節炎)**: 승산(承山), 환도(環跳), 견정(肩井)–반대편.

· **구취(口臭)**: 태릉(太陵), 중완(中脘), 인중(人中).

· **기침**: 폐유(肺兪), 풍륭(豊隆), 천돌(天突).

① 흉곽부가 울릴 때: 폐유(肺兪).

② 갈비뼈가 울릴 때: 간유(肝兪).

③ 가는허리가 울릴 때: 신유(腎兪).

여기에 천돌(天突)과 각 정격(正格).

· **골수(骨髓)**: 대저(大杼), 절골(絶骨).

· **고열(高熱)**: 풍문(風門), 합곡(合谷), 십선(十宣)혈(십정혈(十井穴)을 먼저 사혈하고 그래도 열이 안 내리면 십선혈을 사혈한다).

· **기병(氣病)**: 전중(膻中)(상단전), 기해(氣海)(하단전). 상황이 심하면 전중(膻中), 거궐(巨闕), 중완(中脘), 황유(肓兪), 기해(氣海), 중극(中極), 족삼리(足三里), 폐유(肺兪), 궐음유(厥陰兪), 심유(心兪), 격유(膈兪), 신유(腎兪), 지실(志室).

· **기천불능와(氣喘不能臥)**: 천식으로 눕지를 못할 때. 영대(靈臺)(뜸을 뜨면 불이 꺼지기 전에 효과가 있다), 열결(列缺), 기사(氣舍).

· **근육완화(筋肉緩和)**: 근축(筋縮), 양릉천(陽陵泉), 거궐(巨闕).

근축(筋縮)은 근(筋)에 대한 모든 병을 다스리며, 근(筋)은 간(肝)에 속해 있으므로 간의 병도 다스린다. 근마비(筋麻痺)나 척추 카리에스도 치료한다. 근육의 긴축(緊縮)을 완화하는 데는 거궐(巨闕)과 양릉천(陽陵泉)을 같이 사용한다.

· **광견병(狂犬病)**: 외구(外丘) 뜸 100장. 살구는 살구(殺狗)와 발음이 같으므로 살구씨를 찧어서 바르고 다려서 마신다.

04. 약물 중독

① **담배**: 화(火)가 폐음(肺陰)을 파괴하여 폐양(肺陽)이 상대적으로 과도하게 된다. 이 음(陰)의 고갈이 양허(陽虛)를 초래하여 술과 설탕 등을 탐닉하게 되어 다종 약물 중독을 초래한다.

② **알코올**: 차고, 달고, 독성있는 물질이 비장(脾臟)과 심양(心陽)을 손상시킨다. 숙취는 습(濕)과 간과 비장의 정체 때문이다. 술을 끊으면 심(心)과 간(肝)의 화(火)가 만들어지고, 신음(腎陰)과 신양(腎陽)의 결핍을 초래한다.

③ **진정제**: 심양(心陽)을 파괴하고 궁극적으로는 신음(腎陰)과 신양(腎陽)을 고갈시킨다. 끊으면 심화(心火)가 만들어진다.

④ **메사돈**: 체액 종창, 불임, 불안, 냉담 등으로 신양(腎陽)이 파괴된다. 신양(腎陽)의 파괴는 심양(心陽)의 파괴를 촉진시킨다. 끊으면 신양(腎陽) 결핍에 심화(心火)와 신음(腎陰)의 고갈을 초래한다.

⑤ **헤로인**:

㉮ 폐음(肺陰) 파괴, 폐양(肺陽) 과도 – “high”(기분 좋음).

㉯ 심양(心陽) 파괴 – 진정작용

㉰ 장의 정체(구토로 없어지는 복통), 설탕과 같은 음(陰) 음식 선호.

〈금단증상〉

㉮ 폐양(肺陽) 결핍 – 콧물, 식은땀, 전신 허약.

㉯ 설사, 찬 점액의 배출.

㉰ 심화(心火), 신음(腎陰), 신양(腎陽) 결핍.

⑥ **코카인**: 심음(心陰)을 파괴하고 화허(火虛) 증상이 나타난다. 신음(腎陰) 결핍과 향정신성 반응이 나타난다.

◇ 모든 중독의 치료점

체침: PC-6 내관(內關), GB-8 솔곡(率谷), GB-20 풍지(風池), LI-4 합곡(合谷), LV-3 태충(太衝), ST-36 족삼리(足三里), BL-23 신유(腎兪), M-BW-12 (격유와 간유 중간), GV-20 백회(百會)
이침(NADA 프로토콜): 신문(神門), 신(腎), 교감신경, 폐, 간.

1. 알코올 중독

이침 해독점: 취점(醉点)(신(腎)과 소장(小腸) 사이의 삼분의 일 지점). 심하면 뒤통수점과 피질하점을 추가한다.

Olms: CV-6 기해(氣海), CV-7 음교(陰交), CV-14 거궐(巨闕), CV-15 구미(鳩尾), LV-2 행간(行間), LV-3 태충(太衝), GB-34 양릉천(陽陵泉), LI-4 합곡(合谷) + 이침(耳鍼)의 간(肝), 대장(大腸), 입 지점.

National Institute of Hanoi: LI-4 합곡(合谷), LI-11 곡지(曲池), PC-6 내관(內關), SJ-5 외관(外關), SI-4 완골(腕骨), GB-8 솔곡(率谷), GB-14 양백(陽白), HT-7 신문(神門), 태양(太陽), 인당(印堂). 알코올 금단 증상인 수전증과 부수 증상을 치료한다.

20~60 Hz, 1.5~2.0 mA 30분 전기자극. 내관(內關) 만은 1~20 Hz로 5분 동안 자극. 매일 15회 치료한다. 치료중에는 술은 물론 아무런 약물도 쓰지 않는다. 결과는 대부분 수전증이 좋아졌고, 빈맥, 발한, 고혈압 등의 금단 증상이 좋아졌다.

또는 매일 이 가운데 5~6혈을 선택하여 양쪽으로 치료한다. 20~30분 동안 유침시키고 12~15일 치료하며, 10년 이상 중독 현상이 있는 환자는 일주일에 두 번 선택한 혈에 전기 자극을 가한다.

알코올 중독 재발의 예방

이침(耳鍼)의 신문(神門), 교감신경점, 신장점(腎臟点), 폐점(肺点)에 양쪽으로 침을 놓고 45분 동안 유침한다. 처음에는 1주일에 5회 4주 동안 치료하고 그 후일주일에 2-3회씩 3-6개월 동안 치료한다. 중간에 나빠지는 조짐이 있으면 언제든지 치료 회수를 늘인다.

2. 니코틴 중독

1) Tim Mee 점 (광동 말로 단맛, 열결(列缺)에서 약 0.5촌 내하방) - 80% 성공률.
2) 코의 담낭점(膽囊点)(중국)
3) 귀의 공격성 조절점(Nogier). 2와 3을 첨가하면 성공률 90%.

폐는 코와 통하므로 코의 미세 침점은 폐기에 최대한의 영향력을 가진다. 담낭은 양기(陽氣)가 최고로 집합되어 있는 곳으로 담낭점에 침을 놓으면 양기가 간과 폐로 분산되어 니코틴 효과를 억제할 수 있다. 그러므로 이 점이 담배를 끊는데 가장 효과적인 점이다.

공격성 조절점: 신경질, 공격성, 광기, 약물 금단 증상을 치료하는 점이다.

이 세 지점을 양쪽에 은침을 꽂고 15분 유침 후 15초 동안 전기 자극을 가한다. Tim Mee 점에는 2 Hz로 15초 동안 자극한 후 80 Hz로 15초 동안 자극한다. 공격성 조절점은 5 Hz, 담낭점은 160 Hz로 자극한다.

주파수는 Nogier가 발견한 그 부위에서 최대 공명을 일으키는 주파수이다.

한 번만 치료하면 되고, 요구가 있으면 두 번 치료한다.

침을 놓으면서 환자가 득기를 느낀 후 45분 동안 유침하면 전기 자극이 필요 없다.

GV-20 백회(百會)와 귀의 신문(神門), 또는 폐점(肺点)을 같이 쓰기도 한다.

폐점을 쓰거나 폐점과 신문점을 같이 쓴 연구도 있다.

담배는 사회 심리적 요인 등 여러 가지 복잡한 요인이 개입되어 있기 때문에 심리요법과 침을 같이 써야 성공률이 높다.

05. 혈성귀류(穴性歸類)

1. 보기혈(補氣穴): 기해(氣海), 기해유(氣海兪), 중완(中脘), 관원(關元), 족삼리(足三里), 삼음교(三陰交).

2. 이기혈(利氣穴): 전중(膻中), 내관(內關), 기해(氣海), 태충(太衝), 행간(行間), 대릉(大陵).

3. 보혈혈(補血穴): 비유(脾兪), 격유(膈兪), 장문(章門), 삼음교(三陰交), 음릉천(陰陵泉), 족삼리(足三里).

4. 통맥혈(通脈穴): 태연(太淵), 내관(內關), 신문(神門), 심유(心兪), 궐음유(厥陰兪), 격유(膈兪), 혈해(血海), 삼음교(三陰交), 족삼리(足三里).

5. 지혈혈(止血穴):
 1) 코피: 상성(上星), 격유(膈兪), 척택(尺澤), 화료(禾髎), 혈수(血愁)(제2요추 극돌기 첨상).
 2) 기침각혈: 승산(承山), 공최(孔最), 격유(膈兪), 이백(二白).
 3) 장풍(腸風)하혈: 장강(長强), 승산(承山), 이백(二白).
 4) 경루(經漏): 교신(交信), 합양(合陽), 충문(衝門), 기충(氣衝).

6. 산어혈(散瘀穴):
 1) 급성 요뉴상(腰扭傷): 위중(委中)(사혈).
 2) 가슴 어혈: 족삼리(足三里).
 3) 옆가슴 다짐: 대포(大包), 양릉천(陽陵泉).
 4) 팔목 불침: 양지(陽池), 대릉(大陵).
 5) 어깨팔 불침: 견정(肩井), 곡지(曲池).
 6) 발목 불침: 구허(丘墟), 곤륜(崑崙).
 7) 슬관절 불침: 슬안(膝眼), 양릉천(陽陵泉).

7. 통경혈(通經穴): 천추(天樞), 수도(水道), 귀래(歸來), 혈해(血海), 수천(水泉), 지기(地機), 태충(太衝).

8. 최산혈(催産穴): 합곡(合谷), 삼음교(三陰交), 지음(至陰), 독유(督兪), 곤륜(崑崙).

9. 통유혈(通乳穴): 유근(乳根), 전중(膻中), 소택(少澤), 족삼리(足三里).

10. 지구혈(止嘔穴): 내관(內關), 족삼리(足三里), 천추(天樞), 중완(中脘), 공손(公孫), 중괴, 전중(膻中), 노궁(勞宮), 삼음교(三陰交).

11. 최토혈(催吐穴): 내관(內關), 중완(中脘).

12. 지사혈(止瀉穴): 천추(天樞), 대장유(大腸兪), 족삼리(足三里), 대횡(大橫), 곡택(曲澤), 위중(委中), 내정(內廷).

13. 통변혈(通便穴): 천추(天樞), 대장유(大腸兪), 족삼리(足三里), 풍륭(豊隆), 지구(支溝), 양릉천(陽陵泉), 조해(照海), 태돈(太敦), 내정(內廷).

14. 생진지갈혈(生津止渴穴): 금진옥액(金津玉液), 해천(海泉), 액문(液門), 조해(照海), 삼음교(三陰交), 연곡(然谷), 태계(太谿), 위관하수.

15. 발한혈(發汗穴): 합곡(合谷), 부류(復溜), 대저(大杼), 대도(大都), 경거(經渠).

16. 지한혈(止汗穴): 음극(陰隙), 후계(後谿), 합곡(合谷).

17. 이뇨혈(利尿穴): 중추(中樞), 방광유(膀胱兪), 삼초유(三焦兪), 음릉천(陰陵泉), 삼음교(三陰交,) 관원(關元), 신유(腎兪), 수분(水分), 기해(氣海), 열결(列缺), 태단(兌端).

18. 지해혈(止咳穴): 열결(列缺), 태연(太淵), 척택(尺澤), 폐유(肺兪), 천돌(天突).

19. 정천혈(定喘穴): 열결(列缺), 사봉(四縫), 정천(定喘), 천식(喘息)(대추 옆 1촌), 전중(膻中), 폐유(肺兪), 선기(璇璣), 기해(氣海), 고황(膏肓).

20. 거담혈(祛痰穴): 풍릉(豊隆), 중완(中脘), 내관(內關), 거궐(巨厥), 비유(脾兪), 열결(列缺), 폐유(肺兪), 상완(上脘), 천돌(天突).

21. 소화혈(消化穴): 족삼리(足三里), 공손(公孫), 비유(脾兪), 선기(璇璣), 중완(中脘), 천추(天樞), 합곡(合谷).

22. 소산혈(消散穴):
   1) 연주창: 천정(天鼎), 소해(少海), 주첨(肘尖), 비노(臂臑), 오리(五里), 건리(建里).
   2) 편도선염: 합곡(合谷), 소상(少商), 중충(中衝), 노궁(勞宮), 조해(照海).

23. 해독혈(解毒穴): 영대(靈臺), 합곡(合谷), 위중(委中), 백로(白勞).

24. 소염혈(消炎穴):
   1) 편도선염: 소상(少商), 합곡(合谷), 천돌(天突).
   2) 급성중이염: 이문(耳門), 청회(聽會), 청궁(聽宮), 예풍(翳風), 중저(中渚), 외관(外關), 양릉천(陽陵泉), 구허(丘墟).
   3) 풍습성관절염: 견우(肩髃), 곡지(曲池), 합곡(合谷), 환도(環跳), 양릉천(陽陵泉), 현종(懸鍾), 풍시(風市), 족삼리(足三里), 슬안(膝眼), 신유(腎兪), 요양관(腰陽關), 요안(腰眼).
   4) 급성단순성맹장염: 상거허(上巨墟), 족삼리(足三里), 난미혈(闌尾穴), 천추(天樞), 곡지(曲池).

25. 청열혈(清熱穴): 대추(大椎), 곡지(曲池), 도도(陶道), 합곡(合谷), 내정(內廷), 혈해(血海), 폐유(肺兪), 노궁(勞宮), 소상(少商), 상양(商陽), 중충(中衝), 소부(少府), 소충(少衝), 어제(魚際), 이간(二間), 전곡(前谷), 액문(液門), 해계(解谿), 행간(行間), 대도(大都), 연곡(然谷), 협계(俠谿), 통곡(通谷).

26. 거한혈(祛寒穴): 신궐(神闕), 중극(中極), 명문(命門), 중완(中脘), 온류(溫溜), 지기(地機), 음릉천(陰陵泉), 기해(氣海), 관원(關元), 장문(章門), 은백(隱白), 열결(列缺), 전중(膻中).

27. 서근혈(舒筋穴):
   1) 상지: 견우(肩髃), 곡지(曲池), 합곡(合谷), 양릉천(陽陵泉), 근축(筋縮), 경비(쇄골 내1/3 1촌 상방).
   2) 하지: 환도(環跳) 양릉천(陽陵泉), 절골(絶骨), 근축(筋縮).

28. 항학혈(抗虐穴): 대추(大椎), 도도(陶道), 숭골(C6), 지양(至陽), 간사(間使), 후계(後谿), 간유(肝兪), 담유(膽兪), 부류(復溜), 합곡(合谷), 족삼리(足三里).

29. 장양혈(壯陽穴): 명문(命門), 신유(腎兪), 정궁(精宮), 관원(關元), 기해(氣海), 관원유(關元兪), 신궐(神闕), 중극(中極).

30. 온중회양혈(溫中回陽穴): 기해(氣海), 관원(關元), 신궐(神闕)(모두 뜸). 족삼리(足三里), 내관(內關), 백리(모두 침).

31. 거황혈(祛黃穴): 지양(至陽), 완골(完骨), 양강(陽綱), 담유(膽兪), 일월(日月), 양릉천(陽陵泉), 후계(後谿), 음릉천(陰陵泉), 비유(脾兪), 노궁(勞宮), 용천(湧泉), 중완(中脘), 삼음교(三陰交).

32. 거풍혈(祛風穴): 풍지(風池), 풍부(風府), 백회(百會), 풍문(風門), 곡지(曲池), 곤륜(崑崙).

33. 승혈압혈(升血壓穴): 내관(內關), 환문(患門).

34. 강혈압혈(降血壓穴): 혈해(血海), 족삼리(足三里), 곡지(曲池), 소해(少海), 태충(太衝), 용천(湧泉).

35. 성뇌혈(醒腦穴): 수구(水溝), 백회(百會), 십선(十宣), 십이정혈(十二井穴), 노궁(勞宮), 용천(湧泉), 사신총(四神聰).

36. 진정혈(鎭靜穴): 백회(百會), 정신(靜神)(인중 하1/3), 사신총(四神聰), 요기(腰奇), 간사(間使), 후계(後谿), 풍륭(豊隆), 용천(湧泉), 태충(太衝), 인당(印堂), 신정(神庭).

37. 진경혈(鎭痙穴): 백회(百會), 대추(大椎), 인당(印堂), 후계(後谿), 곡지(曲池), 양릉천(陽陵泉), 승산(承山), 태충(太衝), 곤륜(崑崙), 근축(筋縮), 수구(水溝), 찬죽(攢竹), 풍부(風府), 합곡(合谷).

38. 안신혈(安神穴): 백회(百會), 신문(神門), 내관(內關), 심유(心兪), 삼음교(三陰交), 태계(太谿), 안면

(安眠)(예풍과 풍지 중간).

39. 개교발음혈(開咬發音穴): 아문(瘂門), 염천(廉泉), 협거(頰車), 통리(通里), 천돌(天突).

40. 항결핵혈(抗結核穴): 중부(中府), 폐유(肺兪), 고황(膏肓), 백호(魄戶), 백로(白勞), 결핵혈(結核穴)(대추 옆 3.5촌), 족삼리(足三里), 사화(四華), 환문(患門), 대추(大椎).

41. 제탁혈(提托穴): 제탁혈(提托穴)(관원 옆 4촌), 자궁(子宮)(중극 옆 3촌), 회음(會陰)(모두 침). 기해(氣海), 백회(百會)(모두 뜸).

42. 지통혈(止痛穴):
1) 두통: 태양(太陽), 풍지(風池), 인당(印堂), 열결(列缺), 두유(頭維), 찬죽(攢竹).
2) 치통: 협거(俠車), 합곡(合谷), 내정(內廷), 하관(下關), 승장(承漿), 태계(太谿), 척택(尺澤).
3) 인후통: 소상(少商), 상양(商陽), 합곡(合谷), 천돌(天突), 조해(照海).
4) 목통: 열결(列缺), 후계(後谿), 천주(天柱), 대추(大椎), 낙침(落枕), 곤륜(崑崙), 풍지(風池), 대저(大杼).
5) 흉통: 내관(內關), 극문(郄門), 전중(膻中), 풍륭(豊隆).
6) 협심증: 대릉(大陵), 내관(內關), 신문(神門), 극문(郄門), 심유(心兪), 거궐(巨闕).
7) 위통: 중완(中脘), 내관(內關), 족삼리(足三里), 내정(內廷), 공손(公孫).
8) 복통: 중완(中脘), 기해(氣海), 족삼리(足三里), 삼음교(三陰交), 천추(天樞).
9) 옆구리통증: 지구(支溝), 기문(期門), 일월(日月), 태충(太衝), 양릉천(陽陵泉), 구허(丘墟), 장문(章門).
10) 등허리통증: 후계(後谿), 격유(膈兪), 명문(命門), 신유(腎兪), 위중(委中), 곤륜(崑崙), 대추(大椎), 간유(肝兪).
11) 허리꽁무니통증: 십칠추하(十七椎下), 차료(次髎), 질변(秩邊).
12) 손등통증: 합곡(合谷), 후계(後谿), 팔사(八邪).
13) 주관절통증: 곡지(曲池), 수삼리(手三里), 천정(天鼎), 소해(小海), 양계(陽谿), 양로(養老), 외관(外關).
14) 팔목통증: 양계(陽谿), 양지(陽池), 양곡(陽谷).
15) 어깨통증: 견우(肩髃), 견료(肩髎), 노유(臑兪), 견내릉(肩內陵), 거골(巨骨), 견정(肩井).
16) 고관절통: 환도(環跳), 승부(承扶), 환중(環中)(환도와 요기 중앙), 질변(秩邊), 승산(承山).
17) 슬관절통: 슬안(膝眼), 학정(鶴頂), 슬중(膝中), 양릉천(陽陵泉), 질변(秩邊), 승산(承山).
18) 하지위비(下肢萎痹)통증: 비관(髀關), 복토(伏兎), 사강(四强)(학정에서 4.5촌 위), 족삼리(足三里), 절골(絶骨).
19) 발목관절통: 해계(解谿), 곤륜(崑崙), 상구(商丘), 구허(丘墟).
20) 발가락종통: 태충(太衝), 족임읍(足臨泣), 팔풍(八風).
21) 통경(痛經): 중극(中極), 기해(氣海), 삼음교(三陰交).

06. 사암도인(舍岩道人)의 침구요결(鍼灸要訣)

1. 중풍문(中風門)

1) 뇌일혈(腦溢血): 십선혈(十宣穴) 또는 십정혈(十井穴) 자출혈(刺出血).
2) 중장(中臟)(견증(見證)): 인사를 못 차리고, 담이 목구멍을 막고, 혹은 사지를 못 쓰며, 언어를 되채지 못함). 관원(關元), 기해(氣海) 사(瀉).
3) 중간(中肝)(노중(怒中)): 땀기가 없고 오한(惡寒)이 나며 청색을 띤다. 간실(肝實)이니 합곡(合谷), 태충(太衝)을 사(瀉).
4) 중심(中心): 땀이 많고 잘 놀라며 적색을 띤다. 심실(心實)이니 대돈(大敦) 사(瀉), 상구(商丘) 보(補).
5) 중비(中脾)(희중(喜中)): 다한(多汗), 신열(身熱), 황색. 비허(脾虛)이니 대동(大同) 사(瀉), 소해(少海) 보(補).
6) 중폐(中肺)(기중(氣中)): 다한(多汗), 기풍(己風), 백색. 폐실(實)이니 태백(太白) 사(瀉), 소부(少府) 보(補).
7) 중신(中腎)(허로중(虛勞中)): 다한(多汗), 신열(身熱), 흑색. 신허(腎虛), 태백(太白) 사(瀉), 경거(經渠) 보(補).
8) 졸풍불어(卒風不語): 육비(肉痹) 위실(胃實). 삼리영(三里迎) 또는 연곡(然谷) 사, 이간(二間) 보.
9) 각궁반장(角弓反張): 담실(膽實). 속골(束骨) 사, 양곡(暘谷) 보.
   cf. 장궁노현(張弓弩弦): 폐정격(肺正格)
10) 안재상불능어(眼載上不能語): 삼리(三里) 사, 제2,5요추 보구(補灸).
11) 진진유연(津津流涎): 팔사혈(八邪穴)에 공히 침(鍼).
12) 구금담색(口噤痰塞): 비허(脾虛). 소부(少府) 사, 경거(經渠) 보.
13) 중부(中腑): 반쪽을 못 쓰면 구안와사(口眼喎斜), 통지(痛知), 능어(能語). 태백(太白) 사, 중봉(中封) 풍시(風市) 보.
14) 중담(中膽)(경중(驚中)): 눈이 땅기며 코를 골고 혼수불성(昏睡不醒), 녹색. 담허(膽虛). 통곡(通谷) 보, 위중(委中) 사.
15) 중위(中胃)(식중(食中)): 음식이 내려가지 않고 담(痰)이 올라온다. 담황색(淡黃色). 위허(胃虛). 임읍(臨泣) 사, 양곡(暘谷) 보.
16) 태식선비(太息善悲): 긴 한숨과 비장한 빛. 신문(神門) 보, 삼리(三里) 일월(日月) 사.
17) 반신불수(半身不隨): 심허(心虛). 대돈(大敦) 보, 태백(太白) 사.
18) 편신양충행(遍身痒蟲行): 온몸에 벌레가 기어가는 듯함. 음곡(陰谷) 보, 대돈(大敦) 사.

19) 편풍구와(偏風口喎): 바람을 맞아 입이 비뚤어짐. 간실(肝實). 완골(腕骨) 사, 전곡(前谷) 영(迎).
20) 구안와사(口眼喎斜): 간허(肝虛). 연곡(然谷) 사, 소해(小海) 보.
21) 역절풍(歷節風): 온 뼈마디가 물어뜯는 것처럼 아픔. 대돈(大敦) 사, 경거(經渠) 보.
22) 적전풍(赤癜風): 피부의 적색 어루러기. 어제(魚際), 양계(陽谿), 노궁(勞宮), 지구(支溝), 소부(少府), 양곡(陽谷), 대돈(大敦), 행간(行間), 해계(解谿), 양보(陽輔), 곤륜(崑崙)을 모두 사.
23) 적백전풍(赤白癜風): 적 혹은 백색 어루러기. 곡택(曲澤)을 침으로 찌르고 상품 먹을 갈아 넣는다.

2. 두통문(頭痛門)

1) 목후두통(沐後頭痛): 폐랭(肺冷). 태백(太白) 대연(大淵) 보, 소부(少府) 어제(魚際) 사.
2) 경항통(頸項痛): 간약(肝弱). 음곡(陰谷) 곡천(曲泉) 보, 경거(經渠) 중봉(中封) 사.
3) 미릉골통(眉稜骨痛): 삼초실(三焦實). 통곡(通谷) 액문(液門) 보, 임읍(臨泣) 중저(中渚) 양지(陽池) 사.
4) 편두통(偏頭痛): 반대측 풍지(風池) 절골(絶骨) 사.
5) 진두통(眞頭痛)(뇌막염): 중완(中脘) 보, 기해(氣海) 사.

3. 위완통문(胃脘痛門)

1) 위완통(胃脘痛): 양곡(陽谷) 해계(解谿) 보, 임읍(臨泣) 함곡(陷谷) 사, 중완(中脘) 정(正).
2) 비통(脾痛)(心利如病): 소부(少府) 대돈(大敦) 보, 은백(隱白) 사. 단전(丹田) 영(迎).

4. 복통문(腹痛門)

1) 한통(寒痛): 살살 아픈 증. 대장허(大腸虛). 삼리(三里) 곡지(曲池) 보, 양곡(陽谷) 양계(陽谿) 사.
2) 화울통(火鬱痛): 때때로 아프고 아픈 곳이 뜨겁다. 심허(心虛). 대돈(大敦) 소충(少衝) 보, 음곡(陰谷) 곡천(曲泉) 사.
3) 습복통(濕腹痛): 복통, 소변불리, 대변에 당이 나옴. 음곡(陰谷) 해계(解谿) 보, 임읍(臨泣) 함곡(陷谷) 사.
4) 기복통(氣腹痛): 가슴이 더부룩하고 배꼽 위가 살살 아프다. 소부(少府) 어제(魚際) 보, 척택(澤) 곡천(曲泉) 사.
5) 울복통(鬱腹痛): 땅기고 아픔. 간쇠(肝衰). 음곡(陰谷) 곡천(曲泉) 보, 경거(經渠) 중봉(中封) 사.
6) 혈허복통(血虛腹痛): 은은히 아프기 시작하여 가시로 찌르는 듯함. 임읍(臨泣) 삼간(三間) 보, 통곡(通谷) 전곡(前谷) 사.

7) 냉복통(冷腹痛): 배꼽 아래가 살살 아픔. 경거(經渠) 부류(復溜) 보, 태백(太白) 태계(太谿) 사.
8) 식구복통(食拘腹痛): 소충(少衝) 보, 체했으면 합곡(合谷) 사.
9) 괴질복통(怪疾腹痛): 먼저 사관침, 상충하면 공손(公孫), 토하면 관충(關衝) 사, 전근(轉筋)되면 승산(承山) 사, 내관(內關) 보.

복통약 1 = 후박온중탕(厚朴溫中湯). 2 = 황령작약탕(黃芩芍藥湯).
3, 4, 5, 6 = 사물탕(四物湯)에 진피(陳皮) 목향(木香)을 가한다.

5. 요통문(腰痛門)

1) 경추여추(頸椎如錘): 담상(膽傷). 통곡(通谷) 협계(俠谿) 보, 상양(商陽) 규음(竅陰) 사.
2) 근골여절(筋骨如折): 대장상(大腸傷). 삼리(三里) 곡지(曲池) 보, 양계(陽谿) 양곡(陽谷) 사.
3) 굴신자통(屈身刺痛): 신상(腎傷). 경거(經渠) 부류(復溜) 보, 태백(太白) 태계(太谿) 사.
4) 장궁노현(張弓弩弦): 폐상(肺傷). 태백(太白) 태연(太淵) 보, 소부(少府) 어제(魚際) 사.

6. 협통문(脇痛門)

1) 우협통(右脇痛): 폐(肺)의 병. 태백(太白) 태연(太淵) 보, 소부(少府) 어제(魚際) 사.
2) 좌협통(左脇痛): 간(肝)의 병. 음곡(陰谷) 곡천(曲泉) 보, 경거(經渠) 중봉(中封) 사.
3) 폐골통(蔽骨痛): 복장뼈. 심하견(心下牽). 심(心)의 병. 대돈(大敦) 소충(少衝) 보, 곡천(曲泉) 소해(少海) 사.
4) 좌우만통(左右挽痛): 비(脾)가 좌우로 땅기고 소화불량. 비(脾)의 병. 대도(大都) 보, 대돈(大敦) 은백(隱白) 사.

7. 제기통문(諸氣通門)

1) 노기상(怒氣上): 간실(肝實). 경거(經渠) 중봉(中封) 보, 행간(行間) 소부(少府) 사.
2) 희기완(喜氣緩): 심상(心傷). 소충(少衝) 대돈(大敦) 보, 음곡(陰谷) 곡천(曲泉) 사.
3) 사기결(思氣結): 비상(脾傷). 대도(大都) 소부(少府) 보, 대돈(大敦) 은백(隱白) 사.
4) 비기소(悲氣消): 상완염(上脘炎). 요유(腰兪) 사.
5) 우기울(憂氣鬱): 신약(腎弱). 경거(經渠) 부류(復溜) 보, 태백(太白) 태계(太谿) 사.

6) 경기란(驚氣亂): 태충(太衝) 보, 소부(少府) 사. 또는 노궁(勞宮) 사, 삼음교(三陰交) 폐유(肺兪) 뜸.
7) 한기수(寒氣收): 단전(丹田)(석문(石門)) 정(正). 기해(氣海) 뜸 100장.

07. 면역 강화를 위한 전략

면역: 외부 침입자들로부터 신체를 보호하는 자가방어 체계이다. 서양에서는 세포생리학 용어로 매우 복잡하게 설명하지만, 동양에서는 덜 복잡하고 임상적으로 다루기 쉽다.

면역 질환: 자가면역 질환, 알레르기, 아토피성피부염, 기관지천식, 전신 루푸스, 섬유근통, 암, 에이즈, 간염, 만성 피로, 다발성 경화증 등.

1. 동양의학에 의한 면역성

〈병의 원인〉

(1) 외인(外因): 육음(六陰)- 풍(風), 열(熱), 화(火), 습(濕), 조(燥), 한(寒)
(2) 내인(內因): 칠정(七情) - 희(喜), 노(怒), 우(憂), 사(思), 비(悲), 경(警), 공(恐)
(3) 부내외인(不內外因) - 체증(滯證), 혈증(血證), 기증(氣證), 담증(痰證)
(4) 역기(疫氣): 전염병
(5) 면역 결핍: 병에 대항하는 인자의 부족. 병기를 직접 공격하는 것보다 면역을 강화시키는 것이 먼저이다. 동양의학에서 병에 저항하고 건강을 회복시키는 것을 정기(正氣)라고 하며, 이것이 바로 면역 기능이다. 수곡정미와 공기로 만들어진 진기(眞氣) 가운데 병과 싸우는 기능이 정기이다.

진기(眞氣): 근원이 무엇이든 몸 전체를 돌면서 몸을 자양하는 모든 기.

정기(正氣): 몸 전체에 스며들어 있어서 사기(邪氣)로부터 몸을 보호하는 진기(眞氣)의 부분. 면역의 선봉장. 정기(正氣)의 세 근원은 원기(原氣), 곡기(穀氣), 공기(空氣).

그러므로 정기의 부족이 면역 문제의 원인이다.

방어의 결핍은 선천적일 수도 있고 후천적일 수도 있으나 모두 허증(虛證)이므로 병이 나면 전신 상태,

장부 상태, 국소 상태를 보강하는 것이 우선. 허증의 치료에는 뜸이 필수적이다. T-cell, B-cell, 면역글로불린 등이 올라간다.

2. 전반적인 면역 기능 강화를 위한 현대 중국 전략

CV-4 관원(關元), GV-4 명문(命門), ST-36 족삼리(足三里), GV-14 대추(大椎), BL-23 신유(腎兪), CV-17 전중(膻中).

보법을 사용하고 20분 동안 유침한다. 모든 혈에 뜸을 쓸 수가 있다. 면역 결핍 환자는 음허(陰虛)가 많으므로 작은 뜸쑥으로 짧게 떠서 과열 증상이 나타나지 않도록 한다.

전반적인 면역 기능 강화를 위한 현대 중국 전략

혈	기능
관원(關元)	원기를 보함. 양과 혈을 생산, 기의 조절, 양의 회복
명문(命門)	신양(腎陽)을 보, 원기를 자양, 명문의 온화, 산한이정(散寒利精). 신양허(腎陽虛)에 뜸을 뜨는 최고혈. 알레르기의 주혈
족삼리(足三里)	위(후천의 기)와 신(선천의 기)을 보함
대추(大椎)	가장 큰 양의 혈-모든 양경맥의 교회혈, 풍사 반사, 부신 소모반사, 외부를 구제하고, 양을 열고, 뇌를 맑게 하고, 영을 고요하게 함. 백혈구 생산 증가. 위기(衛氣)를 강하게 보함
신유(腎兪)	신의 배유혈, 신기의 허를 강화한다.
전중(膻中)	심포의 모혈, 팔회혈의 기회(氣會)로 기를 강화한다.

3. 암환자의 면역 기능 강화를 위한 현대 중국 전략

북경의 가장 큰 암병원인 관안문병원에서는 양한방을 통합해서 사용한다.

표준 서양 치료 후에 감염 대책으로 사용한다. 특히 말기 암 환자에서 세포 면역반응의 손상, 방사선 치료나 항암제 치료 후, 영양장애나 약물 등으로 세균감염이 쉬워진다. 족삼리(足三里), 내관(內關), 합곡(合谷), 삼음교(三陰交), 중완(中脘), 신문(神門)을 치료한다.

항암제, 수술, 방사선, 기타 치료의 합병증과 싸우기 위한 것과, 병에 대항하는 기를 보강하는 것의 두 가지 목적이 있다

환자의 증상에 따라 혈을 가감할 수 있다. 반드시 보법을 써야 하고 20분 동안 유침한다. 가능하면 매일 치료한다. 족삼리에 간접구를 가볍게 뜰 수 있으나 음허가 많으므로 열의 악화증상이 없도록 주의한다.

암환자의 면역 기능 강화를 위한 현대 중국 전략

혈	기능
족삼리	항암제나 방사선 치료의 후유증인 위의 역기를 끌어내림. 구토를 예방하고 후천의 기를 보충하기 위한 체액의 소실을 방지. 서양 치료로 손상된 위와 신음을 보함. 백혈구가 현저히 증가. 노인들에게 이틀에 한번 씩 10분씩 간접뜸을 뜨면 T-세포 증가
내관	음유맥으로 음기를 보충. 기를 끌어내리고, 영심안신. 항암제 치료후 구역질 치료
합곡	진통, 항암제에 의한 역기를 끌어내려 구역치료. 백혈구탐식능 증가
삼음교	방사선 치료 등으로 손상된 간,신,비의 음을 보함.
중완	위의 모혈, 위의 음을 보함. 역기를 끌어내림. 비와 신를 보함
신문	심의 토혈, 사혈로 영심안신. 통증의 주혈로 통증을 줄임

4. 난징 육군의 이침 처방

문화혁명 당시의 맨발의 전사 처방에서 유래한 것이다. 군사들의 말라리아, 유행성 독감, 이하선염 등 악성 병인에 대한 저항력을 기르기 위하여 사용하였다. 현재는 "병의 예방" 전략으로 쓰이고 있다.

난징 육군의 이침 처방

이침점	기능
부신	부신 호르몬 조절. 감염, 염증, 쇼크 치료. 혈압 조절. 열 내림
내분비(삼초)	내분비 조절. 삼초를 조화시킴. 소화 흡수를 촉진. 면역반응의 일부인 체액성 메시지를 함유하고 있는 진액을 촉진
피부(폐)	혈액의 산소화, 순환의 촉진. 체온 조절. 기를 강화하고(폐는 기의 master) 폐기를 보강.
비	순환 조절, 혈을 조절하고 순환시킴. 소화 강화. 근육 자양. 기 강화.
간	철분결핍 빈혈 치료. 기를 움직여 풍사를 내보냄. 소화를 촉진시켜 후천의 기 생산을 보강. 간실을 내보냄.

10일 씩 12번을 치료하면 말라리아 감염률이 8.5%에서 1.2%로 떨어진다. 이 치료를 받은 군사의 80%는 식욕이 좋아지고, 잠도 잘 자고, 병에 대한 저항력이 증가했다. 감기나 독감에도 잘 안 걸린다.

부신(副腎), 내분비(삼초), 피부(폐), 비, 간을 치료한다.

노약자, 연소자, 침을 싫어하는 사람에 좋다. 단독으로 쓰거나 다른 치료와 병용. 매일 치료하거나, 3~5일마다 Magrain 금침을 붙인다. 예방 목적으로 쓰이지만 감기, 독감, 허약한 기의 치료에도 쓰인다.

5. 정(精) 치료

정(精) 치료는 기경팔맥의 교회혈에 CV-6 기해(氣海)를 보충해서 치료하는 것이다. 이 치료는 선천의 정과 후천의 정이 풍부한 기경팔맥의 매우 깊은 수준에 작용해서 허한 기를 보충하고 병사를 흡수한다.

선천의 원기(原氣)가 부족하거나 후천의 종기(宗氣)가 부족한 환자의 치료에 쓰인다. 만성피로, 에이즈, 다발성 경화증, 섬유근통 등의 면역결핍 질환 외에도 기, 혈, 장부의 복합적인 허증의 치료에도 쓰인다.

약 15분 동안 유침하고, 깊은 수준에서 작용하므로 치료 후에는 환자가 이완감을 느끼는 경우가 많다. 이럴 때는 푹 쉬도록 하고, 48시간 동안은 무리하지 말고 기가 모아지도록 한다.

정(精) 치료

자침 순서	기경팔맥	대응 혈
우: 외관(外關)	양유맥(陽維脈)	족임읍(足臨泣)
좌: 족임읍(足臨泣)	대맥(帶脈)	외관(外關)
좌: 내관(內關)	음유맥(陰維脈)	공손(公孫)
우: 공손(公孫)	충맥(衝脈)	내관(內關)
우: 열결(列缺)	임맥(任脈)	조해(照海)
좌: 조해(照海)	양교맥(陽蹻脈)	열결(列缺)
좌: 후계(後谿)	독맥(督脈)	신맥(申脈)
우: 신맥(申脈)	양교맥(陽蹻脈)	후계(後谿)
기해(氣海)		

6. 편도 치료

근본은 중국 침구이지만 일본식(기요시 나가노) 치료법이다.

사기(邪氣)가 몸으로 들어오면 편도가 이와 싸우는 첫 관문으로, 편도에서 항체를 만들어 병사(항원)와 싸운다. 편도가 제거되었거나 약하면 병사가 파괴되지 못한다. 국지적 감염은 혈류나 다른 경로를 따라 몸속으로 들어가 이차 감염을 일으킨다. 또 항원-항체 싸움의 부산물이 염증을 일으켜서 자가면역 질환, 알레르기, 만성 통증, 가벼운 감염성 질환, 잇몸이나 코곁동굴(축농증) 혹은 편도에서 기인한 이차 감염을 일으키기도 한다.

침은 염증 증상을 없애주며 병의 진행을 억제한다. 그 기전은:

1) 혈관 투과성의 증가를 억제한다.

2) 히스타민 유리를 억제한다.

3) 포식작용을 증강시킨다.

4) 모르핀양 물질의 유리를 증가시킨다.

편도치료의 초점은 골수, 백혈구, 비장, 편도조직, 림프선, 가슴샘과 림프조직의 기능을 활성화하여 면역을 강화하는 것이다. 에이즈나 간염에는 효과가 없다고 하나 간염환자에게는 사용하고 있다.

GV-14 대추(大椎), 양쪽 TW-16 천유(天牖), KI-6 조해(照海), LI-10 수삼리(手三里)의 7혈을 사용한다. 환자의 증상에 따라 다른 혈들을 추가할 수 있다.

환자 상태에 따라 10~20분 동안 유침한다. 1주일에 1~2회 1~4개월 치료한다. 1~4개월 동안 매일 뜸을 뜬다.

뜸의 효과는:

1) 백혈구를 증가시키고 유지한다.

2) 질병 지역으로 백혈구를 신속하게 이동시킨다.

3) 백혈구의 공격력과 파괴력을 증가시킨다.

가장 현실적이고 효과적인 것이 간접구이다. 각 혈에 30분 동안까지 뜸을 뜰 수 있지만 KI-6 조해(照海)는 2~3초 동안 2~3장 뜬다.

주의사항: 인쇄해서 배포한다.

1) 안전 수칙

2) 위치, 시간, 화상 증상의 감시

허증의 치료에는 매일 뜸을 뜨는 것이 중요하다(나가노).

알레르기성 비염에 88%의 효과(이스라엘).

간염, 세균성 이질, 독감, 기관지염, 기관지천식, 알레르기성 피부염, 전신성 루푸스, 에이즈, 암 환자의 면역 기능을 강화시킨다.

편도 치료

혈	기능
천유(天牖)	풍사반사, 감염반사, 아데노이드반사. 거풍제습(祛風除濕), 소경활락(疏經活絡)
조해(照海)	부신 반사점-부신 강화, 자음안신(滋陰安神), 청혈이인(淸血利咽)
수삼리(手三里)	위의 상합혈(上合穴). 기화 혈을 강력하게 보함. 면역을 강화하여 사기와 싸움.
대추(大椎)	가장 큰 양혈-모든 양경의 교회혈 풍사 반사, 외부를 구원하고 양을 연다. 청뇌안신(淸腦安神). 백혈구 증식. 위기(衛氣)를 강하게 보한다.

7. 배꼽 치료

〈이론적 근거〉

토(土)의 요소는 배꼽 주위에 나타나므로 비와 폐(토생금), 신(토극수(土剋水))의 문제이다. 천식, 피부병, 소화기병, 전신 냉증, 허약을 치료하는데 배꼽이 중요하다. 알레르기(면역병) 치료에도 중요하다.

알레르기성 질환의 뿌리는 대부분이 기가 허한 것이고 풍사는 그 가지이다. 임상적으로 폐, 비, 신 세 장부의 기가 허한 것이 가장 많다. 배꼽은 오장육부와 연결되어 있고 전신의 기맥과 연결되어 있다. 그러므로 신궐(神闕)(CV-8)은 백가지 병을 치료할 수 있다(의종금감(醫宗金鑑)). 신궐은 전신의 경맥과 기혈을 조절한다. 따라서 신궐을 자극하여 기혈의 흐름을 자유롭게 하고, 내장을 조절하고, 장부의 기능을 강화시킬 수 있다. 현대적으로 말하자면 신궐은 신경계, 호르몬계, 면역계를 조절하여 장부 기능을 개선시켜 정상으로 되돌린다.

〈주의〉

배꼽치료는 후천의 기와 종기를 생산하는 비, 신, 폐 세 장부를 통하여 면역을 강화한다.

배꼽 중앙에서 팔방으로 0.5촌 떨어진 곳에서 배꼽을 향하여 45도 각도로 약 0.5촌을 찌르고 득기(得氣)나 조작 없이 10~15분을 유침하면 기경팔맥의 기능이 자극되어 원기(原氣)와 종기(宗氣)가 보충되고 사기가 흡수된다. 필요에 따라 자주 반복할 수 있는 비교적 비침습적인 방법이다. 효과는 즉각적이고 오래 간다. 환자는 이완되고, 균형 잡히고, 힘이 나는 것을 느낄 수 있다.

위의 방법들은 모두가 면역을 강화하고 사기를 몰아낸다.

유사점은:

1) 독단적으로 쓸 수 있다.
2) 증상에 따라 혈을 가감할 수 있다.
3) 알레르기, 천식, 자가면역 질환, 섬유근통, 다발성 경화증 등의 면역질환에 사용할 수 있다.
4) 예방적으로 사용할 수 있다.

배꼽에서 면역을 강화시키는 방법

전략/기능	방법	치료법	적응증
12경맥의 기 순환 촉진, 허를 보함, 기혈의 정체와 한(寒)을 제거	간접뜸	애조구, 버너, 뜸 그릇, 접착성 뜸, 백두산 뜸. 3~5장, 주 1회, 자가치료면 매일 가능	알레르기 질환: 축농증, 알레르기성 비염, 콧물, 비후성 비염, 재채기, 코가려움, 두드러기, 두통
뜸의 치료 효과 증강	소금위에 뜸	소금 위에 뜸 3-5장, 매일 10일간	a. 피부병, e.g. 피부염 b. 폐허(보기모(비-배꼽)) c. 양허증 d. 사랑의 의지 증진
양을 보하고 중초와 하초를 온화 영양소의 동화작용 증진	생강위에 뜸	a. 생생강 1인치 포에 작은 구멍 b. 생강을 배꼽에 올려놓고 뜸 1장, 또는 천추나 기해혈 선택 c. 뜸이 완전히 타면 4번 반복. 1일 1회 10일간	a. 비와 신의 양허증, e.g. 음식이 소화 안된 채로 나오는 변, 변비, 생리통, 복통 b. 알레르기성 비염
비, 폐, 신의 강화	배꼽에 부황	큰 컵으로 배꼽 위에 5분간 부황. 너무 세게 하지 말고 2~3분 후에 반복. 매일 치료	피부병 e.g. 피부염, 두드러기, 아토피성 피부염

찾아보기

[ㄹ]

[ㅁ]

[ㅂ]

[ㅅ]

[ㅇ]